ENCICLOPÉDIA DE MUSCULAÇÃO E FORÇA DE STOPPANI

Autor

Jim Stoppani, PhD, é Doutor em Fisiologia do Exercício – Bioquímica pela University of Connecticut. Realizou sua pesquisa de pós-doutorado em parceria com o respeitado Laboratório John B. Pierce e com o departamento de Fisiologia Celular e Molecular da Yale University School of Medicine, investigando os efeitos do exercício e da dieta na regulação dos genes no músculo esquelético. Por sua pesquisa inovadora, foi premiado como Gatorade Beginning Investigator no Exercise Science Award, em 2002, pelo American Physiological Society. Entre 2002 e 2013, foi editor de ciências sênior das revistas *Muscle & Fitness*, *Muscle & Fitness Hers* e *Flex*. Atualmente, é proprietário da JYM Supplement Science e da jimstoppani.com.

Stoppani escreveu centenas de artigos sobre exercício, nutrição e saúde. É coautor de *LL Cool J's Platinum 360 Diet and Lifestyle* (Rodale, 2010), *Stronger Arms & Upper Body* (Humans Kinetics, 2009) e *PrayFit* (Regal, 2010). Também é coautor do capítulo sobre "Necessidades nutricionais para atletas de força/potência", no livro *Essentials of Sports Nutrition and Supplements* (Humana Press, 2008). É consultor pessoal sobre nutrição e saúde de diversas celebridades, como LL Cool J, Dr. Dre, Mario Lopez e Chris Pine.

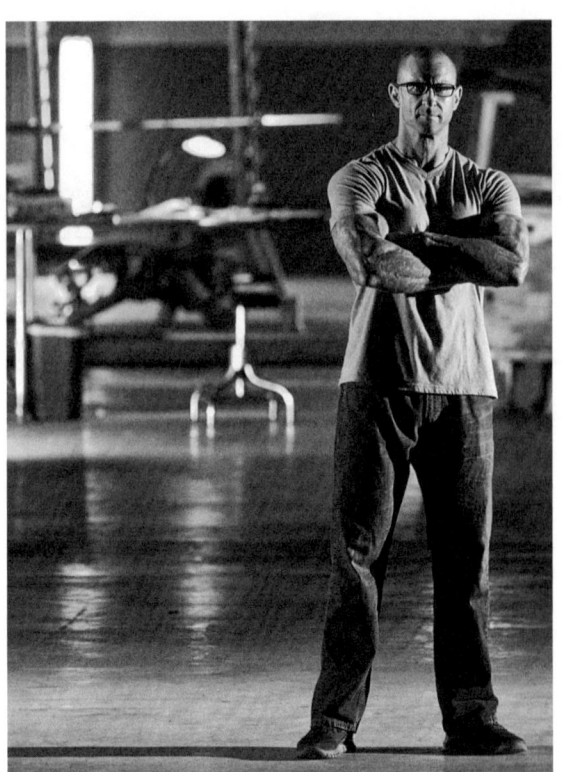

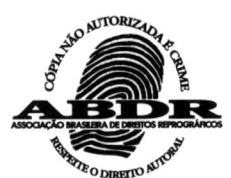

S883e   Stoppani, Jim.
         Enciclopédia de musculação e força de Stoppani : 381 exercícios e 116 programas de treinamento de força vencedores / Jim Stoppani ; tradução: Michel Arias Brentano ; revisão técnica: Matheus Daros Pinto, Ronei Silveira Pinto. – 2. ed. – Porto Alegre : Artmed, 2017.
         vi, 586 p. : il. ; 28 cm.

         ISBN 978-85-8271-401-0

         1. Educação Física. 2. Exercícios de força – Musculação. I. Título.

CDU 796.015.52

Catalogação na publicação: Poliana Sanchez de Araujo – CRB 10/2094

ENCICLOPÉDIA DE MUSCULAÇÃO E FORÇA DE STOPPANI

381 exercícios e 116 programas de treinamento de força vencedores

JIM STOPPANI

2ª EDIÇÃO

Tradução:

Michel Arias Brentano

Revisão técnica:

Matheus Daros Pinto

Licenciado em Educação Física pela Escola de Educação Física da Universidade Federal do Rio Grande do Sul (UFRGS). Mestrando em Ciências do Esporte, Escola de Exercício e Ciências da Saúde, Edith Cowan University, Perth, Austrália.

Ronei Silveira Pinto

Professor Associado da Escola de Educação Física da UFRGS. Mestre em Ciências do Movimento Humano pela UFRGS. Doutor em Ciências do Desporto pela Faculdade de Motricidade Humana da Universidade de Lisboa, Portugal.

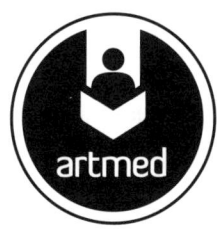

2017

Obra originalmente publicada sob o título *Jim Stoppani's Encyclopedia of Muscle & Strength*, 2nd Edition
ISBN 9781450459747 / 1450459749

All rights reserved. Except for use in a review, the reproduction or utilization of this work in any form or by any electronic, mechanical, or other means, now known or hereafter invented, including xerography, photocopying, and recording, and in any information storage and retrieval system, is forbidden without the written permission of the Publisher.

Copyright © 2015 by Jim Stoppani
This work originally published in the English language by Human Kinetics, Champaign, IL 61825, U.S.A.

Gerente editorial – Biociências
Letícia Bispo de Lima

Colaboraram nesta edição

Coordenadora editorial
Cláudia Bittencourt

Capa
Márcio Monticelli

Leitura final
Leonardo Maliszewski da Rosa

Editoração
Bookabout – Roberto Carlos Moreira Vieira

Reservados todos os direitos de publicação, em língua portuguesa, à
ARTMED EDITORA LTDA., uma empresa do GRUPO A EDUCAÇÃO S.A.
Av. Jerônimo de Ornelas, 670 – Santana
90040-340 Porto Alegre RS
Fone: (51) 3027-7000 Fax: (51) 3027-7070

Unidade São Paulo
Rua Doutor Cesário Mota Jr., 63 – Vila Buarque
01221-020 São Paulo SP
Fone: (11) 3221-9033

SAC 0800 703-3444 – www.grupoa.com.br

É proibida a duplicação ou reprodução deste volume, no todo ou em parte, sob quaisquer formas ou por quaisquer meios (eletrônico, mecânico, gravação, fotocópia, distribuição na Web e outros), sem permissão expressa da Editora.

IMPRESSO NO BRASIL
PRINTED IN BRAZIL

Sumário

PARTE I — PRINCÍPIOS BÁSICOS DO TREINAMENTO

CAPÍTULO 1	Conceitos fundamentais	3
CAPÍTULO 2	Variáveis do treinamento	9
CAPÍTULO 3	Ciclos de treino	17
CAPÍTULO 4	Equipamentos do treinamento de força	25

PARTE II — TREINANDO PARA O DESENVOLVIMENTO DA MASSA MUSCULAR

CAPÍTULO 5	Táticas para o aumento de massa muscular	43
CAPÍTULO 6	Programas para o aumento de massa muscular	77
CAPÍTULO 7	Ciclos de treino para o aumento da massa muscular	131

PARTE III — TREINO PARA FORÇA MÁXIMA

CAPÍTULO 8	Táticas para maximizar a força	173
CAPÍTULO 9	Programas para maximizar a força	185
CAPÍTULO 10	Ciclos de treino para aumentar a força máxima	225

PARTE IV — TREINAMENTO PARA A MÁXIMA PERDA DE GORDURA

CAPÍTULO 11	Táticas para maximizar a perda de gordura	251
CAPÍTULO 12	Treino aeróbio para maximizar a perda de gordura	255
CAPÍTULO 13	Programas para maximizar a perda de gordura	271

PARTE V — EXERCÍCIOS DE TREINO

CAPÍTULO 14	Peito	305
CAPÍTULO 15	Ombro	331
CAPÍTULO 16	Costas	361
CAPÍTULO 17	Trapézio	385
CAPÍTULO 18	Tríceps	399
CAPÍTULO 19	Bíceps	417
CAPÍTULO 20	Antebraços	437
CAPÍTULO 21	Quadríceps	445
CAPÍTULO 22	Isquiotibiais e glúteos	461
CAPÍTULO 23	Panturrilhas	469
CAPÍTULO 24	Abdominais e tronco	479
CAPÍTULO 25	Corpo inteiro	505
CAPÍTULO 26	Calistênicos	525

PARTE VI — NUTRIÇÃO PARA MAXIMIZAR A MASSA MUSCULAR, A FORÇA E A PERDA DE GORDURA

CAPÍTULO 27	Nutrição para maximizar a massa e a força musculares	533
CAPÍTULO 28	Nutrição para maximizar a perda de gordura	549
APÊNDICE A	Equivalentes métricos para halteres e anilhas	565
APÊNDICE B	Lista de alimentos alternativos	566
	Glossário	568
	Referências	572
	Índice	577

PARTE I
PRINCÍPIOS BÁSICOS DO TREINAMENTO

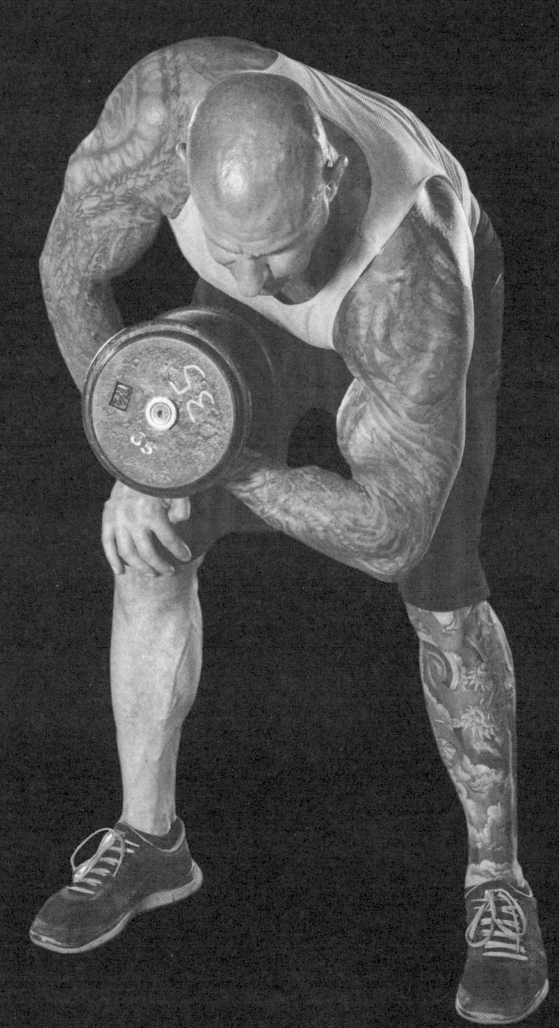

O treinamento de força existe desde o início dos tempos. Em 2000 a.C., os antigos povos egípcios carregavam sacos de areia visando o aumento da força para atividades como a caça e para tarefas militares. De acordo com registros militares, os chineses, por volta de 700 a.C., também usavam o treinamento de força em suas guarnições. No entanto, a associação histórica com a qual as pessoas estão mais familiarizadas é com os gregos antigos. Muitos dos atletas que competiam nas antigas Olimpíadas levantavam pedras pesadas a fim de desenvolver força e melhorar o seu desempenho. Além dos resultados funcionais, o treinamento de força promovia o desenvolvimento de um físico musculoso. Esse físico masculino foi valorizado na arte grega clássica e na literatura. Na verdade, é provável que o culto aos músculos na antiga cultura grega tenha sido responsável pelo surgimento do esporte moderno conhecido como fisiculturismo. Diversos atletas famosos daquele período, como Milo e Hércules, frequentemente realizavam grandes feitos de força e mostravam sua musculatura aos espectadores que se reuniam para vê-los. No século XIX, a admiração das massas por físicos musculosos fez com que vários homens muito fortes se tornassem celebridades. O mais famoso foi Eugen Sandow, considerado o pai do fisiculturismo.

Apesar de os humanos terem uma admiração de longa data pela força e pela musculatura, o conceito de treinamento de força é algo com o qual poucos estão familiarizados. Mesmo durante o *boom* do *fitness* nos Estados Unidos, na década de 1970, a maioria dos norte-americanos participava de algum tipo de exercício aeróbio, mas negligenciava a componente de força do condicionamento físico. Com o passar dos anos, graças ao auxílio de pioneiros do treinamento de força (por exemplo, Bob Hoffman, Joe Weider e Charles Atlas) e aos avanços na pesquisa relacionada à ciência desse tipo de treinamento, a força passou a ser vista como componente necessário do condicionamento físico e do desempenho esportivo. Em decorrência disso, a participação em programas de treinamento de força aumentou mais rapidamente do que em qualquer outro tipo de atividade física.

Com o aumento da popularidade do treinamento de força, também se incrementou a consciência de que a sua prática faz parte de uma ciência complexa, o que possibilita um maior aproveitamento dos reais benefícios da modalidade. Esse é o porquê de a Parte I deste livro ser tão importante para todos aqueles interessados no treinamento de força, independentemente de seu nível. A menos que se entenda claramente os princípios do treinamento, nunca se compreenderá como implementar um programa de treinamento de força efetivo.

Portanto, antes de prosseguir para um dos programas de treino das Partes II, III e IV, tenha certeza de que você tem uma compreensão razoável dos fundamentos mostrados nesses primeiros quatro capítulos. A partir desse conhecimento, é possível ter uma compreensão muito mais completa dos exercícios, das técnicas e dos programas apresentados nos demais capítulos. Você também será mais capaz de individualizar essas técnicas a fim de criar programas especializados para si ou para outras pessoas.

CAPÍTULO 1

Conceitos fundamentais

O treinamento de força é praticado por um grande número de pessoas e com diversas finalidades. Muitas delas estão interessadas em ganhos de força e massa muscular, com concomitante perda de gordura corporal; além disso, esperam que essas adaptações proporcionem melhora no desempenho físico e nas atividades da vida diária. O treinamento de força pode promover essas adaptações desde que se sigam certos princípios, aqui discutidos a fim de ajudá-lo a atingir seus objetivos de treino. Esses princípios são importantes para compreender como o treinamento de força funciona, como ele pode ser individualizado conforme as necessidades e os objetivos de cada pessoa e como alterá-lo para que novas adaptações ocorram de acordo com o seu progresso.

Além de compreender os conceitos do treinamento de força, você deve estar familiarizado com a terminologia frequentemente utilizada em discussões relacionadas a essa modalidade, pois o seu entendimento e a sua utilização irão ajudá-lo na compreensão dos fundamentos desse tipo de treinamento e na comunicação com outros praticantes. Para familiarizar-se com esse vocabulário, veja o glossário no final deste livro.

Antes de discutirmos os princípios do treinamento de força, devemos definir os principais termos que serão abordados no decorrer do livro. O primeiro e mais importante deles é *treinamento de força*. Se você já fez uma pesquisa sobre o assunto – seja na Internet, em revistas ou em outros livros –, provavelmente descobriu que os termos *treinamento de força*, *treinamento com pesos* e *treinamento resistido* são, com frequência, utilizados alternadamente. Embora existam similaridades entre eles, uma interpretação mais precisa de suas definições mostra diferenças. *Treinamento resistido* é o mais amplo dos três termos e refere-se a qualquer tipo de treinamento em que o corpo se movimenta na direção contrária a algum tipo de força oposta, como no levantamento de pesos livres, nos exercícios em equipamentos hidráulicos ou ao subir um lance de escadas. O *treinamento de força* é um tipo de treinamento resistido (embora nem todos os tipos de treinamento resistido sejam de força). Especificamente, corresponde a qualquer tipo de treino que envolva a movimentação do corpo na direção contrária a uma força que promova alteração na força muscular ou hipertrofia (crescimento muscular). Isso pode incluir o levantamento de pesos livres e os exercícios em equipamentos hidráulicos; no entanto, não inclui subir um lance de escadas. O *treinamento com pesos* também é um tipo de treinamento resistido e pode ser um tipo de treinamento de força. Na verdade, a definição desse termo refere-se a qualquer tipo de treino em que o corpo se move em alguma direção contrária a uma força oposta, gerada por algum tipo de peso. Como exemplo, pode-se citar os pesos livres e as máquinas, mas não equipamentos hidráulicos e subir lances de escadas. A Tabela 1.1 mostra uma lista de métodos de treino, divididos de acordo com essas nomenclaturas.

Este livro aborda o treinamento de força (abrangendo, na maioria das vezes, o treinamento com pesos), pois é o que melhor apresenta os tipos de treinamento em que estamos interessados, ou seja, exercícios que envolvem o movimento do corpo contra uma força com esforços que provoquem alterações na força muscular ou hipertrofia.

TABELA 1.1 Classificações e tipos de treino

Tipo de treino	Exemplos
Treinamento resistido	Pesos livres (incluindo objetos comuns) Equipamentos com pesos (lineares guiados, sistemas de cabos ou polias, baseados em polias assimétricas) Equipamentos hidráulicos Equipamentos pneumáticos Equipamentos isocinéticos Treino com o peso do corpo Trenó de arrasto Corrida com paraquedas*
Treinamento de força	Pesos livres (incluindo objetos comuns) Equipamentos com pesos (lineares guiados, sistemas de cabos ou polias, baseados em polias assimétricas) Equipamentos hidráulicos Equipamentos pneumáticos Treino com o peso do corpo
Treinamento com pesos	Pesos livres (incluindo objetos comuns) Equipamentos com pesos (lineares guiados, sistemas de cabos ou polias, baseados em polias assimétricas)

DEFINIÇÕES DE FORÇA

A definição básica de *força* é a quantidade máxima de esforço que um músculo ou grupo muscular pode produzir em um padrão específico de movimento realizado em determinada velocidade (Knuttgen e Kraemer, 1987). No entanto, sua definição não é assim tão simples, pois há diversas formas em que a força se manisfesta. A seguir, são apresentadas definições de seus tipos.

Força absoluta – É a quantidade máxima de força que um músculo pode gerar quando todos os mecanismos inibitórios e de defesa são removidos. Por causa dessas condições, é raro que uma pessoa consiga realmente demonstrar a sua força absoluta, o que pode ocorrer apenas em condições extremas, como em uma emergência, em situações de hipnose ou com certos auxílios ergogênicos.

Força máxima – É a quantidade máxima de força que um músculo ou grupo muscular pode produzir na repetição de um determinado exercício. Também é conhecida como *uma repetição máxima* ou 1RM. Estima-se que 1RM chega a apenas 80% da força absoluta. Esse tipo de força é importante para *powerlifters*.**

Força relativa – É a razão entre a força máxima do indivíduo e o seu peso corporal. Tal relação é importante para a comparação da força entre atletas com dimensões corporais muito diferentes. A força relativa é determinada dividindo-se 1RM pelo peso corporal da pessoa. Por exemplo, um atleta com peso de 200 libras (91 kg) que tem 1RM de 400 libras no supino (400 ÷ 200 = 2), tem a mesma força relativa que um atleta com peso de 100 libras (45 kg) e 1RM de 200 libras no supino (200 ÷ 100 = 2). Esse tipo de força é importante para *powerlifters,* jogadores de futebol americano e outros atletas de força que são frequentemente comparados com colegas de equipe no intuito de predizer o desempenho na atividade.

Força explosiva – É a habilidade de movimentar o corpo ou um objeto com rapidez. Normalmente esse termo é mais conhecido como *potência*. Tal força é importante para a maioria dos esportes, mas imprescindível em modalidades do atletismo como arremesso de peso, lançamento de dardo e salto em distância.

Força de arrancada – É a habilidade de produzir um aumento abrupto na potência durante a fase inicial do movimento. Esse tipo de força é importante no levantamento de peso olímpico, no levantamento-terra, no boxe, nas artes marciais e na posição de linha ofensiva do futebol americano, em que a força deve ser gerada de forma imediata.

Força de "aceleração" – É a habilidade de manter a capacidade de produção de potência durante a maior parte dos movimentos do exercício. Esse tipo de força assume papel relevante após a força de arrancada, sendo importante em esportes como judô, luta livre e "tiros" (corrida).

Força resistente – É a habilidade de manter a produção de força por um tempo prolongado ou durante muitas re-

---

* N. de T.: Corrida com aumento da resistência dada por um paraquedas, visando aumento da força de membros inferiores.
** N. de T.: Atletas praticantes de *powerlifting*, modalidade caracterizada pela execução de três exercícios: agachamento, supino e levantamento-terra.

petições de determinado exercício. Esse tipo de força é importante na luta livre, no ciclismo, na natação e no fisiculturismo.

Considerando os diversos tipos de manifestação da força que um indivíduo pode treinar, é fácil entender que o termo *treinamento de força* engloba muitas propostas de treino. Assim, independentemente de estar treinando para aprimorar a força máxima, a potência ou a força resistente, você está seguindo algum tipo de treinamento de força. Cada um desses tipos de força é desenvolvido com alguma resistência, que pode ser pesos livres, equipamentos ou peso corporal. Embora este livro foque no treinamento de força visando o ganho de massa muscular e força, assim como a perda de gordura, outras adaptações musculares podem ocorrer com esse treinamento.

TIPOS DE AÇÃO MUSCULAR

Durante uma sessão de treinamento de força, os músculos se contraem de dezenas até centenas de vezes para movimentar o corpo ou o implemento com o qual se está trabalhando. A estimulação neural dos músculos faz com que as unidades contráteis musculares tentem se encurtar. No entanto, a contração não envolve necessariamente o encurtamento das fibras musculares. Dependendo da carga e da quantidade de força produzida, três diferentes ações musculares podem ocorrer durante uma contração (ver Fig. 1.1):

1. *Ação muscular concêntrica*. Este tipo de ação ocorre quando a força muscular supera a resistência externa, resultando em movimento articular conforme o músculo se encurta. Em outras palavras, contrações concêntricas são aquelas em que as fibras musculares se encurtam ao se contraírem para levantar o peso. Isso é demonstrado pela fase de subida de uma rosca direta, sendo muitas vezes chamada de *fase positiva da repetição*.
2. *Ação muscular excêntrica*. Ocorre quando a resistência externa supera a força gerada pelo músculo, resultando em movimento articular conforme o músculo se alonga. Esse tipo de ação muscular é visualizado na fase de descida da rosca direta, frequentemente chamada de *fase negativa da repetição*. Mesmo que as fibras estejam sendo alongadas, elas encontram-se contraídas, o que permite que o peso volte à posição inicial de forma controlada.
3. *Ação muscular isométrica*. Ocorre quando o músculo se contrai sem que haja movimento, gerando força enquanto o seu comprimento permanece inalterado. Esse tipo de ação muscular é observado em tentativas de elevar um objeto imóvel ou muito pesado para ser movimentado. As fibras musculares contraem-se

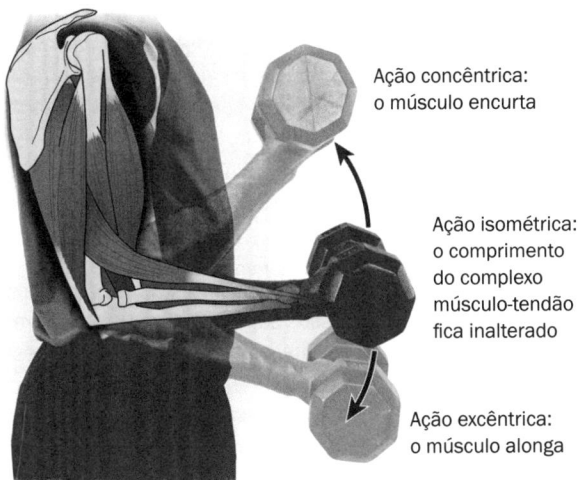

FIGURA 1.1 Principais tipos de ações musculares: concêntrica, excêntrica e isométrica.

na tentativa de movimentar o peso; no entanto, o músculo não se encurta* porque o objeto é muito pesado.

Existe muita discussão entre os pesquisadores da área do treinamento de força a respeito da importância de cada uma dessas ações musculares, considerando-se o incremento da força e da massa muscular. Por isso, estudos têm sido realizados a fim de determinar qual desses tipos de ação é o mais importante para esse objetivo. Devido à maior capacidade de produção de força durante ações musculares excêntricas e isométricas, especula-se que estas sejam mais importantes que as ações concêntricas para estimular modificações na força e no tamanho muscular.

Pesquisadores observaram que o treinamento com ações musculares isométricas pode aumentar a força e o tamanho muscular (Fleck e Schutt, 1985). No entanto, os ganhos de força obtidos com esse tipo de treinamento ocorrem apenas nos ângulos específicos em que os músculos são treinados. Em outras palavras, se alguém treina de forma isométrica no exercício supino no ponto médio entre o início e o final do movimento, os ganhos de força ocorrerão apenas nesse ponto. Isso não se equipara ao ganho de força em toda a amplitude do movimento, a

---

* N. de R.T.: Durante a ação muscular isométrica, deve-se notar que o comprimento total do complexo músculo-tendão (ventre muscular, tendão e unidade músculo-tendão) não é alterado e, portanto, não há movimentação articular. Entretanto, se pudéssemos, de maneira simplista, separar esta unidade em apenas tendão e ventre muscular, seria possível observar um aumento e uma diminuição, respectivamente, dessas porções do complexo músculo-tendão.

não ser que vários ângulos articulares entre o início e o final do exercício também sejam treinados isometricamente. Por essa razão, mesmo que o treinamento isométrico seja benéfico, as ações concêntricas e excêntricas também devem ser incluídas para que todas as adaptações musculares sejam obtidas. Para uma amostra de treino que utiliza ações musculares isométricas, ver o Treino de Força Estático (Cap. 9).

Devido à possibilidade de maior sobrecarga muscular durante as contrações excêntricas, estas geram mais dano muscular. Apesar disso, sugere-se que uma sobrecarga maior pode promover maiores ganhos de força. Pesquisas mostram que um treinamento apenas excêntrico promove aumentos de força significativos; porém, ele não oferece ganhos superiores a um treinamento apenas concêntrico. Portanto, para maximizar as adaptações musculares, os programas de treinamento de força devem incorporar ações musculares concêntricas e excêntricas. Para tipos de programa de treino em que são utilizadas ações excêntricas, ver Repetições Negativas (Cap. 6) e Treinamento de Força com Repetições Negativas (Cap. 9).

O uso de ações concêntricas, excêntricas e/ou isométricas no treinamento de força provocará adaptações um pouco diferentes. Embora ações isométricas possam aumentar a força e o tamanho muscular em algum grau, os principais incrementos ocorrem com a força estática. Isso não se aplica necessariamente à força dinâmica utilizada em muitos esportes. Por essa razão, a maioria dos programas de treinamento de força deve enfatizar ações musculares concêntricas e excêntricas, as quais proporcionam incrementos superiores na força e na massa muscular.

Outro tipo de ação muscular que deve ser levado em consideração é a chamada *ação muscular voluntária máxima*, a qual não se refere ao tipo de movimento executado pelo músculo, mas, sim, à intensidade da carga/peso. Quando um músculo é submetido a uma ação muscular voluntária máxima, ele se movimenta contra a maior carga que o nível de fadiga permitir. Independentemente de quantas repetições são executadas em uma série – se 1 ou 10 –, a última repetição, quando a falha concêntrica é alcançada, é considerada a ação muscular voluntária máxima. Em outras palavras, nenhuma repetição adicional pode ser executada. Isso também é conhecido como *repetição máxima* (RM) e costuma ser representado com um número antes da RM. Por exemplo, 1RM representa a quantidade de peso que provoca uma ação muscular voluntária máxima com uma repetição, enquanto uma carga para 10RM é a quantidade de peso que provoca uma ação muscular voluntária máxima na décima repetição.

PRINCÍPIOS DO TREINAMENTO DE FORÇA

Atualmente, inúmeros princípios do treinamento de força estão sendo utilizados, apesar de sua validade ser questionável, uma vez que poucos profissionais da área concordam com a maioria deles. No entanto, existem alguns que são aceitos por todos os profissionais do treinamento de força: os princípios da especificidade, da sobrecarga progressiva, da individualidade, da variabilidade, da manutenção e da reversibilidade. Tais princípios são tão importantes que poucos discordam da ideia de eles serem considerados leis do treinamento de força.

Princípio da especificidade – É um dos princípios-chave na elaboração de programas de treinamento de força e é frequentemente representado como SAID, sigla para "adaptações específicas para as demandas impostas". Em uma definição mais básica, significa treinar de forma específica para produzir efeitos específicos. Por exemplo, se o objetivo imediato é aumentar a força de 1RM, é necessário treinar com amplitude de repetições, tempos de intervalo e frequência semanal apropriados, visando otimizar ganhos de força. No entanto, se o objetivo é melhorar o desempenho em determinado esporte, os exercícios devem imitar os movimentos executados na modalidade, além de ser realizados em uma velocidade similar. Esse princípio é um dos mais importantes no treinamento de força, porque, se esse não é conhecido, todos os outros são anulados.

Princípio da sobrecarga progressiva – É o aumento contínuo da intensidade da sessão de treino conforme o músculo se acostuma com o nível de intensidade atual. Isso pode ser feito aumentando a carga levantada, o número de repetições realizadas ou o número total de séries ou, ainda, diminuindo o tempo de descanso entre as séries. O aumento contínuo do estresse aplicado no músculo permite o incremento da força muscular e evita a estagnação. Esse é um dos princípios mais cruciais do treinamento de força, assim como um dos mais recentes, desenvolvido logo após a Segunda Guerra Mundial, a partir da pesquisa de DeLorme (1945) e DeLorme e Watkins (1948). A ausência de sobrecarga progressiva nos músculos faz com que as adaptações musculares contínuas cessem. Por exemplo, no início do programa de treinamento de força, executar três séries de 10 repetições com 135 libras no supino pode ser um desafio. Após várias semanas de treinamento, realizar essa série será fácil. Nesse ponto, as adaptações provocadas pelo treinamento cessarão, a não ser que o peso, as repetições ou as séries sejam aumentados ou que o intervalo entre as séries diminua.

Princípio da individualidade – É a teoria de que qualquer programa de treinamento deve considerar as necessidades específicas ou os objetivos e as habilidades do indivíduo para quem o programa foi elaborado. Por exemplo, um fisiculturista iniciante, com o objetivo de aumentar a massa muscular, deve ter um treino bem diferente de um fisiculturista experiente com o mesmo propósito. A diferença em seus programas de treinamento não é baseada nos efeitos desejados, mas nas experiências de treino. O praticante avançado requer um volume maior de treino e a utilização de técnicas mais avançadas para alcançar o mesmo objetivo do iniciante. Já um levantador de peso avançado com o objetivo de aumentar a força muscular deve treinar de maneira bastante distinta do levantador de peso avançado que deseja aumentar a massa muscular. Aqui, a diferença nos programas é baseada em seus diferentes objetivos. Em geral, o primeiro, que visa aumentar a força muscular, deve treinar com um número menor de repetições, com uma carga mais pesada e com um volume menor que o segundo, que visa aumentar a massa muscular.

Princípio da variabilidade – É o simples fato de que não importa o quão efetivo seja um programa de treino, ele o será apenas por um curto período. Uma vez que o indivíduo apresente adaptações específicas proporcionadas por determinado programa de treino, um novo estímulo deve ser aplicado aos músculos, ou o progresso contínuo ficará estagnado. Essa é a base da periodização (ver Cap. 3), razão pela qual os ciclos de treino devem ser utilizados.

Princípio da manutenção – Assim que o indivíduo alcança o seu objetivo, é necessário menos trabalho para manter o nível de força ou massa muscular. Se ele está satisfeito com esse nível, a frequência de treino pode ser reduzida. Esse costuma ser um bom período para incorporar outros tipos de treinamento, fazendo com que outros componentes da aptidão física possam ser aprimorados.

Princípio da reversibilidade – Uma vez que o programa de treinamento de força é interrompido ou não é mantido em um nível mínimo de frequência ou intensidade, as adaptações na força ou hipertrofia obtidas com o programa não somente deixarão de progredir, como também retornarão ao ponto inicial.

AQUECENDO, ALONGANDO E VOLTANDO À CALMA

Você pode ter problemas em encontrar tempo para descansar em uma sessão de treino, e muito menos para preocupar-se com um aquecimento apropriado preliminar e com o alongamento após o treino. No entanto, como você inicia e como você termina os seus treinos de força pode ter um grande impacto nos seus resultados e na sua qualidade de vida conforme você envelhece. Faça o máximo para executar um aquecimento apropriado antes de cada sessão de treino e, ao final, faça alguns alongamentos para voltar à calma.

Um aquecimento geral de 5 a 10 minutos em uma esteira rolante ou bicicleta estacionária, alguns exercícios calistênicos, ou, melhor ainda, alongamentos dinâmicos, como chutes altos e circundução dos braços, irão aumentar a temperatura corporal o suficiente. Um estudo de Taylor e colaboradores (2011) mostrou que um aumento de apenas 0,3°F na temperatura corporal permitiu que atletas saltassem 6% mais alto e tivessem 10% a mais de potência. Em outras palavras, um breve aquecimento faz com que você seja mais forte e tenha um melhor desempenho na academia. Executar alongamentos dinâmicos como forma de aquecimento aumenta ainda mais a força e a potência muscular durante o aquecimento. Já alongamentos estáticos antes do treino de força podem prejudicar a força e a potência muscular durante o treino.

O mais indicado é deixar os alongamentos estáticos para a volta à calma e como forma de aumentar a sua flexibilidade. Essa forma de aquecimento é particularmente efetiva para maximizar a flexibilidade quando realizada após as sessões de treino, momento em que os músculos estão mais aquecidos e mais fatigados. Este livro não tem como enfoque os exercícios de alongamento. Assim, para uma boa fonte de consulta, leia *Full-Body Flexibility, Second Edition*, de Jay Blahnik (Human Kinetics, 2011).

RESUMO

Para aplicar adequadamente qualquer disciplina, você deve, em primeiro lugar, familiarizar-se com os princípios desta. Sem um claro entendimento da base do treinamento de força, a sua aplicação não será completa. Assim como um atleta que não conhece a base da sua modalidade esportiva será limitado na sua prática, não entender os fundamentos do treinamento de força limitará gravemente o seu potencial. Independentemente de o seu objetivo ser aumentar a força ou a massa muscular, ter esse conhecimento afetará de forma positiva sua capacidade para alcançar o seu objetivo.

Primeiro, você deve entender os diferentes tipos de força que pode treinar – absoluta, máxima, relativa, explosiva, de arrancada, de "aceleração" e resistente –, pois estar familiarizado com as diferentes ações musculares é essencial para compreender os componentes de qualquer repetição executada. Você aprenderá os conceitos a serem seguidos para que adaptações sejam obtidas. Essas informações básicas são apenas o ponto de início, afinal, seu conhecimento básico continuará ampliando com os conteúdos dos demais capítulos da Parte 1. Munido dessas informações-chave, a aplicação das técnicas de treino e dos programas das seções subsequentes será mais fácil, e os resultados, mais significativos.

CAPÍTULO 2

Variáveis do treinamento

Um programa de treinamento de força dura, em média, de algumas semanas a diversos meses antes de ser implementada uma nova fase de treino. Considerando esse período, uma única sessão de treino pode parecer insignificante diante de todo o programa. No entanto, a elaboração de cada sessão é tão importante quanto o programa inteiro, afinal, elas somam-se de forma sequencial, gerando o programa de treino de longa duração que proporcionará as adaptações desejadas. Este Capítulo discutirá os princípios envolvidos no desenvolvimento de uma única sessão de treino.

Todas as sessões são compostas por, no mínimo, cinco variáveis específicas que podem ser manipuladas para modificar a sessão de treino, como: escolha e ordem dos exercícios, número de séries, sobrecarga utilizada e intervalo entre as séries. Você deve escolher e controlar cuidadosamente essas variáveis a fim de obter uma sessão de treino apropriada para o nível de condicionamento do indivíduo e, assim, promover as adaptações desejadas.

Embora atletas de força como levantadores de peso olímpicos, *powerlifters* e fisiculturistas tenham manipulado essas variáveis durante anos, William J. Kraemer, PhD, ganhou crédito por ter sido responsável por determinar e registrar cientificamente o que se denominou de cinco grupos específicos de variáveis agudas (ver Tab. 2.1). A alteração sistemática dessas variáveis resulta no programa de treino periodizado.

ESCOLHA DOS EXERCÍCIOS

Enquanto todas as variáveis agudas de um programa de treino são essenciais para a progressão do indivíduo, a escolha do exercício é indiscutivelmente uma das mais importantes. A razão por trás disso é que, se você não treinar os grupos musculares apropriados, todas as outras variáveis perdem seu sentido. Dito de forma simples, os músculos que não são treinados não serão beneficiados pelo treinamento. Por esse motivo, escolher os exercícios adequados para cada sessão de treino é o primeiro passo na elaboração de um treinamento de força efetivo.

Para aqueles interessados no incremento da força muscular, os exercícios de uma sessão podem ser clas-

TABELA 2.1 Detalhes da elaboração de um programa de treino

Variável	Particularidades
Escolha dos exercícios	Exercícios principais Exercícios auxiliares Exercícios multiarticulares Exercícios monoarticulares Equipamento
Ordem dos exercícios	Exercícios principais seguidos por exercícios auxiliares Grupos musculares maiores seguidos por grupos musculares menores Grupos musculares mais "atrasados"* são treinados primeiramente Séries exclusivas para cada exercício Superséries
Número de séries	Efeitos do volume Séries únicas Séries múltiplas Número de séries executadas por exercício Número de séries executadas por grupo muscular Número de séries executadas por sessão de treino
Resistência (intensidade)	Porcentagem de 1RM Zona-alvo de RM Escala de exercício resistido de OMNI
Intervalo de descanso entre as séries	Depende da resistência utilizada Depende da adaptação muscular desejada Depende da rota metabólica que está sendo treinada Depende da técnica de treino

Adaptada de S.J. Fleck and W.J. Kraemer, *Designing resistance training programs*, 3rd ed. (Champaign, IL: Human Kinects), 158-73.

sificados como principais ou auxiliares (na Tab. 2.2 são apresentados os mais comuns). Os exercícios principais

---

* N. de T.: Refere-se aos grupos musculares que o indivíduo tem maior dificuldade para treinar.

TABELA 2.2 Exercícios principais e auxiliares

Exercícios principais	Exercícios auxiliares
Power clean*	Extensão de joelhos
Levantamento-terra	Flexão de joelhos
Agachamento	Voador
Leg-press	Elevação lateral
Supino	Rosca direta
Meio desenvolvimento	Tríceps na polia alta
Remada com barra	Rosca punho
Barra	Flexão plantar
	Supra-abdominal

são os mais específicos para os objetivos do indivíduo, e devem envolver os grupos musculares em que o praticante tem mais interesse de ganhar força. Para atletas, os exercícios principais não devem envolver apenas os grupos musculares que são utilizados na competição, mas também alguns exercícios que imitam os movimentos executados em suas modalidades esportivas. Por exemplo, os exercícios principais de um levantador de peso olímpico são o "arranque" e o "arremesso"; os de um *powerlifter*, são os exercícios de supino, o agachamento e o levantamento-terra; e os de um atacante de futebol americano são o agachamento e o supino inclinado.

Os exercícios principais geralmente são movimentos multiarticulares, como no supino, no agachamento e no levantamento-terra, que requerem o uso coordenado de múltiplos grupos musculares. Logo, devido ao uso de vários grandes grupos de músculos na execução desses exercícios, eles tendem a ser os que possibilitam a utilização de pesos mais elevados. Por exemplo, os recordes mundiais de levantamento-terra e de agachamento giram em torno de 900 e 1.100 libras (408 e 499 kg), respectivamente; enquanto o de rosca direta com barra (embora esse não seja um levantamento reconhecido por qualquer federação de *powerlifting*), um exercício monoarticular (conhecido como um exercício auxiliar), não é muito mais que 400 libras (181 kg). Devido à maior necessidade de força e coordenação nos exercícios principais, estes devem ser executados no início da sessão, quando os grupos musculares estão menos fatigados.

Os exercícios auxiliares são tipicamente monoarticulares, como, por exemplo, a rosca direta, o tríceps na polia alta e a elevação lateral, os quais envolvem apenas um grupo muscular. Por utilizarem apenas um grupo muscular para o levantamento de peso, esses exercícios normalmente envolvem cargas bem mais leves que os exercícios principais. Para *powerlifters* e outros atletas de força, os exercícios auxiliares costumam ser executados no final da sessão de treino, após os principais grupos musculares estarem exauridos pela execução dos exercícios principais. Uma exceção à regra de que todos os exercícios auxiliares são monoarticulares é o treinamento para os músculos do tronco (que abrange os músculos profundos da cavidade abdominal e da coluna lombar), que inclui padrões de movimento complicados que envolvem múltiplas articulações e exige que os músculos do tronco trabalhem para estabilizar o corpo.

Para aqueles interessados em aumentar a massa muscular, todos os exercícios também podem ser divididos em multiarticulares e monoarticulares. No entanto, os termos usados no ambiente do fisiculturismo são exercícios *multiarticulares* e *de isolamento*. Por *isolamento*, entende-se que o movimento monoarticular está isolando o principal grupo muscular e forçando-o a realizar todo o trabalho durante o exercício, sem a ajuda de outros grupos musculares. Um exemplo disso é a extensão de joelhos. Enquanto a maior parte dos principais grupos musculares é trabalhada tanto em exercícios multiarticulares quanto nos de isolamento, o bíceps braquial, o antebraço, os isquiotibiais, a panturrilha e os abdominais são treinados apenas com exercícios de isolamento. Uma lista dos exercícios multiarticulares e de isolamento para os principais grupos musculares pode ser consultada na Tabela 2.3.

O tipo de equipamento é outro fator a ser considerado na escolha dos exercícios de uma sessão de treino. Enquanto os pesos livres são usados na maioria dos exercícios principais, outros equipamentos apresentam benefícios conforme os objetivos de cada indivíduo. Por exemplo, para imitar movimentos que ocorrem predominantemente em um plano horizontal ao se estar em pé (como o balançar do taco de beisebol), exercícios com pesos livres mostram-se limitados, pois oferecem resistência apenas no plano vertical. Nesse caso, o uso de equipamentos com cabos ou resistência elástica poderia ser uma boa opção. A escolha dos equipamentos mais apropriados será discutida de forma detalhada no Capítulo 4.

ORDEM DOS EXERCÍCIOS

A maneira como os exercícios específicos que compõem uma sessão de treino são organizados não determinará apenas a eficácia da sessão, mas também as adaptações específicas promovidas pelo programa de treino. Dessa forma, a ordem de execução dos exercícios deve corresponder aos objetivos do treino.

No treinamento que visa incrementos de força, os exercícios principais são executados antes dos auxiliares. Isso porque os exercícios principais normalmente envolvem vários grandes grupos musculares ao mesmo tempo para levantar pesos relativamente altos. Portanto, esses exercícios devem ser feitos suficientemente cedo, a fim de evitar que a fadiga seja um problema. No início, a execução de exercícios monoarticulares comprometerá a quan-

---

* N. de R. T.: Exercício clássico de desenvolvimento da potência muscular, em que o sujeito eleva a barra do solo até os ombros, em um único e potente movimento.

TABELA 2.3 Exercícios multiarticulares e de isolamento

Grupo muscular	Exercícios multiarticulares	Exercícios de isolamento
Peito	Supino Supino com halteres	Crucifixo com halteres *Crossover*
Ombros	Meio desenvolvimento com barra Remada vertical	Elevação lateral Elevação frontal
Tríceps	Supino com a pegada fechada Mergulho	Tríceps na polia alta Rosca testa
Bíceps		Rosca direta com barra Rosca direta inclinada
Antebraços		Rosca punho Rosca punho invertida
Quadríceps	Agachamento *Leg-press*	Extensão de joelhos
Isquiotibiais	Agachamento Levantamento-terra	Flexão de joelhos Levantamento-terra romeno
Panturrilhas		Flexão plantar em pé Flexão plantar sentado
Abdominais		Supra-abdominal Infra-abdominal

tidade de peso que o indivíduo pode levantar nos exercícios primários e até deixá-lo mais suscetível a lesão, pois a execução tende a ficar prejudicada quando os músculos estão fatigados.

Se o objetivo principal for o aumento do tamanho muscular, então os exercícios multiarticulares devem ser executados primeiro e os de isolamento, no final da sessão de treino. Os exercícios multiarticulares ajudam a aumentar o tamanho do músculo, pois, nestes exercícios, é possível treinar com cargas mais elevadas. Uma exceção a tal regra é a técnica do fisiculturismo conhecida como pré-exaustão. Nela, executam-se os exercícios monoarticulares antes dos multiarticulares, na tentativa de fatigar determinado grupo muscular, deixando-o desfavorecido no exercício multiarticular. Esse conceito é discutido detalhadamente no Capítulo 6.

Se muitos grupos musculares são treinados em uma sessão de treino – como nas sessões para o corpo inteiro – e apenas um exercício por grupo muscular é executado, então a ordem dos exercícios é determinada pelos grupos musculares mais importantes, de acordo com os objetivos do indivíduo. Normalmente, grupos musculares maiores (como os das pernas e das costas) são treinados antes dos menores (como os dos ombros e bíceps) pela mesma razão já mencionada: grandes grupos musculares devem ser treinados antes que a fadiga seja um problema.

NÚMERO DE SÉRIES

Uma série é um grupo de repetições seguido de um período de descanso. O número de séries executadas em uma sessão de treino é um dos fatores que afeta o volume total (séries x repetições x carga) do exercício. Portanto, esse parâmetro deve estar de acordo não somente com os objetivos do indivíduo, mas também com o seu atual nível de condicionamento.

De forma geral, aceita-se o fato de múltiplas séries serem mais benéficas para o desenvolvimento de força e massa muscular. Esse ponto de vista baseia-se nas recomendações da National Strength and Conditioning Association (Pearson et al., 2000) e do American College of Sports Medicine (Kraemer et al., 2002). Séries únicas são efetivas para o aumento de força em levantadores de pesos iniciantes ou para a manutenção da força em períodos em que seja necessária a redução do volume utilizado. Iniciantes que começam com um programa de séries únicas devem aumentar gradualmente o número de séries para que adaptações na força continuem ocorrendo.

Na elaboração de uma sessão de treino, o número de séries executado por exercício e por grupo muscular e o número total de séries da sessão de treino devem ser levados em consideração. O número de séries por exercício normalmente varia de acordo com o programa de treinamento de força; por exemplo, a maior parte dos programas elaborados para praticantes intermediários e avançados incorpora entre 3 a 6 séries por exercício. Essa variação é considerada ideal para incrementos na força. A quantidade de séries que devem ser executadas para um grupo muscular é uma questão mais aplicável ao treinamento de fisiculturismo, em que diversos exercícios são executados para cada grupo muscular. Isso se opõe aos programas de treinamento de força direcionados para indivíduos menos experientes, que costumam utilizar apenas um exercício para cada um dos principais grupos musculares. O número de séries por grupo muscular pode variar de 3 a 24, mas essa quantidade depende do número de exercícios executados por grupo muscular, do número de grupos musculares treinados na sessão, da intensidade usada e da fase em que o indivíduo se encontra em seu ciclo de treino. O número de séries executadas em uma sessão de treino pode variar entre 10 e 40, dependendo do tipo de treino e do número de séries por exercício. Deve-se ter cuidado para não realizar um número total de séries exagerado, principalmente quando a intensidade for alta, já que essas variáveis têm grande influência no trabalho total. A realização de um trabalho total exagerado ao longo do tempo estressa o corpo, levando ao *overtraining*. Embora definir o quanto seria um trabalho exagerado seja uma tarefa difícil devido a diversos fatores, como a experiência de treino e a genética, recomendações gerais podem ser feitas. Normalmente, a execução de mais de 20 séries por grupo muscular por um longo período pode levar ao *overtraining*. Além disso, executar mais que 40 séries por sessão de treino, mesmo quando vários grupos musculares são treinados, também pode levar ao *overtraining* se realizadas com muita frequência ou se uma alimentação apropriada não for seguida.

Assim como qualquer outra variável aguda do treinamento, o número de séries deve ser manipulado a fim de prevenir a estagnação das adaptações ao treinamento. A variável de treino que mais influencia quantas séries podem ser executadas é a intensidade (i.e., a quantidade de carga levantada). Quanto maior ela é, maior é o estresse aplicado no músculo, e, assim, menor é o número de séries que devem ser executadas. Por essa razão, o número total de séries em um ciclo de treino deve variar de forma inversa à intensidade. Na verdade, o treinamento com um número de séries exagerado pode prejudicar a ocorrência das adaptações ao treinamento de força e levar ao *overtraining*.

RESISTÊNCIA/CARGA

O termo *intensidade* refere-se à quantidade de carga levantada (ou resistência usada) em determinada série. Muitos fisiculturistas, no entanto, relacionam esse termo ao grau de dificuldade de uma série ou sessão de treino, sem considerar a quantidade de peso utilizada. Por exemplo, um fisiculturista pode executar uma série de alta intensidade, envolvendo um peso muito leve, com um número de repetições extremamente alto, até que a falha muscular seja alcançada. A intensidade dessa série poderia ser ainda mais elevada se o ajudante auxiliasse o fisiculturista a realizar mais três repetições forçadas. No entanto, de acordo com a definição formal de *intensidade*, aquela série poderia ser classificada como de baixa intensidade. Por essa razão, a fim de evitar confusões, o termo *resistência/carga* será empregado quando considerarmos a quantidade de peso utilizado.

A resistência é uma das variáveis mais importantes do programa de treinamento, atrás apenas da escolha dos exercícios. A quantidade de resistência utilizada em uma série é inversamente proporcional ao número de repetições executadas. Ou seja, quanto maior o peso, menor o número de repetições que podem ser executadas. Uma das formas mais comuns de se determinar a carga é por meio de porcentagens de repetições máximas (RMs). Por exemplo, um exercício pode ser prescrito a 80% de sua 1RM.

Se, por exemplo, 1RM de um indivíduo no supino for de 300 libras (136 kg), então:

$$300 \text{ libras} \times 0,80 = 240 \text{ libras}$$

A utilização desse método requer avaliações de 1RM frequentes para garantir que uma resistência correta esteja sendo utilizada no treino. Ele pode ser proveitoso para alguns atletas de força, pois avaliações periódicas costumam ser usadas na análise da progressão desses atletas e como um sinalizador do seu preparo para a competição. Levantadores de peso olímpicos, por exemplo, devem usar esse método com regularidade devido à habilidade requerida (específica) para sua atividade. Levantadores de peso competitivos devem usar resistências precisamente avaliadas nas suas fases de treino. *Powerlifters* também usam esse método, uma vez que o aspecto crucial dessa modalidade é a quantidade de peso levantado em 1RM dos exercícios supino, agachamento e levantamento em terra. No entanto, muitos *powerlifters* de elite treinam com porcentagens baseadas em 1RM que predizem levantar na competição. A desvantagem de prescrever a intensidade por porcentagens de 1RM é que a quantidade de repetições que se pode realizar com certa porcentagem varia de acordo com a experiência, com o grupo muscular treinado e com o tipo de equipamento utilizado.

Para fisiculturistas e outros entusiastas do *fitness*, testes frequentes de 1RM não são convenientes ou aplicáveis, pois podem consumir muito tempo devido ao grande número de exercícios normalmente utilizados. Além disso, em muitos dos exercícios executados, o teste de 1RM não é útil. Embora tabelas baseadas no número de repetições executadas com certo peso sejam elaboradas para estimar 1RM, elas estão longe de ser precisas. Para praticantes de alto nível, uma zona-alvo de RMs é a forma mais fácil de monitorar a resistência do treino. Isso é representado por 10 ou 5RMs e refere-se à resistência que limita a execução daquele número de repetições. Assim que a força aumenta, tais praticantes simplesmente mudam o peso para valores mais elevados, mas voltados para a mesma zona de RMs. Isso permite que eles se mantenham continuamente na zona de repetições visada, sem a necessidade de avaliar sua 1RM. A importância de isso ser mencionado aqui se deve ao fato de muitos técnicos de modalidades de força e cientistas do treinamento de força sugerirem que as repetições (resistência) devem ser mantidas de forma regular com uma pequena variação em qualquer sessão de treino. Eles acreditam que o músculo pode ser treinado com apenas um objetivo em qualquer situação aguda. No entanto, fisiculturistas frequentemente treinam com uma ampla variação de repetições em uma mesma sessão de treino. Por exemplo, eles podem realizar uma série de determinado exercício com um peso muito elevado para executar de 5 a 7 repetições e, em seguida, outra série com um peso leve para executar de 15 a 20 repetições.

Um método de prescrição e monitoramento da resistência desenvolvido mais recentemente envolve a escala de exercício resistido de OMNI (Robertson et al., 2003; Robertson, 2004). Essa é uma escala subjetiva de 10 pontos (ver Fig. 2.1), que, por sua vez, é uma versão modificada da escala de percepção de esforço (EPE) descrita por Borg (1982), mais utilizada no monitoramento do exercício aeróbio. Cada valor de 1 a 10 na escala de OMNI representa aproximadamente um aumento de 10% da repetição máxima. Por exemplo, o uso de 100% de 1RM do indivíduo induz a uma percepção de esforço equivalente a 10 na escala de exercício resistido de OMNI, enquanto 50% de 1RM correspondem a uma percepção de esforço equivalente ao número 5 da escala. A escala de exercício resistido de OMNI não é uma escala quantitativa precisa. Enquadra-se como uma escala qualitativa que determina qual a dificuldade que o praticante tem com determinada carga. Por essa razão, é mais bem utilizada por treinadores que estão prescrevendo um treinamento de força para iniciantes.

Atualmente, devido aos vários anos de "tentativa e erro" dos atletas e às diversas pesquisas que confirmam as tendências iniciais, está claro que certas intensidades proporcionam resultados específicos. Tal informação pode ser utilizada na elaboração de um *continuum* de repetições máximas, como observado na Figura 2.2, que se trata de uma modificação do *continuum* elaborado por Fleck e Kraemer (2004), reconhecido como o mais aceito por pesquisadores do exercício e treinadores de modalidades de força. O *continuum* da Figura 2.2 varia de 1 a 25 repetições máximas, como no original, mas acrescenta a adaptação de hipertrofia muscular. No início do *continuum*, ganhos de força são mais pronunciados, principalmente quando são usadas de 1 a 6 repetições máximas, ou cerca de 80 a 100% de 1RM (O'Shea, 1966; Weiss, Coney e Clark, 1999). A hipertrofia muscular é enfatizada quando são usadas entre 8 e 12 repetições máximas, o que corresponde a cerca de 70 a 80% de 1RM (Kraemer, Fleck e Evans, 1996). Incrementos na resistência muscular ocorrem com 12 ou mais repetições máximas ou com cargas equivalentes a 70% de 1RM ou menos (Stone e Coulter, 1994). Novas evidências sugerem que esse número alto de repetições também é efetivo para a hipertrofia muscular por levarem à fadiga muscular (Burd, 2010; Burd, 2011; Mitchell, 2012). Essas diversas adaptações musculares enfatizam a importância da periodização para a ocorrência das alterações musculares almejadas, caso o objetivo do indivíduo seja o aumento da resistência muscular ou da força máxima. Isso porque as adaptações são inter-relacionadas. Por exemplo, o aumento tanto da força máxima como da resistência muscular afeta positivamente a hipertrofia. Logo, enquanto o indivíduo gastaria a maior parte do tempo de treino usando a zona de repetições que melhor se encaixa nos seus objetivos, ciclos periódicos com outras intensidades podem aprimorar esse objetivo.

Uma importante suposição associada ao *continuum* de repetições máximas é a de que todas as repetições

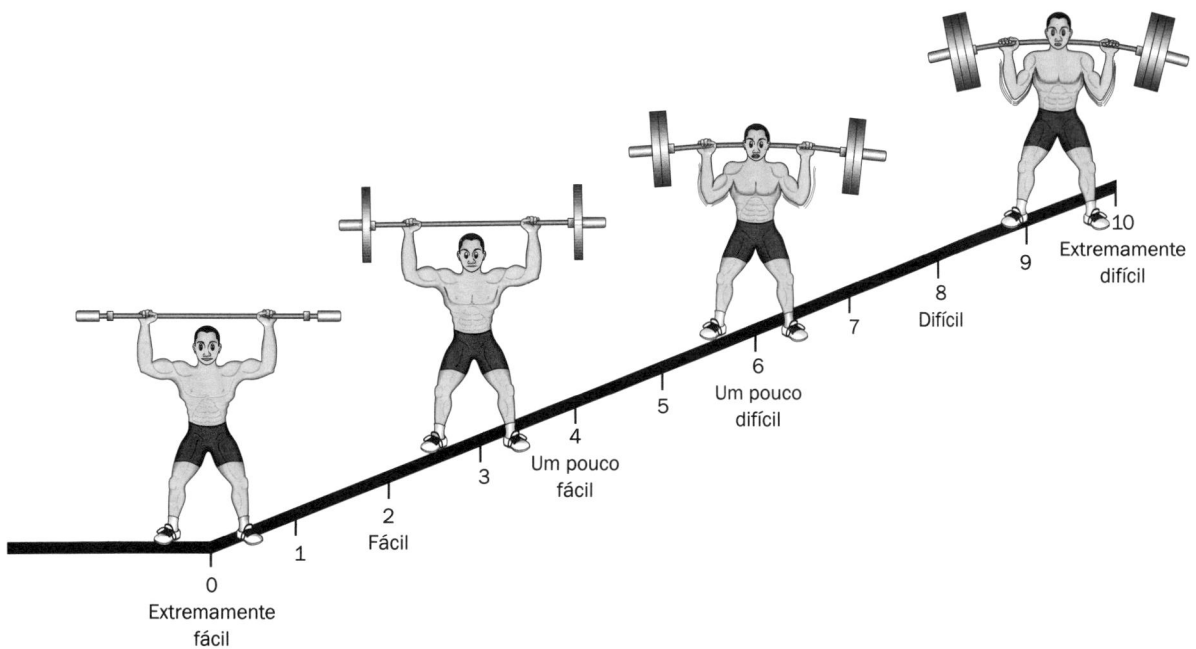

FIGURA 2.1 Escala de exercício resistido de OMNI.
Reimpressa, com permissão, de R.J. Robertson, 2004, *Perceived exertion for practitioners* (Champaign, IL: Human Kinects), 49.

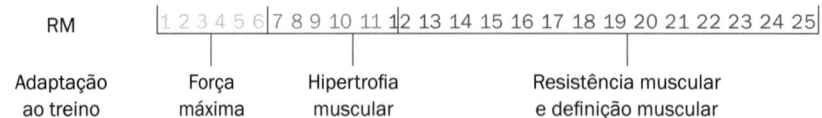

FIGURA 2.2 *Continuum* de repetições máximas.
Modificada de S.J. Fleck and W.J. Kraemer, 2004, *Designing resistance training programs*, 3rd ed. (Champaign, IL: Human Kinects), 167.

são executadas em velocidade moderada. No entanto, a velocidade pode ser aumentada ou diminuída sobretudo quando são utilizadas cargas leves ou moderadas. Essa mudança na velocidade alterará as adaptações musculares de forma considerável. Em geral, altas velocidades de execução com cargas muito leves são ideais para o incremento da força explosiva – ou potência – quando poucas repetições são executadas. Já velocidades lentas a moderadas com cargas submáximas são melhores para produzir adaptações na resistência muscular e na hipertrofia, conforme o tempo de tensão muscular aumenta. Por exemplo, utilizar um peso equivalente a cerca de 30 a 45% de 1RM e fazer três repetições o mais rápido possível promove aumento da força explosiva (potência); no entanto, tem pouco ou nenhum efeito na hipertrofia ou resistência muscular.

PERÍODO DE DESCANSO ENTRE AS SÉRIES

O tempo que o praticante deve descansar entre as séries depende de vários fatores, que incluem a resistência utilizada, os objetivos do praticante e as rotas metabólicas que devem ser treinadas. O consenso é que quanto menor o número de repetições executadas (i.e., com intensidades mais elevadas), maior o tempo de descanso necessário. Como as rotinas de treino periodizadas alteram a intensidade, os tempos de descanso também devem ser apropriadamente modificados.

Um indivíduo que está treinando força máxima ou potência deve utilizar longos períodos de descanso entre as séries, pois o levantamento de cargas altas com poucas repetições exige o uso de energia do metabolismo anaeróbio, denominado sistema adenosina trifosfato-creatina fosfato (ATP-CP). Essa rota metabólica fornece a energia imediata necessária para o levantamento de cargas elevadas ou para a execução de movimentos explosivos durante um curto período. Esse sistema necessita de mais de três minutos de intervalo para a absoluta recuperação. Por essa razão, recomenda-se descansar, no mínimo, por três minutos até períodos superiores a cinco minutos quando se está treinando força máxima ou potência. As recomendações gerais são: resistências inferiores a 5RM requerem mais que cinco minutos de descanso; 5 a 7RM requerem de 3 a 5 minutos; 8 a 10RM, de 2 a 3 minutos; 11 a 13RM, de 1 a 2 minutos; e acima de 13RM, aproximadamente um minuto (Kraemer, 2003). Esses intervalos garantem que o nível de fadiga no início da próxima série seja mínimo e que a força esteja próxima da máxima. Da mesma maneira, se um atleta de força ou outro atleta realizar séries curtas com alta intensidade e longos intervalos de descanso entre elas, ele deve ter um intervalo de, no mínimo, três minutos.

Quando o objetivo do treino é a hipertrofia muscular (enfatizada entre 8 e 12 repetições), intervalos de descanso mais curtos parecem ser os mais benéficos. Intervalos inferiores a três minutos entre as séries estressam os sistemas energéticos anaeróbios, e isso, com frequência, é recomendado no treinamento de fisiculturismo, pois supõe-se que a fadiga, de alguma forma, auxilia no crescimento muscular. Uma possibilidade envolve o lactato, que aumenta de forma drástica conforme o aumento do número de repetições e a diminuição do intervalo de descanso entre as séries; além disso, existe uma forte relação entre os níveis de lactato e o hormônio do crescimento após uma sessão de levantamento de pesos. Níveis aumentados desse hormônio estão associados a uma resposta anabólica mais elevada.

Para atletas interessados em aumentar a resistência muscular, uma baixa intensidade (menor que 60% de 1RM), um alto número de repetições (superior a 15) e intervalos de descanso curtos (inferiores a um minuto) parecem ser a melhor estratégia, permitindo um treino até a fadiga, o que aumenta a capacidade corporal de usar o lactato como fonte de energia e melhora a capacidade aeróbia em algum grau. Devido ao fato de a fadiga estar associada à hipertrofia muscular, muitos fisiculturistas com frequência, também utilizam esse tipo de treino.

Alguns tipos de treino utilizam intervalos de descanso entre séries inferiores a um minuto, sendo classificados como treinamentos "sem intervalo", ou seja, não há intervalos definidos de descanso; em vez disso, segue-se imediatamente para o próximo exercício. Esses métodos incluem o treinamento em circuito e os diversos tipos de treino com superséries, como as bisséries, trisséries e séries gigantes (ver Capítulo 6 para explicações mais detalhadas sobre esses métodos), em que um determinado número de séries de diferentes exercícios é executado sem intervalo. Somente depois de se completar os exercícios prescritos (que podem variar de 2 a 12), há um intervalo de descanso. Em seguida, deve-se repetir o ciclo de 1 a 5 vezes, de acordo com o programa.

FATORES ADICIONAIS

As cinco variáveis de treino discutidas anteriormente foram classificadas e organizadas décadas atrás. Como em qualquer ciência, progressos têm sido feitos para o entendimento do treinamento de força. Além de determinar os melhores exercícios a serem utilizados, a ordem correta para realizá-los, a resistência apropriada, o número ideal de séries a serem executadas e o tempo de intervalo necessário entre as séries, outros fatores devem ser considerados.

Outra variável aguda do treinamento que pode ser adicionada à lista é a velocidade de repetição, ou a quantidade de tempo necessária para completá-la. De forma geral, a velocidade de repetição mais utilizada no treinamento de força leva entre 2 e 3 segundos para completar as fases positiva (concêntrica) e negativa (excêntrica). Esse ritmo é considerado controlado e é o mais adotado pela maioria dos técnicos e *personal trainers*. No entanto, alguns programas baseiam-se na manipulação da velocidade de repetição. A diminuição do tempo para completar uma repetição – aproximadamente um segundo ou menos – tem sido efetiva no aumento da potência muscular. (Ver Treino de Força Balístico, Cap. 9, para uma explicação de como treinar com repetições rápidas.) Alguns especialistas também acreditam que o aumento do tempo da contração – com duração entre 10 e 20 segundos – possa aumentar a resistência, assim como o tamanho muscular. As pesquisas nessa área são escassas; entretanto, alguns relatos são positivos. (Ver Treino com Repetições Lentas, Cap. 6, para uma explicação de como treinar usando repetições muito lentas, e Treino com Séries Variando a Velocidade, também no Cap. 6.)

Outro fator que também deve ser considerado é a frequência com que são treinados os grupos musculares, o que pode ser mais importante do que as outras variáveis agudas já discutidas. A razão disso é a recuperação. Em geral, aceita-se que se deve esperar até que o músculo esteja recuperado de uma sessão anterior antes de treiná-lo novamente. No entanto, a recuperação muscular é um aspecto individual, influenciado por fatores como experiência de treino, intensidade da sessão de treino e volume total. Na maior parte dos casos, é melhor utilizar um intervalo de 2 a 7 dias de descanso para cada grupo muscular. Isso será determinado pela forma como os dias de treino são divididos – em outras palavras, em como são estabelecidas as rotinas divididas. Por exemplo, você treina todo o corpo em todas as sessões de treino ou apenas 1 ou 2 grupos musculares em cada sessão? Por razões óbvias, quanto maior o número de sessões de treino necessárias para treinar todos os principais grupos musculares, maior será o intervalo entre as sessões que trabalham o mesmo grupo muscular. As rotinas divididas e a frequência semanal de treino serão discutidas mais detalhadamente nos Capítulos 5 e 8.

RESUMO

A elaboração de cada sessão de treino é um componente fundamental na estruturação de um programa de treinamento de força efetivo. Independentemente do objetivo escolhido, você deve selecionar cuidadosamente as variáveis agudas para otimizar as adaptações que ocorrem em cada sessão. Ao elaborar um programa de treinamento mais efetivo para alcançar os seus objetivos, é fundamental que se considere, com atenção, a escolha dos exercícios, a ordem de execução, a intensidade utilizada, o número de séries executadas e os intervalos de descanso entre elas. Além dessas variáveis, deve-se considerar a velocidade com que as repetições são executadas e, por último, mas não menos importante, a frequência com que os grupos musculares são treinados. As informações básicas deste capítulo ficarão mais claras após a leitura das especificações de treino, apresentadas nas Partes II, III e IV.

CAPÍTULO 3

Ciclos de treino

A periodização – termo referente à manipulação sistemática das variáveis agudas do treinamento (discutidas no Cap. 2) durante um período que pode variar de dias a anos – é considerada muito importante, pois está relacionada ao calendário competitivo do atleta, garantindo que este esteja no pico de desempenho para a competição. Sua concepção inicial foi desenvolvida nos países do antigo bloco oriental* no final dos anos de 1950, a fim de otimizar as adaptações dos atletas submetidos ao treinamento resistido.

A base da periodização é a síndrome da adaptação geral (SAG), que descreve três estágios que um organismo – assim como um atleta – enfrenta quando exposto a um estresse (Selye, 1936). No momento em que um novo estresse é aplicado (p. ex., um treino pesado variando entre 3 e 5 repetições), o músculo passa pela fase de alarme, durante a qual o atleta fica temporariamente mais fraco. Entretanto, com a exposição continuada ao estresse (sessões de treino sucessivas), o corpo entra na fase de adaptação, estágio em que ele supercompensa – aumentando a força muscular – para melhor suportar o estresse. Mas se o corpo é continuamente exposto ao mesmo estresse durante muito tempo, ele pode entrar na fase de exaustão, período em que as adaptações decorrentes do estresse podem diminuir. Isso pode significar que os ganhos de força do atleta durante a fase de adaptação cessarão, havendo a possibilidade de estagnação. Esse processo pode, ainda, levar à diminuição da força. Embora essa teoria, hoje, seja considerada uma visão simplista da resposta corporal ao estresse, ela mantém-se verdadeira e explica a razão pela qual a periodização é tão importante para que ocorram as adaptações inerentes ao treinamento de força.

O músculo deve ser exposto a qualquer tipo de treino somente o tempo necessário para obter os efeitos desejados, evitando um declínio dessas adaptações. Nessa fase, um novo tipo de treino deve ser introduzido, continuando o ciclo. Uma abordagem simplista da periodização é representada pelo dito "tudo funciona, mas nada funciona para sempre". Esse é o principal tema deste livro e a razão de ele oferecer tantos métodos de treino (como os disponíveis nos Caps. 6 e 9) para serem utilizados durante curtos períodos e trocados continuamente em uma ordem sistemática, com a finalidade de prevenir a estagnação e maximizar as adaptações ao treinamento.

Os três tipos de periodização mais utilizados por treinadores e mais amplamente pesquisados são a clássica de força e potência, a linear invertida e a ondulada. Embora existam muitos outros tipos menos conhecidos, uma discussão incluindo os três tipos citados sustenta a premissa relacionada à periodização. Independentemente do tipo, programas de treinamento de força periodizados têm-se mostrado cientificamente mais efetivos do que programas não periodizados para o aumento da força, da potência e do desempenho esportivo de mulheres e homens (Kraemer et al., 2003; Marx et al., 2001; Rhea e Alderman, 2004; Willoughby, 1993).

PERIODIZAÇÃO CLÁSSICA

O tipo clássico é o mais associado ao termo *periodização*. Em sua forma mais comum, divide um longo período de treinamento chamado de *macrociclo* (que costuma durar de seis meses a um ano, mas pode chegar a quatro anos, como no caso de atletas olímpicos) em fases menores, denominadas *mesociclos* (em geral, com duração de diversas semanas a meses), os quais, por sua vez, são subdivididos em *microciclos* semanais. O treinamento de força progride, ao longo do macrociclo, da baixa resistência (intensidade) para a alta intensidade, ao contrário do volume total, que segue uma direção oposta, da alta para a baixa. Uma visão geral e esquematizada da periodização clássica de força e potência pode ser vista na Figura 3.1 e na Tabela 3.1.

A Figura 3.1 mostra o formato mais comum de periodização utilizado para o aumento da força e da potência. A primeira fase, ou mesociclo, é classificada como fase de hipertrofia, sendo realizada com uma baixa intensidade. São feitas entre 8 e 12 repetições, mas, às vezes, pode-se

---

* N. de T.: Também chamado de "bloco soviético", formado pela União Soviética e pelos países comunistas da Europa.

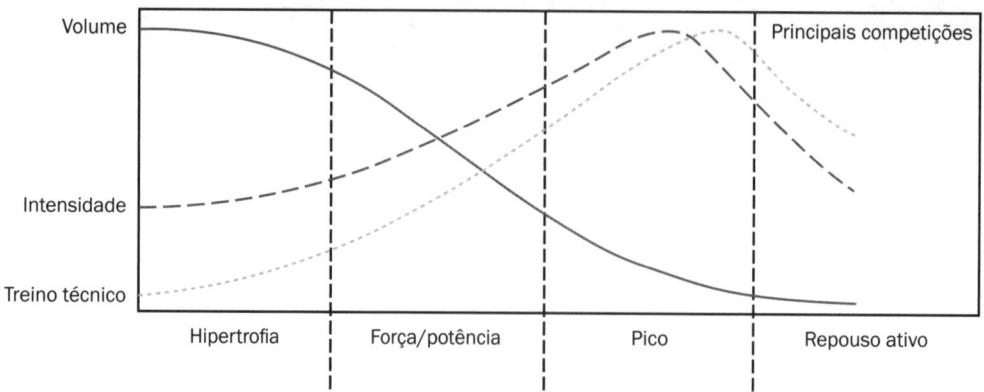

FIGURA 3.1 Periodização clássica de força e potência.
Adaptada, com permissão, de S.J. Fleck and W.J. Kraemer, 2004, *Designing resistance training programs*, 3rd ed. (Champaign, IL: Human Kinects), 213.

TABELA 3.1 Modelo da periodização clássica de força e potência

Fase de treino	Hipertrofia	Força	Potência	Pico	Repouso ativo
Séries	3-5	3-5	3-5	1-3	Atividade física leve
Repetições por série	8-12	2-6	2-3	1-3	
Intensidade	Baixa	Moderada	Alta	Muito alta	
Volume	Muito alto	Alto	Moderado	Baixo	

Adaptada de M. H. Stone, H. O'Bryant, and J. Garhammer, 1981, "A hypothetical model for strength training," *Journal of Sports Medicine and Physical Fitness* 21(4): 342-351.

chegar a 20. Esse volume é considerado muito alto, porque, com frequência, são utilizadas 4 ou 5 séries por exercício. Em geral, o objetivo dessa fase é preparar o atleta para a fase de alta intensidade, que virá posteriormente. A hipertrofia muscular obtida aumentará os ganhos de força e potência do atleta nas fases seguintes. Apesar de sua denominação, essa fase não pode ser confundida com um programa periodizado que um fisiculturista usaria; afinal, a hipertrofia é o principal objetivo de um treinamento de fisiculturismo, não sendo algo que um atleta desenvolverá apenas por alguns meses. Em determinados programas de treinamento periodizados para atletas, a fase de hipertrofia pode ser precedida por um período conhecido como *fase de preparação geral* (PG), especialmente importante se o indivíduo que está sendo treinado é um iniciante ou um atleta que esteja retornando após um período "fora de temporada", em que pouco ou nenhum treino foi realizado. Essa fase, portanto, poderia ser uma forma de preparo para a fase de hipertrofia, utilizando intensidades muito baixas, juntamente com volumes moderados a altos.

O próximo mesociclo é a fase de força. Como o nome já diz, seu principal objetivo é maximizar a força muscular. Em geral, ela apresenta intensidades moderadas e altas, com 2 a 6 repetições, visando o aumento da força muscular. Além disso, utiliza um volume um pouco alto, com a execução de 3 ou 4 séries por exercício e uma quantidade menor de exercícios por grupo muscular em comparação à fase de hipertrofia. Após a fase de força, vem a de potência. Ela é similar à anterior no período em que a intensidade é alta (2 ou 3 repetições). O volume é um pouco menor, sendo normalmente utilizadas cerca de três séries por exercício. O principal objetivo dessa fase é começar a transformar os ganhos de força obtidos nas duas fases anteriores em uma força mais explosiva, que seja útil na competição.

Os dois mesociclos finais preparam o atleta para a competição. A fase de pico, posterior à fase de potência, é caracterizada por baixo volume (apenas 1 a 3 séries por exercício) e por intensidade muito alta (chegando a apenas uma repetição por série). Essa fase deixa o atleta pronto para a competição, maximizando a força e a potência. Em seguida, o atleta abandona o treinamento de força e submete-se a um período de repouso ativo – caracterizado por outras atividades diferentes do treinamento de força, como natação, caminhada ou esportes coletivos, como basquete e tênis –, que normalmente dura de 1 a 2 semanas antes da competição. Isso permite que o corpo se recupere do treinamento exaustivo, proporcionando melhor desempenho. Após a competição, essa fase pode se estender por várias semanas antes de um novo treinamento periodizado começar. Por essa razão, a fase de repouso ativo é frequentemente chamada de *fase de transição*. A maior parte dos especialistas em força que usa a periodização clássica de força e potência mantém os mesociclos durante um período que vai de três semanas a três meses. No entanto, uma versão condensada desse programa envolve a mudança das fases (e, por conseguinte, mudanças na intensidade e no volume) a cada semana. Então, o ciclo se repete.

Embora a periodização clássica de força e potência possa promover adaptações no treinamento de força, alguns problemas precisam ser considerados nesses modelos. Primeiro: a fase de alto volume de treino pode levar à fadiga se prolongada por muito tempo, tornando-se um problema para atletas que competem várias vezes durante o ano. Segundo: a hipertrofia muscular adquirida na fase de hipertrofia pode não ser mantida nas fases posteriores, nas quais os volumes passam a ser consideravelmente baixos, tornando-se um problema para fisiculturistas ou outros atletas preocupados com a massa muscular. Por essa razão, outros tipos de periodização têm sido desenvolvidos e testados em academias e laboratórios.

PERIODIZAÇÃO LINEAR INVERTIDA

A periodização linear invertida apresenta a ordem de execução invertida, se comparada à ordem da periodização clássica de força e potência. Enquanto o objetivo desta última é maximizar a força e a potência do atleta, o objetivo do modelo linear invertido é maximizar a hipertrofia muscular ou a força resistente conforme o número de repetições utilizado no programa (8 a 12 para hipertrofia e 20 a 30 para resistência muscular). Pesquisas mostram que esse tipo de periodização é mais efetivo no aumento da força resistente do que o modelo clássico (Rhea et al., 2003).

Normalmente, o modelo linear invertido começa com a fase de potência, na qual a intensidade é muito alta (2 ou 3 repetições por série) e o volume é baixo (três séries por exercício). A fase de pico, em geral, é eliminada, porque o atleta não está se preparando para uma competição em que a força ou a potência sejam relevantes. Após a fase de potência, que se estenderá por algumas semanas, inicia-se a fase de força. Esta utiliza intensidades moderadas e elevadas (2 a 6 repetições por série) e um volume um pouco maior que o da fase anterior (3 ou 4 séries por exercício). O objetivo dessas duas primeiras fases é aumentar a força e a potência, visando otimizar ganhos de massa muscular ou de força resistente.

Durante a fase de hipertrofia, estar apto a levantar cargas mais pesadas em determinado número de repetições pode resultar em ganhos significativos de massa muscular e de força resistente. Essa fase é a última do programa e envolve intensidade mais baixa (8 a 12 repetições por série), assim como alto volume. Essa é a melhor prescrição para o incremento da massa muscular. Essa fase é uma boa estratégia para ganhar massa muscular, o que faz desse modelo periodizado uma opção inteligente para fisiculturistas (na Fig. 3.2 há um exemplo de periodização linear invertida visando a hipertrofia muscular).

Para que esse modelo seja adequado para o incremento da força resistente, a fase de potência pode ser eliminada. Isso significa que se deve começar com a fase de força, mudar para a de hipertrofia, seguir para a de resistência* (na qual as repetições variam entre 20 e 30) e, finalmente, ir para a de repouso ativo. Um diagrama desse modelo é apresentado na Figura 3.3. Como em qualquer periodização, as variáveis agudas podem ser manipula-

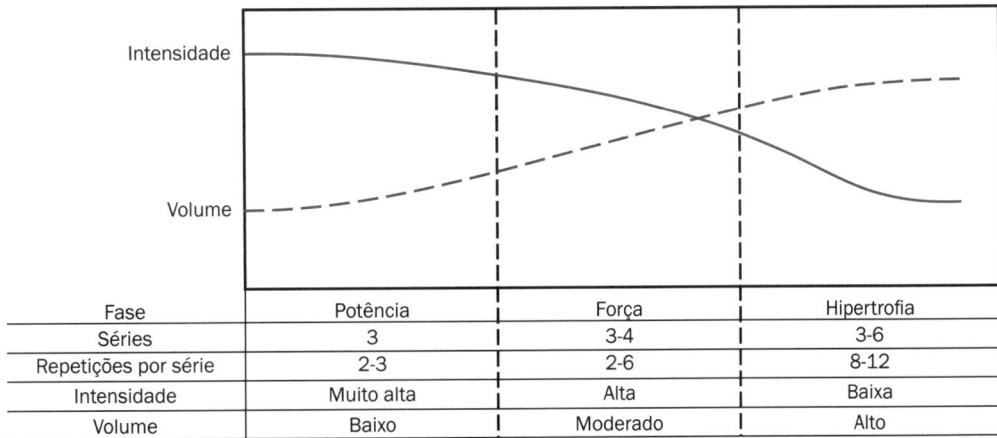

Fase	Potência	Força	Hipertrofia
Séries	3	3-4	3-6
Repetições por série	2-3	2-6	8-12
Intensidade	Muito alta	Alta	Baixa
Volume	Baixo	Moderado	Alto

FIGURA 3.2 Modelo de periodização linear invertida, utilizado para o incremento da hipertrofia muscular.

---

*N. de R. T.: O autor se refere à força resistente, também denominada resistência muscular localizada (RML).

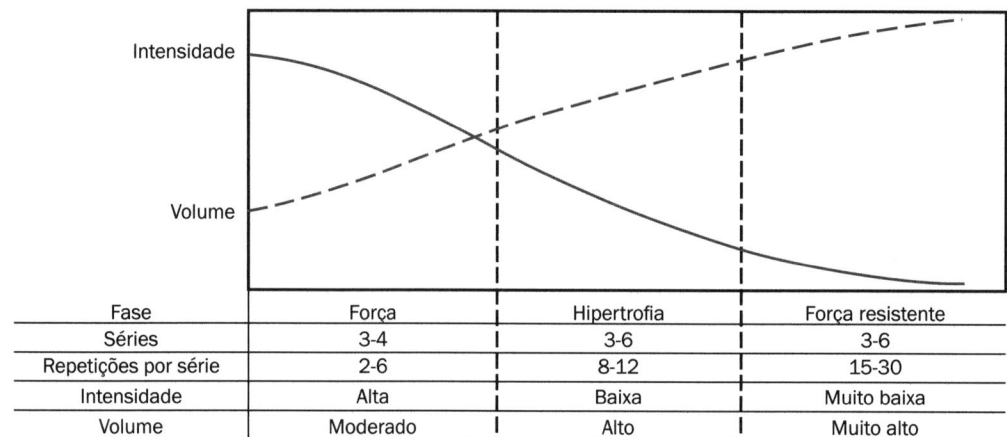

FIGURA 3.3 Modelo de periodização linear invertida, utilizado para o incremento da força resistente.

das dentro de cada fase a fim de melhorar o resultado do programa. Por exemplo, um modelo linear invertido pode iniciar com uma faixa de 8 a 10 repetições, passar para uma faixa de 12 a 15 e, no final, ter entre 20 e 30 repetições.

PERIODIZAÇÃO ONDULADA

Como o próprio nome sugere, a periodização ondulada segue um modelo menos linear que o esquema de periodização clássico de força (potência) ou que o de periodização linear invertida. Atualmente, modelos ondulados estão se popularizando em salas de musculação devido à sua conveniência e efetividade.

Esse modelo costuma seguir um mesociclo de 14 dias com 3 ou 4 diferentes tipos de sessões de treino, que são alternados (ver Tab. 3.2). Dessa maneira, em vez de treinar com apenas uma fase de treino durante algumas semanas ou mais, o praticante pode mudar a intensidade e o volume de uma sessão para outra. Por exemplo, se estiver realizando um treinamento único para todo o corpo, ele pode fazer uma sessão visando a força na segunda-feira, outra visando a força resistente na quarta-feira e uma visando a hipertrofia na sexta-feira. Na semana seguinte, a sessão de treino que visa a força resistente pode ser feita na segunda-feira, a de hipertrofia, na quarta-feira, e a de força, na sexta-feira. Se o indivíduo treina os membros superiores nas segundas e quintas-feiras e os inferiores nas terças e sextas-feiras, ele pode fazer as sessões de treino de hipertrofia nas segundas e terças-feiras, e as que visam a força, nas quintas e sextas-feiras. Na semana posterior, pode-se fazer as sessões de força resistente nas segundas e terças-feiras, e as sessões de força nas quintas e sextas-feiras. Após esse mesociclo de duas semanas, o praticante poderia trocar novamente para uma sessão de treino diferente e fazer o mesociclo outra vez, ou descansar durante uma semana (sobretudo se houver alguma competição nesse período) e, então, retomar o mesociclo de 14 dias.

Um dos aspectos mais importantes da periodização ondulada é que ela precisa de menos organização que a periodização linear. Por exemplo, se um indivíduo se sente cansado ou doente (ou, ao contrário, sente-se excepcionalmente motivado e forte), a sessão de treino pode ser modificada para se adequar à disposição e à saúde física do praticante. Além disso, se o horário for um problema e o praticante tiver pouco tempo disponível no momento, ele pode trocar a sessão por uma de menor volume. Embora pareça que esse sistema menos organizado possa ser menos efetivo que um sistema de treino com sua progressão organizada mensalmente, as pesquisas revelam que programas periodizados de forma ondulada são tão efetivos quanto os modelos lineares nos aumentos de força, potência e massa muscular (Marx et al., 2001; Kraemer et al., 2000) e também mais efetivos que os modelos não periodizados. Um estudo de Rhea, Ball, Phillips e Burkett (2002) mostrou que o treinamento periodizado ondulado apresentou melhores resultados no aumento da força que o modelo periodizado de forma linear.

A natureza irregular do programa de treino ondulado funciona como um padrão para a hipertrofia muscular, a força e a potência, pois a periodização é baseada

TABELA 3.2 Sessões de Treino Onduladas

Tipo de treino	Séries	Repetições	Intervalo entre as séries
Sessão de força	3-5	2-4	4-5min
Sessão de hipertrofia	3-4	8-12	2-3min
Sessão de força resistente	3-4	15-30	1-2min

no fato de um sistema fisiológico se adaptar ao estresse aplicado. No entanto, se esse sistema é exposto ao mesmo estresse durante muito tempo, as adaptações chegarão a um platô e podem até ser revertidas em certo grau. Por isso, a periodização ondulada permite que o mesmo estresse (treino de força) seja aplicado durante períodos de tempo muito curtos antes de ser alterado ou repetido. Nesse modelo, os diferentes tipos de treinamento de força (pesado, leve, rápido ou qualquer outro) são ciclos que se repetem todos os dias, o que auxilia a manter o estímulo do músculo, com frequência suficiente para provocar adaptações progressivas.

MICROCICLOS

Nos modelos de periodização linear clássico e linear invertido, permanecer na mesma janela de repetições durante todo um mesociclo (que chega a durar diversas semanas) pode ocasionar alguns inconvenientes. Certos atletas ficam entediados ao utilizar a mesma janela de repetições por várias semanas. Outro problema, abordado anteriormente, é o fato de algumas adaptações obtidas no mesociclo anterior serem perdidas em um mesociclo posterior. Por exemplo, aumentos no tamanho muscular obtidos durante a fase de hipertrofia podem ser perdidos durante as fases de força e potência, em que as repetições executadas em cada série raramente passam de 6.

A periodização ondulada é uma forma de remediar esses problemas. No entanto, usar um modelo linear, tanto o clássico quanto o invertido, tem o seu mérito, e os microciclos podem ser um caminho ainda mais efetivo para a utilização dos modelos de periodização lineares.

O termo *microciclo* refere-se às mudanças semanais no peso e nas repetições utilizados. Por exemplo, na periodização linear clássica, a primeira semana pode ser um microciclo de resistência muscular, com um número de repetições entre 12 e 15. A segunda semana pode ser um microciclo de hipertrofia, entre 8 e 12 repetições. A terceira semana continua aumentando o peso e diminuindo as repetições, com um microciclo de força, utilizando entre 4 e 6 repetições. Então, na quarta semana, que pode ser um microciclo de potência, o número de repetições diminui novamente, para apenas 2 a 3 por série. Após a quarta semana, o ciclo se repete, sendo a quinta semana marcada pelo retorno ao microciclo de resistência muscular. Esses microciclos podem ser repetidos nessa ordem até que o atleta fique pronto para a competição. Para um praticante não competitivo, o programa é finalizado após 12 semanas ou mais (ver Tab. 3.3 para um exemplo de periodização linear que utiliza microciclos). Ele é muito similar ao programa "atalho para o tamanho" (micromúsculo), que tem obtido grande popularidade *on-line* devido aos ganhos extraordinários em tamanho e força muscular resultantes (ver Cap. 7).

TABELA 3.3 Exemplo de microciclo*

Semana/Microciclo	Peso	Janela de repetições
1: Resistência muscular	Leve	12-15
2: Hipertrofia	Moderado	8-12
3: Força	Moderado-pesado	4-6
4: Potência	Pesado	2-3

* Esta tabela mostra as mudanças no peso e nas janelas de repetições que ocorrem em cada semana/microciclo quando se utiliza uma periodização linear com microciclos.

COMBINANDO OS TIPOS DE PERIODIZAÇÃO

Não existe regra determinando que se deve escolher um (e somente um) tipo de periodização e segui-lo até o final do programa. Uma ótima forma de aumentar o tamanho e a força muscular é utilizar programas que combinam os diferentes modelos de periodização.

Um bom exemplo disso é o treinamento em pêndulo. Nesse modelo, inicia-se utilizando a periodização linear clássica, normalmente com microciclos, e fazendo-se entre 8 e 12 repetições, na primeira semana. Na segunda semana, o número de repetições diminui para 6 a 8. Na terceira semana, esse número diminui novamente, para 3 a 5. Na quarta semana, a ordem muda para o modelo de periodização linear invertida, em que o número de repetições volta a ficar entre 6 e 8 e, então, na quinta semana, passa para entre 8 e 12. Na sexta semana, retorna-se ao modelo com progressão linear, em que o número de repetições cai para 6 a 8. Esse programa continua oscilando para trás e para frente, como um pêndulo – por isso o nome (ver Tab. 3.4 para um exemplo de treinamento em pêndulo).

TABELA 3.4 Exemplo de treinamento em pêndulo*

Semana/Microciclo	Peso	Janela de repetições
1: Hipertrofia	Moderado	8-12
2: Força	Moderado-pesado	6-8
3: Potência	Pesado	3-5
4: Força	Moderado-pesado	6-8
5: Hipertrofia	Moderado	8-12
6: Força	Moderado-pesado	6-8
7: Potência	Pesado	3-5

* Esta tabela mostra as mudanças no peso e nas janelas de repetições que ocorrem em cada semana/microciclo quando se utiliza o treinamento em pêndulo.

Outra forma de combinar modelos de periodização é utilizar tanto a periodização linear quanto a linear invertida de forma simultânea. Isso funciona bem em um programa que treina cada grupo muscular duas vezes por semana. Por exemplo, em um programa que utiliza o treino parcelado em dois, em que "peito", "costas" e "ombro" são treinados nos dias 1 e 3, e "pernas" e "braço" nos dias 2 e 4, os treinos 1 e 2 podem seguir uma ordem linear usando um sistema de microciclo com aumento do peso e diminuição das repetições a cada semana. Os treinos 3 e 4 podem seguir uma ordem linear invertida, em que o peso diminui e as repetições aumentam a cada semana (ver Tab. 3.5). É interessante observar que quando se considera a ordem da janela de repetições, com duas janelas sendo utilizadas a cada semana, esse modelo torna-se similar à periodização ondulada. Aqui, os treinos 1 e 2 progridem de 9 a 11 repetições na primeira semana, para 6 a 8 repetições na segunda semana, e 3 a 5 repetições na terceira semana. Os treinos 3 e 4 começam com 12 a 15 repetições na primeira semana, então passam para 16 a 20 repetições na segunda semana e, finalmente, para 21 a 30 repetições na terceira semana. Entretanto, quando se considera a ordem dos treinos 1 e 2 para os treinos 3 e 4 em cada semana, as repetições seguirão esta ordem: 9 a 11, 12 a 15, 6 a 8, 16 a 20, 3 a 5, 21 a 30. Trata-se de uma ordem ondulada, muito similar ao programa "atalho para rasgar" (1-2-3 magro), que tem obtido grande popularidade *on-line*, pois permite que treinadores obtenham aumentos significativos na força e no tamanho muscular, apesar de conseguirem reduções drásticas na gordura corporal (Cap. 13).

TIPOS DE CICLOS DE TREINO

Periodização é um termo usado por treinadores de força, especialistas e atletas que têm conhecimento do assunto. Raramente esse termo será utilizado em uma academia frequentada por fisiculturistas e *powerlifters*.* Esses atletas referem-se ao conceito de periodização como *ciclos*. Podem parecer coisas diferentes, mas "ciclos" é apenas um termo mais simples. Embora os principais detalhes dos ciclos para *powerlifters* e fisiculturistas sejam um pouco diferentes dos três modelos de periodização descritos anteriormente, eles partem da mesma premissa: mudar é bom.

Powerlifters usam diversos tipos de ciclos visando a preparação para uma competição (vários deles são mostrados nos Caps. 9 e 10). O mais comum utiliza um aumento gradual da quantidade de carga. Normalmente, o ciclo começa com cargas equivalentes a 50% de 1RM e aumenta até 100% da 1RM inicial em um período de 6 a 12 semanas (ver Tab. 3.6 para um exemplo de ciclo de 11 semanas para *powerlifters*).

TABELA 3.5 Combinando os modelos de periodização linear e linear invertido

Multiarticulares Periodização linear Aumento do peso/diminuição das repetições				Monoarticulares Periodização linear invertida Aumento das repetições/diminuição dos pesos			
Microciclo 1/4	Segunda: Peito Tríceps Abdominais	Terça: Ombro Pernas Abdominais	Quarta: Costas Trapézio Bíceps	Quinta: Peito Tríceps Abdominais	Sexta: Ombro Pernas Abdominais	Sábado: Costas Trapézio Bíceps	Domingo: Descanso
9 a 11 repetições por série				12 a 15 repetições por série			
Microciclo 2/5	Segunda: Peito Tríceps Abdominais	Terça: Ombro Pernas Abdominais	Quarta: Costas Trapézio Bíceps	Quinta: Peito Tríceps Abdominais	Sexta: Ombro Pernas Abdominais	Sábado: Costas Trapézio Bíceps	Domingo: Descanso
6 a 8 repetições por série				16 a 20 repetições por série			
Microciclo 3/6	Segunda: Peito Tríceps Abdominais	Terça: Ombro Pernas Abdominais	Quarta: Costas Trapézio Bíceps	Quinta: Peito Tríceps Abdominais	Sexta: Ombro Pernas Abdominais	Sábado: Costas Trapézio Bíceps	Domingo: Descanso
3 a 5 repetições por série				21 a 30 repetições por série			

Adaptada de J. Stoppani, 2013, *Jim Stoppani's six-week shortcut to shred. [Online]*. Disponível: www.bodybuilding.com/fun/jim-stoppani-six-week-shortcut-to-shred.html [4 de setembro de 2014].

---

* N. de R. T.: Relativo aos levantamentos de potência.

TABELA 3.6 Ciclo de força

Semana	% de 1RM	Repetições	Séries
1	55%	5	5
2	60%	5	5
3	65%	5	5
4	70%	5	5
5	75%	5	5
6	85%	3	3
7	90%	3	3
8	95%	3	3
9	95%	2	2
10	100%*	2	2
11**	–	–	–

* Baseado no máximo inicial.
** Repouso ativo.

Fisiculturistas também usam diversas estratégias com ciclos, que podem ser utilizadas de forma ilimitada (Cap. 6 e 7). Os ciclos mais comuns são similares aos modelos de periodização linear invertida (Tab. 3.7) e de periodização ondulada (Tab. 3.8). Embora esses atletas costumem misturar os seus treinos, a prioridade é a execução de uma faixa de repetições de moderada a alta (de 8 a 20). Eventualmente, treinam com altas cargas e menos repetições; no entanto, essas fases são curtas e pouco frequentes.

RESUMO

Independentemente de o objetivo ser o aumento da potência e da força, ou, ainda, da massa muscular, a periodização (ou ciclos) é necessária para um progresso contínuo. Apenas com a troca das fases de treino é possível manter o processo de adaptação muscular e prevenir a estagnação. Felizmente, diversos tipos de periodização podem ser utilizados, como linear clássica, a linear invertida e a ondulada. Assim, embora qualquer um desses tipos forneça uma variabilidade suficiente para o programa de treino, somente a utilização de diferentes tipos de periodização promove variabilidade e progresso. Com o decorrer do tempo, você deveria experimentar todos eles e decidir qual modelo é o mais adequado para o seu objetivo. Dessa forma, poderá usá-lo como o principal ou frequentemente mudar os ciclos, considerando as variáveis agudas do treinamento. Você também pode combinar os modelos de periodização em um programa de treino, assim como é feito no treino em pêndulo.

TABELA 3.7 Ciclo linear

Semanas	Repetições	Séries (por exercício)	Intervalo entre as séries
1-2	6-8	3	3-4min
3-4	8-10	3	2-3min
5-6	10-12	3	1-2min
7-8	12-15	3	< 1min

TABELA 3.8 Ciclo ondulado

PRIMEIRA SEMANA

Dia e grupos musculares	Repetições	Séries (por exercício)	Intervalo entre as séries
Segunda-feira (peito, ombro, tríceps)	8-10	3	2-3min
Terça-feira (costas, bíceps)	12-15	3	< 1min
Quarta-feira (pernas)	6-8	3	3-4min
Quinta-feira (peito, ombro, tríceps)	12-15	3	< 1min
Sexta-feira (costas, bíceps)	6-8	3	3-4min
Sábado (pernas)	10-12	3	1-2min

SEGUNDA SEMANA

Dia e grupos musculares	Repetições	Séries (por exercício)	Intervalo entre as séries
Segunda-feira (peito, ombro, tríceps)	6-8	3	3-4min
Terça-feira (costas, bíceps)	10-12	3	1-2min
Quarta-feira (pernas)	8-10	3	3min
Quinta-feira (peito, ombro, tríceps)	10-12	3	1-2min
Sexta-feira (costas, bíceps)	8-10	3	3min
Sábado (pernas)	12-15	3	< 1min

CAPÍTULO 4

Equipamentos do treinamento de força

Existem muitos equipamentos que podem ser utilizados no treinamento de força, e, embora alguns sejam mais complicados ou sofisticados do que outros, todos têm suas vantagens e desvantagens. Independentemente de quão simples ou inovador, a maior parte dos equipamentos de treino se encaixa em uma de três categorias: os que proporcionam resistência constante em toda a amplitude de movimento; os que proporcionam resistência variável (controlada ou não) em toda a amplitude; de movimento; e os que proporcionam uma velocidade constante durante toda a amplitude de movimento. Alguns equipamentos recentes não se encaixam nessas categorias-padrão, como os de vibração. Este capítulo aborda tanto os equipamentos de treinamento de força mais comuns como os menos comuns.

RESISTÊNCIA SIMPLES

A primeira categoria de equipamentos fornece resistência constante durante toda a amplitude de movimento. Essa é a forma mais simples de resistência, sendo composta por objetos que proporcionam sobrecarga/resistência. A massa desses objetos (como um haltere ou uma coluna de pesos) oferece resistência devido à gravidade. Toda vez que se tenta pegar ou deslocar um objeto, se está agindo contra a força da gravidade, que o puxa para o chão. A contração que o músculo produz na ação de levantamento é denominada *isotônica*, o que significa, literalmente, o mesmo tônus ou tensão, pois o peso não varia quando o objeto é erguido. Se esse objeto for muito pesado para ser movimentado, o tipo de contração que o músculo produz é denominada *isométrica*. Devido ao fato de a massa de qualquer objeto poder ser usada como resistência, os equipamentos de musculação com resistência simples existem em maior quantidade e variedade.

Pesos livres

O termo *pesos livres* refere-se aos equipamentos que, na execução do exercício, são simplesmente elevados e abaixados como uma peça única. Esses equipamentos são assim chamados porque podem ser movimentados em qualquer direção e de qualquer maneira. Tecnicamente, todo objeto pode ser considerado um peso livre; no entanto, o termo costuma dizer respeito a barras e anilhas ou halteres, assim como a outros itens afins, encontrados em casas ou academias.

Barra – objeto em que as anilhas são colocadas para o treinamento. As barras geralmente medem cerca de 1,5 e 2,1 m. Existem diversos tipos de barras:

- *Barra olímpica* – É um tipo de barra especial usado no levantamento de peso olímpico e em competições de *powerlifting*, assim como em academias (ver Fig. 4.1). Pesa 20 kg (um pouco menos que 45 libras) e tem aproximadamente 2,15 m de comprimento. Suas extremidades têm 2 polegadas (5 cm) de diâmetro para encaixar as anilhas olímpicas, enquanto a região em que o praticante a segura tem 1 polegada (2,5 cm) de diâmetro. Algumas partes dessa região apresentam ranhuras para uma melhor empunhadura. Há academias que possuem versões mais curtas dessas barras.
- *Barra simples* – Similares às barras olímpicas na região da empunhadura, com 1 polegada de diâmetro e algumas partes com ranhuras. No entanto, suas extre-

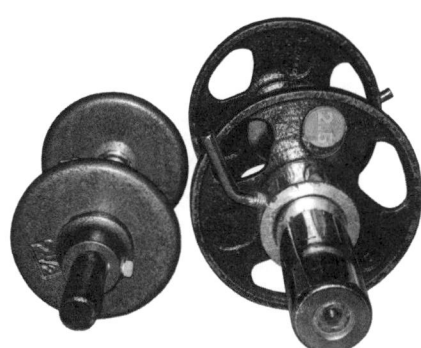

FIGURA 4.1 Barra e anilhas simples (esquerda) contrastando com barra e anilhas olímpicas (direita).

midades apresentam um diâmetro de apenas 1 polegada para o encaixe de anilhas simples.
- *Barras fixas* – São barras com um peso predeterminado (ver Fig. 4.2).
- *Barra "W"* – É um tipo especial de barra, que apresenta curvas em vários pontos, lembrando um "W" alongado (ver Fig. 4.3). Isso permite que o indivíduo faça uma pegada intermediária entre a parte totalmente supinada (*underhand grip*) e a posição neutra. O objetivo dessa pegada é diminuir o estresse aplicado no punho, assim como aumentar o estresse na cabeça longa do bíceps (cabeça lateral). Às vezes, é também chamada de barra curvada.
- *Barra "gorda"* – É uma barra ou haltere especial maior em diâmetro nas regiões da empunhadura se comparado à barra simples, com 1 polegada de diâmetro. As barras "gordas" normalmente têm 2 e, algumas vezes, 3 polegadas (5 a 8 cm) de diâmetro. O treinamento com elas permite um maior incremento na força de pegada do que o realizado com barras simples de 1 polegada. Entretanto, pesquisas apontam que o emprego de barras gordas em exercícios com "preensão", como levantamento-terra, remadas e roscas, pode limitar o peso utilizado nesses exercícios, o que interferiria nos ganhos de força e hipertrofia do músculo de interesse.
- *Barra de segurança para agachamento* – É um dispositivo que se assemelha a uma barra com mais duas pequenas barras acolchoadas de cerca de 12 polegadas (ou 30 cm), que correm perpendicularmente à barra central. As barras acolchoadas são colocadas nos ombros e permitem que o usuário as segure enquanto executa o agachamento (ver Fig. 4.4).
- *Barra hexagonal* – É uma barra com uma seção em forma de diamante na parte central. Durante o exercício, o usuário permanece dentro do diamante e segura os suportes transversais presentes em ambos os lados. É normalmente utilizada em encolhimentos/elevações do ombro e levantamentos-terra (ver Fig. 4.5).

Anilhas – São placas de ferro circulares que adicionam peso às barras e aos equipamentos baseados em ani-

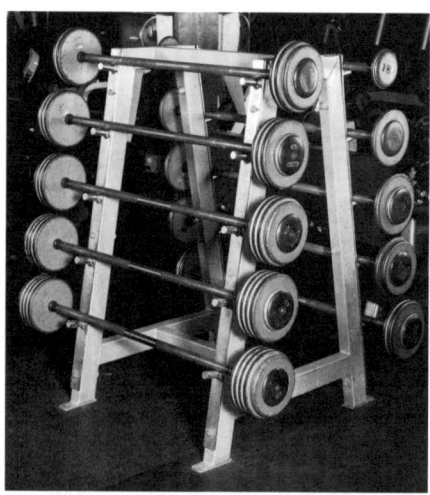

FIGURA 4.2 Barras fixas em um suporte.

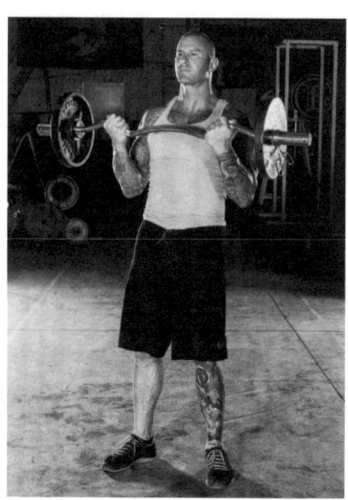

FIGURA 4.3 Rosca direta com a barra "W".

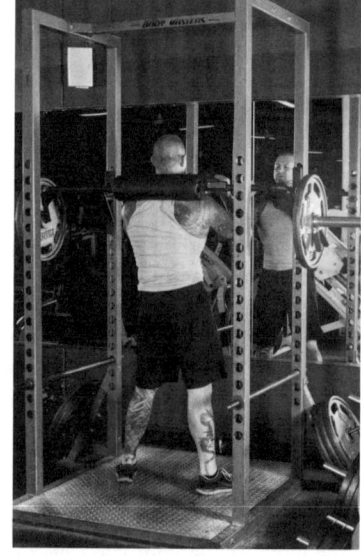

FIGURA 4.4 Agachamento executado com uma barra de segurança para agachamento.

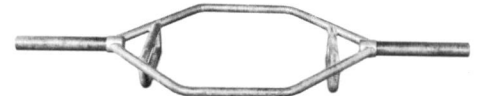

FIGURA 4.5 Barra hexagonal.

lhas. Em geral, existem dois tipos, mas, independentemente deles, as anilhas estão disponíveis em pesos de 1,25, 2,5, 5, 10, 25, 35, 45 e até 100 libras:

- *Anilhas olímpicas* – Têm os furos centrais com 2-1/8 polegadas (cerca de 5,4 cm) de diâmetro para se encaixarem nas barras olímpicas.
- *Anilhas simples* – Têm os furos centrais com cerca de 1-1/8 polegadas (cerca de 3 cm) de diâmetro para se encaixarem nas barras simples.
- *Anilhas com bordas revestidas* – São anilhas olímpicas com uma borracha ao redor da borda, a fim de reduzir o estrago no chão e na própria anilha nos eventos em que o peso cai no chão. São as mais usadas no levantamento de peso olímpico, em que grandes cargas são elevadas acima da cabeça e, então, soltas.
- *Colar ou presilha* – É o grampo usado para manter as anilhas posicionadas de forma segura na barra ou no haltere ajustável. Os colares utilizados no *powerlifting* e no levantamento de peso olímpico pesam 5,5 libras (2,5 kg).
- *Haltere* – É uma barra de pequeno comprimento, a princípio elaborada para ser utilizada com apenas uma mão (exercícios unilaterais). Normalmente, tem um comprimento total de cerca de 8 a 12 polegadas (20 a 30 cm). Na maioria dos halteres, há uma parte com ranhuras – local em que são empunhados – com cerca de 6 polegadas (15 centímetros). Alguns são feitos de aço maciço com extremidades circulares ou hexagonais, enquanto outros usam anilhas e podem ser ajustados com diferentes pesos.

Pesos livres especiais

Alguns pesos livres não se encaixam na classificação tradicional de haltere ou barra. Esses objetos singulares fornecem resistência/carga em diversos exercícios convencionais e não convencionais.

Medicine ball – É uma bola pesada, de couro ou de borracha, cujo tamanho varia entre o de uma bola de vôlei e uma de basquete, dependendo de seu peso (de 2 a 30 libras, ou de 0,9 a 14 kg). As *medicine balls* podem ser usadas em exercícios de arremesso ou para simular exercícios mais tradicionais executados com barras ou halteres (ver Fig. 4.6).

Kettlebell – Esse peso livre, feito de ferro fundido, assemelha-se a uma bala de canhão com uma alça sólida nela soldada. As *kettlebells* podem pesar de 15 a 50 libras (cerca de 7 a 23 kg) e, com frequência, apresentam incrementos de 5 ou 10 libras. Elas podem ser usadas em diversos exercícios, mas são predominantemente utilizadas em *swings, snatches* e *cleans*.

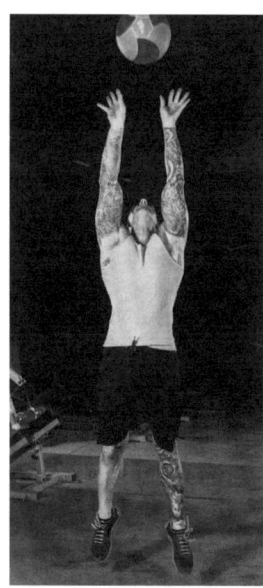

FIGURA 4.6 Arremessando uma *medicine ball*.

Cinta para a cabeça – É uma tira de couro ou *nylon* que tem uma corrente unida de um lado ao outro. Anilhas são colocadas na corrente. Esse dispositivo é posto na cabeça a fim de possibilitar exercícios de fortalecimento do pescoço (ver Fig. 4.7).

Cinto de pesos – Esse equipamento assemelha-se a um cinto que se encaixa ao redor da cintura com uma longa corrente, presa de um lado ao outro do cinto. Anilhas são colocadas na corrente e apoiadas ao redor da cintura a fim de aumentar a carga nos exercícios que utilizam o peso do corpo, tais como os mergulhos e barras.

Colete de peso – Esse dispositivo é um colete de *nylon* com bolsos que suportam pesos de 1 a 2 libras. O peso total normalmente é de 2 a 40 libras (0,9 a 18 kg), embora alguns poucos coletes cheguem até 80 libras ou mais. É com frequência utilizado para aumentar a carga em exercícios que usam o peso do corpo, como apoios e saltos, e também em exercícios de corrida.

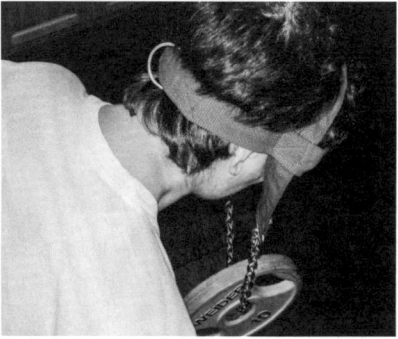

FIGURA 4.7 Extensões de pescoço com uma cinta para a cabeça.

Sacos de areia – Esses dispositivos são tipicamente feitos de lona, couro ou neoprene e são preenchidos com areia ou "chumbinho". Isso gera um aparato pesado, que muda a distribuição do peso dependendo de como você o segura ou move.

Enrolador para punho – Esse dispositivo é composto por um pequeno cabo de aço ou madeira, com uma corda de aproximadamente 91 a 122 cm presa a ele (ver Fig. 4.8). Na outra extremidade da corda, são colocados pesos. Para treinar os flexores do antebraço, o praticante deve rolar o cabo para a frente, levantando o peso do chão até que a corda esteja totalmente enrolada no cabo. Para treinar os extensores do antebraço, o praticante deve rolar o cabo na direção contrária.

Arm blaster – Esse dispositivo de alumínio é utilizado para prevenir movimentos dos braços durante a realização da rosca direta.* Ele tem faixas que o suspendem a partir dos ombros, fixando-o firmemente contra a cintura e permitindo que a parte de trás dos braços fique apoiada nele durante a execução do exercício (ver Fig. 4.9).

Landmine – Esse dispositivo é uma placa pesada (muitos deles lembram a última base do beisebol, pelo formato em diamante), com uma luva fixada que se encaixa à extremidade de uma barra. A luva é conectada à base com um certo número de juntas que possibilitam o livre movimento da barra, permitindo a sua rotação a partir da extremidade livre. Dessa forma, pode-se trabalhar os músculos do tronco, bem como os da parte inferior e superior do corpo (ver Fig. 4.10).

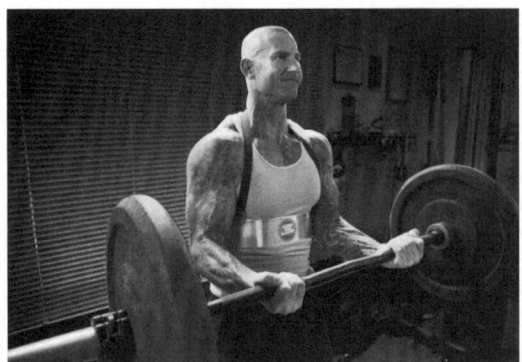

FIGURA 4.9 Rosca direita com um *arm blaster*.

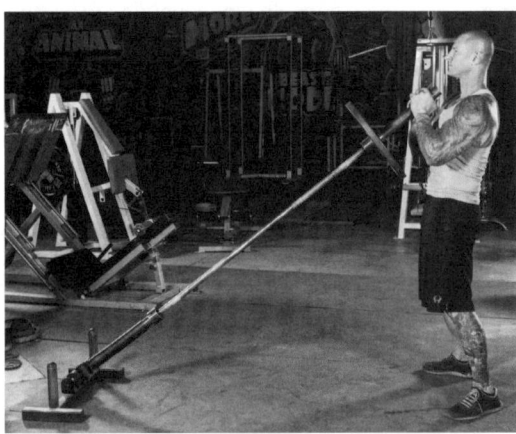

FIGURA 4.10 Usando uma *landmine* na execução de levantamento-terra.

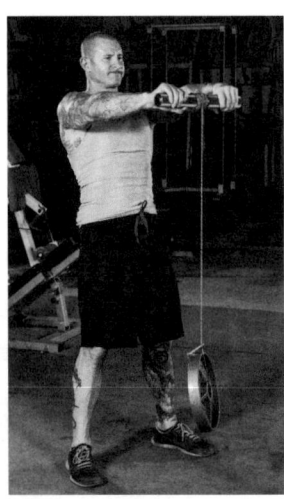

FIGURA 4.8 Rosca punho com um enrolador para punho.

Acessórios para pesos livres

Além do componente carga, durante o treinamento de força com pesos livres muitos exercícios necessitam de diversos bancos e suportes para apoiar o praticante e o peso.

Bancos para pesos – Vários bancos são usados com pesos livres e elaborados especificamente para certos exercícios com barra. Eles têm suportes que permitem ao usuário apoiar as barras com facilidade no final da série. A seguir, são descritos alguns tipos de bancos:

- *Banco de supino* – Banco horizontal com suportes verticais para a barra.
- *Banco de supino inclinado* – Banco com uma inclinação de aproximadamente 35 a 45° do chão, fazendo com que, ao se sentar, o usuário fique com a cabeça acima da linha dos quadris. É soldado a uma estrutura de aço que tem suportes verticais para a barra e uma plataforma para que um auxiliar possa observar o praticante durante a execução do supino inclinado.
- *Banco de supino declinado* – Banco com uma declinação entre 30 e 40°, deixando a cabeça posicionada

---

* N. de R.T.: O instrumento é utilizado para dar suporte à região do úmero e, portanto, evita a tendência de realização de flexão/extensão do ombro realizado, por exemplo, na técnica de roubada.

em um nível inferior ao dos pés. Existem suportes para a barra, para a execução do supino declinado.
- *Banco de meio desenvolvimento* – Banco com assento e encosto acolchoados, deixando o tronco do usuário na posição vertical, como é indicado para a execução do meio desenvolvimento. É soldado em uma estrutura de aço que tem suportes verticais para a barra, posicionados atrás da cabeça do usuário, permitindo que se possa segurá-la, com facilidade, no início da série, bem como recolocá-la no suporte sem estressar a articulação do ombro no final da série.
- *Banco Scott* – Banco que contém um assento e um descanso acolchoado para os braços, com um ângulo de aproximadamente 45° em relação ao chão, voltado para o usuário. Em frente ao descanso, há um suporte para a barra. O usuário senta no assento com os braços apoiados no descanso, a fim de executar exercícios para o bíceps.

Bancos simples – Alguns bancos não têm apoio para barras, porque são utilizados predominantemente para a execução de exercícios com halteres. Eles são compostos apenas por um banco acolchoado e por suportes para as pernas, podendo ser:

- *Banco horizontal* – Utilizado em exercícios na posição sentada ou deitada, executados em decúbito ventral ou dorsal.
- *Banco com regulagem de inclinação* – Permite a regulagem do ângulo do encosto da posição horizontal até a vertical, com vários ajustes intermediários.
- *Banco com regulagem de declinação* – Permite declinação em vários graus, posicionando a cabeça abaixo da linha dos pés. É frequentemente usado em exercícios abdominais e para o peito.
- *Banco com encosto curto* – Tem um pequeno assento horizontal e um encosto acolchoado curto para apoiar a coluna lombar durante exercícios como o meio desenvolvimento e o tríceps francês.

Suporte para pesos – É um suporte em que se apoia uma barra, permitindo ao praticante empunhá-la em diversas posições. A seguir, serão citados alguns tipos de suportes.

- *Power rack** – Esse dispositivo seguro é o suporte mais versátil. É constituído por quatro vigas de aço verticais que formam uma gaiola de aproximadamente 1,5 m de comprimento e de largura e 2 m de altura, que têm furos a cada 1 ou 2 polegadas, da parte inferior à superior, permitindo o ajuste dos ganchos de apoio da barra em alturas diferentes. Possibilitam, ainda, o encaixe de barras de segurança, que podem ser usadas para segurar a barra caso o usuário não consiga levantar o peso. *Power racks* costumam ser utilizados em agachamentos, encolhimentos/elevação dos ombros e exercícios de empurrar (ver Fig. 4.11a).
- *Suporte para agachamento** – Trata-se de uma estrutura de aço que tem ganchos para apoiar a barra em diferentes alturas, permitindo que usuários de estaturas distintas possam facilmente retirar a barra do apoio para fazer o agachamento ou outros exercícios em pé. Alguns suportes para agachamento têm, na sua parte frontal, duas vigas horizontais de aproximadamente 91 cm de altura e paralelas uma em relação à outra. Essas vigas servem como um suporte de segurança, no qual o usuário pode apoiar o peso caso não consiga completar o agachamento (ver Fig. 4.11b).

Objetos instáveis – Inúmeros objetos podem fornecer um apoio instável. Diferentemente de um banco, que tem uma base estável para apoiar o peso corporal, esses objetos dificultam a execução do exercício em função da instabilidade do apoio, o que auxilia no desenvolvimento da força dos músculos do tronco e estabilizadores.

- *Bola suíça* – também conhecida como *stability ball*, essas bolas infláveis podem ser de diversos tamanhos (de 30 a 85 cm de diâmetro). Elas oferecem uma superfície que rola e dificulta a execução de exercícios com barra ou halteres na posição sentada ou deitada (ver Fig. 4.12). Esse dispositivo também pode ser usado em exercícios que utilizam o peso corporal, como abdominais e apoios.
- *BOSU* – Esse objeto lembra a parte superior de uma bola suíça, mas com uma base sólida e estável, oferecendo a maior parte dos seus benefícios, porém, sem rolar. Isso torna o Bosu ideal para o aumento da força dos músculos do tronco em exercícios realizados em pé (ver Fig. 4.13).

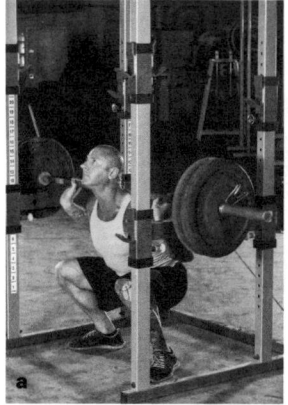 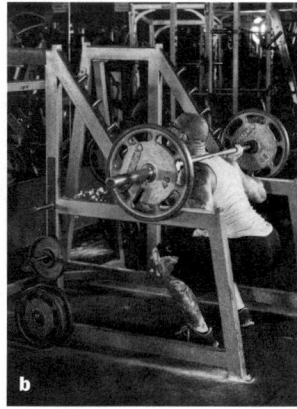

FIGURA 4.11 (a) Agachamento em um *power rack* contrastando com (b) um agachamento no suporte para agachamento.

---

* N. de R.T.: Em algumas academias, o *power rack*, bem como o suporte para agachamento, também são conhecidos como gaiola para agachamento ou simplesmente gaiola.

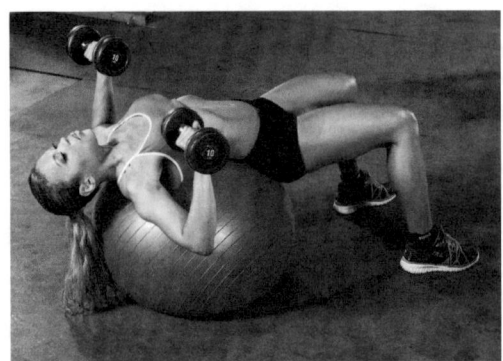

FIGURA 4.12 Supino com halteres na bola suíça.

- *Disco instável* – É um pequeno disco com cerca de 12 a 14 polegadas de diâmetro (aproximadamente 30 a 35 cm) e 2 a 3 polegadas de altura (aproximadamente 5 a 7,5 cm). Semelhante a uma panqueca, é feito de um plástico flexível, sobre o qual o indivíduo pode ficar em pé ou sentar-se para executar exercícios de força (ver Fig. 4.14).
- *Prancha de equilíbrio* – É uma base de madeira com a parte inferior arredondada, de modo a fornecer instabilidade quando se está sobre ela. Essas pranchas às vezes são usadas na execução de exercícios de força em pé (ver Fig. 4.15).

Objetos comuns

Muito antes de existirem halteres e barras, atletas e indivíduos que visavam melhorar a força e o condicionamento físico utilizavam objetos comuns, como, por exemplo, pedras e sacos de areia, que serviam como pesos livres. Ainda hoje, apesar de diversos dispositivos estarem dis-

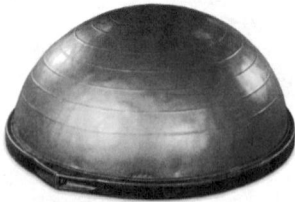

FIGURA 4.13 BOSU.

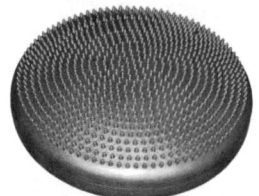

FIGURA 4.14 Disco instável.

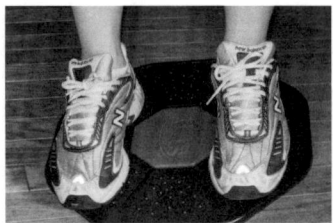

FIGURA 4.15 Prancha de equilíbrio.

poníveis, algumas pessoas, por não terem acesso a pesos livres convencionais, utilizam objetos comuns (como latas de comida ou galões de leite) ou, então, objetos de difícil manejo ou instáveis (como pedras e barris de cerveja), a fim de, assim, desenvolver a força muscular. Obviamente, qualquer objeto com massa pode ser utilizado como ferramenta no treinamento de força – desde uma caneca de sopa a um balde d'água ou um bloco cilíndrico de cimento. Rochas, troncos e aros de roda com pneu são objetos comuns levantados nas competições do "homem mais forte".* No entanto, por não haver uma forma clara de como manuseá-los e, até mesmo, equilibrá-los, o levantamento desses objetos requer maior habilidade funcional do que o levantamento de pesos livres, o que torna o seu manejo difícil. Apesar disso, exercícios com esses implementos auxiliam no desenvolvimento da força do tronco e da força funcional.

Implementos do "homem mais forte" – Durante o evento, os candidatos são obrigados a levantar diversos objetos de difícil manejo. A maior parte das competições exige uma combinação de força e resistência muscular por parte dos competidores, de modo que um supere o outro executando o maior número de repetições ou carregando esses objetos o mais rápido possível em uma pequena distância. Alguns implementos do "homem mais forte" incluem:

- *Pedra de Atlas* – As pedras de Atlas são bolas grandes e pesadas, feitas de granito ou concreto, que o candidato deve levantar e carregar durante a competição. Os tamanhos variam de 14 a mais de 60 polegadas (36 a 152 cm) de diâmetro, enquanto os pesos estão entre cerca de 140 libras e bem mais que 300 libras (64 a mais que 136 kg). Os competidores devem levantar as pedras de Atlas progressivamente, da mais leve a mais pesada, tirando-as do chão e colocando-as em pedestais cada vez mais altos (até 152 cm). Quem completar a tarefa em menos tempo vence a competição.

---

* N. de T.: Refere-se à competição norte-americana denominada *Strongest man of the world*, conhecida como "o homem mais forte do mundo".

- *Troncos* – Esses objetos de difícil manejo são comuns nas competições do "homem mais forte". Os troncos modificados encontrados nessas competições têm fissuras entalhadas para uma pegada mais fácil durante o levantamento. O peso desses implementos pode variar entre 200 e bem mais que 300 libras (de 91 a mais que 136 kg). O vencedor é aquele que levantar o tronco mais pesado do chão até acima da cabeça. Existem, também, troncos de alumínio, que têm as mesmas extremidades da barra olímpica, permitindo que anilhas olímpicas possam ser adicionadas para o treinamento com pesos diferentes.
- *Pneus de trator* – Seu peso pode variar entre 500 e mais de 900 libras (de 227 a mais que 408 kg), dependendo do tamanho. Nas competições do "homem mais forte", quem virar o pneu mais rapidamente percorrendo uma distância predeterminada, vence.

Acessórios de treino – Alguns objetos comuns são usados para o aumento da força na academia ou em modalidades esportivas específicas. As características únicas da massa do objeto (peso instável ou progressivo) oferecem benefícios que os pesos livres não proporcionam. Esses objetos são:

- *Correntes* – Correntes de aço podem ser presas a uma barra olímpica a fim de promover uma resistência/carga progressiva durante exercícios com barra, como o supino ou o agachamento. O principal aspecto das correntes é que cada elo levantado do chão proporciona um aumento da carga levantada, oferecendo uma resistência/carga progressiva durante a amplitude de movimento.
- *Barril de cerveja* – Um barril de cerveja vazio pesa aproximadamente 30 libras (14 kg). Suas alças auxiliam a segurá-lo, mas seu formato arredondado torna difícil levantá-lo e controlá-lo. Alguns treinadores de futebol americano, basquete, beisebol e hóquei fazem com que seus jogadores, assim como outros atletas, levantem barris de cerveja com o intuito de desenvolver mais força funcional.

Objetos do dia a dia – Objetos encontrados na maior parte das casas podem ser usados no lugar de pesos livres quando estes não estão disponíveis para o treinamento. Alguns dos objetos mais utilizados são:

- *Canecas de sopa* – O peso pode variar entre 10 onças e um pouco mais que 1 libra (de 0,28 a 0,45 kg). Esses objetos podem ser segurados com as mãos e substituem quase qualquer exercício que seria normalmente executado com halteres. Devido à limitação do peso, as canecas são mais indicadas para pessoas com pouca força ou para aquelas que fazem sessões de treino com um número muito elevado de repetições.
- *Galões* – Galões plásticos pesam cerca de 8 libras (4 kg) quando cheios com algum líquido ou 14 libras (6 kg) quando cheios de areia. Suas alças permitem segurá-los de forma bem similar aos halteres (embora sejam mais difíceis de levantar). O peso pode ser ajustado alterando-se a quantidade de líquido ou de areia dentro do galão.

Peso corporal

Seu próprio peso corporal ou o de um companheiro de treino podem ser usados como forma de resistência/carga.

O próprio peso corporal – Exercícios como apoios, barras com pegada supinada, mergulhos, agachamentos e abdominais utilizam apenas o peso corporal. Nada mais é necessário para a sua execução (ver Fig. 4.16).

Peso corporal do companheiro – Quando se está treinando com um companheiro, pode-se fazer uma série de exercícios utilizando o peso corporal deste como resistência/carga, como nas remadas, nos supinos e nos agachamentos (ver Fig. 4.17).

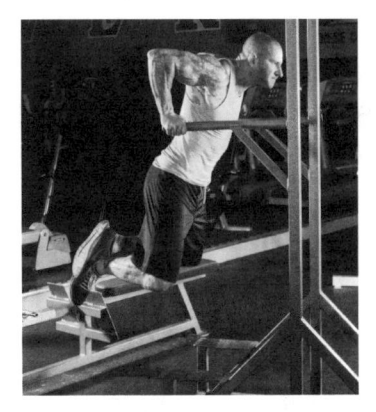

FIGURA 4.16 Mergulhos.

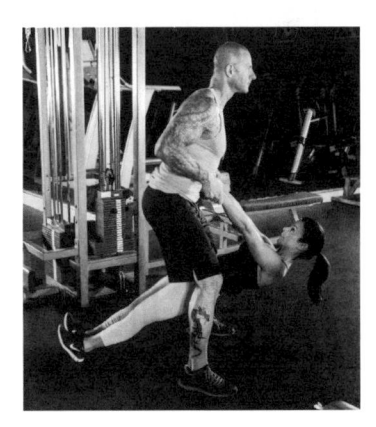

FIGURA 4.17 Remada com o peso corporal.

Acessórios para exercícios com o peso corporal – Certos equipamentos têm sido desenvolvidos para a execução de exercícios que se baseiam principalmente no próprio peso corporal:

- *Barra para flexões* – É uma barra horizontal montada de forma independente na parede, no teto, na entrada de uma porta ou em outro equipamento (como um *power rack* ou um *crossover*), para a execução do exercício de flexões na barra.
- *Barras para mergulho* – São barras paralelas colocadas em uma altura adequada, que permita a execução de mergulhos. Também podem ser utilizadas para a execução de elevações das pernas, com o intuito de fortalecer a musculatura abdominal, bem como para outros exercícios. Algumas barras são direcionadas para dentro em uma das extremidades, o que faz com que a distância entre elas varie. Isso permite que os mergulhos sejam realizados com diferentes larguras da pegada.
- *Banco vertical* – Esse dispositivo é composto por um banco vertical longo e acolchoado, fixado em uma plataforma metálica que tem cabos nos descansos para os braços. O praticante suspende o corpo, sustentando o seu peso com os antebraços e empurrando as costas contra a superfície acolchoada. É utilizado para elevações das pernas (ver Fig. 4.18), e ocasionalmente é chamado de "cadeira do capitão". Alguns bancos verticais têm barras para mergulho prolongadas para frente.
- *Banco de extensão dorsolombar* – Trata-se de um banco alto, curto e acolchoado que tem um suporte para as pernas disposto na mesma altura do banco. Isso permite que o praticante fique em decúbito ventral, com a pelve apoiada na parte acolchoada e os pés sob o suporte para pernas enquanto faz extensões de coluna.
- *Faixas de suspensão* – O TRX é responsável por fazer do treino em suspensão uma modalidade popular. Mas, muito antes dele, correntes e cordas com empunhaduras eram usadas. Hoje, existem diversas marcas diferentes que seguiram os passos do TRX. O treino em suspensão envolve faixas, em geral feitas de lona ou nylon, que suspendem parte do corpo (normalmente os braços ou as pernas), permitindo que o corpo do praticante seja utilizado como resistência. Por exemplo, você pode executar remadas invertidas usando faixas de suspensão, a fim de trabalhar os latíssimos do dorso (ver Fig. 4.19).

Equipamentos de pesos livres

Equipamentos de pesos livres são aqueles que proporcionam resistência/carga constante durante toda a amplitude de movimento. Eles contêm um peso que deve ser movimentado pelo praticante ao longo de um trilho (linear guiado) ou por meio de um aparelho com cabos e polias.

Equipamentos lineares guiados

Os equipamentos lineares guiados são formados por um aparato que se movimenta em dois trilhos, o que proporciona um movimento linear ou reto. Normalmente, requerem a adição de anilhas para o aumento da resistência/carga.

Multiforça – É um tipo de equipamento composto por uma barra que se movimenta verticalmente ao longo de dois

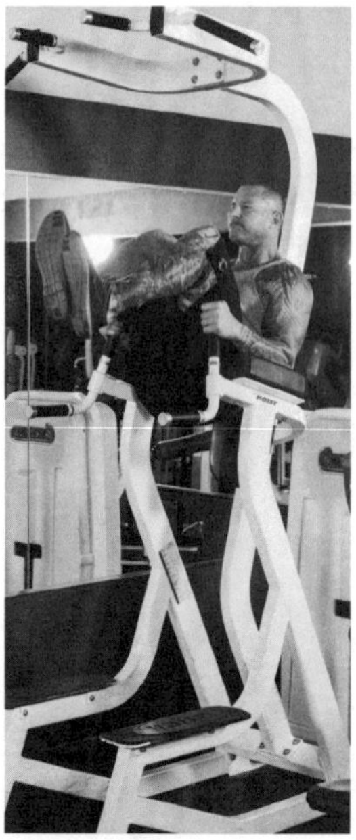

FIGURA 4.18 Elevação das pernas em um banco vertical.

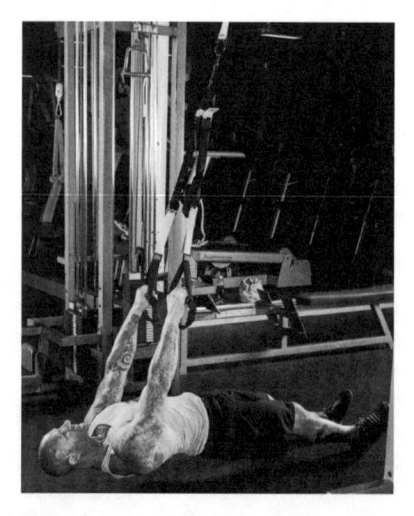

FIGURA 4.19 Remada invertida do TRX.

trilhos que servem como guias. Existem diversos suportes de segurança em toda a extensão dos trilhos, da parte inferior à superior, os quais permitem que o praticante inicie ou termine o exercício em qualquer ponto. Costuma ser usado somente em exercícios que exijam "empurrar" ou "puxar" na direção vertical, como no caso de agachamentos, supinos e remadas (ver Fig. 4.20).

Leg press 45° – Esse equipamento é formado por uma plataforma que se movimenta ao longo de dois trilhos em um ângulo de aproximadamente 45°. Tem um assento para o usuário sentar-se enquanto apoia os pés na plataforma (ver Fig. 4.21). Depois de desengatada a barra de segurança, essa plataforma fica livre para se movimentar no trilho, tanto para baixo quanto para cima. Como o arco de movimento natural das pernas nessa posição é curvilíneo (uma combinação de curva com linha reta), alguns fabricantes de equipamentos de pesos livres têm desenvolvido equipamentos leg press que seguem um percurso também curvilíneo. Esse movimento mais natural proporciona menos estresse nos joelhos.

Hack para agachamento – Esse equipamento de exercícios para as pernas é semelhante ao leg press, exceto pelo fato de o praticante permanecer mais em pé do que sentado. Uma plataforma acolchoada se movimenta ao longo de dois trilhos com ângulo entre 50 e 80°. O usuário se posiciona no hack com as costas apoiadas na plataforma e com os ombros sob os suportes acolchoados. Após desengatar as barras de segurança, ele se agacha e sobe juntamente com a plataforma.

Equipamentos com cabos e polias

Equipamentos com cabos e polias são aparelhos que apresentam um sistema simples. Em sua forma mais básica, são compostos por um cabo que se movimenta em uma polia ou mais e conecta-se a uma coluna de pesos. A polia é uma roda que gira livremente, usada para mudar a direção da força aplicada em um cabo, o que permite que uma força possa ser aplicada em um músculo em várias direções, como, por exemplo, na direção horizontal. A coluna de pesos é composta de placas especiais (em geral, com formato retangular e pesando de 5 a 20 libras cada uma), que são fixas e deslizam verticalmente nos trilhos do equipamento. Cada placa é perfurada com um furo horizontal em que é atravessado um pino. Essa placa e todas acima dela devem então ser levantadas pela guia móvel, que costuma estar presa a um cabo ou a um braço de alavanca. Quando se aplica tensão ao cabo (ou seja, quando ele é puxado), a coluna de pesos move-se ao longo das guias, oferecendo, assim, resistência ao movimento. Alguns equipamentos domésticos, como o Blow-Flex, usam guias flexíveis para gerar resistência, em vez de uma coluna de pesos. Aparelhos com cabos oferecem inúmeros benefícios para levantadores de peso, pois o cabo pode ser puxado em diversas direções, permitindo que uma tensão constante seja aplicada no músculo durante toda a amplitude de movimento (ver Fig. 4.22).

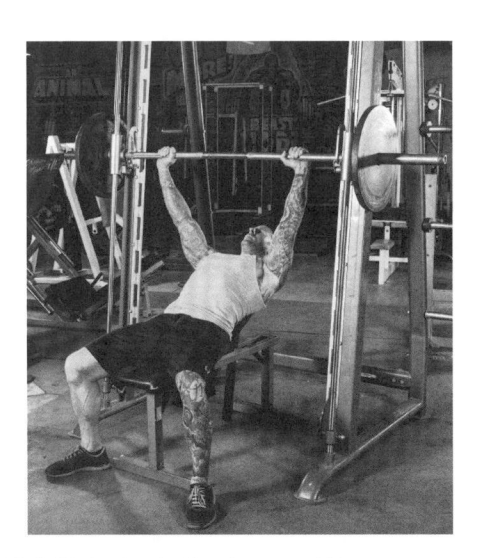

FIGURA 4.20 Supino inclinado no multiforça.

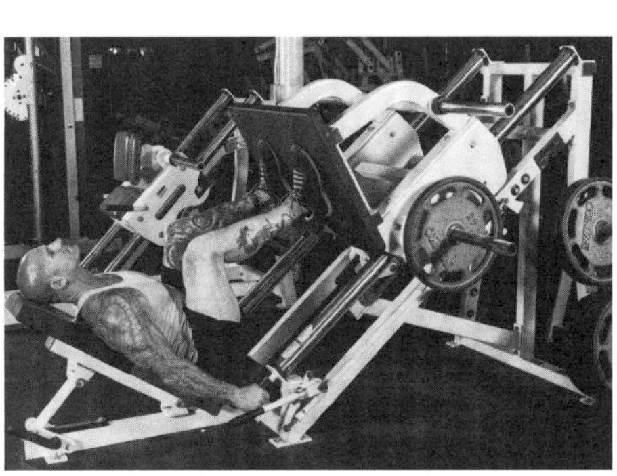

FIGURA 4.21 Leg press.

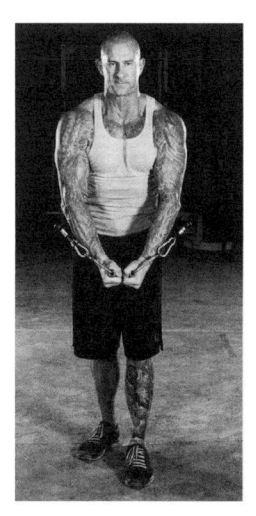

FIGURA 4.22 Crossover.

Acessórios para cabos – Um manípulo para pegada deve ser colocado na extremidade do cabo para que um equipamento baseado nesse sistema possa ser utilizado. Diversos acessórios são usados para a execução de vários exercícios:

- *Mosquetão* – Esse mecanismo de grampo facilita a fixação das barras ao cabo (Fig. 4.23).
- *Barra longa* – Usada principalmente no treino do latíssimo do dorso e de outros músculos das costas na polia alta. A barra longa mais comum tem uma haste prolongada, com as extremidades inclinadas para baixo em ambos os lados (ver Fig. 4.24).
- *Barra "T"* – Tem pegadas perpendiculares à barra nas extremidades, permitindo uma empunhadura neutra durante "puxadas" e "remadas" (ver Fig. 4.24).
- *Barra "W" curta* – Tem o formato semelhante ao da barra "W" (ver Fig. 4.25). A maior parte dessas barras tem uma conexão que permite o giro da barra, diminuindo o estresse aplicado aos punhos. Ela é geralmente usada na rosca direta com cabo e no tríceps na polia alta.
- *Barra curta* – Seu formato é parecido com o da barra olímpica, mas seu comprimento é muito menor (cerca de 20 polegadas, ou 51 cm). A maior parte delas tem uma conexão giratória. Pode ser utilizada em diversos exercícios, incluindo o tríceps na polia alta, as roscas, as roscas invertidas e as remadas verticais (ver Fig. 4.25).
- *Triângulo* – Esse acessório tem duas pegadas curtas e paralelas, conectadas a duas barras em formato de triângulo (ver Fig. 4.26). É utilizado principalmente em remadas e em puxadas com a pegada fechada.
- *Barra "V"* – Similar a um "V" invertido, tem longas pegadas que se projetam para os lados. Devido ao seu formato, pode aliviar um pouco a sobrecarga aplicada nos punhos durante o tríceps na polia alta com cargas muito elevadas. Remadas e puxadas são outros exercícios que podem ser executados com a barra "V".
- *Estribo* – Esse acessório assemelha-se a um estribo com uma pegada giratória (ver Fig. 4.27), e foi elaborado para exercícios unilaterais com cabo, como elevações laterais, remadas, roscas e tríceps na polia alta.
- *Barra para tríceps* – Similar a um V ou a um U invertido, esse dispositivo é usado principalmente no exercício de tríceps na polia alta.
- *Corda* – Como o próprio nome indica, esse acessório é literalmente uma corda grossa com uma junção rotatória, onde o cabo é fixado (ver Fig. 4.28). Pode ser utilizado na execução de vários exercícios com cabo, como tríceps na polia alta, roscas na posição neutra e abdominais.
- *Tornozeleira* – Trata-se de um bracelete largo para o tornozelo que se prende a um cabo, permitindo que

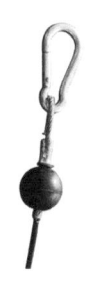

FIGURA 4.23 Mosquetão conectado a um cabo.

FIGURA 4.24 Barra longa (acima) e barra "T" (abaixo).

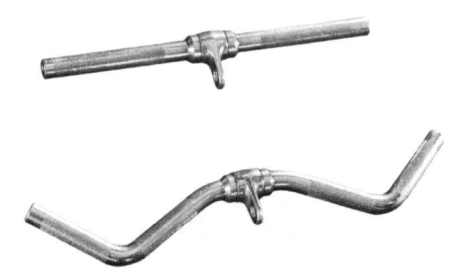

FIGURA 4.25 Barra curta (acima) e barra "W" (abaixo).

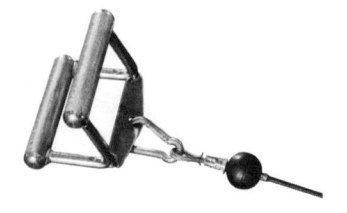

FIGURA 4.26 Triângulo.

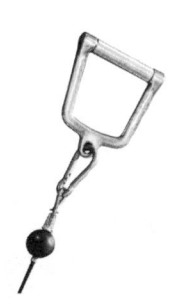

FIGURA 4.27 Estribo.

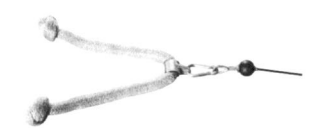

FIGURA 4.28 Corda.

exercícios para pernas possam ser executados com cabos, como a extensão e a flexão do quadril (ver Fig. 4.29).

RESISTÊNCIA VARIÁVEL

Essa categoria de equipamentos de musculação produz resistência variável, controlada ou não. Inclui aparatos que propositadamente variam a resistência durante a amplitude de movimento e equipamentos que fazem o mesmo, porém, de forma não controlada.

Equipamentos baseados em polias assimétricas (CAM)

Os equipamentos baseados em polias assimétricas são encontrados na maior parte das academias. Eles costumam ser chamados de seletores, devido às colunas de pesos presentes na maioria dessas máquinas. No entanto, alguns desses equipamentos têm carga baseada em anilhas. As marcas mais comuns são Cybex, Life Fitness, PreCor, Hoist e Paramount.

A polia assimétrica é uma elipse conectada ao braço de movimento do equipamento em que o cabo ou a correia se movimentam. A sua função é fornecer resistência variável, que muda a resistência oferecida (sem nunca mudar o peso) conforme o praticante percorre a amplitude de movimento do exercício. A razão pela qual a percepção do peso precisa mudar é que cada movimento articular tem uma curva de força associada. Ou seja, em diferentes ângulos da articulação, a força dos músculos agonistas varia. Por exemplo, durante uma rosca direta, a força dos músculos agonistas (principalmente o bíceps) aumenta progressivamente até cerca de 90° de flexão do cotovelo. Depois desse ponto, a força diminui, também de forma progressiva, conforme o exercício continua. Isso é conhecido como a curva ascendente e descendente da curva de força.

Existem três tipos de curvas de força e, por essa razão, temos três formatos básicos de polias assimétricas correspondentes:

- *Curva ascendente e descendente* – Descrito anteriormente utilizando o exercício rosca direta como exemplo, esse tipo de curva caracteriza-se pelo aumento da força até cerca da metade do movimento e subsequente diminuição durante o resto dele. Por essa razão, é reportada como em formato de sino. O formato da polia assimétrica ascendente e descendente é semelhante a um sino ou a um "u" invertido, com o maior raio no meio (ver Fig. 4.30a).
- *Curva ascendente* – Na curva ascendente, a força aumenta progressivamente em toda a amplitude de movimento. Um exemplo disso é o supino. Quanto mais longe o peso fica do peito, mais forte se tornam os agonistas.* A polia assimétrica ascendente é alongada e circular, com o raio maior na extremidade distal (ver Fig. 4.30b).
- *Curva descendente* – Na curva descendente, a força diminui progressivamente durante toda a amplitude de movimento, o que pode ser visto, por exemplo, durante o exercício de remada: conforme o movimento é realizado em direção ao corpo, a força realizada pelos músculos agonistas diminui. A polia assimétrica descendente é alongada e circular, com o raio maior na extremidade proximal (ver Fig. 4.30c).

Equipamentos articulados

Equipamentos articulados utilizam alavancas que servem como contrapeso para imitar as curvas de força dos músculos que estão sendo treinados. Por essa razão, de forma bem semelhante aos aparelhos compostos por polias assimétricas, os contrapesos mudam a resistência

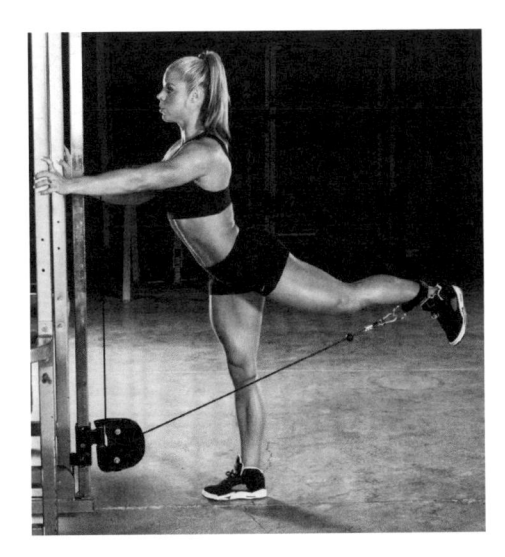

FIGURA 4.29 Extensão do quadril com uma tornozeleira.

---

* N. de R.T.: Conforme o sujeito completa a fase concêntrica do movimento, em que o cotovelo se encontra quase em sua extensão total, os músculos agonistas produzem mais força e, portanto, essa curva é considerada ascendente.

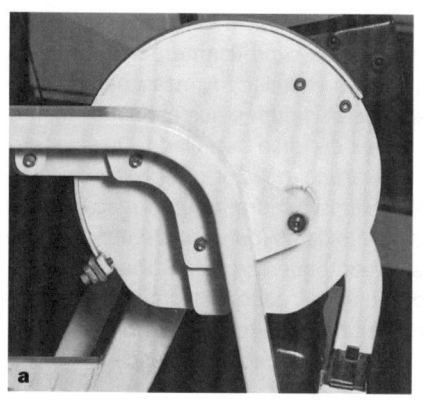

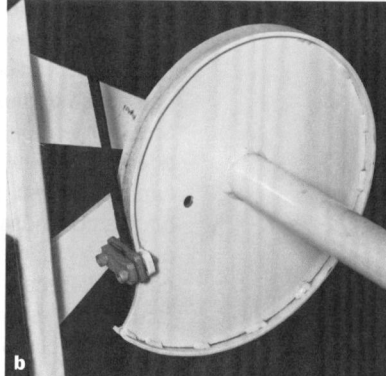

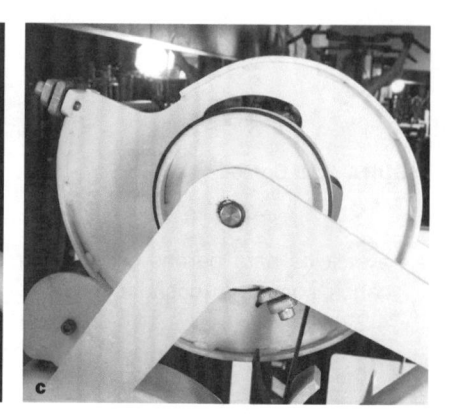

FIGURA 4.30 Tipos de equipamentos com polias assimétricas: (a) ascendente e descendente; (b) ascendente; e (c) descendente.

durante a amplitude de movimento pela alteração da quantidade de peso que contrabalança o peso levantado. Esses dispositivos costumam ser baseados em uma sobrecarga dada por anilhas; no entanto, alguns usam o sistema de coluna de pesos. A linha mais popular de equipamentos articulados é a Hammer Strength da Life Fitness (ver Fig. 4.31).

Resistência por deformação

Alguns dispositivos de exercício não se baseiam na massa como forma de resistência, mas na energia que o material fornece. Molas, fitas e outros materiais que resistem à deformação encaixam-se nessa categoria. Tais dispositivos fornecem apenas resistência ascendente, porque a resistência aumenta progressivamente no decorrer da amplitude de movimento.

Molas

A mola gera uma força de restauração que tenta movimentar as duas extremidades de volta para os pontos originais de repouso quando tencionadas ou comprimidas. Ela oferece uma resistência que depende do material e do diâmetro das espirais e que muda conforme a distância em que a mola é comprimida ou tencionada, porque, quanto mais longe as extremidades se movimentam em relação à posição original, mais resistência será oferecida. Essa característica é conhecida como "taxa da mola" – a taxa de aumento da tensão conforme as extremidades se movimentam –, e torna impossível a manutenção de um nível constante de intensidade durante a execução do exercício.

Quando a mola é deformada, a resistência aumenta, e, quando ela retorna à posição inicial, a resistência diminui. Por causa da "taxa da mola", os praticantes são forçados a selecionar uma resistência que esteja dentro da sua capacidade de produção de força na posição mais deformada da mola, caso contrário, não conseguirão realizar toda a amplitude de movimento. Como consequência, durante os primeiros 50% ou mais do movimento, a resistência oferecida é normalmente insuficiente para provocar muitos benefícios. O dispositivo baseado em resistência com molas tem diversas configurações, incluindo os *handheld*, que foram populares nos anos 1950, como o *Bull Worker*, o *Chest Expander* e o *Grip Master* (ver Fig. 4.32). Embora o treinamento de força tenha evoluído além da resistência por molas, alguns dispositivos que utilizam esse sistema ainda são encontrados, como, por exemplo, os *hand grippers* (ver Fig. 4.33), equipamentos de Pilates e o *Stamina Gyrotonics*.

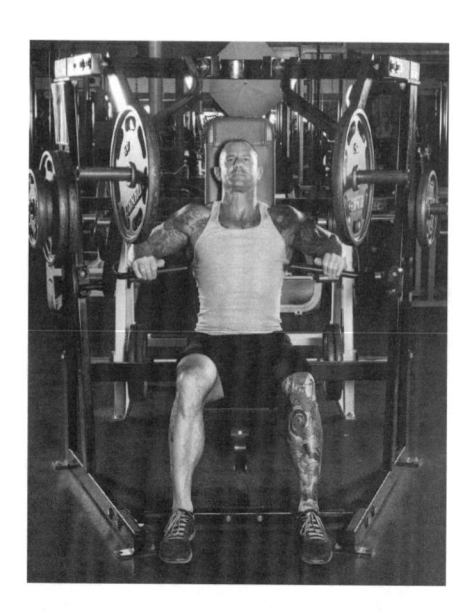

FIGURA 4.31 Um supino do tipo *Hammer Strength*.

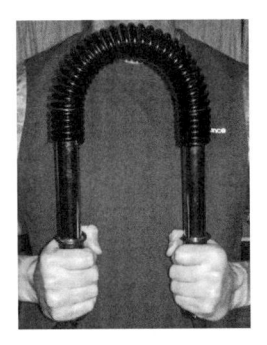

FIGURA 4.32 *Bull worker.*

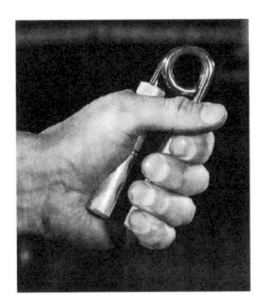

FIGURA 4.33 *Hand gripper.*

Bandas elásticas e tubos (thera-band)

Fitas elásticas e tubos produzem uma força de restauração similar à produzida pelas molas. No entanto, tal força é aplicada apenas quando as extremidades do material estão sendo tracionadas, afastando-as uma da outra. Assim como as molas, esses dispositivos têm uma "taxa da mola"; ou seja, conforme são alongados, a resistência oferecida aumenta (ver Fig. 4.34). Esse tipo de resistência é conhecido como resistência linear variável e proporciona inúmeros benefícios que os pesos livres não conseguem. Pelo fato de a resistência aumentar conforme você puxa as fitas, elas são ótimas para ativar as fibras musculares de contração rápida e desenvolver maior potência muscular. Devido à sua leveza e por serem portáteis, as fitas e os tubos permitem que o usuário treine em casa ou em qualquer outro lugar. Também podem ser adicionados a exercícios com pesos livres a fim de promover a resistência isotônica, fornecida pelos pesos livres, e a linear variável, fornecida por tais dispositivos. Pesquisas mostram que esse método é capaz de produzir maiores ganhos em força e potência muscular, quando comparado com a utilização somente de pesos livres. As bandas têm cores e códigos que representam um nível de resistência (ver Tab. 4.1).

MÁQUINAS DE VELOCIDADE CONTROLADA

Essa categoria de equipamentos de musculação conta com máquinas que controlam a velocidade de movimento. O tipo de contração muscular em que a velocidade permanece constante é denominada isocinética. Esses equipamentos geram resistência pela execução do exercício em uma amplitude de movimento e com uma velocidade preestabelecida, enquanto o usuário aplica a maior força possível no braço de alavanca sem que a velocidade desse braço seja alterada. Devido à necessidade de o braço de alavanca ser movimentado de forma controlada, os equipamentos que geram esse tipo de resistência – conhecido como dinamômetros isocinéticos – são controlados por computador.

Dinamômetro isocinético – Esse equipamento computadorizado pode ser programado para movimentar-se em várias velocidades. Em geral, são encontrados apenas em laboratórios ou clínicas de medicina do esporte como ferramenta para a medição da quantidade de força que um atleta pode produzir. O dinamômetro isocinético é conectado a um computador não apenas para controlar a velocidade de movimento, mas também para medir a força

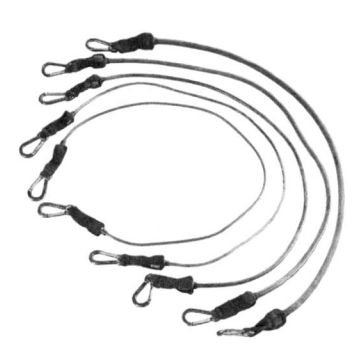

FIGURA 4.34 Bandas elásticas.

TABELA 4.1 Resistência de tubos e fitas

Cor da fita/tubo	Nível de resistência
Amarelo	Muito leve
Verde	Leve
Vermelho	Média
Azul	Pesada
Preto	Muito pesada
Laranja	Extremamente pesada

Os níveis de resistência são medidos a 100% de alongamento e a duas vezes o comprimento não esticado, devendo-se evitar esticá-los além desse ponto.

aplicada. Porém, tais aparatos apresentam diversas desvantagens. A primeira é o fato de serem possíveis apenas movimentos angulares. Em outras palavras, eles permitem somente movimentos de flexão e extensão de cotovelo, punho, joelho ou tornozelo. Por isso, não podem ser usados em exercícios de "empurrar", como o supino, o meio desenvolvimento ou o agachamento. A outra desvantagem é que não existem ações musculares isocinéticas nos movimentos da vida real.

EQUIPAMENTOS NÃO TRADICIONAIS E MÁQUINAS NOVAS

A última categoria de equipamentos de musculação abrange aqueles que normalmente não se assemelham aos aparelhos mais comuns dessa modalidade. Inclui os equipamentos de vibração, eletrônicos e computadorizados, pneumáticos, hidráulicos e o *Bodyblade*. Todos eles têm em comum uma nova forma de oferecer resistência.

Equipamentos de vibração

Equipamentos de vibração para todo o corpo normalmente se caracterizam por serem dispositivos em que se pode ficar em pé, deitado ou sentado, ou, ainda, colocar as mãos ou qualquer outra parte do corpo para que a transmissão da vibração seja feita nos tecidos que se deseja estimular (ver Fig. 4.35). A maioria dessas máquinas tem um tamanho similar ao de um *step*, e sua plataforma de vibração tem cerca de 32 x 20 polegadas (81 x 51 cm). Seu painel de controle permite ao usuário mudar a velocidade (ou a frequência) e a magnitude da vibração.

A maioria desses equipamentos tem placas de vibração que se movem para baixo e para cima e de um lado para outro, enquanto os demais têm uma plataforma instável de alta velocidade. A energia da vibração mecânica (da placa) é transferida para o corpo, fazendo com que as fibras musculares se contraiam e relaxem em uma frequência extremamente alta e com uma força muito elevada. Pesquisas revelam que a realização do treinamento com vibração por diversas semanas pode aumentar a força e a potência muscular (Issurin e Tenenbaum, 1999), assim como aumentar a liberação de hormônio do crescimento e testosterona, ambos hormônios anabólicos (Bosco et al., 2000). Embora a maioria das pessoas não consiga entender como a vibração pode ser considerada um método de treinamento de força, ela tem sido reconhecida, ainda que de forma lenta, por sua habilidade no aumento da força, da potência e, possivelmente, do tamanho muscular.

Equipamentos eletrônicos e computadorizados

Equipamentos eletrônicos e computadorizados fornecem resistência por meio de engrenagens e correias ligadas a um motor. Eles são programados para oferecer uma resistência variável durante toda a amplitude de movimento, a fim de acompanhar a curva de força do músculo que está sendo treinado. A resistência pode ser aumentada com incrementos tão pequenos quanto pelo toque em uma tela, em um botão ou em um pedal. Alguns desses equipamentos podem ser programados para oferecer maior resistência durante a fase excêntrica do exercício.

Equipamentos pneumáticos

Equipamentos pneumáticos utilizam um compressor que fornece ar pressurizado como resistência, o que permite que esta seja ajustada pelo praticante durante toda a amplitude de movimento (ver Fig. 4.36). O benefício disso é que, conforme os músculos são fatigados em uma série,

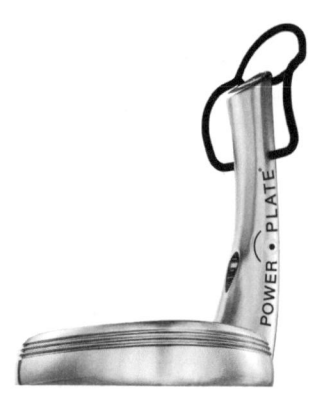

FIGURA 4.35 Equipamento de vibração.

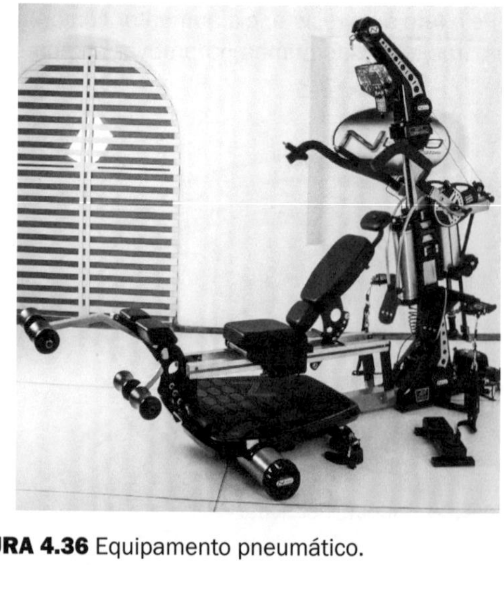

FIGURA 4.36 Equipamento pneumático.

a resistência pode ser reduzida para que mais repetições possam ser executadas.

Tanto os equipamentos eletrônicos quanto os pneumáticos trabalham em um plano; portanto, o movimento do usuário é predefinido. Esses dispositivos podem ser menos intimidantes e mais seguros para iniciantes, porque as colunas de pesos não são visíveis e não existe a necessidade de se colocar anilhas. No entanto, alguns praticantes não gostam de utilizá-los, pois não é possível "sentir" a carga real da coluna de pesos, dos halteres ou da barra. Além disso, tais aparelhos podem ser mais caros que outros equipamentos de musculação, além de necessitar de uma instalação elétrica especial ou de um esquema que acomode o compressor de ar e os tubos.

Devido à sua singularidade e à possibilidade de serem utilizados por qualquer pessoa, os equipamentos eletrônicos e pneumáticos podem ser um excelente investimento e promover grande variação do treino de força para todos os usuários.

Equipamentos hidráulicos

Como o nome sugere, equipamentos hidráulicos oferecem resistência por meio da propriedade hidráulica. O seu braço de alavanca é conectado a um pistão hidráulico que gera resistência contra uma câmara cheia de óleo. Um problema apresentado por esses dispositivos é o fato de eles permitirem apenas contrações concêntricas. Por essa razão, a maioria possibilita o treino dois músculos, mas apenas durante a fase concêntrica. Por exemplo, o equipamento hidráulico para bíceps trabalha o bíceps e o tríceps, pois, após o usuário fazer a rosca direta, levantando o peso, ele deve pressiona-lo para baixo até a posição inicial, utilizando o tríceps.

Bodyblade

O *Bodyblade* (Fig. 4.37), é um suporte de fibra de vidro com cerca de 1,5 m de comprimento que lembra um esqui de neve e que trabalha com base nas leis da inércia (um objeto colocado em movimento permanece nesse estado até que outra força aja para pará-lo ou mudar a sua direção de deslocamento). O usuário segura no meio do *Bodyblade*, empurrando-o e puxando-o, de forma que ele comece a oscilar. Durante a sua utilização, o dispositivo

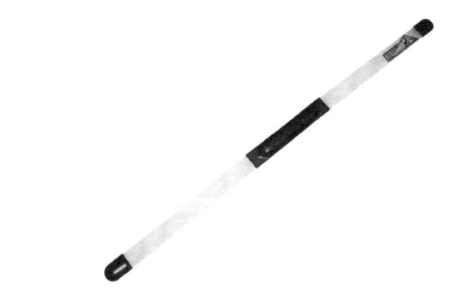

FIGURA 4.37 *Bodyblade*.

oscila em uma taxa média de 270 vezes por minuto. Essas oscilações das extremidades criam uma força que deve ser tolerada pelo usuário para evitar que o equipamento literalmente "voe" das mãos. Nesse processo, os músculos do braço e do tronco devem resistir ao movimento, contraindo-se. Quanto maior for a amplitude das extremidades da *blade* (i.e., quanto maior a deformação para cima e para baixo), mais força o usuário terá que produzir para resistir ao movimento. Pela variação da posição do corpo ou da direção do *Bodyblade*, o praticante pode trabalhar grupos musculares específicos em todo o corpo. Uma vez que o *blade* pode ser usado em qualquer ângulo e posição, o principal benefício desse equipamento é que ele pode simular os movimentos de um esporte específico, proporcionando a especificidade necessária do treinamento. A desvantagem é o fato de ele ser utilizado principalmente em exercícios para os membros superiores e para o tronco, com pouca aplicação para os músculos de membros inferiores.

RESUMO

Os equipamentos de musculação foram desenvolvidos no decorrer das décadas e vão de simples pesos livres até equipamentos complexos que oferecem resistência/carga por meio de mecanismos mais novos. Isso, no entanto, não significa que os equipamentos mais modernos são melhores que os pesos livres. Na verdade, estes têm muitas vantagens e poucas desvantagens. Equipamentos de musculação mais modernos, no entanto, tendem a ter muito mais desvantagens que aqueles baseados em pesos livres. Por todos eles oferecerem diferentes vantagens e serem limitados por certas desvantagens, é melhor usar equipamentos variados em seu programa de treinamento de força.

PARTE II

TREINANDO PARA O DESENVOLVIMENTO DA MASSA MUSCULAR

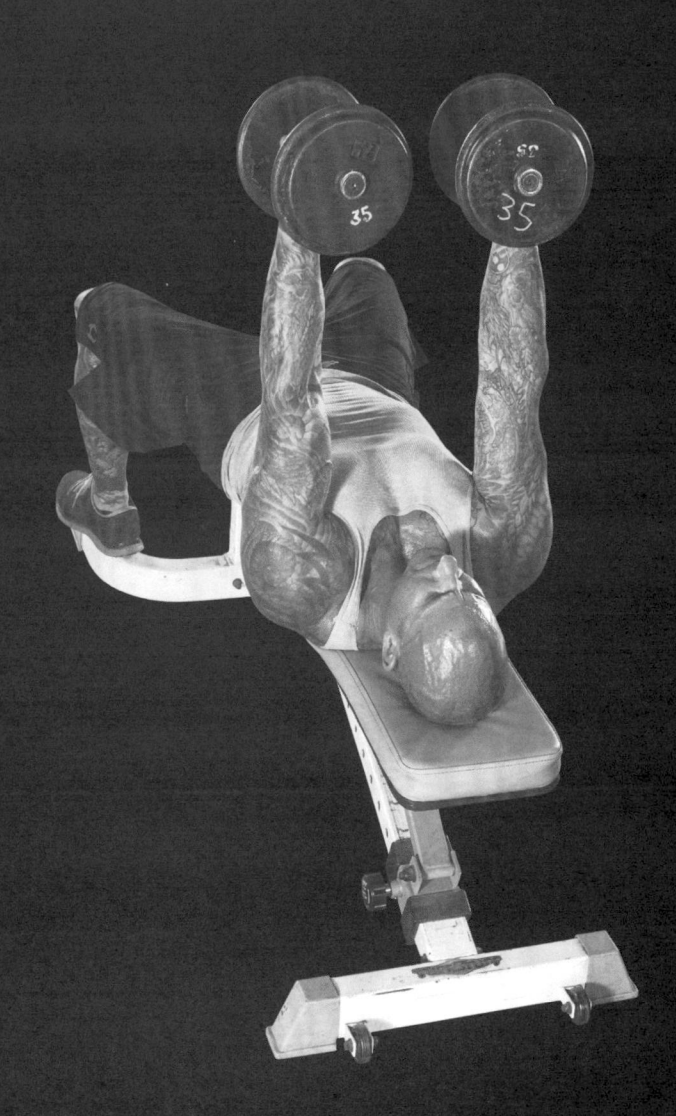

O crescimento muscular – conhecido cientificamente como hipertrofia muscular – envolve uma integração complexa de múltiplos fatores, dos quais, muitos são desencadeados pelo estresse mecânico e metabólico aplicado nas fibras musculares por meio do treinamento de força. O estresse mecânico resulta da sobrecarga que é resistida pelas fibras musculares durante a sua contração, o que provoca dano muscular e uma sequência de ações bioquímicas que levam ao crescimento individual dessas fibras. Já o estresse metabólico resulta da demanda energética no músculo, originada para sustentar a sua contração. Esse tipo de estresse desencadeia cascatas bioquímicas que influenciam o crescimento das fibras por meio de diversos mecanismos que acarretam o aumento da síntese de proteínas musculares. Embora os detalhes de muitas dessas cascatas bioquímicas sejam bem estabelecidos, a forma como esses mecanismos trabalham juntos para a promoção do crescimento muscular ainda permanece desconhecida. No entanto, por meio de "tentativa e erro" e de investigações científicas, sabemos quais são as técnicas de treino e os programas (apresentados na Parte II) que mais influenciam os fatores responsáveis pelo crescimento muscular.

O Capítulo 5 aborda os aspectos básicos para a criação de programas de treinamento de força que maximizem o crescimento muscular. Esse capítulo ensina como organizar sessões de treino durante a semana, com base na sua experiência e no tempo disponível; traz orientações para a elaboração de sessões efetivas para o ganho de massa muscular; e apresenta divisões de treino em exercícios para cada grande grupo muscular, a fim de promover a maior hipertrofia de cada um deles.

O Capítulo 6 introduz o leitor às mais avançadas estratégias de treino que podem ser adicionadas aos fundamentos apresentados no Capítulo 5. Elas são elaboradas a fim de exacerbar os estresses mecânico e metabólico aplicados nas fibras musculares para que o crescimento muscular ocorra. Essas estratégias são fundamentais para o praticante avançado, uma vez que suas fibras estão mais preparadas para suportar o estresse do treinamento de força.

Já o Capítulo 7 conclui esta seção com ciclos de treinamento de longa duração preparados para indivíduos iniciantes, intermediários e avançados. Além disso, os ciclos de treino são elaborados para objetivos específicos, como, por exemplo, enfatizar o crescimento de determinados grupos musculares. Se você é um praticante iniciante ou avançado e seu objetivo é ganhar mais músculos, na Parte II encontrará tudo o que precisa saber para atingi-lo.

CAPÍTULO 5

Táticas para o aumento de massa muscular

Independentemente de o objetivo ser a maximização da massa muscular ou da força, saber como elaborar um programa de treino individualizado, que mostre resultados, é fundamental. Técnicas avançadas de treino – como as descritas no Capítulo 6 – podem ajudar na obtenção de ganhos de massa muscular de forma rápida. No entanto, primeiro é necessário entender como organizar um programa de treino básico. Este capítulo mostra como unir um programa básico, porém altamente efetivo, com métodos de treino avançados, de acordo com o progresso do praticante.

Se o principal objetivo for o ganho de massa muscular, deve-se considerar diversos aspectos ao se elaborar um programa de treinamento de força. As variáveis discutidas no Capítulo 2 devem ser consideradas, como a escolha dos exercícios a serem feitos, a ordem em que serão realizados, o número de séries que serão executadas, o quão alto será a carga utilizada nesses exercícios, qual o intervalo utilizado entre as séries e se as contrações serão realizadas de forma rápida ou lenta. Deve-se também considerar com que frequência cada grupo muscular será treinado, como o treino será dividido e como periodizar (ou "ciclar") o treinamento para alcançar os resultados ideais.

ROTINAS DIVIDIDAS

A maior parte dos levantadores de peso divide seu treinamento em períodos semanais. Isso não é obrigatório; no entanto, parece ser a forma mais simples de dividir os dias de treino, já que nosso calendário gira em torno de semanas. Todas as outras atividades de nossa vida – escola, trabalho, programas de televisão e leitura – seguem uma organização semanal. Portanto, é coerente que a divisão do treinamento de força siga um período similar. A forma como ele é divido influencia a frequência com que se treina cada grupo muscular por semana, e a escolha mais vantajosa dependerá de diversos fatores: experiência, objetivos, horários e conveniência.

As sete divisões de treino apresentadas a seguir são as mais comuns e efetivas para a maioria dos fisiculturis-

tas. Elas começam com a divisão mais fácil (treinamento único) – ideal para iniciantes (com menos de seis meses de treinamento de força consistente) –; progressivamente, o treino torna-se mais intenso conforme avançam as rotinas divididas do tipo "puxa-empurra" e com dois treinos – sugeridas para praticantes intermediários (com menos de um ano de treinamento de força consistente) –, terminando em rotinas divididas com cinco treinos, ou, ainda, dois treinos por dia – direcionadas a praticantes avançados (com mais de um ano de treinamento de força consistente). A escolha da divisão correta dependerá principalmente da experiência de treino, mas também levará em consideração os horários do praticante.

Treinamento único[*]

O treinamento único envolve sessões que trabalham todos os principais grupos musculares. Em outras palavras, todo o corpo é treinado em todas as sessões de treino. Devido à necessidade de serem trabalhados os 11 principais grupos musculares (peito, ombro, costas, quadríceps, isquiotibiais, bíceps, tríceps, antebraço, trapézio, panturrilha e abdominais) em cada sessão, o número de exercícios e séries que pode ser realizado por grupo é mínimo. Isso permite que cada um deles seja treinado com mais frequência, uma vez que o músculo é submetido a uma quantidade limitada de estresse por sessão de treino. A maior parte das sessões que envolvem o corpo inteiro normalmente usa 1 ou 2 exercícios por grupo muscular, e o número total de séries por grupo não excede a seis. Compare, então, essa rotina com as divisões em 4 ou 5 treinos, que permitem a execução de 3 a 6 exercícios por grupo muscular e um total de 12 a 30 séries por grupo muscular. Quanto menor o número de séries aplicadas ao grupo muscular, menor é o tempo de recuperação necessário para que este seja novamente treinado.

---

[*] N. de R. T.: Treino para todo o corpo.

Os treinamentos únicos permitem que cada grupo muscular seja trabalhado cerca de três vezes por semana. Esse é o melhor tipo de treino para iniciantes, para aqueles que querem treinar cada grupo muscular com mais frequência e para os interessados em perder gordura corporal. É considerado a escolha mais indicada para iniciantes porque as adaptações iniciais ao treinamento de força envolvem o sistema nervoso; ou seja, nos primeiros meses de treino, os principais avanços são observados nas unidades motoras (as fibras nervosas que suprem as células musculares), o que permite que os músculos se contraiam de forma mais eficiente e sejam mais bem treinados devido à ênfase nas repetições. Isso significa que a melhor maneira de os iniciantes treinarem é com um alto número de repetições e com uma frequência elevada, a fim de "programar" o sistema nervoso. Deve-se usar os mesmos exercícios em cada sessão de treino para maximizar o efeito do aprendizado sobre o sistema nervoso.

O treinamento único é efetivo no desenvolvimento da massa muscular por duas razões. O primeiro benefício é conhecido como efeito "em escada".* Treinar cada grupo muscular todos os dias (ou cerca de três dias por semana) permite a "soma" dos efeitos da sessão do treino atual aos da sessão do treino anterior. Quando se espera muito tempo entre as sessões, perdem-se as adaptações – quase como se estivesse começando do ponto inicial. Alguns especialistas acreditam que o efeito "em escada" é fundamental para a adaptação muscular. Já o segundo benefício é o estímulo de uma grande parte da massa muscular corporal, o que leva à maior produção de hormônio do crescimento e de testosterona (importante para a estimulação do crescimento muscular) do que as sessões que envolvem um número menor de grupos musculares. A melhor forma de um praticante avançado usar o treinamento único é misturar os exercícios a cada sessão de treino. Desse modo, atinge-se cada grupo muscular com vários ângulos, proporcionando melhor estímulo para a maioria das fibras musculares de cada grupo muscular.

Quando o objetivo é a perda de gordura, nenhuma outra sessão de treino é tão apropriada quanto o treinamento único, pois este acelera os processos celulares em todas as células musculares, o que aumenta a taxa metabólica por até 48 horas após o término da sessão. Isso significa que o indivíduo queimará mais calorias enquanto estiver sentado, sem fazer nada (ver Tab. 5.1 e 5.2 para exemplos de treinamentos únicos para iniciantes e avançados).

TABELA 5.1 Treinamento único para iniciantes

Exercício	Séries	Repetições
Supino inclinado com barra	3	8-10
Remada com halteres	3	8-10
Meio desenvolvimento com barra	3	10-12
Leg press	3	8-10
Tríceps na polia alta	3	8-10
Rosca direta, em pé	3	10-12
Flexão plantar, em pé	3	12-15
Supra-abdominal	3	15-20

TABELA 5.2 Treinamento único avançado

SEGUNDA-FEIRA		
Exercício	Séries	Repetições
Supino	4	8-10
Puxada	4	8-10
Elevação lateral	4	10-12
Agachamento	4	8-10
Rosca direta com barra	4	8-10
Rosca testa	4	10-12
Flexão plantar sentado	4	12-15
Abdominal	4	15-20
QUARTA-FEIRA		
Remada com barra	4	8-10
Meio desenvolvimento com barra	4	8-10
Crucifixo inclinado	4	10-12
Extensão de joelhos	3	10-12
Flexão de joelhos	3	10-12
Rosca testa	4	8-10
Rosca direta com halteres, posição inclinada	4	10-12
Flexão plantar, em pé	4	10-12
Abdominal invertido*	4	12-15
SEXTA-FEIRA		
Supino inclinado com halteres	4	8-10
Remada com halteres	4	8-10
Remada vertical	4	10-12
Leg press	4	8-10
Rosca Scott	4	8-10
Supino com a pegada fechada	4	8-10
Flexão plantar no leg press	4	15-20
Elevação de pernas com joelhos estendidos	4	10-12

---

* N. de R. T.: Também denominado efeito cumulativo.

---

* N. de R. T.: Também conhecido como exercício infra-abdominal, envolve a realização da flexão inversa da coluna, ou seja, os membros inferiores são deslocados em direção aos superiores. Embora o termo infra-abdominal não seja o mais adequado, pelo fato de o exercício não necessariamente ativar mais a região infra-abdominal, ele é o mais utilizado.

Treino dividido em membros superiores e inferiores

O treino de membros superiores e inferiores é uma divisão que simplesmente separa o corpo em membros superiores (peito, costas, ombro, trapézio, bíceps, tríceps) e inferiores (quadríceps, isquiotibiais, panturrilha e, frequentemente, abdominais, a fim de limitar o volume de trabalho realizado nas sessões para membros superiores). Dessa forma, pode-se treinar cada grupo muscular 2 ou 3 vezes por semana, fazendo com que, de acordo com a disponibilidade de tempo, sejam realizadas entre 4 e 6 sessões de treino semanais. Considera-se o modelo de quatro sessões de treino por semana um bom progresso para o iniciante que está avançando em relação ao treinamento único. Em comparação a este tipo, o treino de membros superiores e inferiores tem a vantagem de permitir o uso de um volume maior para cada grupo muscular. Como são treinados poucos grupos em uma sessão, podem ser feitos mais exercícios e, consequentemente, um número maior de séries por grupo. Assim, tem-se a possibilidade de realizar um treino mais intenso* de cada grupo do que durante o treino único. No entanto, os músculos precisarão de mais descanso em uma rotina dividida de membros superiores e inferiores. Por essa razão, a maioria dos fisiculturistas que realizam esse tipo de divisão de treino exercita-se quatro dias por semana (Tab. 5.3), o que permite a cada grupo muscular um intervalo de 2 ou 3 dias entre as sessões, além de possibilitar a execução de exercícios diferentes para cada um desses grupos ao longo das sessões.

TABELA 5.3 Treino dividido em membros inferiores e superiores

MEMBROS SUPERIORES (SEGUNDA-FEIRA)			
Grupo muscular	Exercício	Séries	Repetições
Peito	Supino inclinado	3	6-8
	Crucifixo com halteres	3	8-10
Costas	Flexão na barra	3	6-8
	Remada com halteres	3	8-10
Ombros	Meio desenvolvimento com halteres	3	6-8
	Elevação lateral	3	10-12
Trapézio	Encolhimento de ombros no multiforça**	3	6-10
Bíceps	Rosca direta com barra	3	8-10
	Rosca Scott	2	10-12
Tríceps	Supino com pegada fechada	3	8-10
	Tríceps na polia alta	2	10-12

MEMBROS INFERIORES (TERÇA-FEIRA)			
Quadríceps	*Leg press*	3	6-8
	Extensão de joelhos	3	10-12
Isquiotibiais	Flexão de joelhos, sentado	3	10-12
Panturrilhas	Flexão plantar no *leg press*	3	15-20
	Flexão plantar, sentado	3	15-20
Abdominais	Elevação das pernas com joelhos estendidos	3	10-12
	Abdominal	3	15-20

MEMBROS SUPERIORES (QUINTA-FEIRA)			
Grupo muscular	Exercício	Séries	Repetições
Peito	Supino com halteres	3	8-10
	Crucifixo inclinado com halteres	3	8-10
Costas	Remada com barra	3	6-8
	Puxada com pegada supinada	3	8-10
Ombros	Meio desenvolvimento com barra	3	6-8
	Remada vertical	3	10-12
Trapézio	Encolhimento de ombros com halteres	3	8-10
Bíceps	Rosca direta com halteres, posição inclinada	3	8-10
	Rosca direta na polia baixa	2	10-12
Tríceps	Rosca testa	3	8-10
	Mergulho	2	8-10

MEMBROS INFERIORES (SEXTA-FEIRA)			
Quadríceps	Agachamento	3	6-8
	Passada à frente com halteres	3	10-12
Isquiotibiais	Levantamento-terra romeno	3	8-10
Panturrilhas	Flexão plantar, sentado	3	15-20
	Flexão plantar, em pé	3	15-20
Abdominais	Abdominal na polia alta	3	10-12
	Abdominal invertido	3	15-20

---

* N. de R. T.: O termo "mais intenso" faz referência à realização de exercícios com maior carga e volume total para um determinado grupo muscular em uma sessão de treinamento quando comparado a uma sessão seguindo o princípio do modelo de treinamento único.

** N. de R. T.: Exercício de elevação da cintura escapular (ombros).

Rotina dividida em dois treinos

A rotina dividida em dois treinos é muito similar à rotina dividida em membros superiores e inferiores. A diferença é que alguns grupos musculares de membros superiores são treinados junto com as pernas (ver Tab. 5.4), porque os membros superiores são compostos por mais grupos musculares do que os inferiores. Muitos levantadores de peso usam um modelo parecido com a rotina dividida em membros superiores e inferiores. No entanto, treinam bíceps e tríceps junto com as pernas, o que divide o treino em uma sessão para peito, costas, ombros, trapézio e abdominais e outra para quadríceps, isquiotibiais, panturrilhas, bíceps e tríceps. Os benefícios dessa divisão de treino são os mesmos da divisão em membros superiores e inferiores. Porém, a vantagem da rotina de dois treinos é o melhor equilíbrio entre o número de grupos musculares treinados em cada sessão. Pode-se usar essa rotina para cada grupo muscular a fim de treinar tanto 2 quanto 3 vezes por semana, dependendo da disponibilidade e da quantidade de tempo necessária para a recuperação muscular.

TABELA 5.4 Rotina dividida em dois treinos

SEGUNDA-FEIRA			
Grupo muscular	Exercício	Séries	Repetições
Peito	Supino declinado	3	6-8
	Crucifixo inclinado na polia baixa	3	8-10
Costas	Puxada com pegada fechada	3	8-10
	Remada no multiforça	3	8-10
Ombros	Meio desenvolvimento no multiforça	3	6-8
	Elevação lateral no *crossover*	3	10-12
Trapézio	Encolhimento de ombros com barra	3	6-8
Abdominais	Elevação das pernas com joelhos estendidos	3	10-12
	Abdominal oblíquo	3	15-20

TERÇA-FEIRA			
Quadríceps	Agachamento no multiforça	3	6-10
	Extensão de joelhos unilateral	3	12-15
Isquiotibiais	Levantamento-terra romeno com halteres	3	8-10
Panturrilhas	Flexão plantar *donkey*	3	15-20
	Flexão plantar, sentado	3	15-20
Bíceps	Rosca direta com barra	3	8-10
	Rosca concentrada na polia baixa	2	10-12
Tríceps	Rosca testa, sentado	3	8-10
	Tríceps na polia alta	2	10-12

QUINTA-FEIRA			
Grupo muscular	Exercício	Séries	Repetições
Peito	Supino inclinado com halteres	3	8-10
	Voador	3	10-12
Costas	Remada sentada na polia baixa	3	8-10
	Puxada com pegada aberta	3	8-10
Ombros	Meio desenvolvimento com halteres	3	8-10
	Elevação frontal com barra	3	10-12
Trapézio	Encolhimento de ombros com a barra atrás das costas	3	8-10
Abdominais	Vela	3	15-20
	Supra-abdominal na bola	3	15-20

SEXTA-FEIRA			
Quadríceps	*Leg press*	3	6-8
	Passada à frente com halteres	3	10-12
Isquiotibiais	Flexão de joelhos, deitado	3	10-12
Panturrilhas	Flexão plantar, sentado	3	15-20
	Flexão plantar no *leg press*	3	15-20
Bíceps	Rosca alternada com halteres	3	8-10
	Rosca Scott	2	10-12
Tríceps	Mergulho	3	6-10
	Rosca testa	2	8-10

Rotina dividida em três treinos

A rotina dividida em três treinos é bastante utilizada por fisiculturistas para separar os principais grupos musculares em três sessões de treino diferentes. Embora não seja fundamental a forma como agrupá-los, é comum dividi-los do seguinte modo: uma sessão para pernas (quadríceps, isquiotibiais e panturrilhas); uma com os movimentos de "empurrar" (peito, ombros e tríceps); e uma com os movimentos de "puxar" (costas e bíceps). Grupos musculares como os abdominais podem ser treinados na primeira e na terceira sessões (caso se esteja treinando cada grupo uma vez por semana) ou na segunda sessão (caso se esteja treinando cada grupo muscular duas vezes por semana). Realizando-se essa divisão, é possível aumentar ainda mais o volume normalmente usado nos dois exemplos anteriores de rotina dividida. O modelo de três treinos permite que cada grupo muscular tenha entre três e sete dias de intervalo entre as sessões. A maioria dos fisiculturistas que usam esse sistema treina cada grupo muscular 1 ou 2 vezes por semana. Quando os grupos musculares são treinados apenas uma vez por semana, a rotina é feita nas segundas, quartas e sextas-feiras (Tab. 5.5). Embora os treinos não precisem ser realizados necessariamente nesses dias, é importante ter um dia de intervalo entre as sessões. No entanto, se não houver disponibilidade, é correto treinar em 2 ou até 3 dias consecutivos. A rotina dividida em três treinos é conveniente para fisiculturistas que treinam com alta intensidade ou alto volume, devido ao período de descanso proporcionado. Para aqueles interessados em treinar cada grupo muscular duas vezes por semana, essa rotina pode ser feita nas segundas, terças e quartas-feiras, sendo repetida nas quintas, sextas e sábados. Um volume mais baixo deve ser utilizado para a maioria dos grupos musculares quando trabalhados com essa frequência.

TABELA 5.5 Rotina dividida em três treinos

SEGUNDA-FEIRA

Grupo muscular	Exercício	Séries	Repetições
Peito	Supino	3	8-10
	Supino inclinado com halteres	3	8-10
	Crossover	3	10-12
Ombros	Meio desenvolvimento com halteres	3	8-10
	Remada vertical	3	8-10
	Crucifixo invertido	3	10-12
Trapézio	Encolhimento de ombros com halteres	3	6-8
Tríceps	Rosca testa, sentado	3	8-10
	Tríceps corda	3	10-12
Abdominais	Elevação das pernas com joelhos estendidos	3	10-12

QUARTA-FEIRA

Grupo muscular	Exercício	Séries	Repetições
Quadríceps	Agachamento	3	8-10
	Leg press	3	6-8
	Extensão de joelhos	3	10-12
Isquiotibiais	Flexão de joelhos, deitado	3	10-12
Panturrilhas	Flexão plantar, em pé	3	10-12
	Flexão plantar, sentado	3	12-15

SEXTA-FEIRA

Grupo muscular	Exercício	Séries	Repetições
Costas	Barra	3	6-10
	Remada com barra	3	6-8
	Remada com pegada aberta na polia baixa	3	8-10
	Extensão de ombro na polia alta	3	10-12
Bíceps	Rosca direta com barra	3	8-10
	Rosca Scott	3	8-10
Antebraços	Rosca punho	3	10-12
Abdominais	Abdominal na polia alta	3	10-12
	Abdominal invertido	3	12-15

Rotina dividida em quatro treinos

A rotina dividida em quatro treinos separa todos os maiores grupos musculares do corpo em quatro diferentes dias de treino, o que permite trabalhar menos grupos musculares em cada sessão. Dessa forma, pode-se aumentar o volume e a intensidade das sessões. Esses dois fatores são importantes para se conseguir um progresso contínuo conforme a experiência de treino aumenta. A maioria dessas rotinas costuma ser feita nas segundas, terças, quintas e sextas-feiras, com dias de descanso nas quartas-feiras, sábados e domingos. Uma forma comum de separar os grupos musculares é exercitando peito, tríceps e abdominais nas segundas-feiras; quadríceps, isquiotibiais e panturrilhas nas terças; ombro, trapézio e abdominais nas quintas; e costas, bíceps e antebraços nas sextas (Tab. 5.6).

A rotina dividida em quatro dias de treino une grupos musculares grandes com grupos musculares pequenos (ou auxiliares) como, por exemplo, peitorais com tríceps. O tríceps auxilia os músculos do peito (peitorais) em todos os exercícios de "empurrar", como o supino. A lógica por trás dessa técnica é que o treino de peito também trabalha o tríceps. Com isso em mente, faz sentido continuar a sessão com outros exercícios específicos para tríceps. O mesmo ocorre com a união de costas, bíceps e antebraços, assim como quadríceps, isquiotibiais e panturrilhas. Seguindo esse raciocínio, também é possível unir peito com ombros e trapézio, pois os músculos do ombro (deltóides) auxiliam o peito durante os exercícios em que este é ativado. A regra mais importante de se lembrar é que os grandes grupos musculares são treinados antes dos grupos menores que os auxiliam. Isso porque, caso os grupos menores sejam treinados primeiro, eles estarão cansados quando o grupo muscular maior for trabalhado, limitando os níveis de força dos exercícios direcionados a este grupo.

TABELA 5.6 Rotina dividida em quatro dias com grupos musculares sinergistas

SEGUNDA-FEIRA			
Grupo muscular	Exercício	Séries	Repetições
Peito	Supino inclinado	3	8-10
	Supino com halteres	3	8-10
	Crucifixo inclinado	3	10-12
	Crossover	3	10-12
Tríceps	Mergulho	3	6-10
	Rosca testa	3	8-10
	Rosca testa no crossover com corda	3	10-12
Abdominais	Elevação das pernas com joelhos estendidos	3	10-12
	Abdominal	3	15-20

TERÇA-FEIRA			
Quadríceps	Agachamento no multi-força	4	8-10
	Passada à frente	3	8-10
	Extensão de joelhos	3	10-12
Isquiotibiais	Flexão de joelhos, deitado	3	10-12
	Levantamento-terra romeno	3	8-10
Panturrilhas	Flexão plantar, em pé	3	10-12
	Flexão plantar, sentado	3	12-15

QUINTA-FEIRA			
Grupo muscular	Exercício	Séries	Repetições
Ombros	Meio desenvolvimento com barra	3	8-10
	Elevação lateral	3	10-12
	Elevação frontal	2	10-12
	Crucifixo invertido no crossover	2	10-12
Trapézio	Encolhimento de ombros com a barra atrás das costas	4	8-10
Abdominais	Vela	3	12-15
	Abdominal na polia alta	3	12-15

SEXTA-FEIRA			
Costas	Puxada pela frente com a pegada aberta	3	8-10
	Serrote	3	8-10
	Remada com a barra T	3	8-10
	Puxada com pegada supinada	3	10-12
Bíceps	Rosca direta com a barra W	3	8-10
	Rosca concentrada com haltere	3	10-12
	Rosca neutra alternada	3	8-10
Antebraços	Rosca punho com halteres	3	10-12
	Rosca punho invertida	3	10-12

Obviamente, essa não é a única opção de união de grupos musculares. Outro ponto de vista sobre essa questão é a separação dos grupos musculares que trabalham de forma sinérgica, porque o grupo menor é frequentemente fatigado após o treino do grupo maior, o que limita a sua força e causa fadiga precoce durante a execução dos exercícios específicos para os músculos menores, podendo acarretar, como consequência, uma limitação do crescimento muscular. A proposta seria dividir os grupos, separando-os em conjuntos que realizam funções antagônicas. Por exemplo, na segunda-feira, treina-se peito e costas; na terça, ombros, trapézio e abdominais; na quinta, quadríceps, isquiotibiais e panturrilhas; e na sexta-feira, bíceps, tríceps, antebraço e abdominais (Tab. 5.7). As sessões das segundas e das sextas-feiras são as que melhor exemplificam essa estratégia de treino. Trabalhar peito e costas na mesma sessão permite exercitar dois músculos que não fadigam um ao outro. O mesmo pode ser dito sobre o treino que une bíceps e tríceps. Cada grupo muscular realiza um movimento oposto ao do outro grupo que está sendo trabalhado na sessão. O bíceps flexiona o cotovelo enquanto o tríceps promove a extensão. Esse artifício não apenas ajuda a prevenir a fadiga do segundo grupo treinado, mas também pode aumentar a força muscular com a técnica conhecida como treino "agonista/antagonista" (ver Cap. 9).

TABELA 5.7 Rotina dividida em quatro dias com grupos musculares antagônicos

SEGUNDA-FEIRA			
Grupo muscular	Exercício	Séries	Repetições
Peito	Supino no multiforça	3	8-10
	Supino inclinado com halteres	3	8-10
	Crucifixo com halteres	3	10-12
	Voador	3	10-12
Costas	Barra	3	6-10
	Remada com barra e pegada supinada	3	6-8
	Remada sentada na polia baixa	3	8-10
	Puxada com a pegada aberta	3	10-12
TERÇA-FEIRA			
Ombros	Meio desenvolvimento com halteres	3	8-10
	Remada vertical no multiforça	3	8-10
	Elevação lateral unilateral na polia baixa	3	10-12
	Crucifixo invertido	3	10-12
Trapézio	Encolhimento de ombros com barra	4	6-8
Abdominais	Abdominal inclinado	3	12-15
	Abdominal oblíquo	3	12-15

QUINTA-FEIRA			
Grupo muscular	Exercício	Séries	Repetições
Quadríceps	Agachamento	3	6-8
	Leg press	3	8-10
	Step	3	8-10
	Extensão de joelhos	3	10-12
Isquiotibiais	Flexão de joelhos, em pé	3	10-12
Panturrilhas	Flexão plantar no multiforça	3	10-12
	Flexão plantar, sentado	3	12-15
SEXTA-FEIRA			
Bíceps	Rosca alternada com halteres	3	8-10
	Rosca direta na polia baixa, deitado	3	8-10
	Rosca Scott com halteres	3	8-10
Antebraços	Rosca punho invertida	3	10-12
	Rosca punho por trás das costas	3	10-12
Tríceps	Supino com a pegada fechada	3	6-10
	Tríceps na polia alta	3	8-10
	Tríceps francês unilateral	3	10-12
Abdominais	Abdominal na bola	3	10-12
	Abdominal invertido	3	12-15

Rotina dividida em cinco treinos

A rotina dividida em cinco treinos possibilita que mais grupos musculares sejam treinados isoladamente, o que permite priorizar um grande grupo por sessão. Com esse tipo de rotina, pode-se aumentar radicalmente a intensidade e o volume total do treino, pois cada grande grupo muscular é trabalhado quando encontra-se recuperado e com o seu nível de força restabelecido. Um exemplo poderia ser o treino de peito na segunda-feira; de pernas (quadríceps, isquiotibiais e panturrilhas) na terça; de costas na quarta; de ombro e trapézio na quinta; e de braços (tríceps, bíceps e antebraços) na sexta. Abdominais podem ser feitos em qualquer dia, como, por exemplo, na segunda ou na quinta-feira (ver Tab. 5.8). Tem-se, assim, dias de descanso no fim de semana, os quais são uma questão de agenda. Quando se repousará não é o aspecto mais importante, porque se pode descansar em dois dias da semana. Isto é, se os treinos durante o fim de semana não são um problema, então treine no sábado e no domingo, mas tire dois dias de descanso durante a semana.

TABELA 5.8 Rotina dividida em cinco dias

SEGUNDA-FEIRA			
Grupo muscular	Exercício	Séries	Repetições
Peito	Supino inclinado no multiforça	4	6-10
	Supino com halteres	3	8-10
	Supino declinado com halteres	3	8-10
	Crucifixo inclinado com halteres	3	10-12
	Crucifixo no *crossover*	3	10-12
Abdominais	Elevação das pernas com joelhos estendidos	3	12-15
	Abdominal oblíquo	3	12-15
	Abdominal na polia alta	3	10-12
TERÇA-FEIRA			
Quadríceps	Agachamento	4	6-10
	Agachamento no *rack*	3	8-10
	Passada à frente	3	8-10
	Extensão de joelhos	3	10-12
Isquiotibiais	Levantamento-terra romeno	3	8-10
	Flexão de joelhos, deitado	3	10-12
Panturrilhas	Flexão plantar, em pé	3	10-12
	Flexão plantar *donkey*	3	12-15
	Flexão plantar, sentado	3	15-20
QUARTA-FEIRA			
Costas	Barra	3	6-10
	Remada com barra	3	6-8
	Serrote	3	8-10
	Puxada com pegada supinada	3	10-12
	Extensão de ombro na polia alta	3	10-12

QUINTA-FEIRA			
Grupo muscular	Exercício	Séries	Repetições
Ombros	Meio desenvolvimento com barra	3	6-8
	Meio desenvolvimento com halteres	3	8-10
	Remada vertical na polia baixa	3	8-10
	Elevação lateral com halteres, sentado	3	10-12
	Voador invertido	3	10-12
Trapézio	Encolhimento de ombros no multiforça	3	6-8
	Encolhimento de ombros com halteres	3	8-10
Abdominais	Abdominal invertido	3	12-15
	Abdominal na polia alta, em pé	3	10-12
	Canivete	3	12-15
SEXTA-FEIRA			
Tríceps	Rosca testa	3	8-10
	Tríceps na polia alta com pegada supinada	3	8-10
	Tríceps francês	3	8-10
	"Coice" com halteres	2	12-15
Bíceps	Rosca direta com barra	3	8-10
	Rosca Scott com barra W	3	8-10
	Rosca direta com halteres, posição inclinada	3	8-10
	Rosca neutra, sentado	2	10-12
Antebraços	Rosca punho com halteres	3	10-12
	Rosca punho invertida com halteres	3	10-12

Dois treinos por dia

Exigente, a rotina de dois treinos por dia oferece diversas vantagens para os fisiculturistas mais avançados. Como o nome já diz, trata-se de um treinamento dividido em duas sessões no mesmo dia. Normalmente, a maioria dos fisiculturistas que utilizam esse método trabalha um grupo muscular no início e outro no final do dia (ver Tab. 5.9). O intervalo entre essas sessões é de, no mínimo, seis horas. Dependendo do objetivo, pode-se treinar com maior frequência ou conseguir mais dias de descanso. Com essa rotina, é possível exercitar os principais grupos musculares do corpo em 3 ou 4 dias. Assim, tem-se 3 ou 4 dias de descanso toda semana se cada grupo for treinado uma vez por semana. No entanto, se as respostas forem melhores com um treino mais frequente, esse método permite que se trabalhe cada grupo muscular até duas vezes por semana. Outra forma de utilizar o modelo com duas sessões de treino por dia é seguindo uma rotina dividida em cinco treinos, que incorpora uma mudança não muito comum: exercitar o mesmo grupo muscular duas vezes por dia. De acordo com as pesquisas, essa pode ser uma forma benéfica de treino. Para maiores detalhes sobre esse método, veja o Capítulo 6.

TABELA 5.9 Dois treinos por dia

Grupo muscular	Exercício	Séries	Repetições
SEGUNDA-FEIRA (8H)			
Peito	Supino	3	8-10
	Supino inclinado com halteres	3	8-10
	Crucifixo inclinado com halteres	3	10-12
	Crossover	3	10-12
SEGUNDA-FEIRA (18H)			
Tríceps	Mergulho	3	6-10
	Rosca testa com halteres	3	8-10
	Tríceps na polia alta	2	10-12
	Tríceps francês	2	10-12
Abdominais	Elevação das pernas com joelhos estendidos	3	10-12
	Abdominal na polia alta	3	10-12
TERÇA-FEIRA (8H)			
Quadríceps	Leg press	4	6-8
	Agachamento no multiforça	4	8-10
	Step	3	8-10
	Extensão de joelhos unilateral	4	12-15
TERÇA-FEIRA (18H)			
Isquiotibiais	Levantamento-terra romeno	3	8-10
	Flexão de joelhos deitado	3	10-12
	Inversor	2	12-15
Panturrilhas	Flexão plantar, em pé	4	10-12
	Flexão plantar, sentado	4	12-15
QUINTA-FEIRA (8H)			
Ombros	Meio desenvolvimento com barra	4	8-10
	Remada vertical com halteres	3	8-10
	Elevação lateral com halteres	3	10-12
	Elevação lateral inclinado	3	10-12
QUINTA-FEIRA (18H)			
Trapézio	Encolhimento de ombros com barra no multiforça	3	6-8
	Encolhimento de ombros com halteres, sentado	3	8-10
Abdominais	Vela	3	12-15
	Abdominal na bola	3	12-15
SEXTA-FEIRA (8H)			
Costas	Puxada pela frente com pegada aberta	4	8-10
	Remada com barra	4	8-10
	Puxada fechada	3	10-12
	Remada baixa na polia baixa	3	8-10
SEXTA-FEIRA (18H)			
Bíceps	Rosca direta com barra	3	8-10
	Rosca direta inclinada, com halteres	3	10-12
	Rosca concentrada na polia baixa	2	10-12
	Rosca neutra	2	8-10
Antebraços	Rosca punho	3	10-12
	Rosca punho invertida	3	10-12

TREINAMENTO POR GRUPOS MUSCULARES

Agora você deve estar familiarizado com as melhores formas de treinar cada grupo muscular de acordo com a rotina dividida escolhida, que influenciará fatores como o número de exercícios executados e o número total de séries por grupo. No entanto, de forma generalizada, o tipo de rotina não influencia na seleção dos exercícios, na quantidade de carga utilizada, no número de repetições ou na quantidade de intervalo entre as séries. Por essa razão, existem algumas regras gerais que devem ser levadas em consideração durante a elaboração de um programa de treinamento de força, independentemente do tipo de rotina dividida adotado.

Se o objetivo for maximizar a massa muscular, a regra mais importante é executar todas as séries até a falha muscular. Embora o número de repetições considerado "certo" para o crescimento muscular seja entre 8 e 12, novas pesquisas da McMaster University, no Canadá, sugerem que a quantidade de peso e a janela de repetições utilizadas podem não ser tão importantes como anteriormente proposto, desde que as séries promovam a falha muscular. Um dos estudos mostrou que participantes que treinaram durante 10 semanas com pesos que permitiam completar entre 20 e 30 repetições, levando à falha muscular, ganharam a mesma quantidade de massa que aqueles cujos pesos permitiam 8 a 12 repetições por série, também chegando à falha (Burd et al., 2010). Outros estudos realizados por esse grupo demonstram que janelas com um alto número de repetições (20 a 30) e pesos leves, atingindo-se a falha muscular, aumentam a síntese de proteínas musculares em uma quantidade equivalente ou até maior do que janelas com um baixo número de repetições (4 a 5 repetições) que também atinjam a falha (Burd et al., 2011). Portanto, a forma mais inteligente de agir é utilizar um número variado de janelas de repetições, desde o mais baixo (3 a 5 por série) com pesos elevados, até o mais alto (20 a 30 ou mais por série) com pesos baixos, bem como uma enorme variedade de janelas entre esses dois extremos, como, por exemplo, 6 a 8, 9 a 11 e 12 a 15 por série. Assim, obtém-se os benefícios que cada janela proporciona, além da influência direta na síntese de proteínas musculares. Por exemplo, sessões de treino com cargas mais elevadas têm promovido maiores incrementos nos níveis de testosterona (importante hormônio anabólico que inicia o processo de crescimento muscular) do que sessões com cargas mais leves. Entretanto, um número maior de repetições (p. ex., de 15 ou mais) está associado a uma maior taxa de liberação do hormônio do crescimento do que sessões envolvendo cargas mais elevadas. Devido ao fato de esse hormônio estar envolvido com o crescimento muscular, maximizar a sua liberação após sessão de treino pode ser fundamental. Um número maior de repetições também aumenta a capilarização das fibras musculares, ou seja, há um aumento na quantidade de capilares que suprem os músculos, o que provoca um aumento da disponibilidade de sangue para a fibra muscular. Com o maior fluxo de sangue nas fibras, o fornecimento de nutrientes fundamentais para a produção de energia e para o crescimento muscular, como os carboidratos, os aminoácidos das proteínas e a gordura, também aumenta. Além disso, há uma maior oferta de oxigênio, essencial tanto para a restauração energética muscular entre as séries quanto para diminuir a lesão provocada por uma sessão de levantamento de pesos. Outro benefício do aumento do fluxo sanguíneo nas fibras é a maior disponibilidade de hormônios anabólicos, como a testosterona e o hormônio do crescimento, para os músculos.

A ordem em que as janelas de repetições se "ciclam" pode não ser fundamental. Modelos periodizados se utilizam modelos lineares, lineares invertidos e ondulados têm se mostrado efetivos na promoção do crescimento muscular. Desse modo, diversos programas periodizados que "ciclam" uma variedade de janelas de repetições e levam cada série até a falha muscular parecem ser a melhor tática para enfatizar o crescimento muscular.

Outra consideração importante para o aumento da massa envolve o período de descanso utilizado entre as séries. A maioria dos fisiculturistas usa períodos curtos, com cerca de 1 a 2 minutos. Intervalos menores – com dois minutos ou menos – também apresentam incrementos nas concentrações de hormônio do crescimento após a sessão de treino. Períodos mais curtos de recuperação também aumentam a capilarização dos músculos, assim como a atividade das enzimas envolvidas no fornecimento de energia. Um estudo mostrou que indivíduos que participaram de um programa de treinamento de força de 8 semanas, com diminuição do período de descanso entre as séries em 15 segundos a cada semana, tiveram maiores ganhos de massa muscular do que aqueles que mantiveram esses períodos em 2 minutos (Souza-Junior et al., 2011) (ver Cap. 6 para mais informações sobre os programas que diminuem o tempo de intervalo ao longo do treinamento).

A escolha dos exercícios e a ordem em que serão executados são outros aspectos importantes a serem considerados para o aumento da massa. Para os grandes grupos musculares, como peito, costas, ombros e pernas, executam-se exercícios multiarticulares no início da sessão de treino, quando o músculo está "mais forte". Então, complementa-se com os exercícios auxiliares, que envolvem o movimento de apenas uma articulação e isolam melhor o grupo de interesse. Essa sugestão deve-se ao fato de os exercícios multiarticulares terem o auxílio de outros grupos musculares para a execução do movimento. O grupo alvo do exercício é considerado o motor primário, enquanto os grupos auxiliares são considerados músculos sinergistas. Por exemplo, no supino, um exercício multiarticular para o peito, os peitorais são os motores primários, enquanto os músculos do ombro, o tríceps e os dorsais são os sinergistas. Como os exercícios multiarticulares envolvem a sinergia de diversos grupos musculares, é possível levantar cargas mais elevadas durante sua execução. Aconselha-se realizar primeiro os exercícios em que se consegue levantar mais carga, pois todos os músculos usados estarão descansados e, dessa forma, poderão ajudar a levantar a maior quantidade de peso de que se é capaz. Usar cargas mais altas promove maior sobrecarga no músculo de interesse, o que pode levar a uma maior hipertrofia ao longo do tempo. Por isso, é uma boa ideia inverter essa regra ocasionalmente e utilizar a técnica de treino conhecida como pré-exaustão, em que se executam os exercícios monoarticulares de um grupo muscular no início da sessão e os exercícios multiarticulares, no final. Para mais informações sobre a pré-exaustão, sobre o porquê ela funciona e sobre programas que a utilizam, veja o Capítulo 6.

Para ganhos na força, especialistas concordam que um menor número de séries tende a ser o melhor. No entanto, existe alguma controvérsia sobre o volume ideal – ou a quantidade total de séries – a ser utilizado para otimizar o ganho de massa muscular. Um dos motivos pode ser o fato de não existir um número ideal de séries para o aumento da massa. Normalmente, iniciantes devem começar com poucas séries e aumentar esse número conforme adquire experiência de treino. Entretanto, se considerarmos fisiculturistas experientes, existe pouco consenso sobre qual é o volume mais adequado. Alguns treinam com um volume muito baixo (de 6 a 10 séries por grupo muscular), enquanto outros usam um volume extremamente alto (de 20 a 30 séries por grupo) – como fazia Arnold Schwarzenegger, o fisiculturista mais famoso de todos os tempos. Um pequeno conselho para os praticantes experientes é "ciclar" o volume de treino com períodos que envolvam desde volumes baixos até volumes altos. Isso dependerá da intensidade do treino, assim como da sua frequência.

Lembre-se de que essas são normas gerais para a construção de uma base sólida para o programa de treino. Muitos dos métodos abordados no Capítulo 6 contradizem essas normas, por serem utilizados por praticantes com experiência de treino entre moderada e alta. Para praticantes experientes, a mudança periódica do que se realiza normalmente permite um melhor crescimento muscular devido à alteração abrupta no programa de treinamento.

Mudando a sua rotina dividida

Independentemente da rotina dividida mais adequada para você no momento, deve-se sempre considerar uma mudança, a fim de oferecer ao corpo alguma variação na forma como ele é treinado. Assim como mudar carga, repetições ou tempo de intervalo entre as séries, alterar a rotina dividida mantém o progresso contínuo das adaptações ao treinamento e evita a estagnação. Para iniciantes, iniciar com um treino único e passar de forma lenta e progressiva para rotinas que permitam a execução de um maior volume é uma necessidade. Observe a tabela para uma sugestão de progressão das rotinas divididas com base na experiência de treino. Comece com a rotina correspondente ao seu nível de experiência e avance para o próximo modelo assim que alcançar um novo nível de experiência.

Experiência de treino (meses)	Rotina dividida ideal
1 a 3	Treinamento único
4 a 9	Treino dividido em membros inferiores e superiores Rotina dividida em dois treinos
10 a 18	Rotina dividida em três treinos
19 ou mais	Rotina dividida em quatro ou cinco treinos

Peito

O termo peito refere-se ao grupo muscular conhecido como peitoral maior, que é formado por uma parte superior (clavicular) e por uma parte inferior (esternocostal) (ver Fig. 5.1). Os músculos peitorais executam movimentos como adução horizontal* dos membros superiores, vista no crucifixo (ver Cap. 14 para uma descrição detalhada dos exercícios para o peito). Exercícios básicos e multiarticulares para a região envolvem os movimentos de empurrar, como o supino, o supino inclinado com halteres e o apoio. Já os exercícios auxiliares ou de isolamento são semelhantes ao movimento de "voar", em que há o movimento dos braços, mas sem qualquer alteração na articulação do cotovelo, como pode ser visto no crucifixo com halteres, no *crossover* e no voador. As porções superior e inferior do peito são trabalhadas diferentemente nos vários exercícios para a região. Por isso, o mais importante no treino de peito é garantir a inclusão de exercícios para as porções superior, média e inferior do peitoral. A Tabela 5.10 apresenta algumas normas gerais para a elaboração de uma sessão de treino para o peito com base em rotinas divididas.

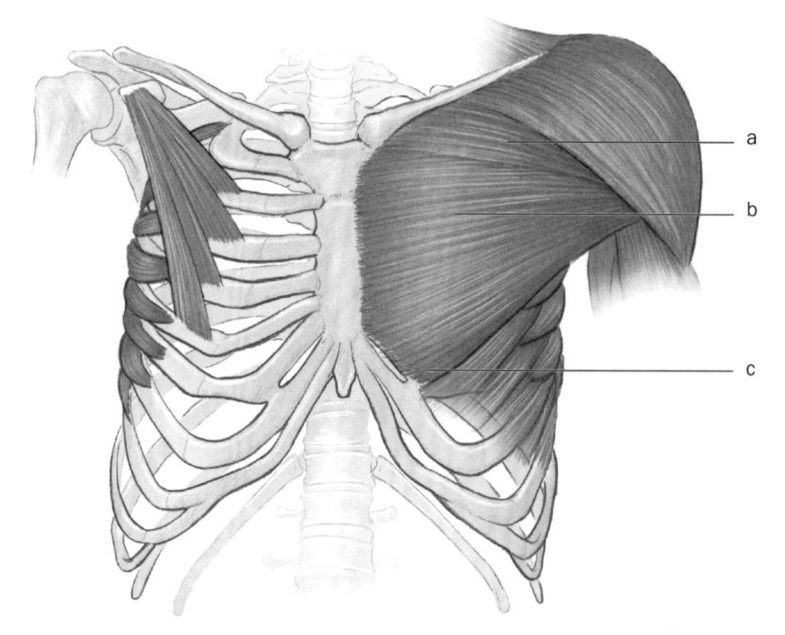

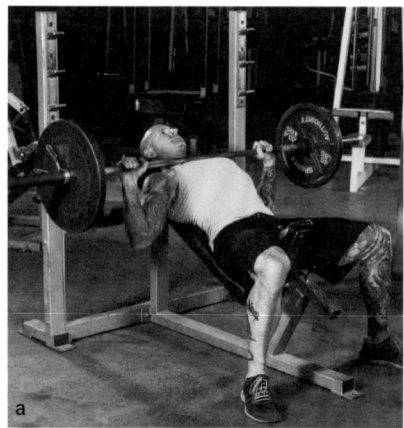

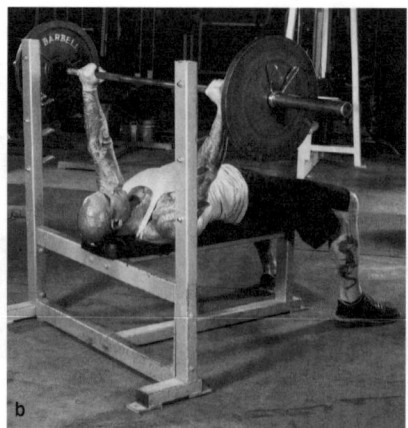

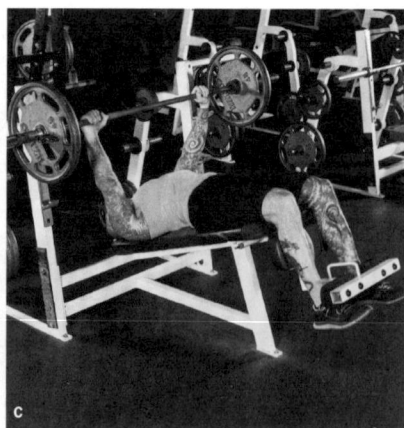

FIGURA 5.1 Músculo peitoral: (a) a parte superior é exercitada no supino inclinado; (b) a média, no supino horizontal; e (c) a inferior, no supino declinado.

---

* N. de R. T.: Movimento também denominado flexão horizontal de ombro.

TABELA 5.10 Recomendações para o treino de peito com base em rotinas divididas

Rotina dividida	Número de exercícios	Ordem dos exercícios	Total de séries
Treinamento único	1	Alterne exercícios de empurrar e do tipo crucifixo em todas as sessões de treino. Alterne exercícios nos bancos horizontal e inclinado em todas as sessões de treino.	3-6
Membros superiores e inferiores ou dois treinos	2	Escolha um exercício no banco horizontal e outro no banco inclinado em cada sessão de treino. Primeiro: Um exercício de empurrar* Segundo: Um exercício do tipo crucifixo Alterne o exercício de empurrar com o do tipo crucifixo, no banco inclinado, em cada sessão de treino. Execute um exercício declinado ou no *crossover* uma vez por semana, no mínimo.	6-8
Três treinos	3	Primeiro: Um exercício com barra* Segundo: Um exercício com halteres Terceiro: Um exercício do tipo crucifixo Alterne os bancos horizontal e inclinado nos dois primeiros exercícios em cada sessão de treino. O terceiro exercício deve ter o mesmo tipo de inclinação usado no primeiro. Execute um exercício declinado ou no *crossover* uma vez por semana, no mínimo.	6-12
Quatro treinos	4	Primeiro: Um exercício com barra* Segundo: Um supino com halteres Terceiro: Um crucifixo com halteres Quarto: Um exercício em máquina ou baseado em cabos Alterne os bancos horizontal e inclinado nos dois primeiros exercícios em cada sessão de treino. O terceiro exercício deve ter o mesmo tipo de inclinação usado no primeiro. Execute um exercício declinado ou no *crossover* uma vez por semana, no mínimo.	8-16
Cinco treinos	4-5	Primeiro: Um exercício com barra* Segundo: Um supino com barra ou halteres Terceiro: Um supino com halteres, se você estiver fazendo um total de cinco exercícios; se você estiver fazendo um total de quatro exercícios, o terceiro deve ser um crucifixo Quarto: Um exercício com halteres, máquina ou do tipo crucifixo Quinto: Um exercício em máquina ou do tipo crucifixo Alterne os bancos horizontal, declinado e inclinado nos três primeiros exercícios em cada sessão de treino. O quarto exercício deve ter o mesmo tipo de inclinação usado no primeiro.	10-20
Dois treinos por dia	4	Primeiro: Um exercício com barra* Segundo: Um supino com halteres Terceiro: Um crucifixo com halteres Quarto: Um exercício em máquina ou do tipo crucifixo Alterne os bancos inclinado e horizontal nos dois primeiros exercícios em cada sessão de treino. O terceiro exercício deve ter o mesmo tipo de inclinação usado no primeiro exercício. Execute um exercício declinado ou no *crossover* uma vez por semana, no mínimo.	8-16

*Pode ser feito no multiforça.

Ombros

Os músculos dos ombros são os deltoides, encontrados no topo do braço. O deltoide é composto por três cabeças que se originam em diferentes pontos da cintura escapular e que convergem para um tendão comum, inserido no úmero (osso do braço). Essas cabeças são denominadas anterior (parte clavicular); média (parte acromial); e posterior (parte espinal).* Embora trabalhem juntas para erguer o braço no nível da articulação do ombro, como na elevação lateral, cada uma delas é estressada diferentemente de acordo com o exercício (ver Fig. 5.2). Por isso, é importante estruturar as sessões de treino para o ombro com movimentos multiarticulares básicos (como o meio desenvolvimento), que trabalhem as três cabeças, assim como com exercícios auxiliares (como a elevação frontal para a cabeça anterior, a elevação lateral ou a remada vertical para a cabeça média, e o crucifixo invertido para a cabeça posterior) (ver Cap. 15 para descrições detalhadas de todos os exercícios para o ombro). Observe, na Tabela 5.11, normas para a elaboração de uma sessão de treino para o ombro com base em rotinas divididas.

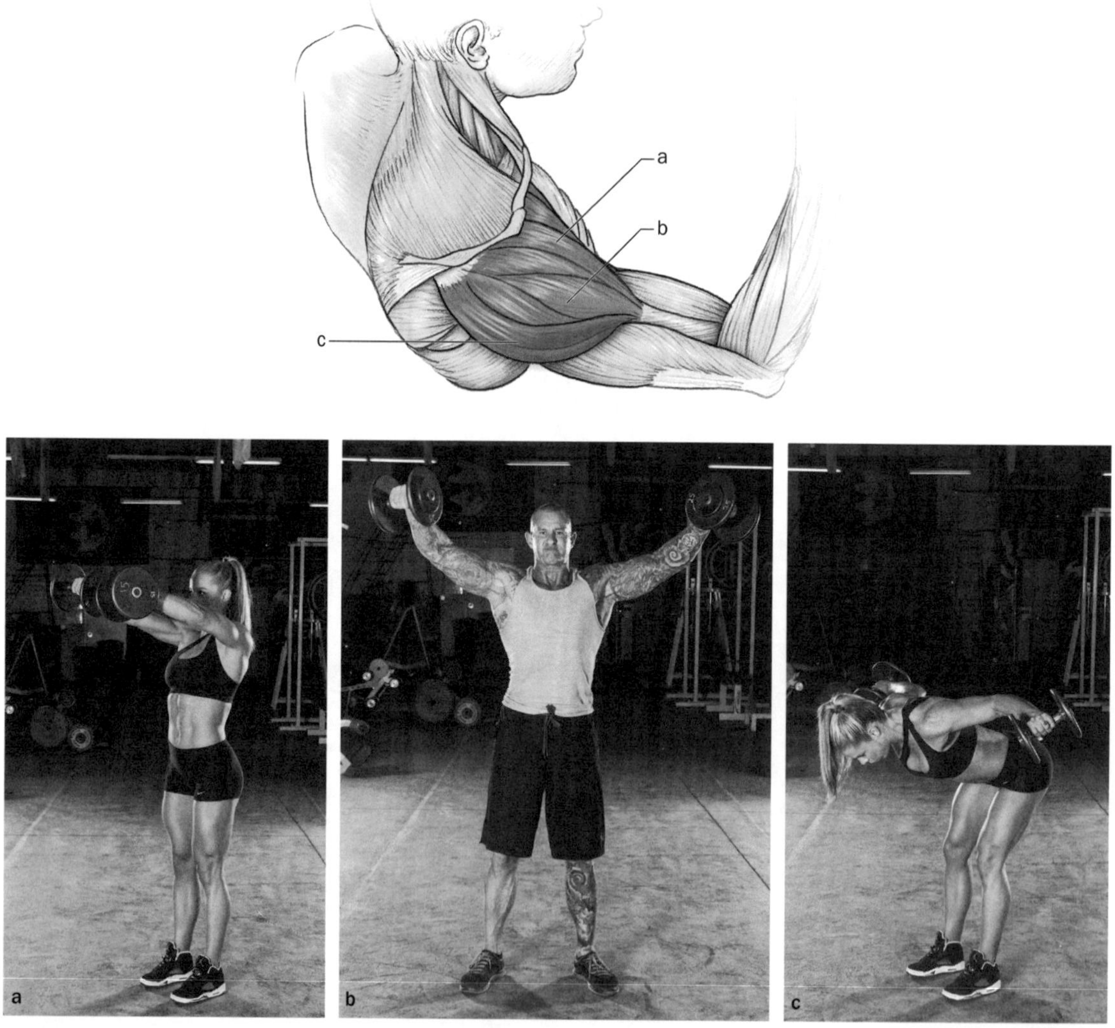

FIGURA 5.2 Músculo deltoide: (a) a cabeça anterior é trabalhada na elevação frontal; (b) a cabeça média, na elevação lateral; e c) a cabeça posterior, no crucifixo invertido.

---

* N. de R. T.: Segundo a Terminologia Anatômica da Sociedade Brasileira de Anatomia, o deltoide é dividido nas partes clavicular (anterior), acromial (média) e espinal (posterior). No entanto, seguindo uma denominação comum, são empregadas aqui as expressões cabeça anterior, média e posterior para as respectivas divisões.

TABELA 5.11 Recomendações para o treino de ombro com base em rotinas divididas

Rotina dividida	Número de exercícios	Ordem dos exercícios	Total de séries
Treinamento único	1	Alterne exercícios de empurrar e de isolamento em cada sessão de treino. Alterne periodicamente os exercícios de empurrar, executando-os com barra* ou halteres. Alterne periodicamente entre remadas verticais e elevações laterais. Tente executar um exercício auxiliar para a parte posterior do deltoide uma vez por mês, no mínimo.	3-6
Membros superiores e inferiores ou dois treinos	2	Escolha um exercício de empurrar e um auxiliar em cada sessão de treino. Primeiro: Um exercício de empurrar* Segundo: Um exercício auxiliar Alterne, em cada sessão de treino, os exercícios de empurrar entre aqueles realizados com barra* e aqueles executados com halteres. Alterne periodicamente exercícios auxiliares por meio do revezamento com elevações laterais, elevações frontais, remadas verticais e crucifixos invertidos.	6-8
Três treinos	3	Primeiro: Um exercício de empurrar* Segundo: Uma elevação lateral ou uma remada vertical Terceiro: Uma elevação frontal ou um crucifixo invertido Alterne, em cada sessão de treino, os exercícios de empurrar entre aqueles realizados com barra* e aqueles executados com halteres. Alterne exercícios de remada vertical e elevação lateral em cada sessão de treino. Alterne exercícios de elevação frontal e crucifixo invertido em cada sessão de treino.	6-12
Quatro treinos	4	Primeiro: Um exercício de empurrar* Segundo: Uma elevação lateral ou uma remada vertical Terceiro: Uma elevação frontal Quarto: Um crucifixo invertido Alterne, em cada sessão de treino, os exercícios de empurrar entre aqueles realizados com barra* e aqueles executados com halteres. Alterne exercícios de remada vertical e elevação lateral em cada sessão de treino.	8-16
Cinco treinos	4	Primeiro: Um exercício de empurrar* Segundo: Uma elevação lateral ou uma remada vertical Terceiro: Uma elevação frontal Quarto: Um crucifixo invertido Alterne, em cada sessão de treino, os exercícios de empurrar entre aqueles realizados com barra* e aqueles executados com halteres. Alterne exercícios de remada vertical e elevação lateral em cada sessão de treino.	8-16
Dois treinos por dia	4	Primeiro: Um exercício de empurrar* Segundo: Uma elevação lateral ou uma remada vertical Terceiro: Uma elevação frontal Quarto: Um crucifixo invertido Alterne, em cada sessão de treino, os exercícios de empurrar entre aqueles realizados com barra* e aqueles executados com halteres. Alterne exercícios de remada vertical e elevação lateral em cada sessão de treino.	8-16

*Pode ser feito no multiforça.

Costas

Os músculos referentes às costas constituem a parte posterior do tronco. Embora o termo costas refira-se principalmente ao músculo latíssimo do dorso (ou dorsais), que vai dos braços até as nádegas (ver Fig. 5.3), ele também pode incluir o redondo maior, os romboides e as porções média e inferior do trapézio – músculos que são frequentemente ativados na execução dos exercícios para costas. Os dois tipos de exercícios para dorsais mais importantes são os de puxar (que incluem as barras e as puxadas) e as remadas (que incluem as remadas curvada com barra, com barra T e sentada na polia baixa). Os exercícios de barra e puxada tendem a enfatizar a parte superior e externa dos dorsais, assim como o redondo maior. Já as remadas tendem a enfatizar a parte média e inferior dos dorsais, bem como os músculos romboides e a parte média do trapézio. Outros tipos de exercícios para os dorsais são o *pullover* e a extensão de ombros na polia alta (ver Cap. 16 para uma descrição detalhada de todos os exercícios para costas). Observe, na Tabela 5.12, as normas básicas para a elaboração de uma sessão de treino para costas com base em rotinas divididas.

O termo costas também se refere à musculatura da região lombar, que sustenta a coluna e permitem sua extensão, por exemplo, ao se reclinar em uma cadeira. Essa musculatura consiste de fibras profundas, como os eretores da espinha, que são formados pelo longuíssimo do tórax, pelo iliocostal lombar e pelo espinal torácico. Os exercícios que treinam a região lombar são as extensões lombares e os "bom-dias".*

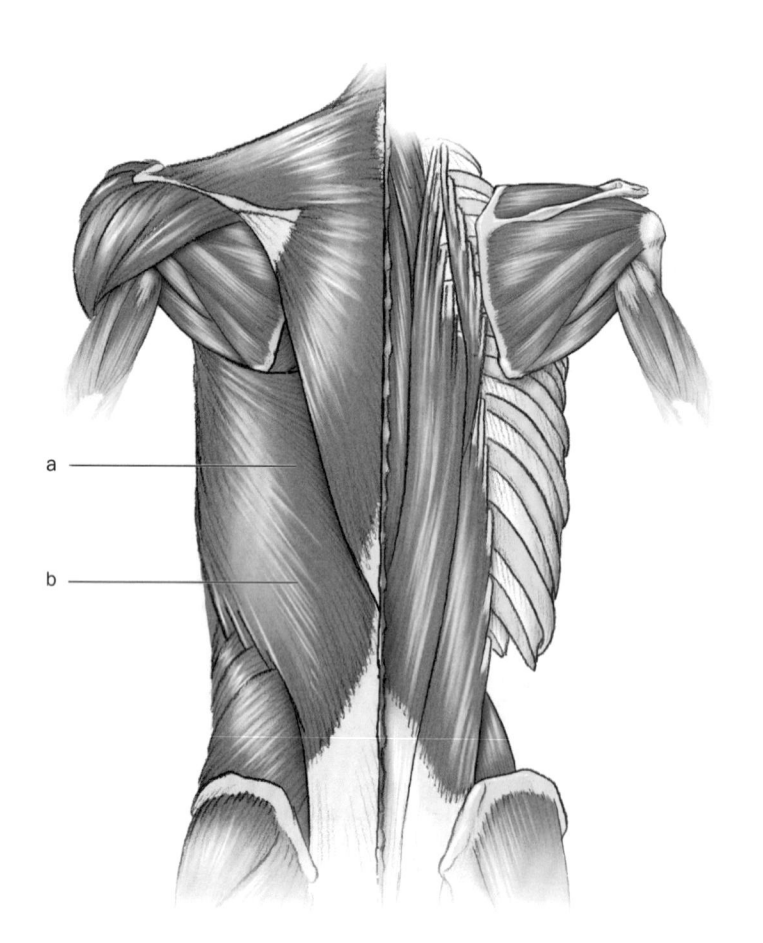

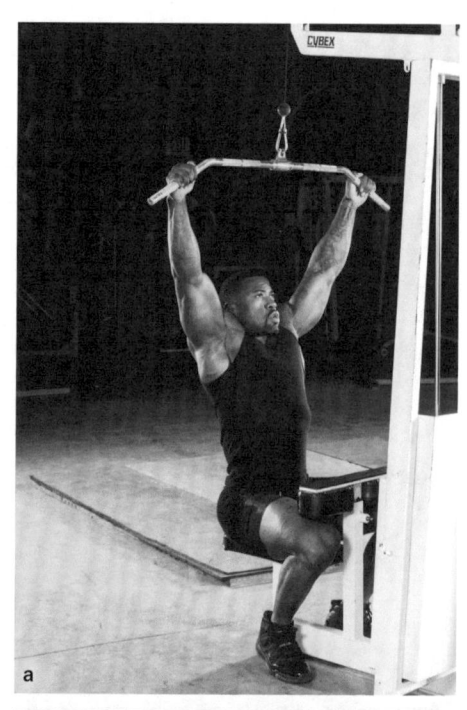

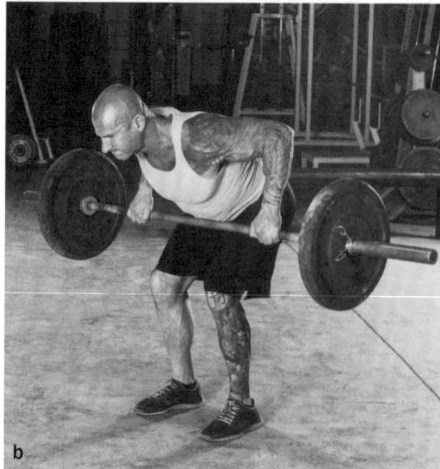

FIGURA 5.3 Musculatura das costas: (a) as partes superior e externa dos dorsais são trabalhadas na puxada, e (b) as partes inferior e média são trabalhadas na remada (curvada) com barra.

---

* N. de R. T.: Referente ao exercício *good morning*.

TABELA 5.12 Recomendações para o treino das costas com base em rotinas divididas

Rotina dividida	Número de exercícios	Ordem dos exercícios	Total de séries
Treinamento único	1	Alterne exercícios de puxar e remadas em cada sessão de treino. Ao menos uma vez por mês, inclua o *pullover* ou a extensão de ombro na polia alta. Também é prudente incluir um exercício para a região lombar uma vez por semana.	3-6
Membros superiores e inferiores ou dois treinos	2	Escolha uma puxada e uma remada em cada sessão de treino (alterne a ordem de execução todas as semanas). Ocasionalmente, substitua a puxada pela extensão de ombro na polia alta ou pelo *pullover*. Também é prudente incluir um exercício para a região lombar uma vez por semana.	6-8
Três treinos	3	Escolha uma puxada e uma remada como os primeiros exercícios em cada sessão de treino (alterne a ordem de execução todas as semanas). O terceiro exercício pode ser uma extensão de ombro na polia alta ou um *pullover*. Também é prudente incluir um exercício para a região lombar uma vez por semana.	6-12
Quatro treinos	4	Escolha uma puxada e uma remada como os primeiros exercícios em cada sessão de treino (alterne a ordem de execução todas as semanas). Terceiro: Uma puxada ou uma remada (alterne a ordem de execução todas as semanas) Quarto: Uma extensão de ombro na polia alta ou um *pullover* Também é prudente incluir um exercício para a região lombar uma vez por semana.	8-16
Cinco treinos	4-5	Escolha uma puxada e uma remada como os primeiros exercícios em cada sessão de treino (alterne a ordem de execução todas as semanas). Terceiro: Uma puxada ou uma remada (alterne a ordem de execução todas as semanas) Quarto: Uma extensão de ombro na polia alta ou um *pullover* Quinto: Um exercício para a região lombar	10-20
Dois treinos por dia	4	Escolha uma puxada e uma remada como os primeiros exercícios em cada sessão de treino (alterne a ordem de execução todas as semanas). Terceiro: Uma puxada ou uma remada (alterne a ordem de execução todas as semanas) Quarto: Uma extensão de ombro na polia alta ou um *pullover* Também é prudente incluir um exercício para a região lombar uma vez por semana.	8-16

Trapézio

O trapézio é um grande músculo em forma de diamante, localizado na parte superior das costas. Tem uma porção superior (parte descendente), uma porção média (parte transversa) e uma porção inferior (parte descendente), cada uma delas com funções específicas (ver Fig. 5.4). A porção superior eleva e rota as escápulas para cima quando se encolhe os ombros (como nos encolhimentos); a média aproxima as escápulas (como na remada alta na polia alta); e a inferior rota as escápulas para baixo (como quando se eleva uma barra acima da cabeça em um "arranco"). O treino de trapézio pode ser unido com o treino de ombro ou costas. A maioria dos fisiculturistas exercita o trapézio após trabalhar ombro, porque seu interesse é o desenvolvimento da porção superior do trapézio, que está envolvida na maior parte dos exercícios para o deltoide. Assim, esse grupo muscular estará suficientemente aquecido depois do treinamento de ombro. No entanto, por ser considerado um músculo das costas e auxiliar na maioria dos exercícios para essa região, o trapézio costuma ser treinado com as costas. Muitos praticantes escolhem um ou dois exercícios para trapézio em uma sessão de treino e executam entre 3 e 8 séries. Se forem realizados exercícios para o trapézio utilizando barra e halteres na mesma sessão, o exercício com barra deve ser executado primeiro (ver Cap. 17 para uma descrição detalhada dos exercícios para o trapézio).

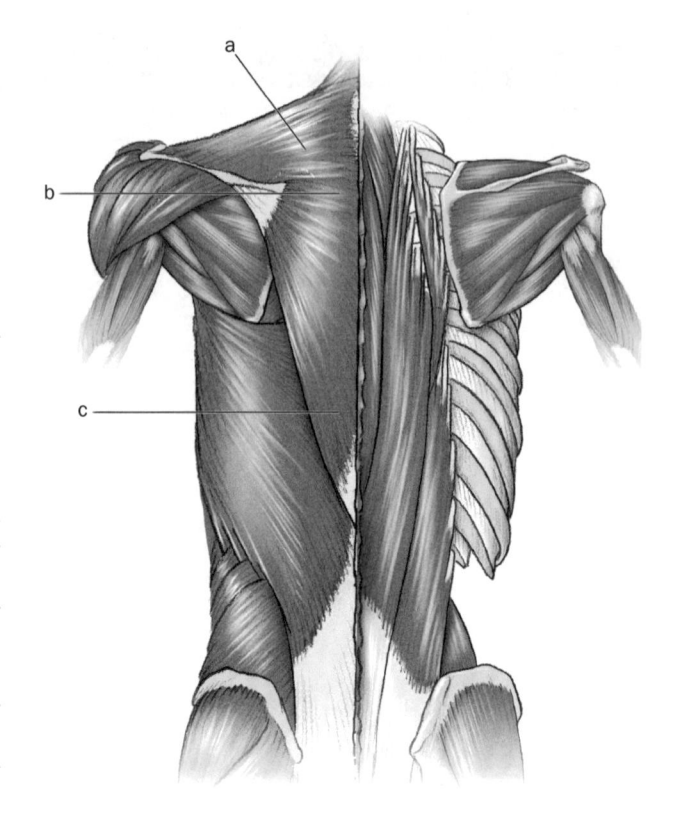

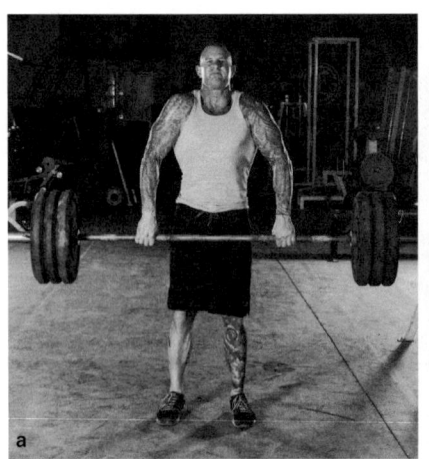

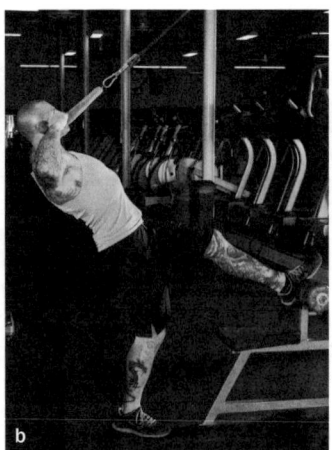

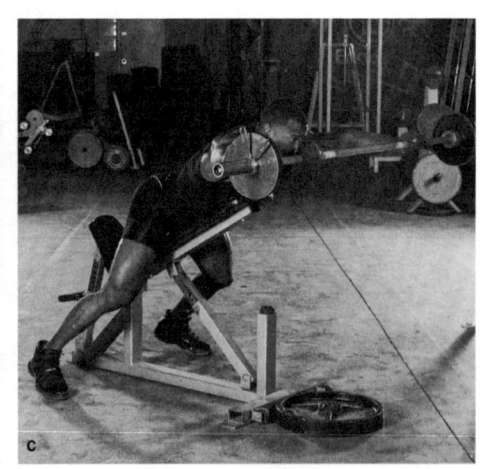

FIGURA 5.4 Músculo trapézio: (a) a porção superior é trabalhada no encolhimento de ombros com barra; (b) a porção média, na remada alta na polia alta; e (c) a porção inferior, na elevação frontal em decúbito ventral.

Tríceps

O tríceps é formado por três cabeças musculares localizadas na parte posterior do braço, que são: a cabeça lateral, a cabeça longa e a cabeça medial (Fig. 5.5). Cada uma delas tem uma inserção distinta na extremidade superior, mas todas se unem em um tendão comum que passa pelo cotovelo e se insere na ulna. A contração do tríceps resulta na extensão do cotovelo, de forma semelhante ao movimento do braço quando se realiza uma martelada.

Os dois tipos de exercícios para tríceps são os complexos* e os auxiliares. Os complexos envolvem a extensão do cotovelo e a movimentação da articulação do ombro. Incluem os supinos com a pegada fechada e os mergulhos. Já os auxiliares envolvem a extensão do cotovelo sem a movimentação de outra articulação, como o "coice" com halteres. Ao escolher os exercícios para tríceps, deve-se incluir alguns exercícios complexos, benéficos para o aumento geral da massa muscular da região, além de uma boa variedade de exercícios auxiliares.

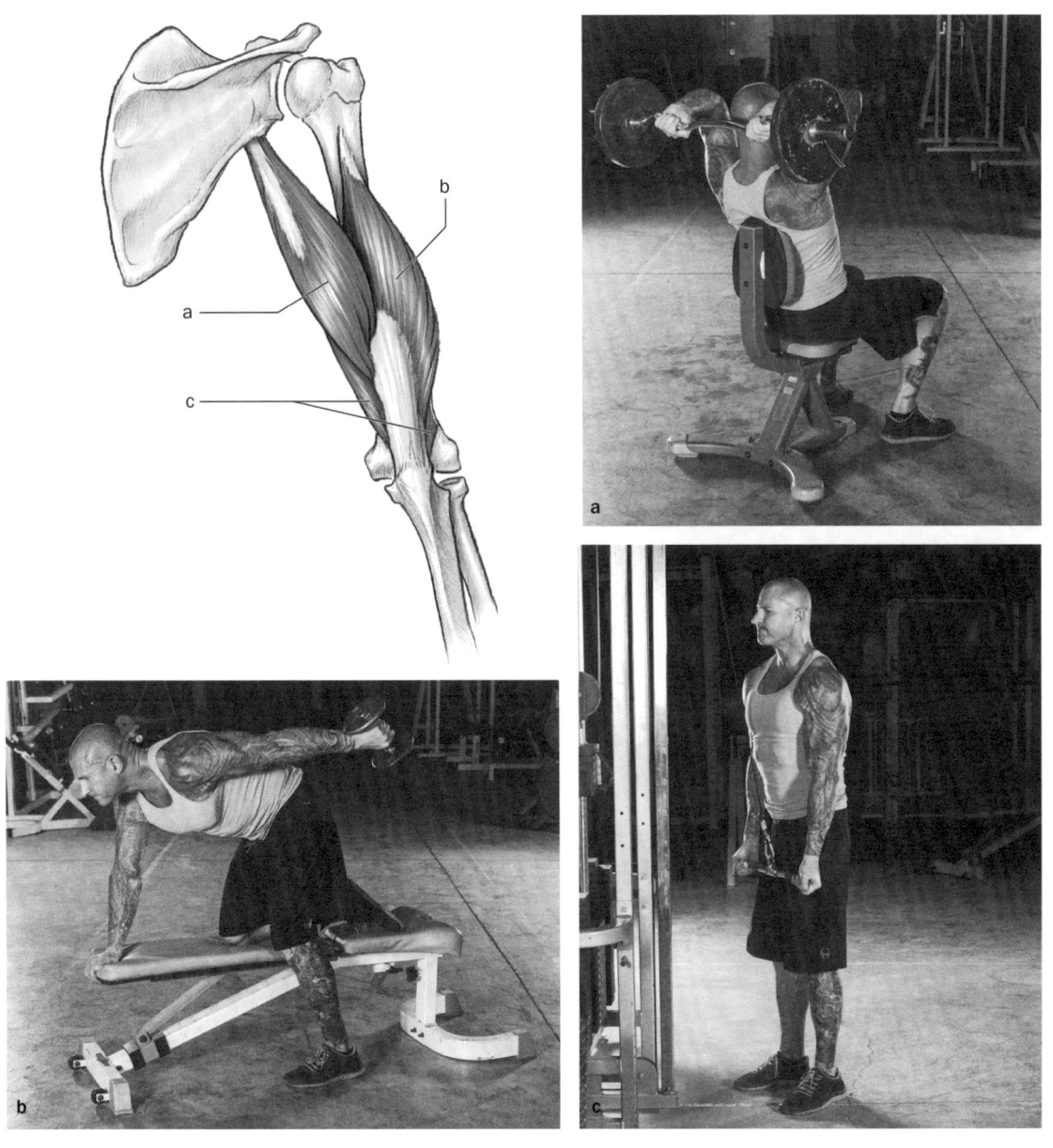

FIGURA 5.5 Tríceps: (a) a cabeça longa do tríceps é trabalhada no tríceps francês; (b) a cabeça lateral, no "coice" com halteres; e (c) a cabeça medial, no tríceps na polia alta com pegada supinada.

---

* N. de R. T.: Também denominados exercícios multiarticulares ou primários.

Os exercícios auxiliares escolhidos devem trabalhar as três cabeças do tríceps. Enquanto não for possível fazer isso em todas as sessões de treino, dependendo da rotina dividida, pode-se alternar a seleção de exercícios de uma sessão para outra, visando a ênfase nas diferentes cabeças.

Embora todos os exercícios para tríceps trabalhem as três cabeças em certo grau, alguns são melhores do que outros devido à biomecânica envolvida. Como a cabeça longa do tríceps se insere na escápula, ela é mais intensamente contraída nos exercícios em que os braços são colocados acima da cabeça ou na frente do corpo. Isso acontece porque, dessa forma, a cabeça é alongada – músculos produzem uma contração mais intensa quando alongados até a posição mais distendida. Por essa razão, os exercícios executados com os braços acima da cabeça, como o tríceps francês (com halteres, barra ou cabo), causam maior estresse na cabeça longa do tríceps, e aqueles nos quais os braços ficam na frente do corpo, como o tríceps testa (com halteres, barra ou cabo) também trabalham a cabeça longa em algum grau. Os exercícios em que os braços ficam posicionados ao lado do corpo com pegada neutra* ou pronada – como no tríceps na polia alta e no "coice" – trabalham a cabeça lateral do tríceps. Os mesmos exercícios feitos com a pegada supinada parecem estressar a cabeça medial (ver Cap. 18 para uma descrição detalhada de todos os exercícios de uma sessão de treino para tríceps). Observe, na Tabela 5.13, as normas básicas para a elaboração de uma sessão de treino para tríceps, com base em rotinas divididas.

TABELA 5.13 Recomendações para o treino de tríceps com base em rotinas divididas

Rotina dividida	Número de exercícios	Ordem dos exercícios	Total de séries
Treinamento único	1	Alterne exercícios complexos e auxiliares em cada sessão de treino. Alterne os exercícios auxiliares a fim de enfatizar todas as três cabeças do tríceps.	2-4
Membros superiores e inferiores ou dois treinos	2	Escolha um exercício complexo e um exercício auxiliar em cada sessão de treino. Primeiro: Um exercício complexo (alterne exercícios de empurrar e mergulhos em cada sessão de treino) Segundo: Um exercício auxiliar (alterne os exercícios auxiliares a fim de enfatizar todas as três cabeças do tríceps)	4-8
Três treinos	3	Escolha um exercício complexo e dois exercícios auxiliares em cada sessão de treino. Primeiro: Um exercício complexo (alterne exercícios de empurrar e mergulhos em cada sessão de treino) Segundo: Tríceps francês ou tríceps testa (alterne esses exercícios em cada sessão) Terceiro: Um exercício com os braços ao lado do corpo (alterne as pegadas pronada, neutra e supinada nas diferentes sessões de treino)	6-12
Quatro treinos	3-4	Escolha um exercício complexo e dois ou três exercícios auxiliares em cada sessão de treino. Primeiro: Um exercício complexo (alterne exercícios de empurrar e mergulhos em cada sessão de treino) Segundo: Tríceps francês ou tríceps testa (alterne esses exercícios em cada sessão de treino) Terceiro: Se você estiver fazendo um total de quatro exercícios, um tríceps francês ou tríceps testa (caso o segundo exercício seja o tríceps francês, o terceiro deve ser o tríceps testa, e vice-versa); se você estiver fazendo apenas três exercícios, o terceiro exercício deve ser o tríceps na polia alta Quarto: Um exercício com os braços ao lado do corpo (alterne as pegadas pronada, neutra e supinada nas diferentes sessões de treino)	6-16

(Continua)

---

* N. de R. T.: O autor se refere à empunhadura da barra com a articulação radioulnar na posição neutra..

TABELA 5.13 Recomendações para o treino do tríceps com base em rotinas divididas (continuação)

Rotina dividida	Número de exercícios	Ordem dos exercícios	Total de séries
Cinco treinos	3-4	Escolha um exercício complexo e dois ou três exercícios auxiliares em cada sessão de treino. Primeiro: Um exercício complexo (alterne exercícios de empurrar e mergulhos em cada sessão de treino) Segundo: Tríceps francês ou tríceps testa (alterne esses exercícios em cada sessão de treino) Terceiro: Se você estiver fazendo um total de quatro exercícios, um tríceps francês ou tríceps testa (caso o segundo exercício seja o tríceps francês, o terceiro deve ser o tríceps testa, e vice-versa); se você estiver fazendo apenas três exercícios, o terceiro exercício deve ser o tríceps na polia alta Quarto: Um exercício com os braços ao lado do corpo (alterne as pegadas pronada, neutra e supinada nas diferentes sessões de treino)	6-16
Dois treinos por dia	3-4	Escolha um exercício complexo e dois ou três exercícios auxiliares em cada sessão de treino. Primeiro: Um exercício complexo (alterne exercícios de empurrar e mergulhos em cada sessão de treino) Segundo: Tríceps francês ou tríceps testa (alterne esses exercícios em cada sessão de treino) Terceiro: Se você estiver fazendo um total de quatro exercícios, um tríceps francês ou tríceps testa (caso o segundo exercício seja o tríceps francês, o terceiro deve ser o tríceps testa, e vice-versa); se você estiver fazendo apenas três exercícios, o terceiro exercício deve ser o tríceps na polia alta Quarto: Um exercício com os braços ao lado do corpo (alterne as pegadas pronada, neutra e supinada nas diferentes sessões de treino)	6-16

Bíceps

O bíceps é formado por duas cabeças musculares que percorrem a parte anterior do braço, denominadas bíceps braquial (ver Fig. 5.6): a cabeça longa (cabeça externa) e a cabeça curta (cabeça interna). A maior diferença entre elas é o local de inserção na escápula; o tendão da cabeça longa se insere mais atrás da escápula do que o da cabeça curta. Por isso, são chamadas *longa* e *curta*. Ambas convergem para um tendão próximo ao cotovelo, que se insere no rádio para realizar a flexão do cotovelo quando os músculos se contraem, por exemplo, em uma rosca com halteres.

Para realizar esse movimento, o bíceps braquial recebe a ajuda de músculos auxiliares, como o braquial, que fica sob o bíceps, começa no úmero (osso do braço) e se insere na ulna. Seu volume é menor do que o do bíceps e fornece grande auxílio durante os primeiros 30° de flexão do cotovelo. O braquial também é muito envolvido na pegada pronada. O braquiorradial, embora considerado um músculo do antebraço, também auxilia no início da flexão do cotovelo, sendo muito utilizado durante a pegada neutra, por exemplo, na rosca com pegada neutra.

Com exceção das flexões na barra com pegada supinada, não existem exercícios complexos para o bíceps. Ainda assim, esse é considerado um exercício para as costas. Por essa razão, a maior parte dos exercícios para o bíceps são monoarticulares ou auxiliares. No entanto, os exercícios escolhidos devem estressar as cabeças longa e curta, assim como o braquial, que ajuda o bíceps a parecer maior (sobretudo a parte inferior) quando desenvolvido adequadamente (ver Cap. 19 para uma descrição detalhada de todos os exercícios para o bíceps). A Tabela 5.14 apresenta as normas básicas para a elaboração de uma sessão de treino para o bíceps com base em rotinas divididas. A maioria dos exercícios de uma sessão deve ter uma pegada supinada, como a rosca direta com barra, a rosca direta com halteres e a rosca Scott. Nas roscas com barra, é aconselhável mudar periodicamente as pegadas, a fim de estressar as cabeças do bíceps de diferentes maneiras. A execução do exercício com a pegada mais fechada (largura do quadril ou menor) aplica maior estresse na cabeça longa – parte responsável pelo pico observado quando um fisiculturista flexiona o cotovelo. Deve também ser considerada a alternância na utilização das barras retas e "W". Esta última posiciona as mãos entre a pegada supinada e a neutra, dando maior ênfase à cabeça longa. Por essa razão, a execução da rosca neutra (usando uma pegada neutra) com halteres ou com uma corda enfatiza essa região do bíceps, bem como os músculos braquial e braquiorradial (músculo da parte externa do antebraço). Outro exercício que trabalha o braquial, o braquiorradial e, em menor grau, o bíceps, é a rosca invertida, na qual se utiliza uma pegada pronada. Outra forma de dar maior ênfase à cabeça longa é fazer a rosca direta em um banco reclinado, de forma que as costas fiquem apoiadas em um ângulo de 30 e 60°, o que possibilita alongar essa região do bíceps, colocando-o em uma posição que permita uma contração mais forte.

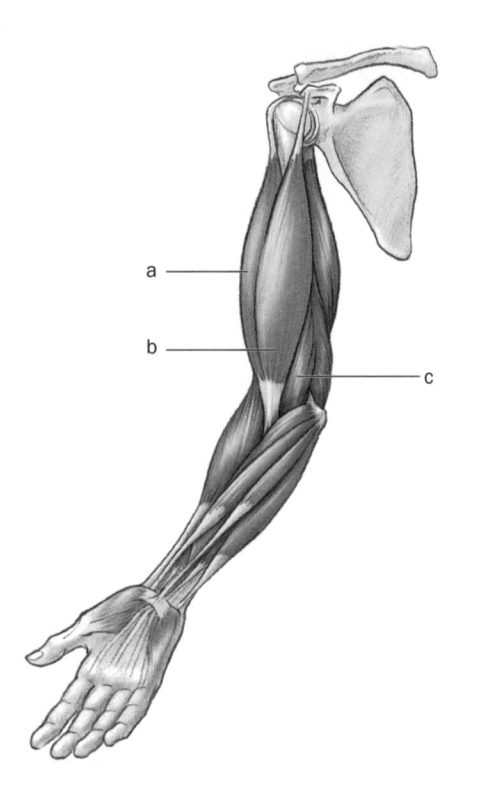

Para enfatizar a cabeça curta, pode-se fazer o oposto da rosca direta no banco reclinado, executando o exercício em um banco Scott. Assim, coloca-se os braços na frente do corpo, o que encurta a cabeça longa do bíceps e reduz a sua capacidade de produção de força. Outras formas de estressar essa região são a realização de roscas com uma pegada mais aberta (largura do ombro ou maior) ou de supinação durante a rosca direta com halteres. A supinação requer o movimento da mão, da posição neutra para a supinada, durante o movimento. A ordem em que se executam os exercícios de bíceps não é tão importante quanto a utilização de vários movimentos que enfatizem ambas as cabeças, bem como o músculo braquial.

Devido ao fato de o braquiorradial e os outros músculos do antebraço estarem envolvidos no auxílio da

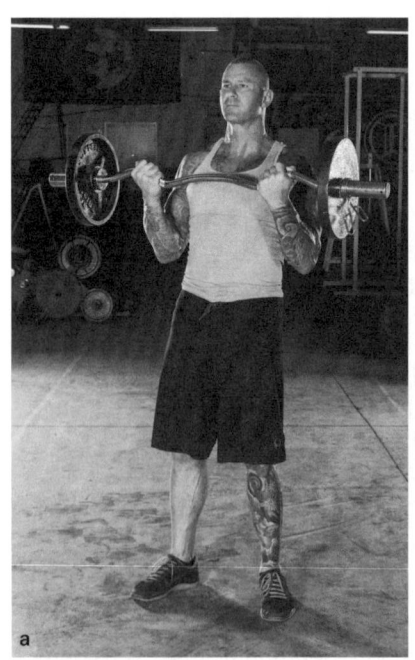

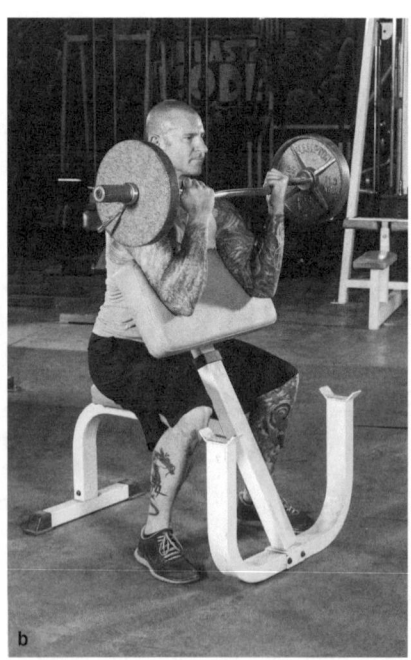

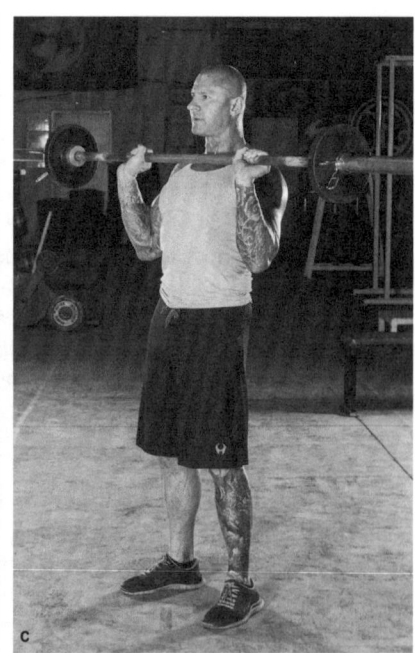

FIGURA 5.6 Bíceps: (a) a cabeça longa é trabalhada com a barra "W"; (b) a cabeça curta, na rosca Scott; e (c) o braquial, localizado sob o bíceps, na rosca invertida.

TABELA 5.14 Recomendações para o treino de bíceps com base em rotinas divididas

Rotina dividida	Número de exercícios	Ordem dos exercícios	Total de séries
Treinamento único	1	A maior parte dos exercícios escolhidos deve ser roscas básicas supinadas. Altere periodicamente o tipo de rosca a fim de trabalhar cada cabeça do bíceps, assim como o branquial, de diferentes maneiras.	2-4
Membros superiores e inferiores ou dois treinos	2	Primeiro: Uma "rosca" básica supinada (alterne em todas as sessões de treino para diversificar) Segundo: Deve-se trabalhar a cabeça longa ou a curta (alterne entre exercícios para a cabeça longa e para a curta) Periodicamente, troque o segundo exercício por um exercício para o braquial.	4-8
Três treinos	3	Primeiro: Uma rosca básica supinada (alterne em todas as sessões de treino para diversificar) Segundo: Deve-se trabalhar a cabeça longa ou a curta (alterne entre exercícios para a cabeça longa e para a curta) Terceiro: Um exercício para braquial	6-12
Quatro treinos	3-4	Primeiro: Uma rosca básica supinada (alterne em todas as sessões de treino para diversificar) Segundo: Deve-se trabalhar a cabeça longa ou a curta (alterne entre exercícios para a cabeça longa e para a curta) Terceiro: Se você estiver fazendo um total de quatro exercícios, faça um exercício que trabalhe a cabeça longa ou a curta (oposto ao que o segundo exercício enfatizou); se estiver fazendo apenas três exercícios, o terceiro deve trabalhar o músculo braquial Quarto: Um exercício para braquial	6-16
Cinco treinos	3-4	Primeiro: Uma rosca básica supinada (alterne em todas as sessões de treino para diversificar) Segundo: Deve-se trabalhar a cabeça longa ou a curta (alterne entre exercícios para a cabeça longa e para a curta) Terceiro: Se você estiver fazendo um total de quatro exercícios, faça um exercício que trabalhe a cabeça longa ou a curta (oposto ao que o segundo exercício enfatizou); se estiver fazendo apenas três exercícios, o terceiro deve trabalhar o músculo braquial Quarto: Um exercício para braquial	6-16
Dois treinos por dia	3-4	Primeiro: Uma rosca básica supinada (alterne em todas as sessões de treino para diversificar) Segundo: Deve-se trabalhar a cabeça longa ou a curta (alterne entre exercícios para a cabeça longa e para a curta) Terceiro: Se você estiver fazendo um total de quatro exercícios, faça um exercício que trabalhe a cabeça longa ou a curta (oposto ao que o segundo exercício enfatizou); se estiver fazendo apenas três exercícios, o terceiro deve trabalhar o músculo braquial Quarto: Um exercício para braquial	6-16

maioria dos exercícios para bíceps, é sensato treinar o antebraço após treinar o bíceps. Executar a rosca direta com pegada neutra e a rosca com pegada invertida no final da sessão é uma forma inteligente de transição de treino de bíceps para o de antebraço. Esses exercícios envolvem o braquial e o bíceps, além do braquiorradial.

Antebraço

O antebraço é composto pelos músculos que constituem toda a parte inferior do braço. Apesar de não ser necessário se familiarizar com todos os diferentes músculos dessa região (Fig. 5.7), deve-se reconhecer a diferença entre os flexores e os extensores do punho. O flexor é composto pelos músculos do antebraço que fazem a flexão do punho – o movimento da palma para a parte anterior do antebraço, por exemplo, durante a rosca punho. Os extensores, por sua vez, estão envolvidos na execução da extensão do punho – o movimento do dorso da mão para a parte posterior do antebraço, por exemplo, ao se girar o acelerador de uma motocicleta. Sugere-se treinar os antebraços depois do bíceps, por se envolverem fortemente nos exercícios para bíceps. Com frequência, a escolha de uma rosca punho (flexão) e de uma rosca punho invertida (extensão) é suficiente para o trabalho dos músculos do antebraço, sobretudo se forem realizadas a rosca invertida ou a rosca neutra. Se a força da pegada* for um fator limitante nos exercícios para costas e bíceps, um exercício específico para pegada pode ser incluído. Tal exercício deve ser feito antes da rosca punho e da rosca punho invertida (ver Cap. 20 para uma lista completa e descrição

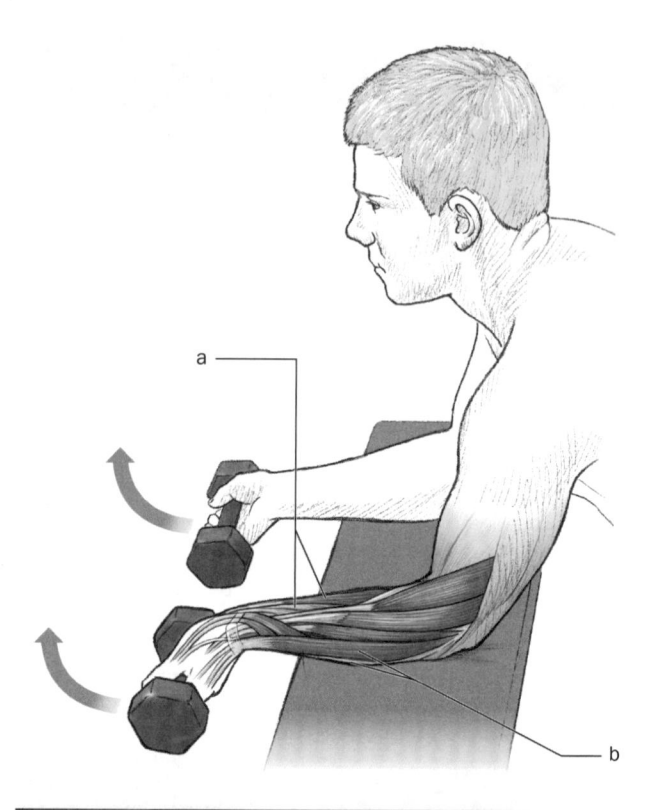

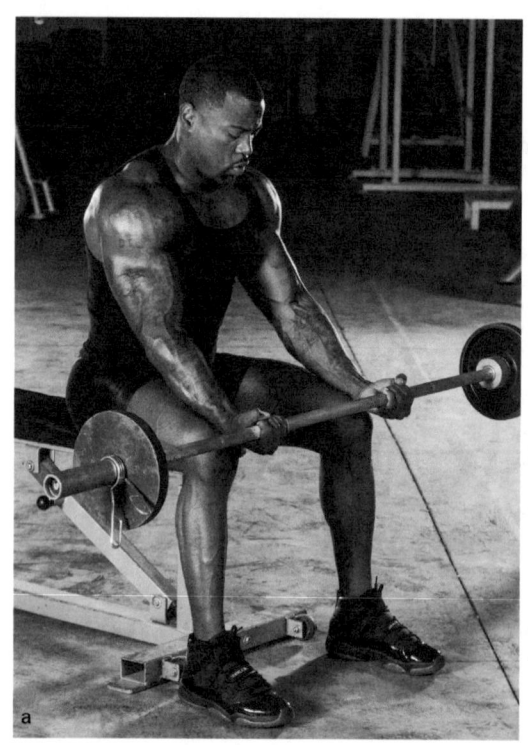

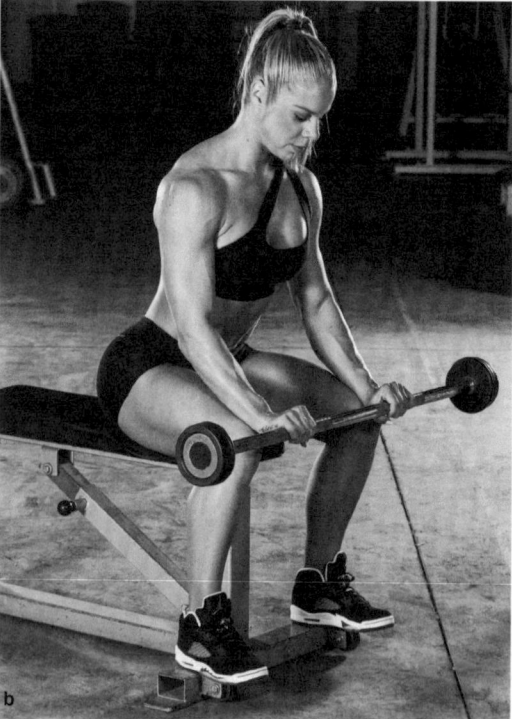

FIGURA 5.7 Músculos do antebraço: (a) os músculos flexores são trabalhados na rosca punho, e (b) os extensores, na rosca punho invertida.

---

* N. de R. T.: Aqui, o autor refere-se à força de preensão das mãos.

TABELA 5.15 Recomendações para o treino de antebraço com base em rotinas divididas

Rotina dividida	Número de exercícios	Ordem dos exercícios	Total de séries
Treinamento único	1	Alterne os exercícios de rosca punho e rosca punho invertida em cada sessão de treino.	2-4
Membros superiores e inferiores ou dois treinos	1	Alterne os exercícios de rosca punho e rosca punho invertida em cada sessão de treino.	2-4
Três treinos	2	Escolha um exercício de rosca punho e um de rosca punho invertida em cada sessão de treino; alterne a ordem dos exercícios em cada sessão. Mude periodicamente o tipo de exercício de rosca punho e de rosca punho invertida.	4-8
Quatro treinos	2	Escolha um exercício de rosca punho e um de rosca punho invertida em cada sessão de treino; alterne a ordem dos exercícios em cada sessão. Mude periodicamente o tipo de exercício de rosca punho e de rosca punho invertida.	4-8
Cinco treinos	2	Escolha um exercício de rosca punho e um de rosca punho invertida em cada sessão de treino; alterne a ordem dos exercícios em cada sessão. Mude periodicamente o tipo de exercício de rosca punho e de rosca punho invertida.	4-8
Dois treinos por dia	2	Escolha um exercício de rosca punho e um de rosca punho invertida em cada sessão de treino; alterne a ordem dos exercícios em cada sessão. Mude periodicamente o tipo de exercício de rosca punho e de rosca punho invertida.	4-8

detalhada de todos os exercícios para o antebraço). Quando se fizer um treinamento único, uma rotina dividida em membros superiores e inferiores ou uma rotina dividida em dois treinos, deve-se considerar a ausência de um trabalho específico para o antebraço, com base no fato de os músculos dessa região serem utilizados nos exercícios para costas e bíceps. Normas básicas para a elaboração de uma sessão de treino para o antebraço com base em rotinas divididas podem ser observadas na Tabela 5.15.

Quadríceps

O quadríceps é formado pelos quatro músculos que compõem a parte anterior da coxa, os quais se originam em pontos diferentes da coxa e do quadril. São eles: o vasto lateral, o vasto medial, o vasto intermédio e o reto femoral. Todos convergem para um tendão comum, a fim de realizar a extensão do joelho, como quando se chuta uma bola (ver Fig. 5.8). Devido ao fato de o reto femoral originar-se no osso do quadril, e não no fêmur (osso da coxa), como os outros três músculos, ele também se envolve na flexão do quadril, como quando se eleva a perna.* Embora todos os quatro músculos trabalhem juntos para estabilizar o joelho, certos exercícios são melhores para enfatizar partes específicas do quadríceps. Por exemplo, a execução da extensão de joelho enfatiza o trabalho do reto femoral. Porém, ao se executar a extensão com os dedos dos pés voltados para dentro, promove-se maior estresse na parte externa (vasto lateral); e, executando-se a extensão com os dedos voltados para fora, enfatiza-se mais a parte interna (vasto medial). O *leg press* trabalha os quatro músculos, mas algumas pesquisas mostram que existe ênfase no vasto medial. Já o agachamento no *rack* tende a enfatizar mais a parte externa do quadríceps (vasto lateral). O agachamento e a passada à frente, no entanto, trabalham os quatro músculos na mesma proporção, junto com os adutores da perna, os isquiotibiais, o glúteo máximo, entre outros músculos (ver Cap. 21 para uma descrição detalhada de todos os exercícios para quadríceps).

Para maximizar o tamanho muscular, a sessão de treino para quadríceps deve ser iniciada com um ou dois exercícios de agachamento (com barra, multiforça

---

* N. de R. T.: O autor refere-se ao movimento de flexão do quadril com o joelho estendido.

ou halteres) ou *leg press*, dependendo do tipo de rotina dividida escolhida. Esses são exercícios complexos que envolvem a extensão do quadril e do joelho; por isso, também são utilizados os isquiotibiais e o glúteo máximo (poderosos extensores do quadril). Devido ao fato de trabalharem juntos na execução do exercício, esses grandes grupos musculares produzem muita força. Por isso, os exercícios devem ser feitos no início da sessão

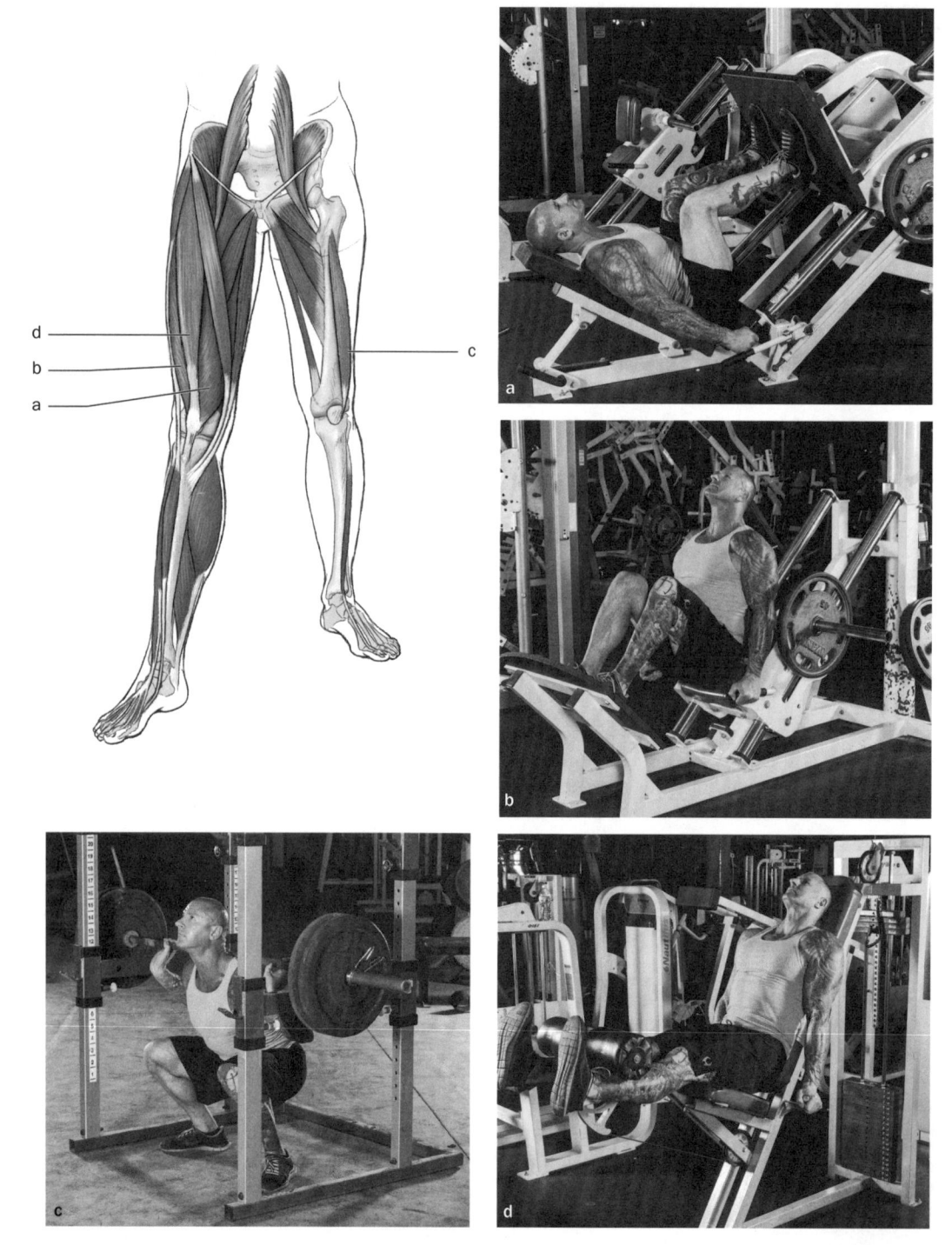

FIGURA 5.8 Músculo quadríceps: (a) o vasto medial é trabalhado no *leg press*; (b) o vasto lateral, no agachamento no *rack*; (c) o vasto intermédio, localizado sob o reto femoral, no agachamento; e (d) o reto femoral, na extensão de joelhos.

de treino. Esses músculos devem ser trabalhados quando estão descansados para que uma quantidade maior de peso possa ser usada, possibilitando mais estímulo para o crescimento muscular.

No *leg press* e no agachamento, deve-se alterar rotineiramente a posição dos pés, a fim de mudar um pouco as fibras musculares utilizadas durante o exercício. Embora os agachamentos trabalhem os quatro músculos do quadríceps da mesma maneira, uma pequena ênfase pode ser dada a certos músculos ao se alterar o afastamento dos pés. Por exemplo, o agachamento feito com os pés próximos dá um pequeno enfoque à parte externa do quadríceps, se comparado ao agachamento com o afastamento dos pés na largura do ombro. Porém, quando executado com um afastamento dos pés maior do que a largura dos ombros, é dada mais ênfase à parte interna do quadríceps e aos adutores. Entretanto, um estudo observou pouca diferença na utilização dos vastos (medial e lateral) em diferentes afastamentos dos pés (Paoli, A., et al., 2009). O agachamento no multiforça ou no *rack* permite mudar tanto o afastamento dos pés quanto o posicionamento à frente em relação aos quadris. Nesses exercícios, são aplicadas as mesmas regras a respeito do afastamento dos pés. É também possível diminuir a ênfase no quadríceps e aumentá-la nos isquiotibiais e no glúteo máximo, afastando mais os pés do quadril. Assim, quanto mais à frente dos quadris os pés forem posicionados, maior a ênfase nos isquiotibiais e no glúteo máximo e menor a ênfase no quadríceps.

O *leg press*, por outro lado, reduz a quantidade de estresse nos isquiotibiais e no glúteo máximo e a maximiza no quadríceps, enfatizando o músculo vasto medial. Isso se deve ao ângulo articular na posição sentada do dispositivo, que mantém os quadris flexionados em 90° quando as pernas estão totalmente estendidas. Como os isquiotibiais e o glúteo máximo estão envolvidos na extensão do quadril durante movimentos complexos das pernas, o seu empenho fica minimizado no *leg press*.

É importante incluir alguma forma de passada ou *step* para treinar as pernas unilateralmente. Por serem movimentos complexos executados com uma perna de cada vez, esses exercícios exigem muita estabilização, gerada por grupos musculares grandes e pequenos. Isso significa que a maior parte dos músculos das pernas, incluindo o quadríceps, os isquiotibiais, os glúteos, os adutores e os abdutores, são utilizados. Além de ajudar no desenvolvimento muscular, o *step* ou a passada incrementam a força funcional, que pode ser transferida para outros exercícios, como o agachamento.

O único tipo de exercício auxiliar para o quadríceps são as extensões de joelho, em que o único movimento que ocorre é a extensão do joelho. Isso acarreta um ótimo estresse no músculo reto femoral, embora seja possível provocar maior envolvimento do vasto lateral ou do vasto medial alterando-se o posicionamento dos pés, como descrito anteriormente. É aconselhável fazer extensões de joelho no final da sessão de treino para quadríceps, após os exercícios complexos e exigentes terem sido executados. No entanto, alguns fisiculturistas preferem aquecer o quadríceps antes de fazer os exercícios mais complexos, executando várias séries leves de extensão de joelho. Normas básicas para a elaboração de uma sessão de treino para o quadríceps com base em rotinas divididas podem ser observadas na Tabela 5.16.

TABELA 5.16 Recomendações para o treino do quadríceps com base em rotinas divididas

Rotina dividida	Número de exercícios	Ordem dos exercícios	Total de séries
Treinamento único	1	Alterne os exercícios de agachamento, *leg press* ou agachamento no multiforça, passada à frente ou *step* e extensões de joelho em cada sessão de treino.	3-6
Membros superiores e inferiores ou dois treinos	2	Escolha um exercício complexo (como agachamento, *leg press*, agachamento no multiforça, passada à frente ou *step*) e um exercício de extensão de joelhos em cada sessão de treino. Primeiro: Um exercício complexo (alterne exercícios diferentes em cada sessão de treino) Segundo: Um exercício auxiliar	6-8
Três treinos	3	Escolha dois exercícios complexos e um exercício de extensão de joelhos em cada sessão de treino. Primeiro: Um agachamento Segundo: Um *leg press*, um agachamento no multiforça, uma passada à frente ou um *step* Terceiro: Uma extensão de joelhos	9-12

(Continua)

TABELA 5.16 Recomendações para o treino do quadríceps com base em rotinas divididas (continuação)

Rotina dividida	Número de exercícios	Ordem dos exercícios	Total de séries
Quatro treinos	4	Escolha três exercícios complexos e um exercício de extensão de joelhos em cada sessão de treino. Primeiro: Um agachamento Segundo: Um exercício de *leg press* ou um agachamento no multiforça Terceiro: Uma passada à frente ou um *step* Quarto: Uma extensão de joelhos	12-16
Cinco treinos	4-5	Escolha três exercícios complexos e um exercício de extensão de joelhos em cada sessão de treino. Primeiro: Um agachamento Segundo: Se você estiver fazendo um total de quatro exercícios, faça um *leg press* ou um agachamento no multiforça; se estiver fazendo um total de cinco exercícios, o segundo exercício pode ser outro agachamento ou um *leg press* Terceiro: Se você estiver fazendo apenas quatro exercícios, faça uma passada à frente ou um *step*; se estiver fazendo cinco exercícios e o segundo é um agachamento, o terceiro pode ser um *leg press*; se estiver fazendo cinco exercícios e o segundo é um *leg press*, o terceiro pode ser um agachamento no multiforça ou uma passada à frente Quarto: Se você estiver fazendo apenas quatro exercícios, faça uma extensão de joelhos; se estiver fazendo cinco exercícios e o terceiro é um *leg press* ou um agachamento no multiforça, o quarto pode ser uma passada à frente ou um *step*; se estiver fazendo cinco exercícios e o terceiro é uma passada à frente, o quarto pode ser um *step* Quinto: Uma extensão de joelhos	12-20
Dois treinos por dia	4	Escolha três exercícios complexos e um de extensão de joelhos em cada sessão de treino. Primeiro: Um agachamento Segundo: Um *leg press* ou um agachamento no multiforça Terceiro: Uma passada à frente ou um *step* Quarto: Uma extensão de joelhos	12-16

Isquiotibiais e glúteo máximo

Os isquiotibiais são os músculos da parte de trás da coxa. São compostos pelo bíceps femoral, pelo semitendíneo e pelo semimembranáceo. O glúteo máximo, também conhecido como *glúteo*, é o músculo das nádegas. Ele está envolvido na extensão das pernas para trás (como quando ficamos em pé, a partir da posição sentada) e na hiperextensão. Os isquiotibiais não fazem apenas a flexão do joelho, mas também trabalham em conjunto com os glúteos para estender as pernas ao nível do quadril (ver Fig. 5.9).

Embora exercícios complexos como o agachamento, o agachamento no *rack*, a passada à frente e o *step* sejam normalmente indicados para os quadríceps, eles também envolvem os glúteos e os isquiotibiais. Por essa razão, a maior parte dos fisiculturistas faz menos exercícios para isquiotibiais do que para quadríceps, a fim de prevenir o *overtraining* desses músculos.

Mesmo que os isquiotibiais sejam três músculos que trabalham juntos na realização da flexão do joelho e da extensão do quadril, exercícios específicos enfatizam melhor cada um deles. O levantamento-terra romeno ativa todos os isquiotibiais em conjunto com os glúteos, devido à extensão do quadril que ocorre no exercício. O bíceps femoral é mais enfatizado na flexão de joelhos, tanto na posição deitada como em pé. O semitendíneo e o semimembranáceo, por sua vez, são mais trabalhados na flexão de joelhos na posição sentada. Por essa razão, uma sessão de treino completa para isquiotibiais deve incluir um exercício que envolva a extensão do quadril (como o levantamento-terra romeno) e a flexão do joelho (ver Cap. 22 para uma lista completa e descrição detalhada de todos os exercícios para isquiotibiais). Ao fazer um treinamento único, pode-se deixar de fazer exercícios específicos para a região, pois os complexos para quadríceps também estressam fortemente os isquiotibiais e os glúteos. Recomendações básicas para a elaboração de uma sessão de treino com base em rotinas divididas podem ser observadas na Tabela 5.17.

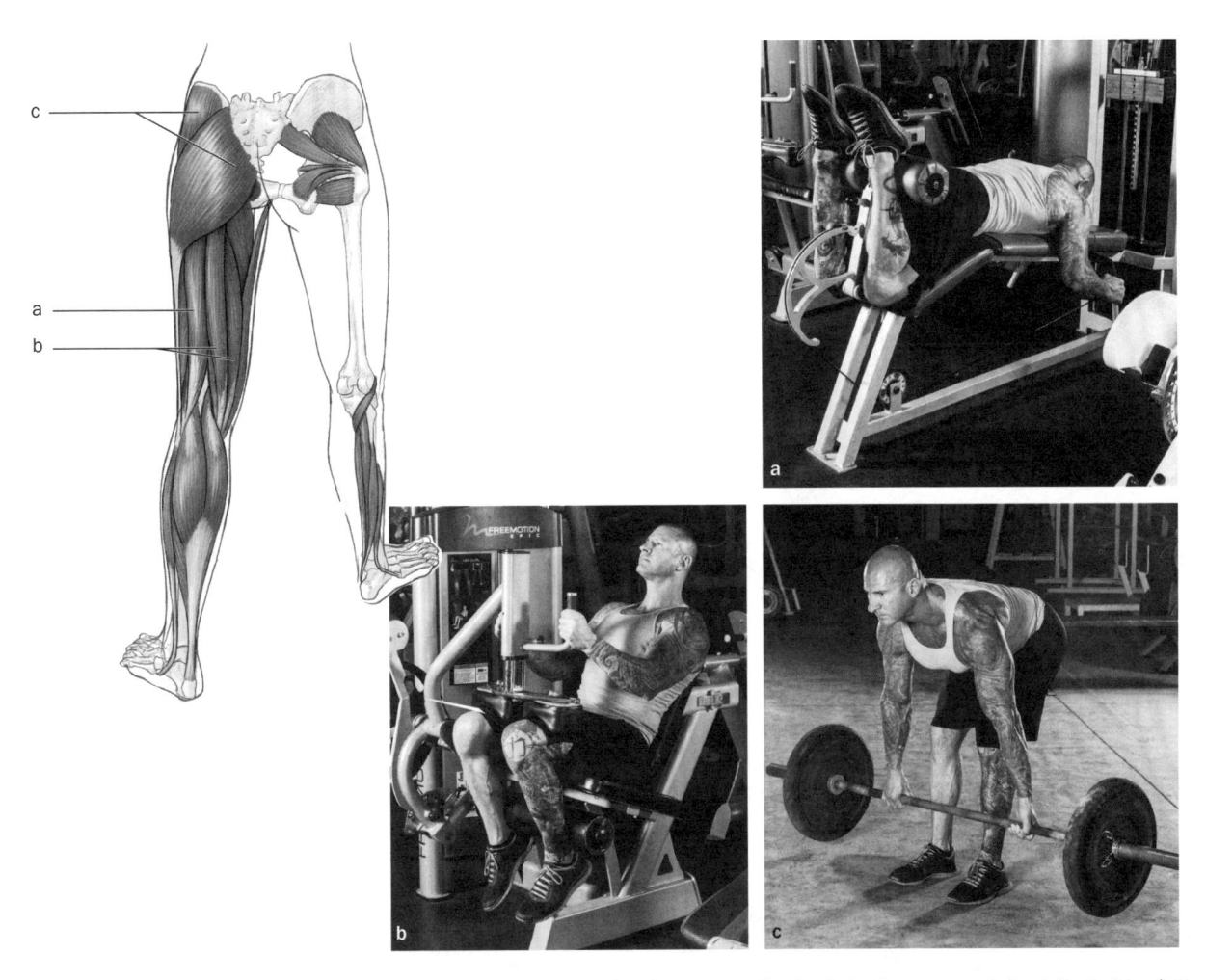

FIGURA 5.9 Os isquiotibiais e os glúteos: (a) o bíceps femoral é enfatizado na flexão de joelhos, na posição deitada (decúbito frontal); (b) o semitendíneo e o semimembranáceo, na flexão de joelhos, na posição sentada; e (c) os glúteos, no levantamento-terra romeno.

TABELA 5.17 Recomendações para o treino dos isquiotibiais e dos glúteos com base em rotinas divididas

Rotina dividida	Número de exercícios	Ordem dos exercícios	Total de séries
Treinamento único	1	Alterne exercícios de extensão do quadril e de flexão de joelhos em cada sessão de treino.	2-4
Membros superiores e inferiores ou dois treinos	2	Primeiro: Um exercício de extensão do quadril Segundo: Um exercício de flexão de joelhos Mude periodicamente o tipo de exercício de extensão do quadril e de flexão de joelhos.	4-8
Três treinos	2	Primeiro: Um exercício de extensão do quadril Segundo: Um exercício de flexão de joelhos Mude periodicamente o tipo de exercício de extensão do quadril e de flexão de joelhos.	4-8

(Continua)

TABELA 5.17 Recomendações para o treino dos isquiotibiais e dos glúteos com base em rotinas divididas (continuação)

Rotina dividida	Número de exercícios	Ordem dos exercícios	Total de séries
Quatro treinos	2-3	Primeiro: Um exercício de extensão do quadril Segundo: Um exercício de flexão de joelhos (fazendo 2 ou 3 exercícios) Terceiro: Outro exercício de flexão de joelhos Mude periodicamente o tipo de exercício de extensão do quadril e de flexão de joelhos.	4-12
Cinco treinos	2-3	Primeiro: Um exercício de extensão do quadril Segundo: Um exercício de flexão de joelhos (fazendo 2 ou 3 exercícios) Terceiro: Outro exercício com flexão de joelhos Mude periodicamente o tipo de exercício de extensão do quadril e de flexão de joelhos.	4-12
Dois treinos por dia	2-3	Primeiro: Um exercício de extensão do quadril Segundo: Um exercício de flexão de joelhos (fazendo 2 ou 3 exercícios) Terceiro: Outro exercício com flexão de joelhos Mude periodicamente o tipo de exercício de extensão do quadril e de flexão de joelhos.	4-12

Panturrilha

A panturrilha é formada por dois músculos da perna: o gastrocnêmio (músculo em formato de um coração de cabeça para baixo) e o sóleo (localizado sob o gastrocnêmio) (Fig. 5.10). Ambos fazem a extensão do tornozelo, por exemplo, quando se fica na ponta dos pés.

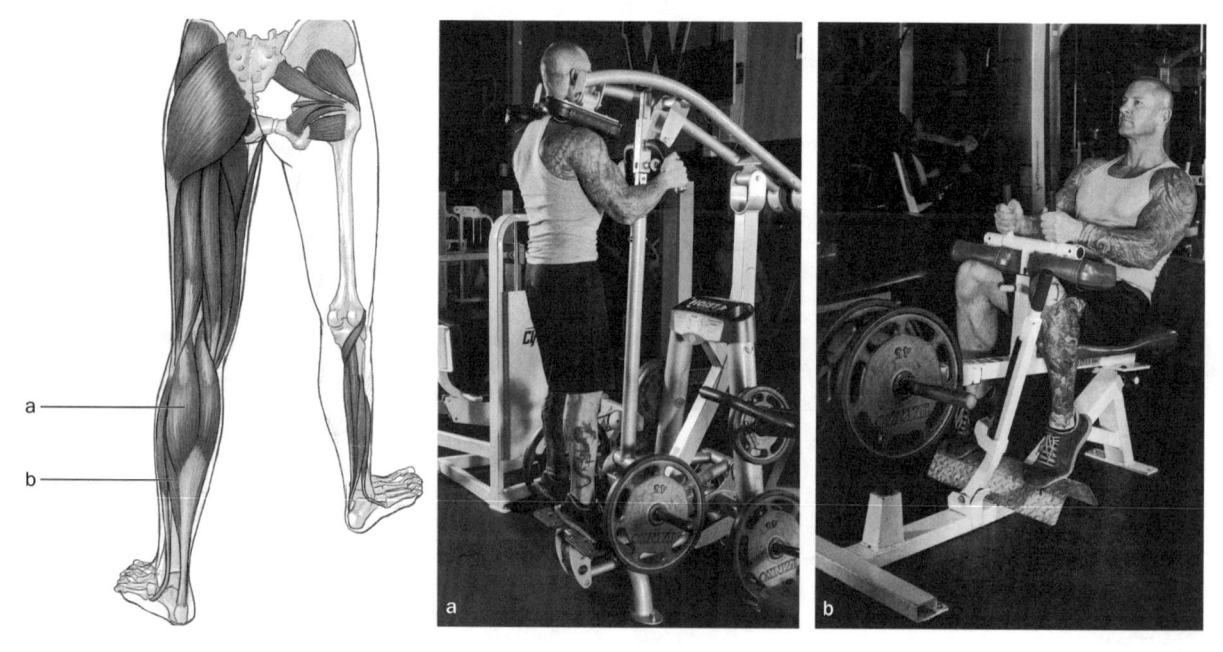

FIGURA 5.10 Músculos da panturrilha: (a) o gastrocnêmio é exercitado na flexão plantar, em pé, e (b) o sóleo, na flexão plantar, sentado.

Certos exercícios são melhores do que outros para o trabalho dos músculos da panturrilha (ver Cap. 23 para uma descrição detalhada de todos os exercícios específicos para a região). A flexão plantar em pé, ou qualquer flexão plantar em que o joelho esteja totalmente estendido, concentra o estresse no gastrocnêmio. O sóleo, por sua vez, é enfatizado com a flexão plantar na posição sentada ou em qualquer flexão plantar executada com o joelho fletido em cerca de 90°.

A melhor forma de treinar a panturrilha é incluindo um ou dois exercícios para o gastrocnêmio e um que enfatize o sóleo. A maior parte dos fisiculturistas a trabalha depois da coxa. Alguns incluem uma segunda ou terceira sessão de treino para a região quando não treinam as pernas duas vezes por semana; isso porque a panturrilha (sobretudo o sóleo) é formada por uma porcentagem alta de fibras musculares de contração lenta, que são muito resistentes à fadiga e recuperam-se mais rápido do que as fibras de contração rápida. Essa também é a razão pela qual muitos fisiculturistas treinam a panturrilha com um número muito alto de repetições (de 20 a 30 por série). No entanto, a melhor forma de exercitá-la é com um programa de treinamento periodizado que "cicla" o número de repetições executadas. Normas básicas para a elaboração de uma sessão de treino para a panturrilha com base em rotinas divididas podem ser observadas na Tabela 5.18.

TABELA 5.18 Recomendações para o treino de panturrilha com base em rotinas divididas

Rotina dividida	Número de exercícios	Ordem dos exercícios	Total de séries
Treinamento único	1	Alterne exercícios para o gastrocnêmio e para o sóleo em cada sessão de treino.	3-6
Membros superiores e inferiores ou dois treinos	2	Primeiro: Um exercício para o gastrocnêmio (mude periodicamente o tipo de exercício) Segundo: Um exercício para o sóleo (eventualmente, faça esse exercício primeiro)	6-10
Três treinos	2	Primeiro: Um exercício para o gastrocnêmio (mude periodicamente o tipo de exercício) Segundo: Um exercício para o sóleo (eventualmente, faça esse exercício primeiro)	6-10
Quatro treinos	2-3	Primeiro: Um exercício para o gastrocnêmio (mude periodicamente o tipo de exercício) Segundo: Se você estiver fazendo apenas dois exercícios, faça um exercício para o sóleo (eventualmente, faça esse exercício primeiro); se estiver fazendo três exercícios, o segundo pode ser um exercício para o gastrocnêmio Terceiro: Um exercício para o sóleo (eventualmente, faça esse exercício primeiro ou como segundo)	6-12
Cinco treinos	2-3	Primeiro: Um exercício para o gastrocnêmio (mude periodicamente o tipo de exercício) Segundo: Se você estiver fazendo apenas dois exercícios, faça um exercício para o sóleo (eventualmente, faça esse exercício primeiro); se estiver fazendo três exercícios, o segundo pode ser um exercício para o gastrocnêmio Terceiro: Um exercício para o sóleo (eventualmente, faça esse exercício primeiro ou como segundo)	6-12
Dois treinos por dia	2-3	Primeiro: Um exercício para o gastrocnêmio (mude periodicamente o tipo de exercício) Segundo: Se você estiver fazendo apenas dois exercícios, faça um exercício para o sóleo (eventualmente, faça esse exercício primeiro); se estiver fazendo três exercícios, o segundo pode ser um exercício para o gastrocnêmio Terceiro: Um exercício para o sóleo (eventualmente, faça esse exercício primeiro ou como segundo)	6-12

Abdominais

O termo abdominais refere-se aos quatro músculos localizados na parte central do tronco: o reto do abdome, o oblíquo externo; o oblíquo interno; e o transverso do abdome (ver Fig. 5.11). O melhor programa para abdominais usa exercícios que trabalham todas as suas áreas – supraumbilical, infraumbilical, oblíquos interno e externo, e transverso do abdome.

A região supraumbilical é mais enfatizada com o exercício abdominal tradicional, que envolve a flexão da parte superior da coluna, levando os ombros na direção dos quadris. A região infraumbilical é mais bem treinada com a flexão da parte inferior da coluna, levando os joelhos em direção ao peito, como no abdominal invertido. Ambos os oblíquos internos e externos são acentuados nos exercícios que envolvem a flexão da coluna para a esquerda e para a direita, como na flexão lateral, e também são trabalhados em exercícios com flexão da coluna associada à rotação para a direita ou para a esquerda, como, por exemplo, no abdominal oblíquo. O músculo profundo transverso do abdome é mais bem treinado em exercícios para o tronco que forçam a sua contração (levando o umbigo na direção da coluna), a fim de estabilizar a coluna e a pelve (ver Cap. 24 para uma lista completa e uma descrição detalhada de todos os exercícios para os abdominais).

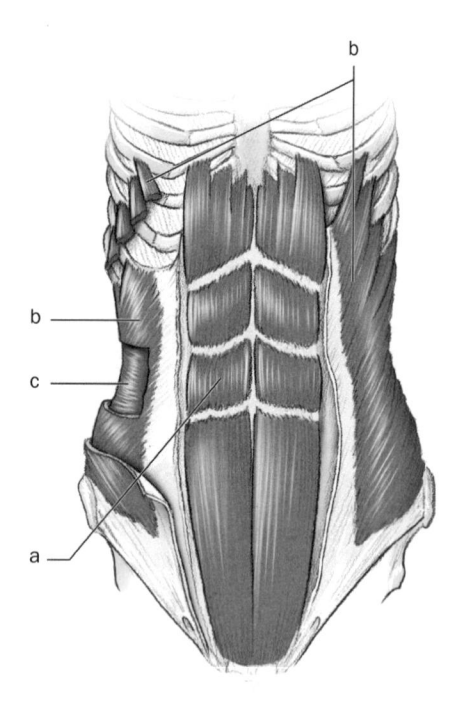

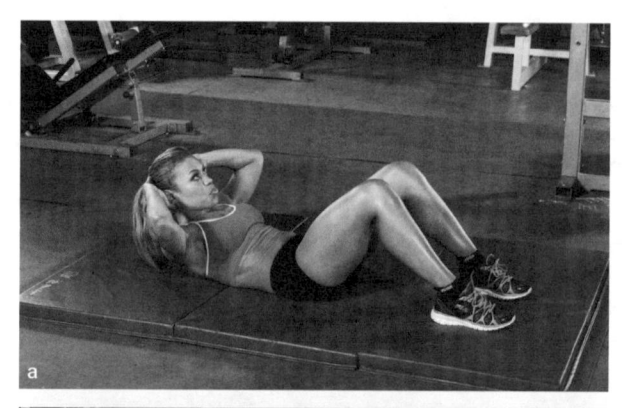

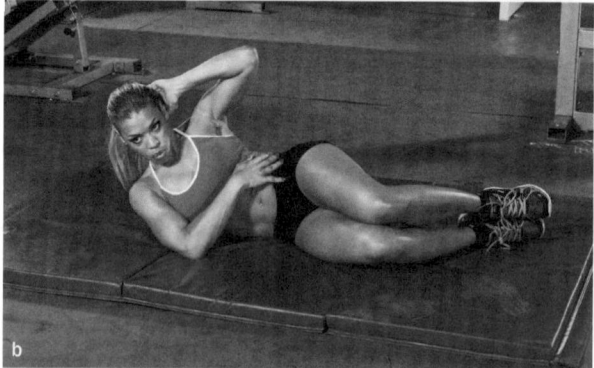

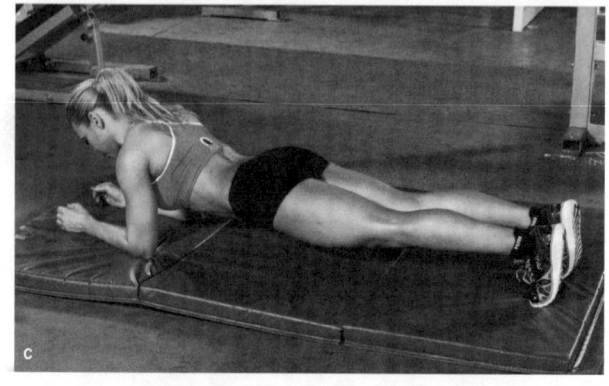

FIGURA 5.11 Músculos abdominais: (a) o reto do abdome é trabalhado no abdominal tradicional; (b) os oblíquos internos e externos, na flexão lateral; e (c) o transverso do abdome, localizado fundo sob o reto do abdome e os oblíquos, na prancha.

A maioria dos fisiculturistas treina os abdominais com mais frequência e com um maior número de repetições em relação a outros grandes grupos musculares. Por serem músculos posturais que permanecem contraídos por longos períodos para sustentar a coluna, tendem a ter mais fibras de contração lenta do que outros grupos musculares. Muitos fisiculturistas treinam os abdominais, no mínimo, três vezes por semana, e alguns os treinam todos os dias. Para a maior parte das pessoas, treinar essa musculatura em dois ou três dias por semana, não consecutivos, é suficiente. Como a região é normalmente trabalhada sem outra resistência além do peso corporal do indivíduo, costuma-se realizar entre 15 e 30 repetições. No entanto, mesmo o treinamento abdominal deve ser periodizado para alterar o número de repetições utilizado. Embora muitas pessoas tenham medo que pesos elevados nos exercícios para abdominais possam deixar a cintura mais grossa, é essencial que esses músculos sejam treinados como qualquer outro grupo muscular. O desenvolvimento da musculatura da região aumenta a definição quando a gordura corporal é baixa e também ajuda a aumentar a força do tronco, o que pode auxiliar no ganho de força geral.

A melhor forma de treinar os abdominais é pela escolha de quatro exercícios que enfatizem uma área diferente em cada sessão de treino. No entanto, se a opção for um treinamento único, uma rotina dividida em membros superiores e inferiores ou uma rotina dividida em dois treinos, não haverá tempo para a realização de quatro exercícios abdominais diferentes. Nesse caso, deve-se escolher um ou dois exercícios que trabalhem uma área abdominal e alterar a região treinada em todas as sessões de treino. Normas básicas para a elaboração de uma sessão de treino para abdominais com base em rotinas divididas podem ser observadas na Tabela 5.19.

TABELA 5.19 Recomendações para o treino dos abdominais com base em rotinas divididas

Rotina dividida	Número de exercícios	Ordem dos exercícios	Total de séries
Treinamento único	1	Alterne exercícios para as regiões supra e infraumbilical, para os oblíquos e para o tronco em cada sessão de treino.	3-4
Membros superiores e inferiores ou dois treinos	2	Escolha dois exercícios que trabalhem uma área da região abdominal e alterne exercícios para as regiões supra e infraumbilical, para os oblíquos e para o tronco em cada sessão de treino.	6-8
Três treinos	3	Primeiro: Um exercício para a região infra (mude periodicamente o tipo de exercício) Segundo: Um exercício para a região supra (mude periodicamente o tipo de exercício) Terceiro: Um exercício oblíquo Em todas as outras sessões para abdominais, faça primeiro um exercício para o tronco e não faça o exercício para os oblíquos.	6-10
Quatro treinos	3-4	Se você estiver fazendo apenas três exercícios: Primeiro: Um abdominal para a região infra Segundo: Um abdominal para a região supra Terceiro: Um abdominal para os oblíquos Em todas as outras sessões para abdominais, faça primeiro um exercício para o tronco e não faça o exercício para os oblíquos. Se você estiver fazendo quatro exercícios: Primeiro: Um exercício para o tronco Segundo: Um abdominal para a região infra Terceiro: Um abdominal para a região supra Quarto: Um abdominal para os oblíquos	6-16
Cinco treinos	4	Primeiro: Um exercício para o tronco Segundo: Um abdominal para a região infra Terceiro: Um abdominal para a região supra Quarto: Um abdominal para os oblíquos	8-16
Dois treinos por dia	4	Primeiro: Um exercício para o tronco Segundo: Um abdominal para a região infra Terceiro: Um abdominal para a região supra Quarto: Um abdominal para os oblíquos	8-16

CAPÍTULO 6

Programas para o aumento de massa muscular

Para aumentar a massa muscular, são necessários consistência e tempo dentro de uma academia. No entanto, a consistência pode apresentar um problema relacionado à rápida adaptação dos músculos a um tipo de treino, quando este é realizado durante muito tempo. Com o objetivo de evitar a estagnação das adaptações musculares, é preciso expor, com frequência, os músculos a diferentes métodos de treino, o que permite haver continuamente novos estímulos para um crescimento muscular otimizado. Este capítulo apresenta os métodos mais efetivos para maximizar a massa muscular.

Tais métodos são classificados segundo o tipo de variável aguda manipulada em cada sessão de treino. Além disso, cada um deles é classificado em uma escala de 1 a 5, em quatro áreas críticas:

1. **Tempo** – É o período que a sessão leva para ser executada. Auxilia a determinar se o método se encaixa na agenda: quanto maior o número, maior o tempo necessário para completar a sessão.
2. **Duração** – É o período necessário para os resultados serem notados ao se seguir o método de treino de forma consistente. Auxilia a prever se há a predisposição necessária para manter determinado programa até os resultados aparecerem. Quanto maior o número, maior o período para se obter resultados.
3. **Dificuldade** – É a quantidade de experiência de treino necessária para se utilizar o método de forma efetiva. Ajuda a determinar se o praticante tem experiência para utilizar certos métodos de treino. Quanto maior o número, maior a experiência que se deve ter antes de tentar utilizar determinado método.
4. **Resultados** – Aponta o quão efetivo o programa é para o ganho de massa muscular na maior parte das pessoas e ajuda a estimar o quanto de massa se pode ganhar com cada método de treino. Quanto maior o número, maiores ganhos podem ser esperados.

Cada método de treino apresenta um exemplo de programa a ser seguido. Em alguns deles, há detalhes relativos à escolha dos exercícios, à faixa de repetições, ao número total de séries e à frequência a serem seguidos. No entanto, outros métodos apresentam apenas a figura de determinada sessão ou de um ciclo. Esses são apenas modelos, e você é encorajado a substituir seus exercícios a fim de garantir a manutenção da diversidade.

Embora não seja preciso utilizar todos os métodos listados neste capítulo, quem tem mais de um ano de experiência de treino deve, eventualmente, experimentar a maior parte deles para verificar quais funcionam melhor. Dessa forma, pode-se ciclar esses métodos ao longo dos programas básicos abordados no Capítulo 5, a fim de criar um programa periodizado que dê os resultados desejados e que previna a estagnação das adaptações musculares. O Capítulo 7 aborda planejamentos periodizados para o ganho de massa muscular utilizando os programas e os métodos dos Capítulos 5 e 6. Nesses programas, os pesos são dados em libras; por favor, observe as conversões métricas no apêndice.

PROGRAMAS QUE MANIPULAM AS SÉRIES

Os seguintes métodos de treino alteram as séries executadas na sessão de treino. Isso pode ser feito aumentando-se o número de exercícios executados que constituem uma série ou o número de séries executadas por exercício em certo tempo, ou, ainda, limitando-se o número de séries executadas por grupo muscular. Todas essas alternativas são formas efetivas de aumentar a intensidade do treino.

Treino de superséries

O treino de superséries é um método que reúne dois exercícios para grupos musculares agonistas e antagonistas – por exemplo, bíceps e tríceps – e envolve a execução de uma série para cada grupo, uma após a outra, sem intervalo entre os exercícios (observe um modelo de dois exercícios organizados na Tab. 6.1). Os treinos com superséries normalmente consistem em 2 ou 3 pares de exercícios para cada grupo muscular (ver Tab. 6.2 para um exemplo de sessão de treino para bíceps e tríceps). Esse método oferece diversas vantagens em relação ao treinamento tradicional. A vantagem mais óbvia é o tempo, pois, devido ao intervalo limitado entre os exercícios, os treinos com superséries, em geral, são executados em menos tempo do que outros métodos que permitem períodos de descanso entre as séries e entre os exercícios. Outra vantagem é que, conforme pesquisas têm demonstrado, um músculo torna-se mais forte se precedido imediatamente de uma contração do seu antagonista ou do grupo muscular que a ele se opõe. Por exemplo, quando se faz uma supersérie de roscas diretas com barra e de roscas testa, nessa ordem, tem-se mais força nos exercícios de tríceps, e vice-versa. Isso acontece porque o músculo que se está treinando normalmente é limitado por seu antagonista. Em um treino tradicional, por exemplo, quando se está fazendo o supino, os músculos das costas inibem a contração de seus peitorais em um certo nível. No entanto, fazer uma série de remadas logo antes diminuirá esse efeito inibitório, permitindo que os peitorais se contraiam mais vigorosamente. Como resultado, o praticante torna-se capaz de treinar com mais peso, ficando maior e mais forte. Outro benefício do treino com superséries é uma recuperação melhorada. Quando cada série de tríceps é alternada com uma de bíceps, há um incremento do fluxo sanguíneo para esses músculos, pois, quando é realizada a flexão do cotovelo, o tríceps ainda está sendo contraído, o que aumenta o fluxo sanguíneo para esses músculos e auxilia a recuperação. Isso ajuda na remoção dos produtos residuais e na regeneração do tecido muscular lesionado. Deve-se utilizar intervalos de descanso curtos entre as superséries (de 1 a 2 minutos).

CLASSIFICAÇÃO

Tempo	1	2	3	4	5
Duração	1	2	3	4	5
Dificuldade	1	2	3	4	5
Resultados	1	2	3	4	5

TABELA 6.1 Pares de exercícios em superséries

Par de músculos	Exercícios
Peito e costas	Supino e remada com barra
Ombros e costas	Meio desenvolvimento e flexões na barra
Bíceps e tríceps	Rosca direta com barra e tríceps na polia alta
Quadríceps e isquiotibiais	Extensão de joelhos e flexão de joelhos

TABELA 6.2 Superséries para bíceps e tríceps

Exercício	Séries	Repetições
Rosca direta com barra	3	8-10
Supersérie com tríceps na polia alta	3	8-10
Rosca Scott	3	8-12
Supersérie com rosca testa, deitado	3	8-10
Rosca direta com halteres, sentado	3	8-12
Supersérie com tríceps no banco	3	8-12

Treino com séries compostas

O treino com séries compostas é semelhante ao treino com superséries, exceto pelo fato de que os dois exercícios que são feitos – um imediatamente após o outro – visam o mesmo grupo muscular. Por exemplo, para os ombros, o praticante deve realizar uma série de meio desenvolvimento e, logo depois, uma de elevação lateral, sem intervalo. Após terminar esta última série, ele deverá descansar por alguns minutos e começar novamente o meio desenvolvimento. Isso deve ser feito duas ou três vezes. A série composta pode, então, ser seguida de outros exercícios para ombro executados tanto da forma tradicional como organizados em outras séries compostas. Apesar da escolha dos exercícios não ser tão fundamental, duas estratégias costumam ser utilizadas nesse método de treino. Os exercícios podem tanto trabalhar diferentes partes do grupo muscular de interesse (p. ex., meio desenvolvimento com halteres e crucifixo invertido) quanto uma parte semelhante (p. ex., meio desenvolvimento com halteres e meio desenvolvimento na máquina). Os principais benefícios das séries compostas são a intensidade e o tempo. Treinar dois exercícios para determinado grupo muscular, sem qualquer intervalo, aumenta significativamente a intensidade da sessão e exige mais das fibras musculares que estão sendo treinadas, assim como de todo o corpo. Isso resulta em maior resposta do hormônio do crescimento após a sessão, o que auxilia no crescimento muscular posterior. Esse método também diminui de forma drástica o período necessário para treinar um grupo muscular, o que faz deste um ótimo método para forçar um grupo específico além da zona confortável ou para quando se tem pouco tempo. Devido ao fato de o treino com séries compostas ser muito intenso, ele não deve ser usado com frequência e, quando realizado, que seja por curtos períodos, porque é possível ocorrer *overtraining* se utilizado por muito tempo. Um exemplo de uma sessão de treino com séries compostas para ombro pode ser observado na Tabela 6.3.

CLASSIFICAÇÃO

Tempo	1	2	3	4	5
Duração	1	2	3	4	5
Dificuldade	1	2	3	4	5
Resultados	1	2	3	4	5

TABELA 6.3 Série composta para ombro

Exercício	Séries	Repetições
Meio desenvolvimento com halteres	3	6-8
Série composta com elevação lateral	3	10-12
Elevação frontal	3	10-12
Série composta com remada vertical	3	8-10

Treino com trisséries

O treino com trisséries consiste em uma série composta estendida que usa três exercícios – em vez de apenas dois – para o mesmo grupo muscular, um imediatamente após o outro, sem intervalos. Para grupos menores, como o bíceps, o tríceps e o deltoide, um conjunto de trisséries executado em 2, 3 ou 4 séries é, em geral, suficiente para treinar efetivamente o grupo muscular. Quando a escolha dos exercícios é acertada, todas as áreas da maior parte dos principais grupos podem ser trabalhadas de forma adequada. Assim como no treino com séries compostas, os benefícios mais significativos das trisséries são a maior intensidade de treino e o menor tempo necessário para o seu término. É claro, isso também significa que esse método não deve ser utilizado com frequência, sendo aconselhável o seu uso apenas por curtos períodos, a fim de evitar o *overtraining*. Um exemplo de sessão de treino com trisséries para o tríceps pode ser observado na Tabela 6.4.

CLASSIFICAÇÃO

Tempo	1	2	3	4	5
Duração	1	2	3	4	5
Dificuldade	1	2	3	4	5
Resultados	1	2	3	4	5

TABELA 6.4 Trissérie para o tríceps

Exercício	Séries	Repetições
Tríceps na polia alta	3	8-10
Tríceps francês, sentado	3	6-8
Tríceps no banco	3	8-12

Treino com séries gigantes

O treino com séries gigantes é semelhante às séries compostas e às trisséries, já que diversos exercícios são feitos para um mesmo grupo muscular, um imediatamente após o outro, sem intervalo de descanso. A diferença está no número de exercícios executados, pois as séries gigantes incorporam quatro ou mais exercícios. Assim como as trisséries, são uma ótima forma de trabalhar rapidamente qualquer grupo muscular em diversos ângulos. Os benefícios desse tipo de treino são parecidos com aqueles obtidos nas séries compostas e nas trisséries. Um exemplo de sua aplicação na execução de abdominais pode ser observado na Tabela 6.5.

Sem qualquer intervalo de descanso, execute uma série de cada exercício listado. Então, descanse por alguns minutos e siga a mesma ordem novamente.

CLASSIFICAÇÃO

Tempo	1	2	3	4	5
Duração	1	2	3	4	5
Dificuldade	1	2	3	4	5
Resultados	1	2	3	4	5

TABELA 6.5 Série gigante para abdominais

Exercício	Séries	Repetições
Elevação das pernas com os joelhos flexionados	3	15
Abdominal oblíquo	3	20
Abdominal invertido	3	15
Abdominal na polia alta	3	12

High-intensity training

O *high-intensity training* (HIT) é um método baseado na concepção da série única, popularizada por Arthur Jones (fundador da Nautilus) e pelo fisiculturista profissional Mike Mentzer. Caracteriza-se por envolver um volume muito baixo e uma intensidade muito alta. A maior parte dos praticantes desse método faz poucas séries, chegando a apenas uma por exercício, e realiza de 1 a 3 exercícios por grupo muscular (observe a Tab. 6.6). A intensidade característica não se dá somente pelo peso utilizado, mas também pelo treino além do ponto da falha muscular.* Cada série deve ser executada além da falha por meio de repetições forçadas, treinos excêntricos e repetições parciais (em que a amplitude do movimento é feita até que o peso não possa mais ser movimentado). De acordo com o HIT, se múltiplas séries de um exercício são executadas, elas não poderão ser feitas com intensidade máxima. Por outro lado, ao se fazer apenas uma série de um exercício, tem-se mais chance de treinar com intensidade máxima.

Nesse método, o volume é mantido baixo a fim de minimizar o tempo gasto na academia. Assim, permite-se que o praticante siga um treinamento único ou uma rotina dividida em dois treinos, dependendo de quantas vezes quiser treinar cada grupo muscular, podendo ser 2 ou 3 vezes por semana.

Não existem pesquisas que suportem a teoria do HIT, e os relatos existentes são variados. Alguns indivíduos obtiveram ganhos consideráveis de força e massa muscular; entretanto, para a maioria, o progresso rápido leva a uma estagnação. O problema pode estar no fato de o volume ser uma variável aguda que não é manipulada nesse método. Portanto, seguir o HIT por 4 a 6 semanas pode ser uma forma inteligente de utilizá-lo. Depois desse tipo de treino, uma boa opção é mudar para um programa que utilize um volume bastante alto. O exemplo do método HIT mostrado na Tabela 6.6 é uma rotina dividida em dois treinos semanais. Nesse programa, cada série deve ser precedida por uma série curta de aquecimento antes de cada exercício, utilizando aproximadamente 50% do peso da série principal. São realizadas entre 4 e 6 repetições com esse peso mais leve. Depois, deve-se fazer uma série até a falha, tendo um companheiro para auxiliar na execução de 3 ou 4 repetições forçadas após chegar à falha muscular. Sugere-se que o praticante resista durante a fase negativa das repetições forçadas, a fim de aumentar a intensidade, e considere a tentativa de fazer algumas repetições parciais no final da série.

CLASSIFICAÇÃO

Tempo	1	2	3	4	5
Duração	1	2	3	4	5
Dificuldade	1	2	3	4	5
Resultados	1	2	3	4	5

---

* N. de R. T.: Também denominada de "falha concêntrica", ocorre quando o praticante não consegue realizar o movimento completo na fase concêntrica da repetição.

TABELA 6.6 Sessões de treino com HIT

SEGUNDA E QUINTA-FEIRA

Exercício	Séries	Repetições
Supino inclinado com barra	1	8-10
Pullover com halteres	1	8-10
Crucifixo com halteres	1	8-10
Meio desenvolvimento com barra	1	8-10
Elevação lateral com halteres	1	8-10
Encolhimento de ombros com halteres	1	8-10
Remada com barra	1	8-10

TERÇA E SEXTA-FEIRA

Exercício	Séries	Repetições
Agachamento	1	8-10
Extensão de joelhos	1	8-10
Flexão de joelhos	1	8-10
Flexão plantar, em pé	1	8-12
Rosca direta com barra	1	8-10
Rosca direta no banco inclinado	1	8-10
Mergulho	1	8-10
Tríceps na polia alta	1	8-10
Elevação das pernas com os joelhos flexionados	1	10-15

Método Nubret *pro-set*

Esse método – nomeado por Serge Nubret, um fisiculturista profissional francês da Federação Internacional de Fisiculturismo e *Fitness* – incorpora uma forma de progressão que aumenta o número de séries de um exercício em cada sessão de treino, e requer que isso seja feito no mesmo tempo da sessão anterior. Por exemplo, se em uma sessão são feitas três séries de 10 repetições na rosca direta em cinco minutos, deve-se tentar fazer quatro séries de 10 repetições em cinco minutos nas sessões seguintes. A única forma de fazer mais séries no mesmo período é reduzindo o tempo de intervalo. Logo, esse método aumenta a força e a massa muscular pelo incremento da habilidade dos músculos se recuperarem entre as séries. A melhor forma de usá-lo é o empregando no início da sessão de treino com um exercício para cada grupo muscular. Um exemplo da progressão do Nubret *pro-set*, em que o praticante precisa de quatro semanas para aumentar o seu trabalho total de três séries de 10 repetições, em cinco minutos, para quatro de 10, no mesmo tempo, pode ser visto na Tabela 6.7.

CLASSIFICAÇÃO

	1	2	3	4	5
Tempo	1	2	3	4	5
Duração	1	2	3	4	5
Dificuldade	1	2	3	4	5
Resultados	1	2	3	4	5

TABELA 6.7 Método Nubret *pro-set*

Semana	Séries	Repetições	Tempo total
1	3	10	5min
2	2	10	5min
	1	8	
	1	6	
3	3	10	5min
	1	8	
4	4	10	5min

PROGRAMAS QUE MANIPULAM AS REPETIÇÕES

Embora a repetição seja a menor parte da sessão de treino, manipulá-la pode levar a grandes ganhos de massa muscular. Os métodos a seguir alteram as repetições executadas em cada sessão. Isso pode ser feito usando-se faixas de repetições específicas; um número extremamente alto de repetições; a divisão das repetições durante o dia; a alteração da amplitude de movimento de repetições específicas; a execução de repetições com auxílio extra depois de os músculos estarem fatigados; a mudança da velocidade em que as repetições são executadas; ou a ênfase em determinada parte da repetição. Todas essas alternativas servem para acelerar o crescimento muscular.

Treino 5-10-20

O programa 5-10-20 é, na verdade, uma versão avançada do treino com trisséries (ver p. 79), no qual, em sua maior parte, realiza-se um número igual de repetições nos três exercícios. No entanto, o 5-10-20 usa zonas de repetições muito específicas em cada exercício. O primeiro da trissérie é feito com apenas cinco repetições, um bom número para aumentar a força muscular. O segundo é feito com 10, ideal para aumentar a massa muscular. O último exercício é feito com 20 repetições. Esse número aumenta a resistência muscular e, também, promove a hipertrofia. A combinação desses três números oferece um programa que trabalha os músculos em todos os aspectos necessários para deixá-los grandes, magros e fortes.

A escolha dos exercícios exerce um papel importante no treino 5-10-20 por causa das repetições utilizadas. O primeiro exercício deve ser básico, utilizando-se, de preferência, uma barra. Devido ao baixo número de repetições nessa atividade, que visa aumentar a força, multiarticulares com barra são os mais indicados (ver Tab. 6.8 para um exemplo dos tipos de exercício, de acordo com a ordem de execução). O segundo exercício é feito com um número moderado de repetições, visando o tamanho muscular; logo, outra tarefa básica deve ser utilizada (similar à primeira), mas executada com halteres ou em um equipamento. Já o terceiro exercício é feito com um alto número de repetições. Portanto, os melhores exercícios nessa etapa são os auxiliares, monoarticulares. Eles podem ser feitos com halteres, porém cabos ou equipamentos são as opções mais indicadas por aplicarem uma tensão contínua nos músculos durante toda a amplitude de movimento.

Devido ao fato de esse programa ser muito desgastante para todo o corpo, usar um intervalo longo levará a uma ótima recuperação. Permita que cada grupo muscular trabalhado com o método 5-10-20 tenha um intervalo de, pelo menos, cinco dias antes de exercitá-los novamente. Sugere-se o treino de cada grupo uma vez por semana (Tab. 6.9). É preciso lembrar que esses exercícios podem ser substituídos por qualquer um dos indicados na Tabela 6.8. Faça uma série de cada um deles, descansando apenas o suficiente para passar para o próximo. Depois de executar o último, descanse dois minutos e repita-os na mesma ordem. Faça um total de 2 a 4 trisséries. Siga esse programa por não mais do que 6 semanas, pois se trata de um regime muito cansativo para ser mantido por períodos maiores. No entanto, não se deve treinar todas as partes do corpo com o 5-10-20. Escolha apenas uma ou algumas partes que mereçam mais atenção para treinar com esse programa para, assim, nivelá-las com o resto do corpo.

CLASSIFICAÇÃO

Tempo	1	2	3	4	5
Duração	1	2	3	4	5
Dificuldade	1	2	3	4	5
Resultados	1	2	3	4	5

TABELA 6.8 Escolhendo 5, 10, 20

PRIMEIRO EXERCÍCIO

Grupo muscular	Opções de exercícios
Peito	Supino com barra, supino inclinado com barra, supino declinado com barra
Deltoides	Meio desenvolvimento com barra (sentado ou em pé)
Costas	Remada com barra, barra com a pegada aberta
Coxas	Agachamento
Tríceps	Supino com a pegada fechada, mergulho
Bíceps	Rosca direta com barra

SEGUNDO EXERCÍCIO

Grupo muscular	Opções de exercícios
Peito	Supino com halteres, supino na máquina (versões reto, inclinado ou declinado)
Deltoides	Meio desenvolvimento com halteres, meio desenvolvimento na máquina
Costas	Remada com halteres, remada na polia baixa, remada na máquina, puxada (várias pegadas)
Coxas	*Leg press*, passada à frente, *step* com halteres
Tríceps	Rosca testa, deitado ou sentado
Bíceps	Rosca direta com halteres (em pé, sentado ou inclinado)

TERCEIRO EXERCÍCIO

Grupo muscular	Opções de exercícios
Peito	Crucifixo com halteres ou na polia baixa (inclinado, reto ou declinado), *crossover*, voador
Deltoides	Elevação lateral com halteres (na polia baixa ou na máquina), crucifixo invertido, elevação frontal
Costas	Extensão do ombro na polia alta
Coxas	Extensão de joelhos, flexão de joelhos (deitado, sentado ou em pé)
Tríceps	Tríceps na polia alta, rosca testa na máquina
Bíceps	Rosca concentrada na polia baixa ou na máquina

TABELA 6.9 Blocos de 5-10-20

COXAS

Exercício	Séries	Repetições
Agachamento com barra	4	5
Passada à frente com halteres	4	10
Flexão de joelhos	4	20

COSTAS

Exercício	Séries	Repetições
Remada curvada com barra	3	5
Puxada	3	10
Extensão do ombro na polia alta	3	20

BÍCEPS

Exercício	Séries	Repetições
Rosca direta com barra	2	5
Rosca direta com halteres, inclinado	2	10
Rosca Scott na máquina	2	20

PEITO

Exercício	Séries	Repetições
Supino inclinado	3	5
Supino com halteres	3	10
Crossover	3	20

TRÍCEPS

Exercício	Séries	Repetições
Mergulho	2	5
Rosca testa	2	10
Tríceps na polia alta	2	20

Programa *finish pump*

O programa *finish pump* envolve treinos com exercícios básicos e pesos elevados no início da sessão. Por exemplo, uma sessão de peito poderia começar com um exercício de supino, com séries entre 6 e 8 repetições; continuar com o supino com halteres, realizando-se entre 8 e 10 repetições; e, então, finalizar com o crucifixo com halteres, em séries de 12 a 15 repetições, e com o *crossover*, entre 15 e 20 repetições. Esse método tem a vantagem de aumentar o fluxo sanguíneo (em decorrência das altas repetições), trazer mais água (que entra no músculo para criar o inchaço), oxigênio, nutrientes e hormônios anabólicos para os músculos. Além disso, ajuda a retirar os metabólitos do músculo no final da sessão de treino, o que melhora a recuperação e estimula o hormônio do crescimento. Um exemplo de sessão *finish pump* pode ser visto na Tabela 6.10.

CLASSIFICAÇÃO

	1	2	3	4	5
Tempo	1	2	3	4	5
Duração	1	2	3	4	5
Dificuldade	1	2	3	4	5
Resultados	1	2	3	4	5

TABELA 6.10 *Finish pump* para o quadríceps

Exercício	Séries	Repetições
Agachamento	3	6-8
Leg press	3	8-10
Passada à frente	3	12-15
Extensão de joelhos	3	15-20

Treino de *hundreds*

O treino de *hundreds* é um método extremamente difícil que incorpora um número muito alto de repetições – 100 por série, para ser exato. O peso que se usa para completar tais repetições é cerca de 20 a 30% do usado para completar 10 repetições. Por exemplo, caso se utilize halteres de 50 libras para fazer 10 repetições na rosca direta, usa-se halteres de 10 a 15 libras no treino de *hundreds*. Sugere-se os halteres de 10 libras para começar "pegando leve", e não "pesado". O objetivo é completar ao menos 70 repetições antes de um rápido intervalo. Ou seja, deve-se cansar antes de alcançar as 100 repetições. Caso se consiga fazer todas as 100 com determinado peso, sem parar, então este é muito leve e deve ser aumentado na próxima sessão. Deve-se encontrar um peso que permita fazer de 60 a 70 repetições sem parar. A sinalização de que o peso deve ser aumentado é quando 70 repetições ou mais podem ser realizadas sem intervalo.

Vamos analisar um exemplo de série de rosca direta, em pé, usando o método de *hundreds*. Segure os halteres com a carga apropriada e faça o exercício como normalmente é feito, mas com um peso mais alto. Mantenha a técnica do exercício como descrito no Capítulo 19, bem como as repetições moderadamente ritmadas e sob controle. Se você escolheu o peso correto, chegará à falha muscular momentânea entre 60 e 70 repetições. Nesse ponto, faça um intervalo, respeitando apenas a quantidade de segundos equivalente ao número de repetições que faltaram. Em outras palavras, descanse um segundo para cada repetição que falta ser completada. Se você concluiu 65 repetições, então descanse 35 segundos e tente fazer as 35 restantes. Se não conseguir fazer as 35 repetições finais, use o mesmo método – descanse um segundo para cada uma que restou até alcançar a marca de 100 repetições. Parece simples até você realmente tentar. Esse método serve para aqueles com, no mínimo, um ano de experiência de treinamento de força consistente.

O benefício desse método está na forma como associa as fibras musculares. Pelo fato de o peso ser muito leve e o número de repetições muito alto, as fibras de contração lentas são completamente treinadas no início da série. Todos os músculos são compostos por dois tipos principais de fibras – as de contração lenta e as de contração rápida. As de contração lenta tendem a ser utilizadas em atividades que envolvem resistência – um número maior de repetições tende a treiná-las melhor. As de contração rápida, por sua vez, são usadas em atividades que exigem mais potência – são mais bem trabalhadas com pesos elevados e poucas repetições ou com movimentos rápidos e explosivos. A maior parte dos músculos tem cerca de 50% de fibras de contração lenta e 50% de contração rápida, o que significa ser uma boa ideia usar técnicas que treinem ambos os tipos. No método *hundreds*, as fibras de contração lenta serão priorizadas nas primeiras 60 repetições, ou mais. Após isso, os músculos devem recrutar as fibras de contração rápida para auxiliar as de contração lenta fatigadas. A execução de muitas repetições provoca mudanças bioquímicas no músculo, as quais auxiliam no crescimento muscular, e também leva a um crescimento dos capilares sanguíneos que suprem as fibras musculares, aumentando o fornecimento de sangue, oxigênio, nutrientes e hormônios às células musculares. Esse ambiente aumenta o potencial de crescimento das fibras.

A melhor maneira de usar o treino de *hundreds* é trabalhando cada grupo muscular duas vezes por semana. Seguir uma rotina dividida em membros superiores e inferiores ou em dois treinos é ideal para esse método. A única diferença é que se pode fazer até três exercícios para os grandes grupos musculares (peito, costas e quadríceps), porque há apenas uma série por exercício nesse tipo de treino. Utilize-o por cerca de 2 a 4 semanas; ele é muito intenso e será difícil mantê-lo por mais tempo. Então, parta para um treino mais básico, que utilize altas cargas e poucas repetições. Outra forma de usá-lo é exercitando um grupo muscular esporadicamente ou o corpo inteiro em apenas 1 ou 2 sessões, a fim de mudar o estilo de treino e "impactar" os músculos para aumentar seu crescimento (um exemplo de regime com o *hundreds* é observado na Tab. 6.11). Cada uma das sessões desse programa deve ser feita duas vezes por semana. Por exemplo, pode-se realizar a sessão 1 na segunda e na quinta-feira, e a 2 na terça e na sexta-feira. Além disso, pode haver um dia de descanso entre cada treino, sendo a sessão 1 realizada na segunda e na sexta-feira e a 2, na quarta-feira e no sábado.

CLASSIFICAÇÃO

Tempo	**1**	2	3	4	5
Duração	1	2	**3**	4	5
Dificuldade	1	2	3	4	**5**
Resultados	1	2	3	**4**	5

TABELA 6.11 Sessões de treino de *Hundreds*

Grupo muscular	Exercício	Séries	Repetições
SESSÃO DE TREINO 1			
Peito	Supino	1	100
	Crucifixo inclinado com halteres	1	100
	Crossover	1	100
Costas	Puxada com a pegada aberta	1	100
	Remada com cabo, sentado	1	100
	Extensão do ombro na polia alta	1	100
Ombros	Meio desenvolvimento no multiforça	1	100
	Elevação lateral com halteres	1	100
Trapézio	Encolhimento de ombros com halteres	1	100
Abdominais	Abdominal na polia alta	1	100
SESSÃO DE TREINO 2			
Quadríceps	Agachamento no multiforça	1	100
	Leg press	1	100
	Extensão de joelhos	1	100
Isquiotibiais	Flexão de joelhos, deitado	1	100
Panturrilhas	Flexão plantar, em pé	1	100
	Flexão plantar, sentado	1	100
Bíceps	Rosca direta com barra	1	100
	Rosca Scott	1	100
Tríceps	Rosca testa, deitado	1	100
	Tríceps na polia alta	1	100

Método 50-50

O método 50-50 auxilia no aumento do desenvolvimento de músculos atrasados.* Basicamente, envolve a execução de 100 repetições por dia em um exercício para qualquer parte do corpo que se considere ter o crescimento atrasado. Esse método é diferente do treino de *hundreds* porque não são feitas 100 repetições de uma vez; elas são realizadas todos os dias, durante oito semanas, focando um determinado grupo muscular. Fazendo tantas repetições todos os dias, a capacidade aeróbia do músculo, que é facilitada por um incremento da sua densidade capilar, é aumentada. A densidade capilar, por sua vez, refere-se ao número de capilares (pequenos vasos sanguíneos em que os nutrientes e as trocas gasosas se dão entre o sangue e as células musculares) que suprem o músculo. A hipertrofia muscular tende a diminuir tal densidade por causa da maior quantidade de músculo presente.** Isso também ocorre no treino com poucas repetições e cargas elevadas, por forçar o músculo a usar mais a energia fornecida pela célula muscular do que a fornecida pelo sangue. Fazendo o método 50-50, pode-se aumentar a densidade capilar e, consequentemente, o fornecimento de nutrientes, hormônios anabólicos e oxigênio ao músculo. Além disso, eleva-se a remoção dos metabólitos bioquímicos do músculo. Esse processo resulta em músculos com maior inchaço, com uma recuperação mais rápida e, por fim, com maior potencial para o crescimento.

Para fazer o método 50-50, elege-se o grupo muscular que se quer nivelar com os outros. Em seguida, escolhe-se um exercício para ele. É esse exercício que será feito todos os dias, mesmo naqueles em que normalmente não é treinado (ver, na Tab. 6.12, a lista dos melhores exercícios para serem usados no método). Deve-se, então, executar 100 repetições por dia, em dois segmentos. Isso significa que serão executadas 50 repetições por vez, separadas por cerca de 8 a 12 horas, com uma carga considerável, mas não pesada o suficiente para se atingir a fadiga na 50ª repetição. Por exemplo, para trabalhar o bíceps, serão feitas 50 repetições da rosca direta com halteres pela manhã – digamos que às 9 horas – e novamente à noite – às 21 horas. A carga usada é fundamental para o sucesso. Se for muito pesada, é provável que leve ao *overtraining*. Uma boa dica é, ao completar a 50ª repetição, sentir se será possível completar mais 10 repetições. Segue-se esse programa por não mais do que oito semanas, a fim de se observar resultados consideráveis e evitar a estagnação. Pode-se, no entanto, trocar o grupo muscular e continuar com o método.

CLASSIFICAÇÃO

	1	2	3	4	5
Tempo	1	2	3	4	5
Duração	1	2	3	4	5
Dificuldade	1	2	3	4	5
Resultados	1	2	3	4	5

TABELA 6.12 Exercícios para o 50-50

Grupo muscular	Melhor escolha dos exercícios
Peito	Supino com halteres (reto ou inclinado) Crucifixo com halteres (reto ou inclinado) Apoio de frente
Deltoides	Meio desenvolvimento (em pé ou sentado) Elevação lateral com halteres Remada vertical com halteres Crucifixo invertido
Costas	Remada com halteres ou com barra Puxada Extensão do ombro na polia alta
Tríceps	Tríceps na polia alta Tríceps testa
Bíceps	Rosca direta (em pé, sentado ou inclinado)
Antebraço	Rosca punho (com halteres ou com barra) Rosca punho invertida (com halteres ou com barra)
Quadríceps	Agachamento Extensão de joelhos
Isquiotibiais	Flexão de joelhos (deitado, sentado, em pé) Levantamento-terra romeno (com halteres ou com barra)
Panturrilhas	Flexão plantar, em pé Flexão plantar *donkey*
Abdominais	Abdominal

---

* N. de R. T.: O autor se refere a músculos que não apresentaram resposta hipertrófica adequada em relação ao treino de força.
** N. de R. T.: O autor refere-se à densidade capilar relativa.

21 repetições

O treino de 21 repetições é um método avançado que desafia o grupo muscular trabalhado em três amplitudes de movimento dentro de uma série. Em cada série, faz-se um total de 21 repetições – motivo pelo qual o método se chama assim –, separadas em séries de sete. Começa-se da posição inicial, realizando-se sete repetições na primeira metade da amplitude de movimento (ver Tab. 6.13). Depois de completas, são feitas mais sete repetições da outra metade do movimento. Quando essas forem concluídas, são executadas mais sete com toda a amplitude de movimento. Usando a rosca direta com barra, por exemplo, inicia-se com os braços completamente estendidos, segurando uma barra na posição transversal, na frente das coxas. Primeiro, leva-se os braços sete vezes até o ponto em que fiquem paralelos ao chão. Então são realizadas sete repetições desse ponto até o ponto em que os braços se encontram próximos aos ombros. Depois, conclui-se com sete repetições-padrão com toda a amplitude de movimento.

Teoricamente, o método de 21 repetições pode ser feito com qualquer exercício, mas é mais prático com os auxiliares, monoarticulares. Exercícios multiarticulares, como o supino e o agachamento, envolvem diversos músculos secundários e estabilizadores que são treinados de forma mais efetiva em séries tradicionais (um exemplo do que pode ser utilizado é observado na Tab. 6.13). Independentemente do exercício, deve-se usar uma carga mais leve que a usual, já que os músculos não estão acostumados ao aumento do número de repetições. Utilizar cabos ou máquinas para esse tipo de treino é uma excelente forma de manter uma tensão contínua no músculo, o que é extremamente importante, pois a tensão aplicada é, em geral, diminuída na extensão completa, quando são usados pesos livres.

Com o método de 21 repetições, pode-se trabalhar efetivamente a flexibilidade articular nas primeiras sete repetições, desde que se comece cada repetição deixando o músculo que está sendo trabalhado na posição mais alongada. As sete repetições do "meio" são as mais produtivas no que se refere ao desenvolvimento e ao crescimento muscular, pois o praticante dispõe de mais força nessa etapa do movimento e pode, ao final, aumentar a contração, chegando ao máximo. As últimas sete repetições servem essencialmente para "queimar" os músculos, o que é ótimo para iniciar o novo crescimento.

Para utilizar esse método em sua rotina atual, faça três séries no primeiro exercício para determinada parte do corpo (após um aquecimento apropriado, é claro) e, em seguida, volte às séries tradicionais em todos os outros exercícios para aquela parte. Ou, então, faça entre 1 e 3 séries de 21 repetições no último exercício de determinada parte do corpo, a fim de estressá-la ao máximo. Para evitar o *overtraining*, diminui-se o volume de treino da parte na qual o método está sendo utilizado, fazendo um exercício a menos para a região exercitada nessa sessão. Por exemplo, se no dia de peito você normalmente faz entre 3 e 4 exercícios, faça 2 ou 3 se estiver fazendo três séries de 21 repetições. Os iniciantes devem começar com apenas uma série desse método – é importante lembrar que essa é uma técnica avançada. Pode-se aumentar de 2 para 3 séries após algumas semanas. Segue-se esse programa por cerca de 4 a 8 semanas, e não mais que isso, pois ele perde a sua efetividade depois de aproximadamente oito semanas.

CLASSIFICAÇÃO

Tempo	1	2	3	4	5
Duração	1	2	3	4	5
Dificuldade	1	2	3	4	5
Resultados	1	2	3	4	5

TABELA 6.13 Distribuição do treino de 21 repetições

Grupo muscular	Exercício	Técnica de quebra do treino de 21 repetições
Peito	Crossover	A técnica desse exercício é a mesma do *crossover* convencional, descrito no Capítulo 14. Primeiras sete repetições: Comece com as mãos nos lados dos ombros e contraia o peito até que os braços fiquem em um ângulo de aproximadamente 45° com o tronco. Próximas sete repetições: Vá da posição de 45° para a posição com as mãos unidas, mantendo o mesmo ângulo do cotovelo, e, em seguida, aperte o peito. Últimas sete repetições: Combine os dois tipos de repetições anteriores e complete mais sete repetições.
Costas	Puxada pela frente	A técnica desse exercício é a mesma da puxada convencional, descrita no Capítulo 16. Primeiras sete repetições: Puxe a barra em direção à parte de cima do peito, mantendo os cotovelos voltados para fora até que fiquem em aproximadamente 90°. Próximas sete repetições: Comece nos 90° e puxe a barra até a parte de cima do peito. Últimas sete repetições: Combine os dois tipos de repetições anteriores e complete mais sete repetições com amplitude completa.
Ombros	Elevação lateral na polia baixa	A técnica desse exercício é a mesma da elevação lateral convencional, descrita no Capítulo 15. Primeiras sete repetições: Eleve o braço para cima e para fora, mantendo o cotovelo travado em uma posição levemente flexionada até que o braço fique em 45° com o chão. Próximas sete repetições: Comece com cerca de 45° e puxe os pesos para cima, até que o braço fique paralelo ao chão. Últimas sete repetições: Combine os dois tipos de repetições anteriores.
Quadríceps	Extensão de joelhos	A técnica desse exercício é a mesma da extensão de joelhos convencional, descrita no Capítulo 21. Primeiras sete repetições: Estenda os joelhos até que as pernas fiquem em 45° com o chão. Próximas sete repetições: Comece no ângulo de 45°, estenda as pernas e contraia vigorosamente o quadríceps no final do movimento. Últimas sete repetições: Combine os dois tipos de repetições anteriores.
Isquiotibiais	Flexão de joelhos, deitado (também pode ser feito na posição sentada)	A técnica desse exercício é a mesma da flexão de joelhos convencional, descrita no Capítulo 22. Primeiras sete repetições: Flexione os joelhos até que as pernas fiquem quase perpendiculares ao chão. Próximas sete repetições: A amplitude final caracteriza-se por levar o apoio dos pés para perto das nádegas o máximo possível. Últimas sete repetições: Combine os dois tipos de repetições anteriores.
Tríceps	Tríceps na polia alta	Devido ao fato de a amplitude de movimento do tríceps na polia alta ser relativamente pequena (ver Cap. 18), aumente-a quando fizer o treino de 21 repetições, começando com as mãos no nível da parte de cima do peito. Comece com os antebraços a cerca de 30° acima de uma linha horizontal, apesar de normalmente eles ficarem paralelos ao chão. Fixe os braços e os cotovelos ao lado do corpo. Primeiras sete repetições: Estenda os braços até que os cotovelos passem um pouco de uma linha paralela ao chão. Próximas sete repetições: Comece próximo da posição paralela ao chão, estenda os braços até que os cotovelos fiquem travados por completo, e contraia vigorosamente o tríceps. Últimas sete repetições: Combine os dois tipos de repetições anteriores.
Bíceps	Rosca direta com cabo, unilateral	A técnica desse exercício é a mesma da rosca direta com cabo unilateral convencional, descrita no Capítulo 19. Primeiras sete repetições: Eleve o peso até que o antebraço fique quase paralelo ao chão. Próximas sete repetições: Comece próximo da posição paralela ao chão, eleve o peso até que o cotovelo chegue na flexão completa, e contraia vigorosamente o bíceps no final do movimento. Últimas sete repetições: Combine os dois tipos de repetições anteriores.

Sistema de quatro repetições

O sistema de quatro repetições envolve quatro exercícios diferentes para cada grupo muscular. Cada exercício é elaborado para trabalhar o músculo em diversos ângulos e lhe proporcionar um estímulo único. Depois do aquecimento, realiza-se um exercício básico (ver Tab. 6.14), executado em três séries de quatro repetições, o que oferece um estímulo para ganhos na força. Em sequência, pode ser feito outro exercício básico, preferencialmente com halteres, ou um auxiliar que minimize a ação dos grupos musculares auxiliares. Fazendo três séries de oito repetições, haverá um melhor estímulo para o crescimento muscular. O próximo deve ser um exercício auxiliar, executado em três séries de 12 repetições, o que proporcionará um potente estímulo para o crescimento muscular e estimulará alterações bioquímicas no músculo, que aumentarão seu crescimento e sua resistência (a habilidade de fazer mais repetições com determinado peso). O último exercício deve ser executado em três séries de 16 repetições a fim de proporcionar um inchaço significativo do músculo. Isso conduzirá mais fluidos para dentro das células musculares, e acredita-se que o seu consequente estiramento estimule o crescimento. Este último exercício também pode ser auxiliar ou básico, dependendo do segundo exercício.

Devido ao alto volume envolvido nesse programa, deve-se dividir o treino em três regiões do corpo separadas. Por exemplo, a sessão de treino 1 pode ser para peito, ombros, tríceps e abdominais; a sessão 2 pode envolver costas e bíceps; e a 3, coxas, panturrilhas e abdominais. Conforme sua capacidade de recuperação, você pode realizar o treino de cada grupo apenas uma vez por semana. Uma forma alternativa é fazer quatro séries de cada exercício: a primeira com quatro repetições; a segunda, com oito; a terceira, com 12; e a última, com 16. Faça isso em 2 ou 3 exercícios por grupo muscular. Um exemplo de treino para costas e bíceps utilizando o sistema de quatro repetições alternativo pode ser visto na Tabela 6.15.

CLASSIFICAÇÃO

Tempo	1	2	3	4	5
Duração	1	2	3	4	5
Dificuldade	1	2	3	4	5
Resultados	1	2	3	4	5

TABELA 6.14 Quatro para crescer

Grupo muscular	Exercícios	Séries	Repetições
Peito	Supino inclinado	3	4
	Supino com halteres	3	8
	Crucifixo declinado	3	12
	Voador direto	3	16
Ombros	Meio desenvolvimento com barra, sentado	3	4
	Elevação lateral com halteres	3	8
	Remada vertical	3	12
	Meio desenvolvimento com halteres	3	16
Tríceps	Supino com pegada fechada	3	4
	Mergulho	3	8
	Rosca testa	3	12
	Tríceps na polia alta	3	16
Costas	Remada curvada	3	4
	Puxada	3	8
	Extensão do ombro na polia alta	3	12
	Remada com barra	3	16
Bíceps	Rosca direta com barra	3	4
	Rosca direta com halteres, posição inclinada	3	8
	Rosca concentrada	3	12
	Rosca Scott	3	16
Pernas	Agachamento	3	4
	Levantamento-terra romeno	3	8
	Extensão de joelhos	3	12
	Leg press	3	16

TABELA 6.15 Sistema de quatro repetições alternativo

Grupo muscular	Exercícios	Séries	Repetições
Costas	Remada curvada	4	4, 8, 12, 16
	Puxada	4	4, 8, 12, 16
	Extensão de ombro na polia alta	4	4, 8, 12, 16
	Remada com halteres	4	4, 8, 12, 16
Bíceps	Rosca direta com barra	4	4, 8, 12, 16
	Rosca direta com halteres, posição inclinada	4	4, 8, 12, 16
	Rosca concentrada	4	4, 8, 12, 16

Repetições forçadas

As repetições forçadas permitem que mais repetições sejam realizadas em uma série com o auxílio de alguém que ajude a terminá-la após ser alcançada a falha. Isso leva os músculos ao seu limite (bem como além dele), o que é importante para estimular o crescimento muscular. Após chegar à falha, o ajudante pode auxiliar na execução de 2 ou 3 repetições extras que não seriam possíveis sem ajuda. Fazer repetições forçadas na última série de um exercício é necessário para dar um salto no crescimento muscular. Um estudo com 16 atletas do sexo masculino demonstrou que, após uma sessão, esse tipo de treino aumenta os níveis do hormônio do crescimento – um importante hormônio anabólico envolvido no estímulo dos processos que levam ao crescimento muscular – quase três vezes mais do que o treino tradicional (Fig. 6.1) (Ahtianen, Pakarinen, Kraemer e Hakkinen, 2003). Ahtianen e colaboradores (2003) também estudaram a recuperação muscular depois de sessões com repetições forçadas. Eles descobriram que até três dias após a sessão, os músculos treinados não estavam totalmente recuperados. Por essa razão, quando esse método for usado, é preciso deixar os grupos musculares treinados descansarem, no mínimo, quatro dias ou até sete dias antes de treiná-los novamente. Deve-se usar as repetições forçadas por não mais do que quatro semanas para qualquer grupo muscular.

CLASSIFICAÇÃO

Tempo	1	2	3	4	5
Duração	1	2	3	4	5
Dificuldade	1	2	3	4	5
Resultados	1	2	3	4	5

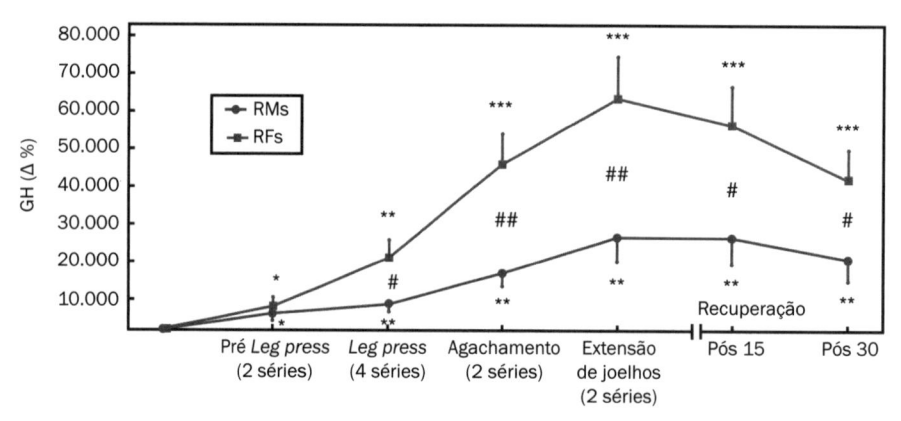

FIGURA 6.1 Este gráfico descreve a resposta aumentada do hormônio do crescimento – observada quando indivíduos realizam um treino com repetições forçadas – comparada a um treino convencional. * Significativamente diferente (* = p<0,05, ** = p<0,01, *** = p<0,001) do valor correspondente ao pré-exercício. # Diferença estatisticamente significativa (# = p<0,05, ## = p<0,01) entre as repetições máximas (RMs) *versus* as repetições forçadas (RFs).
De J.P Ahtianen, A. Pakarinen, W.J. Kraemer, and K. Hakkinen, "Acute hormonal and neuromuscular responses and recovery to forced vs. maximum repetitions multiple resistance exercises," International Journal of Sports Medicine, 2003; 24: 410-418. Adaptada com permissão.

Repetições negativas

Assim como as repetições forçadas, as repetições negativas que visam o aumento do tamanho são mais bem utilizadas no final da série, quando os músculos alcançaram a falha. Ao não se conseguir completar essa fase positiva da repetição com determinado peso, diversas repetições negativas ainda podem ser feitas, pois os músculos são muito mais fortes nessa fase do exercício. O treino com esse tipo de repetição é uma forma de tirar vantagem disso. Logo, o método pode estimular um novo crescimento muscular quando realizado de tempos em tempos. Sua utilização para acelerar o crescimento é diferente de sua utilização para o incremento da força (ver Cap. 9 para saber como usar as repetições negativas a fim de melhorar a força). Resistir à descida do peso na fase excêntrica ou na negativa provoca dano muscular. Quando as fibras musculares sofrem o dano, ocorre uma sequência de passos que levam ao crescimento e ao desenvolvimento de uma proteção para sobrecargas excêntricas futuras. Por isso, essa técnica não deve ser usada com frequência. Uma vez que se tenha criado uma tolerância à lesão, esta se torna muito menor. Portanto, a forma mais interessante de incorporar as repetições negativas no programa de treino é aplicá-las 1 ou 2 vezes em um grupo muscular e, depois, parar. Então, faça uma pausa por, no mínimo, dois meses. Será preciso executar apenas 2 ou 3 repetições negativas no final da última série de cada exercício, sendo necessário 1 ou 2 ajudantes – dependendo da quantidade de peso utilizado – para auxiliar na fase positiva de cada repetição. Durante a fase negativa, deve-se tentar resistir ao peso, permitindo que ele desça lentamente. Na fase excêntrica, não se pode demorar menos do que três segundos para abaixar o peso. Se não for possível resistir por, no mínimo, três segundos, sugere-se não realizar mais repetições negativas e terminar a série.

CLASSIFICAÇÃO

Tempo	1	2	3	4	5
Duração	1	2	3	4	5
Dificuldade	1	2	3	4	5
Resultados	1	2	3	4	5

Treino com repetições lentas

O treino com repetições lentas consiste em uma técnica em que as repetições são feitas com uma velocidade muito lenta. Embora o termo abranja diversas possibilidades, o método mais comum é conhecido como treino superlento. Este requer a diminuição da velocidade das repetições, chegando a 10 segundos na fase positiva e a mais 10 na fase negativa. Usa-se um peso de aproximadamente 50 a 70% do peso que se costuma usar e tenta-se completar de 5 a 10 repetições por série. Devido à natureza intensa das contrações lentas, deve-se fazer apenas 2 ou 3 exercícios por grupo muscular e somente duas séries por exercício. Também deve haver um intervalo de descanso de 5 a 7 dias para os principais grupos treinados com o método. Recomenda-se utilizá-lo por 4 a 6 semanas antes de mudar para uma rotina diferente, que utilize uma velocidade normal. Outra forma de incorporar repetições lentas ao programa de treino é usando-as nos treinos de cada grupo ou fazendo uma série de superlento em cada sessão de todos os grupos musculares – tanto no início como no final da sessão de treino. Os vários benefícios desse tipo de treino o tornam efetivo para o ganho de massa muscular. Ele minimiza o torque promovido pelo peso (resistência) e maximiza a força aplicada pelo músculo que está sendo treinado, bem como auxilia o desenvolvimento da conexão entre a mente e o músculo, pois os movimentos lentos fazem com que o indivíduo se concentre na contração muscular. Além disso as repetições lentas fadigam progressivamente todas as fibras do músculo envolvido, minimizam o risco de lesão decorrente da má execução dos movimentos e reduzem o estresse aplicado nas articulações.

CLASSIFICAÇÃO

Tempo	1	2	3	4	5
Duração	1	2	3	4	5
Dificuldade	1	2	3	4	5
Resultados	1	2	3	4	5

Treino com séries variando a velocidade

Pela combinação de repetições rápidas, lentas e com velocidade normal na mesma série, pode-se fazer três coisas: aumentar a força; aumentar a massa muscular e diminuir a gordura. As repetições rápidas, assim como todos os movimentos explosivos, aprimoram a potência ou a habilidade de gerar força muito rapidamente. As lentas aprimoram a força, pois mantêm os músculos tensionados por um maior período. Quanto mais tempo eles têm de sustentar o peso, mais dano é causado e, portanto, maior massa muscular é desenvolvida. No final de cada série, repetições com a velocidade normal, aumentam a resistência. Observe um exemplo de "séries variando a velocidade" na Tabela 6.16.

Cada série tem 15 repetições. As repetições 1 a 5 são as explosivas, executadas muito rápido. As repetições de 6 a 10 são dolorosamente lentas, durando 5 segundos na fase positiva e outros 5 na negativa. As repetições de 11 a 15 são executadas na velocidade normal (cerca de 1 a 2 segundos para cada fase de movimento). Devido à intensidade desse sistema, utiliza-se um peso no qual seja possível executar de 20 a 25 repetições.

Deve-se evitar exercícios unilaterais (com braços ou pernas). Realizar 15 repetições (5 delas super lentas) por série leva muito tempo; por isso, ao fazer algo como "remada com halteres" ou "supino com halteres" de forma unilateral, há o risco de se colocar muita tensão nos músculos estabilizadores e do tronco. Para preservar estes últimos, recomenda-se incorporar equipamentos, especialmente o multiforça, que também permite a realização de movimentos explosivos nas repetições rápidas.

Esse método é ideal para treinar músculos opostos na mesma sessão de treino, agrupando peito com costas, bíceps com tríceps, ombro com panturrilha, e perna com abdominais. Assim, busca-se garantir que cada grupo muscular seja beneficiado integralmente. Pelo fato de o número de repetições ser alto e a técnica, difícil, pode-se facilmente fatigar o "tríceps" enquanto se treina peito, sendo impossível trabalhar esses dois grupos musculares no mesmo dia com esse tipo de treino.

Comece fazendo duas séries por exercício durante as duas primeiras semanas. Depois, aumente para três séries nas semanas 3 e 4. O tempo de intervalo entre as séries deve ficar entre 1 e 2 minutos. Faça o treino por, no máximo 4 semanas e, então, retorne a um modelo normal.

CLASSIFICAÇÃO

Tempo	1	2	3	4	5
Duração	1	2	3	4	5
Dificuldade	1	2	3	4	5
Resultados	1	2	3	4	5

TABELA 6.16 Treino com séries variando a velocidade

TREINO 1 (SEGUNDA-FEIRA): PERNA + ABDOMINAIS

Exercício	Séries Semanas 1-2/ semanas 3-4	Repetições
PERNA		
Agachamento no multiforça*	2/3	15
Leg press	2/3	15
Extensão de joelhos	2/3	15
Flexão de joelhos	2/3	15
ABDOMINAIS**		
Elevação das pernas	2/3	15
Abdominal, supra***	2/3	15

* Agachamento com a barra por trás ou pela frente.
** Podem ser utilizados pesos nos exercícios abdominais. Se optar pela utilização apenas do peso corporal, podem ser realizadas mais do que cinco repetições na velocidade normal no final da série, atingindo a fadiga.
*** Ou na máquina para abdominal.

TREINO 2 (TERÇA-FEIRA): PEITO + COSTAS

Exercício	Séries Semanas 1-2/ semanas 3-4	Repetições
PEITO		
Supino inclinado no multiforça*	2/3	15
Supino com halteres**	2/3	15
Crossover***	2/3	15
COSTAS		
Puxada	2/3	15
Remada	2/3	15
Extensão de ombros	2/3	15

* Ou na máquina de supino inclinado.
**Ou na máquina de supino.
***Ou na máquina de voador.

TREINO 3 (QUINTA-FEIRA): OMBRO + PANTURRILHA

Exercício	Séries Semanas 1-2/ semanas 3-4	Repetições
OMBRO		
Meio desenvolvimento no multiforça*	2/3	15
Remanda vertical no multiforça	2/3	15
Elevação lateral com halteres**	2/3	15
PANTURRILHA		
Flexão plantar, em pé	2/3	15
Flexão plantar, sentado	2/3	15

* Ou na máquina de meio desenvolvimento.
** Ou na máquina de elevação lateral.

TREINO 4 (SEXTA-FEIRA): TRÍCEPS + BÍCEPS

Exercício	Séries Semanas 1-2/ semanas 3-4	Repetições
TRÍCEPS		
Supino com a pegada fechada, no multiforça	2/3	15
Tríceps na polia alta*	2/3	15
BÍCEPS		
Rosca direta com barra	2/3	15
Rosca Scott**	2/3	15

* Ou na máquina para tríceps.
** Ou na máquina para rosca direta.

Quatro minutos para o músculo

Para o treino de quatro minutos para o músculo, escolhe-se um peso que permita a execução de 15 a 19 repetições antes de chegar à fadiga. Levanta-se esse peso durante quatro minutos, fazendo pequenos intervalos cada vez que se atinge a falha muscular. O objetivo é ver quantas repetições podem ser completadas em quatro minutos e aumentar, de forma progresiva, o número de repetições executadas ao longo das diversas semanas. Deve-se estar apto a completar pelo menos 40 repetições na primeira semana utilizando esse sistema, e espera-se que seja possível é completar 60 repetições após quatro ou seis semanas.

Na semana anterior ao início do método, deve-se encontrar um peso que permita a execução de, no mínimo, 15, e, no máximo, 19 repetições em todos os exercícios selecionados. O peso escolhido é fundamental para o sucesso. Um peso exagerado, que permita realizar menos que 15 repetições, impossibilitará a execução de 60 repetições em seis semanas. Um peso aquém do necessário, que permita mais de 19 repetições, possibilitará a execução das 60 repetições em um período inferior a quatro semanas. É aconselhável fazer apenas o número de séries suficiente para determinar o peso do exercício; após, passa-se para o próximo da lista. Realiza-se todos os exercícios da sessão de treino, conforme a ordem estabelecida.

Uma estratégia inteligente para "cadenciar" o treino é estabelecer um período de intervalo entre as séries. Ao realizá-lo pela primeira vez, deve-se descansar durante 20 segundos cada vez que se atingir a fadiga muscular. Faz-se isso novamente na segunda semana. Então, na terceira semana, diminui-se o intervalo para 15 segundos cada vez que se atingir a fadiga, mantendo esse mesmo intervalo na quarta semana. Caso o objetivo das 60 repetições não seja alcançado na quarta semana, diminui-se o intervalo entre as séries para 10 segundos na quinta e na sexta semanas. Assim, deve-se chegar às 60 repetições, ou muito próximo disso.

Não se preocupe se você não atingir a marca das 60 repetições ao final das seis semanas em todos os exercícios. Isso não é fundamental para os resultados que serão obtidos, Espera-se que, em quatro a seis semanas, atinja-se maior tamanho muscular, menor gordura corporal e aumento da resistência muscular. Resistência muscular significa conseguir executar mais repetições com determinado peso. Por exemplo, se você consegue completar 10 repetições com halteres de 70 libras, espera-se que você consiga realizar de 12 a 15 repetições com o mesmo peso. Isso também significa que você estará apto a utilizar halteres mais pesados (75 ou 80 libras) para as mesmas 10 repetições.

São diversas as razões pelas quais esse programa entrega tantos benefícios. Para os iniciantes, o fato de se realizar um exercício durante quatro minutos com o mínimo de intervalo entre as séries proporciona um gasto de calorias muito maior do que as séries convencionais com dois a três minutos de intervalo. Isso também significa que haverá um gasto maior de calorias quando o treino já tiver acabado, pois tal processo leva a uma grande queima de gordura. Treinar dessa forma também coloca os músculos sob um grande estresse metabólico, o que produzirá metabólitos, como o lactato. Os metabólitos estimularão uma maior liberação de hormônios anabólicos, tais como o hormônio do crescimento, a testosterona e o fator de crescimento semelhante à insulina I (IGF-I), que, por sua vez, estimularão o crescimento muscular. Além disso, o corpo também estará sendo trabalhado para lidar com esses metabólitos (disponibilidade x metabolização). Isso aumentará a resistência muscular, levando ao aumento da força. Os quatro minutos com um mínimo de intervalo também aplica um grande estresse mecânico nos músculos (dano), que resultará em ganhos ainda maiores no tamanho muscular. Treinar dessa forma é algo tão único, comparado com a forma que você treinava anteriormente, que irá simplesmente levar seus músculos a um "choque", fazendo com que eles cresçam ainda mais e fiquem mais fortes. Esse é o princípio conhecido como confusão muscular. Observe, na Tabela 6.17, um programa completo de quatro minutos de mutilação muscular.

Faz-se esse programa durante quatro a seis semanas. Após, descansa-se por cerca de dois a três minutos entre as séries.

CLASSIFICAÇÃO

Tempo	1	2	3	4	5
Duração	1	2	3	4	5
Dificuldade	1	2	3	4	5
Resultados	1	2	3	4	5

TABELA 6.17 Quatro minutos de mutilação muscular

Grupo muscular	Exercício	Tempo/repetições-alvo: semana 1; semana 4
TREINO 1 (SEGUNDA-FEIRA): PEITO, BÍCEPS E ABDOMINAIS		
Peito	Supino no multiforça	4min/40; 60
	Supino com halteres	4min/40; 60
	Crucifixo inclinado com halteres	4min/40; 60
	Crossover	4min/40; 60
Bíceps	Rosca direta com barra	4min/40; 60
	Rosca direta, inclinada	4min/40; 60
	Rosca Scott	4min/40; 60
Antebraços	Rosca punho com barra	4min/40; 60
TREINO 2 (TERÇA-FEIRA): COSTAS E TRÍCEPS		
Costas	Puxada*	4min/40; 60
	Remada*	4min/40; 60
	Puxada*	4min/40; 60
	Extensão de ombros	4min/40; 60
Tríceps	Tríceps no multiforça	4min/40; 60
	Tríceps na polia alta	4min/40; 60
	Tríceps francês na polia baixa	4min/40; 60
Abdominais	Elevação das pernas/joelhos**	4min/40; 60
	Supra-abdominal na polia alta	4min/40; 60
TREINO 3 (QUINTA-FEIRA): OMBROS E TRAPÉZIO		
Ombros	Meio desenvolvimento no multiforça	4min/40; 60
	Elevação lateral com halteres	4min/40; 60
	Meio desenvolvimento com halteres	4min/40; 60
	Crucifixo invertido na polia alta	4min/40; 60
Trapézio	Encolhimento no multiforça*	4min/40; 60
	Encolhimento com halteres*	4min/40; 60
TREINO 4 (SEXTA-FEIRA): PERNAS, PANTURRILHAS E ABDOMINAIS		
Pernas	Agachamento no multiforça	4min/40; 60
	Leg press	4min/40; 60
	Extensão de joelhos	4min/40; 60
	Levantamento-terra romeno*	4min/40; 60
	Flexão de joelhos deitado	4min/40; 60
Panturrilhas	Flexão plantar em pé	4min/40; 60
	Flexão plantar sentado	4min/40; 60
Abdominais	Supra-abdominal declinado, com peso	4min/40; 60
	Infra-abdominal	4min/40; 60

* Utilize faixas para os punhos nesses exercícios.
** Se você não conseguir realizar 15 repetições com as pernas estendidas, faça-as com os joelhos flexionados; se você conseguir mais do que 15 repetições, segure um haltere ou uma *medicine ball* entre os seus pés ou joelhos.

PROGRAMAS QUE MANIPULAM O PESO

Devido ao fato de o treinamento de força envolver o levantamento de pesos ou a resistência, a mudança mais importante que pode ser feita para manipular o programa de treino é alterar a quantidade de peso utilizado. Os programas a seguir têm isso em foco – manipular a carga ou a resistência. Para tanto, pode-se alterar séries com cargas altas e leves dentro de uma mesma sessão de treino. Algumas dessas técnicas alteram o peso durante uma série. Independentemente da linha do tempo, o resultado visado é a maior massa muscular.

Método pesado e leve

O método pesado e leve simplesmente incorpora diversas séries pesadas de determinado exercício seguidas por várias séries leves do mesmo exercício. A teoria é que as séries pesadas estimularão mais as fibras musculares de contração rápida, enquanto as leves promoverão a capilarização dos músculos e induzirão a fadiga. Esse método, com frequência, é realizado em apenas um exercício (Tab. 6.18). Fisiculturistas mais experientes às vezes fazem dois exercícios, mas com um número total de séries menor em cada um. Assim, o primeiro exercício (que normalmente é básico ou multiarticular) é executado com pesos elevados e poucas repetições, enquanto o segundo (em geral, auxiliar) é feito com pesos muito leves e altas repetições (ver Tab. 6.19). Em ambos os programas, as atividades devem ser realizadas em rotinas divididas em 3 ou 4 treinos. Por exemplo, o treino 1 pode ser de ombros e coxas; o 2, de peito, costas e abdominais; e o 3, para completar a rotina, com bíceps, tríceps e panturrilhas.

CLASSIFICAÇÃO

Tempo	1	2	3	4	5
Duração	1	2	3	4	5
Dificuldade	1	2	3	4	5
Resultados	1	2	3	4	5

TABELA 6.18 Exemplo do método pesado e leve com um exercício

Grupo muscular	Exercício	Séries	Repetições
Ombros	Meio desenvolvimento	4 4	5 12
Pernas	Agachamento	5 1	4 15
Peito	Supino	5 2	5 12
Costas	Remada com barra	4 3	4 15
Abdominais	Abdominal na polia alta	3 3	10 25
Bíceps	Rosca direta com barra	4 4	5 15
Tríceps	Rosca testa	4 5	5 15
Panturrilhas	Flexão plantar, em pé	4 6	8 25

TABELA 6.19 Exemplo do método pesado e leve com vários exercícios

Grupo muscular	Exercício	Séries	Repetições
Ombros	Meio desenvolvimento Elevação lateral	4 4	5 15
Pernas	Agachamento Leg Press	5 5	4 15
Peito	Supino Crucifixo inclinado	5 4	4 15
Costas	Remada com barra Puxada	5 5	4 15
Abdominais	Abdominal na polia alta Abdominal invertido	3 3	10 25
Bíceps	Rosca direta com barra Rosca Scott	4 3	5 15
Tríceps	Rosca testa Tríceps na polia alta	4 3	5 15
Panturrilhas	Flexão plantar, em pé Flexão plantar, sentado	3 3	8 25

Método triangular

O método triangular é um sistema básico de treino de pirâmide – termo utilizado para se referir ao aumento ou à diminuição gradativa da carga em cada série do exercício. Esse método começa com 3 ou 4 séries ascendentes. As primeiras 2 ou 3 séries de aquecimento não são feitas até a falha. A terceira ou quarta séries normalmente usam um peso que permite a execução de 4 a 6 repetições. Em seguida, o peso é diminuído de forma progressiva e as repetições aumentam por outras 2 ou 3 séries (ver Tab. 6.20 para um exemplo de sessão com o método triangular). Entre os benefícios adquiridos, está o fato de o músculo de interesse ser lentamente preparado, para cargas muito pesadas. Isso auxilia na prevenção de lesões. Além disso, o método oferece um número de repetições variado, o que proporciona estímulos diferentes aos músculos treinados.

CLASSIFICAÇÃO

	1	2	3	4	5
Tempo	1	2	3	4	5
Duração	1	2	3	4	5
Dificuldade	1	2	3	4	5
Resultados	1	2	3	4	5

TABELA 6.20 Método triangular para peito com o supino inclinado

Série	Peso (libras)	Repetições	Intervalo
1	135	10	2min
2	185	8	3min
3	225	6	3min
4	245	4	3min
5	185	7	3min
6	165	8	–

Método pirâmide *rack*

O método pirâmide foi criado depois do aparecimento dos suportes para halteres, por ser mais bem utilizado com halteres de pesos predeterminados, encontrados na maior parte das academias. Assim como no método triangular, começa-se com um peso bem leve, executando 10 repetições, que servirão como aquecimento. Então, aumenta-se gradualmente os pesos de cada série, com os menores incrementos disponíveis (em geral, cinco libras em cada haltere), até ser feita apenas uma repetição. Depois disso, se o praticante estiver realmente pronto para castigar os músculos, deve-se inverter a ordem e diminuir o peso, (com a menor redução possível), até chegar ao ponto inicial. O intervalo entre as séries deve ser mínimo – cerca de 1 a 2 minutos. Os benefícios são similares aos do método triangular no que se refere ao aquecimento apropriado para preparar o músculo para o treino intenso que virá depois. Por oferecer um número bem amplo de repetições, o método pirâmide *rack* proporciona estímulos de treino variados ao músculo. Além disso, oferece um treino intenso, o que é bom para o início do crescimento muscular. Devido ao fato de ser um sistema mais cansativo para os músculos, é importante não usá-lo com frequência. Ele é melhor quando aplicado em uma sessão de treino para estimular o crescimento de um grupo muscular defasado. É benéfico utilizá-lo em um exercício por grupo. Os melhores exercícios para esse método são os básicos com halteres, bem como os auxiliares (ver Tab. 6.21). A Tabela 6.22 fornece um exemplo do método pirâmide *rack* na rosca direta com halteres.

CLASSIFICAÇÃO

	1	2	3	4	5
Tempo	1	2	3	4	5
Duração	1	2	3	4	5
Dificuldade	1	2	3	4	5
Resultados	1	2	3	4	5

TABELA 6.21 Melhores exercícios para o método pirâmide *rack*

Grupo muscular	Exercício
Peito	Supino com halteres (reto, inclinado, declinado) Crucifixo com halteres (reto, inclinado, declinado)
Ombros	Meio desenvolvimento com halteres Elevação com halteres (frontal, lateral, crucifixo invertido) Remada vertical com halteres
Costas	Remada com halteres
Trapézio	Encolhimento de ombros com halteres
Coxas	Passada à frente com halteres
Tríceps	Rosca testa com halteres Tríceps francês com halteres
Bíceps	Rosca direta com halteres (em pé, sentado, inclinado)

TABELA 6.22 Pirâmide *rack* com a rosca direta

Série	Peso (libras)	Repetições	Intervalo
1	30	10	1min
2	35	10	1min
3	40	10	1min
4	45	8	2min
5	50	6	2min
6	55	3	2min
7	60	1	2min
8	55	2	2min
9	50	3	2min
10	45	5	2min
11	40	6	2min
12	35	7	2min
13	30	8	2min

Pirâmide invertida

A pirâmide invertida é oposta ao método triangular. Nela, inicia-se o treino com uma intensidade muito elevada; em seguida, diminui-se o peso e, depois, aumenta-se de novo. Devido à grande dificuldade, esse é um dos métodos piramidais menos utilizado. Um exemplo é o usado pelo fisiculturista Dean Tornabane. Inicia-se com um peso que permita a execução de 6 a 10 repetições em um exercício à escolha. Realiza-se, então, mais duas séries, diminuindo o peso apenas o suficiente para trabalhar o mesmo número de repetições da primeira série. Após a terceira série, executa-se mais duas, fazendo os mesmos incrementos utilizados para diminuir os pesos anteriormente. Devido à fadiga, é provável que as duas últimas séries tenham um número baixo de repetições (entre 2 e 4), que trabalharão em sinergismo com as altas repetições das outras séries, proporcionando o aumento do crescimento muscular. Um exemplo da pirâmide invertida pode ser visto na Tabela 6.23. Esse sistema pode ser usado com qualquer exercício e para a maior parte dos grupos musculares, mas é mais bem aplicado no início da sessão de treino e em um exercício básico, como, por exemplo, o supino, o meio desenvolvimento, o agachamento, a rosca direta com halteres ou a rosca testa. O mais indicado é que um desses exercícios seja seguido por 1 ou 2 exercícios auxiliares para cada grupo muscular.

CLASSIFICAÇÃO

Tempo	1	2	3	4	5
Duração	1	2	3	4	5
Dificuldade	1	2	3	4	5
Resultados	1	2	3	4	5

TABELA 6.23 Pirâmide invertida
Use o meio desenvolvimento depois de 2 ou 3 séries de aquecimento

Série	Peso (libras)	Repetições	Intervalo
1	185	8	2min
2	175	8	2min
3	160	8	2min
4	175	4	2min
5	185	2	–

Método Oxford

O método de pirâmide descendente Oxford usa a metade final do método triangular. Seu benefício é permitir o uso do peso mais alto na primeira série, antes que os músculos estejam fatigados por séries anteriores realizadas com pesos mais leves. Nessa técnica, a primeira série é feita com 100% de 10 repetições máximas (RMs) até a falha. Obviamente, isso deve ser precedido de 1 ou 2 séries leves de aquecimento. Na segunda e terceira séries, o peso é diminuído apenas o suficiente para que se complete 10 repetições até a falha. Esse método parece funcionar bem para o ganho de massa, pois cada série é feita até a falha muscular, importante para induzir o crescimento muscular ao estimular a liberação do hormônio do crescimento (GH) e do fator de crescimento semelhante à insulina I (IGF-I). Embora o método Oxford seja caracterizado pelo uso de 10 repetições por série, ele também pode ser usado com outros números de repetições, como, por exemplo, 6, 8, 12 ou até 15 por série (ver Tab. 6.24 para um exemplo de programa que usa a técnica piramidal descendente Oxford). O método pode, ainda, ser aplicado por 4 a 6 semanas antes de mudar para outro diferente.

CLASSIFICAÇÃO

Tempo	1	2	**3**	4	5
Duração	1	2	**3**	4	5
Dificuldade	1	2	**3**	4	5
Resultados	1	2	3	**4**	5

TABELA 6.24 Oxford de massa

SEGUNDA-FEIRA: PEITO E TRÍCEPS

Exercício	Série	Peso	Repetições (até a falha)
Supino inclinado	1	100% 10RMs	10
	2	< 100% 10RMs*	10
	3	< 100% 10RMs	10
Supino com halteres	1	100% 10RMs	10
	2	< 100% 10RMs	10
	3	< 100% 10RMs	10
Crucifixo inclinado	1	100% 10RMs	10
	2	< 100% 10RMs	10
	3	< 100% 10RMs	10
Tríceps na polia alta	1	100% 10RMs	10
	2	< 100% 10RMs	10
	3	< 100% 10RMs	10
Tríceps francês, sentado	1	100% 10RMs	10
	2	< 100% 10RMs	10
	3	< 100% 10RMs	10

TERÇA-FEIRA: PERNAS

Exercício	Série	Peso	Repetições (até a falha)
Agachamento com a barra pela frente	1	100% 10RMs	10
	2	< 100% 10RMs	10
	3	< 100% 10RMs	10
Leg press	1	100% 10RMs	10
	2	< 100% 10RMs	10
	3	< 100% 10RMs	10

TERÇA-FEIRA: PERNAS (continuação)

Exercício	Série	Peso	Repetições (até a falha)
Extensão de joelhos	1	100% 10RMs	10
	2	< 100% 10RMs	10
	3	< 100% 10RMs	10
Flexão de joelhos	1	100% 10RMs	10
	2	< 100% 10RMs	10
	3	< 100% 10RMs	10

QUINTA-FEIRA: OMBROS

Exercício	Série	Peso	Repetições (até a falha)
Meio desenvolvimento com halteres	1	100% 10RMs	10
	2	< 100% 10RMs	10
	3	< 100% 10RMs	10
Elevação lateral	1	100% 10RMs	10
	2	< 100% 10RMs	10
	3	< 100% 10RMs	10
Crucifixo invertido	1	100% 10RMs	10
	2	< 100% 10RMs	10
	3	< 100% 10RMs	10
Encolhimento de ombros com halteres	1	100% 10RMs	10
	2	< 100% 10RMs	10
	3	< 100% 10RMs	10

(Continua)

* Na segunda e terceira séries de cada exercício, diminua o peso somente o suficiente para permitir que 10 repetições sejam completadas.
Lembrete: Os abdominais podem ser feitos no final de qualquer uma dessas sessões de treino.

TABELA 6.24 Oxford de massa (continuação)

SEXTA-FEIRA: COSTAS E BÍCEPS				SEXTA-FEIRA: COSTAS E BÍCEPS (continuação)			
Exercício	Série	Peso	Repetições (até a falha)	Exercício	Série	Peso	Repetições (até a falha)
Puxada	1	100% 10RMs	10	Rosca Scott	1	100% 10RMs	10
	2	< 100% 10RMs	10		2	< 100% 10RMs	10
	3	< 100% 10RMs	10		3	< 100% 10RMs	10
Remada com halteres	1	100% 10RMs	10	Rosca alternada com halteres	1	100% 10RMs	10
	2	< 100% 10RMs	10		2	< 100% 10RMs	10
	3	< 100% 10RMs	10		3	< 100% 10RMs	10
Extensão do ombro na polia alta	1	100% 10RMs	10	Rosca invertida	1	100% 10RMs	10
	2	< 100% 10RMs	10		2	< 100% 10RMs	10
	3	< 100% 10RMs	10		3	< 100% 10RMs	10

*Na segunda e na terceira série de cada exercício, diminua o peso somente o suficiente para permitir que 10 repetições sejam completadas. Lembrete: Os abdominais podem ser feitos no final de qualquer uma dessas sessões de treino.

Breakdown

A técnica *breakdown* foi desenvolvida por Fred Hatfield, PhD, e usada com sucesso pelo fisiculturista Mike Quinn. Ela envolve três diferentes faixas de repetições em cada uma das três séries executadas. A primeira série é feita com um peso alto, que limita a realização em 4 a 6 repetições por série, a fim de trabalhar as fibras musculares de contração rápida. A segunda, com 15 a 20% menos peso que a primeira, faz com que sejam realizadas cerca de 10 a 15 repetições, incrementando o ambiente bioquímico dentro das células musculares e estimulando, assim, o crescimento muscular. A última série é feita com cerca de 50% menos peso que a primeira, de forma que sejam executadas de 25 a 30 repetições para o treino das fibras musculares de contração lenta. Os intervalos de repouso entre as séries devem ser de, aproximadamente, 2 a 3 minutos. Um exemplo de sessão de *breakdown* para o tríceps é observado na Tabela 6.25.

CLASSIFICAÇÃO

	1	2	3	4	5
Tempo	1	2	3	4	5
Duração	1	2	3	4	5
Dificuldade	1	2	3	4	5
Resultados	1	2	3	4	5

TABELA 6.25 *Breakdown* para aumentar o tríceps

Exercício	Peso (libras)	Número da série	Repetições
Supino com a pegada fechada	265	1	4
	215	2	12
	135	3	27
Rosca testa	135	1	6
	105	2	15
	65	3	30
Tríceps na polia alta	100	1	6
	80	2	12
	50	3	25

Treino *drop-set*

O treino *drop-set* envolve uma redução imediata da quantidade de peso utilizada, com o objetivo de continuar fazendo mais repetições em determinado exercício. Por exemplo, quando se consegue fazer 10 repetições em uma rosca direta com barra com 100 libras, primeiro deve-se completar as 10 repetições e, em seguida, colocar a barra no suporte para, rapidamente, retirar cerca de 20 a 30% do peso (20-30 libras). Logo após, realiza-se o maior número de repetições possível com o novo peso, antes de colocar a barra mais uma vez no suporte e retirar 10 a 20% do peso para fazer mais repetições. Esse processo pode ser repetido quantas vezes for desejado, embora a maior parte dos fisiculturistas faça 1 ou 3 retiradas a cada série de *drop-set*. Mesmo que sejam feitas diversas retiradas na série, elas são contadas como apenas uma série. Em geral, os fisiculturistas fazem cerca de 2 ou 3 *drop-sets* por exercício. Deve-se escolher dois exercícios por grupo muscular (normalmente um complexo e outro auxiliar) e fazer três *drop-sets* em cada um. Outra forma de usar o método é realizando a última série de cada exercício com um *drop-set*. O benefício desse tipo de treino é similar ao do com repetições forçadas, já que os músculos são trabalhados além de seus limites. Forçar os músculos a continuar se contraindo com o uso de cargas mais leves provocará uma resposta elevada do hormônio do crescimento e do IGF-I. O truque é manter o menor intervalo entre as retiradas. É uma boa ideia ter um ajudante para auxiliar com os pesos ou usar halteres para retiradas de peso mais rápidas. Um exemplo de esquema com o treino *drop-set* para ombros, usando o meio desenvolvimento com halteres e a elevação lateral, pode ser visto na Tabela 6.26. Essa é uma boa forma de terminar uma sessão de treino de ombros caso esta seja precedida por séries de meio desenvolvimento e remada vertical. Siga um planejamento semelhante para os outros grupos musculares.

CLASSIFICAÇÃO

Tempo	1	2	3	4	5
Duração	1	2	3	4	5
Dificuldade	1	2	3	4	5
Resultados	1	2	3	4	5

TABELA 6.26 *Drop-set* para deltoides

Série	Peso (libras)	Repetições	Intervalo
MEIO DESENVOLVIMENTO COM HALTERES			
1	65	10	Nenhum
	45	7	Nenhum
	30	5	2min
2	65	9	Nenhum
	45	6	Nenhum
	30	4	2min
3	60	10	Nenhum
	40	6	Nenhum
	30	3	–
ELEVAÇÃO LATERAL			
1	35	12	Nenhum
	25	8	Nenhum
	15	7	2min
2	30	12	Nenhum
	20	7	Nenhum
	10	6	2min
3	30	10	Nenhum
	20	6	Nenhum
	10	4	–

PROGRAMAS QUE MANIPULAM OS INTERVALOS DE DESCANSO

Poucos fisiculturistas percebem que uma forma efetiva de alterar os programas de treinamento para a manutenção do progresso envolve a manipulação dos intervalos de descanso entre as séries, pois isso altera as adaptações bioquímicas a que os músculos são submetidos ao mudar o tipo de combustível (ATP, creatinafosfato ou glicogênio) de que necessitam durante as séries e para se recuperarem entre elas. As substâncias químicas produzidas pela utilização de diferentes combustíveis podem estimular certas rotas bioquímicas envolvidas no processo de crescimento muscular. Os programas a seguir alteram os intervalos de descanso entre as séries com o intuito de estimular esse crescimento, o que pode ser feito pela diminuição do intervalo entre as séries de uma sessão de treino para a outra ou limitando-se o intervalo entre elas.

Intervalo regressivo

No intervalo regressivo, o tempo de intervalo entre as séries é reduzido em cerca de 15 segundos a cada sessão de treino. O programa começa com períodos de descanso de três minutos e, de forma progressiva, diminui para aproximadamente 15 segundos ao longo de 12 semanas. O objetivo é usar o mesmo peso para o mesmo número de repetições a cada semana. Apesar de não parecer um progresso quando se analisa a carga utilizada e as repetições executadas, observa-se um avanço importante ao se considerar as reduções drásticas do intervalo de descanso. Tais reduções treinam as rotas bioquímicas do músculo, que permitem uma recuperação mais rápida e um número maior de repetições com determinado peso. A capacidade de fazer o mesmo número de repetições com o mesmo peso e com um intervalo menor de descanso entre as séries leva a um crescimento muscular maior. Na verdade, conforme discutido no Capítulo 5, pesquisas mostram que indivíduos que seguem um programa de 8 semanas, com diminuição do intervalo em 15 segundos a cada semana, têm maior incremento de massa muscular do que aqueles que mantêm os intervalos fixos em 2 minutos (Souza-Junior et al., 2011). Deve-se permanecer no mesmo intervalo caso se consiga completar até duas repetições a menos do que as predeterminadas. Um exemplo de progressão semanal do método de intervalo regressivo para um atleta que treina cada parte do corpo uma vez por semana pode ser visto na Tabela 6.27. Fisiculturistas frequentemente usam esse modelo de treino na preparação para competições. Acredita-se que esse método ajude na definição muscular e na diminuição da gordura corporal, por assemelhar-se a uma sessão com característica aeróbia.

CLASSIFICAÇÃO

	1	2	3	4	5
Tempo	1	2	3	4	5
Duração	1	2	3	4	5
Dificuldade	1	2	3	4	5
Resultados	1	2	3	4	5

TABELA 6.27 Intervalo regressivo

Semana	Intervalo de descanso entre as séries
1	3min
2	2min45s
3	2min30s
4	2min15s
5	2min
6	1min45s
7	1min30s
8	1min15s
9	1min
10	45s
11	30s
12	15s

Sistema de descanso-pausa alternado

O sistema de descanso-pausa é uma forma única de treinar braços e pernas de forma unilateral. Enquanto se trabalha um lado do corpo, o lado oposto descansa. Em seguida, muda-se de um lado para o outro. Para isso, deve-se escolher um peso que permita completar de 6 a 8 repetições. Tendo a rosca direta unilateral como exemplo, são feitas 3 repetições com o braço direito; logo após, troca-se para o braço esquerdo, sendo feitas 3 repetições com esse braço. Então, volta-se para o braço direito e executa-se mais 3 repetições. Deve-se continuar dessa maneira, "descansando" durante 3 repetições, depois durante 2 e, finalmente, durante 1 repetição. No final, serão completadas 14 repetições por série com um peso que permita executar apenas 6 a 8 repetições. Basicamente, dobra-se a quantidade de repetições realizadas com determinado peso. Isso acelera não somente o crescimento, mas também a força muscular. Pelo fato de utilizar um segmento de cada vez, há maior produção de força do que com os segmentos ao mesmo tempo. Ou seja, quando são realizados exercícios unilaterais, como a rosca direta unilateral, é possível carregar mais peso do que a metade utilizada em uma rosca direta com barra, em que se utilizam os dois braços ao mesmo tempo. Isso leva a um ganho ainda maior na força muscular.

Na última série de cada exercício, sugere-se fazer a maior quantidade possível de repetições após o último "descanso" (1 repetição). Além da intensidade dessa série, tal artifício também serve para medir se o peso utilizado está apropriado. Caso seja possível realizar mais do que uma repetição após o "descanso" final, aumenta-se o peso em 5 a 10 libras no próximo treino. Se for possível realizar apenas uma repetição após o "descanso", então o peso está perfeito. Se não for possível realizar uma repetição após o "descanso" final, diminui-se o peso em 5 a 10 libras no próximo treino.

Siga o sistema de descanso-pausa alternado mostrado na Tabela 6.28 durante quatro semanas e, então, mude para um novo modelo de treino.

CLASSIFICAÇÃO

Tempo	1	2	3	4	5
Duração	1	2	3	4	5
Dificuldade	1	2	3	4	5
Resultados	1	2	3	4	5

TABELA 6.28 Sistema de descanso-pausa alternado

SEGUNDA-FEIRA: PEITO, TRÍCEPS E ABDOMINAIS

Grupo muscular	Exercício	Séries	Repetições
Peito	Supino com halteres, unilateral*	3	3, 3, 3, 2, 2, 1
	Supino inclinado no multiforça, unilateral	3	3, 3, 3, 2, 2, 1
	Crossover na polia baixa, unilateral	3	3, 3, 3, 2, 2, 1
	Crossover unilateral	3	3, 3, 3, 2, 2, 1
Tríceps	Tríceps na polia alta, unilateral	3	3, 3, 3, 2, 2, 1
	Tríceps testa unilateral	3	3, 3, 3, 2, 2, 1
	Tríceps francês unilateral	3	3, 3, 3, 2, 2, 1
Abdominais*			

TERÇA-FEIRA: PERNAS

Grupo muscular	Exercício	Séries	Repetições
Pernas	Leg press unilateral	3	3, 3, 3, 2, 2, 1
	Passada a fundo no multiforça	3	3, 3, 3, 2, 2, 1
	Step com halteres	3	3, 3, 3, 2, 2, 1
	Extensão de joelhos unilateral	3	3, 3, 3, 2, 2, 1
	Flexão de joelhos unilateral	3	3, 3, 3, 2, 2, 1
Panturrilha	Flexão plantar em pé, unilateral	3	3, 3, 3, 2, 2, 1
	Flexão plantar sentado, unilateral	3	3, 3, 3, 2, 2, 1

* Faça o treino normal de abdominais.

(Continua)

TABELA 6.28 Sistema de descanso-pausa alternado (continuação)

QUINTA-FEIRA: OMBROS, TRAPÉZIO, ABDOMINAIS			
Grupo muscular	Exercício	Séries	Repetições
Ombros	Meio desenvolvimento com halteres, unilateral	3	3, 3, 3, 2, 2, 1
	Remada vertical no multiforça, unilateral	3	3, 3, 3, 2, 2, 1
	Elevação lateral na polia baixa, unilateral	3	3, 3, 3, 2, 2, 1
	Crucifixo invertido com halteres, unilateral	3	3, 3, 3, 2, 2, 1
Trapézio	Encolhimento no multiforça, unilateral	3	3, 3, 3, 2, 2, 1
Abdominais*			

SEXTA-FEIRA: COSTAS E BÍCEPS			
Grupo muscular	Exercício	Séries	Repetições
Costas	Remada potente com halteres	3	3, 3, 3, 2, 2, 1
	Puxada unilateral	3	3, 3, 3, 2, 2, 1
	Remada na polia baixa, unilateral	3	3, 3, 3, 2, 2, 1
	Extensão de ombros, unilateral	3	3, 3, 3, 2, 2, 1
Bíceps	Rosca direta com halteres, unilateral	3	3, 3, 3, 2, 2, 1
	Rosca direta inclinada com halteres, unilateral	3	3, 3, 3, 2, 2, 1
	Rosca Scott com halteres, unilateral	3	3, 3, 3, 2, 2, 1

* Faça o treino normal de abdominais.

Treino de qualidade

O treino de qualidade é um sistema que realiza intervalos de descanso de 1 minuto ou menos entre as séries, independentemente do exercício ou da carga. Muitos fisiculturistas seguem essa técnica para ganhar massa muscular e, por isso, sempre mantêm os intervalos de descanso abaixo de um minuto, sem considerar o peso do treino. Do ponto de vista fisiológico, existem algumas evidências que suportam esses relatos. Intervalos de descanso em valores mínimos fazem com que os níveis de lactato alcancem índices muito altos. Uma vez que os níveis de lactato estão associados aos níveis de GH, as respostas deste e do IGF-I (associadas aos níveis de GH) serão elevadas. Um exemplo de sessão com treino de qualidade para tríceps é visto na Tabela 6.29.

CLASSIFICAÇÃO

Tempo	1	2	3	4	5
Duração	1	2	3	4	5
Dificuldade	1	2	3	4	5
Resultados	1	2	3	4	5

TABELA 6.29 Sessão com treino de qualidade para o tríceps

Exercício	Séries	Repetições	Intervalo de descanso entre as séries
Supino com a pegada fechada	3	8-10	60s
Tríceps na polia alta	3	8-12	30-45s
Tríceps francês unilateral	3	10-15	O tempo suficiente para terminar com o outro braço

Power circuit training

O *power circuit training* envolve movimentos básicos do treino de potência, mas com pesos elevados, uma vez que o treino em circuito convencional utiliza equipamentos e pesos muito leves. O que esses dois métodos têm em comum é o objetivo de mudar de um exercício para o outro sem um intervalo. Em vez de fazer várias séries de um exercício, é feita apenas uma série antes de passar para o outro. No final, várias séries de cada exercício são completadas após se realizar o circuito diversas vezes.

Os circuitos de potência são elaborados para aumentar a força e o tamanho muscular e diminuir a gordura corporal. O movimento contínuo desse tipo de treino mantém o metabolismo elevado durante toda a sessão. Estudos mostram que intervalos de descanso abaixo de 30 segundos ajudam a queimar mais calorias, independentemente do peso utilizado e de quantas repetições foram executadas. Pesquisas também sugerem que o uso de gordura pelo corpo depois do exercício é mais incrementado em circuitos de potência do que no treinamento com pesos tradicional. Nos circuitos de potência, o praticante faz cerca de 30 repetições para cada parte do corpo com um peso de cerca de 75 a 85% de uma repetição máxima (ou um peso que possa ser levantado de 8 a 10 vezes). Nesse tipo de circuito, sugere-se estar com um companheiro de treino que possa controlar o relógio ou com um cronômetro, a fim de monitorar o tempo. Cada exercício é realizado durante 15 segundos. O objetivo é completar o maior número de repetições possível antes de passar para o próximo exercício, sem intervalo. Quando um total de 30 repetições tiver sido completado em um exercício, este será excluído do circuito, e um período de descanso de 15 segundos será colocado em seu lugar nas próximas passagens. Por exemplo, ao completar 17 repetições na primeira passagem do circuito e 13 na segunda, em vez de se fazer mais flexões plantares na terceira passagem, deve-se parar e descansar por 15 segundos antes de iniciar o próximo exercício.

A ordem dos exercícios afetará o nível de fadiga muscular alcançado durante o circuito de potência. É sensato alternar trabalhos de membros superiores com os de membros inferiores, a fim de permitir que os músculos se recuperem, adiando a fadiga (ver Tab. 6.30). Sempre que for possível, exercícios de empurrar e de puxar também podem ser alternados. Por exemplo, se o circuito de potência começar com um exercício de puxar (p. ex., uma puxada) e depois passar para um de quadríceps (como o *leg press*), o próximo exercício para membros superiores pode ser, então, um de empurrar (como o supino), e o exercício para membros inferiores pode ser uma flexão de joelhos, para os isquiotibiais. Em condições normais, o circuito deve ser completado em menos de 25 minutos. Circuitos de potência para todo o corpo podem ser feitos duas vezes por semana com, no mínimo, dois dias de descanso entre as sessões.

CLASSIFICAÇÃO

Tempo	1	2	3	4	5
Duração	1	2	3	4	5
Dificuldade	1	2	3	4	5
Resultados	1	2	3	4	5

TABELA 6.30 Sessão com *power circuit training*

Exercício	CIRCUITO I Tempo (segundos)	Repetições*	CIRCUITO II Tempo (segundos)	Repetições*	CIRCUITO III Tempo (segundos)	Repetições*	CIRCUITO IV Tempo (segundos)	Repetições*
Remada curvada	15	8	15	8	15	8	15	6
Leg press	15	8	15	8	15	8	15	6
Supino	15	8	15	8	15	8	15	6
Flexão de joelhos	15	10	15	8	15	6	15	6
Rosca direta com barra	15	10	15	10	15	10	15	0
Flexão plantar, em pé	15	15	15	15	15	0	15	0
Meio desenvolvimento, em pé	15	8	15	8	15	8	15	6
Extensão de coluna	15	10	15	8	15	6	15	6
Rosca testa	15	10	15	10	15	10	15	0
	Descanse 2min		Descanse 2min		Descanse 2min			

*As repetições listadas são uma sugestão de objetivo; faça o máximo que puder em 15 segundos e passe pelo circuito tantas quantas forem as vezes necessárias até chegar a um total de 30 repetições em cada exercício.
Lembrete: Nos exercícios com anilhas, use um peso de cerca de 75 a 85% de 1RM (ou um peso que possa ser levantado de 8 a 10 vezes no exercício). Por exemplo, se você consegue fazer uma repetição no supino com 200 libras, pode-se carregar a barra no circuito com 150 a 170 libras.

PROGRAMAS QUE MANIPULAM A ESCOLHA DOS EXERCÍCIOS

Existem centenas de exercícios de força que podem ser executados (uma lista completa dos mais comuns é apresentada na Parte V). Com tantas opções a serem escolhidas para cada grupo muscular, faz sentido pensar que uma forma de elaborar um programa de treinamento é manipulando a escolha dos exercícios. Tal manipulação pode ser feita mudando-se a ordem dos exercícios complexos e dos auxiliares de determinado grupo muscular, alterando-se a forma como são executados (mudanças na pegada ou no afastamento dos pés), limitando-se a sessão de treino em um tipo de equipamento ou realizando-se exercícios que treinem apenas um lado do corpo. Todos esses métodos podem ser meios efetivos para aumentar o tamanho muscular.

Treino de pré-exaustão

O treino de pré-exaustão envolve a execução de um exercício monoarticular antes de um multiarticular para determinado grupo muscular. O objetivo é fatigar o músculo que está sendo treinado com o exercício monoarticular, de modo que fique fraco para o exercício multiarticular. Por exemplo, um grupo muscular pequeno como o deltóide é fatigado (ou pré-exaurido) com um trabalho monoarticular, como a elevação lateral com halteres, antes de ser treinado com um movimento mais complexo e pesado, como o meio desenvolvimento com halteres. Isso porque o exercício complexo envolve o músculo de interesse, além de, no mínimo, um músculo sinergista. Por exemplo, no meio desenvolvimento, o deltoide é auxiliado pelo tríceps. Enquanto esse sinergismo ajuda a levantar mais peso no exercício complexo, ele pode limitar a fadiga do músculo de interesse – isso ocorre especificamente quando o músculo sinergista é muito mais fraco do que o que está sendo enfatizado. Se isso, de fato, acontece, então o exercício termina quando o músculo sinergista e não o que se está tentando priorizar – encontra-se exaurido.

A pré-exaustão causa a fadiga do grupo muscular principal por meio do exercício auxiliar, de forma que ele pode ser ainda mais fatigado no exercício complexo que virá a seguir. É claro que a força do músculo que está sendo trabalhado fica comprometida no segundo exercício, o que impede o uso regular do treino de pré-exaustão pela maior parte dos fisiculturistas. No entanto, alguns o utilizam para restringir a quantidade de peso que conseguem usar no exercício complexo. Se um fisiculturista tem uma lesão que pode ser agravada por determinado exercício complexo, o treino de pré-exaustão limitará a quantidade de peso que ele pode usar na série e, consequentemente, o estresse aplicado no músculo ou na articulação lesionada. Esse tipo de treino pode ser mantido por 4 a 6 semanas ou feito para cada parte do corpo a cada 4 a 6 semanas. A Tabela 6.31 mostra boas opções de exercícios para um treino de pré-exaustão. Pode-se realizar normalmente três séries de 10 a 15 repetições no primeiro exercício, e três de 6 a 10 repetições no segundo, ou utilizar esse sistema como uma série composta, fazendo uma série de 10 a 15 repetições no primeiro exercício e, logo depois, uma série de 6 a 10 no segundo exercício. Deve-se descansar por cerca de 2 a 3 minutos e repetir o processo duas vezes. Independentemente do método escolhido, os pares de pré-exaustão são realizados com outros exercícios para o mesmo grupo muscular, executados na forma tradicional.

CLASSIFICAÇÃO

Tempo	1	2	3	4	5
Duração	1	2	3	4	5
Dificuldade	1	2	3	4	5
Resultados	1	2	3	4	5

TABELA 6.31 Exemplo de pares de exercícios para o treino de pré-exaustão

Grupo muscular	Exercício auxiliar	Exercício multiarticular
Peito	Voador Crucifixo inclinado *Crossover*	Supino Supino inclinado Supino declinado
Ombros	Elevação lateral com halteres Elevação frontal	Meio desenvolvimento com halteres Meio desenvolvimento com barra
Costas	Extensão do ombro na polia alta	Puxada, barra, remada com barra
Tríceps	Tríceps na polia alta Tríceps francês	Mergulho Supino com a pegada fechada
Bíceps	Rosca Scott	Barra com a pegada fechada
Pernas	Extensão de joelhos Flexão de joelhos	*Leg press* Agachamento no multiforça

Treino com séries estendidas

O treino com séries estendidas é um método incomparável que usa diversas variações de um exercício, as quais são ordenadas da mais difícil para a mais fácil. Isso pode ser exemplificado pelo supino com halteres. A sua versão mais difícil é no banco inclinado, regulado entre 30 e 45°. O mesmo exercício em um banco horizontal é mais fácil do que no banco inclinado, porém mais difícil do que no banco declinado. Assim, um treino no supino com halteres pode ser realizado com uma série de supino inclinado, seguida imediatamente por uma de supino no banco horizontal, e finalizada com uma de supino declinado, todas com o mesmo peso. Devido ao intervalo mínimo entre cada ajuste do banco, esses três exercícios podem ser considerados uma série estendida.

Nesse tipo de treino, cada ajuste coloca o corpo em uma posição "mais forte" do que a anterior. Isso faz com que o peso se torne mais fácil de ser levantado em cada mudança sucessiva de posição, permitindo um número maior de repetições se comparado à condição em que a mudança não é providenciada. Tal método não permite apenas que se treine com maior intensidade; alterar a posição do corpo também aumenta o número de fibras musculares trabalhadas em cada grupo muscular.

Para executar as séries estendidas, primeiro escolhe-se um peso que limite a execução em 4 ou 5 repetições no primeiro exercício. Em cada mudança de movimento, tenta-se fazer 2 a 4 repetições. Não se deve fazer mais do que quatro repetições em qualquer um dos exercícios, exceto no último da série estendida. Pode-se trabalhar até a falha no último exercício de todas as séries. Se houver 3 ou 4 mudanças por série, será atingido um total de aproximadamente 7 a 16 repetições. Em resumo, será utilizado um peso para cada exercício que é melhor para o ganho de força, mas, no final da série estendida, o total de repetições executadas por determinado grupo muscular corresponde a uma faixa que otimiza o crescimento muscular.

O primeiro exercício deve ser um em que o corpo encontre-se mais fraco se comparado a todos os outros exercícios da série estendida. Cada exercício posterior deve ser um em que o corpo fique mais forte se comparado com o exercício anterior, e mais fraco em relação ao próximo. Os intervalos entre as séries deverão ser sempre mínimos, mas podem ser variados, dependendo da vantagem mecânica adquirida na série seguinte. Alguns exercícios serão bem mais fáceis do que o anterior; nesses casos, o intervalo deve ser apenas o suficiente para mudar a posição do corpo. Outros fornecem uma vantagem mecânica mínima; portanto, deve-se descansar até 15 segundos antes de executá-los. Já entre as séries estendidas, deve-se descansar entre 3 e 4 minutos. Realiza-se de 1 a 3 séries de cada série estendida, dependendo do número de exercícios utilizado e da experiência do praticante.

Esse é um método de treino extremamente avançado, pois envolve pesos elevados com pouco intervalo de descanso. Essas duas técnicas normalmente se opõem uma a outra, uma vez que se treina ou pesado ou rápido, sendo raro ver ambas juntas – até agora.

Para a maior parte dos fisiculturistas, fazer uma série estendida é suficiente. Isso depende da quantidade de exercícios incluída em cada série e da experiência de treino. Algumas dessas séries incluem apenas dois exercícios (como nos encolhimentos), enquanto outras incluem até nove (como a série estendida para bíceps) (ver Tab. 6.32). Quanto mais exercícios por série, menor o número necessário de séries estendidas. A maior parte dos praticantes precisa de aproximadamente 2 a 3 séries estendidas para o treino de trapézio, enquanto muitos outros vão lutar para terminar uma série estendida para o bíceps.

Há várias maneiras de incorporar esse método no treino. Pode-se fazer uma série estendida por grupo muscular junto com outras séries tradicionais para o mesmo grupo, ou uma série gigante estendida, ou, ainda, escolher duas séries estendidas diferentes para cada grupo – isso por que elas complementam uma à outra, já que não utilizam os mesmos exercícios. O treinamento em séries estendidas pode ser seguido por cerca de 4 a 6 semanas; então, passa-se para um programa que utilize séries convencionais com um número maior de repetições, como, por exemplo, o método *finish pump* ou o método triangular. Não se deve voltar para o treino com séries estendidas antes de, no mínimo, 12 semanas. Existem motivos para isso. O primeiro é o fator intensidade, como descrito anteriormente. O segundo é a ordem dos exercícios, pois, nesse treino, muitos dos exercícios básicos são treinados mais para o final da série estendida – ordem inversa à do treino típico de fisiculturismo.

CLASSIFICAÇÃO

Tempo	1	2	3	4	5
Duração	1	2	3	4	5
Dificuldade	1	2	3	4	5
Resultados	1	2	3	4	5

TABELA 6.32 Ganhos estendidos

Grupo muscular	Exercício	Variações
Peito	Crucifixo com halteres	1. Crucifixo inclinado: 3-4 repetições Descanse somente o suficiente para ajustar o banco. 2. Crucifixo reto: 2-4 repetições Descanse somente o suficiente para ajustar o banco. 3. Crucifixo declinado: 2-4 repetições
	Supino com halteres	1. Supino inclinado: 3-4 repetições Descanse somente o suficiente para ajustar o banco. 2. Supino reto: 2-4 repetições Descanse somente o suficiente para ajustar o banco. 3. Supino declinado: 2-4 repetições
	Crossover	1. *Crossover* na polia baixa: 3-4 repetições Descanse somente o suficiente para ajustar a polia. 2. *Crossover* na polia alta: 2-4 repetições Mude imediatamente o exercício, sem intervalo. 3. Supino no *crossover*: 2-4 repetições
	Supino com barra	1. Supino com a barra na altura do pescoço: 3-4 repetições Mude imediatamente de exercício, sem intervalo. 2. Supino com a barra na altura dos mamilos: 2-4 repetições Descanse somente o suficiente para colocar a barra no suporte e mudar a posição do corpo. 3. Supino com a barra na parte inferior do peito (pés no banco, nádegas para cima e para fora do banco)
Série declinada estendida final para o peito: faça o crucifixo com halteres e o supino com halteres como uma série estendida, usando o mesmo peso.		
Costas	Puxada e barra	1. Puxada por trás da cabeça ou barra com a pegada aberta: 3-4 repetições Traga a barra imediatamente para a frente da cabeça e continue. 2. Puxada com a pegada aberta ou barra pela frente: 2-4 repetições Descanse durante 15 segundos. 3. Puxada com a pegada fechada ou barra pela frente: 2-4 repetições Descanse somente o suficiente para trocar a pegada. 4. Puxada supinada ou barra com a pegada fechada: 2-4 repetições
	Remada (com barra ou com cabo)	1. Remada com a pegada aberta (além da largura dos ombros): 3-4 repetições Descanse durante 15 segundos. 2. Remada com a pegada fechada (na largura dos ombros) ou pegada neutra: 2-4 repetições Descanse somente o suficiente para trocar a pegada ou o acessório. 3. Remada com a pegada supinada: 2-4 repetições
Ombros	Barra	1. Remada vertical com a pegada aberta: 3-4 repetições Descanse somente o suficiente para colocar a barra no suporte e mudar a posição do corpo. 2. Meio desenvolvimento com a barra por trás da cabeça: 2-4 repetições Mude imediatamente para o exercício seguinte. 3. Meio desenvolvimento com a barra pela frente da cabeça: 2-4 repetições
	Elevação lateral com halteres	1. Elevação lateral com os braços estendidos e halteres ao lado: 3-4 repetições Mude imediatamente de exercício, sem intervalo. 2. Elevação lateral com os braços estendidos e os halteres na frente das coxas: 2-4 repetições Mude imediatamente de exercício, sem intervalo. 3. Elevação lateral com os braços flexionados em 90°

(Continua)

TABELA 6.32 Ganhos estendidos (continuação)

Grupo muscular	Exercício	Variações
Ombros (continuação)	Treino completo para deltoides	1. Crucifixo invertido: 3-4 repetições Mude imediatamente de exercício, sem intervalo. 2. Elevação frontal: 2-4 repetições Mude imediatamente de exercício, sem intervalo. 3. Elevação lateral: 2-4 repetições Mude imediatamente de exercício, sem intervalo. 4. Remada vertical: 2-4 repetições Mude imediatamente de exercício, sem intervalo. 5. Meio desenvolvimento com halteres, em pé: 2-4 repetições
Trapézio	Encolhimento de ombros com barra	1. Encolhimento com a barra por trás das costas: 3-4 repetições Descanse somente o suficiente para mudar a posição do corpo e a pegada. 2. Encolhimento com barra: 2-4 repetições
Pernas	Agachamento	1. Agachamento com a barra pela frente com pequeno afastamento dos pés (na largura dos quadris ou menos): 3-4 repetições Não coloque a barra no suporte, apenas ajuste o afastamento dos pés e continue. 2. Agachamento com a barra pela frente com amplo afastamento dos pés (mais afastados do que a largura dos ombros): 2-4 repetições Coloque a barra no suporte e descanse somente o suficiente para trocar a posição da barra. 3. Agachamento com a barra por trás com um pequeno afastamento dos pés: 2-4 repetições Não coloque a barra no suporte, apenas ajuste o afastamento dos pés e continue. 4. Agachamento com a barra pela frente com amplo afastamento dos pés: 2-4 repetições
	Leg press	1. *Leg press* unilateral: 3-4 repetições com cada perna Coloque a plataforma no suporte e descanse somente 15 segundos. 2. *Leg press* com os pés unidos: 2-4 repetições Coloque a plataforma no suporte somente o tempo necessário para trocar a posição dos pés. 3. *Leg press* com os pés afastados (além da largura dos ombros): 2-4 repetições
Bíceps	Rosca invertida com halteres	1. Rosca invertida, posição inclinada (cerca de 45°): 3-4 repetições 2. Rosca invertida, sentado: 2-4 repetições 3. Rosca invertida, em pé: 2-4 repetições Faça todos os 3 movimentos sucessivamente, sem intervalo e sem colocar os halteres no chão.
	Rosca direta com halteres	1. Rosca direta, posição inclinada (cerca de 45°): 3-4 repetições 2. Rosca direta, sentado: 2-4 repetições 3. Rosca direta, em pé: 2-4 repetições Faça todos os 3 movimentos sucessivamente, sem intervalo e sem colocar os halteres no chão.
	Rosca neutra	1. Rosca neutra, posição inclinada (cerca de 45°): 3-4 repetições 2. Rosca neutra, sentado: 2-4 repetições 3. Rosca neutra, em pé: 2-4 repetições Faça todos os 3 movimentos sucessivamente, sem intervalo e sem colocar os halteres no chão.
	Rosca com barra	1. Rosca invertida: 3-4 repetições Descanse somente o suficiente para trocar a pegada. 2. Rosca direta com a pegada aberta (2-4 polegadas além da largura dos ombros): 2-4 repetições Descanse durante 15 segundos. 3. Rosca direta com a pegada fechada (na largura dos quadris): 2-4 repetições

Série estendida final para o bíceps: faça todas as três séries estendidas com halteres tendo apenas 15 segundos de intervalo entre cada uma delas.

(Continua)

TABELA 6.32 Ganhos estendidos (continuação)

Grupo muscular	Exercício	Variações
Tríceps	Rosca testa	1. Rosca testa até a parte frontal da cabeça: 3-4 repetições Sem intervalo, vá para o próximo exercício. 2. Rosca testa até o nariz: 2-4 repetições Sem intervalo, vá para o próximo exercício. 3. Rosca testa até o queixo (deixe que os cotovelos fiquem um pouco voltados para fora): 2-4 repetições Sem intervalo, vá para o próximo exercício. 4. Supino com a pegada fechada: 2-4 repetições
	Tríceps na polia alta	1. Tríceps na polia alta com pegada supinada: 3-4 repetições Descanse apenas o suficiente para trocar a pegada e a posição do corpo. 2. Tríceps francês (na polia alta): 2-4 repetições Descanse apenas o suficiente para trocar a pegada e a posição do corpo. 3. Tríceps na polia alta: 2-4 repetições
Abdominais	Infra-abdominal	1. Elevação das pernas com os joelhos estendidos: cerca de 10-15 repetições Sem intervalo, vá para o próximo exercício. 2. Elevação das pernas com os joelhos flexionados: cerca de 5-10 repetições Descanse apenas o suficiente para assumir a nova posição. 3. Infra-abdominal com as pernas estendidas: cerca de 10-15 repetições Sem intervalo, vá para o próximo exercício. 4. Infra-abdominal com as pernas flexionadas: cerca de 5-10 repetições
	Supra-abdominal	1. Supra-abdominal no banco declinado: cerca de 10-15 repetições Descanse apenas o suficiente para trocar a posição do corpo. 2. Supra-abdominal: cerca de 10-15 repetições Descanse apenas o suficiente para assumir a nova posição. 3. Supra-abdominal, em pé: cerca de 10-15 repetições Descanse apenas o suficiente para trocar a posição do corpo. 4. Supra-abdominal na polia alta: cerca de 10-15 repetições

Devido ao fato de a musculatura abdominal ser um grupo muscular com características particulares, quando se fala de treinamento de força, o número de repetições das séries estendidas será bem mais alto do que o usado para outros grupos musculares. No entanto, assim como com os outros grupos musculares, deve-se fazer cada exercício abdominal quase até a falha.

Treino com pequena variação angular

O treino com pequena variação angular tem uma concepção similar à da série estendida. Ele usa diversas variações de um exercício para garantir que todas as fibras musculares de um músculo sejam treinadas adequadamente.

Para entender a concepção dos ângulos nos exercícios, é preciso conhecer a estrutura básica do músculo. Um fato importante, mas surpreendente, é que as fibras raramente cobrem todo o comprimento do músculo. Na verdade, eles são compostos por uma sequência de segmentos de fibras ligadas de 1 a 4 polegadas (de 2,5 a 10 centímetros). Por essa razão, não se pode pensar nas fibras musculares como sinônimo do músculo como um todo. Isso é fundamental, pois o crescimento de cada fibra muscular depende dos estímulos recebidos em determinado exercício. Em vários casos, elas continuam a não ser usadas e apenas acompanham o movimento executado. O uso da fibra depende não só da quantidade de resistência, mas também do ângulo do exercício e da amplitude de movimento. Se o ângulo (como no supino reto vs. supino inclinado) e a amplitude de movimento (como movimentos parciais vs. movimentos com amplitude de movimento completa) não estimulam uma determinada fibra muscular durante o movimento, não ocorrerá qualquer crescimento dessa fibra. Para garantir o trabalho de cada fibra muscular e o estímulo para o seu crescimento, deve-se usar diversos exercícios. Além disso, mesmo em um exercício específico, é preciso haver variação. Por exemplo, no supino com halteres, pode-se ajustar o banco desde um ângulo de 30° de declive até 45° de inclinação, usando o máximo de ajustes permitidos pelo banco.

Um exemplo de treino com pequena variação angular pode ser observado na Tabela 6.33. Esse programa investe em pequenas mudanças nos ângulos usados, a fim de trabalhar os principais grupos musculares. Cada grupo deve ser treinado apenas uma vez por semana.

CLASSIFICAÇÃO

Tempo	1	2	3	4	**5**
Duração	1	**2**	3	4	5
Dificuldade	1	2	3	**4**	5
Resultados	1	2	3	4	**5**

TABELA 6.33 Treino com pequena variação angular

SESSÃO DE TREINO 1
PEITO

Exercício	Número da série	Repetições	Especificações do exercício
Supino reto*	Aquecimento	10	Pegada na largura dos ombros
	Aquecimento	10	Pegada 6-8 polegadas além da largura dos ombros
	1	6-8	Pegada normal (a pegada mais confortável)
	2	6-8	Pegada na largura dos ombros
	3	6-8	Pegada 2 polegadas além da largura dos ombros
	4	4-8	Pegada 4 polegadas além da largura dos ombros
	5	4-8	Pegada 6 polegadas além da largura dos ombros
	6	4-8	Pegada 8 polegadas além da largura dos ombros

*Como alternativa, faça o supino inclinado com a mesma progressão de pegadas.

Exercício	Número da série	Repetições	Especificações do exercício
Crucifixo com halteres	1	8-10	Declinado em 45 a 60°
	2	8-10	Declinado em 15 a 30°
	3	8-10	Reto
	4	6-10	Inclinado em 15 a 30°
	5	6-10	Inclinado em 45°

Como alternativa para o crucifixo, tente esta progressão no *crossover*:

Exercício	Número da série	Repetições	Especificações do exercício
Crossover	1	8-10	Na parte de baixo
	2	8-10	Na metade da distância entre a parte de baixo e a altura dos ombros
	3	8-10	Na altura dos ombros
	4	8-10	Na parte de cima

TRÍCEPS

Exercício	Número da série	Repetições	Especificações do exercício
Rosca testa ou tríceps na polia alta	Aquecimento	10	Tríceps francês, sentado (com haltere)
	Aquecimento	10	Tríceps na polia alta, sentado
	1	8-10	Tríceps francês, sentado (com haltere)
	2	6-8	Tríceps francês, sentado (com haltere)
	3	8-10	Rosca testa, acima da parte de cima da cabeça (os braços ficam em ângulo de 45°)
	4	8-10	Rosca testa até a parte frontal da cabeça
	5	8-10	Tríceps na polia com o tronco um pouco inclinado para a frente
	6	8-10	Tríceps na polia alta com o tronco ereto com corda
	7	6-8	Tríceps na polia alta com o tronco ereto com a barra curta
Mergulho	1	6-10	Nas barras paralelas
	2	6-10	No banco

(Continua)

TABELA 6.33 Treino com pequena variação angular (continuação)

SESSÃO DE TREINO 1 (continuação)
ABDOMINAIS

Exercício	Número da série	Repetições	Especificações do exercício
Elevação das pernas para os lados, com os joelhos flexionados	1	15-20	
Elevação das pernas com os joelhos flexionados	2	15-20	
Abdominal no banco, declinado	3	15-20	
Canivete	4	15-20	
Abdominal oblíquo	5	15-20	
Abdominal	6	15-20	
Faça todos os exercícios com um intervalo mínimo entre as séries.			

SESSÃO DE TREINO 2
COSTAS

Exercício	Número da série	Repetições	Especificações do exercício
Puxada ou remada, com cabo	Aquecimento	10	Puxada por trás da cabeça
	Aquecimento	10	Puxada até a parte superior do peito
	1	8-10	Puxada por trás da cabeça
	2	8-10	Puxada até a parte superior do peito, com a pegada aberta
	3	6-10	Puxada até a parte superior do peito, com a pegada fechada
	4	6-8	Puxada frontal com cotovelos estendidos ou remada em pé, na polia alta
	5	6-8	Remada em pé, na polia (ao nível do peito), ou remada com cabo, sentado
	6	6-8	Remada em pé, na polia baixa
Remada com barra	Aquecimento	10	Pegada normal (a pegada mais confortável)
	1	6-8	Pegada normal
	2	6-8	Pegada 8 polegadas além da largura dos ombros
	3	6-8	Pegada 6 polegadas além da largura dos ombros
	4	6-8	Pegada 4 polegadas além da largura dos ombros
	5	6-8	Pegada 2 polegadas além da largura dos ombros
	6	6-8	Pegada na largura dos ombros

BÍCEPS

Exercício	Número da série	Repetições	Especificações do exercício
Rosca direta	Aquecimento	10	Deitado
	Aquecimento	10	Em pé
	1	8-10	Deitado
	2	8-10	Inclinado em 15°
	3	8-10	Inclinado em 30°
	4	8-10	Inclinado em 45°
	5	8-10	Inclinado em 60°
	6	8-10	Inclinado em 75°
	7	8-10	Rosca alternada, em pé
	8	8-10	Rosca Scott
	9	8-10	Rosca Scott, apoiado
	10	8-10	Rosca invertida (na polia baixa)
Como alternativa para trabalhar o bíceps, tente esta progressão de rosca direta com barra:			
Rosca direta com barra	Aquecimento	10	Pegada aberta
	Aquecimento	10	Pegada na largura dos ombros

(Continua)

TABELA 6.33 Treino com pequena variação angular (continuação)

SESSÃO DE TREINO 2 (continuação)
BÍCEPS

Exercício	Número da série	Repetições	Especificações do exercício
Rosca direta com barra (continuação)	1	8-10	Pegada neutra (a mais confortável)
	2	8-10	Pegada 6 polegadas além da largura dos ombros
	3	6-10	Pegada 4 polegadas além da largura dos ombros
	4	6-10	Pegada 2 polegadas além da largura dos ombros
	5	6-10	Pegada na largura dos ombros
	6	6-10	Pegada fechada (uma mão afastada da outra, cerca de 4 polegadas)

SESSÃO DE TREINO 3
OMBROS

Exercício	Número da série	Repetições	Especificações do exercício
Meio desenvolvimento com halteres	Aquecimento	10	Arnold *press*
	Aquecimento	10	Palmas das mãos voltadas para a frente
	1	6-8	Arnold *press*
	2	6-8	Pegada neutra
	3	6-8	Palmas das mãos voltadas para a frente
	4	4-8	Palmas das mãos voltadas para a frente
Elevação com halteres	1	8-10	Elevação frontal (com pegada neutra; faça um braço por vez)
	2	8-10	Elevação frontal em 45°*
	3	8-10	Elevação lateral
	4	8-10	Elevação lateral
	5	8-10	Crucifixo invertido em 30°**
	6	8-10	Crucifixo invertido
	7	8-10	Crucifixo invertido

*Execute de forma similar à elevação lateral, mas eleve o braço até o ponto médio entre a elevação frontal e a lateral.
**Execute de forma similar à elevação lateral, mas eleve o braço até 30° atrás da elevação lateral.

ABDOMINAIS

Exercício	Número da série	Repetições	Especificações do exercício
Elevação das pernas[†] com os joelhos flexionados	1	15-20	
Abdominal cruzado, declinado	2	15-20	
Abdominal, declinado	3	15-20	
Pull in na bola suíça	4	15-20	
Abdominal invertido	5	15-20	
Abdominal cruzado (oblíquo)	6	15-20	

Faça todos os exercícios com um intervalo mínimo entre as séries.

SESSÃO DE TREINO 4
PERNAS

Exercício	Número da série	Repetições	Especificações do exercício
Agachamento*	Aquecimento	10	Pés afastados
	Aquecimento	10	Pés próximos
	1	6-10	Pés na largura dos ombros
	2	6-10	Pés na largura dos ombros
	3	6-10	Pés na largura dos quadris
	4	6-10	Pés 4 polegadas mais afastados do que a largura dos quadris
	5	6-10	Pés 6 polegadas mais afastados do que a largura dos quadris
	6	6-10	Pés 8 polegadas mais afastados do que a largura dos quadris
	7	6-10	Pés 10 polegadas mais afastados do que a largura dos quadris
	8	6-10	Pés 12 polegadas mais afastados do que a largura dos quadris

*Como alternativa, faça no *leg press* ou no agachamento no *hack* (mesmo que você possa ser limitado pela largura da plataforma para os pés).

(Continua)

[†] N. de R.T.: O autor se refere à realização da flexão do quadril.

TABELA 6.33 Treino com pequena variação angular (continuação)

SESSÃO DE TREINO 4 (continuação)
PERNAS

Como alternativa ao agachamento, ao *leg press* ou ao agachamento no *hack*, tente a seguinte progressão no exercício de passada à frente:

Exercício	Número da série	Repetições	Especificações do exercício
Passada à frente	1	10-15	Passada à frente
	2	10-15	Passada à frente em 45°*
	3	6-10	Passada para o lado
	4	6-10	Passada para trás em 45°**
	5	6-10	Passada para trás

*Faça como um meio-termo entre a passada para a frente e a passada para o lado. O pé deve ficar no ponto médio entre esses dois exercícios.
**Faça como um meio-termo entre a passada para o lado e a passada para trás. O pé deve ficar no ponto médio entre esses dois exercícios.

Exercício	Número da série	Repetições	Especificações do exercício
Extensão de joelhos	1	10-12	Dedos dos pés voltados para cima
	2	10-12	Dedos dos pés voltados para cima
	3	8-12	Dedos dos pés voltados para fora
	4	8-12	Dedos dos pés voltados para dentro
Stiff	1-3	10-12	Deixe que a barra passe um pouco dos joelhos
Flexão de joelhos, deitado*	1	10-12	Dedos dos pés voltados para baixo
	2	10-12	Dedos dos pés voltados para dentro
	3	8-12	Dedos dos pés voltados para fora

*Como alternativa, faça em um aparelho de flexão de joelhos, sentado ou em pé.

Exercício	Número da série	Repetições	Especificações do exercício
Flexão plantar, em pé*	1	10-15	Dedos dos pés voltados para a frente
	2	10-15	Dedos dos pés voltados para fora
	3	10-15	Dedos dos pés voltados para dentro

*Como alternativa, faça no *leg press*, em um aparelho *donkey*, ou em um aparelho para panturrilhas.

Exercício	Número da série	Repetições	Especificações do exercício
Flexão plantar, sentado	1	10-15	Dedos dos pés voltados para a frente
	2	10-15	Dedos dos pés voltados para fora
	3	8-15	Dedos dos pés voltados para dentro

Lembrete: 1 polegada = 2,54 centímetros.

Barbell blasting

A proposta *barbell blasting* é limitar todas as opções de exercícios àqueles executados com barra, utilizando diversos deles para estimular cada grupo muscular em vários ângulos. É uma boa forma de complicar um pouco o treino, enquanto se inova os exercícios realizados com uma barra. Também é importante não utilizar halteres ao treinar em casa.

Uma forma de usar o método é executar todos os exercícios em um *power rack,* o que poupará tempo e dará segurança, especialmente para aqueles que treinam sozinhos. Um exemplo de aplicação nos principais grupos musculares, em uma rotina dividida em três treinos, pode ser observado na Tabela 6.34. Esse programa pode ser feito 1 ou 2 vezes por semana. Independentemente da frequência semanal, o *barbell blasting* deve ser seguido por não mais do que três semanas consecutivas e, depois, alterado para um programa que ofereça maior variedade de exercícios. Também pode-se usar esse método de forma esporádica em uma sessão de treino, a fim de fazer algumas variações, ou quando a academia está cheia e poucas opções restam para além de uma barra ou um *power rack* disponível.

CLASSIFICAÇÃO

Tempo	1	2	3	4	5
Duração	1	2	3	4	5
Dificuldade	1	2	3	4	5
Resultados	1	2	3	4	5

TABELA 6.34 Tenha um "blast"

SESSÃO DE TREINO 1: PEITO E TRÍCEPS		
Exercício	Séries	Repetições
Supino inclinado com barra (pegada na largura dos ombros)	2	8-10
Supino inclinado com barra (pegada aberta)	2	8-10
Supino declinado com barra	3	6-8
Supino reto com barra	3	6-8
Supino com barra e pegada invertida	2	8-10
Supino com barra e pegada fechada	2	6-8
Tríceps francês com barra, sentado	2	10-12
Rosca testa	2	8-10

SESSÃO DE TREINO 2: PERNAS, OMBROS E TRAPÉZIO		
Agachamento com a barra pela frente	3	8-10
Agachamento com a barra por trás	3	6-8
Agachamento com barra, no *hack*	3	6-8
Passada à frente com barra	3	8-10
Levantamento-terra romeno com barra	3	10-12
Flexão plantar com barra, em pé	3	10-12
Flexão plantar com barra, sentado	3	15-20
Meio desenvolvimento com barra, em pé	3	8-10
Elevação frontal com barra	3	10-12

SESSÃO DE TREINO 2: PERNAS, OMBROS E TRAPÉZIO (continuação)		
Exercício	Séries	Repetições
Remada vertical com barra (pegada aberta)	3	8-10
Remada vertical com barra (pegada fechada)	3	8-10
Encolhimento de ombros com barra	2	6-8
Encolhimento de ombros com a barra por trás das costas	2	8-10

SESSÃO DE TREINO 3: COSTAS, BÍCEPS E ANTEBRAÇO		
Remada curvada com barra (pegada pronada, na largura dos ombros)	3	8-10
Remada curvada com barra (pegada pronada, aberta)	3	8-10
Remada curvada com barra (pegada supinada)	3	8-10
Pullover com barra, declinado	3	10-12
Rosca direta com barra	3	8-10
Rosca direta com apoio inclinado	3	10-12
Rosca Scott com barra	3	10-12
Rosca invertida	2	10-12
Rosca punho com barra	2	10-12
Rosca punho invertida com barra	2	10-12

Treino unilateral

O treino unilateral usa exercícios que enfatizam apenas um lado do corpo. A maior parte dos programas de treinamento negligencia esse método; no máximo, incluem esporadicamente um exercício com uma perna ou um braço, como, por exemplo, a rosca concentrada e o *leg press* unilateral, o que pode levar a desequilíbrios no desenvolvimento e na força muscular.

Pesquisas mostram que é possível produzir mais força em cada lado do corpo ao se realizar exercícios unilaterais do que ao executar exercícios bilaterais, como o supino com barra. Além disso, pelo fato de existirem efeitos cruzados decorrentes do treino de um músculo de um lado do corpo, o sistema unilateral pode proporcionar maior crescimento muscular no lado não treinado. Ou seja, o lado que fica em repouso também recebe estimulação nervosa a partir do aumento do fluxo sanguíneo que ocorre ao se exercitar os músculos do lado oposto do corpo. Isso eleva o fornecimento de oxigênio, nutrientes e hormônios aos músculos que estão em repouso, ao mesmo tempo em que ajuda a levar embora os metabólitos das sessões de treino anteriores. O resultado é uma melhor regeneração e um maior crescimento muscular.

Outro benefício do treino unilateral é o exercício dos músculos do tronco (os músculos superficiais e profundos do abdome e da coluna lombar), importantes para uma melhor base da força geral. No entanto, o maior benefício do treino unilateral é a grande inovação de estímulos dados ao sistema nervoso e às fibras musculares, que acontecem de uma forma diferente da de outros programas de treino. Esses novos estímulos podem levar a ganhos na força e na massa muscular.

Esse método de treino separa as sessões em um dia para o lado direito e outro para o lado esquerdo. Em outras palavras, os músculos do lado esquerdo do corpo (como o bíceps e o tríceps) são treinados em um dia, e os mesmos músculos do lado direito, treinados em outro. O programa (Tab. 6.35) consiste de quatro sessões de treino por semana, que servem para trabalhar o corpo inteiro. A sessão de treino 1 consiste em peito, ombro, trapézio, tríceps, costas e bíceps do lado direito. A sessão 2 envolve peito, ombro, trapézio, tríceps, costas e bíceps do lado esquerdo. Na sessão 3, exercita-se o quadríceps, os isquiotibiais e a panturrilha do lado direito. A sessão 4 encerra o treino de todo o corpo trabalhando o quadríceps, os isquiotibiais e a panturrilha do lado esquerdo. Os abdominais podem ser exercitados no final da primeira e da última sessão de treino.

O volume de trabalho feito por cada grupo muscular é muito pequeno (dois exercícios por grupo e 2 ou 3 séries por exercício), porque esse tipo de treino intensifica a solicitação do sistema nervoso. Logo, utiliza-se um peso leve o suficiente para permitir a execução de 10 a 12 repetições por série. Esse treinamento deve ser seguido por apenas 2 a 4 semanas antes de se voltar a treinar bilateralmente, e não se deve realizá-lo mais de uma vez em um período de 4 a 6 meses.

Além dos exercícios dados no exemplo de treino, existem muitos outros exercícios unilaterais que podem ser feitos para cada grupo muscular. A Tabela 6.36 contém uma lista de opções.

CLASSIFICAÇÃO

Tempo	1	2	3	4	5
Duração	1	2	3	4	5
Dificuldade	1	2	3	4	5
Resultados	1	2	3	4	5

TABELA 6.35 Treino unilateral

TREINO 1: MEMBRO SUPERIOR DO LADO DIREITO (PEITO, OMBRO, TRAPÉZIO, TRÍCEPS, COSTAS E BÍCEPS)

Grupo muscular	Exercício	Séries	Repetições
Peito	Supino unilateral com haltere	3	10
	Crucifixo unilateral na polia alta	3	12
Ombro	Meio desenvolvimento unilateral com haltere	3	10
	Elevação lateral unilateral na polia baixa	3	12
Trapézio	Encolhimento de ombros unilateral no multiforça	3	10

TREINO 1: MEMBRO SUPERIOR DO LADO DIREITO (PEITO, OMBRO, TRAPÉZIO, TRÍCEPS, COSTAS E BÍCEPS)
(continuação)

Grupo muscular	Exercício	Séries	Repetições
Tríceps	"Coice" com haltere	2	12
	Tríceps francês unilateral	2	12
Costas	Remada com haltere	3	10
	Puxada unilateral	3	12
Bíceps	Rosca Scott unilateral	2	12
	Rosca concentrada com haltere	2	12

(Continua)

TABELA 6.35 Treino unilateral (continuação)

TREINO 2: MEMBRO SUPERIOR DO LADO ESQUERDO
(PEITO, OMBRO, TRAPÉZIO, TRÍCEPS, COSTAS E BÍCEPS)

Grupo muscular	Exercício	Séries	Repetições
Peito	Supino unilateral com haltere	3	10
	Crucifixo unilateral na polia alta	3	12
Ombro	Meio desenvolvimento unilateral com haltere	3	10
	Elevação lateral unilateral na polia baixa	3	12
Trapézio	Encolhimento de ombros unilateral no multiforça	3	10
Tríceps	"Coice" com haltere	2	12
	Tríceps francês unilateral	2	12
Costas	Remada com haltere	3	10
	Puxada unilateral	3	12
Bíceps	Rosca Scott unilateral	2	12
	Rosca concentrada com haltere	2	12

TREINO 3: MEMBRO INFERIOR DO LADO DIREITO
(QUADRÍCEPS, ISQUIOTIBIAIS, GLÚTEO E PANTURRILHA)

Grupo muscular	Exercício	Séries	Repetições
Perna	*Leg press* unilateral	3	10
	Extensão de joelhos unilateral	3	12
	Levantamento-terra romeno unilateral	3	10
	Flexão de joelhos unilateral	3	12
	Flexão plantar no *leg press*, unilateral	2	12
	Flexão plantar sentado, unilateral	2	12

TREINO 4: MEMBRO INFERIOR DO LADO ESQUERDO
(QUADRÍCEPS, ISQUIOTIBIAIS, GLÚTEO E PANTURRILHA)

Grupo muscular	Exercício	Séries	Repetições
Perna	*Leg press* unilateral	3	10
	Extensão de joelhos unilateral	3	12
	Levantamento-terra romeno unilateral	3	10
	Flexão de joelhos unilateral	3	12
	Flexão plantar no *leg press*, unilateral	2	12
	Flexão plantar sentado, unilateral	2	12

TABELA 6.36 Exercícios unilaterais

Grupo muscular	Exercício
Peito	Supino inclinado unilateral com haltere
	Supino declinado unilateral com haltere
	Crucifixo unilateral com haltere (reto, inclinado, declinado)
	Crossover unilateral
Ombros	Elevação frontal unilateral com haltere
	Elevação lateral unilateral com haltere
	Crucifixo invertido unilateral (com haltere ou na polia baixa)
	Remada vertical unilateral com haltere
Trapézio	Encolhimento unilateral com haltere
Tríceps	"Coice" na polia baixa
	Tríceps na polia alta (com estribo ou corda)
	Rosca testa unilateral

Grupo muscular	Exercício
Costas	Remada com cabo unilateral, sentado
	Extensão do ombro unilateral, na polia alta
	"Coice" com o braço estendido
Bíceps	Rosca concentrada com cabo, unilateral
	Rosca direta unilateral (sentado, inclinado, em pé)
	Rosca direta unilateral, na polia alta
Quadríceps	*Step*
	Passada à frente
	Agachamento

Treino pareado

Os treinos pareados (Tab. 6.37) têm o mesmo exercício no início e no final da sessão. Fazer um exercício duas vezes extrai todos os benefícios que ele pode proporcionar, que incluem o aumento do tamanho e da força muscular, além da perda de gordura.

Fazer esses exercícios no início e no final do treino, maximiza o crescimento muscular e a força. Isso porque fazer o primeiro exercício, quando se está descansado e mais forte maximiza a força e a sobrecarga mecânica aplicada nos músculos. Quando no início do treino, utiliza-se cargas altas e poucas repetições (6 a 8 por série). Essa janela de repetições é a melhor para aprimorar a força e a massa muscular, devido à aplicação das cargas mais elevadas nos músculos, o que maximiza o dano muscular e, consequentemente, os ganhos de força e o crescimento muscular. Quando as fibras são lesionadas, elas são substituídas por novas, maiores e mais fortes, em um esforço para se adaptar à sobrecarga aplicada. Mas essa é apenas uma forma dos músculos crescerem. Tal janela também estimula a produção de hormônios anabólicos, como a testosterona.

Quando se realiza o mesmo exercício no final do treino, o praticante já está pré-exaurido pelos exercícios anteriores. Isso maximiza a fadiga aplicada aos músculos e interfere na faixa de repetições a ser utilizada. Serão feitas três séries. Na primeira, usa-se o mesmo peso utilizado no início do treino, a fim de aumentar ainda mais o dano muscular provocado no início da sessão, ao forçar os músculos a movimentar o mesmo peso quando já fatigados. Por causa disso, será possível realizar apenas algumas poucas repetições, mas cada uma delas aumen-tará muito mais o dano muscular. Em seguida, realiza-se mais duas séries de 12 a 15 repetições. Essa janela de repetições maior levará os músculos ao limite da fadiga. Os tempos de intervalo entre essas três séries serão mantidos em 1 minuto, a fim de realmente exaurir os músculos. A fadiga também é fundamental para o crescimento devido aos metabólitos bioquímicos produzidos nas células musculares, decorrentes da "queima" de glicose e gordura para o fornecimento da energia necessária para a contração muscular. Esses metabólitos sinalizam o aumento dos hormônios anabólicos e dos fatores de crescimento, como o hormônio do crescimento (GH) e os fatores de crescimento semelhantes à insulina do tipo I (IGF-I). Os fatores anabólicos, juntamente com a testosterona, influenciam o incremento muscular por meio do crescimento de novas fibras – que substituirão as fibras lesionadas – e aumentam a síntese de proteínas. A síntese de proteínas musculares, por sua vez, tem o papel de incrementar todas as fibras musculares pelo fornecimento de mais proteínas. Já que essas fibras são constituídas de proteínas, mais proteínas significam fibras maiores.

CLASSIFICAÇÃO

	1	2	3	4	5
Tempo	1	2	3	4	5
Duração	1	2	3	4	5
Dificuldade	1	2	3	4	5
Resultados	1	2	3	4	5

TABELA 6.37 Sessões de treino pareado

TREINO 1: PEITO, BÍCEPS E ABDOMINAIS			
Grupo muscular	Exercício	Series/repetições	Intervalo
Peito	Supino reto	3/6-8	2-3min
	Supino inclinado com halteres	3/8-10	2min
	Crucifixo inclinado com halteres	3/10-12	1-2min
	Crossover	2/12-15	1-2min
	Supino reto	1/até a falha[1]	1min
		2/12-15	1min
Bíceps	Rosca direta com barra	3/6-8	2-3min
	Rosca direta inclinada, com halteres	3/8-10	2min
	Rosca concentrada na polia baixa	3/10-12	1min
	Rosca direta com barra	1/até a falha[1]	1min
		2/12-15	1min

(Continua)

TABELA 6.37 Sessões de treino pareado (continuação)

TREINO 1: PEITO, BÍCEPS E ABDOMINAIS (Continuação)			
Grupo muscular	Exercício	Series/repetições	Intervalo
Abdominais	Infra-abdominal[2]	2/6-8	1-2min
	Supra-abdominal	3/até a falha	1min
	Infra-abdominal	1/até a falha	1min
		2/até a falha[1,3]	1min
TREINO 2: PERNAS E PANTURRILHAS			
Pernas	Agachamento	3/6-8	2-3min
	Leg press	3/8-10	2min
	A fundo com halteres	3/10-12	1-2min
	Extensão de joelhos	3/12-15	1min
	Flexão de joelhos, deitado	3/12-15	1min
	Agachamento	1/até a falha[1]	1min
		2/12-15	1min
Panturrilhas	Flexão plantar em pé	3/6-8	1-2min
	Flexão plantar sentado	3/15-10	1min
	Flexão plantar em pé	1/até a falha[1]	1min
		2/12-15	1min
TREINO 3: OMBROS, TRAPÉZIO E ABDOMINAIS			
Ombros	Meio desenvolvimento com barra	3/6-8	2-3min
	Remada vertical com halteres	2/8-10	2min
	Elevação lateral na polia baixa	3/10-12	1-2min
	Crucifixo invertido	3/12-15	1min
	Meio desenvolvimento com barra	1/até a falha[1]	1min
		2/12-15	1min
Trapézio	Encolhimento com barra	3/6-8	2-3min
	Encolhimento com barra por trás do corpo	2/10-12	1-2min
	Encolhimento com barra	1/até a falha[1]	1min
		2/12-15	1min
Abdominais	Supra-abdominal na polia alta	2/6-8	1-2min
	Infra-abdominal	3/até a falha	1min
	Supra-abdominal na polia alta	1/até a falha[1]	1min
		2/12-15	1min
TREINO 4: COSTAS E TRÍCEPS			
Costas	Remada com barra	3/6-8	2-3min
	Flexões na barra com a pegada aberta	3/até a falha	2min
	Remada com cabo, sentado	3/10-12	1-2min
	Extensão de ombros, unilateral	3/12-15	1min
	Remada com barra	1/até a falha[1]	1min
		2/12-15	1min
Tríceps	Supino com a pegada fechada	3/6-8	2-3min
	Tríceps na polia alta	3/8-10	2min
	Tríceps francês na polia alta	3/10-12	1min
	Supino com a pegada fechada	1/até a falha[1]	1min
		2/12-15	1min

[1] Use o mesmo peso utilizado na última série desse exercício.
[2] Segure um haltere ou uma *medicine ball* entre os pés.
[3] Use somente o peso corporal.

Treino de puxar e empurrar com exercícios angulares

O treino de puxar e empurrar (mostrado no Cap. 8) é um dos sistemas mais simples e efetivos que já foi elaborado. Ele tem sido usado por fisiculturistas competitivos e outros atletas de alto rendimento. O conceito envolve a categorização de todos os exercícios de força em um dos dois tipos – movimentos de empurrar e movimentos de puxar – e a sua separação em sessões específicas. Um treino típico de empurrar inclui exercícios para peito, ombros, quadríceps e tríceps, porque esses são considerados os músculos que empurram. Um treino típico de puxar inclui exercícios para costas, bíceps, isquiotibiais e trapézio. Mas essa organização não é assim tão simples.

Para a maioria dos grupos musculares, pode-se fazer alguns exercícios que não se encaixam na definição de "empurrar" ou "puxar", como, por exemplo, a extensão de joelhos, a flexão de joelhos, a rosca direta, o tríceps na polia alta, a elevação lateral e o voador, que, tecnicamente, não envolvem esses movimentos. Tais exercícios são, na verdade, o que se pode considerar como movimentos *angulares*. Os seja, o movimento não segue uma linha reta, mas sim um movimento em arco. Esses são sempre exercícios de isolamento, por envolverem apenas uma articulação. Por sua vez, puxar ou empurrar um peso em uma linha reta envolve várias articulações trabalhando juntas. Assim, atividades que contemplem esses movimentos são sempre multiarticulares.

O treino de puxar e empurrar funciona bem para *powerlifters* e atletas de força que raramente fazem exercícios angulares (de isolamento). Entretanto, pelo fato de fisiculturistas dependerem desses movimentos, alterei o "treino de puxar e empurrar" para o "treino de puxar e empurrar com exercícios angulares". Nele, encontra-se um treino de empurrar em que se dá ênfase ao peito, às pernas, aos ombros, ao tríceps e à panturrilha por meio de exercícios multiarticulares, bem como um treino de puxar com ênfase em costas, trapézio, bíceps e abdominais, também com exercícios multiarticulares. Por fim, realiza-se dois dias de treino "angulares" que, juntos, enfatizam todos os principais grupos musculares somente com exercícios de isolamento (monoarticulares).

Um dia de treino angular enfoca o peito, as pernas, os ombros e o tríceps; enquanto o outro dia enfoca as costas, o bíceps, os antebraços e os abdominais. Assim, treina-se cada grupo muscular duas vezes na semana, uma com movimentos compostos (de empurrar ou puxar) e outra com exercícios de isolamento (dia angular). Dessa forma, pode-se focar em um dia de treino básico e pesado para cada grupo muscular, usando um número baixo de repetições, e em outro dia, nos exercícios de isolamento, com cargas mais leves e um alto número de repetições. Dessa forma haverá estímulos diversos para o aumento da força e da massa muscular. Ainda, cada músculo será treinado com maior frequência e com diferentes tipos de estresse (pesado e leve) em cada semana. Separar esses dois tipos de exercício em dois treinos para cada parte do corpo será uma mudança bem-vinda para os músculos, resultando em maior hipertrofia e ganhos de força.

Siga o treino de puxar e empurrar com exercícios angulares sugerido na Tabela 6.38 durante quatro semanas. Sinta-se à vontade para utilizá-lo por um período maior. Entretanto, após quatro semanas com esse modelo, certifique-se de fazer alguma mudança como, por exemplo, substituí-lo pelos exercícios listados na Tabela 6.39. Outra opção é mudar as janelas de repetições e os tempos de intervalo, dependendo do objetivo de treino. A rotina mostrada na Tabela 6.38 é uma combinação de força e hipertrofia, usando um número de repetições baixo (4 a 7), moderado (8 a 12) e alto (15 a 20)

CLASSIFICAÇÃO

Tempo	1	2	3	4	5
Duração	1	2	3	4	5
Dificuldade	1	2	3	4	5
Resultados	1	2	3	4	5

TABELA 6.38 Treino de puxar e empurrar com exercícios angulares

Grupo muscular	Exercício	Séries	Repetições	Intervalo
DIA DE "EMPURRAR" (SEGUNDA-FEIRA)				
Peito	Supino com barra	3	4-6	2min
	Supino inclinado com halteres	3	6-8	2min
	Supino declinado no multiforça	3	8-10	2min
Pernas	Agachamento com barra	3	4-6	2min
	Agachamento com a barra pela frente, no multiforça	3	6-8	2min
	Leg press	3	8-10	2min
Ombros	Meio desenvolvimento com barra	4	4-6	2min
	Meio desenvolvimento com halteres	4	6-8	2min
Tríceps	Supino com a pegada fechada	3	6-8	2min
	Mergulho	3	8-10	2min
Panturrilhas	Flexão plantar em pé	3	8-10	1min
DIA DE "PUXAR" (TERÇA-FEIRA)				
Costas	Levantamento-terra	3	4-6	2min
	Remada curvada com barra	3	6-8	2min
	Puxada pela frente	3	8-10	2min
Costas e bíceps	Flexão na barra com a pegada aberta e invertida	3	6-8	2min
	Rosca direta com barra	3	8-10	2min
Trapézio	Encolhimento com barra	3	6-8	2min
	Encolhimento com halteres	3	8-10	2min
Abdominais	Elevação das pernas com os joelhos fletidos	2	10-12	1min
	Supra-abodominal na polia alta	2	10-12	1min
DIA ANGULAR 1 (QUINTA-FEIRA)				
Peito	Crucifixo inclinado com halteres	3	10-12	1min
	Crossover	3	12-15	1min
	Voador	3	15-20	1min
Quadríceps	Extensão de joelhos	4	15-20	1min
Isquiotibiais	Flexão de joelhos, deitado	4	15-20	1min
Ombros	Elevação lateral na polia baixa	3	10-12	1min
	Elevação frontal com barra	2	12-15	1min
	Crucifixo invertido com halteres	2	15-20	1min
Tríceps	Tríceps na polia alta	3	10-12	1min
	Tríceps francês com halteres	3	12-15	1min
DIA ANGULAR 2 (SEXTA-FEIRA)				
Costas	Pullover declinado com halteres	4	10-12	1min
	Extensão de ombros na polia alta	4	12-15	1min
Bíceps	Rosca direta inclinada, com barra	3	10-12	1min
	Rosca direta com halteres	3	12-15	1min
Antebraços	Rosca punho com barra	3	12-15	1min
Abdominais	Infra-abdominal	3	15-20	1min
	Supra-abdominal	3	20-25	1min

Exercícios angulares de empurrar-puxar

A Tabela 6.39 lista cada exercício de puxar, de empurrar e angular para as principais partes do corpo. Use este catálogo para substituir os outros exercícios do exemplo de rotina dividida desse modelo, mostrado anteriormente.

TABELA 6.39 Exercícios angulares de empurrar-puxar

Grupo muscular	Empurrar	Puxar	Angular
Peito	Supino reto com barra, inclinado ou declinado Supino reto com halteres, inclinado ou declinado Supino reto no multiforça, inclinado ou declinado Qualquer outro supino na máquina Apoio	Não há	Crucifixo reto com halteres, inclinado ou declinado Crucifixo reto na polia, inclinado ou declinado Crucifixo na máquina *Crossover* (na polia alta ou baixa) Voador *Pullover*
Costas	Não há	Remada curvada com barra, com halteres, no multiforça ou na polia Remada com cabo, sentado Levantamento-terra Flexões da barra com a pegada aberta Remada com barra T Remada na polia alta	Extensão de ombros *Pullover*
Ombros	Meio desenvolvimento com barra, com halteres ou no multiforça	Remada vertical com barra, com halteres, no multiforça ou na polia baixa*	Elevação lateral com halteres, cabo ou máquina Elevação frontal com halteres, cabo ou máquina Crucifixo invertido com halteres ou na polia Voador invertido
Tríceps	Supino fechado com barra, com halteres ou no multiforça	Não há	Tríceps na polia alta Tríceps testa com barra ou halteres Tríceps francês com halteres, barra ou na polia Coice com halteres ou na polia Tríceps na máquina
Bíceps	Não há	Flexões na barra com a pegada aberta e invertida Rosca direta móvel	Rosca Scott com barra, halteres, barra "W" ou na polia Rosca direta, inclinada Rosca concentrada Rosca direta na máquina
Quadríceps	Agachamento com barra ou no multiforça *Leg press* Agachamento no *hack* Agachamento com a barra pela frente ou no multiforça Agachamento na máquina Passada com barra ou halteres	Não há	Extensão de joelhos Agachamento *sissy*

(Continua)

TABELA 6.39 Exercícios angulares de empurrar-puxar (continuação)

Grupo muscular	Empurrar	Puxar	Angular
Isquiotibiais	Agachamento com barra ou no multiforça Agachamento na máquina Passada com barra ou halteres	Não há	Flexão de joelhos deitado, sentado ou em pé Levantamento-terra romeno
Panturrilhas	Flexão plantar em pé ou sentado, *donkey* ou no *leg press*	Não há	Não há
Abdominais	Não há	Não há	Supra-abdominal Infra-abdominal Abdominal oblíquo Elevação das pernas com os joelhos fletidos ou estendidos Supra-abdominal na polia alta
Trapézio	Não há	Não há	Encolhimento com barra, com halteres ou no multiforça Remada vertical com barra, com halteres, no multiforça ou na polia

*A remada de pegada aberta com barra, no multiforça, com halteres ou na polia baixa é o único exercício de ombros que de fato realiza um movimento de puxar. Mesmo que seja, do ponto de vista técnico, inconsistente com a divisão de empurrar e puxar em atividades angulares, sinta-se livre para executar remadas verticais no dia angular 1.

Treino com banda elástica

Conforme discutido no Capítulo 4, bandas elásticas ou bandas de resistência oferecem um tipo de resistência específico, denominado resistência linear variável. Ela refere-se ao aumento progressivo da resistência durante a execução do movimento. Usando o supino com barra e banda elástica como exemplo, conforme a barra é empurrada para longe do peito, a resistência fica progressivamente maior, até a extensão dos cotovelos. Esse aumento na resistência faz com que uma maior quantidade de força seja aplicada ao final do movimento, diminuindo a necessidade de desacelerar a execução, o que normalmente ocorre para parar o peso no exercício convencional.

As bandas elásticas também são excelentes para viajar, pois pesam pouco e proporcionam resistência variada. O treino com banda elástica (Tab. 6.40) é uma ótima alternativa, mesmo se houver pesos livres disponíveis. Isso porque as bandas trabalharão os músculos de forma diferenciada, justamente pela resistência oferecida por elas ser única.

CLASSIFICAÇÃO

	1	2	3	4	5
Tempo	1	2	**3**	4	5
Duração	1	2	**3**	4	5
Dificuldade	1	**2**	3	4	5
Resultados	1	2	**3**	4	5

TABELA 6.40 Treino com banda elástica

1ª SEMANA			
TREINO 1 (SEGUNDA-FEIRA): PEITO, TRÍCEPS E ABDOMINAIS			
Grupo muscular	Exercício	Séries/repetições	Intervalo
Peito	Supino com banda elástica	3/15-20	2min
	Supino inclinado em pé com banda elástica	3/15-20	2min
	Crucifixo inclinado unilateral com banda elástica	3/15-20	2min
	Crucifixo unilateral com banda elástica	3/15-20	2min
Tríceps	Supino fechado com banda elástica	3/15-20	2min
	Tríceps francês com banda elástica	3/15-20	2min
	Coice com banda elástica	3/15-20	2min
Abdominais	Supra-abdominal em pé, com banda elástica	2/15-20	1min
	Elevação das pernas com os joelhos fletidos, com banda elástica	2/15-20	1min
	Rotação do tronco com banda elástica	2/15-20	1min
TREINO 2 (TERÇA-FEIRA): COSTAS E BÍCEPS			
Costas	Remada com barra e banda elástica	3/15-20	2min
	Puxada com banda elástica	3/15-20	2min
	Remada em pé com banda elástica	3/15-20	2min

(Continua)

TABELA 6.40 Treino com banda elástica (continuação)

1ª SEMANA (continuação)
TREINO 2 (TERÇA-FEIRA): COSTAS E BÍCEPS (continuação)

Grupo muscular	Exercício	Séries/repetições	Intervalo
Costas	Extensão de ombros com banda elástica	3/15-20	2min
Bíceps	Rosca direta com barra e banda elástica	3/15-20	2min
	Rosca direta por trás das costas, com banda elástica	3/15-20	2min
	Rosca direta alta com banda elástica	3/15-20	2min

TREINO 3 (QUINTA-FEIRA): OMBROS, TRAPÉZIO E ABDOMINAIS

Grupo muscular	Exercício	Séries/repetições	Intervalo
Ombros	Meio desenvolvimento com barra e banda elástica	3/15-20	2min
	Elevação lateral com banda elástica	3/15-20	2min
	Meio desenvolvimento com banda elástica	3/15-20	2min
	Crucifixo invertido com banda elástica	3/15-20	2min
Trapézio	Encolhimento com barra e banda elástica	3/15-20	2min
	Encolhimento com a barra por trás das costas e banda elástica	3/15-20	2min
Abdominais	Elevação das pernas com joelhos fletidos e banda elástica	2/15-20	1min
	Rotação do tronco com banda elástica	2/15-20	1min
	Oblíquo em pé com banda elástica	2/15-20	1min

TREINO 4 (SEXTA-FEIRA): PERNAS (QUADRÍCEPS E ISQUIOTIBIAIS) E PANTURRILHAS

Grupo muscular	Exercício	Séries/repetições	Intervalo
Quadríceps	Agachamento com barra e banda elástica	3/15-20	2min
	Step com banda elástica	3/15-20	2min
	Extensão de joelhos em pé, com banda elástica	3/15-20	1min
Isquiotibiais	Levantamento-terra romeno com banda elástica	3/15-20	2min
	Flexão de joelhos em pé com banda elástica	3/15-20	1min
Panturrilhas	Flexão plantar em pé com barra e banda elástica	3/15-20	1min
	Flexão plantar sentado, com barra e banda elástica	3/15-20	1min

2ª SEMANA
TREINO 1 (SEGUNDA-FEIRA): PEITO, TRÍCEPS E ABDOMINAIS

Grupo muscular	Exercício	Séries/repetições	Intervalo
Peito	Supino com banda elástica	3/12-15	2min
	Supino inclinado em pé, com banda elástica	3/12-15	2min
	Crucifixo inclinado unilateral com banda elástica	3/12-15	2min
	Crucifixo unilateral com banda elástica	3/12-15	2min
Tríceps	Supino fechado com banda elástica	3/12-15	2min
	Tríceps francês com banda elástica	3/12-15	2min
	Coice com banda elástica	3/12-15	2min
Abdominais	Supra-abdominal em pé com banda elástica	2/12-15	1min
	Elevação das pernas com os joelhos fletidos, com banda elástica	2/12-15	1min
	Rotação do tronco com banda elástica	2/12-15	1min

TREINO 2 (TERÇA-FEIRA): COSTAS E BÍCEPS

Grupo muscular	Exercício	Séries/repetições	Intervalo
Costas	Remada com barra e banda elástica	3/12-15	2min
	Puxada com banda elástica	3/12-15	2min
	Remada em pé com banda elástica	3/12-15	2min
	Extensão de ombros com banda elástica	3/15-20	2min
Bíceps	Rosca direta com barra e banda elástica	3/12-15	2min
	Rosca direta por trás das costas, com banda elástica	3/12-15	2min
	Rosca direta alta com banda elástica	3/12-15	2min

TREINO 3 (QUINTA-FEIRA): OMBROS, TRAPÉZIO E ABDOMINAIS

Grupo muscular	Exercício	Séries/repetições	Intervalo
Ombros	Meio desenvolvimento com barra e banda elástica	3/12-15	2min
	Elevação lateral com banda elástica	3/12-15	2min
	Meio desenvolvimento com banda elástica	3/12-15	2min
	Crucifixo invertido com banda elástica	3/12-15	2min
Trapézio	Encolhimento com barra e banda elástica	3/12-15	2min
	Encolhimento com a barra por trás das costas e banda elástica	3/12-15	2min

(Continua)

TABELA 6.40 Treino com banda elástica (continuação)

2ª SEMANA (continuação)
TREINO 3 (QUINTA-FEIRA): OMBROS, TRAPÉZIO E ABDOMINAIS

Grupo muscular	Exercício	Séries/repetições	Intervalo
Abdominais	Elevação das pernas com joelhos fletidos e banda elástica	2/12-15	1min
	Rotação do tronco com banda elástica	2/12-15	1min
	Oblíquo em pé com banda elástica	2/12-15	1min

TREINO 4 (SEXTA-FEIRA): PERNAS (QUADRÍCEPS E ISQUIOTIBIAIS) E PANTURRILHAS

Grupo muscular	Exercício	Séries/repetições	Intervalo
Quadríceps	Agachamento com barra e banda elástica	3/12-15	2min
	Step com banda elástica	3/12-15	2min
	Extensão de joelhos em pé, com banda elástica	3/12-15	1min
Isquiotibiais	Levantamento-terra romeno com banda elástica	3/12-15	2min
	Flexão de joelhos em pé com banda elástica	3/12-15	1min
Panturrilhas	Flexão plantar em pé, com barra e banda elástica	3/12-15	1min
	Flexão plantar sentado, com barra e banda elástica	3/12-15	1min

3ª SEMANA
TREINO 1 (SEGUNDA-FEIRA): PEITO, TRÍCEPS E ABDOMINAIS

Grupo muscular	Exercício	Séries/repetições	Intervalo
Peito	Supino com banda elástica	3/8-12	2-3min
	Supino inclinado em pé com banda elástica	3/8-12	2-3min
	Crucifixo inclinado unilateral com banda elástica	3/8-12	2-3min
	Crucifixo unilateral com banda elástica	3/8-12	2-3min
Tríceps	Supino fechado com banda elástica	3/8-12	2-3min
	Tríceps francês com banda elástica	3/8-12	2-3min
	Coice com banda elástica	3/8-12	2-3min
Abdominais	Supra-abdominal em pé com banda elástica	3/10-12	1min
	Elevação das pernas com os joelhos fletidos, com banda elástica	3/10-12	1min
	Rotação do tronco com banda elástica	3/10-12	1min

3ª SEMANA (continuação)
TREINO 2 (TERÇA-FEIRA): COSTAS E BÍCEPS

Grupo muscular	Exercício	Séries/repetições	Intervalo
Costas	Remada com barra e banda elástica	3/8-12	2-3min
	Puxada com banda elástica	3/8-12	2-3min
	Remada em pé com banda elástica	3/8-12	2-3min
	Extensão de ombros com banda elástica	3/8-12	2-3min
Bíceps	Rosca direta com barra e banda elástica	3/8-12	2-3min
	Rosca direta por trás das costas com banda elástica	3/8-12	2-3min
	Rosca direta alta com banda elástica	3/8-12	2-3min

TREINO 3 (QUINTA-FEIRA): OMBROS, TRAPÉZIO E ABDOMINAIS

Grupo muscular	Exercício	Séries/repetições	Intervalo
Ombros	Meio desenvolvimento com barra e banda elástica	3/8-12	2-3min
	Elevação lateral com banda elástica	3/8-12	2-3min
	Meio desenvolvimento com banda elástica	3/8-12	2-3min
	Crucifixo invertido com banda elástica	3/8-12	2-3min
Trapézio	Encolhimento com barra e banda elástica	3/8-12	2-3min
	Encolhimento com a barra por trás das costas e banda elástica	3/8-12	2-3min
Abdominais	Elevação das pernas com joelhos fletidos e banda elástica	3/10-12	1min
	Rotação do tronco com banda elástica	3/10-12	1min
	Oblíquo em pé com banda elástica	3/10-12	1min

TREINO 4 (SEXTA-FEIRA): PERNAS (QUADRÍCEPS E ISQUIOTIBIAIS) E PANTURRILHAS

Grupo muscular	Exercício	Séries/repetições	Intervalo
Quadríceps	Agachamento com barra e banda elástica	3/8-12	2-3min
	Step com banda elástica	3/8-12	2-3min
	Extensão de joelhos em pé, com banda elástica	3/8-12	2min
Isquiotibiais	Levantamento-terra romeno com banda elástica	3/8-12	2-3min
	Flexão de joelhos em pé com banda elástica	3/8-12	2min

(Continua)

TABELA 6.40 Treino com banda elástica (continuação)

3ª SEMANA (continuação)
TREINO 4 (SEXTA-FEIRA): PERNAS (QUADRÍCEPS E ISQUIOTIBIAIS) E PANTURRILHAS

Grupo muscular	Exercício	Séries/repetições	Intervalo
Panturrilhas	Flexão plantar em pé com barra e banda elástica	3/10-12	1min
	Flexão plantar sentado, com barra e banda elástica	3/10-12	1min

4ª SEMANA
TREINO 1 (SEGUNDA-FEIRA): PEITO, TRÍCEPS E ABDOMINAIS

Grupo muscular	Exercício	Séries/repetições	Intervalo
Peito	Supino com banda elástica	3/5-8	3min
	Supino inclinado em pé, com banda elástica	3/5-8	3min
	Crucifixo inclinado unilateral com banda elástica	3/5-8	3min
	Crucifixo unilateral com banda elástica	3/5-8	3min
Tríceps	Supino fechado com banda elástica	3/5-8	3min
	Tríceps francês com banda elástica	3/5-8	3min
	Coice com banda elástica	3/5-8	3min
Abdominais	Supra-abdominal em pé, com banda elástica	3/8-10	1min
	Elevação das pernas com os joelhos fletidos, com banda elástica	3/8-10	1min
	Rotação do tronco com banda elástica	3/8-10	1min

TREINO 2 (TERÇA-FEIRA): COSTAS E BÍCEPS

Grupo muscular	Exercício	Séries/repetições	Intervalo
Costas	Remada com barra e banda elástica	3/5-8	3min
	Puxada com banda elástica	3/5-8	3min
	Remada em pé com banda elástica	3/5-8	3min
	Extensão de ombros com banda elástica	3/5-8	3min
Bíceps	Rosca direta com barra e banda elástica	3/5-8	3min
	Rosca direta por trás das costas, com banda elástica	3/5-8	3min
	Rosca direta alta com banda elástica	3/5-8	3min

4ª SEMANA (continuação)
TREINO 3 (QUINTA-FEIRA): OMBROS, TRAPÉZIO E ABDOMINAIS

Grupo muscular	Exercício	Séries/repetições	Intervalo
Ombros	Meio desenvolvimento com barra e banda elástica	3/5-8	3min
	Elevação lateral com banda elástica	3/5-8	3min
	Meio desenvolvimento com banda elástica	3/5-8	3min
	Crucifixo invertido com banda elástica	3/5-8	3min
Trapézio	Encolhimento com barra e banda elástica	3/5-8	3min
	Encolhimento com a barra por trás das costas e banda elástica	3/5-8	3min
Abdominais	Elevação das pernas com joelhos fletidos e banda elástica	3/8-10	1min
	Rotação do tronco com banda elástica	3/8-10	1min
	Oblíquo em pé com banda elástica	3/8-10	1min

TREINO 4 (SEXTA-FEIRA): PERNAS (QUADRÍCEPS E ISQUIOTIBIAIS) E PANTURRILHAS

Grupo muscular	Exercício	Séries/repetições	Intervalo
Quadríceps	Agachamento com barra e banda elástica	3/5-8	3min
	Step com banda elástica	3/5-8	3min
	Extensão de joelhos em pé, com banda elástica	3/5-8	3min
Isquiotibiais	Levantamento-terra romeno com banda elástica	3/5-8	3min
	Flexão de joelhos em pé com banda elástica	3/5-8	3min
Panturrilhas	Flexão plantar em pé, com barra e banda elástica	3/8-10	1min
	Flexão plantar sentado, com barra e banda elástica	3/8-10	1min

Treino somente com máquinas

É claro que o treino somente com máquinas não melhora a força dos músculos estabilizadores. Entretanto, os equipamentos oferecem diversos benefícios:

1. A **facilidade e conveniência** fazem com que as máquinas sejam uma ótima opção quando se dispõe de pouco tempo.
2. **Tensão constante:** com máquinas, o estresse (ou tensão) da resistência aplicada no músculo nunca é perdida. (Por exemplo, compare o crucifixo com halteres ao crucifixo na máquina. Neste, o estresse aplicado no músculo não é perdido quando as mãos são aproximadas – final do movimento –, o que ocorre no exercício com halteres.)
3. **Fadiga:** todos os músculos podem ser treinados de forma segura até a falha muscular, com ou sem um ajudante, ou até mesmo com repetições forçadas, sozinho, dependendo do equipamento.

O treino somente com máquinas (Tab. 6.41) não foi elaborado para ser seguido por um período de tempo específico. Tente fazê-lo por uma ou duas semanas, como forma de quebrar a rotina. As articulações terão algum repouso das altas cargas que normalmente são utilizadas nos exercícios com pesos livres, e o crescimento muscular será estimulado devido à tensão constante aplicada nas fibras musculares. Ou, ainda, quando houver pouco tempo para um dia de peito ou braço, escolha esse treino para o grupo que é necessário treinar de forma rápida.

Esse método é vantajoso pela facilidade em se trocar os pesos das máquinas em séries como *drop sets*, além de possibilitar segurança em treinos além da falha muscular, como nas repetições forçadas. Experimente, e você nunca mais pensará que máquinas são para iniciantes.

Utilize tempos de intervalo mínimos entre as séries (1 a 2 minutos).

CLASSIFICAÇÃO

Tempo	1	2	3	4	5
Duração	1	2	3	4	5
Dificuldade	1	2	3	4	5
Resultados	1	2	3	4	5

TABELA 6.41 Treino somente com máquinas

TREINO 1: PEITO, OMBROS, TRÍCEPS E ABDOMINAIS		
Grupo muscular	Exercício	Séries/repetições
Peito	Supino na máquina[1]	3/8-10[2]
	Supino inclinado na máquina[1]	3/8-10[3]
	Voador[4]	3/12-15[3]
Ombros	Meio desenvolvimento na máquina[1]	3/8-10[2]
	Remada vertical no multiforça	3/10-12[3]
	Elevação lateral na máquina[4]	3/12-15[3]
Tríceps	Mergulho na máquina[5]	3/8-10[2]
	Tríceps francês na máquina[4]	3/12-15[3]
Abdominais	Supra-abdominal na máquina	3/12-15[3]

TREINO 2: QUADRÍCEPS, ISQUIOTIBIAIS E PANTURRILHAS		
Quadríceps	Agachamento na máquina[1]	3/8-10[3]
	Leg press	3/8-10[2]
	Extensão de joelhos	3/12-15[2]

TREINO 2: QUADRÍCEPS, ISQUIOTIBIAIS E PANTURRILHAS (continuação)		
Grupo muscular	Exercício	Séries/repetições
Isquiotibiais	Flexão de joelhos, deitado	3/12-15[2]
	Flexão de joelhos, sentado	3/12-15[2]
Panturrilhas	Flexão flantar *donkey*	3/15-20[3]
	Flexão plantar no *leg press*	3/10-12[3]

TREINO 3: COSTAS, TRAPÉZIO, BÍCEPS E ABDOMINAIS		
Costas	Remada curvada no multiforça	3/8-10[3]
	Flexões na barra com a pegada aberta[5]	3/10-12[2]
	Remada na máquina[4]	3/10-12[3]
Trapézio	Encolhimento no multiforça	3/8-10[3]
Bíceps	Rosca Scott na máquina[5]	3/8-10[2]
	Rosca direta na máquina[4]	3/10-12[3]
Abdominais	Infra-abdominal na máquina[5]	3/12-15[3]

[1] Se a academia não for equipada com essa máquina, faça o exercício no multiforça.
[2] Na última série, faça duas ou três repetições forçadas após chegar à falha muscular.
[3] Na última série, depois de chegar à falha, faça um *drop set* reduzindo a carga em, aproximadamente, 30% e continue até a falha.
[4] Se a academia não for equipada com essa máquina, faça o exercício na polia.
[5] Se a academia não for equipada com essa máquina, faça o exercício com pesos livres.

PROGRAMAS DE TREINO QUE MANIPULAM A FREQUÊNCIA SEMANAL

O método de treino padrão para ganhos no tamanho muscular permite um intervalo de, no mínimo, 48 horas entre as sessões de treino de determinado grupo muscular. Esse período permite que os processos de recuperação façam com que a lesão muscular decorrente da sessão de treino anterior seja reparada e que as reservas energéticas depletadas sejam reestabelecidas. No entanto, quando necessário, ir contra o pensamento convencional sobre recuperação pode ser uma vantagem para o ganho de massa muscular. Faz-se isso exercitando grupos similares em dias consecutivos ou até duas vezes no mesmo dia. Aumentar a frequência de treino durante curtos períodos pode levar a um crescimento muscular mais expressivo.

Treino consecutivo

O treino consecutivo trabalha um grupo muscular em dois dias seguidos. Ele também é referido por alguns fisiculturistas como treinos alimentadores, porque a ideia é exercitar o grupo novamente no dia seguinte, mas com um peso muito leve, com um número maior de repetições e menor de séries, e com uma intensidade muito baixa, a fim de aumentar o fluxo de sangue no tecido muscular. Esse aumento supre a recuperação das células musculares com mais nutrientes, como aminoácidos e glicose (ambos fundamentais para o crescimento muscular e o aumento da força), hormônios anabólicos (como o hormônio do crescimento e a testosterona) e oxigênio (para uma recuperação mais rápida). O processo também ajuda a remover os metabólitos e as células deterioradas na sessão de treino anterior, e aumenta o fluxo de água do sangue para o músculo – a causa do inchaço –, o que, em teoria, estimula as rotas de crescimento do músculo devido ao estiramento da célula muscular provocado pela sobrecarga de volume. Apesar de não existirem pesquisas que tenham observado diretamente esse efeito no crescimento muscular, um estudo concluiu que a resposta do cortisol na segunda sessão de treino é significativamente menor e que os níveis de testosterona são um pouco mais elevados (Pullinen et al., 2002). Isso significa que um ambiente anabólico maior é criado dentro dos músculos, o que pode aumentar a força e o potencial de crescimento muscular.

A primeira sessão utilizando esse modelo de treino deve ser muito intensa. A falha muscular deve ser alcançada em todas as séries e seguida por repetições forçadas ou drop-sets. O volume também deve ser alto (de 12 a 16 séries por grupo, a fim de garantir que o músculo fique fatigado por completo. Já a segunda sessão deve ter volume e intensidade mais baixos. São realizadas apenas de 6 a 8 séries por grupo e de 15 a 20 repetições, nunca alcançando a falha muscular. Um exemplo desse método de treino é observado na Tabela 6.42.

CLASSIFICAÇÃO

	1	2	3	4	5
Tempo	1	2	3	4	5
Duração	1	2	3	4	5
Dificuldade	1	2	3	4	5
Resultados	1	2	3	4	5

TABELA 6.42 Treino consecutivo para costas
Os treinos 1 e 2 são realizados em dias consecutivos.

TREINO 1		
Exercício	Séries	Repetições
Barra com a pegada aberta	3	6-10*
Remada com barra	4	6-10**
Remada com cabo, sentado	4	6-10**
Puxada supinada	4	6-10**
TREINO 2		
Puxada com a pegada aberta	2	15-20
Remada com barra	2	15-20
Remada com cabo, sentado	1	15-20
Puxada supinada	1	15-20

* Faça 2 ou 3 repetições forçadas no final de cada série.
** Faça cada série até a falha concêntrica. No final de cada série, retire cerca de 30% do peso e faça o maior número de repetições possível. Então, retire mais 30%, ou aproximadamente isso, e faça mais repetições até alcançar a falha.

Treino com duas sessões por dia

Semelhante ao treino consecutivo, o treino com duas sessões diárias trabalha o mesmo grupo muscular duas vezes no mesmo dia. O programa baseia-se em pesquisas que mostram que, quando os músculos são treinados nessa frequência, a quantidade de glicogênio muscular aumenta quase duas vezes em relação aos valores normais. Como o glicogênio traz água para dentro das células musculares, essas tornam-se mais cheias (inchadas). Isso causa o seu estiramento, o que, teoricamente, aciona o crescimento muscular.

O treino com duas sessões diárias também estimula o aumento da capilarização do tecido muscular e da densidade de substratos metabolizados na mitocôndria dentro das células musculares. Ambos os processos auxiliam a assimilação de nutrientes pelo músculo. Além disso, o método serve para aumentar o metabolismo de repouso após a sessão de treino, o que pode estimular a perda de gordura durante os períodos de intervalo do treino.

Nesse sistema, os mesmos exercícios devem ser feitos em duas sessões, pois exercícios diferentes estressam fibras musculares diferentes, e é essencial estressar as mesmas fibras na segunda sessão de treino da mesma forma como foram estressadas na primeira. No entanto, a ordem dos exercícios não é fundamental. Por isso, alguns fisiculturistas começam a primeira sessão com movimentos complexos e terminam com exercícios auxiliares; na segunda sessão, fazem a ordem inversa. Isso ajuda a evitar o tédio. O número de repetições de ambas as sessões deve ser alto (por volta de 12 a 20), a fim de evitar o estímulo excessivo dos músculos trabalhados e depletar as reservas de glicogênio muscular. O intervalo de repouso entre as séries não deve ser maior que 60 segundos, de forma a proporcionar maior depleção das reservas de glicogênio e maior incremento do gasto calórico, bem como facilitar a perda de gordura.

As sessões devem ser separadas por, no mínimo, três, e não mais que oito horas de repouso. Se não houver tempo de intervalo suficiente, a resposta da testosterona, que ocorre com o treino, pode ser menos intensa, e os níveis de cortisol podem aumentar significativamente. Os músculos devem receber cerca de 3 a 7 dias de repouso antes de serem treinados de novo. Utilize esse método por não mais que seis semanas, pois usá-lo durante mais tempo pode atrapalhar o progresso. Um exemplo do treino com duas sessões por dia é observado na Tabela 6.43.

CLASSIFICAÇÃO

	1	2	3	4	5
Tempo	1	2	3	4	5
Duração	1	2	3	4	5
Dificuldade	1	2	3	4	5
Resultados	1	2	3	4	5

TABELA 6.43 Sessões de treino duas vezes ao dia

TREINO DE PEITO 1		
Exercício	Séries	Repetições
Supino inclinado com barra	3	12-15
Supino com halteres	3	12-15
Crucifixo inclinado com halteres	3	15

TREINO DE PEITO 2		
Crucifixo inclinado com halteres	3	15
Supino com halteres	3	12-15
Supino inclinado com barra	3	12-15

TREINO DE OMBROS 1		
Meio desenvolvimento com halteres	3	12-15
Remada vertical com a pegada aberta	3	12-15
Elevação lateral com halteres	3	15

TREINO DE OMBROS 2		
Exercício	Séries	Repetições
Elevação lateral com halteres	3	15
Remada vertical com a pegada aberta	3	12-15
Meio desenvolvimento com halteres	3	12-15

TREINO DE COSTAS 1		
Remada com barra	3	12-15
Puxada com a pegada aberta	3	12-15
Extensão do ombro na polia alta	3	15

TREINO DE COSTAS 2		
Extensão do ombro na polia alta	3	15
Puxada com a pegada aberta	3	12-15
Remada com barra	3	12-15

(Continua)

TABELA 6.43 Sessões de treino duas vezes ao dia (continuação)

TREINO DE PERNAS 1		
Exercício	Séries	Repetições
Agachamento	3	15-20
Leg press	3	15-20
Extensão de joelhos	3	15-20
Flexão de joelhos, deitado	3	15-20
Flexão plantar, em pé	3	20
Flexão plantar, sentado	3	20
TREINO DE PERNAS 2		
Flexão de joelhos, deitado	3	15-20
Extensão de joelhos	3	15-20
Leg press	3	15-20
Agachamento	3	15-20
Flexão plantar, sentado	3	20
Flexão plantar, em pé	3	20

TREINO DE BÍCEPS 1		
Exercício	Séries	Repetições
Rosca direta com barra	2	12-15
Rosca direta, posição inclinada	2	12-15
Rosca concentrada	2	15
TREINO DE BÍCEPS 2		
Rosca concentrada	2	15
Rosca direta, posição inclinada	2	12-15
Rosca direta com barra	2	12-15
TREINO DE TRÍCEPS 1		
Supino com a pegada fechada	2	12-15
Rosca testa	2	12-15
Tríceps na polia alta	2	15
TREINO DE TRÍCEPS 2		
Tríceps na polia alta	2	15
Rosca testa	2	12-15
Supino com a pegada fechada	2	12-15

CAPÍTULO 7

Ciclos de treino para o aumento da massa muscular

Uma vez familiarizado com os fundamentos do treinamento de força, com as orientações e recomendações básicas para a elaboração de um programa para o aumento da massa muscular e com as diversas técnicas avançadas para a hipertrofia, é hora de considerar a aplicação desse conhecimento em um programa de treinamento de longa duração, pois essa é a única forma de alcançar os objetivos desejados. Se você é praticante iniciante, intermediário ou avançado e almeja apenas adicionar massa muscular à sua estrutura, perder gordura corporal enquanto ganha massa ou priorizar o ganho de massa em grupos musculares específicos, este capítulo tem um programa ideal para você.

PROGRAMAS PARA O AUMENTO DE MASSA

Embora se saiba que determinados exercícios, ordens de exercício, volumes, cargas e intervalos entre as séries sejam melhores do que outros para o desenvolvimento de massa muscular, é aconselhável não usar essas recomendações durante muito tempo, pois isso pode atrapalhar o progresso. Essa é a base da periodização (abordada no Cap. 3). Por exemplo, embora o *continuum* de repetições máximas indique que realizar entre 6 e 12 repetições por série seja o melhor para a hipertrofia, permanecer dentro desses limites pode levar à estagnação do crescimento muscular. Por essa razão, enquanto a maior parte do treinamento deve ser feita dentro desse número de repetições, ocasionalmente é preciso trabalhar tanto em uma faixa de repetições maior como em uma menor. A questão é, então, como e quando fazer isso. É preciso considerar que esse raciocínio também é aplicado às outras variáveis agudas de treinamento. Logo, para garantir que os ganhos de massa sejam otimizados e contínuos, fisiculturistas experientes entendem que uma "ciclagem" frequente de suas sessões de treino é tão fundamental para o progresso quanto a das variáveis agudas.

Elaborar um ciclo básico que norteará o treinamento durante os próximos seis meses ou um ano é como uma apólice de seguros que protege o progresso. O modelo aqui apresentado servirá como um guia básico para orientação ao longo da jornada para ganhar mais músculos. Um iniciante deve segui-lo em seus primeiros seis meses de treino sério. Os praticantes intermediários (de 6 a 12 meses de experiência) e avançados (mais de um ano de experiência de treino contínuo) têm um guia com duração de um ano. No entanto, neste nível, pode-se adotar alguns caminhos secundários ou, ainda, permanecer no esquema de treino o tempo que parecer necessário. Por fim, deve-se lembrar de que tudo funciona, mas não para sempre.

Programa para iniciantes (primeiros seis meses)

O programa de seis meses é dividido em seis segmentos de quatro semanas (ver Tab. 7.1). Nos primeiros três segmentos, com treinos três vezes por semana, trabalha-se todo o corpo em cada sessão de treino. Nas primeiras quatro semanas, deve-se fazer um exercício por grupo muscular; os exercícios realizados são os mesmos em todas as sessões, com 15 repetições por série e intervalos de repouso de 2 a 3 minutos, o que ajuda a "treinar" o sistema nervoso durante essa fase introdutória. O segundo ciclo de quatro semanas conta com a adição de um segundo exercício para cada grupo muscular, a fim de aumentar o volume e diversificar a forma como os músculos são trabalhados. Os exercícios são os mesmos em todas as sessões, com 12 a 15 repetições por série e intervalos de 2 a 3 minutos. No terceiro ciclo, os exercícios são alterados a cada sessão. Isso permite que se-

TABELA 7.1 Programa básico para iniciantes

SEMANAS 1-4: SEGUNDA, QUARTA E SEXTA-FEIRA		
Exercício	Séries	Repetições
Leg press	3	15
Supino	3	15
Remada sentada na polia baixa	3	15
Meio desenvolvimento com halteres	3	15
Rosca direta com barra	3	15
Tríceps na polia alta	3	15
Flexão plantar, em pé	3	15
Supra-abdominal	3	15

SEMANAS 5-8: SEGUNDA, QUARTA E SEXTA-FEIRA		
Leg press	2	12-15
Passada à frente	2	15
Supino	2	12-15
Crucifixo inclinado com halteres	2	15
Remada sentada na polia baixa	2	12-15
Puxada	2	15
Meio desenvolvimento com halteres	2	12-15
Elevação lateral com halteres	2	15
Rosca direta com barra	2	12-15
Rosca direta, posição inclinada	2	15
Rosca testa	2	12-15
Tríceps na polia alta	2	15
Flexão plantar, em pé	2	15
Flexão plantar, sentado	2	15
Elevação de pernas com joelhos fletidos	2	15
Supra-abdominal	2	15

SEMANAS 9-12: SEGUNDA-FEIRA		
Leg press	4	10-12
Supino	4	10-12
Remada sentada na polia baixa	4	10-12
Meio desenvolvimento com halteres	4	10-12
Rosca direta com barra	4	10-12
Tríceps na polia alta	4	10-12
Flexão plantar, em pé	4	10-12
Supra-abdominal	4	15

SEMANAS 9-12: QUARTA-FEIRA		
Agachamento	4	10-12
Supino declinado com halteres	4	10-12
Extensão de ombros na polia alta	4	10-12
Crucifixo invertido	4	10-12
Rosca Scott	4	10-12
Tríceps francês, sentado	4	10-12
Flexão plantar, sentado	4	10-12
Elevação de pernas com joelhos estendidos	4	15

SEMANAS 9-12: SEXTA-FEIRA		
Passada à frente	4	12
Crucifixo inclinado com halteres	4	12
Puxada	4	12
Elevação lateral com halteres	4	12
Rosca direta, inclinada	4	12
Rosca testa	4	12
Flexão plantar no leg press	4	15
Abdominal oblíquo	4	15

SEMANAS 13-16: SEGUNDA E QUINTA-FEIRA (PEITO, OMBROS, TRAPÉZIO, COSTAS E ABDOMINAIS)			
Grupo muscular	Exercício	Séries	Repetições
Peito	Supino inclinado	2	8-10
	Supino inclinado	2	8-10
	Crossover	2	8-10
Ombros	Meio desenvolvimento com barra	2	8-10
	Elevação lateral na polia baixa	2	8-10
	Crucifixo invertido com halteres	2	8-10
Trapézio	Encolhimento de ombros com barra	3	8-10
Costas	Flexões na barra	2	8-10
	Remada com halteres	2	8-10
	Puxada com a pegada supinada	2	8-10
Abdominais	Elevação de pernas com joelhos flexionados	3	10-15
	Abdominal, declinado	3	8-10

SEMANAS 13-16: TERÇA E SEXTA-FEIRA (PERNAS, PANTURRILHAS, TRÍCEPS, BÍCEPS E ANTEBRAÇOS)			
Pernas	Agachamento	2	8-10
	Leg press	2	8-10
	Extensão de joelhos	2	8-10
	Flexão de joelhos, deitado	2	8-10
Panturrilhas	Flexão plantar, em pé	3	8-10
	Flexão plantar, sentado	2	8-10
Tríceps	Supino com a pegada fechada	2	8-10
	Tríceps na polia alta	2	8-10
Bíceps	Rosca direta com barra	3	8-10
	Rosca Scott	2	8-10
Antebraços	Rosca punho	2	8-10
	Rosca punho invertida	2	8-10

(Continua)

TABELA 7.1 Programa básico para iniciantes (continuação)

SEMANAS 17-20: SEGUNDA-FEIRA (PEITO, OMBROS, TRAPÉZIO, COSTAS E ABDOMINAIS)

Grupo muscular	Exercício	Séries	Repetições
Peito	Supino	3	10-12
	Crucifixo inclinado com halteres	3	10-12
Ombros	Meio desenvolvimento com halteres	3	10-12
	Remada vertical com pegada aberta	3	10-12
Trapézio	Encolhimento de ombros com barra	4	10-12
Costas	Puxada	3	10-12
	Remada com barra "T"	3	10-12
Abdominais	Vela	3	10-15
	Abdominal na bola	3	10-15

SEMANAS 17-20: TERÇA-FEIRA (PERNAS, PANTURRILHAS, TRÍCEPS, BÍCEPS E ANTEBRAÇOS)

Grupo muscular	Exercício	Séries	Repetições
Pernas	Agachamento no multiforça	3	10-12
	Passada à frente	3	10-12
	Extensão de joelhos	2	10-12
	Flexão de joelhos, decúbito frontal	2	10-12
Panturrilhas	Flexão plantar, em pé	3	10-12
	Flexão plantar, sentado	3	10-12
Tríceps	Mergulho	3	10-12
	Tríceps na polia alta	2	10-12
Bíceps	Rosca direta com barra "W"	3	10-12
	Rosca concentrada	3	10-12
Antebraços	Rosca punho com barra	2	10-12
	Rosca punho invertida, em pé	2	10-12

SEMANAS 17-20: QUINTA-FEIRA (PEITO, OMBROS, TRAPÉZIO, COSTAS E ABDOMINAIS)

Grupo muscular	Exercício	Séries	Repetições
Peito	Supino declinado	3	10-12
	Crucifixo inclinado com halteres	3	10-12
Ombros	Meio desenvolvimento com barra	3	10-12
	Elevação lateral na polia baixa	3	10-12
Trapézio	Encolhimento de ombros com halteres	4	10-12
Costas	Flexões na barra	3	10-12
	Remada no multiforça	3	10-12
Abdominais	Elevação de pernas com joelhos flexionados	3	10-12
	Abdominal no banco declinado	3	10-12

SEMANAS 17-20: SEXTA-FEIRA (PERNAS, PANTURRILHAS, TRÍCEPS, BÍCEPS E ANTEBRAÇOS)

Grupo muscular	Exercício	Séries	Repetições
Pernas	Agachamento	3	10-12
	Agachamento no hack	3	10-12
	Extensão de joelhos unilateral	2	10-12
	Levantamento-terra romeno	2	10-12
Panturrilhas	Flexão plantar donkey	3	10-12
	Flexão plantar, sentado	3	10-12
Tríceps	Tríceps na polia alta	3	10-12
	Rosca testa com halteres	2	10-12
Bíceps	Rosca direta com barra	3	10-12
	Rosca Scott	3	10-12
Antebraços	Rosca punho	2	8-10
	Rosca punho invertida	2	8-10

SEMANAS 21-24: SEGUNDA E QUINTA-FEIRA (PEITO, OMBROS, TRAPÉZIO, COSTAS E ABDOMINAIS)

Grupo muscular	Exercício	Séries	Repetições
Peito	Supino	3	6-8
	Supino declinado	3	6-8
	Crucifixo inclinado com halteres	2	6-8
Ombros	Meio desenvolvimento com halteres	3	6-8
	Elevação lateral com halteres	2	6-8
	Crucifixo invertido no crossover	2	6-8
Trapézio	Encolhimento de ombros com barra	3	6-8
	Encolhimento de ombros com halteres	3	6-8
Costas	Flexões na barra	3	6-8
	Remada com barra	3	6-8
	Extensão de ombro na polia alta	3	6-8
Abdominais	Elevação de pernas com joelhos flexionados	3	10-12
	Abdominal declinado	3	10-12

SEMANAS 21-24: TERÇA E SEXTA-FEIRA (PERNAS, PANTURRILHAS, TRÍCEPS, BÍCEPS E ANTEBRAÇOS)

Grupo muscular	Exercício	Séries	Repetições
Pernas	Leg press	3	6-8
	Extensão de joelhos	3	6-8
	Levantamento-terra romeno	3	6-8
Panturrilhas	Flexão plantar, em pé	3	6-8
	Flexão plantar, sentado	3	10-12
Tríceps	Tríceps na polia alta	3	6-8
	Rosca testa	3	6-8
Bíceps	Rosca direta com barra	3	6-8
	Rosca Scott com halteres	3	6-8
Antebraços	Rosca punho	2	8-10
	Rosca punho invertida	2	8-10

jam realizados três exercícios diferentes para cada grupo em cada semana, na tentativa de trabalhar todas as fibras musculares desses grupos. Por exemplo, os exercícios para peito incluem supino horizontal, crucifixo inclinado com halteres e supino declinado com halteres, que enfatizam as fibras das partes inferior, média e superior dos peitorais. Executa-se, então, apenas um exercício por grupo em cada sessão de treino, mas com aumento do número de séries. As repetições são reduzidas para 10 a 12, enquanto os intervalos de repouso permanecem os mesmos, (entre 2 e 3 minutos).

Nos últimos três segmentos, treina-se com uma rotina dividida em dois treinos, com um total de quatro sessões por semana. Durante as primeiras quatro semanas, os exercícios de cada grupo serão os mesmos nas duas sessões feitas a cada semana. Os principais grupos serão treinados com três exercícios, em um total de seis séries por grupo, com exceção das pernas, que serão treinadas com quatro exercícios, e dos grupos menores, como o bíceps e o tríceps, que serão trabalhados com apenas dois exercícios por sessão. Durante o segundo ciclo de quatro semanas, os exercícios voltam a ser apenas dois por grupo, mas as séries são aumentadas para três em cada exercício. Os intervalos de repouso durante toda essa fase diminuem para 1 a 2 minutos entre as séries. Cada grupo é treinado com diferentes exercícios em cada sessão. No último ciclo, ocorre um aumento no número de exercícios (aproximadamente três) e de séries (três por exercício) para os principais grupos musculares. Depois de completar essa fase, o indivíduo estará qualificado para o programa intermediário.

Programa intermediário (de seis meses a um ano)

Um praticante intermediário está em um nível diferenciado, pois já adquiriu os rápidos ganhos de força que um iniciante experimenta com o treino neuromuscular. Apesar disso, ainda não chegou ao platô de ganhos relacionados ao crescimento das fibras musculares, mas tem um conhecimento considerável sobre treinamento de força. Essa é uma fase em que um programa de treino específico não é fundamental para se continuar obtendo ganhos, desde que se mantenha um programa periodizado.

O praticante intermediário deve seguir um programa básico que envolva uma rotina dividida em 3 ou 4 treinos (Cap.5). Fazer alterações periódicas dos exercícios permite que as fibras de um músculo sejam estressadas em vários ângulos. No entanto, a mudança mais importante deve-se ao tipo de resistência (ou peso), usado e ao número de repetições realizadas por série.

O programa com duração de um ano encontrado na Tabela 7.2 esboça a faixa de repetições que deve ser utilizada durante o ano, a fim de chegar à classificação de praticante avançado. Algumas pesquisas mostram que os programas periodizados que duram de, no mínimo, 8 a, no máximo, 20 semanas, são mais benéficos (Rhea e Alderman, 2004). Por isso, o programa intermediário consiste de um ciclo linear de 20 semanas, seguido por um microciclo de oito semanas, e termina com um ciclo ondulado de 20 semanas (considerando-se a utilização de uma rotina dividida em quatro treinos). Cada fase do pro-

TABELA 7.2 Programa intermediário avançado

FASE 1: LINEAR		FASE 2: MICRO	
Semana	Faixa de repetições	Semana	Faixa de repetições
1-4	4-6	22	8-10
5-8	6-8	23	5-8
9-12	8-10	24	3-5
13-16	10-12	25	12-15
17-20	12-15	26	3-5
21	Repouso ativo	27	5-8
		28	8-10
		29	10-12
		30	Repouso ativo

(Continua)

TABELA 7.2 Programa intermediário avançado (continuação)

Semana		Faixa de repetições	Semana		Faixa de repetições
31	Sessão 1	8-10	42	Sessão 1	8-10
	Sessão 2	12-15		Sessão 2	12-15
	Sessão 3	6-8		Sessão 3	6-8
	Sessão 4	12-15		Sessão 4	12-15
32	Sessão 1	6-8	43	Sessão 1	10-12
	Sessão 2	10-12		Sessão 2	8-10
	Sessão 3	8-10		Sessão 3	12-15
	Sessão 4	12-15		Sessão 4	10-12
33	Sessão 1	8-10	44	Sessão 1	3-5
	Sessão 2	3-5		Sessão 2	10-12
	Sessão 3	6-8		Sessão 3	12-15
	Sessão 4	12-15		Sessão 4	6-8
34	Sessão 1	10-12	45	Sessão 1	8-10
	Sessão 2	8-10		Sessão 2	10-12
	Sessão 3	6-8		Sessão 3	12-15
	Sessão 4	12-15		Sessão 4	3-5
35	Sessão 1	3-5	46	Sessão 1	6-8
	Sessão 2	10-12		Sessão 2	12-15
	Sessão 3	6-8		Sessão 3	10-12
	Sessão 4	8-10		Sessão 4	8-10
36	Sessão 1	12-15	47	Sessão 1	12-15
	Sessão 2	10-12		Sessão 2	6-8
	Sessão 3	6-8		Sessão 3	8-10
	Sessão 4	3-5		Sessão 4	10-12
37	Sessão 1	8-10	48	Sessão 1	3-5
	Sessão 2	12-15		Sessão 2	10-12
	Sessão 3	6-8		Sessão 3	12-15
	Sessão 4	10-12		Sessão 4	6-8
38	Sessão 1	12-15	49	Sessão 1	8-10
	Sessão 2	8-10		Sessão 2	12-15
	Sessão 3	3-5		Sessão 3	6-8
	Sessão 4	12-15		Sessão 4	10-12
39	Sessão 1	6-8	50	Sessão 1	12-15
	Sessão 2	10-12		Sessão 2	8-10
	Sessão 3	12-15		Sessão 3	12-15
	Sessão 4	8-10		Sessão 4	6-8
40	Sessão 1	10-12	51	Sessão 1	3-5
	Sessão 2	12-15		Sessão 2	10-12
	Sessão 3	6-8		Sessão 3	8-10
	Sessão 4	3-5		Sessão 4	12-15
41	Repouso ativo		52	Repouso ativo	

grama permite uma semana de recuperação ativa (em que outras atividades físicas que não a musculação são estimuladas) antes de se passar para a próxima fase, junto com uma semana de repouso ativo durante a fase ondulada, em um programa de 52 semanas que manterá a continuidade dos ganhos musculares. Mas há a liberdade de se "pular" as semanas com intervalo ativo, caso se deseje passar adiante.

O praticante intermediário que estiver interessado em ganhos gerais de massa muscular deve seguir as recomendações básicas do Capítulo 5 na escolha dos exercícios. Os intervalos de repouso entre os exercícios devem ser de 2 a 3 minutos, mas é possível manipular essa variável. Por exemplo, em uma fase com um número baixo de repetições (4 a 6), pode-se permitir que o intervalo seja de 4 minutos entre as séries. Em uma fase com um número alto de repetições (mais que 12), o intervalo deve ser limitado a 1 minuto. Para todas as outras faixas de repetições, o descanso é mantido entre 2 e 3 minutos. "Ciclar" os períodos de intervalo proporcionará o aumento dos ganhos de massa muscular.

Para se obter ganho muscular e perda de gordura, os intervalos devem ser limitados a menos de 1 minuto. As pesquisas mostram que, mantendo-os nessa duração, pode haver um aumento do número de calorias gastas durante e após uma sessão de treinamento de força, independentemente da faixa de repetições (Falvo et al., 2005). Também é sensato usar o maior número possível de exercícios complexos, pois eles envolvem mais grupos musculares que os exercícios auxiliares e, por essa razão, ajudam a gastar mais calorias. É claro que realizar um treinamento aeróbio ao mesmo tempo que um de força, bem como uma dieta adequada que limite a ingesta calórica, é fundamental para a perda de gordura corporal. (Para mais informações sobre como maximixar a queima de gordura enquanto aumenta a força e a massa musculares, ver a Parte IV).

Caso se queira utilizar técnicas de treino mais avançadas, estas podem ser encontradas no Capítulo 6 e utilizadas dentro do número de repetições apropriado. Diversas técnicas que manipulam a escolha das séries, dos exercícios e das repetições não dependem da faixa de repetições e podem ser abandonadas, se desejado. Por exemplo, tente o treino com velocidade reduzida durante as semanas 5 a 8, o treinamento negativo na semana 23, e o treino somente com barras e anilhas na semana 26; utilize um treinamento com superséries e com repetições forçadas, quando desejar, entre as semanas 31 e 51.

Programa avançado (mais de um ano)

Um praticante avançado está no nível mais difícil para estimular o maior crescimento muscular, por já ter muito tempo de treino e, portanto, estar perto de chegar ao platô genético de crescimento. Por essa razão, deve treinar frequentemente com técnicas avançadas de alta intensidade, a fim de ajudar no estímulo para o crescimento muscular. O programa avançado de um ano (Tab. 7.3) cicla as técnicas apresentadas no Capítulo 6 com rotinas divididas básicas, de modo a oferecer períodos de baixa intensidade para que os músculos possam se recuperar antes da próxima técnica avançada iniciar. É possível substituir alguma técnica por outra que seja mais adequada às necessidades momentâneas. O mesmo pode ser dito sobre as rotinas divididas. Nem as técnicas específicas, nem as rotinas divididas são críticas nesse programa de um ano. O importante é ciclar 4 a 6 semanas de técnicas avançadas com 4 a 6 semanas de um programa básico de treino, que é menos intenso.

TABELA 7.3 Programa avançado de crescimento muscular

Semana	Técnica	Observações
1-4	Rotina dividida em 4 ou 5 treinos	Rep.: 10-12; intervalo: 2-3min
5-8	5-10-20	Siga a rotina dividida de cinco treinos
9-12	Treino único avançado	Rep.: 12-15; intervalo: 1-2min
13-16	Superséries	Siga a rotina dividida de 2 ou 3 treinos, fazendo-a duas vezes por semana Rotina dividida em três treinos: Sessões 1 e 4: peito/costas, ombros/costas Sessões 2 e 5: bíceps/tríceps Sessões 3 e 6: pernas (quadríceps e isquiotibiais) Rotina dividida em dois treinos: Sessões 1 e 3: peito/costas, ombros/costas Sessões 2 e 4: bíceps/tríceps, pernas (quadríceps e isquiotibiais) Rep.: 8-10
17	Repouso ativo	
18-21	Rotina dividida em 4 ou 5 treinos	Rep.: 6-8; intervalo: 2-3min
22-25	*Drop set*	Siga a rotina dividida de cinco treinos Rep.: 10-12 no início de cada *drop set*; intervalo: 2-3min

(Continua)

TABELA 7.3 Programa avançado de crescimento muscular (Continuação)

Semana	Técnica	Observações
26-29	Rotina dividida em dois treinos	Escolha exercícios diferentes para as sessões 1 e 2, bem como para as sessões 3 e 4 Rep.: 8-10; intervalo: 2-3min
30-31	*Power circuit*	Fazer duas vezes por semana
32	Trisséries	Siga uma rotina dividida de quatro treinos Duas trisséries para peito, ombros, costas e pernas Uma trissérie para bíceps, tríceps, trapézio, antebraço, panturrilha e abdominais Rep.: 8-10; três séries por trisséries; intervalo: 2-3min entre as trisséries
33	Série gigante	Siga uma rotina dividida de cinco treinos Faça uma série gigante para todos os grupos musculares Faça quatro séries para peito, ombros, costas e pernas Faça três séries para bíceps, tríceps, trapézio, antebraço, panturrilha e abdominais Rep.: 10-12; intervalo: 2-3min entre as séries
34	Repouso ativo	
35-38	Treino com repetições lentas	Siga uma rotina dividida de três treinos; treine uma vez por semana Rep.: 5-10; intervalo: 2-3min
39-42	Rotina dividida em 2 ou 3 treinos	Treine duas vezes por semana Rep.: 12-15; intervalo: 1-2min
43-46	Treino pesado e leve	Siga uma rotina dividida de quatro treinos Intervalo: 2-3min
47	*Hundreds*	Siga uma rotina dividida de dois treinos; treine duas vezes por semana
48-49	Rotina dividida em cinco treinos	Rep.: 3-6
50-51	Treino unilateral	Siga a rotina dividida fornecida na página 136
52	Repouso ativo	

PROGRESSÃO DOS OBJETIVOS

Os programas de longa duração recém-apresentados são um bom começo para qualquer um, independentemente do nível de treinamento. No entanto, com a progressão do praticante, seus objetivos tendem a ser mais específicos. Aquele que treina força pode desejar maximizar massa a muscular e a força, bem como ficar magro e grande, ou, ainda, desenvolver um grupo muscular específico. Um praticante intermediário ou avançado interessado em objetivos específicos deve seguir um programa que manipule as variáveis de treino apropriadas, a fim de alcançar suas metas. Esta parte do capítulo tem ciclos detalhados compatíveis com os objetivos mais comuns da maior parte dos fisiculturistas. É bem provável que qualquer objetivo relacionado ao treinamento de força para ganhos de massa muscular esteja listado aqui. Tente um dos seguintes programas ou elabore o seu próprio com base no conhecimento que adquiriu por meio da leitura deste livro.

"Magro e grande"

Quem está interessado no fisiculturismo ou no treinamento de força visa apenas o aumento de massa muscular, sem aumento da gordura corporal, pois esta esconde o formato e as estriações de músculos bem-desenvolvidos.

Embora uma dieta apropriada e um grande volume de treinamento aeróbio sejam ferramentas importantes para auxiliar na queima de gordura enquanto se ganha músculos, certos programas de treinamento de força são melhores do que outros quando o objetivo é ganho de massa magra. O programa "magro e grande" é composto por três fases de quatro semanas que enfatizam movimentos complexos (ver Tab. 7.4), as quais usam a maior

TABELA 7.4 Programa "magro e grande"

FASE 1: SEMANAS 1-4
SESSÃO 1: PEITO E TRÍCEPS

Grupo muscular	Exercício	Séries	Repetições
Peito	Supino inclinado	2	6
		2	12
	Supino com halteres	2	6
		2	12
	Crucifixo inclinado	4	12
Tríceps	Mergulho	2	6
		2	12
	Supino com a pegada fechada	2	6
		2	12
	Tríceps francês com halteres	2	12

SESSÃO 2: PERNAS, PANTURRILHAS E ABDOMINAIS

Grupo muscular	Exercício	Séries	Repetições
Pernas	Agachamento	2	6
		2	12
	Leg press	2	6
		2	12
	Extensão de joelhos	4	12
	Flexão de joelhos	4	12
Panturrilhas	Flexão plantar, em pé	4	12
	Flexão plantar, sentado	4	12
Abdominais	Elevação de pernas com joelhos estendidos	4	12
	Abdominal	4	12

SESSÃO 3: OMBROS E TRAPÉZIO

Grupo muscular	Exercício	Séries	Repetições
Ombros	Meio desenvolvimento com barra	2	6
		2	12
	Meio desenvolvimento com halteres, sentado	2	6
		2	12
	Elevação lateral	4	12
Trapézio	Encolhimento de ombros* com barra	2	6
		2	12
	Encolhimento de ombros com halteres	2	6
		2	12

SESSÃO 4: COSTAS, BÍCEPS, ANTEBRAÇOS E ABDOMINAIS

Grupo muscular	Exercício	Séries	Repetições
Costas	Levantamento-terra	4	6
	Remada com barra	2	6
		2	12
	Puxada	2	6
		2	12
	Extensão de ombro na polia alta	4	12
Bíceps	Rosca direta com barra	2	6
		2	12
	Rosca direta, inclinada	2	6
		2	12
	Rosca com pegada neutra	2	6
		2	12

FASE 1: SEMANAS 1-4
SESSÃO 4: COSTAS, BÍCEPS, ANTEBRAÇOS E ABDOMINAIS (Continuação)

Grupo muscular	Exercício	Séries	Repetições
Antebraços	Rosca punho	2	12
	Rosca punho invertida	2	12
Abdominais	Abdominal invertido	4	15
	Abdominal na polia alta	4	12

FASE 2: SEMANAS 5-8
SESSÃO 1: PEITO E TRÍCEPS

Grupo muscular	Exercício	Séries	Repetições
Peito	Supino	2	5
		3	15
	Supino inclinado com halteres	2	5
		3	15
	Crucifixo declinado	4	15
Tríceps	Supino com a pegada fechada no multiforça	2	5
		3	15
	Mergulho	2	5
		3	15
	Rosca testa	2	15

SESSÃO 2: PERNAS, PANTURRILHAS E ABDOMINAIS

Grupo muscular	Exercício	Séries	Repetições
Pernas	Agachamento no multiforça	2	5
		3	15
	Passada à frente	2	5
		3	15
	Extensão de joelhos	4	15
	Levantamento-terra romeno	4	15
Panturrilhas	Flexão plantar no leg press	4	15
	Flexão plantar, sentado	4	15
Abdominais	Vela	4	15
	Abdominal oblíquo	4	15

SESSÃO 3: OMBROS E TRAPÉZIO

Grupo muscular	Exercício	Séries	Repetições
Ombros	Meio desenvolvimento com halteres	2	5
		3	15
	Meio desenvolvimento no multiforça	2	5
		3	15
	Remada vertical com a pegada aberta	4	15
Trapézio	Encolhimento de ombros com barra	2	5
		3	15
	Encolhimento de ombros com halteres	2	5
		3	15

(Continua)

* N. de R. T.: Exercício de elevação da cintura escapular (ombros).

TABELA 7.4 Programa magro e grande (continuação)

FASE 2: SEMANAS 5-8
SESSÃO 4: COSTAS, BÍCEPS, ANTEBRAÇOS E ABDOMINAIS

Grupo muscular	Exercício	Séries	Repetições
Costas	Levantamento-terra	5	5
	Remada com halteres	2	5
		3	15
	Puxada com a pegada supinada	2	5
		3	15
	Extensão de ombro na polia alta	4	15
Bíceps	Rosca direta com barra	2	5
		3	15
	Rosca Scott	2	5
		3	15
	Rosca invertida	2	5
		2	15
Antebraços	Rosca punho	2	15
	Rosca punho invertida	2	15
Abdominais	Abdominal invertido	4	15
	Abdominal na bola	4	15

FASE 3: SEMANAS 9-12
SESSÃO 1: PEITO E TRÍCEPS

Grupo muscular	Exercício	Séries	Repetições
Peito	Supino com halteres	3	4
		3	20
	Supino inclinado no multiforça	3	4
		3	20
	Crossover	4	20
Tríceps	Supino com halteres e pegada fechada	3	4
		3	20
	Tríceps francês com halteres	2	4
		3	20
	Tríceps na polia alta	2	20

SESSÃO 2: PERNAS, PANTURRILHAS E ABDOMINAIS

Pernas	Agachamento	3	4
		3	20
	Leg press unilateral	3	4
		3	20
	Extensão de joelhos	4	20
	Levantamento-terra romeno	4	20
Panturrilhas	Flexão plantar, em pé	4	20
	Flexão plantar, sentado	4	20
Abdominais	Elevação de pernas com joelhos flexionados	4	20
	Abdominal declinado	4	20

FASE 3: SEMANAS 9-12
SESSÃO 3: OMBROS E TRAPÉZIO

Grupo muscular	Exercício	Séries	Repetições
Ombros	Meio desenvolvimento com halteres, em pé	3	4
		3	20
	Meio desenvolvimento com barra, em pé	3	4
		3	20
	Elevação lateral na polia baixa	4	20
Trapézio	Encolhimento de ombros com barra	3	4
		3	20
	Encolhimento de ombros com halteres	2	4
		3	20

SESSÃO 4: COSTAS, BÍCEPS, ANTEBRAÇOS E ABDOMINAIS

Grupo muscular	Exercício	Séries	Repetições
Costas	Levantamento-terra	5	4
	Remada com a barra "T"	3	4
		3	20
	Puxada pela frente	3	4
		3	20
	Extensão de ombro na polia alta	4	20
Bíceps	Rosca direta com barra	3	4
		3	20
	Rosca concentrada	3	4
		3	20
	Rosca neutra com corda	2	4
		2	20
Antebraços	Rosca punho com halteres	2	20
	Rosca invertida, em pé	2	20
Abdominais	Abdominal invertido	4	20
	Abdominal oblíquo	4	20

parte das fibras musculares e, por essa razão, gastam mais calorias.

O treinamento com cargas mais pesadas e poucas repetições (de 4 a 6) mantém o metabolismo elevado após a sessão. Já com um número alto de repetições (de 12 a 20), a maioria das calorias é gasta durante a sessão. Assim, o treinamento de alta intensidade, juntamente com um número elevado de repetições, tem maior efeito na queima calórica. Essa é a razão pela qual esse programa utiliza cargas elevadas na primeira metade das séries e cargas baixas nas séries finais na maioria dos exercícios. O tempo entre as séries também é fundamental, pois intervalos menores levam a maior queima. Esse programa utiliza repousos de 30 a 60 segundos entre as séries e uma rotina dividida de quatro treinos. No entanto, pode-se treinar seis vezes por semana a fim de maximizar o gasto calórico, o que significa que é possível repetir a rotina de quatro treinos (feitos em dias consecutivos), com um dia de intervalo entre a quarta e a primeira sessão, em um total de seis vezes. Por exemplo, inicia-se a primeira sessão na segunda-feira; a segunda, na terça; a terceira, na quarta; a quarta, na quinta. Por fim, descansa-se na sexta-feira e continua-se o ciclo no sábado, fazendo a primeira sessão.

Na Fase 1, treina-se com seis repetições nas séries pesadas e 12 nas leves. São realizadas duas séries pesadas e duas leves na maior parte dos exercícios. Nessa fase, os intervalos de repouso entre as séries são de 60 segundos.

Na Fase 2, as repetições das séries pesadas caem para cinco por série, enquanto as das séries leves aumentam para 15. As séries leves também sobem para 3 por exercício, a fim de aumentar o volume e o número total de calorias gastas durante a sessão. Os intervalos de repouso devem ser reduzidos para 30 segundos, de modo a elevar ainda mais o gasto calórico durante e após a sessão.

Na Fase 3, as repetições das séries pesadas caem para quatro por série, e as das séries leves aumentam para 20. As séries pesadas, por sua vez, são aumentadas para três. Os intervalos de repouso devem permanecer em 30 segundos.

No final da Fase 3, pode-se continuar o programa de 12 semanas se houver mais gordura corporal para perder. É recomendado ficar uma semana fora da academia, fazendo um repouso ativo, em que outras atividades sejam realizadas pelo menos seis vezes por semana. Então, reinicia-se o programa, pulando a Fase 1.

"Grande e forte"

Para alguns praticantes, ficar "maior" não é o único objetivo. Eles estão preocupados com o desenvolvimento de força e massa muscular de forma simultânea – e por uma boa razão. Normalmente, conforme a força dos músculos aumenta, o seu tamanho também aumenta. Apesar de não existir uma correlação definida entre a força e o tamanho muscular, é razoável pensar que, ao levantar mais peso ou executar uma quantidade maior de repetições com determinada quantidade de peso, o crescimento é estimulado. Isso segue o princípio da sobrecarga.

O programa de seis meses "grande e forte" cicla duas técnicas piramidais – a pirâmide ascendente de DeLorme (abordada no Cap. 9) e a pirâmide descendente de Oxford (abordada no Cap. 6) (ver a Tab. 7.5). Na pirâmide ascendente de DeLorme, a primeira série é executada com cerca de 50% das 10 repetições máximas (10RMs) em determinado exercício, em apenas 10 repetições. Na segunda série, aumenta-se a carga para cerca de 75% das 10RMs e, novamente, para-se nas 10 repetições. Na terceira série, eleva-se a carga para 100% das 10RMs e executa-se o maior número possível de repetições até chegar à fadiga. O número de repetições máximas não é fundamental, porque muitos *powerlifters* usam esse método com 3RMs, 4RMs, 5RMs e 6RMs para treinar força. Na verdade, na segunda metade do programa, usa-se 6RMs durante o treinamento com DeLorme. Na pirâmide descendente de Oxford, a primeira série é feita com 100% das 10RMs. Na segunda e terceira séries, o peso é reduzido o suficiente para que seja possível completar cerca de 10 repetições. Mais uma vez, o número de repetições máximas não é o fator mais importante, porque com frequência são adotadas 6RMs, 8RMs, 12RMs e 15RMs. Na segunda metade do programa, as repetições por série aumentam para 12 (ver Tab.7.5).

O método DeLorme tende a ser melhor no desenvolvimento da força, enquanto o Oxford é melhor para o estímulo do crescimento muscular (Fish et al., 2003). Isso decorre da quantidade de vezes que se chega à fadiga em cada exercício. No DeLorme, a fadiga é alcançada apenas uma vez. Já o método Oxford a induz em todas as três séries. Pesquisadores australianos mostraram que o treino com fadiga em apenas uma série incrementa mais a força do que quando a fadiga é induzida em um número maior de séries (Drinkwater et al., 2005). Entretanto, ela parece ser importante para induzir o crescimento muscular, pois estimula, de forma mais adequada, a liberação de hormônios anabólicos como o hormônio do crescimento (GH) e o do fator de crescimento semelhante à insulina 1 (IGF-1). Essa é a razão pela qual esse programa cicla ambos os métodos. Assim, obtém-se maior incremento da força e do crescimento muscular.

Com o programa "grande e forte", faz-se uma pirâmide ascendente em todos os exercícios da primeira até a sexta semana e, novamente, da 13ª até a 18ª. A diferen-

TABELA 7.5 Programa progressivo e regressivo para força e tamanho

SEMANAS 1-6: FASE DE FORÇA COM 10RMS DE DELORME
SEGUNDA E QUINTA-FEIRA: PEITO, OMBROS E TRÍCEPS

Exercício	Série	Peso	Repetições
Supino inclinado	1	50% 10RMs	10
	2	75% 10RMs	10
	3	100% 10RMs	10*
Supino com halteres	1	50% 10RMs	10
	2	75% 10RMs	10
	3	100% 10RMs	10*
Meio desenvolvimento com barra	1	50% 10RMs	10
	2	75% 10RMs	10
	3	100% 10RMs	10*
Remada vertical	1	50% 10RMs	10
	2	75% 10RMs	10
	3	100% 10RMs	10*
Encolhimento de ombros com barra	1	50% 10RMs	10
	2	75% 10RMs	10
	3	100% 10RMs	10*
Supino com pegada fechada	1	50% 10RMs	10
	2	75% 10RMs	10
	3	100% 10RMs	10*
Tríceps na polia alta	1	50% 10RMs	10
	2	75% 10RMs	10
	3	100% 10RMs	10*

TERÇA E SEXTA-FEIRA: PERNAS, COSTAS E BÍCEPS

Exercício	Série	Peso	Repetições
Remada com barra	1	50% 10RMs	10
	2	75% 10RMs	10
	3	100% 10RMs	10*
Puxada pela frente	1	50% 10RMs	10
	2	75% 10RMs	10
	3	100% 10RMs	10*
Rosca direta com barra	1	50% 10RMs	10
	2	75% 10RMs	10
	3	100% 10RMs	10*
Rosca neutra com halteres	1	50% 10RMs	10
	2	75% 10RMs	10
	3	100% 10RMs	10*
Agachamento	1	50% 10RMs	10
	2	75% 10RMs	10
	3	100% 10RMs	10*
Leg press	1	50% 10RMs	10
	2	75% 10RMs	10
	3	100% 10RMs	10*

SEMANAS 1-6: FASE DE FORÇA COM 10RMS DE DELORME
TERÇA E SEXTA-FEIRA: PERNAS, COSTAS E BÍCEPS
(continuação)

Exercício	Série	Peso	Repetições
Levantamento-terra romeno	1	50% 10RMs	10
	2	75% 10RMs	10
	3	100% 10RMs	10*
Flexão plantar, em pé	1	50% 10RMs	10
	2	75% 10RMs	10
	3	100% 10RMs	10*
Flexão plantar, sentado	1	50% 10RMs	10
	2	75% 10RMs	10
	3	100% 10RMs	10*

SEMANAS 7-12: FASE DE MASSA COM 10RMS DE OXFORD
SEGUNDA-FEIRA: PEITO E TRÍCEPS

Exercício	Série	Peso	Repetições
Supino inclinado com halteres	1	100% 10RMs	10
	2	< 100% 10RMs**	10
	3	< 100% 10RMs	10
Supino no multiforça	1	100% 10RMs	10
	2	< 100% 10RMs	10
	3	< 100% 10RMs	10
Crucifixo inclinado	1	100% 10RMs	10
	2	< 100% 10 RMs	10
	3	< 100% 10RMs	10
Tríceps na polia alta	1	100% 10RMs	10
	2	< 100% 10RMs	10
	3	< 100% 10RMs	10
Tríceps francês, sentado	1	100% 10RMs	10
	2	< 100% 10RMs	10
	3	< 100% 10RMs	10

TERÇA-FEIRA: PERNAS

Exercício	Série	Peso	Repetições
Agachamento no multiforça	1	100% 10RMs	10
	2	< 100% 10RMs	10
	3	< 100% 10RMs	10
Passada à frente	1	100% 10RMs	10
	2	< 100% 10RMs	10
	3	< 100% 10RMs	10
Extensão de joelhos	1	100% 10RMs	10
	2	< 100% 10RMs	10
	3	< 100% 10RMs	10
Flexão de joelhos	1	100% 10RMs	10
	2	< 100% 10RMs	10
	3	< 100% 10RMs	10

Lembrete: Os abdominais podem ser feitos no final de qualquer uma dessas sessões de treino.
* Até a fadiga.
** Nessa fase, na segunda e na terceira série de cada exercício, reduza a carga somente o necessário para completar 10 repetições

(Continua)

TABELA 7.5 Programa progressivo e regressivo para força e tamanho (continuação)

SEMANAS 7-12: FASE DE MASSA COM 10RMS DE OXFORD
QUINTA-FEIRA: OMBROS

Exercício	Série	Peso	Repetições
Meio desenvolvimento	1	100% 10RMs	10
	2	< 100% 10RMs	10
	3	< 100% 10RMs	10
Elevação lateral	1	100% 10RMs	10
	2	< 100% 10RMs	10
	3	< 100% 10RMs	10
Crucifixo invertido	1	100% 10RMs	10
	2	< 100% 10RMs	10
	3	< 100% 10RMs	10
Encolhimento com halteres	1	100% 10RMs	10
	2	< 100% 10RMs	10
	3	< 100% 10RMs	10

SEXTA-FEIRA: COSTAS E BÍCEPS

Exercício	Série	Peso	Repetições
Puxada	1	100% 10RMs	10
	2	< 100% 10RMs	10
	3	< 100% 10RMs	10
Remada com barra "T"	1	100% 10RMs	10
	2	< 100% 10RMs	10
	3	< 100% 10RMs	10
Extensão do ombro na polia alta	1	100% 10RMs	10
	2	< 100% 10RMs	10
	3	< 100% 10RMs	10
Rosca direta, inclinada	1	100% 10RMs	10
	2	< 100% 10RMs	10
	3	< 100% 10RMs	10
Rosca Scott	1	100% 10RMs	10
	2	< 100% 10RMs	10
	3	< 100% 10RMs	10
Rosca invertida	1	100% 10RMs	10
	2	< 100% 10RMs	10
	3	< 100% 10RMs	10

SEMANAS 13-18: PIRÂMIDE DE FORÇA COM 6RMS DE DELORME
SEGUNDA E QUINTA-FEIRA: PEITO, OMBROS E TRÍCEPS

Exercício	Série	Peso	Repetições
Supino inclinado	1	50% 6RMs	6
	2	75% 6RMs	6
	3	100% 6RMs	6*
Supino com halteres	1	50% 6RMs	6
	2	75% 6RMs	6
	3	100% 6RMs	6*

SEMANAS 13-18: PIRÂMIDE DE FORÇA COM 6RMS DE DELORME
SEGUNDA E QUINTA-FEIRA: PEITO, OMBROS E TRÍCEPS (continuação)

Exercício	Série	Peso	Repetições
Meio desenvolvimento com barra	1	50% 6RMs	6
	2	75% 6RMs	6
	3	100% 6RMs	6*
Remada vertical	1	50% 6RMs	6
	2	75% 6RMs	6
	3	100% 6RMs	6*
Encolhimento de ombros com barra	1	50% 6RMs	6
	2	75% 6RMs	6
	3	100% 6RMs	6*
Supino com a pegada fechada	1	50% 6RMs	6
	2	75% 6RMs	6
	3	100% 6RMs	6*
Tríceps na polia alta	1	50% 6RMs	6
	2	75% 6RMs	6
	3	100% 6RMs	6*

TERÇA E SEXTA-FEIRA: PERNAS, COSTAS E BÍCEPS

Exercício	Série	Peso	Repetições
Remada com barra	1	50% 6RMs	6
	2	75% 6RMs	6
	3	100% 6RMs	6*
Puxada pela frente	1	50% 6RMs	6
	2	75% 6RMs	6
	3	100% 6RMs	6*
Rosca direta com barra	1	50% 6RMs	6
	2	75% 6RMs	6
	3	100% 6RMs	6*
Rosca neutra com halteres	1	50% 6RMs	6
	2	75% 6RMs	6
	3	100% 6RMs	6*
Agachamento	1	50% 6RMs	6
	2	75% 6RMs	6
	3	100% 6RMs	6*
Leg press	1	50% 6RMs	6
	2	75% 6RMs	6
	3	100% 6RMs	6*
Levantamento-terra romeno	1	50% 6RMs	6
	2	75% 6RMs	6
	3	100% 6RMs	6*

Lembrete: Os abdominais podem ser feitos no final de qualquer uma dessas sessões de treino.
* Até a fadiga.
** Nessa fase, na segunda e na terceira série de cada exercício, reduza a carga somente o necessário para completar 10 repetições

(Continua)

TABELA 7.5 Programa progressivo e regressivo para força e tamanho (continuação)

SEMANAS 13-18: PIRÂMIDE DE FORÇA COM 6RMS DE DELORME
TERÇA E SEXTA-FEIRA: PERNAS, COSTAS E BÍCEPS
(continuação)

Exercício	Série	Peso	Repetições
Flexão plantar, em pé	1	50% 6RMs	6
	2	75% 6RMs	6
	3	100% 6RMs	6*
Flexão plantar, sentado	1	50% 6RMs	6
	2	75% 6RMs	6
	3	100% 6RMs	6*

SEMANAS 19-24: FASE DE MASSA COM 12RMS DE OXFORD
SEGUNDA-FEIRA: PEITO E TRÍCEPS

Exercício	Série	Peso	Repetições
Supino inclinado com halteres	1	100% 12RMs	12
	2	< 100% 12RMs**	12
	3	< 100% 12RMs	12
Supino no multiforça	1	100% 12RMs	12
	2	< 100% 12RMs	12
	3	< 100% 12RMs	12
Crucifixo inclinado com halteres	1	100% 12RMs	12
	2	< 100% 12RMs	12
	3	< 100% 12RMs	12
Tríceps na polia alta	1	100% 12RMs	12
	2	< 100% 12RMs	12
	3	< 100% 12RMs	12
Tríceps francês, sentado	1	100% 12RMs	12
	2	< 100% 12RMs	12
	3	< 100% 12RMs	12

TERÇA-FEIRA: PERNAS

Exercício	Série	Peso	Repetições
Agachamento no multiforça	1	100% 12RMs	12
	2	< 100% 12RMs	12
	3	< 100% 12RMs	12
Passada à frente	1	100% 12RMs	12
	2	< 100% 12RMs	12
	3	< 100% 12RMs	12
Extensão de joelhos	1	100% 12RMs	12
	2	< 100% 12RMs	12
	3	< 100% 12RMs	12

SEMANAS 19-24: FASE DE MASSA COM 12RMS DE OXFORD
TERÇA-FEIRA: PERNAS (continuação)

Exercício	Série	Peso	Repetições
Flexão de joelhos	1	100% 12RMs	12
	2	< 100% 12RMs	12
	3	< 100% 12RMs	12

QUINTA-FEIRA: OMBROS

Exercício	Série	Peso	Repetições
Meio desenvolvimento com halteres	1	100% 12RMs	12
	2	< 100% 12RMs	12
	3	< 100% 12RMs	12
Elevação lateral	1	100% 12RMs	12
	2	< 100% 12RMs	12
	3	< 100% 12RMs	12
Crucifixo invertido	1	100% 12RMs	12
	2	< 100% 12RMs	12
	3	< 100% 12RMs	12
Encolhimento de ombros com halteres	1	100% 12RMs	12
	2	< 100% 12RMs	12
	3	< 100% 12RMs	12

SEXTA-FEIRA: COSTAS E BÍCEPS

Exercício	Série	Peso	Repetições
Puxada pela frente	1	100% 12RMs	12
	2	< 100% 12RMs	12
	3	< 100% 12RMs	12
Remada com barra "T"	1	100% 12RMs	12
	2	< 100% 12RMs	12
	3	< 100% 12RMs	12
Extensão de ombro na polia alta	1	100% 12RMs	12
	2	< 100% 12RMs	12
	3	< 100% 12RMs	12
Rosca direta, inclinada	1	100% 12RMs	12
	2	< 100% 12RMs	12
	3	< 100% 12RMs	12
Rosca Scott	1	100% 12RMs	12
	2	< 100% 12RMs	12
	3	< 100% 12RMs	12
Rosca invertida	1	100% 12RMs	12
	2	< 100% 12RMs	12
	3	< 100% 12RMs	12

Lembrete: Os abdominais podem ser feitos no final de qualquer uma dessas sessões de treino.
*Até a fadiga.
**Nessa fase, na segunda e na terceira série de cada exercício, reduza a carga somente o necessário para completar 10 repetições.

ça dessas duas fases é a quantidade de peso utilizada na última série de cada exercício. Da primeira à sexta semana, termina-se com um peso que permita a execução de 10 repetições. Já da semana 13 à 18, finaliza-se com um peso que possibilite a execução de seis repetições. Durante essas fases do programa, cada grupo muscular é treinado duas vezes por semana, pois é necessário um período menor de recuperação entre as sessões, uma vez que há menos trabalho por sessão e treina-se até a fadiga em apenas uma série por exercício.

Os ganhos de força obtidos até então podem servir para utilizar cargas mais pesadas durante as semanas 7 a 12 e 19 a 24, em que se faz uma pirâmide descendente, diminuindo a carga em cada série de todos os exercícios. Nessas fases, cada grupo muscular é treinado uma vez por semana devido à necessidade de um período mais longo de recuperação, já que o trabalho total por grupo é maior. Além disso, treina-se até a fadiga em todas as séries.

Programa "atalho" para o tamanho"

Um dos programas mais populares é o de 12 semanas de duração "atalho para o tamanho", que foi destaque no *bodybuilding.com* e pode ser visto detalhadamente na Tabela 7.6. Mais de um milhão de pessoas completaram esse programa, e muitos ganharam até 20 libras (9 quilos) de massa muscular. Os ganhos de força também são fenomenais.

O programa é baseado na periodização linear, utilizando microciclos (ver Cap.3). Na primeira semana, a janela será de 12 a 15 repetições. Na segunda semana, as cargas são aumentadas e as séries diminuídas para 9 a 11. Na terceira semana, a carga aumenta novamente em cada exercício e a janela de repetições cai para 6 a 8. Na quarta semana, as cargas aumentam pela última vez e as repetições caem para 3 a 5 por série. Tem-se, então, quatro microciclos que serão repetidos. Assim, na quarta semana, a primeira fase terá sido finalizada. Na quinta semana, as cargas são diminuídas (como no início) e serão realizadas 12 a 15 repetições por série. Entretanto, agora é possível executar cada janela com 5 a 20 libras a mais (de um pouco menos que 2,5 a até 9 kg) do que na primeira fase. Na sexta semana (segunda semana da segunda fase), volta-se para a janela com 9 a 11 repetições por série. Na sétima semana (terceira da segunda fase), a carga aumenta mais uma vez, permitindo a execução de 6 a 8 repetições por série. Na semana 8 (quarta da segunda fase), a carga aumentará mais uma vez para que sejam executadas 3 a 5 repetições. Esse é o fim da segunda fase. Na nona semana, inicia-se a fase final (terceira fase), voltando para a janela de 12 a 15 repetições por série e repetindo os microciclos até que se chegue ao número de 3 a 5 repetições novamente. Nessa fase, serão utilizadas 5 a 20 libras a mais do que na segunda fase e até 10 a 40 libras (4,5 a 18 kg) a mais do que na primeira fase. Essa é a maneira de deixá-lo mais forte – muito mais forte – durante esse programa.

O aumento constante da carga toda semana e a "reciclagem" dessas quatro fases leva a ganhos de força impressionantes. Os microciclos também levam à hipertrofia, devido à mudança da janela de repetições em cada semana. Outra razão para tais ganhos reside no fato de que as cargas são pré-definidas em cada exercício e em todas as séries, de modo que o praticante é forçado a completar o número mínimo de repetições da janela específica.

Maiores ganhos de força e massa muscular são garantidos com o programa, e alguns resultados impressionantes têm sido observados. Em homens, há ganhos acima de 90 libras no agachamento e de 50 libras no supino. Em relação à hipertrofia, muitos homens ganham mais de 20 libras de musculatura pura, enquanto diminuem a gordura corporal. Quanto à gordura corporal, quando o objetivo é maximizar essa perda, com esse treino e uma dieta, alguns homens perdem mais de 20 libras. Mulheres também têm ganhos de força e massa muscular impressionantes, juntamente com perda de gordura corporal. Elas apresentam ganhos acima de 60 libras no agachamento e de 30 libras no supino. Além disso, são observados ganhos de massa acima de 10 libras e diminuição da gordura corporal no mesmo valor.

O primeiro exercício a ser feito para cada grupo muscular (exceto abdominais e panturrilha) será sempre o mesmo durante as 12 semanas, de forma a priorizar o ganho de força. A maioria dos exercícios auxiliares que vem depois será mudada em cada fase. Para os abdominais, muda-se os movimentos a cada semana, de acordo com as janelas de repetições, pois alguns exercícios para a região são mais fáceis de executar em um alto número de repetições. Assim, foram selecionados os melhores exercícios abdominais para as janelas prescritas.

TABELA 7.6 Programa "atalho para o tamanho"

FASE 1: SEMANA 1

TREINO 1: PEITO, TRÍCEPS E PANTURRILHAS

Exercício	Séries x repetições
Supino	4 x 12-15
Supino inclinado	3 x 12-15
Crucifixo inclinado	3 x 12-15
Crossover	3 x 12-15
Tríceps na polia alta	3 x 12-15
Tríceps testa	3 x 12-15
"Coice" na polia baixa	3 x 12-15
Flexão plantar, em pé	4 x 25-30
Flexão plantar, sentado	4 x 25-30

TREINO 2: COSTAS, BÍCEPS E ABDOMINAIS

Exercício	Séries x repetições
Remada curvada com halteres	4 x 12-15
Puxada com a pegada aberta	3 x 12-15
Puxada em pé	3 x 12-15
Extensão de ombros na polia alta	3 x 12-15
Rosca direta com barra	3 x 12-15
Rosca direta inclinada, com halteres	3 x 12-15
Rosca direta unilateral na polia alta	3 x 12-15
Elevação do quadril	3 x 20-30[1]
Supra-abdominal	3 x 20-30[1]
Abdominal oblíquo	3 x 20-30[1]

TREINO 3: OMBROS, TRAPÉZIO E PANTURRILHAS

Exercício	Séries x repetições
Meio desenvolvimento com halteres	4 x 12-15
Elevação lateral com halteres	3 x 12-15
Elevação frontal unilateral na polia baixa	3 x 12-15
Crucifixo invertido no crossover	3 x 12-15
Encolhimento de ombros com halteres	4 x 12-15
Flexão plantar, sentado	4 x 25-30
Flexão plantar no leg press	4 x 25-30

TREINO 4: PERNAS E ABDOMINAIS

Exercício	Séries x repetições
Agachamento	4 x 12-15
Leg press unilateral	3 x 12-15
Extensão de joelhos	3 x 12-15
Levantamento-terra romeno	4 x 12-15
Flexão de joelhos, deitado	3 x 12-15
Elevação do quadril	3 x 20-30[1]
Supra-abdominal	3 x 20-30[1]
Prancha	3 x 1 minuto

FASE 1: SEMANA 2

TREINO 1: PEITO, TRÍCEPS E PANTURRILHAS

Exercício	Séries x repetições
Supino	4 x 9-11
Supino inclinado	3 x 9-11
Crucifixo inclinado	3 x 9-11
Crossover	3 x 9-11
Tríceps na polia alta	3 x 9-11
Tríceps testa	3 x 9-11
"Coice" na polia baixa	3 x 9-11
Flexão plantar, em pé	4 x 15-20
Flexão plantar, sentado	4 x 15-20

TREINO 2: COSTAS, BÍCEPS E ABDOMINAIS

Exercício	Séries x repetições
Remada curvada com halteres	4 x 9-11
Puxada com a pegada aberta	3 x 9-11
Puxada em pé	3 x 9-11
Extensão de ombros na polia alta	3 x 9-11
Rosca direta com barra	4 x 9-11
Rosca direta inclinada, com halteres	3 x 9-11
Rosca direta unilateral na polia alta	3 x 9-11
Elevação de pernas com joelhos estendidos	3 x 15-19[2]
Supra-abdominal com anilha	3 x 15-19
Flexão lateral com halteres, em pé	3 x 15-19

TREINO 3: OMBROS, TRAPÉZIO E PANTURRILHAS

Exercício	Séries x repetições
Meio desenvolvimento com halteres	4 x 9-11
Elevação lateral com halteres	3 x 9-11
Elevação frontal unilateral na polia baixa	3 x 9-11
Crucifixo invertido no crossover	3 x 9-11
Encolhimento de ombros com halteres	4 x 9-11
Flexão plantar, sentado	4 x 15-20
Flexão plantar no leg press	4 x 15-20

TREINO 4: PERNAS E ABDOMINAIS

Exercício	Séries x repetições
Agachamento	4 x 9-11
Leg press unilateral	3 x 9-11
Extensão de joelhos	3 x 9-11
Levantamento-terra romeno	4 x 9-11
Flexão de joelhos, deitado	3 x 9-11
Elevação de pernas com joelhos estendidos	3 x 15-19[2]
Supra-abdominal com anilha	3 x 15-19
Prancha lateral	3 x 1 minuto

[1] Faça de 20 a 30 repetições, mas, se conseguir mais, continue até chegar à falha (fadiga). Se não conseguir completar 20 repetições, faça quantas puder, tentando chegar o mais próximo possível das 20.
[2] Se não conseguir completar 15 repetições, faça quantas puder, tentando chegar o mais próximo possível das 15.
[3] Faça a elevação de quadril segurando uma medicine ball ou um haltere entre os pés, ou use caneleiras.

(Continua)

TABELA 7.6 Programa "atalho para o tamanho"(continuação)

FASE 1: SEMANA 3
TREINO 1: PEITO, TRÍCEPS E PANTURRILHAS

Exercício	Séries x repetições
Supino	4 x 6-8
Supino inclinado	3 x 6-8
Crucifixo inclinado	3 x 6-8
Crossover	3 x 6-8
Tríceps na polia alta	3 x 6-8
Tríceps testa	3 x 6-8
"Coice" na polia baixa	3 x 6-8
Flexão plantar, em pé	4 x 10-14
Flexão plantar, sentado	4 x 10-14

TREINO 2: COSTAS, BÍCEPS E ABDOMINAIS

Exercício	Séries x repetições
Remada curvada com halteres	4 x 6-8
Puxada com a pegada aberta	3 x 6-8
Puxada em pé	3 x 6-8
Extensão de ombros na polia alta	3 x 6-8
Rosca direta com barra	4 x 6-8
Rosca direta inclinada, com halteres	3 x 6-8
Rosca direta unilateral na polia alta	3 x 6-8
Elevação do quadril com peso[3]	3 x 10-14
Supra-abdominal na polia alta	3 x 10-14
Abdominal oblíquo na polia	3 x 10-14

TREINO 3: OMBROS, TRAPÉZIO E PANTURRILHAS

Exercício	Séries x repetições
Meio desenvolvimento com halteres	4 x 6-8
Elevação lateral com halteres	3 x 6-8
Elevação frontal unilateral na polia baixa	3 x 6-8
Crucifixo invertido no crossover	3 x 6-8
Encolhimento de ombros com halteres	4 x 6-8
Flexão plantar, sentado	4 x 10-14
Flexão plantar no leg press	4 x 10-14

TREINO 4: PERNAS E ABDOMINAIS

Exercício	Séries x repetições
Agachamento	4 x 6-8
Leg press unilateral	3 x 6-8
Extensão de joelhos	3 x 6-8
Levantamento-terra romeno	4 x 6-8
Flexão de joelhos, deitado	3 x 6-8
Elevação do quadril com peso[3]	3 x 10-14
Supra-abdominal na polia alta	3 x 10-14
Lenhador na polia alta	3 x 10-14

FASE 1: SEMANA 4
TREINO 1: PEITO, TRÍCEPS E PANTURRILHAS

Exercício	Séries x repetições
Supino	4 x 3-5
Supino inclinado	3 x 3-5
Crucifixo inclinado	3 x 3-5
Crossover	3 x 3-5
Tríceps na polia alta	3 x 3-5
Tríceps testa	3 x 3-5
"Coice" na polia baixa	3 x 3-5
Flexão plantar, em pé	4 x 6-9
Flexão plantar, sentado	4 x 6-9

TREINO 2: COSTAS, BÍCEPS E ABDOMINAIS

Exercício	Séries x repetições
Remada curvada com halteres	4 x 3-5
Puxada com a pegada aberta	3 x 3-5
Puxada em pé	3 x 3-5
Extensão de ombros na polia alta	3 x 3-5
Rosca direta com barra	4 x 3-5
Rosca direta inclinada, com halteres	3 x 3-5
Rosca direta unilateral na polia alta	3 x 3-5
Elevação do quadril no multiforça	3 x 6-9
Supra-abdominal na máquina	3 x 6-9
Rotação do tronco com banda elástica	3 x 6-9

TREINO 3: OMBROS, TRAPÉZIO E PANTURRILHAS

Exercício	Séries x repetições
Meio desenvolvimento com halteres	4 x 3-5
Elevação lateral com halteres	3 x 3-5
Elevação frontal unilateral na polia baixa	3 x 3-5
Crucifixo invertido no crossover	3 x 3-5
Encolhimento de ombros com halteres	4 x 3-5
Flexão plantar, sentado	4 x 6-9
Flexão plantar no leg press	4 x 6-9

TREINO 4: PERNAS E ABDOMINAIS

Exercício	Séries x repetições
Agachamento	4 x 3-5
Leg press unilateral	3 x 3-5
Extensão de joelhos	3 x 3-5
Levantamento-terra romeno	4 x 3-5
Flexão de joelhos, deitado	3 x 3-5
Elevação do quadril no multiforça	3 x 6-9
Supra-abdominal na máquina	3 x 6-9
Prancha	3 x 75 segundos

[1] Faça de 20 a 30 repetições, mas, se conseguir mais, continue até chegar à falha (fadiga). Se não conseguir completar 20 repetições, faça quantas puder, tentando chegar o mais próximo possível das 20.
[2] Se não conseguir completar 15 repetições, faça quantas puder, tentando chegar o mais próximo possível das 15.
[3] Faça a elevação de quadril segurando uma *medicine ball* ou um haltere entre os pés, ou use caneleiras.

(Continua)

TABELA 7.6 Programa "atalho para o tamanho"(continuação)

FASE 2: SEMANA 1 TREINO 1: PEITO, TRÍCEPS E PANTURRILHAS		FASE 2: SEMANA 2 TREINO 1: PEITO, TRÍCEPS E PANTURRILHAS	
Exercício	Séries x repetições	Exercício	Séries x repetições
Supino	4 x 12-15	Supino	4 x 9-11
Supino inclinado	3 x 12-15	Supino inclinado	3 x 9-11
Crucifixo inclinado	3 x 12-15	Crucifixo inclinado	3 x 9-11
Crossover	3 x 12-15	Crossover	3 x 9-11
Tríceps na polia alta	3 x 12-15	Tríceps na polia alta	3 x 9-11
Tríceps testa	3 x 12-15	Tríceps testa	3 x 9-11
"Coice" na polia baixa	3 x 12-15	"Coice" na polia baixa	3 x 9-11
Flexão plantar, em pé	4 x 25-30	Flexão plantar, em pé	4 x 15-20
Flexão plantar, sentado	4 x 25-30	Flexão plantar, sentado	4 x 15-20
TREINO 2: COSTAS, BÍCEPS E ABDOMINAIS		**TREINO 2: COSTAS, BÍCEPS E ABDOMINAIS**	
Remada curvada com halteres	4 x 12-15	Remada curvada com halteres	4 x 9-11
Puxada com a pegada aberta	3 x 12-15	Puxada com a pegada aberta	3 x 9-11
Puxada em pé	3 x 12-15	Puxada em pé	3 x 9-11
Extensão de ombros na polia alta	3 x 12-15	Extensão de ombros na polia alta	3 x 9-11
Rosca direta com barra	4 x 12-15	Rosca direta com barra	4 x 9-11
Rosca direta inclinada, com halteres	3 x 12-15	Rosca direta inclinada, com halteres	3 x 9-11
Rosca direta unilateral na polia alta	3 x 12-15	Rosca direta unilateral na polia alta	3 x 9-11
Elevação do quadril	3 x 20-30[1]	Elevação de pernas com joelhos estendidos	3 x 15-19[1]
Supra-abdominal	3 x 20-30[1]	Supra-abdominal com anilha	3 x 15-19
Abdominal oblíquo	3 x 20-30[1]	Flexão lateral com halteres, em pé	3 x 15-19
TREINO 3: OMBROS, TRAPÉZIO E PANTURRILHAS		**TREINO 3: OMBROS, TRAPÉZIO E PANTURRILHAS**	
Meio desenvolvimento com halteres	4 x 12-15	Meio desenvolvimento com halteres	4 x 9-11
Elevação lateral com halteres	3 x 12-15	Elevação lateral com halteres	3 x 9-11
Elevação frontal unilateral na polia baixa	3 x 12-15	Elevação frontal unilateral na polia baixa	3 x 9-11
Crucifixo invertido no crossover	3 x 12-15	Crucifixo invertido no crossover	3 x 9-11
Encolhimento com halteres	4 x 12-15	Encolhimento com halteres	4 x 9-11
Flexão plantar, sentado	4 x 25-30	Flexão plantar, sentado	4 x 15-20
Flexão plantar no leg press	4 x 25-30	Flexão plantar no leg press	4 x 15-20
TREINO 4: PERNAS E ABDOMINAIS		**TREINO 4: PERNAS E ABDOMINAIS**	
Agachamento	4 x 12-15	Agachamento	4 x 9-11
Leg press unilateral	3 x 12-15	Leg press unilateral	3 x 9-11
Extensão de joelhos	3 x 12-15	Extensão de joelhos	3 x 9-11
Levantamento-terra romeno	4 x 12-15	Levantamento-terra romeno	4 x 9-11
Flexão de joelhos, deitado	3 x 12-15	Flexão de joelhos, deitado	3 x 9-11
Elevação do quadril	3 x 20-30[1]	Elevação de pernas com joelhos estendidos	3 x 15-19[1]
Supra-abdominal	3 x 20-30[1]	Supra-abdominal com anilha	3 x 15-19
Prancha	3 x 75 segundos	Prancha lateral	3 x 75 segundos

[1] Faça de 20 a 30 repetições, mas, se conseguir mais, continue até chegar à falha (fadiga). Se não conseguir completar 20 repetições, faça quantas puder, tentando chegar o mais próximo possível das 20.
[2] Se não conseguir completar 15 repetições, faça quantas puder, tentando chegar o mais próximo possível das 15.
[3] Faça a elevação de quadril segurando uma medicine ball ou um haltere entre os pés, ou use caneleiras.

(Continua)

TABELA 7.6 Programa "atalho para o tamanho"(continuação)

FASE 2: SEMANA 3
TREINO 1: PEITO, TRÍCEPS E PANTURRILHAS

Exercício	Séries x repetições
Supino	4 x 6-8
Supino inclinado	3 x 6-8
Crucifixo inclinado	3 x 6-8
Crossover	3 x 6-8
Tríceps na polia alta	3 x 6-8
Tríceps testa	3 x 6-8
"Coice" na polia baixa	3 x 6-8
Flexão plantar, em pé	4 x 10-14
Flexão plantar, sentado	4 x 10-14

TREINO 2: COSTAS, BÍCEPS E ABDOMINAIS

Exercício	Séries x repetições
Remada curvada com halteres	4 x 6-8
Puxada com a pegada aberta	3 x 6-8
Puxada em pé	3 x 6-8
Extensão de ombros na polia alta	3 x 6-8
Rosca direta com barra	4 x 6-8
Rosca direta inclinada, com halteres	3 x 6-8
Rosca direta unilateral na polia alta	3 x 6-8
Elevação do quadril com peso[3]	3 x 10-14
Supra-abdominal na polia alta	3 x 10-14
Abdominal oblíquo na polia	3 x 10-14

TREINO 3: OMBROS, TRAPÉZIO E PANTURRILHAS

Exercício	Séries x repetições
Meio desenvolvimento com halteres	4 x 6-8
Elevação lateral com halteres	3 x 6-8
Elevação frontal unilateral na polia baixa	3 x 6-8
Crucifixo invertido no *crossover*	3 x 6-8
Encolhimento com halteres	4 x 6-8
Flexão plantar, sentado	4 x 10-14
Flexão plantar no *leg press*	4 x 10-14

TREINO 4: PERNAS E ABDOMINAIS

Exercício	Séries x repetições
Agachamento	4 x 6-8
Leg press unilateral	3 x 6-8
Extensão de joelhos	3 x 6-8
Levantamento-terra romeno	4 x 6-8
Flexão de joelhos, deitado	3 x 6-8
Elevação do quadril com peso[3]	3 x 10-14
Supra-abdominal na polia alta	3 x 10-14
Lenhador na polia alta	3 x 10-14

FASE 2: SEMANA 4
TREINO 1: PEITO, TRÍCEPS E PANTURRILHAS

Exercício	Séries x repetições
Supino	4 x 3-5
Supino inclinado	3 x 3-5
Crucifixo inclinado	3 x 3-5
Crossover	3 x 3-5
Tríceps na polia alta	3 x 3-5
Tríceps testa	3 x 3-5
"Coice" na polia baixa	3 x 3-5
Flexão plantar, em pé	4 x 6-9
Flexão plantar, sentado	4 x 6-9

TREINO 2: COSTAS, BÍCEPS E ABDOMINAIS

Exercício	Séries x repetições
Remada curvada com halteres	4 x 3-5
Puxada com a pegada aberta	3 x 3-5
Puxada em pé	3 x 3-5
Extensão de ombros na polia alta	3 x 3-5
Rosca direta com barra	4 x 3-5
Rosca direta inclinada, com halteres	3 x 3-5
Rosca direta unilateral na polia alta	3 x 3-5
Elevação do quadril no multiforça	3 x 6-9
Supra-abdominal na máquina	3 x 6-9
Rotação do tronco com banda elástica	3 x 6-9

TREINO 3: OMBROS, TRAPÉZIO E PANTURRILHAS

Exercício	Séries x repetições
Meio desenvolvimento com halteres	4 x 3-5
Elevação lateral com halteres	3 x 3-5
Elevação frontal unilateral na polia baixa	3 x 3-5
Crucifixo invertido no *crossover*	3 x 3-5
Encolhimento com halteres	4 x 3-5
Flexão plantar, sentado	4 x 6-9
Flexão plantar no *leg press*	4 x 6-9

TREINO 4: PERNAS E ABDOMINAIS

Exercício	Séries x repetições
Agachamento	4 x 3-5
Leg press unilateral	3 x 3-5
Extensão de joelhos	3 x 3-5
Levantamento-terra romeno	4 x 3-5
Flexão de joelhos, deitado	3 x 3-5
Elevação do quadril no multiforça	3 x 6-9
Supra-abdominal na máquina	3 x 6-9
Prancha	3 x 90 segundos

[1] Faça de 20 a 30 repetições, mas, se conseguir mais, continue até chegar à falha (fadiga). Se não conseguir completar 20 repetições, faça quantas puder, tentando chegar o mais próximo possível das 20.
[2] Se não conseguir completar 15 repetições, faça quantas puder, tentando chegar o mais próximo possível das 15.
[3] Faça a elevação de quadril segurando uma *medicine ball* ou um haltere entre os pés, ou use caneleiras.

(Continua)

TABELA 7.6 Programa "atalho para o tamanho" (continuação)

FASE 3: SEMANA 1
TREINO 1: PEITO, TRÍCEPS E PANTURRILHAS

Exercício	Séries x repetições
Supino	4 x 12-15
Supino inclinado com halteres e pegada invertida	3 x 12-15
Crucifixo inclinado	3 x 12-15
Crossover	3 x 12-15
Tríceps na polia alta	3 x 12-15
Tríceps testa	3 x 12-15
Supino com a pegada fechada	3 x 12-15
Flexão plantar, em pé	4 x 25-30
Flexão plantar, sentado	4 x 25-30

TREINO 2: COSTAS, BÍCEPS E ABDOMINAIS

Exercício	Séries x repetições
Remada curvada com halteres	4 x 12-15
Puxada com a pegada aberta	3 x 12-15
Extensão de ombros na polia alta	3 x 12-15
Remada com cabo, sentado	3 x 12-15
Rosca direta com barra	4 x 12-15
Rosca direta inclinada, com halteres	3 x 12-15
Rosca concentrada com halteres	3 x 12-15
Elevação do quadril	3 x 20-30[1]
Supra-abdominal	3 x 20-30[1]
Abdominal oblíquo	3 x 20-30[1]

TREINO 3: OMBROS, TRAPÉZIO E PANTURRILHAS

Exercício	Séries x repetições
Meio desenvolvimento com halteres	4 x 12-15
Elevação lateral com halteres	3 x 12-15
Remada vertical com halteres	3 x 12-15
Crucifixo invertido com halteres	3 x 12-15
Encolhimento de ombros unilateral no multiforça	4 x 12-15
Flexão plantar, sentado	4 x 25-30
Flexão plantar no leg press	4 x 25-30

TREINO 4: PERNAS E ABDOMINAIS

Exercício	Séries x repetições
Agachamento	4 x 12-15
Leg press	3 x 12-15
Extensão de joelhos	3 x 12-15
Levantamento-terra romeno	4 x 12-15
Flexão de joelhos, deitado	3 x 12-15
Elevação do quadril	3 x 20-30[1]
Supra-abdominal	3 x 20-30[1]
Prancha	3 x 90 segundos

FASE 3: SEMANA 2
TREINO 1: PEITO, TRÍCEPS E PANTURRILHAS

Exercício	Séries x repetições
Supino	4 x 9-11
Supino inclinado com halteres e pegada invertida	3 x 9-11
Crucifixo inclinado	3 x 9-11
Crossover	3 x 9-11
Tríceps na polia alta	3 x 9-11
Tríceps testa	3 x 9-11
Supino com a pegada fechada	3 x 9-11
Flexão plantar, em pé	4 x 15-20
Flexão plantar, sentado	4 x 15-20

TREINO 2: COSTAS, BÍCEPS E ABDOMINAIS

Exercício	Séries x repetições
Remada curvada com halteres	4 x 9-11
Puxada com a pegada aberta	3 x 9-11
Extensão de ombros na polia alta	3 x 9-11
Remada com cabo, sentado	3 x 9-11
Rosca direta com barra	4 x 9-11
Rosca direta inclinada, com halteres	3 x 9-11
Rosca concentrada com halteres	3 x 9-11
Elevação do quadril	3 x 15-19[2]
Supra-abdominal	3 x 15-19
Abdominal oblíquo	3 x 15-19

TREINO 3: OMBROS, TRAPÉZIO E PANTURRILHAS

Exercício	Séries x repetições
Meio desenvolvimento com halteres	4 x 9-11
Elevação lateral com halteres	3 x 9-11
Remada vertical com halteres	3 x 9-11
Crucifixo invertido com halteres	3 x 9-11
Encolhimento de ombros unilateral no multiforça	4 x 9-11
Flexão plantar, sentado	4 x 15-20
Flexão plantar no leg press	4 x 15-20

TREINO 4: PERNAS E ABDOMINAIS

Exercício	Séries x repetições
Agachamento	4 x 9-11
Leg press	3 x 9-11
Extensão de joelhos	3 x 9-11
Levantamento-terra romeno	4 x 9-11
Flexão de joelhos, deitado	3 x 9-11
Elevação de pernas com joelhos estendidos	3 x 15-19[2]
Supra-abdominal com anilha	3 x 15-19
Prancha lateral	3 x 90 segundos

[1] Faça de 20 a 30 repetições, mas, se conseguir mais, continue até chegar à falha (fadiga). Se não conseguir completar 20 repetições, faça quantas puder, tentando chegar o mais próximo possível das 20.
[2] Se não conseguir completar 15 repetições, faça quantas puder, tentando chegar o mais próximo possível das 15.
[3] Faça a elevação de quadril segurando uma *medicine ball* ou um haltere entre os pés, ou use caneleiras.

(Continua)

TABELA 7.6 Programa "atalho para o tamanho"(continuação)

FASE 3: SEMANA 3
TREINO 1: PEITO, TRÍCEPS E PANTURRILHAS

Exercício	Séries x repetições
Supino	4 x 6-8
Supino inclinado com halteres e pegada invertida	3 x 6-8
Crucifixo inclinado	3 x 6-8
Crossover	3 x 6-8
Tríceps na polia alta	3 x 6-8
Tríceps testa	3 x 6-8
Supino com a pegada fechada	3 x 6-8
Flexão plantar, em pé	4 x 10-14
Flexão plantar, sentado	4 x 10-14

TREINO 2: COSTAS, BÍCEPS E ABDOMINAIS

Exercício	Séries x repetições
Remada curvada com halteres	4 x 6-8
Puxada com a pegada aberta	3 x 6-8
Extensão de ombros na polia alta	3 x 6-8
Remada com cabo, sentado	3 x 6-8
Rosca direta com barra	4 x 6-8
Rosca direta inclinada, com halteres	3 x 6-8
Rosca concentrada com halteres	3 x 6-8
Elevação do quadril com carga	3 x 10-14
Supra-abdominal	3 x 10-14
Abdominal oblíquo	3 x 10-14

TREINO 3: OMBROS, TRAPÉZIO E PANTURRILHAS

Exercício	Séries x repetições
Meio desenvolvimento com halteres	4 x 6-8
Elevação lateral com halteres	3 x 6-8
Remada vertical com halteres	3 x 6-8
Crucifixo invertido com halteres	3 x 6-8
Encolhimento de ombros unilateral no multiforça	4 x 6-8
Flexão plantar, sentado	4 x 10-14
Flexão plantar no leg press	4 x 10-14

TREINO 4: PERNAS E ABDOMINAIS

Exercício	Séries x repetições
Agachamento	4 x 6-8
Leg press	3 x 6-8
Extensão de joelhos	3 x 6-8
Levantamento-terra romeno	4 x 6-8
Flexão de joelhos, deitado	3 x 6-8
Elevação do quadril com peso[3]	3 x 10-14
Supra-abdominal na polia alta	3 x 10-14
Lenhador na polia alta	3 x 10-14

FASE 3: SEMANA 4
TREINO 1: PEITO, TRÍCEPS E PANTURRILHAS

Exercício	Séries x repetições
Supino	4 x 3-5
Supino inclinado com halteres e pegada invertida	3 x 3-5
Crucifixo inclinado	3 x 3-5
Crossover	3 x 3-5
Tríceps na polia alta	3 x 3-5
Tríceps testa	3 x 3-5
Supino com a pegada fechada	3 x 3-5
Flexão plantar, em pé	4 x 6-9
Flexão plantar, sentado	4 x 6-9

TREINO 2: COSTAS, BÍCEPS E ABDOMINAIS

Exercício	Séries x repetições
Remada curvada com halteres	4 x 3-5
Puxada com a pegada aberta	3 x 3-5
Extensão de ombros na polia alta	3 x 3-5
Remada com cabo, sentado	3 x 3-5
Rosca direta com barra	4 x 3-5
Rosca direta inclinada, com halteres	3 x 3-5
Rosca concentrada com halteres	3 x 3-5
Elevação do quadril no multiforça	3 x 6-9
Supra-abdominal	3 x 6-9
Abdominal oblíquo	3 x 6-9

TREINO 3: OMBROS, TRAPÉZIO E PANTURRILHAS

Exercício	Séries x repetições
Meio desenvolvimento com halteres	4 x 3-5
Elevação lateral com halteres	3 x 3-5
Remada vertical com halteres	3 x 3-5
Crucifixo invertido com halteres	3 x 3-5
Encolhimento de ombros unilateral no multiforça	4 x 3-5
Flexão plantar, sentado	4 x 6-9
Flexão plantar no leg press	4 x 6-9

TREINO 4: PERNAS E ABDOMINAIS

Exercício	Séries x repetições
Agachamento	4 x 3-5
Leg press	3 x 3-5
Extensão de joelhos	3 x 3-5
Levantamento-terra romeno	4 x 3-5
Flexão de joelhos, deitado	3 x 3-5
Elevação do quadril no multiforça	3 x 6-9
Supra-abdominal na máquina	3 x 6-9
Prancha	3 x 105 segundos

[1] Faça de 20 a 30 repetições, mas, se conseguir mais, continue até chegar à falha (fadiga). Se não conseguir completar 20 repetições, faça quantas puder, tentando chegar o mais próximo possível das 20.
[2] Se não conseguir completar 15 repetições, faça quantas puder, tentando chegar o mais próximo possível das 15.
[3] Faça a elevação de quadril segurando uma medicine ball ou um haltere entre os pés, ou use caneleiras.

Como mencionado anteriormente, esse programa funciona bem para três principais objetivos: aumentar a força muscular, aumentar o tamanho muscular e perder gordura. Ainda, é possível priorizar um desses objetivos e obter os outros benefícios.

Descanse por 3 minutos ou mais entre as séries. O importante é executar o maior número possível de repetições dentro da janela prescrita. Mais repetições significam um maior trabalho realizado em cada sessão de treino, o que proporciona maior incremento da força ao longo do tempo. Nas semanas 1 e 2 de cada fase do programa, sugere-se fazer uma série de "pausa" na última série de cada exercício. Para isso, chegue à fadiga na última série e, então, descanse por 15 segundos. Depois, continue até chegar à fadiga. Durante as semanas 3 e 4, em todas as fases será realizado um "*dropset*" na última série de cada exercício – quando chegar à fadiga na última série, imediatamente diminua a carga em 20 a 30% e continue até chegar mais uma vez à fadiga.

Treino super-homem (*superman*)

O treino super-homem usa superséries que pareiam ações musculares opostas. Isso é um pouco diferente de parear grupos musculares opostos (antagonistas), porque, nesse caso, tem-se movimentos que se opõem. Por exemplo, une-se o supino para o peito com a remada curvada para o latíssimo. No entanto, quando se faz a puxada para o latíssimo, esta não será unida a um exercício para peito. Em vez disso, faz-se um meio desenvolvimento para os deltoides, já que esses dois exercícios se opõem melhor, considerando o padrão de movimento.

O primeiro benefício de superséries realizadas dessa forma é o maior ganho de força e potência. Pesquisas mostram que um músculo irá se contrair com mais força e potência se precedido por contrações do seu antagonista. Por exemplo, quando se faz uma supersérie de remada seguida de supino, produz-se mais força no supino. Baker e Newton (2005) mostraram que, quando atletas realizavam remadas antes do arremesso de barra no supino, eles produziam significativamente mais potência no supino do que quando as remadas não eram realizadas primeiro. Pesquisadores (Ebben et al., 2011) da University of Wisconsin em Parkside (Kenosha), observaram que, quando indivíduos realizaram contrações isométricas de seis segundos (flexão de joelhos) para fatigar os isquiotibiais, antes de realizar saltos verticais, a força do quadríceps aumentou quase 15% se comparado com o salto sem as flexões de joelhos prévias. Esse fenômeno pode ocorrer devido a maior inibição da musculatura antagonista, que normalmente limita um pouco o músculo que está sendo treinado, muito semelhante a um freio de carro limitando o quão rápido se consegue andar. Por exemplo, durante o supino, a força dos peitorais é um pouco refreada pela contração dos dorsais. Fazer uma série de remadas antes do supino, entretanto, irá diminuir esse efeito inibitório, permitindo que os peitorais contraiam com mais força. Robbins e colaboradores (2010) mostraram que, quando participantes fizeram três séries de remadas e supinos utilizando carga para 4RMs nos dois exercícios, eles conseguiram realizar mais repetições na segunda e terceira séries do que quando treinando de forma convencional. Isso pode ocorrer devido a um maior efeito inibitório dos músculos antagonistas, mas também pelo maior intervalo para cada grupo muscular. Quando se está treinando o grupo oposto, o outro grupo tem um intervalo adicional. Assim, quando se combinam os intervalos entre as superséries, tem-se um maior tempo de intervalo total para cada grupo. Por exemplo, se são realizadas três séries do supino, com um minuto de intervalo entre elas, haverá apenas um minuto de intervalo entre cada série desse exercício. Por outro lado, se são realizadas superséries de remada e supino e se estabelece um minuto de intervalo entre as superséries, então não há apenas um minuto entre as séries do supino, mas, sim, esse minuto e mais o tempo necessário para a execução da remada. Em alguns casos, pode-se dobrar a quantidade de intervalo para cada grupo. Independentemente disso, estar apto a completar mais repetições com determinado peso acarretará em maior força e crescimento muscular ao longo do tempo.

Um segundo benefício do treino com superséries antagonistas é a maior queima de gordura corporal. Um estudo da Syracuse University (Kelleher et al., 2010) observou que participantes que realizavam superséries de peito e costas, bíceps e tríceps, e quadríceps e isquiotibiais, queimavam 35% mais calorias tanto durante como após o treino, em relação ao treinamento tradicional (séries sussesivas de um mesmo exercício). A grande novidade é o maior gasto de calorias após o exercício. Afinal, uma sessão de treino dura entre uma e duas horas; logo, muitas calorias extras podem ser gastas após o treino. Gastar 35% a mais de calorias após o treino, quando se está próximo do repouso no restante do dia, é o que realmente pode fazer a diferença. Essa é a mesma razão pela qual o treino intervalado de alta intensidade (ou HIIT) exige um esforço acima do *steady-state* cardiovascular usual, o que auxilia a perder gordura muito mais rápido. O treino com superséries possibilita uma maior queima de calorias e de gordura durante o resto do dia, o que pode promover uma grande diminuição das reservas de gordura corporal.

Um terceiro benefício de se fazer superséries é a forma como alguns músculos que costumam ser negligenciados são trabalhados. Quando foi a última vez em que o tibial anterior ou o trapézio inferior foram treinados? Provavelmente nunca! Isso auxilia não apenas no aprimoramento de músculos enfraquecidos e no equilíbrio do desenvolvimento muscular, mas também no restabelecimento do equilíbrio muscular e na remoção de desequilíbrios na força que podem prejudicar o desempenho e predispor à lesão.

Um quarto benefício desse tipo de supersérie é o manejo do tempo. É possível completar muito mais séries, em menos tempo: cerca de 40 a 50 em cada sessão de treino. Sim, você leu certo: 40 a 50 séries, o que levaria de duas a aproximadamente três horas para finalizar tanto trabalho, se fosse realizado em um treino convencional. Com o programa super-homem, serão necessários somente 60 a 90 minutos. Isso realmente aumentará a queima de gordura e o crescimento muscular.

Um quinto benefício desse tipo de treino é a mudança. Um dos principais lemas é "a mudança é boa". Mudanças são fundamentais para ficar "mais forte e maior" de forma contínua. Esse é o motivo pelo qual tantas opções de diferentes programas são oferecidas. Assim, o treino pode ser modificado para que se fique maior, mais forte, mais magro e melhor. Mudar o treino dessa maneira é o que o corpo precisa para, finalmente, quebrar o platô que costuma deixá-lo estagnado. Quando foi a última vez que foram feitas superséries para todos os grupos musculares, em todas as sessões de treino? Ou, ainda, quando foi a última vez que foram feitas superséries em que todos os exercícios envolveram o movimento exatamente contrário ao do outro? Provavelmente nunca! Mas não se está falando apenas sobre a mudança que esse tipo de supersérie proporciona. Alterar as rotinas divididas utilizadas também é importante. Com esse programa, *todo* o corpo será treinado em apenas dois dias. Portanto, haverá uma mudança na frequência de treino. Se você estiver seguindo o programa "atalho para o tamanho", cada grupo muscular está sendo treinado apenas uma vez por semana (exceto os abdominais e a panturrilha), que é o que ocorre com a maioria das pessoas que fazem outro programa. No programa super-homem, cada grupo muscular será treinado duas vezes por semana. A maior frequência ajudará a estimular um novo crescimento muscular, os ganhos de força e a perda de gordura.

No topo de todas as mudanças previamente citadas, está a variação nas janelas de repetições semanais, ao longo de cinco semanas. O programa mostrado na Tabela 7.7 usa uma periodização em forma de pêndulo. As semanas 1 a 3 serão realizadas com uma periodização linear, em que os pesos são aumentados e o número de repetições diminuído. Inicia-se com 12 a 15 repetições por série na maioria dos exercícios da semana 1. Então, na semana 2, a carga será aumentada para limitar o número de repetições entre 8 e 10 por série. Na semana 3, a carga é aumentada novamente, limitando o número de repetições em 4 a 6 por série. A semana 3 também é o início da próxima fase do programa, porque agora o padrão das cargas será invertido para a periodização linear invertida. São realizadas 4 a 6 repetições nessa semana. Na semana 4, volta-se para 8 a 10 repetições por série. Na semana 5, retorna-se ao início, com 12 a 15 repetições por série. Entretanto, subitamente, ficará perceptível que se está mais forte durante as semanas 4 e 5, se comparado com as semanas 1 e 2. Essa é a mágica da periodização.

Provavelmente o praticante gostará de estar maior, mais forte e mais magro após as cinco semanas desse programa. Assim, se ele desejar continuar com esse plano de superséries, pode-se realizar mais uma rodada, estendendo o treino super-homem para um período de nove semanas.

TABELA 7.7 Treino super-homem

SEMANA 1

TREINO 1: PEITO/COSTAS/OMBROS, TRAPÉZIO, PANTURRILHAS/TIBIAL ANTERIOR

Exercício	Séries	Repetições	Intervalo
Remada curvada com barra	4	12-15	-
Supersérie com supino	4	12-15	1min
Puxada	4	12-15	-
Supersérie com meio desenvolvimento com halteres	4	12-15	1min
Crucifixo inclinado com halteres	2	12-15	-
Supersérie com crucifixo invertido com halteres	2	12-15	1min
Crossover	2	12-15	-
Supersérie com elevação lateral na polia baixa	2	12-15	1min
Encolhimento de ombros com halteres	4	12-15	-
Supersérie com mergulho com braços extendidos	4	12-15	1min
Flexão plantar, em pé	4	12-15	-
Supersérie com dorsoflexão, em pé	4	12-15	1min

TREINO 2: PERNAS/ABDOMINAIS, BÍCEPS/TRÍCEPS, ANTEBRAÇO

Exercício	Séries	Repetições	Intervalo
Agachamento	4	12-15	-
Supersérie com elevação de pernas com joelhos fletidos	4	12-15*	1min
Levantamento-terra romeno	4	12-15	-
Supersérie com supra-abdominal	4	12-15	1min
Extensão de joelhos	4	12-15	-
Supersérie com flexão de joelhos	4	12-15	1min
Prancha lateral com elevação do braço	3	Até a fadiga	**
Tríceps na polia alta	4	12-15	-
Supersérie com rosca direta com barra	4	12-15	1min
Tríceps francês na polia baixa	3	12-15	-
Supersérie com rosca direta na polia baixa	3	12-15	1min
Rosca punho invertida com barra (extensão do punho)	3	12-15	-
Supersérie com rosca punho com barra (flexão do punho)	3	12-15	1min

TREINO 3: PEITO/COSTAS/OMBROS/TRAPÉZIO

Exercício	Séries	Repetições	Intervalo
Supino com a pegada invertida	4	12-15	-
Supersérie com remada com barra e pegada invertida	4	12-15	1min
Elevação lateral com halteres	2	12-15	-
Supersérie com crucifixo declinado	2	12-15	1min
Remada vertical com halteres	2	12-15	-
Supersérie com mergulho	2	12-15*	1min
Arnold press	4	12-15	-
Supersérie com puxada com a pegada invertida (supinada)	4	12-15	1min
Encolhimento de ombros no multiforça com barra por trás das costas	4	12-15	-
Supersérie com mergulho no multiforça com braços estendidos e barra por trás das costas	4	12-15	1min
Dorsiflexão com halteres, sentado	4	12-15	-
Supersérie com flexão plantar, sentado	4	12-15	1min

TREINO 4: PERNAS/ABDOMINAIS, BÍCEPS/TRÍCEPS, ANTEBRAÇO

Exercício	Séries	Repetições	Intervalo
Rolamento com barra	4	Até a fadiga	-
Supersérie com levantamento-terra	4	12-15	1min
Supra-abdominal na cadeira romana	4	12-15*	-
Supersérie com extensão da coluna	4	12-15	1min
Flexão de joelhos	4	12-15	-
Supersérie com extensão de joelhos	4	12-15	1min
Abdominal oblíquo	3	Até a fadiga	**
Rosca concentrada na polia baixa	4	12-15	-
Supersérie com rosca testa com cabo, deitado	4	12-15	1min
Rosca direta com halteres, inclinado	3	12-15	-
Supersérie com mergulho	3	12-15	1min
Rosca punho com a barra por trás das costas (flexão do punho)	3	12-15	-
Supersérie com rosca punho invertida com barra, em pé (extensão do punho)	3	12-15	1min

* Se não conseguir completar o número de repetições prescrito, faça a maior quantidade possível até a falha (fadiga).
** Não descanse entre os lados, fazendo todas as repetições do lado direito e, depois, do lado esquerdo. Siga alternando os lados até que todas as três séries sejam completadas nos dois lados.

(Continua)

TABELA 7.7 Treino super-homem (continuação)

SEMANA 2

TREINO 1: PEITO/COSTAS/OMBROS, TRAPÉZIO, PANTURRILHAS/TIBIAL ANTERIOR

Exercício	Séries	Repetições	Intervalo
Supino	4	8-10	-
Supersérie com remada curvada com barra	4	8-10	1min
Meio desenvolvimento com halteres	4	8-10	-
Supersérie com meio puxada	4	8-10	1min
Crucifixo invertido com halteres	2	8-10	-
Supersérie com crucifixo inclinado com halteres	2	8-10	1min
Elevação lateral na polia baixa	2	8-10	-
Supersérie com *crossover*	2	8-10	1min
Mergulho com braços estendidos	4	8-10	-
Supersérie com encolhimento de ombros com halteres	4	8-10	1min
Dorsiflexão, em pé	4	8-10	-
Supersérie com flexão plantar, em pé	4	8-10	1min

TREINO 2: PERNAS/ABDOMINAIS, BÍCEPS/TRÍCEPS, ANTEBRAÇO

Exercício	Séries	Repetições	Intervalo
Elevação de pernas com joelhos fletidos	4	8-10*	-
Supersérie com agachamento	4	8-10	1min
Supra-abdominal	4	8-10	-
Supersérie com levantamento-terra romeno	4	8-10	1min
Flexão de joelhos	4	8-10	-
Supersérie com extensão de joelhos	4	8-10	1min
Prancha lateral com elevação do braço	3	Até a fadiga	**
Rosca direta com barra	4	8-10	-
Supersérie com tríceps na polia alta	4	8-10	1min
Tríceps francês na polia baixa	3	8-10	-
Supersérie com rosca concentrada na polia baixa	3	8-10	1min
Rosca punho com barra (flexão do punho)	3	8-10	-
Supersérie com rosca punho invertida com barra (extensão do punho)	3	8-10	1min

TREINO 3: PEITO/COSTAS/OMBROS/TRAPÉZIO

Exercício	Séries	Repetições	Intervalo
Remada com barra e pegada invertida	4	8-10	-
Supersérie com supino com a pegada invertida	4	8-10	1min
Crucifixo inclinado	2	8-10	-
Supersérie com elevação lateral com halteres	2	8-10	1min
Mergulho	2	8-10*	-
Supersérie com remada vertical com halteres	2	8-10	1min
Puxada com a pegada invertida	4	8-10	-
Supersérie com Arnold *press*	4	8-10	1min
Mergulho no multiforça com braços estendidos e barra por trás das costas	4	8-10	-
Supersérie com Arnold *press*	4	8-10	1min
Supersérie com encolhimento no multiforça com barra por trás das costas	4	12-15	-
Supersérie de dorsiflexão com halteres, sentado	4	12-15	1min

TREINO 4: PERNAS/ABDOMINAIS, BÍCEPS/TRÍCEPS, ANTEBRAÇO

Exercício	Séries	Repetições	Intervalo
Levantamento-terra	4	8-10	-
Supersérie de rolamento com barra	4	Até a fadiga	1min
Extensão da coluna	4	8-10	-
Supersérie com supra-abdominal na cadeira romana	4	8-10*	1min
Extensão de joelhos	4	8-10	-
Supersérie com flexão de joelhos	4	8-10	1min
Abdominal oblíquo	3	Até a fadiga	**
Rosca testa com cabo, deitado	4	8-10	-
Supersérie com rosca concentrada na polia baixa	4	8-10	1min
Mergulho	3	8-10	-
Supersérie com rosca direta com halteres, inclinado	3	8-10	1min
Rosca punho invertida com barra, em pé (extensão do punho)	3	8-10	-
Supersérie com rosca punho com a barra por trás das costas (flexão do punho)	3	8-10	1min

* Se não conseguir completar o número de repetições prescrito, faça a maior quantidade possível até a falha (fadiga).
** Não descanse entre os lados, fazendo todas as repetições do lado direito e, depois, do lado esquerdo. Siga alternando os lados até que todas as três séries sejam completadas aos dois lados.

(Continua)

TABELA 7.7 Treino super-homem (continuação)

SEMANA 3

TREINO 1: PEITO/COSTAS/OMBROS, TRAPÉZIO, PANTURRILHAS/TIBIAL ANTERIOR

Exercício	Séries	Repetições	Intervalo
Remada curvada com barra	4	4-6	-
Supersérie com supino	4	4-6	1min
Puxada	4	4-6	-
Supersérie com meio desenvolvimento com halteres	4	4-6	1min
Crucifixo inclinado com halteres	2	4-6	-
Supersérie com crucifixo invertido com halteres	2	4-6	1min
Crossover	2	4-6	-
Supersérie com elevação lateral na polia baixa	2	4-6	1min
Encolhimento de ombros com halteres	4	4-6	-
Supersérie com mergulho com braços estendidos	4	4-6	1min
Flexão plantar, em pé	4	4-6	-
Supersérie com dorsiflexão, em pé	4	4-6	1min

TREINO 2: PERNAS/ABDOMINAIS, BÍCEPS/TRÍCEPS, ANTEBRAÇO

Exercício	Séries	Repetições	Intervalo
Agachamento	4	4-6	-
Supersérie com elevação de pernas com joelhos fletidos	4	4-6*	1min
Levantamento-terra romeno	4	4-6	-
Supersérie com supra-abdominal	4	4-6	1min
Extensão de joelhos	4	4-6	-
Supersérie com flexão de joelhos	4	4-6	1min
Prancha lateral com elevação do braço	3	Até a fadiga	**
Tríceps na polia alta	4	4-6	-
Supersérie com rosca direta com barra	4	4-6	1min
Tríceps francês na polia baixa	3	4-6	-
Supersérie com rosca direta na polia baixa	3	4-6	1min
Rosca punho invertida com barra (extensão do punho)	3	4-6	-
Supersérie com rosca punho com barra (flexão do punho)	3	4-6	1min

TREINO 3: PEITO/COSTAS/OMBROS/TRAPÉZIO

Exercício	Séries	Repetições	Intervalo
Supino com a pegada invertida	4	4-6	-
Supersérie com remada com barra e pegada invertida	4	4-6	1min
Elevação lateral com halteres	2	4-6	-
Supersérie com crucifixo declinado	2	4-6	1min
Remada vertical com halteres	2	4-6	-
Supersérie com mergulho	2	4-6*	1min
Arnold press	4	4-6	-
Supersérie com puxada com a pegada invertida	4	4-6	1min
Encolhimento de ombros no multiforça com a barra por trás das costas	4	4-6	-
Supersérie com mergulho no multiforça com braços estendidos e barra por trás das costas	4	4-6	1min
Flexão plantar, sentado	4	4-6	-
Supersérie com flexão plantar, sentado	4	4-6	1min

TREINO 4: PERNAS/ABDOMINAIS, BÍCEPS/TRÍCEPS, ANTEBRAÇO

Exercício	Séries	Repetições	Intervalo
Rolamento com barra	4	Até a fadiga	-
Supersérie com levantamento-terra	4	4-6	1min
Supra-abdominal na cadeira romana	4	4-6*	-
Supersérie com extensão da coluna	4	4-6	1min
Flexão de joelhos	4	4-6	-
Supersérie com extensão de joelhos	4	4-6	1min
Abdominal oblíquo	3	Até a fadiga	**
Rosca concentrada na polia baixa	4	4-6	-
Supersérie com rosca testa com cabo, deitado	4	4-6	1min
Rosca direta com halteres, inclinado	3	4-6	-
Supersérie com mergulho	3	4-6	1min
Rosca punho com a barra por trás das costas	3	4-6	-
Supersérie com rosca punho invertida com barra, em pé	3	4-6	1min

* Se não conseguir completar o número de repetições prescrito, faça a maior quantidade possível até a falha (fadiga).
** Não descanse entre os lados, fazendo todas as repetições do lado direito e, depois, do lado esquerdo. Siga alternando os lados até que todas as três séries sejam completadas nos dois lados.

(Continua)

TABELA 7.7 Treino super-homem (continuação)

SEMANA 4
TREINO 1: PEITO/COSTAS/OMBROS, TRAPÉZIO, PANTURRILHAS/TIBIAL ANTERIOR

Exercício	Séries	Repetições	Intervalo
Supino	4	8-10	-
Supersérie com remada curvada com barra	4	8-10	1min
Meio desenvolvimento com halteres	4	8-10	-
Supersérie com meia puxada	4	8-10	1min
Crucifixo invertido com halteres	2	8-10	-
Supersérie com crucifixo inclinado com halteres	2	8-10	1min
Elevação lateral na polia baixa	2	8-10	-
Supersérie com crossover	2	8-10	1min
Mergulho com braços extendidos	4	8-10	-
Supersérie com encolhimento de ombros com halteres	4	8-10	1min
Dorsiflexão, em pé	4	8-10	-
Supersérie com flexão pantar, em pé	4	8-10	1min

TREINO 2: PERNAS/ABDOMINAIS, BÍCEPS/TRÍCEPS, ANTEBRAÇO

Exercício	Séries	Repetições	Intervalo
Elevação de pernas com joelhos fletidos	4	8-10*	-
Supersérie com agachamento	4	8-10	1min
Supra-abdominal	4	8-10	-
Supersérie com levantamento-terra romeno	4	8-10	1min
Flexão de joelhos	4	8-10	-
Supersérie com extensão de joelhos	4	8-10	1min
Prancha lateral com elevação do braço	3	Até a fadiga	**
Rosca direta com barra	4	8-10	-
Supersérie com tríceps na polia alta	4	8-10	1min
Tríceps francês na polia baixa	3	8-10	-
Supersérie com rosca concentrada na polia baixa	3	8-10	1min
Rosca punho com barra (flexão do punho)	3	8-10	-
Supersérie com rosca punho invertida com barra (extensão do punho)	3	8-10	1min

TREINO 3: PEITO/COSTAS/OMBROS/TRAPÉZIO

Exercício	Séries	Repetições	Intervalo
Remada com a pegada invertida, com barra	4	8-10	-
Supersérie com supino com a pegada invertida	4	8-10	1min
Crucifixo inclinado	2	8-10	-
Supersérie com elevação lateral com halteres	2	8-10	1min
Mergulho	2	8-10*	-
Supersérie com remada vertical com halteres	2	8-10	1min
Puxada com a pegada invertida	4	8-10	-
Supersérie com Arnold press	4	8-10	1min
Mergulho no multiforça com braços estendidos e barra por trás das costas	4	8-10	-
Supersérie com encolhimento de ombros no multiforça com a barra por trás das costas	4	8-10	1min
Flexão plantar, sentado	4	12-15	-
Supersérie com dorsiflexão com halteres, sentado	4	12-15	1min

TREINO 4: PERNAS/ABDOMINAIS, BÍCEPS/TRÍCEPS, ANTEBRAÇO

Exercício	Séries	Repetições	Intervalo
Levantamento-terra	4	8-10	-
Supersérie com rolamento com barra	4	Até a fadiga	1min
Extensão da coluna	4	8-10	-
Supersérie com supra-abdominal na cadeira romana	4	8-10*	1min
Extensão de joelhos	4	8-10	-
Supersérie com flexão de joelhos	4	8-10	1min
Abdominal oblíquo	3	Até a fadiga	**
Rosca testa com cabo, deitado	4	8-10	-
Supersérie com rosca concentrada na polia baixa	4	8-10	1min
Mergulho	3	8-10	-
Supersérie com rosca direta com halteres, inclinado	3	8-10	1min
Rosca punho invertida com barra, em pé (extensão do punho)	3	8-10	-
Supersérie com rosca punho com a barra por trás das costas (flexão do punho)	3	8-10	1min

* Se não conseguir completar o número de repetições prescrito, faça a maior quantidade possível até a falha (fadiga).
** Não descanse entre os lados, fazendo todas as repetições do lado direito e, depois, do lado esquerdo. Siga alternando os lados até que todas as três séries sejam completadas nos dois lados.

(Continua)

TABELA 7.7 Treino super-homem (continuação)

SEMANA 5

TREINO 1: PEITO/COSTAS/OMBROS, TRAPÉZIO, PANTURRILHAS/TIBIAL ANTERIOR

Exercício	Séries	Repetições	Intervalo
Remada curvada com barra	4	12-15	-
Supersérie com supino	4	12-15	1min
Puxada	4	12-15	-
Supersérie com meio desenvolvimento com halteres	4	12-15	1min
Crucifixo inclinado com halteres	2	12-15	-
Supersérie com crucifixo invertido com halteres	2	12-15	1min
Crossover	2	12-15	-
Supersérie com elevação lateral na polia baixa	2	12-15	1min
Encolhimento de ombros com halteres	4	12-15	-
Supersérie com mergulho com braços extendidos	4	12-15	1min
Flexão plantar, em pé	4	12-15	-
Supersérie com dorsiflexão, em pé	4	12-15	1min

TREINO 2: PERNAS/ABDOMINAIS, BÍCEPS/TRÍCEPS, ANTEBRAÇO

Exercício	Séries	Repetições	Intervalo
Agachamento	4	12-15	-
Supersérie com elevação de pernas com joelhos fletidos	4	12-15*	1min
Levantamento-terra romeno	4	12-15	-
Supersérie com supra-abdominal	4	12-15	1min
Extensão de joelhos	4	12-15	-
Supersérie com flexão de joelhos	4	12-15	1min
Prancha lateral com elevação do braço	3	Até a fadiga	**
Tríceps na polia alta	4	12-15	-
Supersérie com rosca direta com barra	4	12-15	1min
Tríceps francês na polia baixa	3	12-15	-
Supersérie com com rosca direta na polia baixa	3	12-15	1min
Rosca punho invertida com barra (extensão do punho)	3	12-15	-
Supersérie com rosca punho com barra (flexão do punho)	3	12-15	1min

TREINO 3: PEITO/COSTAS/OMBROS/TRAPÉZIO

Exercício	Séries	Repetições	Intervalo
Supino com a pegada invertida	4	12-15	-
Supersérie com remada com barra e pegada invertida	4	12-15	1min
Elevação lateral com halteres	2	12-15	-
Supersérie com crucifixo declinado	2	12-15	1min
Remada vertical com halteres	2	12-15	-
Supersérie com mergulho	2	12-15*	1min
Arnold press	4	12-15	-
Supersérie com puxada com a pegada invertida	4	12-15	1min
Encolhimento de ombros no multiforça com a barra por trás das costas	4	12-15	-
Supersérie com mergulho no multiforça com braços estendidos e barra por trás das costas	4	12-15	1min
Dorsiflexão com halteres, sentado	4	12-15	-
Supersérie com flexão plantar, sentado	4	12-15	1min

TREINO 4: PERNAS/ABDOMINAIS, BÍCEPS/TRÍCEPS, ANTEBRAÇO

Exercício	Séries	Repetições	Intervalo
Rolamento com barra	4	Até a fadiga	-
Supersérie com levantamento-terra	4	12-15	1min
Supra-abdominal na cadeira romana	4	12-15*	-
Supersérie com extensão da coluna	4	12-15	1min
Flexão de joelhos	4	12-15	-
Supersérie com extensão de joelhos	4	12-15	1min
Abdominal oblíquo	3	Até a fadiga	**
Rosca concentrada na polia baixa	4	12-15	-
Supersérie com rosca testa com cabo, deitado	4	12-15	1min
Rosca direta com halteres, inclinado	3	12-15	-
Supersérie com mergulho	3	12-15	1min
Rosca punho com a barra por trás das costas (flexão do punho)	3	12-15	-
Supersérie com rosca punho invertida com barra, em pé (extensão do punho)	3	12-15	1min

* Se não conseguir completar o número de repetições prescrito, faça a maior quantidade possível até a falha (fadiga).
** Não descanse entre os lados, fazendo todas as repetições do lado direito e, depois, do lado esquerdo. Siga alternando os lados até que todas as três séries sejam completadas nos dois lados.

"Superinchaço"*

O principal objetivo dos fisiculturistas na maioria das sessões de treino é o inchaço muscular, que nada mais é que a rápida expansão do tamanho muscular durante uma sessão. Trata-se, na verdade, do enchimento das células musculares com água. Quando se treina, produz-se metabólitos nessas células. Esses metabólitos resultam da utilização de substratos como glicose e gordura para o abastecimento das contrações musculares. Durante a recuperação desses substratos nas células musculares, ocorre a sucção de água (do sangue dos capilares que alimentam o músculo e da área que rodeia as células) para dentro das células musculares. Da mesma forma que um balão, quanto mais água o músculo retém, maior é o inchaço. Esse inchaço promove um estiramento da célula muscular, que não deixa apenas o músculo momentaneamente maior, mas também inicia rotas bioquímicas que sinalizam o crescimento da célula.

O treinamento com um número muito alto de repetições acarreta em um maior fluxo de sangue nos músculos exercitados. É a contração muscular que estimula o direcionamento do sangue para a região. Durante o programa "superinchaço", as sessões de treino enfatizam apenas 1 ou 2 grupos musculares por sessão (ver Tab. 7.8). Cada grupo será treinado apenas uma vez por semana, com um número alto de repetições e séries múltiplas. As sessões enfatizam os exercícios de isolamento e os baseados em cabos, devido à tensão constante, e emprega técnicas como preexaustão, superséries, trisséries e *drop sets*. Utiliza-se intervalos entre as séries de até 90 segundos ou os especificados em cada protocolo de treino. Esse programa deve ser seguido por não mais que seis semanas antes de se passar para outro que use cargas mais elevadas e menor número de repetições. Após isso, pode-se voltar ao "superinchaço", a fim de maximizar o inchaço muscular durante a sessão, desenvolvendo, assim, um crescimento muscular em longo prazo.

ÊNFASE MUSCULAR

Muitos fisiculturistas preocupam-se com o desenvolvimento de determinados grupos musculares, como bíceps,

TABELA 7.8 Programa "superinchaço"

SEGUNDA-FEIRA: PEITO E PANTURRILHAS			
Exercício	Séries	Repetições	Observações
Crucifixo inclinado com halteres	4	12	Faça cada série até a falha.
Supino inclinado	4	12-15	*Drop set* na última série. Retire 30% da carga e continue até a falha.
Supino com halteres	4	12-15	*Drop set* na última série. Retire 30% da carga e continue até a falha.
Voador	4	20-30	Mantenha um intervalo inferior a 30 segundos entre as séries.
Flexão plantar, em pé	5	20-30	Mantenha um intervalo inferior a 30 segundos entre as séries.
Flexão plantar, sentado	5	20-30	Mantenha um intervalo inferior a 30 segundos entre as séries.

TERÇA-FEIRA: COSTAS E ABDOMINAIS			
Exercício	Séries	Repetições	Observações
Extensão de ombro na polia alta	3	12-15	Faça cada série até a falha.
Remada com barra	4	12-15	*Drop set* na última série. Retire 30% da carga e continue até a falha.
Puxada com a pegada aberta e puxada com a pegada supinada	4	12-15	Faça esses exercícios como uma série composta.
Extensão de ombro na polia alta	4	20-30	Mantenha um intervalo inferior a 30 segundos entre as séries.
Elevação de pernas com os joelhos estendidos	4	12-15	Mantenha um intervalo inferior a 30 segundos entre as séries.
Abdominal	4	15-25	Mantenha um intervalo inferior a 30 segundos entre as séries.

---

* N. de R. T.: O autor refere-se ao edema que acontece durante e após a sessão de treino de força.

TABELA 7.8 Programa "superinchaço" (continuação)

QUARTA-FEIRA: QUADRÍCEPS, ISQUIOTIBIAIS E PANTURRILHAS

Exercício	Séries	Repetições	Observações
Extensão de joelhos e flexão de joelhos	4	12-15	Faça como uma supersérie.
Agachamento no multi-força	4	12-15	Drop set na última série. Retire 30% da carga e continue até a falha.
Leg press	4	12-15	Drop set na última série. Retire 30% da carga e continue até a falha.
Extensão de joelhos e levantamento-terra romeno	4	20-30	Faça como uma supersérie.
Flexão plantar, sentado	5	20-30	Mantenha um intervalo inferior a 30 segundos entre as séries.
Flexão plantar no leg press	5	20-30	Mantenha um intervalo inferior a 30 segundos entre as séries.

QUINTA-FEIRA: OMBROS, TRAPÉZIO E ABDOMINAIS

Exercício	Séries	Repetições	Observações
Crucifixo invertido, elevação frontal e elevação lateral com halteres	3	12-15	Faça como uma trissérie
Meio desenvolvimento com halteres	4	12-15	Drop set na última série. Retire 30% da carga e continue até a falha.
Remada vertical com a pegada aberta	4	12-15	Drop set na última série. Retire 30% da carga e continue até a falha.
Elevação lateral unilateral na polia baixa	4	20-30	Mantenha um intervalo inferior a 30 segundos entre as séries.

QUINTA-FEIRA: OMBROS, TRAPÉZIO E ABDOMINAIS (continuação)

Exercício	Séries	Repetições	Observações
Encolhimento de ombros com halteres	4	12-15	Drop set na última série. Retire 30% da carga e continue até a falha.
Encolhimento de ombros pela frente e por trás, no multiforça	4	12-15	Faça esses exercícios como uma série composta.
Abdominal invertido	4	15-20	Mantenha um intervalo inferior a 30 segundos entre as séries.
Abdominal	4	15-20	Mantenha um intervalo inferior a 30 segundos entre as séries.

SEXTA-FEIRA: TRÍCEPS, BÍCEPS E ANTEBRAÇOS

Exercício	Séries	Repetições	Observações
"Coice" com halteres	4	12-15	Faça cada série até a falha.
Supino com a pegada fechada	4	12-15	Drop set na última série. Retire 30% da carga e continue até a falha.
Tríceps testa com corda	4	20-30	Mantenha um intervalo inferior a 30 segundos entre as séries.
Rosca direta, posição inclinada	4	12-15	Mantenha um intervalo inferior a 30 segundos entre as séries.
Rosca direta com barra	4	12-15	Drop set na última série. Retire 30% da carga e continue até a falha.
Rosca direta unilateral no crossover	4	20-30	Mantenha um intervalo inferior a 30 segundos entre as séries.
Rosca punho invertida com barra (extensão)	4	15-20	Mantenha um intervalo inferior a 30 segundos entre as séries.
Rosca punho com barra (flexão)	4	15-20	Mantenha um intervalo inferior a 30 segundos entre as séries.

peito e ombros. Alguns fazem isso devido a um desequilíbrio do desenvolvimento muscular – com frequência causado por aspectos genéticos ou por treinamento inadequado. Outros simplesmente desejam desenvolver certos grupos o máximo possível (em geral, o bíceps). Quando esse é o caso, deve-se usar um dos seguintes programas específicos para cada grupo muscular. Todo programa é testado e aprovado pela prática e pelos resultados.

Programa "peitorais desenvolvidos"

Peitorais desenvolvidos são a marca de um fisiculturista experiente. Se o peito é um ponto fraco do corpo, o programa "peitorais desenvolvidos", (Tab. 7.9), pode ser seguido. Trata-se de um programa de 16 semanas, dividido em quatro diferentes fases que alteram os exercícios escolhidos, as técnicas de treino utilizadas, a carga, e a faixa de repetições, o número de séries e, inclusive, os intervalos de repouso.

Nele, alterna-se entre as rotinas divididas em 4 e 5 treinos. Nas semanas 1, 3, 5, 7, 9, 11, 13 e 15, treina-se peito duas vezes por semana, enquanto os outros grupos são treinados apenas uma vez. Para isso, usa-se uma rotina dividida em quatro treinos, em que peito e abdominais são trabalhados na segunda e na sexta-feira; ombros e tríceps, na terça; costas, bíceps e abdominais, na quarta; e pernas e panturrilha na quinta. Nas semanas 2, 4, 6, 8, 10, 12, 14 e 16, treina-se peito uma vez por semana usando uma rotina dividida em cinco treinos, na qual peito e abdominais são treinados na segunda-feira; pernas e panturrilha na terça; ombros e abdominais, na quarta; costas, na quinta; e bíceps, tríceps e abdominais, na sexta.

A Fase 1 visa a hipertrofia muscular e a força; por isso, envolve predominantemente exercícios complexos executados com poucas repetições. Já a Fase 2 visa o tamanho muscular e a separação, por meio do aumento do número de exercícios auxiliares e do número de repetições por série. A Fase 3 tem como objetivo dar forma e definir os músculos adquiridos nas primeiras oito semanas, aumentando novamente o número de repetições e incorporando séries compostas. A Fase 4 (final), é uma combinação das três fases anteriores. Ela utiliza apenas exercícios de "empurrar" com cargas elevadas em duas sessões de treino durante as semanas 13 e 15, realizados. Exercícios auxiliares com cargas mais baixas são feitos nas outras duas sessões

TABELA 7.9 Programa "peitorais desenvolvidos"

FASE 1: SEMANAS 1-4		
Intervalo de 60 a 120 segundos entre as séries		
Exercício	Séries	Repetições
Crossover (pré-fadiga)	1	25
Supino inclinado com barra	3	6
Supino com halteres	4	6
Supino declinado com barra	4	6
Pullover com halteres	3	6
FASE 2: SEMANAS 5-8		
Intervalo de 60 segundos entre as séries		
Apoio declinado (pré-fadiga)	1	25
Supino declinado com halteres	3	8-10
Supino inclinado com halteres	4	8-10
Crucifixo com halteres	4	8-10
Crossover	3	8-10
FASE 3: SEMANAS 9-12		
Intervalo de 30 a 60 segundos entre as séries		
Voador	1	25
Supino com halteres	3	12-15
Crucifixo inclinado com halteres	3	12-15
Série composta com *crossover*	3	12-15
Supino declinado com barra	3	12-15
Série composta com *pullover*	3	12-15

FASE 4: SEMANAS 13-16		
Intervalo de 60 segundos entre as séries nas semanas 13 e 15; intervalo de 2 minutos entre as séries nas semanas 14 e 16		
SESSÃO DE SEGUNDA-FEIRA (SEMANAS 13 E 15)		
Exercício	Séries	Repetições
Supino	4	4-6
Supino inclinado	4	6-8
Supino declinado	4	8-10
SESSÃO DE SEXTA-FEIRA (SEMANAS 13 E 15)		
Crucifixo inclinado	4	12-15
Crucifixo	4	12-15
Voador	4	12-15
SESSÃO DE SEGUNDA-FEIRA (SEMANAS 14 E 16)		
Crucifixo inclinado com halteres	4	10-12
Série de pré-exaustão com supino inclinado	4	8-10
Voador	4	12-15
Série composta com supino	4	10-12

de treino nas mesmas duas semanas, e séries compostas com um maior volume são executadas nas sessões únicas de peito, das semanas 14 e 16.

Programa "pernas grossas"

Pernas grandes aparentam ser o último item da lista de muitos fisiculturistas. A metade inferior do corpo parece ser negligenciada em um esforço para priorizar o treino de grupos musculares da parte superior, como os dos braços e os do peito. Se se tem negligenciado o treino de perna, ou se se é sensato o suficiente para perceber que os músculos das pernas são tão importantes quanto os de grupos da parte superior do corpo, a fim de manter um físico equilibrado, deve-se testar o programa "pernas grossas" para ganhos de massa muscular no quadríceps e nos isquiotibiais.

O programa dura 16 semanas (ver Tab. 7.10) e é dividido em quatro fases de quatro semanas. A Fase 1 inicia com um *high-intensity training* (HIT) para pernas, utilizando-se cargas altas. Como discutido no Capítulo 6, esse método utiliza altas intensidades e baixo volume. Cada série é precedida por uma série curta de aquecimento com aproximadamente 50% da carga que será utilizada e deve ser executada até a falha (fadiga). Além disso, é preciso ter um ajudante que auxilie a fazer mais 3 ou 4 repetições forçadas após atingir a fadiga. Deve-se resistir à fase negativa de cada repetição forçada. A sessão HIT para pernas é realizada na segunda e na sexta-feira (acrescentando-se abdominais depois da sessão de sexta). Peito, costas e abdominais são treinados na terça-feira; ombros, bíceps e tríceps, na quarta; e descansa-se na quinta.

Na Fase 2, volta-se a uma sessão de treino por semana, já que o volume e as repetições aumentam de forma considerável. Também são utilizadas superséries e técnicas de pré-exaustão, a fim de manter a intensidade alta. Essa fase deve ser feita com uma rotina dividida de cinco treinos, trabalhando pernas na segunda-feira; peito e abdominais, na terça; ombros e trapézio, na quarta; costas, na quinta; e bíceps, tríceps e panturrilha, na sexta. Inicia-se o método 50-50 no agachamento com halteres (ver Cap. 6 para maiores detalhes), que deve continuar até a Fase 3, em um total de oito semanas. Com halteres leves, faz-se uma série de 50 repetições de agachamento pela manhã e à noite, todos os dias.

Durante a Fase 3, ocorre a diminuição do número de repetições para 10 a 12 em cada série, com exceção da extensão de joelhos, em que serão feitas três séries de 21 (ver Cap. 6 para maiores detalhes). O treino de pernas volta a ser realizado duas vezes por semana, e retoma-se a mesma rotina dividida das semanas 1 a 4.

Na Fase 4, volta-se a exercitar as pernas uma vez por semana, mas o treino é dividido em duas sessões diárias, com o quadríceps na manhã, e os isquiotibiais e a panturrilha na noite de segunda-feira. Por causa disso, o volume é muito alto, com vários exercícios para cada gru-

TABELA 7.10 Programa "pernas grossas"

Exercício	Séries	Repetições
FASE 1: SEMANAS 1-4		
Extensão de joelhos	1	10-12
Agachamento no multiforça	1	6-8
Leg press	1	6-8
Agachamento no *hack*	1	6-8
Levantamento-terra romeno	1	6-8
Flexão de joelhos, deitado	1	10-12
Flexão de joelhos, sentado	1	10-12
Flexão plantar, em pé	1	12-15
Flexão plantar, sentado	1	12-15
Flexão plantar no *leg press*	1	12-15
FASE 2: SEMANAS 5-8		
Extensão de joelhos	5	20
Supersérie com flexão de joelhos, deitado	5	20
Agachamento	5	20
Leg press	5	20
Levantamento-terra romeno	5	20
FASE 3: SEMANAS 9-12		
Agachamento	4	10-12
Agachamento no *hack*	4	10-12
Extensão de joelhos	3	21 segundos
Flexão de joelhos, deitado	4	10-12
Flexão plantar, em pé	4	10-12
Série composta com a flexão plantar donkey	4	10-12
FASE 4: SEMANAS 13-16 MANHÃ: QUADRÍCEPS		
Extensão de joelhos	3	8-10
Agachamento	3	8-10
Leg press	3	8-10
Agachamento no *hack*	3	8-10
Passada à frente (caminhando)	3	20
Extensão de joelhos unilateral	3	8-10
NOITE: ISQUIOTIBIAIS E PANTURRILHAS		
Flexão de joelhos, deitado	3	8-10
Levantamento-terra romeno	3	8-10
Flexão de joelhos, em pé	3	8-10
Flexão de joelhos, sentado	3	8-10
Flexão plantar, sentado	3	8-10
Flexão plantar *donkey*	3	8-10
Flexão plantar, em pé	3	8-10
Flexão plantar no *leg press*	3	8-10

po muscular. Segue-se a mesma rotina dividida da Fase 2. As repetições diminuem para 8 a 10 por série, a fim de proporcionar ótimos ganhos musculares.

Programa "panturrilhas de vaqueiro"

A panturrilha parece ser um grupo muscular da parte inferior do corpo que poucos fisiculturistas desenvolvem de forma satisfatória apesar de ser o que a maior parte deles quer desenvolver. Infelizmente, quando não se tem predisposição genética para panturrilhas grandes, é preciso treinar muito forte para obter um pequeno incremento. O programa "panturrilhas de vaqueiro" (ver Tab. 7.11) serve para aqueles que precisam trabalhar a panturrilha de forma intensa e persistente.

Esse programa é dividido em quatro fases de quatro semanas que alteram a faixa de repetições, o peso utilizado, o volume e a frequência de treino em um padrão específico.

Em cada fase, a frequência com que se treina a panturrilha é reduzida, assim como o número de repetições. No entanto, o volume (número de séries e exercícios executados) e os pesos utilizados aumentam.

A Fase 1 começa com treinos de panturrilha cinco vezes por semana. Utiliza-se um treinamento único e básico, e treina-se a panturrilha no final de todas as sessões. O número de repetições é extremamente alto, mas o volume é bastante baixo. A Fase 2 aumenta o número de exercícios e as séries executadas passam para quatro por exercício. No entanto, a frequência de treino reduz a quatro sessões por semana. Nessa fase, pode-se usar uma rotina dividida em 4 ou 5 treinos. O número de repetições cai para 15 a 20 por série. Na Fase 3, a frequência de treino vai para três sessões por semana. Entretanto, além de serem usadas séries compostas, é adicionado mais um exercício para a panturrilha. O número de repetições também diminui, ficando entre 12 e 15 por série. Pode-se usar uma rotina dividida de 3, 4 ou 5 treinos. Por fim, na Fase 4, a panturrilha é treinada apenas duas vezes por semana. Parece simples, mas ocorre um aumento do número de exercícios e inclui-se *drop sets* nas últimas séries de todos os exercícios. Depois de se chegar à fadiga na última série, retira-se uma carga de aproximadamente 30%, repetindo o processo duas vezes. Essa fase pode ser feita com qualquer tipo de rotina dividida.

"Seis semanas para braços enormes"

Independentemente da fase de treino em que o praticante se encontra, esse programa de seis semanas aumentará de forma considerável seus braços. Espera-se um incremento de uma polegada (≈ 2,5 cm) ou mais. Esse programa é uma progressão que aumenta a frequência do treino (o quão frequente os braços são treinados durante a semana), começando em uma vez por semana, na primeira semana; duas vezes, na segunda semana; e três vezes, da terceira até a quinta semana. Na última semana, retorna-se para apenas um treino por semana. Entretanto, há um método para se realizar essa insanidade.

Na primeira semana, o bíceps e o tríceps serão "destruídos". Utiliza-se o treino com repetições negativas a fim de "destruir" cada fibra muscular desses músculos.

TABELA 7.11 Programa "panturrilhas de vaqueiro"

Exercício	Séries	Repetições
FASE 1: SEMANAS 1-4		
Flexão plantar, em pé	3	25-30
Flexão plantar, sentado	3	25-30
FASE 2: SEMANAS 5-8		
Flexão plantar no *leg press*	4	15-20
Flexão plantar, sentado	4	15-20
Flexão plantar, em pé	4	15-20
FASE 3: SEMANAS 9-12		
Flexão plantar, em pé	4	12-15
Flexão plantar *donkey*	4	12-15
Flexão plantar no *leg press*	4	12-15
Série composta com flexão plantar, sentado	4	12-15
FASE 4: SEMANA 13-16		
Flexão plantar, sentado (pés para fora)	2	8-10*
Flexão plantar, sentado (pés para dentro)	2	8-10*
Flexão plantar, sentado (pés para a frente)	2	8-10*
Flexão plantar, em pé (pés para a frente)	2	8-10*
Flexão plantar, em pé (pés para fora)	2	8-10*
Flexão plantar, em pé (pés para dentro)	2	8-10*
Flexão plantar no *leg press* (pés para a frente)	2	8-10*
Flexão plantar no *leg press* (pés para fora)	2	8-10*
Flexão plantar no *leg press* (pés para dentro)	2	8-10*

*Drop sets.

Será necessária uma semana para a recuperação apropriada. A semana seguinte envolve pesos leves e um alto número de repetições. O volume dessas sessões de treino será baixo devido à recuperação da semana anterior. Essas sessões ajudarão na recuperação da semana anterior e servirão como preparação para as três semanas insanas que virão a seguir. Nas semanas 3, 4 e 5, os braços serão treinados três vezes por semana. Se isso soa como *overtraining*, está correto. Entretanto, o *overtraining* não ocorre imediatamente. O termo técnico para o treino que leva ao *overtraining* é *overreaching*. O interessante sobre o *overreaching* que as pesquisas mostram é que, se a dieta for adequada em calorias, proteínas e carboidratos, assim como os suplementos utilizados forem corretos, o *overreaching* pode ser uma forma de ficar maior e mais forte. Mas não é preciso preocupar-se. Há planos com dietas e suplementação que possibilitam alcançar diferentes objetivos com o treino. Alguns estudos da University of Connecticut (Ratamess et al., 2003; Kraemaer et al., 2006) têm mostrado que, quando os participantes atingem o *overreaching* por algumas semanas, nas duas semanas seguintes, eles crescem significativamente mais, bem como ficam mais fortes, enquanto treinando mais leve. O ponto-chave é terminar o *overreaching* logo antes de ele se tornar um *overtraining*. Essa é a razão pela qual os braços são treinados três vezes por semana, da terceira até a quinta semana, e realiza-se apenas um treino por semana na sexta semana. Sugere-se que, na semana seguinte à sexta, os braços também sejam treinados de forma moderada, apenas uma vez por semana, antes de se voltar para qualquer outro programa avançado de treino.

Não é apenas o treino com três sessões semanais frequentes e intensas para os braços que causa *overreaching*. Entretanto, ele é vantajoso pelo efeito em escada para o crescimento muscular. Ou seja, pelo fato de que o treino ativa os genes das fibras musculares que são responsáveis pela ocorrência de diversas adaptações, como o crescimento muscular e o aumento da força. Por exemplo, o treino consistente ativa certos genes que resultam na formação de proteínas da fibra muscular, o que significa mais tamanho e força. Esses genes normalmente são ativados durante algumas poucas horas, sendo que alguns permanecem ativados durante dias. Sessões de treino consecutivas, se espaçadas adequadamente, podem levar a um nível de ativação ainda maior e, assim, proporcionar mais crescimento muscular. Isso é conhecido como "efeito em escada". Em outras palavras, vamos dizer que um determinado gene envolvido com o crescimento muscular é ativado por uma sessão de treino, ao ponto que sua atividade é incrementada em 100% depois dessa sessão. Então, lentamente, sua atividade diminui nos dias seguintes, de forma que, um dia após a sessão de treino, ela ainda esteja em 75%; no segundo dia, esteja em 50%; no terceiro dia, em 25%; e, no quarto dia após a sessão de treino, a atividade retorne ao valor original. Se uma sessão de treino for realizada no quarto dia após a primeira, então a atividade do gene será aumentada novamente em 100%. Entretanto, se uma sessão de treino for realizada no segundo dia após a primeira, então a atividade do gene aumentará a partir de um valor 50% acima do original. Assim, pode-se potencializar a atividade para 150% acima dos valores originais, o que pode levar a ganhos na força e no crescimento muscular ainda maiores do que se o mesmo treino fosse realizado no quarto dia ou em um prazo superior, como, por exemplo, uma semana. Essa é uma das razões pelas quais treinar um grupo muscular a cada 48 horas pode levar a maiores ganhos na força e no tamanho muscular do que treinar a cada 7 dias.

Evidentemente esse programa não trata apenas de frequência de treino. Essa estratégia pode auxiliar no aumento adicional da massa muscular dos braços, mas, para que isso de fato aconteça de forma definitiva, todos os limites devem ser ultrapassados. Assim, técnicas mais intensas, como *drop sets*, repetições forçadas, repetições negativas e superséries, são essenciais para estimular o crescimento. Essas técnicas, além de proporcionarem maior estresse no músculo, são conhecidas por aumentarem os níveis do hormônio do crescimento (GH). Na verdade, um estudo finlandês (Ahtiainen et al., 2003) mostrou que os participantes que realizaram repetições forçadas tiveram aumento nos níveis de GH três vezes superior ao daqueles que finalizaram a série somente ao chegar na falha muscular. Esse maior incremento dos níveis de GH é interessante para o início da recuperação e crescimento muscular. Yarrow e colaboradores (2007) mostraram que o treino com repetições negativas promove altos níveis de GH. Outro elemento-chave desse programa é a mudança constante das cargas e das janelas de repetições utilizadas em cada sessão de treino (periodização ondulada) a fim de manter um crescimento contínuo dos braços.

Pelo fato de os braços serem muito treinados durante vários dias, nas semanas 3, 4 e 5, pode surgir a preocupação com a possibilidade de eles ainda estarem doloridos em cada sessão de treino. Essa preocupação não é necessária. Nosaka e Newton (2002) mostraram que, quando os participantes treinam de forma intensa, visando provocar dor muscular, e treinam novamente após dois dias e, novamente, após quatro dias, quando o músculo ainda está dolorido, a recuperação não é prejudicada. Na verdade, isso pode até auxiliar no crescimento muscular. Pullinen e colaboradores (2002) mostraram que, quando os participantes treinaram o mesmo grupo muscular apenas em dois dias, o hormônio catabólico cortisol teve níveis mais baixos. Uma vez que o cortisol compete com a testosterona, seus níveis mais baixos durante e após a sessão de treino podem criar um ambiente mais anabólico, permitindo que a testosterona promova um maior crescimento muscular.

Para enfatizar os braços adequadamente durante essas seis semanas, a rotina dividida deve ser alternada. Em cada semana deve-se usar a rotina dividida em quatro sessões de treino. Entretanto, de acordo com a semana e o número de vezes que os braços são treinados, as quatro sessões terão diferentes grupos musculares agrupados a cada semana. As rotinas divididas apresentadas na Tabela 7.12 devem ser utilizadas em cada semana do programa "seis semanas para braços enormes" (ver Tab. 7.13).

Programa "mais largo é melhor"

Costas largas impressionam tanto de frente como de costas. Além disso, é importante o desenvolvimento de força

TABELA 7.12 Treinos de seis semanas para braços enormes

SEMANA 1
USE ESTA ROTINA DIVIDIDA DURANTE A SEMANA 1

Dia	Grupos musculares
Segunda-feira	Peito, tríceps, bíceps
Terça-feira	Pernas, panturrilhas
Quarta-feira	Descanso
Quinta-feira	Costas, abdominais
Sexta-feira	Ombros, trapézio
Sábado	Descanso
Domingo	Descanso

SEMANA 2
USE ESTA ROTINA DIVIDIDA DURANTE A SEMANA 2

Dia	Grupos musculares
Segunda-feira	Peito, tríceps, bíceps
Terça-feira	Pernas, panturrilhas
Quarta-feira	Descanso
Quinta-feira	Costas, bíceps, tríceps
Sexta-feira	Ombros, trapézio, abdominais
Sábado	Descanso
Domingo	Descanso

SEMANAS 3-5
USE ESTA ROTINA DIVIDIDA DURANTE AS SEMANAS 3, 4 E 5

Dia	Grupos musculares
Segunda-feira	Peito, tríceps, bíceps
Terça-feira	Ombros, trapézio, abdominais
Quarta-feira	Costas, bíceps, tríceps
Quinta-feira	Descanso
Sexta-feira	Bíceps, tríceps, pernas, abdominais
Sábado	Descanso
Domingo	Descanso

SEMANA 6
USE ESTA ROTINA DIVIDIDA DURANTE A SEMANA 6

Dia	Grupos musculares
Segunda-feira	Peito, abdominais
Terça-feira	Costas, panturrilhas
Quarta-feira	Descanso
Quinta-feira	Ombros, trapézio
Sexta-feira	Tríceps, bíceps, pernas

TABELA 7.13 Treinos de seis semanas para braços enormes

SEMANA 1
SEGUNDA-FEIRA: PEITO, TRÍCEPS E BÍCEPS

Exercício	Séries	Repetições	Intervalo
Supino	3	8-10	1-2min
Supino com a pegada invertida	3	8-10	1-2min
Crucifixo inclinado com halteres	3	8-10	1-2min
Crossover	3	10-12	1-2min
Supino com a pegada fechada (repetições negativas)[1]	3	3-5	2-3min
Supino com a pegada fechada	3[2]	6-8	2-3min
Tríceps francês com halteres, sentado	3*	6-8	2-3min
Tríceps na polia alta	3*	6-8	2-3min

SEMANA 1
SEGUNDA-FEIRA: PEITO, TRÍCEPS E BÍCEPS (Continuação)

Exercício	Séries	Repetições	Intervalo
Rosca direta com barra (repetições negativas)[1]	3	3-5	2-3min
Rosca direta com barra	3[2]	6-8	2-3min
Rosca direta com halteres, inclinado	3*	6-8	2-3min

TERÇA-FEIRA: PERNAS, E PANTURRILHAS

Exercício	Séries	Repetições	Intervalo
Agachamento	3	8-10	1-2min
Leg press	3	10-12	1-2min
Extensão de joelhos	3	12-15	1-2min
Levantamento-terra romeno	3	8-10	1-2min
Flexão de joelhos deitado	3	12-15	1-2min
Flexão plantar em pé	4	12-15	1min
Flexão plantar sentado	4	12-15	1min

(Continua)

TABELA 7.13 Treinos de seis semanas para braços enormes (continuação)

QUINTA-FEIRA: COSTAS E ABDOMINAIS

Exercício	Séries	Repetições	Intervalo
Remada curvada com barra	3	8-10	1-2min
Puxada com a pegada aberta	3	8-10	1-2min
Puxada com a pegada invertida	3	8-10	1-2min
Extensão de ombros	3	10-12	1-2min
Remada na polia baixa, sentado	3	10-12	1-2min
Elevação das pernas com os joelhos estendidos	3	Até a falha	1min
Supra-abdominal na polia alta	3	10-12	1min

SEXTA-FEIRA: OMBRO E TRAPÉZIO

Exercício	Séries	Repetições	Intervalo
Meio desenvolvimento com barra	4	8-10	1-2min
Remada vertical com halteres	3	8-10	1-2min
Elevação lateral com halteres	3	10-12	1-2min
Crucifixo invertido com halteres	3	10-12	1-2min
Encolhimento dos ombros com barra	4	8-10	1-2min

SEMANA 2
SEGUNDA-FEIRA: PEITO, TRÍCEPS E BÍCEPS

Exercício	Séries	Repetições	Intervalo
Supino inclinado	3	8-10	1-2min
Supino inclinado com a pegada invertida, com halteres	3	8-10	1-2min
Crucifixo	3	12-15	1-2min
Crucifixo declinado	3	12-15	1-2min
Tríceps na polia alta	3	15-20	1min
Tríceps testa	3	15-20	1min
Tríceps francês	3	15-20	1min
Rosca direta inclinada, com halteres	3	15-20	1min
Rosca Scott com halteres	3	15-20	1min
Rosca neutra com halteres	3	15-20	1min

TERÇA-FEIRA: PERNAS E PANTURRILHAS

Exercício	Séries	Repetições	Intervalo
Agachamento com a barra pela frente	3	8-10	1-2min
Agachamento no *hack*	3	8-10	1-2min
Extensão de joelhos	3	8-10	1-2min
Flexão de joelhos, sentado	3	8-10	1-2min
Levantamento-terra romeno, com halteres	3	8-10	1-2min
Flexão plantar sentado	4	20-25	1min
Flexão plantar no *leg press*	4	15-10	1min

QUINTA-FEIRA: COSTAS, BÍCEPS E TRÍCEPS

Exercício	Séries	Repetições	Intervalo
Flexões na barra	3	Até a falha	1-2min
Remada unilateral, com haltere	3	8-10	1-2min
Puxada com a pegada aberta	3	10-12	1-2min
Remada na polia baixa, sentado	3	10-12	1-2min
Extensão de ombros	3	12-15	1-2min
Rosca direta com barra W	3	20-25	1min
Rosca direta na polia alta	3	20-25	1min
Rosca direta por trás das costas, na polia baixa	3	20-25	1
Mergulho	3	Até a falha	1min
Tríceps francês na polia baixa	3	20-25	1min
Tríceps na polia alta, com corda	3	20-25	1min

SEXTA-FEIRA: OMBRO, TRAPÉZIO E ABDOMINAIS

Exercício	Séries	Repetições	Intervalo
Meio desenvolvimento com halteres	3	8-10	1-2min
Elevação lateral na máquina	3	12-15	1-2min
Remada vertical no multiforça	3	12-15	1-2min
Crucifixo invertido na máquina	3	12-15	1-2min
Encolhimento dos ombros com halteres	4	10-12	1-2min
Infra-abdominal	3	Até a falha	-
Supersérie com supra-abdominal	3	Até a falha	1min

SEMANA 3
SEGUNDA-FEIRA: PEITO, TRÍCEPS E BÍCEPS

Exercício	Séries	Repetições	Intervalo
Crossover	3	15-20	1-2min
Supino	3	15-20	1-2min
Crucifixo inclinado com halteres	3	15-20	1-2min
Supino inclinado com halteres	3	15-20	1-2min
Supino com a pegada fechada (repetições negativas)[1]	3	3-5	2-3min
Supino com a pegada fechada	3[2]	4-6	2-3min
Tríceps francês com haltere, sentado	3[3]	4-6	2-3min
Tríceps na polia alta	3[3]	4-6	2-3min
Rosca direta (repetições negativas)[1]	3	3-5	2-3min
Rosca direta	3[2]	4-6	2-3min
Rosca direta inclinada	3[3]	4-6	2-3min
Rosca Scott com barra W	3[3]	4-6	2-3min

TABELA 7.13 Treinos de seis semanas para braços enormes (continuação)

TERÇA-FEIRA: OMBRO, TRAPÉZIO E ABDOMINAIS

Exercício	Séries	Repetições	Intervalo
Elevação lateral na polia baixa	3	15-20	1-2min
Meio desenvolvimento com a barra por trás da cabeça, no multiforça	3	15-20	1-2min
Remada vertical no multiforça	3	15-20	1-2min
Remada alta na polia alta	3	15-20	1-2min
Encolhimento dos ombros com halteres	4	15-20	1-2min
Supra-abdominal com pedalada	3	Até a falha	1min
Abdominal oblíquo com os braços estendidos	3	Até a falha	1min

QUARTA-FEIRA: COSTAS, BÍCEPS E TRÍCEPS

Exercício	Séries	Repetições	Intervalo
Extensão de ombros barra	3	15-20	1-2min
Puxada com a pegada aberta	3	15-20	1-2min
Remada curvada com barra	3	15-20	1-2min
Remada na polia baixa, sentado	3	15-20	1-2min
Rosca concentrada na polia baixa	3	10-12	1-2min
Rosca direta por trás das costas, na polia baixa	3	10-12	1-2min
Rosca direta na máquina	3	10-12	1-2min
Tríceps francês unilateral, com halter	3	10-12	1-2min
Tríceps na polia alta	3	10-12	1-2min
Mergulho	3	10-12	1-2min

SEXTA-FEIRA: TRÍCEPS, BÍCEPS, PERNAS E PANTURRILHAS

Exercício	Séries	Repetições	Intervalo
Tríceps testa	4	8-10	-
Supersérie com rosca direta com barra	4	8-10	1-2min
Tríceps na polia alta	4	8-10	-
Supersérie com rosca direta na polia alta	4	8-10	1-2min
Extensão de joelhos	3	15-20	1-2min
Agachamento	3	15-20	1-2min
Leg press	3	15-20	1-2min
Flexão de joelhos deitado	3	15-20	1-2min
Levantamento-terra romeno	3	15-20	1-2min
Flexão plantar sentado	4	20-25	1min
Flexão plantar no leg press	4	15-20	1min

SEMANA 4

SEGUNDA-FEIRA: PEITO, TRÍCEPS E BÍCEPS

Exercício	Séries	Repetições	Intervalo
Supino inclinado com a pegada invertida	3	10-12	1-2min
Supino com halteres	3	10-12	1-2min
Crucifixo na máquina	3	10-12	1-2min
Crossover na polia baixa	3	10-12	1-2min
Supino com a pegada fechada (repetições negativas)[1]	3	3-5	2-3min
Supino com a pegada fechada	3[2]	10-12	2-3min
Tríceps francês com haltere, sentado	3[3]	10-12	2-3min
Tríceps na polia alta	3[3]	10-12	2-3min
Rosca direta com barra (repetições negativas)[1]	3	3-5	2-3min
Rosca direta com barra	3[2]	10-12	2-3min
Rosca direta com halteres, inclinado	3[3]	10-12	2-3min
Rosca Scott com barra W	3[3]	10-12	2-3min

TERÇA-FEIRA: OMBRO, TRAPÉZIO E ABDOMINAIS

Exercício	Séries	Repetições	Intervalo
Meio desenvolvimento com halteres	3	10-12	1-2min
Remada vertical na polia baixa	3	10-12	1-2min
Elevação lateral na polia baixa	3	10-12	1-2min
Crucifixo invertido com halteres	3	10-12	1-2min
Encolhimento do ombro unilateral, no multiforça	4	10-12	1-2min
Elevação de pernas com joelhos estendidos	3	Até a falha	-
Trissérie com abdominal oblíquo	3	Até a falha	-
Trissérie com infra-abdominal	3	Até a falha	1min

QUARTA-FEIRA: COSTAS, BÍCEPS E TRÍCEPS

Exercício	Séries	Repetições	Intervalo
Flexão de braços na barra	3	10-12	1-2min
Remada unilateral com haltere	3	10-12	1-2min
Puxada com a pegada invertida	3	10-12	1-2min
Extensão de ombros	3	10-12	1-2min
Rosca direta por trás das costas, na polia baixa	3	15-20	1min
Rosca direta na polia alta	3	15-20	1min
Rosca direta com corda	3	15-20	1min
Tríceps na polia alta	3	15-20	1min
Tríceps francês na polia baixa	3	15-20	1min
Tríceps na polia alta com pegada invertida	3	15-20	1min

(Continua)

TABELA 7.13 Treinos de seis semanas para braços enormes (continuação)

SEXTA-FEIRA: TRÍCEPS, BÍCEPS, PERNAS E PANTURRILHAS

Exercício	Séries	Repetições	Intervalo
Tríceps testa	3	25-30	-
Supersérie com supino com a pegada fechada	3	25-30	1-2min
Tríceps na polia alta (com corda)	3	25-30	-
Supersérie com tríceps francês na polia baixa	3	25-30	1-2min
Rosca direta com halteres, inclinado	3	25-30	-
Supersérie com rosca alternada com halteres	3	25-30	1-2min
Rosca direta na polia baixa, com corda	3	25-30	-
Supersérie com rosca direta na polia baixa (com a barra curta)	3	25-30	1-2min
Tríceps testa	4	8-10	-
Supersérie com rosca direta com barra	4	8-10	1-2min
Tríceps na polia alta	4	8-10	1
Supersérie com rosca direta na polia alta	4	8-10	1-2min
Agachamento com a barra pela frente	3	10-12	1-2min
Step com halteres	3	10-12	1-2min
Leg press	3	10-12	1-2min
Extensão de joelhos	3	10-12	1-2min
Flexão de joelhos, deitado	3	10-12	1-2min
Flexão plantar no leg press	4	10-12	1min
Flexão plantar sentado	4	10-12	1min

SEMANA 5
SEGUNDA-FEIRA: PEITO, TRÍCEPS E BÍCEPS

Exercício	Séries	Repetições	Intervalo
Supino	3	4-6	2-3min
Supino inclinado com halteres	3	4-6	2-3min
Crucifixo com halteres	3	12-15	1-2min
Crossover com a polia na posição média	3	12-15	1-2min
Supino com a pegada fechada (repetições negativas)[1]	3	3-5	2-3min
Supino com a pegada fechada	3[2]	8-10	2-3min
Tríceps francês com haltere, sentado	3[3]	8-10	2-3min
Tríceps na polia alta	3[3]	8-10	2-3min
Rosca direta com barra (repetições negativas)[1]	3	3-5	2-3min
Rosca direta com barra	3[2]	8-10	2-3min
Rosca direta com halteres, inclinado	3[3]	8-10	2-3min
Rosca Scott com barra W	3[3]	8-10	2-3min

TERÇA-FEIRA: OMBROS, TRAPÉZIO E ABDOMINAIS

Exercício	Séries	Repetições	Intervalo
Meio desenvolvimento com barra	3	4-6	2-3min
Meio desenvolvimento com halteres, em pé	3	4-6	2-3min
Elevação lateral com halteres	3	12-15	1-2min
Crucifixo invertido na máquina	3	12-15	1-2min
Encolhimento dos ombros no multiforça	2	4-6	1-2min
Encollhimento dos ombros por trás das costas, no multiforça	2	12-15	1-2min
Supra-abdominal com pedalada	3	Até a falha	1-2min
Lenhador na polia alta	3	15-20	1-2min

QUARTA-FEIRA: COSTAS, BÍCEPS E TRÍCEPS

Exercício	Séries	Repetições	Intervalo
Remada curvada com barra	3	4-6	2-3min
Puxada com a pegada aberta	3	4-6	2-3min
Puxada com a pegada invertida	3	12-15	1-2min
Extensão de ombros	3	12-15	1-2min
Rosca Scott	3	20-25	1min
Rosca direta com halteres, inclinada	3	20-25	1min
Rosca neutra com halteres	3	20-25	1min
Tríceps na polia alta	3	20-25	1min
Tríceps na máquina	3	20-25	1min
Tríceps francês com haltere	3	20-25	1min

SEXTA-FEIRA: TRÍCEPS, BÍCEPS, PERNAS E PANTURRILHAS

Exercício	Séries	Repetições	Intervalo
Supino com a pegada fechada	3	12-15	-
Série gigante com tríceps testa	3	12-15	-
Série gigante com tríceps francês com haltere	3	12-15	-
Série gigante com mergulho no banco	3	12-15	2-3min
Rosca direta com halteres, posição inclinada	3	12-15	-
Série gigante com rosca direta, posição inclinada	3	12-15	-
Série gigante com rosca direta com barra W	3	12-15	-
Série gigante com rosca neutra com halteres	3	12-15	2-3min
Agachamento	3	4-6	2-3min
Leg press	3	4-6	2-3min
Extensão de joelhos	3	12-15	1-2min
Levantamento-terra romeno	3	4-6	2-3min
Flexão de joelhos sentado	3	12-15	1-2min
Flexão plantar em pé	4	12-15	1min
Flexão plantar sentado	4	20-25	1min

TABELA 7.13 Treinos de seis semanas para braços enormes (continuação)

SEMANA 6
SESSÃO DE TREINO MAIS LEVE PARA BRAÇOS: MAIS REPETIÇÕES OU UM NÚMERO MODERADO DE REPETIÇÕES
SEGUNDA-FEIRA: PEITO, ABDOMINAIS

Exercício	Séries	Repetições	Intervalo
Supino	3	8-10	1-2min
Supino inclinado com a pegada invertida, com halteres	3	8-10	1-2min
Crucifixo inclinado	3	15-20	1min
Supino no multiforça	3	15-20	1-2min
Elevação de perna com joelhos estendidos	3	Até a falha	1min
Supra-abdominal na polia alta	3	15-20	1min
Abdominal oblíquo na polia alta	3	15-20	1min

TERÇA-FEIRA: COSTAS E PANTURRILHAS

Exercício	Séries	Repetições	Intervalo
Remada curvada com barra	3	8-10	1-2min
Puxada com pegada aberta	3	8-10	1-2min
Extensão de ombros	3	15-20	1-2min
Remada na polia baixa, sentado	3	15-20	1-2min
Flexão plantar sentado	3	15-20	-
Supersérie com flexão plantar unilateral em pé (peso corporal)	3	6-20	1min

QUINTA-FEIRA: OMBROS E TRAPÉZIO

Exercício	Séries	Repetições	Intervalo
Meio desenvolvimento com barra	3	8-10	1-2min
Elevação lateral com halteres	3	8-10	1-2min
Crucifixo invertido com halteres	3	15-20	1-2min
Meio desenvolvimento na máquina	3	15-20	1-2min
Encolhimento dos ombros com barra	4	8-10	1-2min
Encolhimento por trás das costas, no multiforça	2	12-15	1-2min

SEXTA-FEIRA: TRÍCEPS, BÍCEPS E PERNAS

Exercício	Séries	Repetições	Intervalo
Supino com pegada fechada	3	8-10	1-2min
Tríceps francês com haltere	3	8-10	1-2min
Tríceps na polia alta	3	8-10	1-2min
Rosca direta com barra	3	8-10	1-2min
Rosca direta, inclinada	3	8-10	1-2min
Rosca neutra com halteres	3	8-10	1-2min
Agachamento	3	8-10	1-2min
Leg press	3	8-10	1-2min
Extensão de joelhos	3	15-20	1min
Agachamento no multiforça	3	15-20	1min
Levantamento-terra romeno	3	8-10	1-2min
Flexão de joelhos sentado	3	15-20	1min

[1] Para realizar repetições negativas, deve ser utilizada uma carga de aproximadamente 20% acima da carga de 1RM e haver um ajudante para auxiliar durante a fase positiva da repetição. A fase negativa deve ser realizada durante 3 a 5 segundos.
[2] São realizados dois intervalos na última série, com descanso durante 15 segundos quando se chega na falha muscular. Então, a série continua e, ao chegar a uma nova falha muscular, descansa-se durante mais 15 segundos e, então, a série continua mais uma vez.
[3] Fazer um *drop set* na última série, reduzindo imediatamente a carga entre 20 e 30% e continuando a série.

em todos os exercícios. O programa "mais largo é melhor", com duração de 16 semanas, pode ajudar a aprimorar costas fracas (ver Tab. 7.14). A Fase 1 utiliza um aquecimento com flexões na barra e exercícios como levantamento-terra, remadas e "bom-dias"* para construir costas fortes. O número de repetições é baixo, a fim de enfatizar os ganhos de força. O volume também é baixo porque se faz a sessão de treino duas vezes por semana (na segunda e na sexta-feira), juntamente com o treino dos abdominais. Treina-se peito, ombros e panturrilha na terça-feira; bíceps, tríceps e abdominais na quarta; e pernas na quinta. Na Fase 2, ocorre um aumento do volume e uma diminuição da frequência semanal para apenas uma sessão. Treina-se peito, ombros e abdominais na segunda-feira. As séries compostas adicionam um outro nível de dificuldade, o que significa que os músculos das costas precisam de uma semana de recuperação durante essa fase.

---

* N. de R. T.: O autor refere-se ao exercício *good morning*, no qual o tronco é deslocado à frente (com flexão dos quadris) com uma barra colocada na altura dos ombros.

TABELA 7.14 Programa "mais largo é melhor"

FASE 1: SEMANAS 1-4

Exercício	Séries	Repetições
Flexões na barra	3	8-10
Levantamento-terra	3	4-6
Remada curvada com barra	3	4-6
Puxada pela frente	3	4-6
"Bom-dia" com barra	3	8-10

FASE 2: SEMANAS 5-8

Exercício	Séries	Repetições
Flexões na barra	2	10-12
Remada com barra	3	8-10
Série composta com puxada pela frente	3	8-10
Remada com barra "T"	3	8-10
Série composta com a extensão do ombro na polia alta	3	8-10
Extensão lombar	3	8-10

FASE 3: SEMANAS 9-12
SEGUNDA-FEIRA

Exercício	Séries	Repetições
Remada com barra	4	6-8
Remada com halteres	4	6-8
Remada na polia baixa	4	6-8

SEXTA-FEIRA

Barra	2	8-10
Puxada pela frente (pegada aberta)	2	10-12
Puxada pela frente (pegada fechada)	2	10-12
Puxada pela frente (pegada supinada)	2	10-12

FASE 4: SEMANAS 13-16

Puxada pela frente	4	12-15
Remada na polia alta, inclinada	4	12-15
Remada na polia baixa	4	12-15
Remada curvada unilateral na polia baixa	4	12-15
Extensão lombar	3	12-15

Na Fase 3, são feitos dois treinos por semana com a mesma rotina dividida da Fase 1, mas as sessões de segunda e de sexta-feira são diferentes. A de segunda-feira enfatiza as remadas, executadas com cargas mais elevadas e poucas repetições, enquanto a de sexta enfoca as barras e as puxadas com cargas mais leves e com um maior número de repetições. Essas sessões devem consistir de uma série gigante, feita duas vezes. A Fase 4 é composta de um programa que enfoca os dorsais em diversos ângulos, com todos os seus exercícios baseados em movimentos com cabos. Isso mantém a tensão máxima aplicada nos músculos durante toda a amplitude de movimento. O número de repetições é maior, e deve-se fazer *drop sets* na última série de cada exercício com cabo. Essa sessão é realizada uma vez por semana com uma rotina dividida semelhante à usada durante a Fase 2. No final da Fase 4, pode-se mudar para um treino de costas mais básico, utilizando-se a rotina dividida normalmente utilizada.

Programa "deltoides volumosos"

Assim como as costas, ter ombros grandes, redondos e musculosos pode fazer com que o físico pareça maior de qualquer ângulo. O programa "deltoides volumosos" (ver Tab. 7.15) visa o crescimento das três cabeças que compõem o deltoide, a fim de construir uma musculatura forte e equilibrada. A Fase 1 inicia com um programa básico de força e massa muscular realizado duas vezes por semana (na segunda e na sexta-feira), junto com trapézio e abdominais. A sessão de segunda consiste de um treino só com barras e anilhas, e a de sexta é feita com a utilização de halteres em todos os exercícios. Treina-se pernas e panturrilhas na terça-feira; peito, tríceps e abdominais na quarta; e costas e bíceps na quinta. Os treinos dessa fase envolvem baixas repetições e baixo volume. Na Fase 2, ocorre a diminuição na frequência de treino para uma vez por semana, com aumento da intensidade, altas repetições, alto volume e técnicas de pré-exaustão. Treina-se peito, tríceps e abdominais na segunda-feira; ombros e trapézio na quarta; pernas na quinta; e costas, bíceps e abdominais na sexta. Na Fase 3, divide-se o treino em uma sessão de empurrar na segunda-feira, e em outra sessão de elevações com trisséries, na sexta. Faça isso com a mesma rotina dividida da Fase 1. A Fase 4 finaliza o trabalho com um microciclo contendo uma sessão de treino por semana – que fadiga os deltoides com o aumento das repetições – além de *drop sets* na última série de cada exercício.

TABELA 7.15 Programa "deltoides volumosos"

FASE 1: SEMANAS 1-4
SEGUNDA-FEIRA

Exercício	Séries	Repetições
Push press com barra	4	3-5
Meio desenvolvimento com barra, sentado	4	4-6
Remada vertical com a pegada aberta	4	4-6
Elevação frontal com barra	4	6-8
Encolhimento de ombros com barra	4	6-8

SEXTA-FEIRA

Exercício	Séries	Repetições
Meio desenvolvimento com halteres, em pé	3	6-8
Elevação lateral unilateral	3	6-8
Crucifixo invertido	3	6-8
Elevação frontal alternada, com halteres	3	6-8
Encolhimento de ombros com halteres	3	6-8

FASE 2: SEMANAS 5-8

Exercício	Séries	Repetições
Elevação frontal na polia baixa	4	12-15
Meio desenvolvimento com barra	4	8-10

FASE 2: SEMANAS 5-8 (continuação)

Exercício	Séries	Repetições
Elevação lateral com halteres	4	10-12
Meio desenvolvimento com halteres	4	8-10
Crucifixo invertido	4	10-12
Encolhimento de ombros com halteres, unilateral*	4	8-10

FASE 3: SEMANAS 9-12
SEGUNDA-FEIRA

Exercício	Séries	Repetições
Meio desenvolvimento com barra, em pé	4	8-10
Meio desenvolvimento com halteres, sentado	4	8-10
Meio desenvolvimento no multiforça	4	8-10
Encolhimento de ombros com barra por trás das costas	4	8-10

SEXTA-FEIRA

Exercício	Séries	Repetições
Crucifixo invertido	4	15-20
Elevação lateral com halteres	4	15-20
Elevação frontal com halteres	4	15-20
Encolhimento de ombros com halteres, sentado	4	10-12

FASE 4: SEMANAS 13-16*

Exercício	Séries (SEMANA 13)	Repetições (SEMANA 13)	Séries (SEMANA 14)	Repetições (SEMANA 14)	Séries (SEMANA 15)	Repetições (SEMANA 15)	Séries (SEMANA 16)	Repetições (SEMANA 16)
Meio desenvolvimento com barra	4	6	4	10	4	15	4	20
Meio desenvolvimento com halteres	4	6	4	10	4	15	4	20
Remada vetical com halteres	4	6	4	10	4	15	4	20
Elevação lateral na polia baixa	4	6	4	10	4	15	4	20
Crucifixo invertido no crossover	4	6	4	10	4	15	4	20
Encolhimento de ombros com halteres	4	6	4	10	4	15	4	20

* Alterne os braços direito e esquerdo, sem intervalo, até completar quatro séries.

PARTE III

TREINO PARA FORÇA MÁXIMA

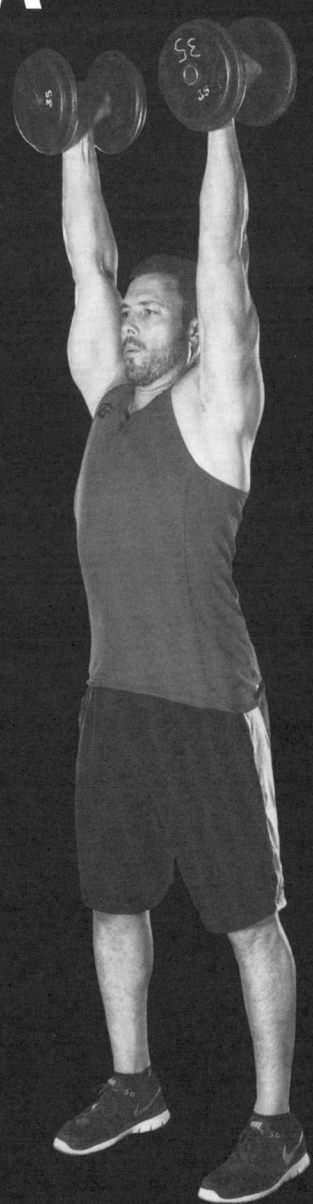

O treino para incrementar a força máxima é muito diferente daquele que visa ganhos de massa muscular. Do ponto de vista do treinamento, o volume total e as repetições realizadas em cada série tendem a ser menores quando se treina força máxima do que ao se treinar com foco no aumento de massa. Do ponto de vista fisiológico, o crescimento muscular costuma ser mais influenciado pelos efeitos posteriores do treinamento, enquanto o treino que visa incrementos da força conta ainda com um componente de aprendizado que se desenvolve durante as sessões. Mesmo que os estresses mecânico e metabólico sejam importantes no desenvolvimento da força, existe um elemento fundamental para esse aprimoramento, que se baseia no treinamento do sistema nervoso.

Os motoneurônios que "correm" pela medula espinal até as fibras musculares são responsáveis pelo início das contrações musculares. O treinamento de força a aumenta em decorrência de diversas adaptações que ocorrem nos motoneurônios. Há um mecanismo que os treina para ativar as fibras de forma mais rápida, permitindo que estas se contraiam com mais força. O treinamento de força também exercita os motoneurônios para ativar as fibras durante um maior período de tempo, sem chegar à fadiga, possibilitando a execução de mais repetições com certa quantidade de peso. Outro mecanismo que leva ao aumento da força é a sincronização das unidades motoras. Isso se refere à habilidade de diferentes motoneurônios – que controlam diferentes fibras dentro de um mesmo músculo – em ativar as fibras em um momento específico, acarretando na maior produção de força no músculo.

A semelhança entre os programas que visam maximizar a força e aqueles que visam maximizar o crescimento é o fato de que ambos, por tentativa e erro, têm sido definidos como os mais adequados para o aumento da força, tanto nas academias quanto nos laboratórios de investigação. A Parte III aborda o treinamento visando a força máxima. O Capítulo 8 apresenta modelos básicos de sessões de treino para o aumento da força. Começa-se ensinando as rotinas divididas semanais ótimas para o incremento da força, independentemente da organização de treino. A partir daí, existe uma progressão de recomendações gerais para o treinamento. Por fim, o capítulo mostra dicas de treino e estratégias para maximizar a força nos três principais exercícios (supino, agachamento e levantamento-terra), assim como normas para o treinamento do tronco.

O Capítulo 9 introduz métodos de treino avançados que permitem o levantamento de mais peso em menos tempo. Essas técnicas servem para aumentar os estresses mecânico e metabólico, a taxa de ativação e o sincronismo das unidades motoras.

O Capítulo 10 mostra ciclos periodizados de treino de longa duração que são elaborados para aumentar continuamente os níveis de força sem chegar a um platô. Começa-se ensinando como testar a força máxima, um componente crítico para saber qual o progresso do praticante durante qualquer ciclo de treino de força. A partir daí, pode-se utilizar o ciclo que melhor se adaptar à experiência do praticante e seguir os ciclos seguintes. Também é possível seguir um ciclo específico de um exercício em que se deseja aumentar a força. Independentemente do nível de treinamento ou dos objetivos envolvendo a força muscular, esta seção aborda tudo o que se precisa saber para desenvolver a força.

CAPÍTULO 8

Táticas para maximizar a força

O primeiro passo para aumentar a força é aprender como elaborar sessões e programas básicos de treino com esse objetivo em mente. As variáveis a serem consideradas na elaboração dos treinos (ver Cap. 2) são a escolha dos exercícios que serão executados, sua ordem de execução, o número de séries que serão realizadas, a carga que será utilizada e o intervalo que será empregado entre as séries. Além disso, deve-se considerar a frequência com que cada grupo muscular será trabalhado e o tipo de rotina a ser implementado.

Este capítulo aborda as rotinas mais comuns entre os praticantes interessados em maximizar a força muscular, ajudando a determinar qual a melhor organização semanal a ser seguida. Volta-se a enfatizar as variáveis de cada sessão de treino, descrevendo minuciosamente os exercícios específicos. Cada passo fornece mais detalhes a respeito das normas, dos métodos e das dicas para alcançar esse objetivo.

DIVISÃO SEMANAL DO TREINO

Independentemente de a meta ser desenvolver força ou massa muscular, a forma mais fácil de dividir o treino é trabalhando dentro de períodos de uma semana. Embora o corpo não siga com especificidade um ciclo de sete dias, para fins práticos, esse ciclo de treino se adéqua ao calendário e aos compromissos dos praticantes. Todas as rotinas apresentadas a seguir são voltadas para o desenvolvimento de força e seguem um ciclo de sete dias, encaixando-se na agenda e no nível de experiência de qualquer indivíduo.

Tais rotinas têm um denominador comum: enfatizar o treino dos três principais levantamentos – o supino (um marcador da força dos membros superiores), o agachamento (um marcador da força dos membros inferiores) e o levantamento-terra (um marcador da força do corpo inteiro). Eles também são utilizados em competições de *powerlifting*. Em geral, a resistência usada nesses três exercícios é expressa como uma porcentagem de uma repetição máxima (1RM) do atleta, enquanto todos os outros exercícios são expressos em uma zona-alvo de RMs – resistência que limita o praticante a um número específico de repetições. Isso ocorre porque os levantadores de peso e demais interessados em treinar força frequentemente testam sua 1RM nos três exercícios principais.

Devido ao fato de o treino para força máxima envolver esses três exercícios – o que o difere do treino com vários grupos musculares –, ele tende a ser menos usado na organização das rotinas. Isso não significa que exista um número limitado de maneiras de dividir um programa para esse fim. As rotinas apresentadas a seguir são as mais bem aceitas pela maior parte dos especialistas em força e atletas.

Treino único

O treino único baseia-se em uma única sessão de treino que estressa a maioria dos principais grupos musculares do corpo. Essa rotina permite treinos três vezes por semana – normalmente segunda, quarta e sexta-feira. Muitos especialistas creem que a frequência é importante para o incremento da força. Na verdade, diversos técnicos fazem com que seus atletas sigam um sistema de treino único não só por acreditarem na importância da frequência de treino, mas também por acharem que, devido ao corpo trabalhar como uma unidade, este deve ser treinado de forma apropriada. Além disso, um treinamento único visando a força pode ser um meio efetivo de aumentar a força geral.

A frequência semanal proposta para esse tipo de treino também é benéfica para iniciantes. Como discutido no Capítulo 5, isso se dá porque as adaptações iniciais decorrentes do treinamento de força envolvem o treinamento do sistema nervoso. A melhor forma de os iniciantes se exercitarem para aumentar a força é empregando um número de repetições ligeiramente mais alto do que o utilizado por indivíduos treinados e uma maior frequência semanal dos mesmos exercícios, a fim de "programar" o sistema nervoso.

Os treinos únicos, em geral, incluem um exercício para cada grande grupo muscular. Os exercícios escolhidos normalmente envolvem o supino, o agachamento e o levantamento-terra, ou outros que os imitem, além de exercícios auxiliares que ajudam no aumento da força nos exercícios principais. A maior parte dos praticantes que usam o treino único não exercita grupos pequenos (como trapézio, antebraço e panturrilha), de modo a concentrar os estímulos nos músculos diretamente envolvidos no supino, no agachamento e no levantamento-terra.

Enquanto se realiza um treinamento único, o primeiro exercício da sessão deve alternar entre o supino, o agachamento e o levantamento-terra. Dessa forma, cada um dos principais exercícios de força é treinado uma vez por semana quando o corpo está descansado. Alguns *powerlifters* também incluem um exercício auxiliar extra para o exercício que está sendo priorizado na sessão (ver Tab. 8.1 – o *leg press* é acrescentado ao agachamento na segunda-feira).

TABELA 8.1 Treino único para força

SESSÃO DE TREINO 1: SEGUNDA-FEIRA (ÊNFASE NO AGACHAMENTO)		
Exercício	Séries	% 1RM ou repetições
Agachamento	4	85%
Leg press	3	8-10
Supino inclinado	4	6-8
Meio desenvolvimento com halteres	3	6-8
Remada com barra	3	6-8
Stiff	3	6-8
Supino com a pegada fechada	3	6-8
Rosca direta com barra	3	8-10
Elevação de pernas com joelhos estendidos	3	10-12
SESSÃO DE TREINO 2: QUARTA-FEIRA (ÊNFASE NO SUPINO)		
Supino	4	85%
Supino com halteres	3	8-10
Agachamento com barra	3	6-8
Meio desenvolvimento com barra	3	6-8
Levantamento-terra	3	80%
Remada com halteres	3	8-10
Mergulho	3	8-10
Rosca direta com barra	3	6-8
Lenhador na polia alta	3	20
SESSÃO DE TREINO 3: SEXTA-FEIRA (ÊNFASE NO LEVANTAMENTO-TERRA)		
Levantamento-terra	4	85%
Levantamento-terra unilateral com halteres	3	8-10
Supino	3	8-10
Remada vertical	3	6-8
Puxada pela frente	3	8-10
Rosca testa	3	6-8
Rosca Scott	3	8-10
Extensão lombar	3	15-20

Rotina dividida em empurrar e puxar

Essa rotina apresenta sessões de treino divididas em exercícios de empurrar e de puxar. Os exercícios de empurrar incluem qualquer exercício em que a fase positiva do movimento (concêntrica) envolva pressionar ou empurrar o peso para longe do corpo (como no supino e no meio desenvolvimento) ou empurrar o corpo para longe do chão ou de uma plataforma (como no agachamento). Os exercícios de puxar incluem qualquer exercício em que a fase positiva do movimento (concêntrica) envolva puxar o peso na direção do corpo (como na rosca direta, na remada com barra ou na flexão de joelhos) ou puxar o corpo na direção de um objeto fixo (como na flexão na barra com pegada aberta).

Alguns praticantes dividem o treino em sessões de puxar e empurrar pois esses exercícios envolvem grupos musculares similares na sua execução. Por exemplo, os músculos do peitoral, deltoide e tríceps são usados em diferentes graus no meio desenvolvimento.

Esse tipo de rotina possibilita que cada sessão de treino seja feita duas vezes por semana, ou seja, em quatro sessões semanais (Tab. 8.2). No dia de "empurrar",

TABELA 8.2 Rotina dividida em empurrar e puxar

SESSÃO DE TREINO 1: SEGUNDA E QUINTA-FEIRA* (TREINO DE EMPURRAR)		
Exercício	Séries	% 1RM ou repetições
Agachamento*	4	90%
Leg press	3	8-10
Extensão de joelhos	3	8-10
Supino*	4	75%
Supino inclinado com halteres	3	8-10
Meio desenvolvimento com halteres	4	6-8
Supino com a pegada fechada	4	6-8
Flexão plantar, em pé	4	8-10
SESSÃO DE TREINO 2: TERÇA E SEXTA-FEIRA (TREINO DE PUXAR)		
Levantamento-terra	4	90%
Flexão de joelhos, deitado	3	8-10
Remada com barra	4	6-8
Puxada pela frente	3	8-10
Rosca direta com barra	4	6-8
Abdominal com anilhas	4	8-10

* Na quinta-feira, faça o supino e o supino inclinado com halteres antes do agachamento.

é aconselhável alternar o supino e o agachamento como exercício inicial.

Rotina de *powerlifting* dividida em exercícios para membros superiores e inferiores

Nessa rotina, as sessões de treino são divididas em um dia para membros superiores e em outro para inferiores. Os exercícios para membros superiores envolvem todos aqueles para os principais grupos da parte superior do corpo, enquanto os exercícios para membros inferiores envolvem todos aqueles para os principais grupos da parte inferior.

Assim como a rotina dividida em exercícios de empurrar e puxar, a divisão em membros superiores e inferiores permite que cada sessão seja feita duas vezes por semana, em um total de quatro sessões semanais (ver Tab. 8.3). A maior parte dos *powerlifters* que seguem esse tipo de divisão usa os dois treinos de membros superiores para enfatizar o supino. Além disso, pode-se usar uma sessão para enfatizar os músculos que ajudam a empurrar (como ombros e tríceps) e outra para os músculos que auxiliam a puxar (como costas e bíceps). Nas sessões para membros inferiores, a maioria dos *powerlifters* dedica uma sessão para ênfase em agachamento e em exercícios auxiliares para quadríceps, e outra para ênfase em levantamento-terra e em exercícios auxiliares para os isquiotibiais.

Rotina dividida em esforço máximo e esforço dinâmico

Basicamente, a rotina dividida em esforço máximo e esforço dinâmico é uma versão modificada da rotina de *powerlifting* com exercícios para membros superiores e inferiores. Essa divisão treina o corpo inteiro em dois dias, em um total de quatro sessões semanais. A principal diferença é a carga utilizada (maiores detalhes são apresentados no Cap. 9). As primeiras duas sessões são feitas utilizando-se o sistema de esforço máximo (ver Tab. 8.4), o que leva a um aumento gradual da carga em cada série do supino, do agachamento ou do levantamento-terra, até serem atingidos 90 a 95% de 1RM. Alguns praticantes chegam a 100% em algumas sessões de treino.

TABELA 8.3 Rotina de *powerlifting* dividida em exercícios para membros superiores e inferiores

Exercício	Séries	% 1RM ou repetições
SESSÃO DE TREINO PARA MEMBROS SUPERIORES 1: SEGUNDA-FEIRA (SUPINO E EXERCÍCIOS DE EMPURRAR)		
Supino	4	90%
Supino com halteres	3	4-6
Meio desenvolvimento com barra	3	4-6
Remada vertical	3	6-8
Supino com a pegada fechada	3	4-6
Mergulho	3	6-8
Abdominal, em pé	3	8-10
SESSÃO DE TREINO PARA MEMBROS INFERIORES 1: TERÇA-FEIRA (AGACHAMENTO E EXERCÍCIOS PARA QUADRÍCEPS)		
Agachamento	5	90%
Leg press	3	4-6
Extensão de joelhos	3	6-8
Flexão plantar, em pé	4	8-10
SESSÃO DE TREINO PARA MEMBROS SUPERIORES 2: QUINTA-FEIRA (SUPINO E EXERCÍCIOS DE PUXAR)		
Supino	5	75%
Puxada pela frente	3	6-8
Remada com barra	3	6-8
Rosca direta com barra	4	6-8
Giro russo	3	20
SESSÃO DE TREINO PARA MEMBROS INFERIORES 2: SEXTA-FEIRA (LEVANTAMENTO-TERRA E EXERCÍCIOS PARA ISQUIOTIBIAIS)		
Levantamento-terra	5	90%
Levantamento-terra romeno	3	6-8
Flexão de joelhos, deitado	3	6-8
"Bom-dia"	3	8-10
Flexão plantar, sentado	4	10-12

Nas duas últimas sessões da semana, a carga usada no supino, no agachamento e no levantamento-terra é de apenas 50 a 60% de 1RM. Embora a maior parte das pessoas consiga levantar essa carga para fazer 20 repetições, essas séries terminam entre 3 e 5 repetições. O ponto-chave está na velocidade com que essas repetições são executadas. Nas sessões de esforço dinâmico, elas são feitas o mais rápido possível.

TABELA 8.4 Rotina dividida em esforço máximo e esforço dinâmico

TREINO PARA MEMBROS INFERIORES 1
SEGUNDA-FEIRA – ESFORÇO MÁXIMO

Exercício	Séries	Repetições	% 1RM
Agachamento	1	5	10%
	1	5	20%
	1	5	30%
	1	3	40%
	1	3	50%
	1	3	60%
	1	1	70%
	1	1	80%
	1	1	90%
	1	1	95%
	1	1	100%
Levantamento-terra	1	5	10%
	1	5	20%
	1	5	30%
	1	3	40%
	1	3	50%
	1	3	60%
	1	1	70%
	1	1	80%
	1	1	90%
	1	1	95%
	1	1	100%
Levantamento-terra romeno	3	4-6	85%
"Bom-dia" com barra	3	6-8	80%
Roll-out na bola suíça	3	12-15	Peso corporal

TREINO PARA MEMBROS SUPERIORES 1
TERÇA-FEIRA – ESFORÇO MÁXIMO

Exercício	Séries	Repetições	% 1RM
Supino	1	5	10%
	1	5	20%
	1	5	30%
	1	3	40%
	1	3	50%
	1	3	60%
	1	1	70%
	1	1	80%
	1	1	90%
	1	1	95%
	1	1	100%
Supino com halteres	3	4-6	85%
Meio desenvolvimento com barra	3	4-6	85%
Supino com a pegada fechada	3	4-6	85%
Remada com barra	3	4-6	85%
Rosca direta com barra	3	6-8	80%
Elevação de pernas com joelhos flexionados	3	10	Peso corporal

TREINO PARA MEMBROS INFERIORES 2
QUINTA-FEIRA – ESFORÇO DINÂMICO

Exercício	Séries	Repetições	% 1RM
Agachamento	2	5	10%
	1	5	20%
	1	3	30%
	1	3	40%
	8	3	50%
Levantamento-terra	2	5	10%
	1	5	20%
	1	3	30%
	1	3	40%
	8	3	50%
Levantamento-terra romeno	3	8-10	75%
"Bom-dia" com barra	3	8-10	75%
Giro russo	3	15-20	Peso corporal

TREINO PARA MEMBROS SUPERIORES 2
SEXTA-FEIRA – ESFORÇO DINÂMICO

Exercício	Séries	Repetições	% 1RM
Supino	2	5	10%
	1	5	20%
	1	3	30%
	1	3	40%
	8	3	50%
Supino com halteres	3	8-10	75%
Meio desenvolvimento com barra	3	8-10	75%
Supino com a pegada fechada	3	8-10	75%
Remada com barra	3	8-10	75%
Rosca direta com barra	3	8-10	75%
Abdominal declinado	3	12	Peso corporal

Rotina dividida em agachamento, supino e levantamento-terra

Alguns praticantes dividem o treinamento em três sessões por dia com diferentes enfoques: agachamento, supino e levantamento-terra. Dessa forma, cada um dos principais exercícios é priorizado em um tempo de treino equivalente. Considerando-se o período de uma semana, normalmente se realiza primeiro a sessão de agachamento, a fim de dar um longo tempo de recuperação antes da sessão de levantamento-terra, que também usa bastante os músculos das pernas. A sessão de agachamento costuma ser acompanhada por exercícios auxiliares que treinam o quadríceps, os isquiotibiais e, às vezes, os músculos da panturrilha. A segunda sessão (realizada 48 horas após a sessão de agachamento) é, em geral, a sessão de supino, que normalmente envolve exercícios auxiliares de empurrar que enfatizam peito, ombros e tríceps. Já a terceira sessão (realizada em não menos que 48 horas após a de supino) é a de levantamento-terra. Além deste, é comum que sejam incluídos exercícios auxiliares de puxar que treinam costas e bíceps. Um exemplo da rotina dividida em agachamento, supino e levantamento-terra é observado na Tabela 8.5.

> ### Mudando a organização da sua rotina de treino
>
> As rotinas que visam o aumento da força, abordadas na seção anterior, apresentam poucas diferenças entre si. Todas enfatizam o treino dos três exercícios principais e têm um segundo objetivo, que é a execução de exercícios auxiliares. Em função disso, mudar a rotina a cada período de poucos meses é uma maneira de estabelecer outra forma de variação do treino. No entanto, a maior parte dos *powerlifters* competitivos segue uma rotina dividida durante um ano. Portanto, ao encontrar um tipo de rotina que seja melhor para a programação adotada, pode-se utilizá-la por tempo indeterminado.

PRINCÍPIOS DOS PROGRAMAS DE FORÇA

O tipo de divisão de treino adotado não é um fator tão fundamental para a obtenção de ganhos de força quanto a escolha e a ordem dos exercícios, a carga/intensidade e o volume. Além disso, independentemente da divisão utilizada, existem certas regras que devem ser seguidas para que se tenha sucesso, garantindo um treino ideal para ganhos de força. Aqui são abordados os três principais exercícios de forma detalhada, porque não é possível aumentar a força sem se estar familiarizado com a técnica correta de cada um deles. Por último, mas não menos importante, o capítulo aborda o treino de tronco. Um tronco forte é necessário para transferir força aos membros. Com o conhecimento desses fundamentos do treinamento de força, pode-se avançar para as técnicas de aumento da força (Cap. 9).

TABELA 8.5 Rotina dividida em agachamento, supino e levantamento-terra

SESSÃO DE TREINO 1: DIA DO AGACHAMENTO (SEGUNDA-FEIRA)		
Exercício	Séries	Repetições
Agachamento	4	85%
Leg press	3	6-8
Extensão de joelhos	3	8-10
Flexão plantar, em pé	3	8-10
Lenhador na polia alta	3	20
SESSÃO DE TREINO 2: DIA DO SUPINO (QUARTA-FEIRA)		
Supino	4	85%
Supino inclinado com halteres	3	6-8
Meio desenvolvimento com barra	4	6-8
Supino com a pegada fechada	4	6-8
Abdominal, em pé	4	8-10
SESSÃO DE TREINO 3: DIA DO LEVANTAMENTO-TERRA (SEXTA-FEIRA)		
Levantamento-terra	4	85%
"Bom-dia"	3	6-8
Flexão de joelhos, deitado	3	8-10
Remada com barra	4	6-8
Rosca direta com barra	4	6-8

Regras gerais do treinamento

O treino para massa muscular utiliza os exercícios com a finalidade de chegar a um resultado. O treino que visa a força máxima, por sua vez, não os usa como meras ferramentas; em vez disso, busca-se a melhora do desempenho de determinados exercícios. A maior parte dos levantadores de peso treina o supino, o agachamento e o levantamento-terra. Logo, a primeira e mais óbvia regra é incluir esses três exercícios no programa. Também devem ser incluídos exercícios auxiliares para ajudar a aumentar a força nesses três exercícios. Tal seleção pode envolver exercícios multiarticulares complexos quando houver necessidade.

A ordem também é importante – o supino, o agachamento e o levantamento-terra devem ser feitos no início da sessão de treino, uma vez por semana. Depois do exercício principal, são executados os auxiliares. O segundo exercício deve ser complexo, a fim de enfatizar o principal grupo muscular usado em cada um dos três exercícios principais. Qualquer outro exercício que vier logo após deve trabalhar os grupos que auxiliam na execução do exercício principal.

A quantidade de carga usada é de extrema importância para ganhos de força. Os três exercícios principais normalmente expressam a resistência como um percentual de 1RM. Isso é conveniente, porque os interessados em aumentar a força máxima costumam testar 1RM desses exercícios. Para incrementos na força, maior parte do tempo de treino deve ser gasto usando cargas entre 85 e 95% de 1RM. Claro, é interessante ciclar as cargas de treino, a fim de fazer com que os ganhos continuem. Na verdade, cargas leves como as de 50% de 1RM são, com frequência, utilizadas por levantadores de peso para incrementar a potência, o que ajuda a aumentar a força. A carga dos exercícios auxiliares em geral é expressa como um número de repetições máximas (RMs) específico. Ela normalmente corresponderá a um percentual de 1RM. Por exemplo, se o agachamento está sendo treinado com 85% de 1RM, o *leg press* pode ser realizado em uma faixa de 4 a 6 repetições. Independentemente do exercício, a falha muscular deve ser alcançada no máximo em uma série por exercício. Muitos *powerlifters* de vez em quando (ou nunca) treinam até a falha. No entanto, uma pesquisa realizada na Austrália sugere que o treino até a falha uma única vez em uma série por exercício é melhor para ganhos de força do que não treinar até a falha ou treinar até a falha duas ou mais vezes por exercício (Drinkwater et al., 2005).

O volume por sessão normalmente é baixo quando se visa aumentos na força. Nos exercícios principais, são realizadas de 3 a 8 séries por exercício, enquanto os auxiliares, com frequência, são executados em 3 ou 4 séries por exercício. Na sessão inteira, o volume total pode ser tão baixo quanto 12 séries, podendo, no entanto, chegar a até 30 séries ou mais, dependendo da rotina utilizada e da fase do treino.

Quando falamos de regras, em nenhum outro tipo de treino elas são tão importantes quanto em um treinamento para força máxima. Pesquisas e anos de experiência corroboram que um estreito espectro de exercícios, a sua ordem de execução, a resistência, o volume e até os intervalos de descanso são efetivos na busca do aumento da força. De qualquer forma, como diz o velho ditado, regras são feitas para serem quebradas. Tão importante quanto segui-las, quebrá-las de vez em quando pode ser uma forma efetiva de aumentar a força, por exemplo, durante os platôs, em que o treino padrão não funciona. As estratégias de treino do Capítulo 9 desafiam as regras de tentativa e erro que a maioria dos atletas de força tem adotado como recomendações de treino padrão. Saber como e quando usá-las faz uma enorme diferença nos ganhos que se pode esperar de um programa de treino.

Treino do supino

Para muitas pessoas, força é tudo quando se trata de supino. Raramente um atleta muito bem treinado pergunta quanto você faz no agachamento. A questão que todos querem saber é quanto você faz no supino. A masculinidade com frequência é associada a uma musculatura da parte superior do corpo forte e bem desenvolvida, e o supino é o marcador dessa força. Esse exercício desenvolve os principais músculos da parte superior do corpo – peito, ombros, tríceps e um pouco de costas.

É possível, também, que tantas pessoas associem a força apenas ao supino pelo fato de, dos três exercícios principais de força, este ser o mais fácil de executar. Quase todos podem ir a uma academia e fazê-lo com relativa tranquilidade e segurança. Qualquer que seja a razão, o supino é o exercício de força que mais se destaca.

Quando falamos de estratégias de treino para aumentar a força no supino sem considerar a rotina utilizada, a escolha e a ordem dos exercícios são fatores fundamentais. A força não pode ser aumentada de forma ótima se o exercício não for realizado com regularidade; isso é conhecido como princípio da especificidade. Nos dias de treino com supino, deve-se fazê-lo primeiro, enquanto as fibras musculares estão totalmente recuperadas de qualquer exercício anterior, pois isso garante que os músculos possam suportar a carga máxima em um número específico de repetições prescrito na sessão de treino.

Depois, deve-se fazer um exercício auxiliar de empurrar para o peito, como, por exemplo, o supino inclinado ou declinado, com barra ou com halteres (reto, inclinado ou declinado). De forma ocasional, podem ser realizados exercícios auxiliares monoarticulares. No entanto, por não imitarem o movimento de empurrar do supino, esses raramente são utilizados, a não ser que o levantador de peso esteja na fase de hipertrofia. Os exercícios de peito são, em geral, seguidos por um exercício de ombros ou de tríceps, os quais são preferencialmente complexos, como, por exemplo, o meio desenvolvimento ou a remada vertical para os ombros, o mergulho e o supino com a pegada fechada para o tríceps. Às vezes, os exercícios de ombros e tríceps podem ser auxiliares (monoarticulares). Dependendo da rotina utilizada, um exercício de costas e outro de bíceps podem concluir a sessão, ou pode-se treinar esses grupos musculares em dias de puxar separados (a Tab. 8.6 mostra um exemplo de uma sessão de treino do supino).

Costumam ser feitas entre 3 e 5 séries no supino, não incluindo as de aquecimento; todos os exercícios auxiliares são limitados a três séries. A carga usada deve começar leve (de 10 a 50% de 1RM) e gradualmente aumentar para séries mais pesadas, variando entre 85 e 95% de 1RM. Essa é a faixa na maioria das sessões de treino, dependendo da fase. A carga pode chegar a 100% e ser tão baixa quanto 50% de 1RM em algumas séries de fases específicas do ciclo. As repetições dos exercícios auxiliares em geral correspondem às porcentagens de 1RM usadas na sessão para o exercício supino. Portanto, o número de repetições desses exercícios tende a

TABELA 8.6 Dia do supino

Essa sessão de treino é para um *powerlifter* que tenha um valor no supino de, no mínimo, 495 libras, e que esteja treinando com 90% do seu máximo.

Exercício	Séries	Peso (libras)	Repetições	Intervalo
Supino	1	135	10*	1min
	1	225	8*	1min
	1	315	6*	2min
	1	365	5*	2min
	1	405	3*	3min
	3	445	3**	3-4min
Supino inclinado com halteres	3	375	4-6**	3min
Meio desenvolvimento com barra	3	255	4-6**	3min
Supino com a pegada fechada	3	385	4-6**	3min
Abdominal, em pé	4	110	8-10**	1min

*Séries de aquecimento.
**Séries de treino.

Dicas para o supino

Use estas dicas para ajudá-lo na execução do supino.

POSICIONAMENTO INICIAL

Deite-se em um banco de supino com os pés apoiados no chão e mais afastados do que a largura dos ombros, a fim de estabilizar o corpo. Os joelhos devem ficar flexionados em um ângulo de 90°.

Mantenha uma pequena curvatura na coluna lombar durante todo o exercício. Mantenha, também, os ombros e glúteos pressionados contra o banco. Os glúteos devem permanecer contraídos em todo o exercício.

PEGADA

Faça uma pegada na barra um pouco mais afastada do que a largura dos ombros. Para determinar a melhor pegada de acordo com o comprimento dos braços, certifique-se de que, quando a barra chegar ao peito, exista um ângulo de 90° entre o ombro e o cotovelo.

Enrole o polegar ao redor da barra e a aperte o mais forte possível, de modo a criar uma conexão sólida, permitindo que a força desenvolvida pelos músculos do peito, dos ombros e do tríceps seja mais bem transmitida para a barra.

ABAIXANDO A BARRA

Retire a barra do suporte, levando-a acima da parte superior do peito. Essa é sua posição inicial.

Aproxime as escápulas enquanto abaixa a barra, pois isso estabiliza a cintura escapular e irá ajudá-lo a recrutar os dorsais para empurrar o peso para cima.

Abaixe a barra lentamente. Assim, permite-se que a energia armazenada na descida e que as propriedades elásticas dos músculos produzam mais força na subida.

BRAÇOS

Os braços devem formar um ângulo de 45 a 60° com o tronco conforme você abaixa e empurra a barra de volta para cima.

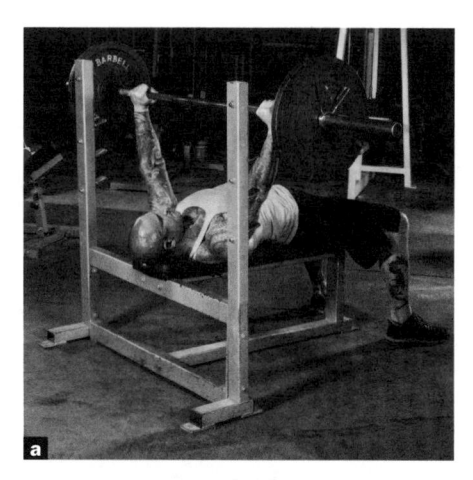

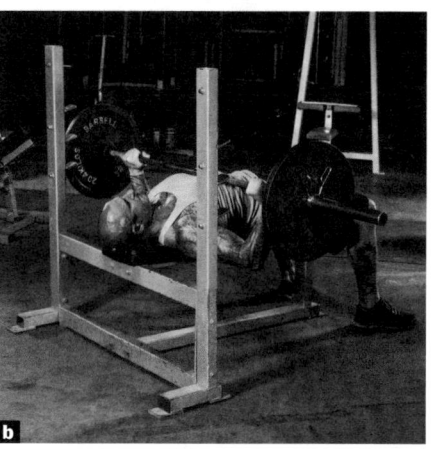

> **O TOQUE EMBAIXO**
> Quando a barra alcançar o peito, ela deve chegar próximo aos mamilos, não muito abaixo destes.
>
> **EMPURRANDO A BARRA**
> Antes de empurrar a barra de volta para cima, deixe os ombros e os glúteos bem encostados no banco. Isso estabiliza a cápsula do ombro e mantém o movimento para cima e em linha reta.
> Você deve afastar a barra do peito de forma explosiva o mais rápido e potente que puder. Afaste-a como se ela estivesse carregada com apenas 10 libras, mesmo que, na realidade, ela se movimente um pouco devagar. O pulso neural resultante da tentativa desse movimento recrutará mais fibras de maior limiar.
> Pressione a barra para cima ou a retorne cuidadosamente em direção à sua cabeça. Enquanto empurra a barra para cima o máximo que pode, tente rasgá-la, movendo os braços para fora, sem mudar a pegada.
>
> **PERNAS**
> Embora o supino seja um exercício para a parte superior, não se esqueça de usar as pernas. Ao empurrar o peso com os braços, você também deve conduzi-lo com as pernas, a fim de transmitir mais força para a parte de cima do corpo.
>
> **RESPIRAÇÃO**
> Faça uma inspiração profunda e segure o ar conforme abaixa o peso; então, inicie o movimento inverso. Isso provoca o aumento da pressão no peito e na cavidade abdominal, o que estabiliza o corpo e permite que os músculos produzam mais força. Isso também expande o peito, diminuindo a distância percorrida pela barra.
> Expire depois de passar pela fase mais difícil do exercício ou quando chegar à posição superior.

ficar, na maior parte das vezes, entre 2 e 10, dependendo da fase de treino.

Os intervalos de descanso entre as séries devem ser mais longos do que os utilizados no treinamento de hipertrofia. O tempo exato não é tão fundamental quanto o fato de o corpo estar praticamente recuperado da série anterior. Quando o treino visa a força, a fadiga não é tão importante. Logo, um intervalo de 2 a 5 minutos é o mais comum. Uma descrição detalhada da técnica de execução apropriada do supino pode ser encontrada nas "dicas para o supino" e no Capítulo 14. Essa técnica é um fator fundamental quando se treina força; entretanto, o programa a ser seguido não terá muitos resultados se não houver o aperfeiçoamento da técnica no supino.

O treino do agachamento

O agachamento é o exercício que define a força da parte inferior do corpo. Embora seja classificado como um exercício para as pernas, ele tecnicamente funciona como um exercício para o aumento da força e da massa muscular do corpo inteiro. Mais de 200 músculos estão envolvidos em sua execução. Além disso, o aumento súbito do hormônio do crescimento e da testosterona que acompanha a realização do agachamento incrementa a força e o crescimento de todos os músculos, se comparado a outros exercícios. Muitos grandes atletas de supino sustentam a importância de fazer o agachamento, preocupando-se, na verdade, apenas com elevar a força no supino.

Para ganhar força no agachamento, o primeiro componente fundamental de qualquer programa de treinamento é a escolha dos exercícios e a ordem de execução. Resumidamente, deve-se fazer o agachamento para aumentar a força nesse exercício. Nas sessões que o enfatizam, ele deve ser o primeiro a ser executado. A carga levantada também é um aspecto muito importante para os ganhos de força. Assim, faz-se primeiro o agachamento, quando os músculos não estão fatigados e encontram-se mais fortes.

O agachamento deve ser seguido por um agachamento auxiliar ou um *leg press* e, ocasionalmente, por um exercício auxiliar para o quadríceps (como a extensão de joelhos). Além desses, muitos levantadores de peso fazem 1 ou 2 exercícios para a panturrilha no final das sessões de agachamento, afinal, esses músculos também estão envolvidos no exercício.

O número total de séries realizadas deve ser de 3 a 5, não incluindo as séries de aquecimento. Todos os exercícios auxiliares normalmente têm o número de séries limitado a três por exercício. A carga utilizada deve ser aumentada, de forma progressiva, de uma carga leve nas séries de aquecimento, com cerca de 10 a 50% de 1RM, até séries pesadas de 85 a 95% de 1RM. Essa é a faixa utilizada na maioria das sessões de treino, dependendo da fase executada pelo praticante. Considerando o nível mais alto, a carga utilizada pode chegar a 100% de 1RM no agachamento. No mais baixo, a carga pode ser reduzida para 50% de 1RM nas séries de fases que enfatizam o incremento da potência. Nos exercícios auxiliares, as repetições costumam corresponder à porcentagem de 1RM usada no supino. Desse modo, realizam-se entre 2 e 10 repetições nos exercícios auxiliares, dependendo da fase de treinamento. Os intervalos de descanso com frequência duram cerca de 2 a 5 minutos (ver Tab. 8.7 para um exemplo de sessão de treino de agachamento). Uma descrição detalhada da técnica de execução apropriada para esse treino é abordada no Capítulo 21. Ela é essencial para a produção máxima de força no agachamento. Ainda, as "dicas para o agachamento" apresentam formas para aumentar a força na execução do exercício.

TABELA 8.7 Dia do agachamento

Essa sessão de treino é para um *powerlifter* que tenha um valor máximo no agachamento de 565 libras e que esteja treinando com 90% do seu máximo (510 libras).

Exercício	Séries	Peso (libras)	Repetições	Intervalo
Agachamento	1	135	10*	1min
	1	225	10*	1min
	1	315	8*	2min
	1	365	8*	2min
	1	405	6*	3min
	1	455	4*	3min
	3	510	3**	4min
Leg press	3	720	4-6**	3min
Extensão de joelhos	3	210	4-6**	2min
Flexão plantar, em pé	3	330	8-10**	1min

*Séries de aquecimento.
**Séries de treino.

Dicas para o agachamento

Siga rigorosamente estas dicas para uma execução segura do agachamento.

POSICIONAMENTO INICIAL

Posicione uma barra no suporte para agachamento ou em um *power rack* aproximadamente na altura da parte média do peito.

Segure-a com uma pegada pronada aberta e fique abaixo dela, de forma que sua nuca encoste no meio da barra. Force as costas para cima, encostando-se na barra, de modo que esta não fique mais do que duas polegadas abaixo da parte de cima dos ombros.

Fique em pé, com a barra nas costas, e dê um passo para trás, afastando-se do suporte.

PEGADA

Segure a barra com uma pegada pronada, enrolando os dedos sobre ela. Deixe as mãos o mais próximo possível dos ombros.

Use-as para empurrar a barra contra as costas. Aproxime as escápulas e leve os cotovelos para a frente, a fim de apoiá-la.

CABEÇA

Permaneça com a cabeça alinhada à coluna, mantendo-a elevada, e olhe diretamente para a frente.

TRONCO

Mantenha a curvatura da coluna lombar e leve os ombros para trás, enquanto projeta o peito para cima e para fora.

Contraia isometricamente os músculos eretores da coluna para manter o tronco firme.

BASE DE APOIO

Posicione os pés afastados na mesma largura dos ombros ou mais – de acordo com sua preferência. As questões biomecânicas de cada indivíduo são importantes, devendo-se encontrar a posição mais confortável. Se os pés estiverem muito próximos, torna-se difícil o auxílio dos glúteos e dos isquiotibiais ao quadríceps. Se muito afastados, ocorre o contrário, e o quadríceps não consegue ajudar. Se você tem pernas longas, afastar os pés além da largura dos ombros tende a ser mais confortável e biomecanicamente mais vantajoso. Caso tenha uma altura média e pernas proporcionais ao comprimento da parte superior do corpo, é possível que seja mais confortável permanecer com os pés um pouco mais afastados do que a largura dos ombros. No entanto, se tem pernas curtas, um afastamento igual ao da largura dos ombros será mais confortável.

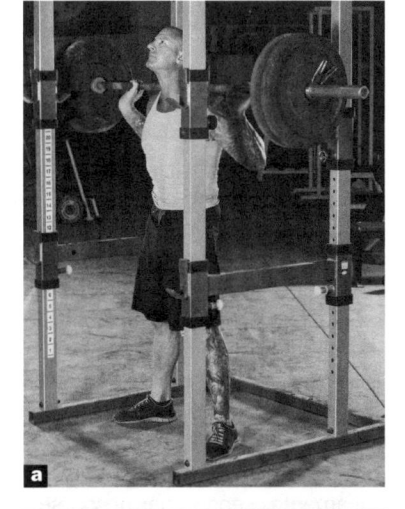

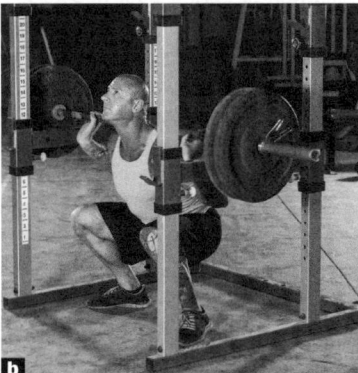

Mantenha uma pequena flexão dos joelhos e contraia isometricamente o quadríceps, os isquiotibiais e os glúteos antes de descer.

DESCIDA

Para descer, contraia os glúteos e, como se fosse sentar em uma cadeira, desça até que as coxas fiquem paralelas ao chão.
Mantenha os quadris abaixo da barra o máximo que puder, a fim de evitar a inclinação excessiva do tronco para frente. Certifique-se de que os calcanhares não deixaram de tocar o chão.

SUBIDA

Mude da fase de descida para a fase de subida fazendo força para cima com as pernas.
De preferência, concentre o movimento nos quadris, e não nos joelhos. Conforme empurra para cima, force os joelhos para fora e os empurre para o lado dos calçados. Isso auxilia a manter a tensão nos quadris, produzindo mais força.
Conforme for subindo, não eleve o queixo; apenas projete a cabeça para trás a fim de ajudar a contrair o trapézio.

RESPIRAÇÃO

Na fase descendente do agachamento, faça uma inspiração profunda e segure o ar.
Expire após passar pela fase mais difícil.

Treinamento do levantamento-terra

O levantamento-terra é considerado o melhor indicador da força de todo o corpo. Devido ao fato de se segurar a barra com as mãos ao elevá-la com auxílio das pernas, esse exercício envolve a maior parte dos músculos do corpo. Ele é assim chamado porque o peso é levantado do chão; esse movimento elimina a ação excêntrica que precede a maioria dos exercícios, como é o caso do agachamento e do supino. Tal ação auxilia na força produzida pelos músculos durante a fase concêntrica. Portanto, o levantamento-terra é um exercício muito mais difícil.

Da mesma forma que no agachamento e no supino, para aumentar a força no levantamento-terra, deve-se treinar esse exercício. Isso significa ser preciso investir pelo menos uma sessão de treino por semana para treiná-lo especificamente, sendo que, nessa sessão, ele deve ser o primeiro exercício realizado, porque é quando os músculos estão mais fortes e não se encontram cansados. Muitos *powerlifters*, depois do levantamento-terra, fazem exercícios auxiliares para os isquiotibiais, como, por exemplo, o levantamento-terra romeno ou a flexão de joelhos. Dependendo do tipo de rotina utilizada, também treina-se costas e, às vezes, bíceps, no dia do levantamento-terra. Tal estratégia faz sentido, já que esses grupos musculares são utilizados durante sua execução.

Costumam ser realizadas cerca de 3 a 5 séries de levantamento-terra, sem contar as séries de aquecimento. Todos os exercícios auxiliares, como a flexão de joelhos, são limitados em três séries por exercício. Da mesma forma que os outros dois exercícios de força, a carga do levantamento-terra deve ser progressivamente aumentada desde os pesos mais leves das séries de aquecimento (por volta de 10 a 50% de 1RM) a pesos elevados nas séries principais (variando entre 85 a 95% de 1RM) – faixa que a maioria dos praticantes usa nesse tipo de trei-

no. No entanto, a carga utilizada nas séries principais de algumas sessões pode ser tão alta quanto 100% de 1RM ou tão baixa quanto 50% de 1RM. Nos exercícios auxiliares, as repetições em geral correspondem ao percentual de 1RM que está sendo utilizado na sessão do treino. Assim, as repetições tendem a cair, na maioria das vezes, para 2 a 10 nos exercícios auxiliares, dependendo da fase de treino. Os intervalos de descanso geralmente duram entre 2 e 5 minutos (ver Tab. 8.8 para um exemplo da sessão de treino do levantamento-terra). Uma descrição detalhada da técnica apropriada para a sua execução é mostrada no Capítulo 25. A técnica correta é essencial para a produção máxima de força no exercício. O exemplo detalhado em "dicas para o levantamento-terra" garantirá uma execução mais efetiva para a produção de força máxima.

TABELA 8.8 Dia do Levantamento-terra

Essa sessão de treino é para um *powerlifter* que tenha um valor no agachamento de 505 libras e que esteja treinando com 90% do seu máximo.

Exercício	Séries	Peso (libras)	Repetições	Intervalo
Levantamento-terra	1	135	10*	1min
	1	225	10*	1min
	1	315	8*	2min
	1	365	8*	2min
	1	405	6*	3min
	1	455	4*	3min
	3	505	3**	4min
Levantamento-terra romeno	3	315	4-6**	3min
Flexão de joelhos	3	180	4-6**	2min

*Séries de aquecimento.
**Séries de treino.

Dicas para o levantamento-terra

Siga rigorosamente as dicas aqui apresentadas para executar o levantamento-terra de forma segura e efetiva. Dois estilos são aceitáveis em competições: o com base normal e o com base de sumô. Na base normal, os pés ficam um pouco menos afastados do que a largura dos ombros, enquanto, na base de sumô, o afastamento é um pouco maior. Não existe um consenso quanto aos benefícios reais de um tipo de base em relação à outra. Portanto, a escolha depende puramente da preferência individual. Os dois estilos são abordados na descrição a seguir.

POSICIONAMENTO INICIAL
Coloque, no chão, uma barra com a quantidade de peso desejada.
Aproxime-se da barra com anilhas até que suas pernas a toquem.

PERNAS
No caso da base normal, sua base deve ter aproximadamente o mesmo afastamento da largura dos ombros ou ser mais estreita. Na base de sumô, os pés devem ficar bem mais afastados do que a largura dos ombros.
Para o levantamento-terra com base normal, os dedos dos pés devem apontar para frente ou ligeiramente para fora (no máximo 25°). Para o levantamento-terra com base de sumô, os dedos dos pés devem apontar para fora, cerca de 30 a 40°.
Agache-se até uma posição similar a da descida do agachamento. No entanto, no levantamento-terra com base normal, as coxas estarão um pouco mais altas do que uma linha paralela ao chão. No levantamento-terra com base de sumô, as coxas ficarão aproximadamente paralelas ao chão. A maior parte do peso deverá ser aplicada nos calcanhares para facilitar a máxima contribuição dos glúteos e dos isquiotibiais.

PEGADA
Independentemente do estilo utilizado, sua pegada deve ser mista, ou seja, uma das mãos deve fazer uma pegada supinada, e a outra, pronada. Isso ajuda a evitar que a barra escorregue das mãos.
No levantamento-terra com base normal, os braços ficam suspensos para baixo e logo ao lado das coxas. Já no com a base de sumô, os braços ficam suspensos para baixo e por dentro das coxas.

TRONCO
No levantamento-terra com base normal, a parte superior do corpo deve ficar um pouco inclinada para frente, cerca de 45° em relação ao chão. Já no levantamento-terra com base de sumô, a parte superior do corpo fica um pouco mais ereta (cerca de 50 a 60° em relação ao chão).
Independentemente do estilo utilizado, as escápulas devem ser mantidas bem próximas durante todo o exercício.
Contraia os músculos da coluna lombar de forma isométrica a fim de manter a curvatura normal* da coluna lombar. Mantenha os abdominais bem contraídos ao longo do exercício.

CABEÇA
A cabeça deve permanecer alinhada com as costas. Para isso, visualize um ponto no chão, cerca de 150 a 200 cm à sua frente, e concentre-se nele.

SUBIDA
Conforme você subir com o peso, imagine-se empurrando o chão para longe de si com os pés.
Os quadris e os ombros devem subir juntos.
Durante a subida, mantenha a barra o mais próximo possível das pernas.

TRAVA
Você terá alcançado o ponto final quando tiver estendido totalmente os joelhos, os quadris e as costas. A posição de trava deve deixar a parte da frente dos ombros atrás da parte da frente dos quadris.

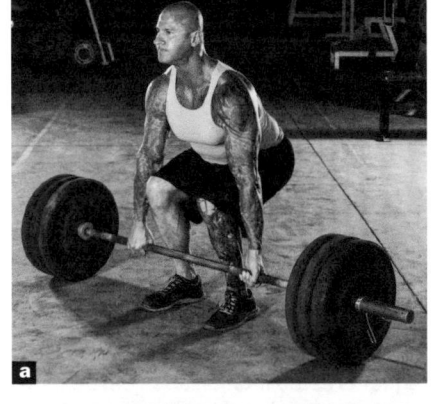

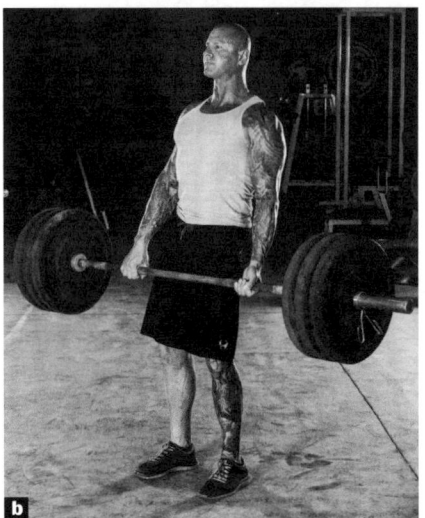

---

* N. de R. T.: O autor refere-se à manutenção da curvatura fisiológica da coluna lombar.

> **RESPIRAÇÃO**
> Enquanto se prepara para a subida, faça uma inspiração profunda e segure o ar.
>   Solte o ar logo que passar pela parte mais difícil do levantamento-terra.
>   Inspire novamente na parte final da subida e segure o ar antes de descer.
>
> **DESCIDA**
> Cuidadosamente, volte com a barra até o chão, invertendo as técnicas utilizadas para elevar o peso.

Treino abdominal e de coluna lombar

Powerlifters e outros atletas de força treinam os abdominais; no entanto, ao contrário do fisiculturista, que está interessado em desenvolver a musculatura abdominal para esculpir um "pacote de seis" (*six-pack*)* bem definido, aqueles estão interessados em desenvolver a força da musculatura abdominal. O mesmo pode ser dito sobre a coluna lombar. Tanto os músculos superficiais quanto os profundos da região abdominal e da coluna lombar formam o grupo muscular do tronco. Esses músculos ajudam os ombros, a coluna e os quadris durante todos os movimentos. Aumentar a sua força ajuda a prevenir lesões nas costas, pois a base do corpo estará mais forte. Uma lista completa e a descrição dos exercícios para os abdominais e para os músculos do tronco são apresentadas no Capítulo 24. Os exercícios para a coluna lombar são vistos no Capítulo 16.

Deve-se realizar exercícios para o tronco, para os abdominais e para a coluna lombar no final das sessões, a fim de evitar a fadiga desses grupos antes de fazer os principais exercícios de força com cargas elevadas. Muitos *powerlifters* fazem 1 ou 2 exercícios para o tronco, para os abdominais e para a coluna lombar no final de 2 a 4 sessões de treino semanais. Alguns até realizam uma sessão à parte somente para esses grupos.

Os exercícios para o tronco, quando incluídos em uma sessão, costumam ser feitos antes das séries dos exercícios para abdominais e coluna lombar. O número de repetições varia conforme o tipo de exercício. Para os de tronco e de coluna lombar, é aceitável um número elevado de repetições, entre 20 e 30. No entanto, diversos *powerlifters* executam o exercício "bom-dia" com pesos extremamente elevados e poucas repetições (entre 6 e 12). Nos exercícios abdominais, esses profissionais preferem treinar com cargas altas e poucas repetições (de 8 a 10), com o intuito de aumentar a força da musculatura abdominal. (Ver Tab. 8.9 para um exemplo de programa para o tronco que pode ser feito duas vezes por semana, no final das sessões de força tradicionais, com intervalos de pelo menos 48 horas entre elas. Na Tabela, consta, ainda, um exercício de tronco, um de coluna lombar e um abdominal por sessão de treino.)

TABELA 8.9 Trabalhando o tronco

SESSÃO DE TREINO 1			
Exercício	Séries	Repetições	Intervalo
Lenhador com halteres	3	20	1min
Extensão lombar, deitado	3	25	1min
Abdominal, em pé	3	8-10	1min
SESSÃO DE TREINO 2			
Giro russo	3	25	1min
"Bom-dia" com barra	3	8-10	2min
Elevação de pernas com joelhos estendidos	3	10-12	1min

---

* N. de R. T.: O autor refere-se a um volume de seis unidades, embaladas por um plástico. O aspecto bem definido de cada uma dessas unidades é, segundo o autor, análogo a um abdome bem definido.

CAPÍTULO 9

Programas para maximizar a força

O treino para maximizar a força tende a ser muito mais simples do que o que busca maximizar a massa muscular. Os exemplos das sessões de treino básicas mostrados nas rotinas discutidas no Capítulo 8 vêm de programas baseados em tentativa e erro, que funcionam excepcionalmente bem quando a carga usada e as repetições executadas são cicladas. No entanto, como diz o velho ditado, tudo funciona, mas não para sempre. Portanto, quando o programa básico não resulta nos ganhos de força esperados, é hora de tentar algo diferente.

Este capítulo aborda métodos de treinamento de força efetivos para maximizar a força muscular. Como no Capítulo 6, as técnicas são classificadas de acordo com a variável aguda de treino que está sendo manipulada em cada sessão. Também como no Capítulo 6, cada programa é classificado em uma escala de 1 a 5, em quatro áreas críticas:

1. **Tempo** – Quantidade de tempo que a sessão de treino leva para ser executada. Auxilia a determinar se o método se encaixa na agenda do praticante. Quanto maior o número, maior o tempo necessário para completar a sessão.
2. **Duração** – Quantidade de tempo necessária para que sejam notados resultados ao se seguir o método de forma consistente. Auxilia a determinar se o participante tem a paciência necessária para manter determinado programa até que os resultados apareçam. Quanto maior o número, maior o período necessário para se obter resultados.
3. **Dificuldade** – Quantidade de experiência de treino necessária para que o método seja utilizado efetivamente. Auxilia a verificar se o praticante tem experiência suficiente para utilizar determinados métodos de treino. Quanto maior o número, maior experiência prévia é necessária.
4. **Resultados** – Determina quão efetivo o programa parece ser para o ganho de massa muscular na maior parte das pessoas. Auxilia a estimar o quanto de massa é possível ganhar com cada método de treino. Quanto maior o número, maiores ganhos podem ser esperados.

Neste capítulo, há um exemplo de sessão para cada técnica de treino, a fim de indicar como estas podem ser usadas. Algumas tabelas mostram programas inteiros com exemplos de sessões que devem ser seguidas por diversas semanas. Outras fornecem apenas detalhes breves de como ciclar a carga ao longo do programa. Nesses casos, o praticante deve se sentir estimulado a usar um programa básico (ver Cap. 8), mas realizando as mudanças de carga, repetições, séries ou intervalos de descanso apresentados no exemplo da tabela. Os programas de treino de força avançados, discutidos neste capítulo, podem ser ciclados com os programas básicos, discutidos no Capítulo 8. Os programas avançados são ótimos para uma virada quando os ganhos chegam a um platô. A natureza não ortodoxa de muitos desses programas oferecerá um estímulo único aos músculos, o que proporcionará mais ganhos de força. As cargas aqui apresentadas são informadas em libras; as conversões métricas são apresentadas no Apêndice.

PROGRAMAS QUE MANIPULAM AS SÉRIES

Quando se fala em como quantificar a sessão de treino de força, a série é a unidade que todos os praticantes entendem. Ela representa o quanto de trabalho está sendo realizado em uma sessão. Assim, pode-se manipular o trabalho de forma sensata, a fim de modificar o treino na tentativa de aumentar a força. Esta seção aborda três técnicas de treinamento que alteram as séries de uma sessão. O primeiro método incorpora séries completadas apenas quando o músculo está muito cansado para executar mais uma repetição. O segundo envolve a utilização de um sistema de séries com base no tempo. Já o terceiro método diminui a quantidade de séries necessárias para completar determinado número de repetições.

Treino até a falha muscular

De acordo com a definição apresentada no Capítulo 1, a falha muscular é o ponto, durante o exercício, em que os músculos encontram-se totalmente fatigados e não conseguem completar mais nenhuma repetição com a técnica correta. Enquanto fisiculturistas tendem a fazer todas as séries até a falha, *powerlifters* raramente (ou nunca) treinam até que ela aconteça; por isso, os programas apresentados no Capítulo 8 não devem ser realizados até a falha muscular. Cada série é feita com um certo número de repetições e determinada carga. Quando o número de repetições prescritas é alcançado, a série termina. Na maior parte dos casos, o praticante sentirá como se ainda pudesse completar, no mínimo, mais uma repetição. É dessa forma que a maioria dos *powerlifters* treina para aumentar a força. Muitos acreditam que esse treino pode atrapalhar os ganhos; no entanto, uma pesquisa realizada na Austrália sugere que ele pode aumentá-los. Ao que tudo indica, o ponto-chave é o número de séries realizadas até a falha – uma parece ser o suficiente.

Os pesquisadores australianos descobriram que, quando indivíduos treinados completavam uma das quatro séries prescritas no supino até a falha ao longo de oito semanas de treinamento, eles obtinham o dobro de ganho de força em relação aos praticantes que não completavam nenhuma série até a falha. Na continuação desse estudo, descobriu-se que fazer mais do que uma série até a falha no supino, também em oito semanas, não proporciona aumento adicional nos ganhos de força. Na verdade, comparando os resultados, os ganhos apresentados naqueles que realizaram séries múltiplas até a fadiga foram menos expressivos que os ganhos apresentados em quem usou apenas uma série até a falha. Isso talvez se deva ao fato de que uma série até a falha fornece estímulo suficiente às fibras musculares sem provocar *overtraining*, algo que pode ocorrer quando se treina com muitas séries até a fadiga.

Tirar proveito desse conhecimento é muito simples. Pode-se escolher um dos programas básicos de força mostrados no Capítulo 8, e realizar a última série (apenas a última) de cada exercício (exceto abdominais) até a falha. A Tabela 9.1 traz um exemplo de programa de treino que segue a última série de cada exercício até a falha. Uma advertência sobre esse tipo de treino é a segurança. Por razões óbvias, esse método não deve ser utilizado por aqueles que treinam sozinhos, exceto quando são feitos exercícios em máquinas ou quando é fácil retornar o peso a um local seguro – por exemplo, no levantamento-terra ou na rosca direta com barra. Tais praticantes não devem, sob nenhuma circunstância, fazer qualquer exercício de empurrar com barra, agachamento, *leg press* ou agachamento no *hack* até a falha ou próximo a ela. Todos esses exercícios necessitam do auxílio de um ajudante experiente, a fim de garantir que a última repetição seja executada de forma precisa e segura.

CLASSIFICAÇÃO

Tempo	1	2	3	4	5
Duração	1	2	3	4	5
Dificuldade	1	2	3	4	5
Resultados	1	2	3	4	5

TABELA 9.1 Falhando pela força

SESSÃO DE TREINO 1: DIA DO AGACHAMENTO (SEGUNDA-FEIRA)

Exercício	Séries	Repetições
Agachamento	1	10 com 50% de 1RM
	1	6 com 60% de 1RM
	1	5 com 75% de 1RM
	3	5 com 85% de 1RM
	1	Até a falha com 85% de 1RM
Leg press	2	6
	1	Até a falha com a mesma carga das séries 1 e 2
Extensão de joelhos	2	8
	1	Até a falha com a mesma carga das séries 1 e 2
Flexão de joelhos	2	8
	1	Até a falha com a mesma carga das séries 1 e 2
Lenhador na polia alta	3	20

SESSÃO DE TREINO 2: DIA DO SUPINO (QUARTA-FEIRA)

Exercício	Séries	Repetições
Supino	1	10 com 50% de 1RM
	1	6 com 60% de 1RM
	1	5 com 75% de 1RM
	3	5 com 85% de 1RM
	1	Até a falha com 85% de 1RM
Supino inclinado com halteres	2	6
	1	Até a falha com a mesma carga das séries 1 e 2

SESSÃO DE TREINO 2: DIA DO SUPINO (QUARTA-FEIRA) (continuação)

Exercício	Séries	Repetições
Meio desenvolvimento com barra	2	6
	1	Até a falha com a mesma carga das séries 1 e 2
Supino com a pegada fechada	2	6
	1	Até a falha com a mesma carga das séries 1 e 2
Abdominal, em pé	4	8-10

SESSÃO DE TREINO 3: DIA DO LEVANTAMENTO-TERRA (SEXTA-FEIRA)

Exercício	Séries	Repetições
Levantamento-terra	1	10 com 50% de 1RM
	1	6 com 60% de 1RM
	1	5 com 75% de 1RM
	3	5 com 85% de 1RM
	1	Até a falha com 85% de 1RM
"Bom-dia"	2	6
	1	Até a falha com a mesma carga das séries 1 e 2
Flexão de joelhos, deitado	2	8
	1	Até a falha com a mesma carga das séries 1 e 2
Remada com barra	2	6
	1	Até a falha com a mesma carga das séries 1 e 2
Rosca direta com barra	2	6
	1	Até a falha com a mesma carga das séries 1 e 2

Tempo sob tensão

O tempo sob tensão (TST) se refere a diferentes formas de definir uma série. Em vez de ser definida pelo número de repetições executado, uma série TST é definida pela quantidade de tempo necessária para finalizá-la, ou seja, pelo tempo sob tensão do músculo. A tensão diz respeito à resistência oferecida pela carga levantada. A quantidade de tempo gasta na execução de cada série de um exercício pode ser um componente fundamental para aumentar a força. Considerando-se uma série de cinco repetições no supino, se em cada repetição forem necessários dois segundos para abaixar o peso e mais dois para empurrá-lo de volta para cima, são utilizados quatro segundos em uma única repetição. Cinco repetições nesse ritmo iriam exigir um total de 20 segundos para completar a série. Em outras palavras, o TST dessa série deve ser de 20 segundos. Se o tempo para finalizar cada uma das repetições aumentar para seis segundos, o TST passará a ser 30 segundos. Embora o número de repetições e a quantidade de peso sejam os mesmos em cada uma dessas séries, a primeira delas, com um TST de 20 segundos, é melhor para aumentar a força.

Da mesma forma que a força muscular é mais bem desenvolvida no treino com 1 a 6 repetições por série e que o crescimento muscular é otimizado com aproximadamente 8 a 12 repetições, alguns especialistas em treinamento de força acreditam que o tempo total de uma série pode ser tão importante quanto o número de repetições completadas. Embora não existam pesquisas controladas que determinem os melhores valores de TST para o desenvolvimento da força ou da massa muscular, evidências obtidas por meio de relatos de treinadores sugerem que os melhores TST são de 4 a 20 segundos por série para a força e de aproximadamente 40 a 60 segundos por série para o crescimento. A Tabela 9.2 mostra os valores de TST mais indicados para atingir as adaptações desejadas. A última coluna lista o tempo necessário, por número de repetições, para completar a série dentro de um TST ótimo.

Independentemente da importância do TST para as adaptações musculares, não se sugere substituir as faixas de repetições apropriadas pelos diferentes períodos utilizados nesse sistema. Em vez disso, combinar o TST e um número adequado de repetições pode ser uma forma mais precisa de prescrever a quantidade de trabalho a ser aplicada em um músculo a fim de induzir as mudanças desejadas. Usando o supino como exemplo, se cinco repetições (número ideal para ganhos de força) forem executadas em quatro segundos cada uma, a série inteira levará 20 segundos para ser completada. Essa série deverá atender aos pré-requisitos de um número ideal de repetições e de um TST ideal, de forma a estressar o músculo, maximizando os ganhos. No entanto, treinar força máxima com o TST permite um pequeno aumento no número de repetições, além da faixa ótima para força máxima, desde que se atenda as necessidades de tempo para o desenvolvimento da força.

Para isso, são realizadas entre 1 e 8 repetições por série, mantendo-se o TST entre 4 e 20 segundos por série. Tanto o número de repetições quanto o TST devem ser alterados de tempo em tempo, como em um bom programa periodizado. A Tabela 9.3 apresenta um exemplo de programa de treinamento de força que cicla as repetições e o TST de forma periódica. Pode-se escolher um programa de treino na seção de rotinas no Capítulo 8 e mudar o número de repetições, a velocidade de execução e o TST semanalmente, como prescrito na tabela. A melhor maneira de usar esse método é treinando com um cronômetro para monitorar o TST de cada série.

CLASSIFICAÇÃO

Tempo	1	2	3	4	5
Duração	1	2	3	4	5
Dificuldade	1	2	3	4	5
Resultados	1	2	3	4	5

TABELA 9.2 Tempo de repetição

Adaptação muscular	Número ideal de repetições	TST ideal	Segundos por repetições
Força e potência	1-6	4-20s	1 rep: 4-20 2 reps: 2-10 3 reps: 2-6 4 reps: 1-5 5 reps: 1-4 6 reps: 1-3 7 reps: 1-2 8 reps: 1-2
Crescimento muscular	6-15	40-60s	6 reps: 7-10 7 reps: 6-8 8 reps: 5-7 9 reps: 5-6 10 reps: 4-6 11 reps: 4-5 12 reps: 4-5 13 reps: 4 14 reps: 3-4 15 reps: 3-4

TABELA 9.3 Contagem regressiva muscular

Semana	Repetições por série	Velocidade por repetição (segundos)	TST por série (segundos)
1	5	4	20
2	3	4	12
3	8	2	16
4	6	3	18
5	2	10	20
6	4	5	20
7	5	3	15
8	2	4	8

Método da diminuição das séries

No método da diminuição das séries, deve-se completar 70 repetições de um exercício em quatro séries ou menos. Para começar, opta-se uma carga com que se possa fazer cerca de 20 repetições do exercício escolhido. Na primeira vez em que se fizer isso, provavelmente serão realizadas cerca de 6 a 8 séries com dois minutos de descanso entre elas, de modo a completar as 70 repetições. O benefício desse método é estimular mudanças na força e no crescimento muscular por meio da alteração das rotas bioquímicas das fibras musculares. Com o decorrer do tempo, os músculos estarão aptos a fazer mais repetições por série, pois se encontrarão mais capacitados para gerar energia às contrações musculares. Além disso, eles conseguirão se recuperar mais rapidamente entre as séries devido às rotas bioquímicas mais eficientes. Trata-se de um ótimo método para desenvolver a força resistente; por isso, é melhor utilizá-lo nos períodos do ciclo de treino em que o número de repetições seja alto. A Tabela 9.4 apresenta um exemplo de sessão de treino com o método da diminuição das séries no supino. Uma ótima forma de usar esse método é com dois exercícios por grupo muscular, aplicando-o em ambos os exercícios. Por exemplo, faz-se a sessão de treino do supino para algum outro exercício para o peito, como o supino inclinado com halteres.

CLASSIFICAÇÃO

Tempo	1	2	3	4	5
Duração	1	2	3	4	5
Dificuldade	1	2	3	4	5
Resultados	1	2	3	4	5

TABELA 9.4 Diminuir para força

Série	Peso (libras)	Repetições	Intervalo
SEMANA 1			
1	275	20*	2min
2	275	16*	2min
3	275	12*	2min
4	275	9*	2min
5	275	6*	2min
6	275	5*	2min
7	275	2**	2min
SEMANA 2			
1	275	22*	2min
2	275	17*	2min
3	275	13*	2min
4	275	10*	2min
5	275	7*	2min
6	275	3**	2min
SEMANA 3			
1	275	23*	2min
2	275	18*	2min
3	275	14*	2min
4	275	10*	2min
5	275	5**	2min
SEMANA 4			
1	275	24*	2min
2	275	19*	2min
3	275	15*	2min
4	275	10*	2min
5	275	2**	2min
SEMANA 5			
1	275	24*	2min
2	275	20*	2min
3	275	16*	2min
4	275	10*	2min

* Até a falha.
** Pare na repetição 70.

PROGRAMAS QUE MANIPULAM AS REPETIÇÕES

A força máxima é obtida em uma única repetição. O quão forte uma pessoa é normalmente é determinado pela quantidade de peso que ela consegue levantar em uma repetição. No entanto, é raro um treino que visa a força utilizar repetições únicas. Em vez disso, diversas janelas de repetições são usadas para beneficiar a 1RM. Esta seção aborda os programas de treino de força que manipulam as repetições executadas em cada série, incluindo aqueles que alteram o número de repetições por série (como o sistema 6 por 6 por 6, o método 5 por 10, as 16 semanas de diminuição das repetições, o método 5-3-2 e o programa força mais alta) e os que manipulam a forma como é executada cada repetição (como o treino estático, o programa mais forte por meio de polegadas, o treino balístico e o treino com repetições negativas).

Sistema 6 por 6 por 6

Similar a outros programas baseados em números, o sistema 6 por 6 por 6 consiste em simplesmente escolher um peso que permita fazer seis séries de seis repetições em determinado exercício. O peso ideal irá levar à falha na última série. Devido ao alto volume e à intensidade envolvidos, os grupos musculares não devem ser treinados mais do que duas vezes por semana. Como benefício, o número de repetições incrementa tanto a força quanto a massa muscular. O objetivo desse sistema é aumentar a carga utilizada em cada exercício ao final de seis semanas de treino. Portanto, eleva-se o peso quando se consegue fazer mais de seis repetições na sexta série. Um exemplo do sistema 6 por 6 por 6 aplicado a uma rotina dividida em membros superiores e inferiores é apresentado na Tabela 9.5.

CLASSIFICAÇÃO

Tempo	1	2	3	4	5
Duração	1	2	3	4	5
Dificuldade	1	2	3	4	5
Resultados	1	2	3	4	5

TABELA 9.5 6 por 6 por 6 de força

SEGUNDA-FEIRA: SESSÃO DE TREINO PARA MEMBROS SUPERIORES 1 (SUPINO E EXERCÍCIOS DE EMPURRAR)		
Exercício	Séries	Repetições
Supino	6	6
Supino com halteres	6	6
Meio desenvolvimento com halteres	6	6
Remada vertical	6	6
Supino com a pegada fechada	6	6
Mergulho	6	6
Abdominal, em pé	6	8-10
TERÇA-FEIRA: SESSÃO DE TREINO PARA MEMBROS INFERIORES 1 (AGACHAMENTO E EXERCÍCIOS PARA QUADRÍCEPS)		
Agachamento	6	6
Leg press	6	6
Extensão de joelhos	6	6
Flexão plantar, em pé	6	8-10
QUINTA-FEIRA: SESSÃO DE TREINO PARA MEMBROS SUPERIORES 2 (SUPINO E EXERCÍCIOS DE PUXAR)		
Supino	6	6
Puxada pela frente	6	6
Remada com barra	6	6
Rosca direta com barra	6	6
Giro russo	6	20
SEXTA-FEIRA: SESSÃO DE TREINO PARA MEMBROS INFERIORES 2 (LEVANTAMENTO-TERRA E EXERCÍCIOS PARA ISQUIOTIBIAIS)		
Levantamento-terra	6	6
Levantamento-terra romeno	6	6
Flexão de joelhos, deitado	6	6
"Bom-dia"	6	6
Flexão plantar, sentado	6	10-12

Treino 5 por 10

O treino 5 por 10 usa dois números de repetições distintos para maximizar tanto os ganhos de força quanto os de massa muscular. A porção "5" do programa vem do método 5 por 5, cujo objetivo é a realização de cinco séries de cinco repetições utilizando determinado peso, com dois minutos de intervalo entre as séries. Trata-se de um método para o desenvolvimento da força que surgiu nos anos 1950. Na primeira sessão de treino, deve-se pegar uma carga elevada que permita a execução de cinco repetições na primeira série e, talvez, também na segunda. Esse peso deve ser de aproximadamente 85% de 1RM para a maior parte dos exercícios. Se for possível fazer cinco repetições na terceira série, isso significa que o peso escolhido está muito leve; então, é preciso adicionar de 5 a 10 libras, dependendo do exercício. Se, no entanto, não for possível realizar um mínimo de 14 repetições nas cinco séries, o peso escolhido é muito elevado, e deve-se diminuí-lo cerca de 5 a 10 libras. Ao encontrar a carga certa, ela deve ser utilizada durante a sessão até todas as cinco séries terem sido realizadas. Então, aumenta-se o peso novamente, de forma a permitir a execução de cinco repetições apenas na primeira série. Isso deve ser feito em dois exercícios para cada grupo muscular (p. ex., supino e supino inclinado com halteres, agachamento e *leg press*, levantamento-terra e levantamento-terra romeno). Para os demais exercícios, são realizadas três séries de 5 a 7 repetições (exceto em flexões plantares e abdominais, que podem ser feitas com um número maior de repetições).

A porção "10" vem do método 10 por 10, cujo objetivo é fazer 10 séries de 10 repetições com determinado peso. Esse método está incluído em um programa de força para estimular as fibras musculares de maneira diferente em cada sessão de treino. Os métodos 5 por 5 e 10 por 10 são similares, mas utilizam pesos, repetições e número total de séries distintos. Esse ciclo previne a estagnação das fibras durante o programa, aumentando, assim, a adaptação muscular.

No treino 10 por 10, são realizadas 10 séries de 10 repetições em apenas um exercício por sessão, seguidas de três séries de 8 a 10 repetições em todos os exercícios auxiliares posteriores (exceto nas flexões plantares e nos abdominais, em que se podem fazer um número maior de repetições). Escolhe-se uma carga com que se consiga executar entre 12 e 15 repetições – ou seja, entre 65 e 70% de 1RM para a maior parte dos exercícios. As primeiras séries são bem leves e servem como um aquecimento geral. Cada repetição dessas séries é realizada de forma explosiva, a fim de recrutar mais fibras musculares de contração rápida, as quais são capazes de promover maiores ganhos de força e potência. Com a realização das séries, a fadiga começará a aparecer, e o número de repetições cairá de forma considerável. Assim como no programa 5 por 5, logo que se consegue completar 10 séries de 10 repetições, aumenta-se a carga e repete-se o ciclo.

Devido ao fato de se alcançar a falha muscular diversas vezes em toda sessão de treino, deve-se trabalhar cada grupo apenas uma vez por semana, usando a rotina dividida em agachamento, supino e levantamento-terra (ver Tab. 9.6). Deve-se seguir essa rotina alternando o peso, as repetições e as séries semanalmente. É provável que se alcance o objetivo de 5 por 5 antes. Aumenta-se o peso de novo e continua-se progredindo até o objetivo de 10 por 10 ser alcançado ou completar as oito semanas de treino. Então, troca-se para um sistema de treino mais básico.

CLASSIFICAÇÃO

Tempo	1	2	3	4	5
Duração	1	2	3	4	5
Dificuldade	1	2	3	4	5
Resultados	1	2	3	4	5

TABELA 9.6 5 por 10 de força

5 X 5 SEMANAS
SESSÃO DE TREINO 1:
DIA DO AGACHAMENTO (SEGUNDA-FEIRA)

Exercício	Séries	Repetições
Agachamento	5	5
Leg press	5	5
Extensão de joelhos	3	5-7
Flexão plantar, em pé	3	8-10
Giro russo	3	10-15

SESSÃO DE TREINO 2:
DIA DO SUPINO (QUARTA-FEIRA)

Exercício	Séries	Repetições
Supino	5	5
Supino com halteres	5	5
Meio desenvolvimento com halteres	3	5-7
Supino com a pegada fechada	3	5-7
Abdominal na polia alta	3	10-12

SESSÃO DE TREINO 3:
DIA DO LEVANTAMENTO-TERRA (SEXTA-FEIRA)

Exercício	Séries	Repetições
Levantamento-terra	5	5
Levantamento-terra romeno	5	5
Flexão de joelhos, deitado	3	5-7
Remada com barra	3	5-7
Rosca direta com barra	3	5-7
Elevação de pernas com joelhos estendidos	3	12-15

10 X 10 SEMANAS
SESSÃO DE TREINO 1:
DIA DO AGACHAMENTO (SEGUNDA-FEIRA)

Exercício	Séries	Repetições
Agachamento	10	10
Leg press	3	8-10
Passada à frente	3	8-10
Flexão plantar, sentado	3	12-15
Lenhador na polia alta	3	15-20

SESSÃO DE TREINO 2:
DIA DO SUPINO (QUARTA-FEIRA)

Exercício	Séries	Repetições
Supino	10	10
Supino com halteres	3	8-10
Meio desenvolvimento com halteres	3	8-10
Mergulho	3	8-10
Abdominal invertido	3	10-12

SESSÃO DE TREINO 3:
DIA DO LEVANTAMENTO-TERRA (SEXTA-FEIRA)

Exercício	Séries	Repetições
Levantamento-terra	10	10
Levantamento-terra romeno	3	8-10
Flexão plantar, sentado	3	8-10
Puxada	3	8-10
Rosca direta com barra	3	8-10
Abdominal com anilha	3	8-10

16 semanas de diminuição das repetições

O programa de 16 semanas de diminuição das repetições é uma progressão gradual que vai de pesos leves com muitas repetições para pesos elevados com poucas repetições em um período de 16 semanas. É também uma ótima opção para praticantes iniciantes e intermediários interessados em aumentar a força máxima. Devido à sua característica principal, o método oferece tempo suficiente para o iniciante trabalhar com um número alto de repetições e com uma baixa intensidade antes de pular para um treino pesado e com poucas repetições, necessário para ganhos de força máxima. Funciona bem com qualquer tipo de rotina dividida, inclusive com um treinamento único. Inicia-se o sistema com séries de 12 repetições e com um peso de aproximadamente 70% de 1RM durante três semanas. Depois, as repetições caem para 10 por série, e o peso aumenta para 75% de 1RM por mais três semanas. Em seguida, o peso aumenta para até 80% de 1RM, e as repetições caem para oito por série também por três semanas. Então, o peso aumenta novamente, chegando a 85% de 1RM, e as repetições caem para cinco por série nas próximas três semanas. Essa fase é acompanhada por um aumento da carga para 90% de 1RM, com uma diminuição para quatro repetições por série ao longo de mais três semanas. Finalmente, a última semana apresenta um aumento da carga para 95% de 1RM e uma diminuição das repetições para duas por série. O teste de repetição máxima, executado nos três exercícios principais, pode ser feito após a semana final de treino. Um exemplo do método de 16 semanas de diminuição é observado na Tabela 9.7.

CLASSIFICAÇÃO

Tempo	1	2	3	4	5
Duração	1	2	3	4	5
Dificuldade	1	2	3	4	5
Resultados	1	2	3	4	5

TABELA 9.7 Doces 16 semanas

SEMANAS 1-3
SESSÃO DE TREINO 1: SEGUNDA-FEIRA (ÊNFASE NO AGACHAMENTO)

Exercício	Peso (% 1RM)	Séries	Repetições
Agachamento	70%	5	12
Leg press	70%	3	12
Supino inclinado	70%	3	12
Meio desenvolvimento com halteres	70%	3	12
Remada com barra	70%	3	12
Stiff	70%	3	12
Supino com a pegada fechada	70%	3	12
Rosca direta com halteres	70%	3	12
Elevação de pernas com joelhos estendidos		3	12-15

SESSÃO DE TREINO 2: QUARTA-FEIRA (ÊNFASE NO SUPINO)

Exercício	Peso (% 1RM)	Séries	Repetições
Supino	70%	5	12
Supino com halteres	70%	3	12
Agachamento no hack, com barra	70%	3	12
Meio desenvolvimento com barra	70%	3	12
Levantamento-terra	70%	3	12
Remada com halteres	70%	3	12
Mergulho	70%	3	12
Rosca direta com barra	70%	3	12
Lenhador na polia alta		3	20

SESSÃO DE TREINO 3: SEXTA-FEIRA (ÊNFASE NO LEVANTAMENTO-TERRA)

Exercício	Peso (% 1RM)	Séries	Repetições
Levantamento-terra	70%	5	12
Levantamento-terra unilateral, com haltere	70%	3	12
Supino	70%	3	12
Remada vertical	70%	3	12
Puxada pela frente	70%	3	12
Rosca testa	70%	3	12
Rosca Scott	70%	3	12
Extensão lombar		3	15-20

SEMANAS 4-6
SESSÃO DE TREINO 1: SEGUNDA-FEIRA (ÊNFASE NO AGACHAMENTO)

Exercício	Peso (% 1RM)	Séries	Repetições
Agachamento	75%	5	10
Leg press	75%	3	10
Supino inclinado com halteres	75%	3	10
Meio desenvolvimento com halteres	75%	3	10
Remada com barra T	75%	3	10
Levantamento-terra romeno	75%	3	10
Supino com a pegada fechada	75%	3	10
Rosca direta com halteres	75%	3	10
Abdominal invertido		3	12-15

SEMANAS 4-6 (continuação)
SESSÃO DE TREINO 2: QUARTA-FEIRA (ÊNFASE NO SUPINO)

Exercício	Peso (% 1RM)	Séries	Repetições
Supino	75%	5	10
Supino inclinado	75%	3	10
Passada à frente	75%	3	10
Meio desenvolvimento com barra	75%	3	10
Levantamento-terra	75%	3	10
Remada com halteres	75%	3	10
Mergulho	75%	3	10
Rosca direta com barra	75%	3	10
Lenhador com haltere		3	15

SESSÃO DE TREINO 3: SEXTA-FEIRA (ÊNFASE NO LEVANTAMENTO-TERRA)

Exercício	Peso (% 1RM)	Séries	Repetições
Levantamento-terra	75%	5	10
"Bom-dia"	75%	3	10
Supino	75%	3	10
Remada vertical	75%	3	10
Puxada pela frente	75%	3	10
Tríceps na polia alta	75%	3	10
Rosca Scott	75%	3	10
Extensão lombar		3	15

SEMANAS 7-9
SESSÃO DE TREINO 1: SEGUNDA-FEIRA (ÊNFASE NO AGACHAMENTO)

Exercício	Peso (% 1RM)	Séries	Repetições
Agachamento	80%	5	8
Leg press	80%	3	8
Supino inclinado	80%	3	8
Meio desenvolvimento com halteres	80%	3	8
Remada com barra	80%	3	8
Stiff	80%	3	8
Supino com a pegada fechada	80%	3	8
Rosca direta com halteres	80%	3	8
Elevação de pernas com joelhos estendidos		3	12-15

SESSÃO DE TREINO 2: QUARTA-FEIRA (ÊNFASE NO SUPINO)

Exercício	Peso (% 1RM)	Séries	Repetições
Supino	80%	5	8
Supino com halteres	80%	3	8
Agachamento no hack, com barra	80%	3	8
Meio desenvolvimento com barra	80%	3	8
Levantamento-terra	80%	3	8
Remada com halteres	80%	3	8
Mergulho	80%	3	8
Rosca direta com barra	80%	3	8
Lenhador na polia alta		3	12

(Continua)

TABELA 9.7 Doces 16 semanas (continuação)

SEMANA 7-9
SESSÃO DE TREINO 3: SEXTA-FEIRA
(ÊNFASE NO LEVANTAMENTO-TERRA)

Exercício	Peso (% 1RM)	Séries	Repetições
Levantamento-terra	80%	5	8
Levantamento-terra unilateral, com haltere	80%	3	8
Supino	80%	3	8
Remada vertical	80%	3	8
Puxada pela frente	80%	3	8
Rosca testa	80%	3	8
Rosca Scott	80%	3	8
Extensão lombar		3	12-15

SEMANAS 10-12
SESSÃO DE TREINO 1: SEGUNDA-FEIRA
(ÊNFASE NO AGACHAMENTO)

Exercício	Peso (% 1RM)	Séries	Repetições
Agachamento	85%	5	5
Leg press	85%	3	5
Supino inclinado com halteres	85%	3	5
Meio desenvolvimento com halteres	85%	3	5
Remada com barra T	85%	3	5
Levantamento-terra romeno	85%	3	5
Supino com a pegada fechada	85%	3	5
Rosca direta com halteres	85%	3	5
Abdominal invertido		3	12-15

SESSÃO DE TREINO 2: QUARTA-FEIRA (ÊNFASE NO SUPINO)

Exercício	Peso (% 1RM)	Séries	Repetições
Supino	85%	5	5
Supino inclinado	85%	3	5
Passada à frente	85%	3	5
Meio desenvolvimento com barra	85%	3	5
Levantamento-terra	85%	3	5
Remada com halteres	85%	3	5
Mergulho	85%	3	5
Rosca direta com barra	85%	3	5
Lenhador com halteres		3	15

SESSÃO DE TREINO 3: SEXTA-FEIRA
(ÊNFASE NO LEVANTAMENTO-TERRA)

Exercício	Peso (% 1RM)	Séries	Repetições
Levantamento-terra	85%	5	5
"Bom-dia"	85%	3	5
Supino	85%	3	5
Remada vertical	85%	3	5
Puxada pela frente	85%	3	5
Tríceps na polia alta	85%	3	5
Rosca Scott	85%	3	5
Extensão lombar		3	15

SEMANAS 13-15
SESSÃO DE TREINO 1: SEGUNDA-FEIRA
(ÊNFASE NO AGACHAMENTO)

Exercício	Peso (% 1RM)	Séries	Repetições
Agachamento	90%	5	4
Leg press	90%	3	4
Supino inclinado	90%	3	4
Meio desenvolvimento com halteres	90%	3	4
Remada com barra	90%	3	4
Stiff	90%	3	4
Supino com a pegada fechada	90%	3	4
Rosca direta com halteres	90%	3	4
Elevação de pernas com joelhos estendidos		3	10

SESSÃO DE TREINO 2: QUARTA-FEIRA
(ÊNFASE NO SUPINO)

Exercício	Peso (% 1RM)	Séries	Repetições
Supino	90%	5	4
Supino com halteres	90%	3	4
Agachamento no *hack*, com barra	90%	3	4
Meio desenvolvimento com barra	90%	3	4
Levantamento-terra	90%	3	4
Remada com halteres	90%	3	4
Mergulho	90%	3	4
Rosca direta com barra	90%	3	4
Lenhador na polia alta		3	10

SESSÃO DE TREINO 3: SEXTA-FEIRA
(ÊNFASE NO LEVANTAMENTO-TERRA)

Levantamento-terra	90%	5	4
Levantamento-terra unilateral, com haltere	90%	3	4
Supino	90%	3	4
Remada vertical	90%	3	4
Puxada pela frente	90%	3	4
Rosca testa	90%	3	4
Rosca Scott	90%	3	4
Extensão lombar		3	10

SEMANA 16
SESSÃO DE TREINO 1: SEGUNDA-FEIRA
(ÊNFASE NO AGACHAMENTO)

Exercício	Peso (% 1RM)	Séries	Repetições
Agachamento	95%	5	2
Leg press	95%	3	2
Supino inclinado com halteres	95%	3	2
Meio desenvolvimento com halteres	95%	3	2
Remada com barra T	95%	3	2
Levantamento-terra romeno	95%	3	2
Supino com a pegada fechada	95%	3	2

(Continua)

TABELA 9.7 Doces 16 semanas (continuação)

SEMANA 16 (continuação)
SESSÃO DE TREINO 1: SEGUNDA-FEIRA (ÊNFASE NO AGACHAMENTO)

Exercício	Peso (% 1RM)	Séries	Repetições
Rosca direta com halteres	95%	3	2
Abdominal invertido		3	12-15

SESSÃO DE TREINO 2: QUARTA-FEIRA (ÊNFASE NO SUPINO)

Exercício	Peso (% 1RM)	Séries	Repetições
Supino	95%	5	2
Supino inclinado	95%	3	2
Passada à frente	95%	3	2
Meio desenvolvimento com barra	95%	3	2
Levantamento-terra	95%	3	2
Remada com halteres	95%	3	2
Mergulho	95%	3	2

SESSÃO DE TREINO 2: QUARTA-FEIRA (ÊNFASE NO SUPINO) (continuação)

Exercício	Peso (% 1RM)	Séries	Repetições
Rosca direta com barra	95%	3	2
Lenhador com haltere		3	10

SESSÃO DE TREINO 3: SEXTA-FEIRA (ÊNFASE NO LEVANTAMENTO-TERRA)

Exercício	Peso (% 1RM)	Séries	Repetições
Levantamento-terra	95%	5	2
"Bom-dia"	95%	3	2
Supino	95%	3	2
Remada vertical	95%	3	2
Puxada pela frente	95%	3	2
Tríceps na polia alta	95%	3	2
Rosca Scott	95%	3	2
Extensão lombar		3	10

Método 5-3-2

O método 5-3-2 é um programa de pico de força máxima de 10 semanas, melhor utilizado por aqueles que têm, no mínimo, um ano de experiência em um treinamento sólido. Ele começa com cargas altas e, com o tempo, fica com cargas ainda mais altas. É simples de ser seguido, porque o número de repetições realizadas corresponde ao número de semanas de treino. As primeiras cinco semanas compõem um programa 5 por 5, no qual se utiliza uma carga que permita a execução de cinco séries de cinco repetições. Nas três semanas seguintes, a carga é aumentada de forma a possibilitar a execução de três séries de três repetições – ou seja, um programa 3 por 3. Então, termina-se com duas semanas de treino com um peso que limite a execução em duas séries de duas repetições – ou seja, um programa 2 por 2. Similar a outras formas de progressão que visam ganhos de força, esse programa funciona pois aumenta lentamente a carga até que ela fique próxima de uma repetição máxima. Um exemplo de método 5-3-2 que incrementará a força de todos os três exercícios principais pode ser observado na Tabela 9.8. O exemplo utiliza uma rotina dividida em exercícios de empurrar e puxar.

CLASSIFICAÇÃO

Tempo	1	2	3	4	5
Duração	1	2	3	4	5
Dificuldade	1	2	3	4	5
Resultados	1	2	3	4	5

TABELA 9.8 Programa de força 5-3-2

SEMANAS 1-5
SESSÃO DE TREINO 1: SEGUNDA E QUINTA-FEIRA (EMPURRAR)

Exercício	Peso (% 1RM)	Séries	Repetições
Agachamento[1]	85%	5	5
Leg press	85%	5	5
Extensão de joelhos	85%	5	5
Supino[1]	85%	5	5
Supino inclinado com halteres	85%	5	5
Meio desenvolvimento com halteres	85%	5	5
Supino com a pegada fechada	85%	5	5
Flexão plantar, em pé[2]		5	10-12

SEMANAS 1-5 (continuação)
SESSÃO DE TREINO 2: TERÇA E SEXTA-FEIRA (PUXAR)

Exercício	Peso (% 1RM)	Séries	Repetições
Levantamento-terra	85%	5	5
Flexão de joelhos, deitado	85%	5	5
Remada com barra	85%	5	5
Puxada pela frente	85%	5	5
Rosca direta com barra	85%	5	5
Abdominal com anilha[3]		5	10-12

(Continua)

TABELA 9.8 Programa de força 5-3-2 (continuação)

SEMANAS 6-8
SESSÃO DE TREINO 1: SEGUNDA E QUINTA-FEIRA (EMPURRAR)

Exercício	Peso (% 1RM)	Séries	Repetições
Agachamento[1]	90%	3	3
Leg press	90%	3	3
Agachamento dividido	90%	3	3
Supino[1]	90%	3	3
Supino inclinado	90%	3	3
Meio desenvolvimento com barra	90%	3	3
Mergulho	90%	3	3
Flexão plantar, em pé[2]		4	8-10

SESSÃO DE TREINO 2: TERÇA E SEXTA-FEIRA (PUXAR)

Exercício	Peso (% 1RM)	Séries	Repetições
Levantamento-terra	90%	3	3
"Bom-dia"	90%	3	3
Remada com cabo, sentado	90%	3	3
Puxada pela frente	90%	3	3
Rosca direta com barra	90%	3	3
Abdominal, em pé[4]		4	8-10

SEMANAS 9-10
SESSÃO DE TREINO 1: SEGUNDA E QUINTA-FEIRA (EMPURRAR)

Exercício	Peso (% 1RM)	Séries	Repetições
Agachamento[1]	95%	2	2
Agachamento com a barra pela frente	95%	2	2
Leg press	95%	2	2
Supino[1]	95%	2	2
Supino com halteres	95%	2	2
Meio desenvolvimento com barra	95%	2	2
Supino com a pegada fechada	95%	2	2
Flexão plantar, sentado[2]		3	6-8

SESSÃO DE TREINO 2: TERÇA E SEXTA-FEIRA (PUXAR)

Exercício	Peso (% 1RM)	Séries	Repetições
Levantamento-terra	95%	2	2
Levantamento-terra romeno	95%	2	2
Remada com barra	95%	2	2
Puxada pela frente	95%	2	2
Rosca direta com barra	95%	2	2
Abdominal, em pé[5]		3	6-8

[1] Na quinta-feira, faça o supino e o supino inclinado com halteres antes do agachamento.
[2] Na quinta-feira, utilize a flexão plantar, sentado.
[3] Na sexta-feira, empregue a elevação de pernas com joelhos estendidos.
[4] Na sexta-feira, faça o giro russo.
[5] Na sexta-feira, utilize o lenhador com haltere.

Programa "força mais alta"

O programa "força mais alta" é baseado em uma pesquisa feita no Japão, na qual se descobriu que, quando uma série com muitas repetições é utilizada como a última de cada exercício, os ganhos de força são maiores do que quando se treina apenas com poucas repetições por série. Foi analisada a força dos membros inferiores durante um programa de 10 semanas com leg press e extensão de joelhos. Um grupo treinou com cinco séries de 3 a 5 repetições, enquanto outro adicionou uma série de 25 a 30 repetições no final de cada exercício. Este último grupo teve um aumento de 5% a mais, tanto na força quanto no tamanho muscular, em relação ao primeiro. Embora os cientistas não tenham certeza do mecanismo exato que proporcionou os ganhos de força adicionais, parece que a série única com um número maior de repetições oferece um estímulo extra que afeta tais ganhos. Os níveis mais elevados do hormônio do crescimento associados ao treino com altas repetições podem ter afetado as adaptações nas fibras musculares, aumentando a sua força. Tirar proveito dessa informação é tão simples quanto adicionar uma série de 25 a 30 repetições com um peso de cerca de 45 a 50% de 1RM em um programa que utiliza o sistema 5 por 5. Isso deve ser feito na série final, chegando à falha muscular. Já que esse programa (Tab. 9.9) exige muito das fibras, ao utilizá-lo, deve-se treinar cada grupo muscular apenas uma vez por semana. O "força mais alta" deve ser seguido por no máximo oito semanas.

CLASSIFICAÇÃO

Tempo	1	2	3	4	5
Duração	1	2	3	4	5
Dificuldade	1	2	3	4	5
Resultados	1	2	3	4	5

TABELA 9.9 Faça mais pela força

SESSÃO DE TREINO 1: DIA DO AGACHAMENTO (SEGUNDA-FEIRA)

Exercício	Séries	Repetições	Peso (% 1RM)
Agachamento	5 1	5 25-30	85% 45-50%
Leg press	5 1	5 25-30	85% 45-50%
Extensão de joelhos	5 1	5 25-30	85% 45-50%
Flexão plantar, em pé	5	25-30	
Lenhador na polia alta	5	25-30	

SESSÃO DE TREINO 2: DIA DO SUPINO (QUARTA-FEIRA)

Exercício	Séries	Repetições	Peso (% 1RM)
Supino	5 1	5 25-30	85% 45-50%
Supino inclinado	5 1	5 25-30	85% 45-50%
Meio desenvolvimento com halteres	5 1	5 25-30	85% 45-50%
Supino com a pegada fechada	5 1	5 25-30	85% 45-50%
Supra-abdominal, em pé	5	8-10	

SESSÃO DE TREINO 3: DIA DO LEVANTAMENTO-TERRA (SEXTA-FEIRA)

Exercício	Séries	Repetições	Peso (% 1RM)
Levantamento-terra	5 1	5 25-30	85% 45-50%
Levantamento-terra romeno	5 1	5 25-30	85% 45-50%
Flexão plantar, deitado	5 1	5 25-30	85% 45-50%
Remada com barra	5 1	5 25-30	85% 45-50%
Rosca direta com barra	5 1	5 25-30	85% 45-50%
Abdominal invertido, declinado	5	15-20	

Treino de força estático*

O treino de força estático envolve segurar um peso elevado no final da fase positiva de uma repetição por até 20 segundos. Embora utilizar a amplitude de movimento completa, em geral, seja o mais inteligente a se fazer, existem ocasiões em que quebrar as regras é permitido, como, por exemplo, quando os ganhos de força chegam a um platô, independentemente dos programas utilizados. Nesse caso, é hora de abandonar todas as normas e usar algo um tanto não ortodoxo – como o treino de força estático. O termo "estático" significa ausência de movimento, da mesma forma que em uma contração isométrica. Portanto, nesse método, emprega-se um peso que é mantido em uma posição fixa durante vários segundos. Essa concepção baseia-se na ideia de que forçar os músculos a trabalhar apenas quando se contraem ao máximo e usar o peso mais alto possível são ações que podem otimizar o potencial de ganhos na força.

Embora não existam pesquisas publicadas que expliquem a sua eficácia, alguns relatos são um tanto impressionantes. Membros da equipe de Bob Hoffman, fundador do York Barbell Company e antigo técnico do time de levantamento de peso dos Estados Unidos, usaram, com sucesso, um sistema de treino similar no início da década de 1960. O fisiculturista Mike Mentzer também sugeriu a eficácia de contrações estáticas no aumento tanto da força quanto da massa muscular. Parece que esse sistema funciona por causa da sobrecarga aplicada no músculo. Quando se treina com toda a amplitude de movimento, a quantidade de peso que pode ser usada é limitada pelo *sticking point* – o ponto da amplitude do exercício em que se é mais fraco (i.e., quando há maior desvantagem mecânica). Pode-se usar mais carga, mas somente após passar por esse ponto.

Com o uso de contrações estáticas, o ponto de bloqueio é eliminado, de forma que se pode sobrecarregar as fibras musculares com o máximo de carga possível, mantendo-a durante um mínimo de 10 segundos na posição mais forte de determinado grupo muscular.

---

* N. de R. T.: O autor refere-se à realização de uma contração isométrica ao retornar à posição inicial (final do movimento). Entretanto, devido à realização de um movimento articular durante a série de repetições (há uma combinação de movimento e isometria), esse tipo de treinamento não pode ser considerado exclusivamente isométrico.

Para usar o treino estático de maneira apropriada, deve-se começar cada sessão com um aquecimento completo. São realizadas duas séries leves de cada exercício. Em cada repetição, para-se e mantém-se a posição a 2 a 4 polegadas do final da contração completa durante uma contagem de 3. Uma terceira série de aquecimento é feita com um peso que permita realizar cerca de seis repetições; porém, executa-se apenas uma – certificando-se de mantê-la por aproximadamente 3 segundos. São feitas duas séries estáticas por exercício, com dois minutos de descanso entre elas. O peso escolhido deve ser leve o suficiente para que se possa segurá-lo a cerca de 2 a 4 polegadas do ponto de contração completa do movimento por, no mínimo, 10 segundos, mas pesado o suficiente para que não se consiga mantê-lo por mais de 20 segundos. Fotos que exemplificam as posições das contrações estáticas dos exercícios mais comuns são apresentadas a seguir. Quando se consegue manter o peso na posição por mais de 20 segundos, é hora de aumentá-lo. Depois da segunda série, diminui-se a carga e executa-se três séries do exercício, utilizando toda a amplitude de movimento.

Nesse método, é preciso o auxílio de um companheiro de treino experiente. Este deve ajudar a mover o peso até a posição estática, mas aplicar apenas a força necessária para levá-lo até essa posição. Isso ajudará a preparar os músculos a resistirem ao peso durante a contração estática. O companheiro de treino também deve estar atento para se certificar de que o praticante está dentro da faixa de tempo de 10 a 20 segundos por série. O multiforça é uma boa opção para muitos exercícios com contrações estáticas, pelo fato de ser fácil posicionar o peso na posição correta.

O programa apresentado na Tabela 9.10 pode ser realizado durante oito semanas antes de se retornar ao treinamento com amplitude completa de movimento. O objetivo é progredir para pesos mais elevados nas séries estáticas ao longo desse tempo, o que proporcionará um maior nível de força ao retornar para o treinamento com amplitude completa de movimento. O exemplo de treino de força estático da tabela utiliza a rotina dividida em membros superiores e inferiores.

CLASSIFICAÇÃO

Tempo	1	2	3	4	5
Duração	1	2	3	4	5
Dificuldade	1	2	3	4	5
Resultados	1	2	3	4	5

TABELA 9.10 Sessão de treino estático *king*

TREINO PARA MEMBROS SUPERIORES 1: SEGUNDA-FEIRA (SUPINO E EXERCÍCIOS DE EMPURRAR)		
Exercício	Séries	Repetições
Supino	2 séries estáticas/10-20s 3	6 com 80%
Supino com halteres	2 séries estáticas/10-20s 3	6 com 80%
Meio desenvolvimento com barra	2 séries estáticas/10-20s 3	6 com 80%
Elevação lateral com halteres	2 séries estáticas/10-20s 3	6 com 80%
Supino com a pegada fechada	2 séries estáticas/10-20s 3	6 com 80%
Tríceps na polia alta	2 séries estáticas/10-20s 3	6 com 80%
Abdominal, em pé	3	8-10

TREINO PARA MEMBROS INFERIORES 1: TERÇA-FEIRA (AGACHAMENTO E EXERCÍCIOS PARA O QUADRÍCEPS)		
Exercício	Séries	Repetições
Agachamento	2 séries estáticas/10-20s 3	6 com 80%
Leg press	2 séries estáticas/10-20s 3	6 com 80%
Extensão de joelhos	2 séries estáticas/10-20s 3	6 com 80%
Flexão plantar, em pé	2 séries estáticas/10-20s 3	10-12

TREINO PARA MEMBROS SUPERIORES 2: QUINTA-FEIRA (SUPINO E EXERCÍCIOS DE PUXAR)		
Supino	5 2 séries estáticas/10-20s	75%*
Remada com cabo, sentado	3	6 com 80%
Puxada pela frente	2 séries estáticas/10-20s 3	6 com 80%
Rosca direta com barra	2 séries estáticas/10-20s 3	6 com 80%
Giro russo	3	15-20

(Continua)

TABELA 9.10 Sessão de treino estático *king* (continuação)

**TREINO PARA MEMBROS INFERIORES 2: SEXTA-FEIRA
(LEVANTAMENTO-TERRA E EXERCÍCIOS PARA OS ISQUIOTIBIAIS)**

Exercício	Séries	Repetições
Levantamento-terra	2 séries estáticas/10-20s 3	6 com 80%
Levantamento-terra romeno	2 séries estáticas/10-20s 3	6 com 80%

**TREINO PARA MEMBROS INFERIORES 2: SEXTA-FEIRA
(LEVANTAMENTO-TERRA E EXERCÍCIOS PARA OS ISQUIOTIBIAIS)
(continuação)**

Exercício	Séries	Repetições
Flexão de joelhos, deitado	2 séries estáticas/10-20s 3	6 com 80%
Flexão plantar, sentado	2 séries estáticas/10-20s 3	12-15
Extensão lombar	3	10-12

*Dia do supino leve – sem contrações estáticas.

Posição da pegada na contração estática

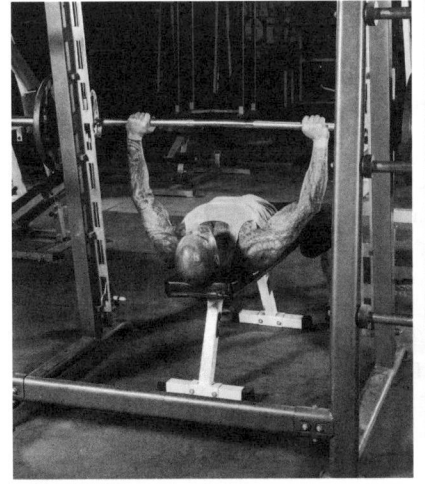

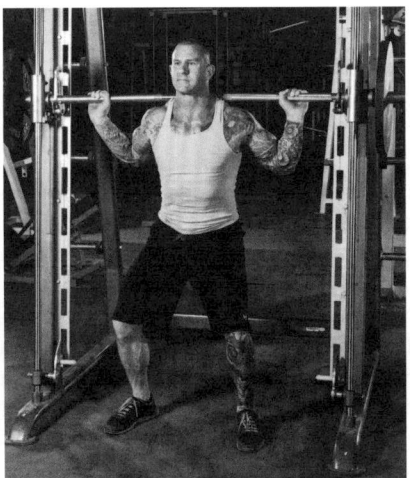

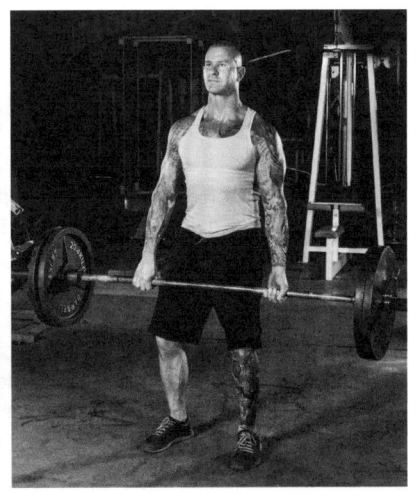

Supino estático.

Agachamento estático.

Levantamento-terra estático.

Meio desenvolvimento estático.

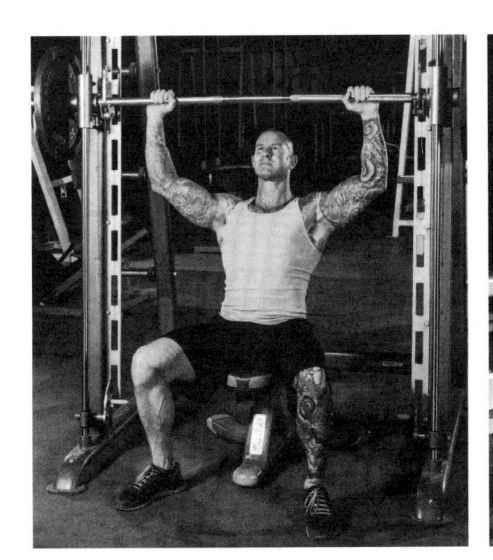

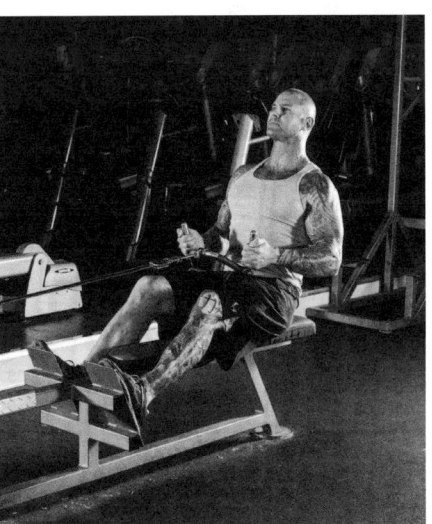

Remada com cabo estático, sentado.

(Continua)

Posição da pegada na contração estática (continuação)

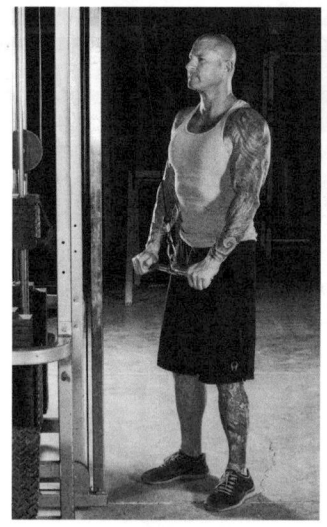

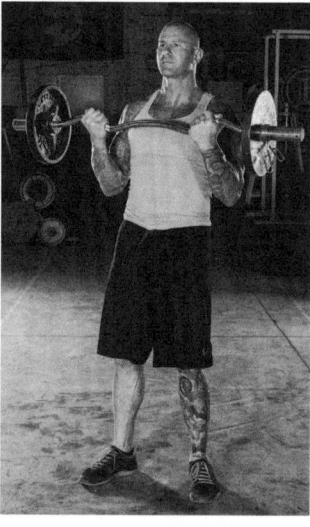

Tríceps na polia alta, estático.   Rosca direta com barra, estático.   Flexão plantar estática, em pé.

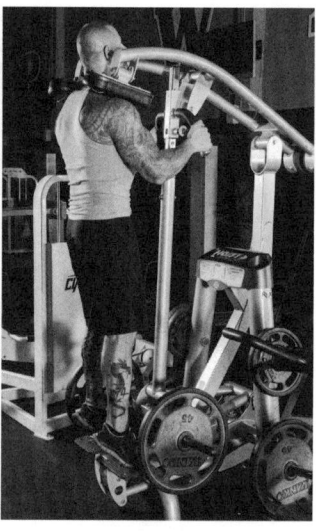

"Mais forte com o programa da polegada"

O método "mais forte com o programa da polegada" é um treinamento de força que tira proveito da sobrecarga, começando com um peso maior do que a 1RM do praticante. Esse peso é usado em repetições com amplitude parcial, sendo a amplitude de movimento (ADM) aumentada de forma gradual, até ser totalmente completada. Trata-se de um sistema para ser usado de forma esporádica, como quando outros métodos de treinamento de força falham em promover ganhos suficientes. Usar repetições parciais progressivas para ficar mais forte é uma tática que funciona melhor em movimentos complexos, como nos três exercícios principais (supino, agachamento e levantamento-terra). Para manter a segurança e a eficácia, os exercícios devem ser feitos em um *power rack*. Assim, é possível medir de forma acurada a amplitude de movimento e manter limitada a amplitude desejada. Os pinos também atuarão para garantir segurança quando não se conseguir completar a repetição. Formas de se fazer os ajustes apropriados no *rack* podem ser vistas no quadro "Ajuste o *rack*".

O programa começa com um peso aproximadamente 10% mais alto do que 1RM no exercício em que se deseja aumentar a força. Por exemplo, se o máximo no supino é de 250 libras, deve-se usar cerca de 275. O método funciona melhor concentrando-se a sua utilização em um exercício por vez e treinando-se cada um dos exercícios principais apenas uma vez por semana. Na primeira semana, inicia-se fazendo uma repetição parcial de quatro polegadas: abaixa-se a barra apenas quatro polegadas (10 cm) em relação à parte de cima do exercício, perto da trava. A cada semana, tenta-se abaixar a barra, colocando os pinos do *rack* mais para baixo (cerca de duas polegadas, ou 5 cm). Se o praticante parar em determinado ajuste e não conseguir fazer uma repetição, deve-se elevar a altura do pino duas polegadas e completar a sessão de treino a partir daí. Na próxima semana, diminui-se a altura dos pinos e tenta-se mais uma vez. Caso não se passe desse ponto, retira-se algumas anilhas, a fim de encontrar um peso com o qual o praticante consiga completar a repetição parcial. Esse será o novo peso utilizado para terminar o programa. O objetivo é abaixar a barra duas polegadas a cada semana, até que ela esteja a aproximadamente quatro polegadas acima da parte de baixo do exercício. Caso não se progrida até esse ponto após oito semanas, para-se e testa-se a 1RM. Mesmo assim, o praticante deve mostrar algum aumento da força na amplitude completa do movimento.

Esse método de repetições parciais progressivas funciona a partir da utilização de um peso mais alto do que aquele que normalmente se consegue suportar nas repetições com amplitude de movimento completa, o que sobrecarrega a maior parte das fibras musculares utilizadas no exercício. Embora o ganho de força ocorra sobretudo nas pequenas amplitudes algum acréscimo ocorre nas amplitudes mais baixas do movimento. O aumento lento da ADM, por meio dos incrementos de duas polegadas, permite que as fibras musculares se adaptem ao peso mais elevado, ampliando a ADM na qual novos valores de força podem ser aplicados.

A Tabela 9.11 mostra o exemplo de um programa de supino ajustado para um praticante com uma amplitude de movimento de 18 polegadas e com 1RM de 275 libras, usando 300 libras como seu novo peso. A Tabela 9.12 mostra o exemplo de um programa que incorpora o treino com repetições parciais no exercício supino.

CLASSIFICAÇÃO

	1	2	3	4	5
Tempo	1	2	3	4	5
Duração	1	2	3	4	5
Dificuldade	1	2	3	4	5
Resultados	1	2	3	4	5

TABELA 9.11 Mudando as polegadas ao longo do supino

Semana	Ajuste do pino
1	4 polegadas da parte de cima
2	6 polegadas da parte de cima
3	8 polegadas da parte de cima
4	10 polegadas da parte de cima (se não for possível sem auxílio, fazer de novo)
5	10 polegadas da parte de cima
6	12 polegadas da parte de cima
7	14 polegadas da parte de cima
8*	1RM com amplitude de movimento completa e utilizando 300 libras

* Sempre teste de novo sua 1RM na semana 8, independentemente do quanto progrediu para baixo no *rack*. Você deve estar apto a fazer uma repetição com a amplitude de movimento completa utilizando esse peso, mesmo sem ter chego a 10 ou 12 polegadas da parte de cima. Ainda que não consiga fazer essa repetição com o novo peso, você deve ser capaz de realizar, pelo menos, 5% a mais do que sua 1RM original.
Lembrete: 1 polegada = 2,54 centímetros.

TABELA 9.12 Programa de repetições com amplitude progressiva

Exercício	Série	ADM	Peso (% 1RM)	Repetições
Supino	Aquecimento	Completa	50%	10
	Aquecimento	Completa	70%	6
	Aquecimento	Parcial	90%	2
	Aquecimento	Parcial	100%	1
	1	Parcial	110%	1-3
	2	Parcial	110%	1-3
	3	Completa	90%	2-3
	4	Completa	85%	5-6
	5	Completa	75%	10
Supino com halteres	1	Completa	80%	6-8
	2	Completa	80%	6-8
	3	Completa	80%	6-8
Meio desenvolvimento com barra	1	Completa	80%	6-8
	2	Completa	80%	6-8
	3	Completa	80%	6-8
Supino com a pegada fechada	1	Completa	80%	6-8
	2	Completa	80%	6-8
	3	Completa	80%	6-8
Elevação de pernas com joelhos estendidos	4 séries	Completa	Peso corporal	12-15

Ajuste o *rack*

Siga estes passos a fim de ajustar o *power rack* para repetições parciais progressivas.

- Meça a distância entre os ajustes (furos) dos pinos do *rack*. A maior parte desses dispositivos terá furos espaçados entre 2 e 4 polegadas (5 a 10 cm).
- Determine a parte de cima de sua ADM, logo antes de travar. Use o furo imediatamente abaixo para estabelecer a parte de cima do movimento.
- Determine a parte de baixo de sua ADM e marque-a com o furo de baixo.
- Conte o número de furos entre as posições de cima e de baixo. É provável que a distância varie entre 12 e 24 polegadas (30,5 a 61 cm), dependendo do comprimento do segmento e do exercício que está sendo feito. Esse número provavelmente irá variar entre 2 e 10. Seu sistema de progressão estará, em parte, baseado no valor obtido.
- Subtraia 4 polegadas em relação à parte de cima, o que significa que você não usará o primeiro ou o segundo furo.
- Subtraia 4 polegadas em relação à parte de baixo, o que significa que você não trabalhará abaixo desse ponto. (Uma vez próximo a ele, você estará apto a fazer uma repetição completa com o peso.) Em outras palavras, não se trabalhará abaixo do último ou dos dois últimos ajustes.
- Conte o número de furos dos pinos entre esses dois ajustes, o qual deve ficar entre 1 e 7 furos.
- Se o *rack* utilizado tem incrementos maiores do que 2 polegadas, você precisará modificá-lo, de forma que haja progressões de 2 polegadas no decorrer do programa. Você pode usar protetores para barra, toalhas ou anilhas de 2,5 libras (a maioria tem cerca de 2 polegadas de raio).

Treino de força balístico

O treino de força balístico desenvolve a potência – o que pode aumentar a força. Cada exercício para força tem um ponto de desvantagem biomecânica (*sticking point*) natural que ocorre em um grau da amplitude de movimento em que os grupos musculares primários estão sendo alterados. No supino, por exemplo, o ponto de bloqueio de muitos praticantes se encontra onde a força está sendo mudada do peitoral maior para o deltoide e o tríceps. O treino balístico usa movimentos explosivos que ajudam a superar esses pontos de bloqueio.

O maior benefício desse tipo de sistema está relacionado à aceleração. Em uma repetição tradicional, a carga normalmente é acelerada apenas no primeiro terço da amplitude de movimento da fase concêntrica. Durante os outros dois terços, ela é desacelerada. Se a desaceleração não acontecer, não será possível segurar o peso no final da repetição. Além disso, quando se treina de forma balística, a carga é acelerada durante toda a amplitude de movimento e começa a desacelerar apenas depois de se soltar a barra, o que permite a produção de muito mais potência durante a repetição.

Esse método também faz com que o corpo recrute as fibras musculares de contração rápida. Isso é importante porque essas fibras têm maior potencial de ganhos na força. Devido ao fato de o treino balístico forçar os músculos a se adaptarem a contrações muito rápidas e vigorosas, ele trabalha as fibras a fim de produzir uma grande quantidade de força em um período bem curto, o que é muito útil durante exercícios como o supino, o agachamento ou o levantamento-terra.

O treino balístico costuma ser executado no supino com arremesso e em agachamentos com salto, frequentemente executados em um multiforça, que guia a barra de forma segura ao longo dos trilhos metálicos. Na verdade, esse método pode ser utilizado para trabalhar quase qualquer grupo muscular. A Tabela 9.13 fornece uma lista dos exercícios balísticos que podem ser feitos em qualquer academia.

Independentemente do exercício, o treino balístico deve ser realizado com um peso aproximado de 30 a 50% da 1RM do exercício, pois pesquisas revelam que a potência ótima é produzida com esse peso. Por exemplo, se o máximo do praticante no supino é 300 libras, ele deve fazer os movimentos do supino no multiforça utilizando cerca de 90 a 150 libras. Quanto às repetições, são feitas de 3 a 5 – nunca mais do que isso –, devido à necessidade de se manter o esforço máximo em todas as repetições e de se evitar a fadiga. Esta não beneficia a produção de potência e pode aumentar o risco de lesão. Portanto, o tempo de intervalo entre as séries deve ser amplo (de, no mínimo, 3 minutos).

Uma ótima forma de inserir o treino de força balístico no seu treinamento é em uma rotina de "máximo esforço dinâmico", realizando-o no dia de esforço dinâmico. Um exemplo disso é mostrado na Tabela 9.14, quando o treino balístico é inserido nas sessões 3 e 4 (normalmente quintas e sextas-feiras) da rotina. Outra forma é inseri-lo em uma rotina dividida por exercício (dia do agachamento, dia do supino e dia do levantamento-terra), executando-o em uma quarta sessão de treino. Um exemplo dessa sessão é mostrado na Tabela 9.15.

CLASSIFICAÇÃO

Tempo	1	2	3	4	5
Duração	1	2	3	4	5
Dificuldade	1	2	3	4	5
Resultados	1	2	3	4	5

TABELA 9.13 "Recompensa" balística

Grupo muscular	Exercício	Execução
Peito	Supino com arremesso	Em um multiforça, abaixe a barra até o peito, como é feito em uma série normal. Então, empurre o peso para longe de forma explosiva, arremessando a barra o mais alto possível. Mantenha os braços estendidos com uma pequena flexão dos cotovelos e segure o peso quando ele voltar para baixo. Reposicione as mãos, como no início do exercício, antes de fazer a próxima repetição.
Pernas	Agachamento com barra e salto	Segure uma barra com anilhas sobre os ombros, da mesma maneira como é feito em uma série normal. Agache-se lentamente, até que as coxas fiquem paralelas ao chão, e então suba, de forma explosiva, o mais rápido que puder, fazendo com que os pés saiam do chão no final do movimento. Aterrise flexionando os joelhos e vá para baixo, começando sua próxima repetição.
Pernas e costas	Levantamento-terra com halteres e salto	Agache-se para pegar os halteres que estão ao lado dos pés. Da mesma maneira que no agachamento com salto, suba, de forma explosiva, o mais rápido que puder, de modo que os pés saiam do chão no final do movimento. Aterrise flexionando os joelhos e imediatamente se abaixe, a fim de levar os pesos até o chão.
Costas	Remada unilateral	Coloque a barra no ponto mais inferior do multiforça e fique ao lado dela, com o pé direito a 12 a 18 polegadas (30,5 a 46 cm) de distância, de modo a permitir o livre movimento da barra ao soltá-la. Segure-a com a mão direita, flexione os joelhos levemente e mantenha as costas retas.* Usando os músculos das costas, puxe-a para cima de forma vigorosa e solte-a conforme contrai as escápulas para trás. Deixe que ela caia até a posição inicial, sendo amortecida pelas molas. Repita o processo, fazendo de 3 a 5 repetições, e então troque o braço.
Ombros	Meio desenvolvimento com arremesso	Fique ajoelhado enquanto segura a barra do multiforça no nível da parte superior do peito. Empurre vigorosamente o peso para cima, soltando a pegada no final do movimento e segurando o peso quando ele voltar para baixo.
Tríceps	Supino com a pegada fechada e arremesso	Esse movimento será o mesmo do supino com arremesso, exceto pelo fato de você realizar uma pegada na mesma largura dos ombros. Depois de segurar a barra quando esta voltar para baixo, certifique-se de reposicionar as mãos de forma alinhada e próximas.
Bíceps	Rosca direta com arremesso	Devido ao fato de o multiforça limitá-lo a um movimento guiado, aqui, a amplitude de movimento será mais curta do que na rosca direta com pesos livres. Comece logo abaixo da metade (braços a cerca de 45° em relação ao chão), com uma pegada na mesma largura dos ombros. Eleve o peso de forma explosiva, para que ele deixe suas mãos antes de você contrair vigorosamente o músculo no final do movimento, como costuma ser feito ao se realizar a rosca direta. Mais uma vez, pegue a barra no percurso para baixo e reposicione a sua pegada.

---

* N. de R. T.: O autor refere-se à manutenção da curvatura fisiológica da coluna vertebral.

TABELA 9.14 Treino balístico

SESSÃO DE TREINO PARA MEMBROS INFERIORES 2 (AGACHAMENTO E LEVANTAMENTO-TERRA)

Exercício	Séries	Repetições	% 1RM
Agachamento com barra e salto	3	3-5	30-50%
Levantamento-terra com halteres e salto	3	3-5	30-50%
Levantamento-terra romeno	3	3-5	75%
"Bom-dia" com barra	3	3-5	75%
Giro russo	3	15-20	Peso corporal

SESSÃO DE TREINO PARA MEMBROS SUPERIORES 2 (SUPINO)

Exercício	Séries	Repetições	% 1RM
Supino com arremesso	3	3-5	30-50%
Meio desenvolvimento com arremesso	3	3-5	30-50%
Supino com a pegada fechada e arremesso	3	3-5	30-50%
Remada unilateral	3	3-5	30-50%
Rosca direta com arremesso	3	3-5	30-50%
Abdominal, declinado	3	12	Peso corporal

TABELA 9.15 Dia da potência

Exercício	Séries	Repetições	% 1RM
Agachamento com barra e salto	3	3-5	30-50%
Supino com arremesso	3	3-5	30-50%
Remada unilateral	3	3-5	30-50%
Levantamento-terra com halteres e salto	3	3-5	30-50%
Meio desenvolvimento com arremesso	3	3-5	30-50%
Supino com a pegada fechada e arremesso	3	3-5	30-50%
Rosca direta com arremesso	3-4	3-5	

Treinamento de força com repetições negativas

O treinamento com repetições negativas enfatiza a fase negativa (excêntrica) do exercício. Diferentemente do treino que o usa para o aumento da massa muscular, o treinamento de força com repetições negativas não deve ser utilizado apenas como um adendo, mas sim como o primeiro e principal método da sessão. Fazer tais repetições negativas nas primeiras séries de um exercício permite o uso de pesos acima de 100% de 1RM – a maior parte dos praticantes consegue suportar cerca de 130% de sua 1RM. Trabalhar com essa carga, mesmo na fase excêntrica do movimento, pode provocar ganhos na força na fase positiva (concêntrica), devido às adaptações nos nervos e nas fibras musculares. A sobrecarga que o excesso de peso aplica nas fibras induz à lesão muscular e influencia os nervos, que fazem com que os músculos recrutem mais fibras de contração rápida.

Ao realizar repetições negativas, deve-se fazer a repetição lentamente. Experimenta-se um peso de cerca de 130% da 1RM nos exercícios que se estiver treinando e resiste-se ao movimento, demorando entre 3 e 5 segundos para completar uma repetição negativa. Caso se consiga resistir ao peso por mais de cinco segundos, adiciona-se mais carga. Caso não se consiga resistir ao peso por, no mínimo, três segundos, deve-se reduzi-lo. São feitas três séries de 4 a 6 repetições negativas em cada um dos principais exercícios – supino, agachamento (deve ser feito no multiforça) e levantamento-terra. Depois, são realizadas duas séries com repetições convencionais, usando um peso de aproximadamente 75 a 80% de 1RM.

Devido à intensidade do treino, será necessário mais tempo para a recuperação entre as séries (no mínimo, três minutos). O mesmo acontece com a recuperação entre as sessões: deve-se descansar sete dias completos. A rotina dividida em agachamento, supino e levantamento-terra é uma forma de divisão bastante popular no treinamento com repetições negativas (ver Tab. 9.16). Esse sistema não deve ser seguido por mais que seis semanas.

Para usar o método de modo seguro e efetivo, é necessário o auxílio de um companheiro de treino. Já aqueles que treinam sozinhos podem fazer repetições negativas unilateralmente, utilizando um multiforça. Para isso, ele deve ser carregado com aproximadamente 70% de 1RM no supino, no agachamento ou no levantamento-terra. O peso é elevado durante a fase positiva, ou concêntrica, do movimento, mas resistido durante a fase negativa, ou excêntrica, com apenas um segmento. Troca-se o segmento que faz a repetição negativa a cada repetição até que cada segmento tenha completado 4 a 6 repetições negativas.

Por fim, deve-se estar ciente da dor muscular tardia (DMT) que normalmente acompanha esse tipo de treino. Para aqueles que não estão acostumados com o sistema, a DMT pode ser intensa. Quanto mais frequente for o uso do método, menos intensa será a dor. Algumas pessoas podem correr o risco de desenvolver uma condição rara, conhecida como rabdomiólise. Essa condição, às vezes fatal, ocorre depois de um dano muscular grave. Quando os músculos se rompem, eles liberam potássio, enzimas e mioglobina no sangue. A mioglobina pode ficar acumulada nos rins, provocando o seu colapso. A situação pode se agravar, tornando-se um perigoso quadro com altos níveis de potássio no sangue, capaz de levar a insuficiência cardíaca. Para prevenir a rabdomiólise enquanto se treina com repetições negativas, deve-se beber muita água (até um galão por dia), limitar o consumo de álcool, evitar a utilização desse método durante muitas semanas após o desenvolvimento de uma infecção viral e ir ao hospital imediatamente caso a urina apresente um tom marrom-escuro.

CLASSIFICAÇÃO

Tempo	1	2	3	4	5
Duração	1	2	3	4	5
Dificuldade	1	2	3	4	5
Resultados	1	2	3	4	5

TABELA 9.16 Acentue a fase positiva

SESSÃO DE TREINO 1: DIA DO AGACHAMENTO (SEGUNDA-FEIRA)			
Exercício	Séries	Repetições	Peso (% 1RM)
Agachamento no multiforça	3	4-6	130%
Agachamento com barra	2	6-8	80%
Leg press	3	6-8	80%
Extensão de joelhos	3	8-10	75%
Flexão plantar, em pé	3	8-10	75%
Abdominal	3	20	

SESSÃO DE TREINO 2: DIA DO SUPINO (QUARTA-FEIRA)			
Supino	3 2	4-6 6-8	130% 80%
Supino inclinado com halteres	3	6-8	80%
Meio desenvolvimento com barra	3	6-8	80%

SESSÃO DE TREINO 2: DIA DO SUPINO (QUARTA-FEIRA) (continuação)			
Exercício	Séries	Repetições	Peso (% 1RM)
Supino com pegada fechada	3	6-8	80%
Elevação de pernas com joelhos estendidos	3	12-15	

SESSÃO DE TREINO 3: DIA DO LEVANTAMENTO-TERRA (SEXTA-FEIRA)			
Levantamento-terra	3 2	4-6 6-8	130% 80%
"Bom-dia"	3	6-8	80%
Flexão de joelhos, deitado	3	8-10	75%
Remada com barra	4	6-8	80%
Rosca direta com barra	4	6-8	80%
Giro russo	4	15-20	

PROGRAMAS QUE MANIPULAM A CARGA

Força tem a ver com sobrecarga, e a quantidade de peso que se consegue levantar define o nível de força de cada indivíduo. Por causa disso, é lógico pensar que os treinamentos que variam o peso levantado são opções interessantes para aumentar a força muscular. Esta seção discute as técnicas que alteram a carga ou a quantidade de peso usada durante as sessões de treino de força. Algumas funcionam por meio de mecanismos que envolvem o sistema nervoso, como os métodos do limite da força muscular e do treino em onda. O método de 5% funciona por meio do aumento e da diminuição sistemática da carga ao longo do tempo, enquanto a pirâmide ascendente de DeLorme aumenta progressivamente o peso em cada série. O método do mesmo peso de treino, por sua vez, usa a mesma carga em todas as séries. Modificar o peso com que se treina por meio de qualquer um desses programas ajudará a aumentar a quantidade de peso total que se consegue levantar.

Maximização do método "força muscular"

A maximização do método "força muscular" caracteriza-se por um fenômeno conhecido como potencialização pós-ativação ou, simplesmente, potencialização. Refere-se à capacidade de um exercício aumentar, de forma imediata, o desempenho do exercício posterior. Embora existam várias formas de fazer isso, a maximização do método "força muscular" usa o mesmo exercício, mas diferentes pesos, para alcançar o mesmo efeito. Em outras palavras, utiliza-se uma repetição com 90% de 1RM para elevar o número de repetições que podem ser feitas na série seguinte, com um peso de 80% de 1RM.

Embora o mecanismo exato desse fenômeno não tenha sido detalhado, atualmente os cientistas acreditam que ele se deve ao aumento da excitação do sistema nervoso central ou aos eventos moleculares que ocorrem dentro das próprias fibras musculares. Em termos simples, fazer uma série pesada engana o sistema nervoso, que se prepara para outra série pesada. Quando, de repente, se diminui o peso, este parece ser mais leve do que normalmente seria, pois o sistema nervoso está recrutando mais fibras musculares para o trabalho que costuma ser realizado com um peso menor. Essa é a razão pela qual jogadores de beisebol giram um bastão mais pesado antes de bater com um muito mais leve. Independentemente do mecanismo, o importante é que o método pode incrementar a força nas séries mais leves em cerca de 10%.

Para utilizá-lo na academia, é possível fazer uma série usando 90 a 95% de 1RM em apenas uma repetição. Então, descansa-se três minutos e faz-se uma série com cerca de 10% a mais que 80% de 1RM (um peso que normalmente permite cerca de oito repetições). A potencialização da série anterior deve permitir que o praticante complete oito repetições com o peso mais alto. Por exemplo, se 1RM do praticante no supino é 300 libras, a primeira série (depois de 2 ou 3 séries de aquecimento) é de uma repetição com aproximadamente 275 a 285 libras. Já a segunda série deve ser realizada com 260, em oito repetições. Em geral, deve-se estar apto a fazer oito repetições com apenas 240 libras, mas a potencialização aumenta a força em 10%.

A melhor forma de usar essa técnica é aplicá-la nos três exercícios principais, treinando-os apenas uma vez por semana. Não se deve utilizar o método do limite da força muscular por mais do que oito semanas consecutivas, independentemente do exercício. A Tabela 9.17 traz um exemplo de uma sessão de treino de agachamento utilizando esse método. Essa sessão é para um praticante cuja 1RM no agachamento é de 365 libras, sendo que 90% da 1RM correspondem a 330 libras e 80% da 1RM (porcentagem com a qual normalmente é possível completar oito repetições), a cerca de 290. Ela deve ser seguida por exercícios auxiliares típicos do agachamento.

CLASSIFICAÇÃO

	1	2	3	4	5
Tempo	1	2	3	4	5
Duração	1	2	3	4	5
Dificuldade	1	2	3	4	5
Resultados	1	2	3	4	5

TABELA 9.17 Força rápida

Exercício	Série	Peso (libras)	Repetições	Intervalo (minutos)
Agachamento	Aquecimento	135	10	2
	Aquecimento	225	7	2
	Aquecimento	275	5	2
	Aquecimento	315	1	3
	1	330	1	3-5
	2	310*	8	5
	3	330	1	3-5
	4	310*	8	3

* Embora o praticante normalmente possa se agachar com apenas 290 libras em oito repetições, a potencialização permite a execução de duas séries de oito repetições com 310 libras.

Método dos 5%

O método dos 5% segue um padrão determinado de progressão da quantidade do peso levantado. Basicamente, em cada sessão, se aumenta o peso em cerca de 5% ao mesmo tempo em que é feita uma repetição a menos. Embora o programa seja um pouco mais complicado que isso, o resultado é o aumento de cerca de 10% na força após apenas seis sessões sucessivas. É mais bem utilizado em exercícios básicos, com o supino, o supino inclinado, o supino com a pegada fechada, o agachamento, o levantamento-terra, o *leg press*, o meio desenvolvimento, a remada com barra e a puxada; também pode ser adaptado para exercícios básicos de braços, como o supino com a pegada fechada, o tríceps na polia alta, a rosca testa e a rosca direta com barra. Executa-se mais de três exercícios por grupo muscular e faz-se de 5 a 7 dias de intervalo entre as sessões. Para iniciar o programa, pega-se um peso que permita a execução de quatro séries de seis repetições em cada exercício, com um intervalo de 3 a 4 minutos de descanso entre as séries. Por exemplo, ao se realizar um agachamento com um peso de 300 libras na sessão de treino 1, são feitas quatro séries do meio desenvolvimento, cada uma com seis repetições. Já na sessão 2, aumenta-se cerca de 5% – ou 315 libras – e executa-se quatro séries de cinco repetições. Na 3, aumenta-se de novo o peso em 5% (do peso original de 300 libras) – ou 330 libras – e executa-se quatro séries de quatro repetições. A sessão 4 tem uma leve mudança: retira-se 5% do peso da sessão anterior – de volta para as 315 libras –, mas se faz quatro séries de seis repetições. Na sessão 5, aumenta-se o peso novamente em 5% (para 330 libras) e realiza-se quatro séries de cinco repetições. Na sessão 6, aumenta-se o peso em 5% mais uma vez – ou 345 libras – e faz-se quatro séries de quatro repetições. Durante a próxima sessão, deve-se estar apto a realizar quatro séries de seis repetições com 330 libras – um aumento interessante de 10% na força. Um exemplo de uma sessão para pernas utilizando o método dos 5% é apresentado na Tabela 9.18. Depois do *leg press*, são feitos outros exercícios auxiliares, com a execução de três séries de 4 a 6 repetições cada.

A melhor forma de usar esse método é treinar cada grupo muscular apenas uma vez por semana, a fim de proporcionar uma recuperação adequada. A rotina dividida em agachamento, supino e levantamento-terra funciona bem para o método dos 5%.

CLASSIFICAÇÃO

	1	2	3	4	5
Tempo	1	2	3	4	5
Duração	1	2	3	4	5
Dificuldade	1	2	3	4	5
Resultados	1	2	3	4	5

TABELA 9.18 Sessão de treino de agachamento com o método dos 5%

Sessão de treino	Exercício	Peso (libras)	Séries	Repetições
1	Agachamento	300	4	6
	Leg press	700	4	6
2	Agachamento	315	4	5
	Leg press	735	4	5
3	Agachamento	330	4	4
	Leg press	770	4	4
4	Agachamento	315	4	6
	Leg press	735	4	6
5	Agachamento	330	4	5
	Leg press	770	4	5
6	Agachamento	345	4	4
	Leg press	805	4	4
7	Agachamento	330	4	6
	Leg press	770	4	6

O método do mesmo peso de treino

Neste método, o peso é mantido igual em todas as séries de determinado exercício. O segredo é utilizar uma carga com a qual se consiga fazer mais repetições do que normalmente seriam feitas. Por exemplo, inicia-se com um peso que permita a execução de 7 ou 8 repetições no exercício escolhido (cerca de 80% de 1RM), mas se realiza apenas seis. Descansa-se somente de 1 a 2 minutos entre as séries. Da terceira à quinta série, deve-se conseguir completar as seis repetições. Finaliza-se o exercício quando não se consegue mais completá-las. O objetivo é concluir cinco séries de seis repetições. Quando é possível executar mais séries de seis repetições com determinado peso, aumenta-se este em torno de 5 a 10% e reinicia-se a progressão. Um exemplo do método com o mesmo peso de treino para o supino é apresentado na Tabela 9.19. Neste, o praticante tem uma 1RM de 315 libras no supino. Os 80% de 1RM dele são de 250 libras. O método leva sete semanas até que se complete dois ciclos do treino com o mesmo peso. Cada uma dessas sessões pode ser complementada com exercícios auxiliares, como o supino com halteres, o meio desenvolvimento com halteres e o mergulho.

Reserva-se essa técnica apenas para os exercícios principais, que são acrescidos de três séries de 6 a 8 repetições nos exercícios auxiliares. Emprega-se dois ciclos completos para cada exercício realizado. Pode-se, também, fazer um ciclo de cinco séries de seis repetições e aumentar o peso em seguida. Então, continua-se o ciclo até que se consiga fazer as séries com o novo peso. Depois disso, muda-se para um sistema de treino mais básico. O método do mesmo peso de treino funciona bem com quase todos os tipos de rotina dividida, sobretudo com a rotina de agachamento, supino e levantamento-terra.

CLASSIFICAÇÃO

Tempo	1	2	3	4	5
Duração	1	2	3	4	5
Dificuldade	1	2	3	4	5
Resultados	1	2	3	4	5

TABELA 9.19 Programa com o mesmo peso

Peso	Série	Repetições	Intervalo
SESSÃO DE TREINO 1			
250	1	6	1min
	2	6	1min
	3	6	1min
	4	4	
SESSÃO DE TREINO 2			
250	1	6	1min
	2	6	1min
	3	6	1min
	4	6	1min
	5	4	
SESSÃO DE TREINO 3			
250	1	6	1min
	2	6	1min
	3	6	1min
	4	6	1min
	5	6	
SESSÃO DE TREINO 4			
265	1	6	1min
	2	6	1min
	3	5	
SESSÃO DE TREINO 5			
265	1	6	1min
	2	6	1min
	3	6	1min
	4	4	
SESSÃO DE TREINO 6			
265	1	6	1min
	2	6	1min
	3	6	1min
	4	6	1min
	5	5	
SESSÃO DE TREINO 7			
265	1	6	1min
	2	6	1min
	3	6	1min
	4	6	1min
	5	6	

Método do treino em onda

O método do treino e onda pode aumentar a força em até 10% entre 6 e 8 semanas, devido às pequenas progressões de peso que acontecem em cada onda. Na verdade, tais ondas permitem que o praticante levante até 102% do seu máximo atual. Apesar de isso ser apenas poucas libras a mais, após o fim do sistema, o ganho de força total esperado fica em algo próximo a 10%.

Nesse programa, são realizadas algumas séries de aquecimento e, então, 2 ou 3 ondas, cada uma com três séries, utilizando intervalos de quatro minutos entre as ondas e entre as séries. Durante a onda 1, a primeira série será de três repetições com 90% de 1RM (um peso normalmente levantado em cerca de quatro repetições). A série 2 consiste em duas repetições com 95% de 1RM. Na 3, executa-se uma repetição com 100% de 1RM. Na onda 2, aumenta-se em 1% o peso utilizado em cada série. Em outras palavras, a série 1 será feita com cerca de 91% de 1RM; a 2, com 96% de 1RM; e a 3, com 101% de 1RM. Por esse incremento ser tão pequeno e as menores anilhas olímpicas serem de 1,25 libras, o aumento será equivalente a 2,5 libras em qualquer peso abaixo de 400 libras. Para pesos de 400 libras ou mais, adiciona-se 5 libras. Em ambos os casos, na terceira série da onda 2, o praticante estará levantando mais do que o seu máximo atual. Caso ele consiga fazer isso, irá para a terceira onda. Para tanto, em cada série, simplesmente se eleva o peso em 1% e executa-se o mesmo número de repetições. Isso acarretará em 102% do máximo do praticante na última série.

O objetivo desse método é aumentar a carga usada em cada onda em 1 a 2% em toda sessão de treino. Dessa forma, pouco a pouco incrementa-se a força como um todo. Entretanto, se não for possível completar a última série da última onda da sessão, inicia-se a próxima sessão com os mesmos pesos usados na anterior e tenta-se ultrapassar essa barreira. Então, pode-se elevar o peso na próxima sessão.

A razão pela qual o treino em onda funciona está relacionada à potencialização – similar àquela discutida na maximização do método "força muscular". As primeiras séries preparam o sistema nervoso ou as fibras contráteis do músculo, de forma que este fica apto a se contrair com mais força nas séries posteriores. Como a maior parte das técnicas de força sugere, reserva-se esse treino para os principais exercícios de força ou para os exercícios que os substituirem. Depois de finalizado, são realizadas três séries de 4 a 6 repetições nos exercícios auxiliares.

Por causa da alta intensidade do programa, não se deve trabalhar cada um dos exercícios principais ou grupos musculares mais de uma vez por semana. Por isso, a rotina dividida em agachamento, supino e levantamento-terra é ideal para o treino em onda. Um exemplo desse método no levantamento-terra de uma pessoa que usa 405 libras em uma repetição máxima e deseja chegar a 445 libras é apresentado na Tabela 9.20. Esse método deve ser seguido por oito semanas.

CLASSIFICAÇÃO

	1	2	3	4	5
Tempo	1	2	3	4	5
Duração	1	2	3	4	5
Dificuldade	1	2	3	4	5
Resultados	1	2	3	4	5

TABELA 9.20 Ondas fortes

AQUECIMENTO			
Série	Peso (libras)	Repetições	Intervalo
1	135 (~ 30% 1RM)	10	2min
2	225 (~ 55% 1RM)	8	2min
3	315 (~ 75% 1RM)	5	4min
ONDA 1			
1	365 (90% 1RM)	3	4min
2	385 (95% 1RM)	2	4min
3	405 (100% 1RM)	1	4min
ONDA 2			
1	367,5 (91% 1RM)	3	4min
2	387,5 (96% 1RM)	2	4min
3	410 (101% 1RM)	1	4min
ONDA 3 (SE POSSÍVEL)			
1	370 (92% 1RM)	3	4min
2	390 (97% 1RM)	2	4min
3	415 (102% 1RM)	1	4min

Pirâmide ascendente de DeLorme

Na pirâmide ascendente de DeLorme, o peso é aumentado em cada série (três, no total) até se encontrar o peso apropriado para o número de repetições usado. Por exemplo, na primeira série, são feitas 10 repetições com 50% das 10RMs; na segunda, 10 com 75% das 10RMs; e na terceira, 10 (ou quantas forem necessárias para chegar à falha) com o peso atual das 10RMs. As primeiras duas séries servem de aquecimento, porque o peso é relativamente leve, dado o número de repetições a serem executadas. Apenas a última pode ser considerada uma série de treino.

Embora esse método pareça fácil para muitos praticantes, a série com repetições máximas pode ser a razão para que ele funcione no aumento da força. O método oferece um longo aquecimento e exige apenas uma série até a falha. Tal modelo corresponde ao da pesquisa australiana que sustenta a ideia de que uma série até a falha é melhor do que séries que não chegam até ela, assim como é melhor do que várias séries realizadas até a falha muscular. Um estudo que investigou os ganhos de força proporcionados pela pirâmide ascendente de DeLorme e pela pirâmide descendente de Oxford (Cap. 6) revelou que o primeiro método levou a maiores ganhos do que o segundo.

Quando se utiliza o DeLorme, as repetições máximas não são fundamentais, já que muitos *powerlifters* usam o método com 3RMs, 4RMs, 5RMs e 6RMs para treinar força. Na verdade, uma forma de executá-lo é alterando com frequência o número de RMs. Devido ao fato de existir apenas uma série de treino por exercício, esse programa funciona bem com uma rotina dividida em exercícios de empurrar e de puxar ou em membros superiores e inferiores. Um exemplo do programa de treino de DeLorme utilizando uma rotina dividida em exercícios de empurrar e de puxar é apresentado na Tabela 9.21.

CLASSIFICAÇÃO

Tempo	1	2	3	4	5
Duração	1	2	3	4	5
Dificuldade	1	2	3	4	5
Resultados	1	2	3	4	5

TABELA 9.21 Pirâmide ascendente de DeLorme

SESSÃO DE TREINO 1: SEGUNDA E QUINTA-FEIRA (EMPURRAR)			
Exercício	Série	Peso	Repetições
Agachamento*	1	50% 5RM	5
	2	75% 5RM	5
	3	100% 5RM	5
Leg press	1	50% 5RM	5
	2	75% 5RM	5
	3	100% 5RM	5
Extensão de joelhos	1	50% 5RM	5
	2	75% 5RM	5
	3	100% 5RM	5
Supino*	1	50% 5RM	5
	2	75% 5RM	5
	3	100% 5RM	5
Supino inclinado com halteres	1	50% 5RM	5
	2	75% 5RM	5
	3	100% 5RM	5
Meio desenvolvimento com halteres	1	50% 5RM	5
	2	75% 5RM	5
	3	100% 5RM	5
Supino com a pegada fechada	1	50% 5RM	5
	2	75% 5RM	5
	3	100% 5RM	5
Flexão plantar, em pé	4 séries		8-10
SESSÃO DE TREINO 2: TERÇA E SEXTA-FEIRA (PUXAR)			
Levantamento-terra	1	50% 5RM	5
	2	75% 5RM	5
	3	100% 5RM	5
Flexão de joelhos, deitado	1	50% 5RM	5
	2	75% 5RM	5
	3	100% 5RM	5
Remada com barra	1	50% 5RM	5
	2	75% 5RM	5
	3	100% 5RM	5
Puxada pela frente	1	50% 5RM	5
	2	75% 5RM	5
	3	100% 5RM	5
Rosca direta com barra	1	50% 5RM	5
	2	75% 5RM	5
	3	100% 5RM	5
Abdominal com anilha	4 séries		8-10

*Na quinta-feira, faça o supino e o supino inclinado com halteres antes do agachamento.

PROGRAMAS QUE MANIPULAM OS INTERVALOS DE DESCANSO

No treinamento de força, os intervalos de descanso são um tanto padronizados. A maior parte dos praticantes repousa três minutos entre as séries e raramente muda esse padrão. No entanto, alterar os intervalos de descanso pode ter um impacto significativo nos ganhos de força quando executado de maneira apropriada. Esta seção aborda os programas de treinamento de força que mudam sistematicamente os intervalos utilizados, o que pode ser feito pela realização de pequenos descansos entre cada repetição (como no método de pausa-descanso), pela diminuição do tempo entre as séries a cada semana (como no método de uma repetição para uma série) ou pela diminuição progressiva dos intervalos devido ao aumento do número de repetições executadas a cada semana (conforme no método do treino de densidade)

Método de pausa-descanso

O método de pausa-descanso consiste na interrupção da série com um curto período de descanso. Sua principal vantagem é permitir a execução de um maior número de repetições com determinado peso, por tirar proveito da habilidade do músculo de se recuperar com rapidez. Em suma, o sistema dá tempo para recuperar a creatina-fostato (CP) – a mesma molécula contida nos suplementos de creatina. Com essa energia extra, o músculo pode se contrair mais vigorosamente, produzindo mais força e fazendo mais repetições. Quanto maior a força que o músculo pode produzir e quanto mais repetições o praticante conseguir executar, maior o estímulo recebido pelos músculos e maiores os ganhos de força que podem ser esperados.

A concepção por trás dessa técnica não é necessariamente conseguir mais repetições ou chegar em um estado de maior fadiga, mas sim otimizar a força produzida em cada repetição. Portanto, para priorizar os ganhos, costuma-se usar uma carga que permita a execução de apenas 3 a 5 repetições (3 a 5RMs). No entanto, o mais comum é a escolha de um peso que possibilite a realização de cerca de três repetições. Executa-se uma repetição e coloca-se o peso no suporte. Descansa-se durante 15 segundos e, então, faz-se outra repetição. Esse processo deve ser executado até que se complete um total de 3 a 5 repetições. Assim, conclui-se uma série com o método de pausa-descanso, que tem se mostrado efetivo na obtenção de ganhos de força consideráveis; no entanto, essa pode não ser a técnica mais efetiva.

Em laboratório, descobriu-se um método de pausa ainda melhor para o aumento da força, envolvendo intervalos de descanso menores – cerca de 3 a 5 segundos. Em vez de se colocar o peso no suporte e descansar 15 segundos entre cada repetição, pode-se simplesmente segurar o peso e repousar por 3 a 5 segundos antes de completar outra repetição. Isso deve ser feito em um total de três repetições, pois a pausa permite a realização de três séries com o mesmo peso, maximizando o estímulo recebido pelo músculo. A técnica de pausa-descanso pode ser feita com qualquer tipo de rotina de treino. Para conseguir resultados consideráveis, deve-se utilizá-la de forma consistente por 4 a 8 semanas.

A Tabela 9.22 apresenta um exemplo do treino com o supino. Realiza-se todas as três séries com o método de pausa-descanso, seguidas por um segundo exercício para peito (como o supino inclinado ou o supino com halteres), também utilizando três séries com o método. Assim, consegue-se usar um peso consideravelmente maior que o normal no segundo exercício, porque o músculo não estará tão fatigado em comparação às vezes em que se faz três séries normais.

CLASSIFICAÇÃO

Tempo	1	2	3	4	5
Duração	1	2	3	4	5
Dificuldade	1	2	3	4	5
Resultados	1	2	3	4	5

TABELA 9.22 Uma pausa para a força

Exercício	Peso	Série	Repetições	Intervalo	Comentários
Supino	260	1, 2, 3	1, 1, 1	3min	Faça um total de três repetições, cada uma separada por cinco segundos de descanso no final do movimento.

Método de uma repetição para uma série

O método de uma repetição para uma série tira proveito do tempo, por meio da diminuição gradual da duração do intervalo entre cada exercício, até que se realize uma série contínua. Fazer 10 séries de uma repetição com o mesmo peso em cada série representa a mesma quantidade de trabalho de uma série de 10 repetições com o mesmo peso. A diferença é que fazer esse trabalho em uma única série é mais difícil devido ao aparecimento da fadiga – em parte decorrente do aumento dos níveis de ácido láctico. Se, lentamente, ao longo do tempo, reduzir-se a quantidade de intervalo entre as 10 séries, o músculo será mais bem treinado para a produção da energia rápida necessária e para lidar com o ácido láctico – o que ajudará os músculos a crescerem mais fortes. A melhor maneira de fazer isso é começar com um peso com que se consiga fazer 10 séries de uma repetição, descansando 90 segundos entre as séries. Então, tenta-se retirar 15 segundos desse intervalo em cada sessão de treino posterior.

A maneira como o método funciona é simples: deve-se conseguir levantar um peso em 10 repetições – mas não em 10 repetições de uma vez. Um exemplo desse programa é mostrado na Tabela 9.23. A técnica pode ser usada com qualquer rotina de treino.

CLASSIFICAÇÃO

	1	2	3	4	5
Tempo	1	2	3	4	5
Duração	1	2	3	4	5
Dificuldade	1	2	3	4	5
Resultados	1	2	3	4	5

TABELA 9.23 Supino com intervalo decrescente
Faça a sessão de treino de supino seguida de exercícios auxiliares básicos, com três séries de 4 a 6 repetições.

Sessão de treino	Exercício	Séries	Repetições	Intervalo (segundos)
1	Supino	10	1	90
2	Supino	10	1	75
3	Supino	10	1	60
4	Supino	10	1	45
5	Supino	10	1	30
6	Supino	10	1	15
7	Supino	10	1	10
8	Supino	10	1	5
9	Supino	1	10	0

Treino de densidade

O treino de densidade é uma ótima forma de enganar os músculos a fim de levantar mais peso em mais repetições. Essa técnica é particularmente boa para aumentar a força de exercícios que trabalham com o peso corporal, por exemplo, as barras, os mergulhos e os apoios (já que o peso corporal não pode ser mudado com facilidade), mas pode ser usada em qualquer exercício. Começa-se o treino com o dobro do volume de trabalho que se quer realizar. Se o objetivo é completar 12 repetições com uma certa quantidade de peso, então se inicia com 12 séries de duas repetições (com um total de 24 repetições) em 12 minutos e descansa-se cerca de 50 segundos entre as séries. Basicamente, tem-se um minuto para completar cada série e descansar até a próxima. Quanto mais repetições forem realizadas por série, menor será o intervalo. Quando o trabalho se torna fácil, são executadas oito séries de três repetições em oito minutos, e, de forma gradual, a cada vez que a sequência anterior se torna fácil, são realizadas seis séries de quatro repetições em seis minutos; depois, cinco séries de cinco repetições em cinco minutos; quatro séries de seis repetições em quatro minutos; e, por fim, três séries de oito repetições em três minutos. Caso consiga fazer isso, o praticante estará apto a executar uma série de 12 repetições. Ao se realizar a mesma quantidade de trabalho (24 repetições) e diminuir progressivamente o tempo de intervalo, aumenta-se a quantidade de trabalho feito em uma dada quantidade de tempo, ou seja, a densidade do trabalho. O método funciona devido às adaptações bioquímicas que ocorrem dentro das células musculares durante a progressão do programa.

CLASSIFICAÇÃO

	1	2	3	4	5
Tempo	1	2	3	4	5
Duração	1	2	3	4	5
Dificuldade	1	2	3	4	5
Resultados	1	2	3	4	5

TABELA 9.24 Sessão de treino de densidade

Sessão de treino	Séries*	Repetições	Intervalo (segundos)	Tempo total da série (minutos)
1	12	2	50	12
2	8	3	45	8
3	6	4	40	6
4	5	5	35	5
5	4	6	30	4
6	3	8	25	3
7	1	12		1

*Conforme o número de séries diminui, você poderá perceber que não consegue completar todas as repetições. A primeira vez que isso acontecer, permaneça com o mesmo número de séries e repetições na sua próxima sessão. Se ainda não conseguir completar todas as repetições, prossiga com o treino mesmo assim. Diminua as séries de acordo com o programado e faça o máximo de repetições que conseguir. Repita a mesma sessão apenas duas vezes.

PROGRAMAS QUE MANIPULAM A ESCOLHA DOS EXERCÍCIOS

Existe um número incontável de exercícios que podem ser usados para aumentar a força muscular, e usar os mais adequados pode fazer uma enorme diferença nos ganhos de força. Esta seção discute os métodos de treino que mudam os exercícios usados para aumentar a força muscular. Algumas dessas técnicas enfatizam apenas os tipos de exercícios, como, o treino unilateral e o programa de treino com halteres, enquanto outras usam tipos específicos de exercícios em determinada ordem, por exemplo, o método dos três passos, o treino agonista-antagonista e o método de treino EFA.

Treino unilateral

No treino unilateral, trabalha-se um lado do corpo por vez. Diferentemente do treino unilateral que visa o aumento da massa muscular (abordado no Cap. 6), este método não separa os dias de treino em sessões para os lados esquerdo e direito – ele simplesmente usa exercícios executados com um segmento de cada vez, como o supino, o agachamento e até o levantamento-terra unilaterais. Embora essa estratégia não seja nem um pouco revolucionária, poucos *powerlifters* a usam. Isso é uma pena, porque pesquisas confirmam que, quando se treina unilateralmente, os músculos são capazes de produzir mais força, e mais fibras (sobretudo as de contração rápida) são ativadas. Um estudo comparando a rosca direta unilateral com a rosca direta bilateral (com ambos os braços) mostrou que a força produzida nesta última foi até 20% menor do que a soma do braço esquerdo e do direito na rosca direta unilateral. Em outras palavras, se um sujeito consegue levantar 100 libras em uma repetição da rosca direta com barra, ele deve levantar um haltere de apenas 50 libras com cada braço em uma repetição. Na verdade, deve-se conseguir levantar um haltere de 60 libras com cada braço em uma repetição. A soma do peso de cada um dos braços indica que se pode levantar um total de 120 libras, ou seja, 20% de peso a mais do que com os dois braços ao mesmo tempo.

Para tirar proveito da força adicional que o treino unilateral oferece, deve-se fazer exercícios unilaterais para braços e pernas periodicamente. A Tabela 9.25 mostra uma lista desses exercícios que podem ser adicionados a um programa de treino de força. As descrições de como fazê-los corretamente são apresentadas na Parte V. Uma ótima maneira de incorporá-los ao treino de força é incluindo duas séries da versão unilateral dos exercícios principais depois de concluir as séries principais destes. Para os exercícios auxiliares, são realizadas duas séries da versão unilateral de cada um deles, seguidas por duas séries da versão bilateral. Um exemplo de programa de treino de força que incorpora muitos exercícios unilaterais em uma rotina dividida em membros superiores e inferiores é mostrado na Tabela 9.26.

CLASSIFICAÇÃO

Tempo	1	2	3	4	5
Duração	1	2	3	4	5
Dificuldade	1	2	3	4	5
Resultados	1	2	3	4	5

TABELA 9.25 Exercícios unilaterais

Grupo muscular	Exercício
Peito	Supino com haltere, unilateral (reto, inclinado, declinado) Crucifixo com haltere, unilateral (reto, inclinado, declinado)
Ombros	Meio desenvolvimento com haltere, unilateral Remada vertical com haltere, unilateral Elevação lateral com haltere, unilateral
Costas	Remada com haltere, unilateral Puxada pela frente na polia alta, unilateral
Pernas	Agachamento unilateral Leg press unilateral Extensão de joelhos unilateral Flexão de joelhos unilateral Levantamento-terra unilateral Levantamento-terra romeno unilateral
Tríceps	Tríceps francês unilateral Tríceps na polia alta, unilateral Rosca testa unilateral
Bíceps	Rosca direta com haltere, unilateral Rosca concentrada com haltere Rosca Scott unilateral

TABELA 9.26 Programa unilateral "forte"

SESSÃO DE TREINO PARA MEMBROS SUPERIORES 1: SEGUNDA-FEIRA (SUPINO E EXERCÍCIOS DE EMPURAR)

Exercício	Séries	Repetições
Supino	4	5 com 85% de 1RM
Supino com haltere, unilateral	2	4-6
Supino com halteres	2	4-6
Meio desenvolvimento com haltere, unilateral	2	4-6
Meio desenvolvimento com halteres	2	4-6
Remada vertical com haltere, unilateral	2	6-8
Remada vertical com halteres	2	6-8
Tríceps francês unilateral	2	4-6
Supino com halteres com a pegada fechada	2	4-6
Abdominal, em pé	3	8-10

SESSÃO DE TREINO PARA MEMBROS INFERIORES 1: TERÇA-FEIRA (AGACHAMENTO E EXERCÍCIOS PARA QUADRÍCEPS)

Exercício	Séries	Repetições
Agachamento	4	5 com 85% de 1RM
Agachamento unilateral	2	4-6
Leg press unilateral	2	4-6
Leg press	2	4-6
Extensão de joelhos unilateral	2	6-8
Extensão de joelhos	2	6-8
Flexão plantar, em pé	4	8-10

SESSÃO DE TREINO PARA MEMBROS SUPERIORES 2: QUINTA-FEIRA (SUPINO E EXERCÍCIOS DE PUXAR)

Exercício	Séries	Repetições
Supino	4	75%
Remada com haltere, unilateral	2	4-6
Remada com barra	2	4-6
Puxada pela frente, unilateral	2	6-8
Puxada pela frente	3	6-8
Rosca direta com haltere, unilateral	2	6-8
Rosca direta com halteres	2	6-8
Giro russo	3	20

SESSÃO DE TREINO PARA MEMBROS INFERIORES 2: SEXTA-FEIRA (LEVANTAMENTO-TERRA E EXERCÍCIOS PARA ISQUIOTIBIAIS)

Exercício	Séries	Repetições
Levantamento-terra	4	5 com 85% de 1RM
Levantamento-terra unilateral	2	4-6
Levantamento-terra romeno unilateral	2	6-8
Levantamento-terra romeno	2	6-8
Flexão de joelhos unilateral, deitado	2	6-8
Flexão de joelhos, deitado	2	6-8
Flexão plantar, sentado	4	10-12

Método dos três passos

O método dos três passos incorpora as versões com halteres, com barra e em máquina de um exercício – nessa ordem de execução – a fim de aumentar a força muscular. Apesar de a variedade dos exercícios ser muito importante nesse tipo de treino, seu principal benefício tem a ver com a ordem em que eles são realizados, o que se deve aos músculos estabilizadores.

Os músculos estabilizadores ficam sob os principais grupos musculares (os motores primários) e embora sejam, com frequência, muito menores e mais fracos, são importantes para a segurança das articulações em vários movimentos. Quando se treina com materiais muito instáveis – por exemplo, halteres –, os estabilizadores, por serem mais fracos, ficam fatigados muito mais rápido do que o grupo muscular com que se está tentando trabalhar. Quando os estabilizadores estão fatigados, o cérebro limita os estímulos nervosos para os motores primários, a fim de prevenir a ocorrência de lesões. Em outras palavras, os estabilizadores limitam a quantidade de força que os motores primários podem produzir.

Para evitar que os estabilizadores fiquem fracos, pode-se usar uma forma não ortodoxa de treino, a qual consiste em ordenar os exercícios dos menos aos mais estáveis. Dessa forma, conforme esses músculos se cansam, os exercícios são mudados para aqueles que requerem menos deles. Isso permite que os motores primários treinem com pesos elevados que não são limitados pela fadiga dos estabilizadores. O método de força dos três passos segue essa ordem, começando a sessão de treino com os exercícios com halteres, que requerem maior auxílio dos estabilizadores pelo fato de cada braço poder se movimentar em todas as direções permitidas pelas articulações. Nos exercícios para as pernas, os unilaterais devem tomar o lugar dos exercícios com halteres. Depois, executa-se os exercícios com barra, que, por serem realizados com pesos livres, ainda requerem algum uso dos músculos estabilizadores. No entanto, pelo fato de serem feitos bilateralmente, com ambos os braços segurando a barra (nos exercícios para os membros superiores) ou com ambas as pernas fixas no chão (nos exercícios para as pernas), existe um menor uso dos estabilizadores do que nos exercícios com halteres ou nos unilaterais para as pernas.

O último tipo da lista é o exercício em máquina, que necessita de um auxílio muito pequeno dos estabilizadores, porque o movimento da máquina força o corpo a seguir um caminho predeterminado, que não permite desvios. Devido à máquina ter sido elaborada para enfatizar um motor primário específico, os estabilizadores basicamente não são necessários.

Em uma sessão de treino com o método de força dos três passos no supino, pode-se começar com o supino com halteres, passar para o supino com barra e terminar com o supino na máquina. Em uma sessão para o agachamento, pode-se começar com o agachamento unilateral, passar para o agachamento com barra e terminar com o *leg press*. Utilizar esse método para priorizar o levantamento-terra não é o ideal, mas pode ser feito. Para isso, inicia-se com o levantamento-terra unilateral, passa-se para o levantamento-terra convencional e termina-se no *leg press* horizontal (mas se começa o movimento da posição de baixo, que imita o do levantamento-terra).

Esse método não deve substituir os métodos de treinamento de força tradicionais, que trabalham os principais exercícios de força no início da sessão de treino. Em vez disso, a melhor forma de utilizá-lo é na segunda sessão semanal do exercício de interesse. Por exemplo, pode-se fazer uma sessão básica de supino no início da semana e uma com o método dos três passos – no mesmo exercício – no final da semana. Isso funciona bem na rotina dividida em agachamento, supino e levantamento-terra, adicionando uma sessão com o método dos três passos no sábado (ver Tab. 9.27). Cada exercício deve ser feito em três séries. A quantidade de peso e as repetições utilizadas podem ser cicladas de acordo com a fase do treino.

CLASSIFICAÇÃO

Tempo	1	2	3	4	5
Duração	1	2	3	4	5
Dificuldade	1	2	3	4	5
Resultados	1	2	3	4	5

TABELA 9.27 Três passos para força

SESSÃO DE TREINO 1: DIA DO AGACHAMENTO (SEGUNDA-FEIRA)		
Exercício	Séries	Repetições
Agachamento	4	5 com 85% de 1RM
Leg press	3	6-8
Extensão de joelhos	3	8-10
Flexão plantar, em pé	3	8-10
Lenhador na polia alta	3	20
SESSÃO DE TREINO 2: DIA DO SUPINO (QUARTA-FEIRA)		
Supino	4	5 com 85% de 1RM
Supino inclinado com halteres	3	6-8
Meio desenvolvimento com barra	4	6-8
Supino com a pegada fechada	4	6-8
Abdominal, em pé	4	8-10

SESSÃO DE TREINO 3: DIA DO LEVANTAMENTO-TERRA (QUINTA-FEIRA)		
Exercício	Séries	Repetições
Levantamento-terra	4	5 com 85% de 1RM
"Bom-dia"	3	6-8
Flexão de joelhos, deitado	3	8-10
Remada com barra	4	6-8
Rosca direta com barra	4	6-8
Elevação de pernas com joelhos estendidos	4	10-12
SESSÃO DE TREINO 4: SESSÃO DOS TRÊS PASSOS PARA O SUPINO E O AGACHAMENTO (SÁBADO)		
Supino com halteres	3	6-8
Supino	3	5 com 80% de 1RM
Supino na máquina	3	6-8
Agachamento unilateral	3	6-8
Agachamento com barra	3	5 com 80% RM
Leg press	3	6-8

Programa de treino com halteres

O programa de treino com halteres é um treinamento de força básico que usa apenas exercícios com halteres. Trabalhar dessa forma não é mais benéfico do que utilizando barras, mas pode evitar um declínio do treino, fazendo com que os ganhos de força aumentem novamente devido a diversas razões. A primeira delas é a mudança. Ao se alterar o treino com exercícios diferentes, como aqueles encontrados nesse programa, pode-se afetar a força por meio do recrutamneto de fibras musculares diferentes, as quais podem ter sido negligenciadas na realização de exercícios comuns na rotina. Por isso, a maior parte dos praticantes tem um desequilíbrio de força. Alguns apresentam até 10% de diferença entre o lado mais forte e o mais fraco. O treino unilateral com halteres faz com que o lado mais fraco ganhe força, já que esse deve levantar o halteres sozinho.

Outro benefício é que os halteres podem aumentar a força dos músculos estabilizadores. Na verdade, podem aumentar a força de todo o músculo e reduzir o risco de lesão nas articulações. Esse tipo de treino também é ótimo para aqueles que treinam em casa, pois os halteres necessitam de uma pequena sala e pode-se fazer uma série de exercícios em um pequeno espaço. Esses exercícios também são bons para aqueles que apresentam lesão no ombro, no cotovelo ou no punho, porque permitem uma maior ADM se comparada àquela permitida pelos exercícios com barra.

O programa de treino com halteres dura seis semanas e envolve muitos exercícios multiarticulares que aumentam a força de todo o corpo. Um esboço desse sistema é apresentado na Tabela 9.28. A descrição detalhada de como executar os exercícios é apresentada na Parte V. Cada sessão é feita três vezes por semana – normalmente segunda, quarta e sexta-feira. Se desejado, pode-se incluir um dia de treino extra que enfatize o agachamento, o supino e o levantamento-terra. Nas semanas 1 e 2, treina-se com três séries de 10 a 12 repetições e 90 segundos de intervalo entre as séries. Durante as semanas 3 e 4, aumenta-se o peso e as repetições diminuem para 6 a 8 por série. Os intervalos de descanso passam para dois minutos. Nas duas semanas finais (5 e 6), eleva-se novamente o peso e diminui-se as repetições para 4 a 6 por série. Os intervalos são mais uma vez aumentados, chegando-se a três minutos, a fim de permitir um amplo período de recuperação. No entanto, nos exercícios para o tronco e nos abdominais, aumenta-se as repetições. Nesses exercícios, o peso deve permanecer o mesmo ou aumentar ao longo das seis semanas, e o intervalo deve ser constante (um minuto entre as séries).

CLASSIFICAÇÃO

Tempo	1	2	3	4	5
Duração	1	2	3	4	5
Dificuldade	1	2	3	4	5
Resultados	1	2	3	4	5

TABELA 9.28 Seis semanas com o programa de treino com halteres

Exercício	SEMANAS 1-2		SEMANAS 3-4		SEMANAS 5-6	
	Séries	Repetições	Séries	Repetições	Séries	Repetições
Clean and press com halteres	3	10-12	3	6-8	3	4-6
Apoio + remada com halteres	3	10-12	3	6-8	3	4-6
Agachamento + meio desenvolvimento com halteres	3	10-12	3	6-8	3	4-6
Pullover + supino com halteres	3	10-12	3	6-8	3	4-6
Levantamento-terra + remada vertical com halteres	3	10-12	3	6-8	3	4-6
"Coice" com haltere	3	10-12	3	6-8	3	4-6
Rosca alternada em pé	3	10-12	3	6-8	3	4-6
Lenhador com halteres	3	10-12	3	12-15	3	15-20
Canivete com halteres	3	10-12	3	12-15	3	15-20

Treino agonista-antagonista

O treino agonista-antagonista envolve grupos musculares e exercícios opostos a fim de aumentar a força muscular. Nesse método, os exercícios usados caracterizam-se por apresentar movimentos opostos, os quais treinam grupos musculares opostos, um imediatamente após o outro. Ou seja, realiza-se uma série do primeiro exercício seguida de uma série do exercício oposto ao primeiro. Esse método é semelhante ao treino com superséries, mas com intervalos de descanso maiores entre os exercícios. Por exemplo, durante o treino agonista-antagonista, faz-se o supino e a remada com barra juntos.

A vantagem de se treinar assim é obter mais força para o segundo exercício. Pesquisas têm mostrado que o músculo fica mais forte quando imediatamente precedido por uma contração do antagonista ou do grupo muscular oposto. Por exemplo, quando se faz uma supersérie utilizando remada com barra e supino, nessa ordem, fica-se mais forte no supino – desde que não se treine até a fadiga na remada. Esse fenômeno deve-se ao fato de o músculo agonista ser parcialmente limitado pelo antagonista. Quando são realizadas séries tradicionais no supino, por exemplo, os músculos das costas inibem um pouco a contração dos peitorais. No entanto, fazer uma série de remada imediatamente antes do supino diminui o efeito inibitório, permitindo que o peito se contraia mais e com mais vigor.

O treino agonista-antagonista mostrado na Tabela 9.29 usa uma rotina dividida em membros superiores e inferiores, em um total de quatro sessões por semana. As sessões para os membros superiores são feitas nas segundas e quintas-feiras, e para os membros inferiores, nas terças e sextas-feiras. Na sessão da quinta-feira, troca-se a ordem de todos os pares de exercícios, com exceção do supino. A sessão da terça-feira deve priorizar o agachamento, ao passo que a da sexta-feira deve priorizar o levantamento-terra. São executadas cinco séries de cada par de exercícios. O primeiro par deve ser feito com, no máximo, cinco repetições e com um peso de aproximadamente 50 a 70% de 1RM (o suficiente para permitir a execução de cerca de 12 a 20 repetições). O segredo é fazer as repetições de forma explosiva (sem fadigar os músculos), descansar por até 60 segundos e fazer 4 a 6 repetições no segundo exercício, com um peso que costuma ficar entre 85 e 90% de 1RM. No entanto, a força adicional obtida devido ao exercício antagonista permitirá completar de 4 a 6 repetições com 95% de 1RM. Depois de finalizar a quinta série do segundo exercício, realiza-se uma série do primeiro exercício até a falha, com um peso que, em geral, permite a execução de 8 a 10 repetições. Segue-se esse programa por, no máximo, seis semanas antes de voltar a utilizar um método de treino convencional.

CLASSIFICAÇÃO

Tempo	1	2	3	4	5
Duração	1	2	3	4	5
Dificuldade	1	2	3	4	5
Resultados	1	2	3	4	5

TABELA 9.29 Agonista-antagonista para força

Par de exercícios	Séries	EXERCÍCIO 1 Repetições	EXERCÍCIO 2 Repetições
SEGUNDA E QUINTA-FEIRA: SESSÃO DE TREINO PARA MEMBROS SUPERIORES			
Remada com barra e supino	5	2-3	4-6
Puxada pela frente e meio desenvolvimento	5	2-3	4-6
Rosca direta com barra e mergulho	5	2-3	4-6
Extensão lombar e abdominal com anilhas	5	5-6	8-10
TERÇA-FEIRA: SESSÃO DE TREINO DE AGACHAMENTO E DE MEMBROS INFERIORES			
Elevação de pernas com joelhos estendidos (com halteres) e agachamento	5	2-3	4-6
Flexão de joelhos, sentado ou deitado, e extensão de joelhos	5	3-4	6-8
Dorsiflexão, sentado, e flexão plantar, sentado	5	5-6	6-8
SEXTA-FEIRA: SESSÃO DE TREINO DE LEVANTAMENTO-TERRA E DE MEMBROS INFERIORES			
Elevação de pernas com joelhos estendidos (com halteres) e levantamento-terra	5	2-3	4-6
Elevação de pernas e levantamento-terra romeno	5	5-6	6-8
Extensão de joelhos e flexão de joelhos, deitado ou sentado	5	3-4	6-8
Dorsiflexão, em pé, e flexão plantar, em pé	3	5-6	6-8

Método de treino EFA

O método de treino EFA incorpora três tipos de exercícios, que oferecem diferentes benefícios no aumento da força. As iniciais EFA significam exercício explosivo, exercício em cadeia cinética fechada e exercício em cadeia cinética aberta. Os exercícios explosivos são os pliométricos, ou movimentos balísticos (discutidos anteriormente no método de treino balístico), como o agachamento com salto e o supino com arremesso; já os em cadeia cinética fechada são aqueles em que as mãos e os pés permanecem imóveis, enquanto o corpo se movimenta, como o agachamento, os apoios e as barras; por fim, os em cadeia cinética aberta são aqueles em que há resistência nas mãos ou nos pés, como a extensão de joelhos e os exercícios com halteres mais comuns para membros superiores. A sessão de EFA progride como na ordem mencionada – o exercício explosivo é feito primeiro, seguido pelo exercício em cadeia cinética fechada e, depois, pelo exercício em cadeia cinética aberta.

Os exercícios explosivos devem ser feitos quando as fibras musculares estão descansadas. Se fatigadas, elas não serão capazes de se contrair rápida ou explosivamente. Além disso, devido ao fato de esses exercícios – que priorizam as fibras de contração rápida – serem feitos com movimentos rápidos, pode haver um grande risco de lesão caso o praticante esteja cansado. Ganhar força explosiva ou potência com tais exercícios significa mais força em outros exercícios, como o agachamento e o supino. São realizadas no máximo três repetições (o segredo é ser explosivo em todas as três séries de três repetições e não cansar o músculo). Utiliza-se uma carga muito leve (equivalente ao peso corporal do praticante, ou a um peso com o qual se consiga fazer cerca de 25 a 30 repetições convencionais, ou cerca de 30 a 50% de 1RM).

Os exercícios em cadeia cinética fechada forçam o corpo a se mover enquanto as mãos e os pés permanecem imóveis. São ótimos para aumentar a força do músculo treinado e também para desenvolver a força funcional, pois exigem equilíbrio e ação dos estabilizadores para movimentar o corpo. Devido ao fato de o único e verdadeiro exercício desse tipo para o peito ser o apoio, o supino é substituído no método de treino EFA. O apoio apresenta uma dificuldade quanto ao aumento da resistência para manter a faixa apropriada de 4 a 6 repetições. No entanto, caso se queira usá-lo, pode-se fazê-lo com alguém sentado sobre as costas ou com anilhas sobre elas. Também é possível deixar a barra do multiforça apoiada nas costas.

Os exercícios em cadeia cinética aberta envolvem qualquer exercício em que o peso é segurado com as mãos (crucifixo com halteres) ou mantido nos pés (extensão de joelhos). No programa EFA, esses exercícios são combinados com exercícios auxiliares que enfatizam o estímulo no músculo de interesse a fim de aumentar o crescimento muscular. São realizadas de 8 a 10 repetições por série.

A melhor rotina para esse método é a dividida em membros superiores e inferiores (Tab. 9.30), então, deve-se seguir o treino por quatro semanas, retornando-se para um programa básico.

CLASSIFICAÇÃO

	1	2	3	4	5
Tempo	1	2	3	4	5
Duração	1	2	3	4	5
Dificuldade	1	2	3	4	5
Resultados	1	2	3	4	5

TABELA 9.30 Programa de força EFA

SESSÃO DE TREINO PARA MEMBROS SUPERIORES 1: SEGUNDA-FEIRA (SUPINO E EXERCÍCIOS DE EMPURRAR)			
Grupo muscular	Exercício	Séries	Repetições
Peito	E: Apoio potente	3	3
	F: Supino	3	4-6
	A: Crucifixo com halteres	3	8-10
Ombros	E: Meio desenvolvimento com arremesso (no multiforça)	3	3
	F: Meio desenvolvimento com barra	3	4-6
	A: Elevação lateral com halteres	3	8-10
Tríceps	E: Supino com a pegada fechada e arremesso	3	3
	F: Mergulho	3	4-6
	A: Rosca testa	3	8-10
SESSÃO DE TREINO PARA MEMBROS INFERIORES 1: TERÇA-FEIRA (AGACHAMENTO E EXERCÍCIOS PARA QUADRÍCEPS)			
Quadríceps	E: Agachamento com barra e salto	3	3
	F: Agachamento com barra	3	4-6
	A: Extensão de joelhos e flexão de joelhos*	3	8-10
Panturrilhas	Flexão plantar, em pé	3	8-10
Abdominais	Abdominal, em pé	3	8-10
SESSÃO DE TREINO PARA MEMBROS SUPERIORES 2: QUINTA-FEIRA (SUPINO E EXERCÍCIOS DE PUXAR)			
Peito	E: Supino com arremesso (no multiforça)	3	3
	F: Apoio com sobrecarga	3	4-6
	A: Crucifixo inclinado com halteres	3	8-10
Costas	E: Remada unilateral (no multiforça)	3	3
	F: Barra	3	4-6
	A: Extensão do ombro na polia alta	3	8-10
Bíceps	E: Rosca direta com barra e arremesso	3	3
	F: Barra com a pegada fechada	3	4-6
	A: Rosca direta com halteres, inclinado	3	8-10
SESSÃO DE TREINO PARA MEMBROS INFERIORES 2: SEXTA-FEIRA (LEVANTAMENTO-TERRA E EXERCÍCIOS PARA ISQUIOTIBIAIS)			
Quadríceps	E: Levantamento-terra com halteres e salto	3	3
	F: Levantamento-terra	3	4-6
	A: Flexão de joelhos	3	8-10
Panturrilhas	Flexão plantar, em pé	3	8-10
Abdominais e tronco	Giro russo	3	12-15

* Faça como uma supersérie.

PROGRAMAS QUE MANIPULAM A FREQUÊNCIA DE TREINO

Esta seção aborda os métodos de treinamento de força que alteram a frequência de treino. Aqui são descritos apenas dois programas, pois existem poucos praticantes interessados em trabalhar força com um método que considera a frequência uma variável importante para ser ciclada na tentativa de aumentar a força muscular. No entanto, mudá-la pode ter um efeito drástico nos ganhos a serem obtidos. O método do *overreaching* e o método *up-and-down* são dois sistemas efetivos para aumentar a força por meio da manipulação da frequência de treino.

Método do *overreaching*

O método do *overreaching* um sobretreinamento no esforço de aumentar a força. A elaboração do programa baseia-se nas pesquisas sobre *overtraining* em atletas. No entanto, o conceito não é novo: é originado dos princípios de treino dos países do Bloco Oriental. *Overreaching* é, basicamente, o *overtraining* sem seus efeitos negativos. O truque é parar na hora certa. A principal diferença entre eles é o tempo. O *overtraining* caracteriza-se por ser mais crônico. Não é algo que pode ocorrer em alguns dias; são necessárias de 2 a 4 semanas com um treino muito pesado ou muito longo para de fato tornar-se sobretreinado. Nesse período, normalmente ocorrem perturbações hormonais, para só depois aparecerem os sinais clássicos: fadiga, perda do apetite, perda de força, perda muscular, insônia e depressão.

O *overreaching*, por sua vez, é similar ao *overtraining*. Por isso, o treino é o mesmo. A diferença é que aquele ocorre durante um curto período e termina antes que aconteçam mudanças catastróficas na fisiologia do corpo. Em outras palavras, o *overreaching* é o *overtraining* antes de o estado de sobretreino ser alcançado. Trabalha-se todos os grupos musculares cinco vezes por semana ao longo de quatro semanas. A rotina de treino desse método é mostrada na Tabela 9.31. São realizadas três séries por exercício; a cada semana, a carga aumenta e as repetições diminuem. Entretanto, na sessão da sexta-feira, treina-se usando esforço máximo (até 100% de 1RM) no agachamento, no supino e no levantamento-terra. Ao final das quatro semanas, diminui-se a frequência de treino semanal e o peso, e treina-se cada grupo muscular apenas uma vez por semana em uma rotina dividida em agachamento, supino e levantamento-terra. Durante essa fase de descanso, a força aumentará muito. Na realidade, em um estudo baseado no método do *overreaching*, pesquisadores descobriram que, após duas semanas de descanso, os praticantes tiveram aumentos na força de 1RM superiores a 10% tanto no supino quanto no agachamento.

CLASSIFICAÇÃO

Tempo	1	2	3	4	5
Duração	1	2	3	4	5
Dificuldade	1	2	3	4	5
Resultados	1	2	3	4	5

TABELA 9.31 *Overreaching* para força

	SEMANAS 1-4 SEGUNDA E QUARTA-FEIRA									
	SEMANA 1		SEMANA 2		SEMANA 3		SEMANA 4		Intervalo entre as séries (minutos)
Exercício	Séries	Repetições	Séries	Repetições	Séries	Repetições	Séries	Repetições	
Agachamento	3	10-12	3	8-10	3	6-8	3	4-6	3
Passada à frente	3	10-12	3	8-10	3	6-8	3	4-6	2
Supino	3	10-12	3	8-10	3	6-8	3	4-6	3
Meio desenvolvimento com barra	3	10-12	3	8-10	3	6-8	3	4-6	2
Puxada pela frente	3	10-12	3	8-10	3	6-8	3	4-6	2
Rosca direta com halteres	3	10-12	3	8-10	3	6-8	3	4-6	2
Rosca testa, deitado	3	10-12	3	8-10	3	6-8	3	4-6	2
Flexão plantar, em pé	3	15-20	3	12-15	3	10-12	3	8-10	1
Elevação de pernas com joelhos estendidos	3	15-20	3	15-20	3	15-20	3	15-20	1

(Continua)

TABELA 9.31 *Overreaching* para força (continuação)

SEMANAS 1-4 (continuação)
TERÇA E QUINTA-FEIRA

Exercício	SEMANA 1		SEMANA 2		SEMANA 3		SEMANA 4		Intervalo entre as séries (minutos)
	Séries	Repetições	Séries	Repetições	Séries	Repetições	Séries	Repetições	
Supino	3	10-12	3	8-10	3	6-8	3	4-6	3
Levantamento-terra	3	10-12	3	8-10	3	6-8	3	4-6	3
Leg press	3	10-12	3	8-10	3	6-8	3	4-6	3
Remada vertical	3	10-12	3	8-10	3	6-8	3	4-6	2
Remada com barra	3	10-12	3	8-10	3	6-8	3	4-6	2
Rosca direta com barra	3	10-12	3	8-10	3	6-8	3	4-6	2
Mergulho	3	10-12	3	8-10	3	6-8	3	4-6	2
Flexão plantar, sentado	3	15-20	3	12-15	3	10-12	3	8-10	1
Abdominal	3	20	3	20	3	20	3	20	1

SEXTA-FEIRA

Exercício	Séries	Repetições	% 1RM
Siga esse modelo de séries, repetições e percentual de 1RM no agachamento, no supino e no levantamento-terra	1	5	10%
	1	5	20%
	1	5	30%
	1	3	40%
	1	3	50%
	1	3	60%
	1	1	70%
	1	1	80%
	1	1	90%
	1	1	95%
	1	1	100%

SEMANAS 5-6
SESSÃO DE TREINO 1: DIA DO AGACHAMENTO (SEGUNDA-FEIRA)

Exercício	Séries	Repetições	% 1RM
Agachamento	4	8-10	75%
Leg press	3	8-10	
Extensão de joelhos	3	8-10	
Flexão plantar, em pé	3	8-10	
Lenhador na polia alta	3	20	

SESSÃO DE TREINO 2: DIA DO SUPINO (QUARTA-FEIRA)

Supino	4	8-10	75%
Supino inclinado com halteres	3	8-10	
Meio desenvolvimento com barra	4	8-10	
Supino com a pegada fechada	4	8-10	
Supra-abdominal, em pé	4	8-10	

SESSÃO DE TREINO 3: DIA DO LEVANTAMENTO-TERRA (SEXTA-FEIRA)

Levantamento-terra	4	8-10	75%
"Bom-dia"	3	8-10	
Flexão de joelhos, deitado	3	8-10	
Remada com barra	4	8-10	
Rosca direta com barra	4	8-10	

Programa de força *up-and-down*

O programa de força *up-and-down* tem duração de seis semanas e cicla a frequência de treino semanalmente, alterando as rotinas. O método começa com um treinamento único, que trabalha cada grupo muscular três vezes por semana (ver Tab. 9.32). Na segunda semana, o treino é alterado para a rotina dividida em exercícios de empurrar e de puxar, que trabalha cada grupo muscular duas vezes por semana. Na terceira semana, altera-se para a rotina dividida em agachamento, supino e levantamento-terra, que exercita cada grupo uma vez por semana. Na quarta semana, o ciclo começa de novo, mas as repetições mudam de 6 a 8 por série ou de 80% de 1RM para 2 ou 3 por série ou 95% de 1RM nos principais exercícios de força. Esse programa serve para obter ganhos de força por meio do aumento gradual do tempo de recuperação de que os músculos dispõem a cada semana.

CLASSIFICAÇÃO

Tempo	1	2	3	4	5
Duração	1	2	3	4	5
Dificuldade	1	2	3	4	5
Resultados	1	2	3	4	5

TABELA 9.32 Rotina dividida forte

SEMANA 1
SESSÃO DE TREINO 1: SEGUNDA-FEIRA (ÊNFASE NO AGACHAMENTO)

Exercício	Séries	% 1RM ou repetições
Agachamento	4	6-8 com 80% RM
Leg press	3	6-8
Supino inclinado	4	6-8
Meio desenvolvimento com halteres	3	6-8
Remada com barra	3	6-8
Stiff	3	6-8
Supino com a pegada fechada	3	6-8
Rosca direta com halteres	3	6-8
Elevação de pernas com joelhos estendidos	3	10-12

SESSÃO DE TREINO 2: QUARTA-FEIRA (ÊNFASE NO SUPINO)

Exercício	Séries	% 1RM ou repetições
Supino	4	6-8 com 80% de 1RM
Supino com halteres	3	6-8
Agachamento com barra no *hack*	3	6-8
Meio desenvolvimento com barra	3	6-8
Levantamento-terra	3	6-8 com 80% de 1RM
Remada com halteres	3	6-8
Mergulho	3	6-8
Rosca direta com barra	3	6-8
Lenhador na polia alta	3	20

SESSÃO DE TREINO 3: SEXTA-FEIRA (ÊNFASE NO LEVANTAMENTO-TERRA)

Exercício	Séries	% 1RM ou repetições
Levantamento-terra	4	6-8 com 80% de 1RM
Levantamento-terra unilateral com halteres	3	6-8

SESSÃO DE TREINO 3: SEXTA-FEIRA (ÊNFASE NO LEVANTAMENTO-TERRA) (continuação)

Exercício	Séries	% 1RM ou repetições
Supino	3	6-8
Remada vertical	3	6-8
Puxada pela frente	3	8-10
Rosca testa, deitado	3	6-8
Rosca Scott	3	6-8
Extensão lombar	3	15-20

SEMANA 2
SESSÃO DE TREINO 1: SEGUNDA E QUINTA-FEIRA (EMPURRAR)

Exercício	Séries	% 1 RM ou repetições
Agachamento*	4	6-8 com 80% de 1RM
Leg press	3	6-8
Extensão de joelhos	3	6-8
Supino*	4	6-8 com 80% de 1RM
Supino inclinado com halteres	3	6-8
Meio desenvolvimento com halteres	4	6-8
Supino com a pegada fechada	4	6-8
Flexão plantar, em pé	4	8-10

SESSÃO DE TREINO 2: TERÇA E SEXTA-FEIRA (PUXAR)

Exercício	Séries	% 1RM ou repetições
Levantamento-terra	4	6-8 com 80% de 1RM
Flexão de joelhos, deitado	3	6-8
Remada com barra	4	6-8
Puxada pela frente	3	6-8
Rosca direta com barra	4	6-8
Abdominal com anilha	4	8-10

(Continua)

TABELA 9.32 Rotina dividida forte (continuação)

SEMANA 3
SESSÃO DE TREINO 1: DIA DO AGACHAMENTO (SEGUNDA-FEIRA)

Exercício	Séries	% 1RM ou repetições
Agachamento	4	6-8 com 80% de 1RM
Leg press	3	6-8
Extensão de joelhos	3	6-8
Flexão plantar, em pé	3	12-15
Lenhador na polia alta	3	12

SESSÃO DE TREINO 2: DIA DO SUPINO (QUARTA-FEIRA)

Exercício	Séries	% 1RM ou repetições
Supino	4	6-8 com 80% de 1RM
Supino inclinado com halteres	3	6-8
Meio desenvolvimento com barra	4	6-8
Supino com a pegada fechada	4	6-8
Abdominal, em pé	4	8-10

SESSÃO DE TREINO 3: DIA DO LEVANTAMENTO-TERRA (SEXTA-FEIRA)

Exercício	Séries	% 1RM ou repetições
Levantamento-terra	4	6-8 com 80% de 1RM
"Bom-dia"	3	6-8
Flexão de joelhos, deitado	3	6-8
Remada com barra	4	6-8
Rosca direta com barra	4	6-8

SEMANA 4
SESSÃO DE TREINO 1: SEGUNDA-FEIRA (ÊNFASE NO AGACHAMENTO)

Exercício	Séries	% 1RM ou repetições
Agachamento	4	2-3 com 95% de 1RM
Leg press	3	2-3
Supino inclinado	4	2-3
Meio desenvolvimento com halteres	3	2-3
Remada com barra	3	2-3
Stiff	3	4-6
Supino com a pegada fechada	3	2-3
Rosca direta com halteres	3	4-6
Elevação de pernas com joelhos estendidos	3	12-15

SESSÃO DE TREINO 2: QUARTA-FEIRA (ÊNFASE NO SUPINO)

Exercício	Séries	% 1RM ou repetições
Supino	4	2-3 com 95% de 1RM
Supino com halteres	3	2-3
Agachamento com barra no *hack*	3	2-3
Meio desenvolvimento com barra	3	2-3
Levantamento-terra	3	2-3 com 95% de 1RM
Remada com halteres	3	2-3
Mergulho	3	4-6
Rosca direta com barra	3	4-6
Lenhador na polia alta	3	25

SESSÃO DE TREINO 3: SEXTA-FEIRA (ÊNFASE NO LEVANTAMENTO-TERRA)

Exercício	Séries	% 1RM ou repetições
Levantamento-terra	4	2-3 com 95% de 1RM
Levantamento-terra unilateral	3	2-3
Supino	3	2-3
Remada vertical	3	4-6
Puxada pela frente	3	4-6
Rosca testa, deitado	3	4-6
Rosca Scott	3	4-6
Extensão lombar	3	15-20

SEMANA 5
SESSÃO DE TREINO 1: SEGUNDA E QUINTA-FEIRA (EMPURRAR)

Exercício	Séries	% 1RM ou repetições
Agachamento*	4	2-3 com 95% de 1RM
Leg press	3	2-3
Extensão de joelhos	3	4-6
Supino*	4	2-3 com 95% de 1RM
Supino inclinado com halteres	3	2-3
Meio desenvolvimento com halteres	4	2-3
Supino com a pegada fechada	4	2-3
Flexão plantar, em pé	4	6-8

SESSÃO DE TREINO 2: TERÇA E SEXTA-FEIRA (PUXAR)

Exercício	Séries	% 1RM ou repetições
Levantamento-terra	4	2-3 com 95% de 1RM
Flexão de joelhos, deitado	3	4-6
Remada com barra	4	2-3
Puxada pela frente	3	4-6
Rosca direta com barra	4	4-6
Abdominal com anilha	4	6-8

SEMANA 6
SESSÃO DE TREINO 1: DIA DO AGACHAMENTO (SEGUNDA-FEIRA)

Exercício	Séries	% 1RM ou repetições
Agachamento	4	2-3 com 95% de 1RM
Leg press	3	2-3
Extensão de joelhos	3	4-6
Flexão plantar, em pé	3	10-12
Lenhador na polia alta	3	15

SESSÃO DE TREINO 2: DIA DO SUPINO (QUARTA-FEIRA)

Exercício	Séries	% 1RM ou repetições
Supino	4	2-3 com 95% de 1RM
Supino inclinado com halteres	3	2-3
Meio desenvolvimento com barra	4	2-3
Supino com a pegada fechada	4	2-3
Abdominal, em pé	4	6-8

(Continua)

TABELA 9.32 Rotina dividida forte (continuação)

SEMANA 6 (continuação)
SESSÃO DE TREINO 3: DIA DO LEVANTAMENTO-TERRA (SEXTA-FEIRA)

Exercício	Séries	% 1RM ou repetições
Levantamento-terra	4	2-3 com 95% de 1RM
"Bom-dia"	3	2-3

SEMANA 6
SESSÃO DE TREINO 3: DIA DO LEVANTAMENTO-TERRA (SEXTA-FEIRA) (continuação)

Exercício	Séries	% 1RM ou repetições
Flexão de joelhos, deitado	3	4-6
Remada com barra	4	2-3
Rosca direta com barra	4	4-6

*Na quinta-feira, faça o supino e o supino inclinado com halteres antes do agachamento.

CAPÍTULO 10

Ciclos de treino para aumentar a força máxima

Os fundamentos do treinamento de força abordados na Parte I ajudam a entender como criar programas efetivos. Este capítulo foi elaborado para auxiliar a juntar as informações assimiladas dos Capítulos 8 (estrutura básica de programas de treinamento visando o aumento da força máxima) e 9 (modelos avançados de treino), unindo-as na construção de um sistema de longa duração que resulte em um aumento contínuo da força.

Aqui, ensina-se como testar a 1RM. Independentemente de sua experiência de treino, o praticante deve determinar o seu nível de força de forma acurada a fim de conseguir os melhores resultados. O primeiro programa a ser apresentado é destinado a iniciantes. Se o praticante tem pouca experiência com o treinamento de força, tal programa lhe permitirá o uso dos programas básicos de treino mais efetivos para aumentar a força. Uma vez seguindo um programa de forma consistente por, pelo menos, seis meses, se estará pronto para utilizar programas baseados nas rotinas divididas mostradas no Capítulo 8. Se o nível do praticante for intermediário, esses programas devem usar o método da porcentagem, o qual aumenta gradualmente o peso utilizado por meio de um percentual de 1RM.

Praticantes avançados que têm experiência de treino superior a um ano podem começar utilizando as técnicas e os métodos abordados no Capítulo 9. Na próxima seção, há um programa avançado que altera essas técnicas ao longo das diferentes fases. Por fim, caso se esteja interessado em aumentar a força em uma repetição, é possível se basear em sessões que enfatizam uma única repetição.

O TESTE DE UMA REPETIÇÃO MÁXIMA

Independentemente do ponto de início, todos os praticantes que treinam para aumentar a força máxima têm um objetivo em comum – obter mais força! Com exceção dos *powerlifters*, que, em geral, testam a força de 1RM na competição, a maior parte dos praticantes não testa a força por meio do *maxing out*. Esse termo se refere a um teste que mede o quanto de peso é possível levantar na tentativa definitiva de um exercício, normalmente o supino, o agachamento e o levantamento-terra. Qualquer um interessado em desenvolver força muscular precisa testar a 1RM, com frequência, nesses três movimentos.

Medir a força nos exercícios principais é importante por diversas razões. Devido ao fato de o supino representar a força dos membros superiores, o agachamento, a dos membros inferiores, e o levantamento-terra, a de todo o corpo, a força máxima em cada um desses exercícios indica a força corporal do indivíduo e mostra possíveis desequilíbrios. Algumas normas têm sido criadas para apontar o quão forte uma pessoa pode ser nesses exercícios, como aquelas sobre a força relativa ao peso corporal (ver Tab. 10.1). Ao testar 1RM no supino, no agachamento e no levantamento-terra e comparar a força relativa com cada norma, será possível identificar como estão os níveis de força do praticante em relação aos níveis dos demais. Isso pode ser feito dividindo 1RM (em libras) de cada exercício pelo peso corporal (também em libras). Por exemplo, se a 1RM do supino é de 300 libras e o peso corporal é de 150 libras (68 kg), a força relativa no supino é 2. O quadro "Força equilibrada" fornece a razão da força entre agachamento, levantamento-terra e supino. Comparar as razões de 1RM nesses três movimentos pode indicar se o praticante tem a força proporcionalmente distribuída ou se é mais forte ou mais fraco em determinado exercício. Conhecer possíveis desequilíbrios pode ajudar a elaborar o treino com a finalidade de melhorar as atividades em que se é mais fraco.

Outra razão importante para medir a 1RM no supino, no agachamento e no levantamento-terra é estabelecer os pesos correspondentes a cada fase do programa. Quando se treina força, trabalha-se com uma porcentagem da 1RM desses exercícios – por exemplo, 85 de 1RM ou 85% de 1RM. A única forma de saber o

TABELA 10.1 Força relativa

Os valores listados como "bom" representam 1RM maior do que o da população em geral; os listados como "excelente" representam os valores de 1RM observados em praticantes avançados; e os listados como "elite" representam os valores de 1RM observados em *powerlifters* de nível competitivo.

Classificação	Homens	Mulheres
SUPINO		
Bom	> 1,25 x peso corporal	> 0,8 x peso corporal
Excelente	≥ 1,75 x peso corporal	1 x peso corporal
Elite	≥ 2 x peso corporal	≥ 1,25 x peso corporal
AGACHAMENTO		
Bom	> 2 x peso corporal	> 1,5 x peso corporal
Excelente	≥ 2,5 x peso corporal	≥ 2 x peso corporal
Elite	≥ 3 x peso corporal	≥ 2,5 x peso corporal
LEVANTAMENTO-TERRA		
Bom	≥ 2 x peso corporal	≥ 1,5 x peso corporal
Excelente	≥ 2,5 x peso corporal	≥ 2 x peso corporal
Elite	≥ 3 x peso corporal	≥ 2,5 x peso corporal

quanto de peso pode ser usado é conhecendo a 1RM do praticante. Por exemplo, se a 1RM atual no agachamento for de 400 libras, ele estará em uma fase que exigirá 85% de 1RM, devendo treinar com 340 libras no exercício. Isso requer retestes frequentes, porque a força aumentará enquanto se estiver utilizando programas efetivos. Por isso, deve-se fazer o teste de 1RM a cada 4 a 6 semanas para manter a carga de acordo com o nível de força atual.

Por último – e mais óbvio –, é importante testar a força da 1RM para verificar a efetividade de cada programa executado no regime de treino. Saber a 1RM do supino, do agachamento e do levantamento-terra (ou de qualquer outro exercício em que se queira aumentar a força) antes de começar um programa e após terminá-lo é a única forma de determinar o quão efetivo é um treinamento de força e se o seu uso deve ser considerado futuramente.

Para testar a força máxima em um exercício, deve-se ter alguém apto a ajudar, pois, para se determinar a 1RM real, é preciso chegar à falha muscular. O primeiro passo é fazer diversas séries "leves" de aquecimento, começando com a barra e aumentando o peso de forma gradual em várias séries, até se aproximar da carga da 1RM real. Descansa-se durante três minutos depois da série final de aquecimento, antes de testar a 1RM. Estima-se um peso moderado de 1RM e tenta-se fazer uma repetição. Descansa-se de 3 a 4 minutos antes de realizar outra tentativa. Caso não se consiga fazer a segunda tentativa, subtrai-se de 5 a 10 libras e tenta-se novamente. Caso se consiga executá-la, adiciona-se de 5 a 10 libras e tenta-se mais uma vez. Continua-se fazendo isso, descansando de 3 a 4 minutos entre as séries, até não se conseguir completar uma tentativa. O peso levantado na série anterior é a 1RM real do praticante.

Embora não seja considerado um método acurado, é possível estimar a 1RM sem fazer um teste de

---

Força equilibrada

Aqui listamos a razão[*] sugerida para o peso de 1RM no supino em relação ao agachamento e ao levantamento-terra, a qual pode ser usada para determinar se a força de membros superiores, de membros inferiores e geral são proporcionais. Em um exercício, uma razão muito mais alta ou baixa do que as sugeridas pode indicar alguma área que deva ser trabalhada para elevar a sua força ao mesmo nível que a das outras.

Uma razão equilibrada do supino para o agachamento e para o levantamento-terra é 1:1,5:1,5.[a]

Por exemplo, se o supino é de 300 libras, o agachamento, de 450, e o levantamento-terra, de 425 (300:450:425), a razão deverá ser 1:1,5:1,4. Isso sugere que a força nesses três exercícios é proporcional.

Se o supino é de 300 libras, o agachamento, de 700, e o levantamento-terra, de 650 (300:700:650), a razão deverá ser 1:2,33:2,17. Nesse caso, a força no supino está bem abaixo da dos outros dois exercícios, o que significa que o treinamento deverá enfatizar o aumento da força do supino e dos membros superiores.

[a] Na prática, o peso para o levantamento-terra tende a ser um pouco mais baixo que o peso do agachamento.

---

[*] N. de R. T.: Da expressão inglesa *ratio*, que significa a proporção entre dois ou mais valores. Também conhecido como rácio na língua portuguesa.

1RM real. Existem diversas equações que podem ser utilizadas para aferir a 1RM com base em quantas repetições podem ser realizadas com certa quantidade de peso. Essa é uma boa opção caso se tenha alguma lesão que possa piorar ao se treinar com um peso extremamente alto, ou caso se queira evitar fazer uma 1RM real por qualquer outro motivo. A equação mais usada é a fórmula de Epley, também conhecida como fórmula de Nebraska:

$$1RM = [1 + (0,0333 \times \text{repetições completadas})] \times \text{peso levantado}$$

Utilizando essa equação para um praticante que fez 10 repetições no supino com 225 libras, tem-se:

$$1RM = [1 + (0,0333 \times 10)] \times 225 \text{ libras}$$
$$1RM = 1,333 \times 225 \text{ libras}$$
$$1RM = 300 \text{ libras}$$

Depois de estimar a 1RM com a fórmula, usa-se esse valor para determinar a força relativa, o peso de treino ou o progresso obtido com determinado programa.

PROGRAMA DE FORÇA PARA INICIANTES

Se um praticante tem mais de seis meses de treino com pesos consistente, ele pode utilizar a maior parte dos programas básicos elaborados para aumentar a força máxima, afinal, a maioria dos programas que visam tal objetivo começa com pesos mais leves e com um número maior de repetições, gradualmente aumentando o peso e diminuindo as repetições. Essa progressão sistemática pode prepará-lo para levantar pesos elevados. No entanto, se o praticante tem menos de seis meses de treino, tem-se um caso especial devido à imaturidade de seu sistema nervoso em relação a determinados exercícios feitos no programa. Sempre que o corpo aprende um novo padrão de movimento – por exemplo, o supino –, ele necessita de tempo para que as conexões nervosas fiquem fortalecidas e para que as contrações das fibras musculares tornem-se sincronizadas. Essas adaptações podem ter um efeito drástico nos ganhos de força em um curto espaço de tempo. São elas que justificam a maioria dos ganhos que os iniciantes adquirem. Portanto, deve-se elaborar um treinamento de força para iniciantes que desenvolva tais adaptações.

Para otimizar as adaptações neurais necessárias, esse programa enfatiza o número de repetições executadas por série e a frequência de treino. O tipo de rotina utilizada é o treinamento único, feito na segunda, na quarta e na sexta-feira, ou em quaisquer três dias da semana, desde que se tenha 24 horas completas de intervalo entre as sessões (ver Tab. 10.2). No início de cada sessão, um exercício de força diferente é priorizado e executado. Treinar os mesmos exercícios três vezes por semana ajuda o sistema nervoso a "aprender" o padrão de movimento, fortalecendo as conexões nervosas. Durante os primeiros três meses do programa, os exercícios auxiliares permanecem os mesmos em todas as sessões (exceto para os abdominais e para o tronco). Nos últimos três meses, eles são trocados em cada sessão, a fim de fornecer maior variedade de exercícios, no intuito de estimular diferentes fibras musculares, o que pode auxiliar a aumentar a força nos três exercícios.

As repetições começam muito altas (20 por série durante as primeiras quatro semanas) e diminuem progressivamente a cada quatro semanas, à medida que os pesos aumentam. A primeira fase inicia com pesos equivalentes a 55% de 1RM na maior parte dos exercícios. Esse é um grande valor inicial, caso o praticante não esteja acostumado a fazer esses exercícios. As altas repetições facilitam o aumento das conexões nervosas e da sincronização das contrações das fibras musculares necessário para executar os movimentos de maneira correta e com a máxima força. As séries começam com um número de três, em todos os exercícios, pelos primeiros três meses. Durante o quarto e o quinto mês, são executadas quatro séries em todos os exercícios. Então, no último mês, aumenta-se para cinco séries nos três exercícios principais – mas apenas na sessão em que um deles for realizado primeiro. Nas outras sessões, o número de séries permanece quatro. Durante a segunda fase, o peso aumenta para 65% de 1RM, e as repetições caem para 15 por série. Na terceira, os pesos aumentam para 70% de 1RM, e as repetições caem para 12 por série. Na fase 4, o peso passa para 75% de 1RM, e as repetições ficam em 10 por série. Na fase 5, utilizam-se pesos equivalentes a 80% de 1RM e realiza-se oito repetições por série. Nas últimas quatro semanas, os pesos são aumentados para 85%, enquanto as repetições caem para seis por série.

Durante o programa, o teste de 1RM deve ser feito na última semana de cada fase e nas sessões em que o exercício a ser testado for o primeiro a ser realizado. Em seguida, termina-se com três séries desse exercício, utilizando o peso e as repetições prescritos para aquela fase. Após seis meses, o praticante estará apto para avançar para qualquer outro programa discutido neste capítulo. No entanto, é preciso utilizar os ciclos de treinamento de força intermediários.

TABELA 10.2 Programa de força para iniciantes

| SESSÃO DE TREINO 1: SEGUNDA-FEIRA (PRIORIDADE NO AGACHAMENTO) ||||||||||
| | SEMANAS 1-4 ||| SEMANAS 5-8 ||| SEMANAS 9-12 |||
Exercício	Séries	Repetições	Peso	Séries	Repetições	Peso	Séries	Repetições	Peso
Agachamento	3	20	55% de 1RM	3	15	65% de 1RM	3	12	70% de 1RM
Supino	3	20	55% de 1RM	3	15	65% de 1RM	3	12	70% de 1RM
Meio desenvolvimento com barra	3	20		3	15		3	12	
Levantamento-terra	3	20	55% de 1RM	3	15	65% de 1RM	3	12	70% de 1RM
Remada com barra	3	20		3	15		3	12	
Supino com a pegada fechada	3	20		3	15		3	12	
Rosca direta com barra	3	20		3	15		3	12	
Elevação de pernas com joelhos estendidos	3	12		3	15		3	15-20	
SESSÃO DE TREINO 2: QUARTA-FEIRA (PRIORIDADE NO SUPINO)									
Supino	3	20	55% de 1RM	3	15	65% de 1RM	3	12	70% de 1RM
Agachamento	3	20	55% de 1RM	3	15	65% de 1RM	3	12	70% de 1RM
Meio desenvolvimento com barra	3	20		3	15		3	12	
Levantamento-terra	3	20	55% de 1RM	3	15	65% de 1RM	3	12	70% de 1RM
Remada com barra	3	20		3	15		3	12	
Supino com a pegada fechada	3	20		3	15		3	12	
Rosca direta com barra	3	20		3	15		3	12	
Lenhador na polia alta	3	12		3	15		3	15-20	
SESSÃO DE TREINO 3: SEXTA-FEIRA (PRIORIDADE NO LEVANTAMENTO-TERRA)									
Levantamento-terra	3	20	55% de 1RM	3	15	65% de 1RM	3	12	70% de 1RM
Levantamento-terra unilateral com haltere	3	20		3	15		3	12	
Supino	3	20	55% de 1RM	3	15	65% de 1RM	3	12	70% de 1RM
Remada vertical	3	20		3	15		3	12	
Puxada pela frente	3	20		3	15		3	12	
Rosca testa	3	20		3	15		3	12	
Rosca Scott	3	20		3	15		3	12	
Extensão lombar	3	12		3	15		3	15-20	
SESSÃO DE TREINO 1: SEGUNDA-FEIRA (PRIORIDADE NO AGACHAMENTO)									
	SEMANAS 13-16			SEMANAS 17-20			SEMANAS 21-24		
Exercício	Séries	Repetições	Peso	Séries	Repetições	Peso	Séries	Repetições	Peso
Agachamento	4	10	75% de 1RM	4	8	80% de 1RM	5	6	85% de 1RM
Leg press	4	10		4	8		4	6	
Supino	4	10	75% de 1RM	4	8	80% de 1RM	4	6	85% de 1RM
Meio desenvolvimento com halteres	4	10		4	8		4	6	
Remada com barra	4	10		4	8		4	6	
Levantamento-terra	4	10	75% de 1RM	4	8	80% de 1RM	4	6	85% de 1RM
Supino com a pegada fechada	4	10		4	8		4	6	
Rosca direta com halteres	4	10		4	8		4	6	
Abdominal, em pé	4	12		4	10		4	8	

(Continua)

TABELA 10.2 Programa de força para iniciantes (continuação)

Exercício	\multicolumn{3}{c}{SEMANAS 13-16}	\multicolumn{3}{c}{SEMANAS 17-20}	\multicolumn{3}{c}{SEMANAS 21-24}
	Séries	Repetições	Peso	Séries	Repetições	Peso	Séries	Repetições	Peso

SESSÃO DE TREINO 2: QUARTA-FEIRA (PRIORIDADE NO SUPINO)

Exercício	Séries	Repetições	Peso	Séries	Repetições	Peso	Séries	Repetições	Peso
Supino	3	10	75% de 1RM	4	8	80% de 1RM	5	6	85% de 1RM
Supino inclinado com halteres	4	10		4	8		4	6	
Agachamento	4	10	75% de 1RM	4	8	80% de 1RM	4	6	85% de 1RM
Meio desenvolvimento com barra	4	10		4	8		4	6	
Levantamento-terra	4	10	75% de 1RM	4	8	80% de 1RM	4	6	85% de 1RM
Remada com halteres	4	10		4	8		4	6	
Mergulho	4	10		4	8		4	6	
Rosca direta com barra	4	10		4	8		4	6	
Giro russo	4	12		4	15		4	15-20	

SESSÃO DE TREINO 3: SEXTA-FEIRA (PRIORIDADE NO LEVANTAMENTO-TERRA)

Exercício	Séries	Repetições	Peso	Séries	Repetições	Peso	Séries	Repetições	Peso
Levantamento-terra	4	10	75% de 1RM	4	8	80% de 1RM	5	6	85% de 1RM
Levantamento-terra unilateral com haltere	4	10		4	8		4	6	
Supino	4	10	75% de 1RM	4	8	80% de 1RM	4	6	85% de 1RM
Remada vertical	4	10		4	8		4	6	
Puxada pela frente	4	10		4	8		4	6	
Agachamento	4	10	75% de 1RM	4	8	80% de 1RM	4	6	85% de 1RM
Rosca testa	4	10		4	8		4	6	
Rosca Scott	4	10		4	8		4	6	
"Bom-dia"	4	10		4	8		4	6	

CICLOS DE TREINAMENTO DE FORÇA INTERMEDIÁRIOS

Uma vez tendo treinado de forma consistente por mais de seis meses, o praticante estará pronto para utilizar a maior parte dos programas básicos de força que seguem uma ampla progressão de aumento dos pesos. A maioria dos programas segue a mesma forma de aumento das porcentagens de 1RM usadas para o treino. Esse sistema é conhecido como método da porcentagem de treino, e é o mais utilizado para aumentar a força. As principais diferenças entre a maioria dos programas de treinamento que visam o ganhos de força dizem respeito ao tipo de rotina dividida, à duração do programa, ao percentual inicial de 1RM e ao percentual final de 1RM. Os três ciclos de treino não fornecem os exercícios, listando apenas a linha do tempo, o número de séries por exercício, o número de repetições por série, o peso utilizado (como um percentual de 1RM) e o intervalo entre as séries. Pode-se escolher qualquer tipo de rotina mostrada no Capítulo 8 (a fim de obter os exercícios, a ordem de execução e o número de sessões de treino semanais) e aplicá-la nesses ciclos.

Ciclo de "pequenos passos"

O ciclo de "pequenos passos" é um esquema periodizado básico de 20 semanas que pode ser utilizado com qualquer tipo de rotina dividida. Esse ciclo segue o formato clássico de periodização, mas o peso é aumentado por pequenos incrementos semanais – normalmente apenas 2 a 3% de 1RM (ver Tab. 10.3). Dependendo do peso da 1RM, esses incrementos podem ser tão ínfimos quanto 2,5 libras (o menor valor disponível em anilhas) ou tão elevados quanto 25 libras (para *powerlifters* de elite com "levantamentos" de até 800 libras). Esse aumento pequeno e progressivo do peso, administrado a cada semana, é com frequência chamado de *microcarga*. Acredita-se que desafiar o músculo de forma constante com cargas gradativamente mais pesadas o força a se adaptar, devido ao aumento da sua capacidade de produzir força (i. e., força muscular); isso segue o princípio da sobrecarga progressiva. Além da prescrição do percentual de 1RM a cada semana, esse ciclo prevê vários testes de 1RM, o que permite um ajuste fino do percentual de 1RM, conforme eleva-se a 1RM ao longo do ciclo.

Ciclo da contagem regressiva

Embora todos os programas de treinamento de força tenham a mesma forma de progressão gradual – em que as repetições diminuem em toda sessão de treino –, o ciclo de contagem regressiva usa um sistema que iguala as séries, as repetições e as semanas de cada fase, seguindo uma gradação semelhante a uma contagem regressiva de 6, 5, 4, 3, 2, 1. A progressão semanal desse ciclo pode ser observada na Tabela 10.4. Mais detalhadamente, a primeira fase dura seis semanas e envolve seis séries de seis repetições por exercício. A próxima fase dura cinco semanas e envolve cinco séries de cinco repetições. Esse padrão continua em cada fase, diminuindo uma semana, uma série e uma repetição até a última semana, na qual uma série de uma repetição é feita por exercício. Como em todos os programas básicos de força baseados no método da porcentagem, o ciclo da contagem regressiva funciona bem com qualquer rotina dividida discutida no Capítulo 8.

TABELA 10.3 Pequenos passos para a força

Semana	Séries	Repetições	Peso (% 1RM)	Intervalo (minutos)
FASE DE HIPERTROFIA				
1*	5	15	55%	1-2
2	4	15	57%	1-2
3	3	12	60%	1-2
4	3	12	62%	1-2
5*	3	10	65%	1-2
FASE DE FORÇA				
6	5	10	67%	2
7	5	8	70%	2
8	4	8	73%	2
9*	4	7	75%	2
10	3	6	77%	2
FASE DE POTÊNCIA				
11	3	6	80%	3
12	3	4	82%	3
13*	3	4	85%	3
14	3	3	87%	3
FASE DE PICO				
15	3	3	90%	4
16	2	2	92%	4
17*	2	1	95%	5
18	2	1	97%	5
19	Interrupção do treino ou repouso ativo			
20*	Competição ou teste de 1RM			

*Teste de 1RM.

TABELA 10.4 Contagem regressiva de força

Semana	Séries	Repetições	Peso (% 1RM)	Intervalo (minutos)
FASE 6				
1*	6	6	55%	1-2
2	6	6	55%	1-2
3	6	6	55%	1-2
4	6	6	60%	1-2
5*	6	6	60%	1-2
6	6	6	60%	1-2
FASE 5				
7	5	5	65%	2
8	5	5	65%	2
9*	5	5	65%	2
10	5	5	70%	2
11	5	5	70%	2
FASE 4				
12	4	4	75%	3
13*	4	4	75%	3
14	4	4	80%	3
15	4	4	80%	3
FASE 3				
16	3	3	85%	4
17*	3	3	85%	4
18	3	3	85%	4
FASE 2				
19	2	2	90%	5
20	2	2	95%	5
FASE 1				
21*	1	1	100%	5

*Teste de 1RM.

Ciclo 9 para 5

O ciclo 9 para 5 é simples, pois usa duas zonas de repetições – 9 e 5 por série. Essa é uma ótima opção para aqueles que gostam de manter a zona de repetições constante durante muito tempo. No entanto, os pesos do treino mudam semanalmente ao longo das 15 semanas do programa, enquanto as repetições permanecem as mesmas nas suas duas fases. Conforme a carga é elevada, o número de séries diminui e o intervalo entre as séries aumenta. Detalhes são apresentados na Tabela 10.5. Os incrementos de pesos são pequenos, similares aos do ciclo de "pequenos passos", porém chegando ao máximo de 85%. Muitos acreditam que não é necessário usar valores muito altos para aumentar a força máxima.

TABELA 10.5 Aumentando a força com o 9 para 5

FASE 1: 9 REPETIÇÕES				
Semana	Séries	Repetições	Peso (% 1RM)	Intervalo (minutos)
1*	8	9	50%	2
2	8	9	53%	2
3	8	9	55%	2
4	7	9	57%	2
5*	7	9	60%	2
6	7	9	62%	2
7	6	9	65%	3
8	6	9	67%	3
9*	6	9	70%	3
10	5	9	73%	3
FASE 2: 5 REPETIÇÕES				
11	5	5	75%	4
12*	4	5	77%	4
13	4	5	80%	4
14	3	5	82%	4
15	3	5	85%	4
16*	Teste de 1RM			

* Teste de 1RM.

Programa de treinamento intermediário de mais de um ano

Um praticante intermediário deve considerar seguir os ciclos anteriores na ordem apresentada – isto é, começando com o ciclo de "pequenos passos", passando pelo ciclo de contagem regressiva e terminando com o ciclo 9 para 5. Isso fará com que se treine durante 55 semanas – um pouco mais do que um ano inteiro – com um treinamento de força bem planejado. Com o término desse trabalho, o praticante estará apto a passar para ciclos mais avançados. Um ótimo ciclo que pode ser feito após o 9 para 5, finalizando, assim, o ano de ciclos de treino intermediários, é o ciclo de força com mais de 85%, encontrado na próxima seção. Um exemplo de sua progressão, que coloca o praticante no nível avançado, pode ser observado na Tabela 10.6.

TABELA 10.6 Calendário de força

Semanas	Ciclo	Lembretes
1-20	Ciclo de "pequenos passos"	
21	Repouso ativo	Não vá à academia, mas faça outras atividades.
22-43	Ciclo de contagem regressiva	
44	Repouso ativo	Não vá à academia, mas faça outras atividades.
45-60	Ciclo 9 para 5	
61	Repouso ativo	Não vá à academia, mas faça outras atividades.
62-	Ciclo com mais de 85%	

CICLOS AVANÇADOS DE TREINAMENTO DE FORÇA

Os ciclos a seguir são considerados avançados por necessitarem de maior habilidade e experiência de treino para sua utilização de forma segura e apropriada. Eles podem começar com um peso mais alto ou exigir o uso de técnicas avançadas, o que não significa que os ciclos abordados anteriormente não sejam úteis para praticantes avançados. Esses programas podem ser básicos na sua progressão; no entanto, muitos *powerlifters* competitivos os utilizam. Os sistemas avançados são elaborados para o praticante experiente que tem maior dificuldade em continuar obtendo grandes incrementos de força, visto que os programas básicos nem sempre conseguem cumprir esse objetivo.

Ciclo com mais de 85%

Diferentemente dos programas intermediários, que começam com pesos muito leves (dentro de 50 a 60% de 1RM), o ciclo com mais de 85% começa com 85% de 1RM e progressivamente aumenta até 95% (Tab. 10.7). Esse ciclo também eleva o número de repetições com o decorrer do tempo, bem como o percentual de 1RM, o que é bom para praticantes mais avançados, servindo, ainda, como uma alternativa a um programa anterior que tenha começado com uma fase mais leve. O ciclo 9 para 5, por exemplo, é um ótimo método para ser usado anteriormente. Outra técnica avançada que o ciclo com mais de 85% usa é o treinamento negativo. No entanto, em vez de executá-la no início da sessão das séries do supino e do agachamento, deve-se usá-la na última série de cada um dos exercícios principais, no dia em que cada um deles é priorizado.

TABELA 10.7 Ciclo com mais de 85%

Dia	Exercício	Séries	Repetições	Peso (% 1RM)
	SEMANA 1*				
1	Agachamento	5	3	85%
		1	3	120% (série negativa)
	Leg press	3	3	
	Extensão de joelhos	3	3	
	Supino	5	2	80%
	Flexão plantar, em pé	3	6	
3	Supino	5	3	85%
		1	3	120% (série negativa)
	Supino com halteres	3	3	
	Agachamento	5	2	80%
	Meio desenvolvimento com barra	3	3	
	Supino com a pegada fechada	3	3	
5	Levantamento-terra	5	3	85%
	"Bom-dia"	3	3	
	Flexão de joelhos, deitado	3	3	
	Abdominal, em pé	3	6	
	SEMANA 2				
8	Agachamento	5	4	85%
		1	3	120% (série negativa)
	Leg press	3	4	
	Extensão de joelhos	3	4	
	Supino	5	2	80%
	Flexão plantar, em pé	3	8	
10	Supino	5	4	85%
		1	3	120% (série negativa)
	Supino com halteres	3	4	
	Agachamento	5	2	80%
	Meio desenvolvimento com barra	3	4	
	Supino com a pegada fechada	3	4	
12	Levantamento-terra	5	4	85%
	"Bom-dia"	3	4	
	Flexão de joelhos, deitado	3	4	
	Abdominal, em pé	3	8	

(Continua)

TABELA 10.7 Ciclo com mais de 85% (continuação)

Dia	Exercício	Séries	Repetições	Peso (% 1RM)
SEMANA 3				
15	Agachamento	5 1	5 3	85% 120% (série negativa)
	Leg press	3	5	
	Extensão de joelhos	3	5	
	Supino	5	2	80%
	Flexão plantar, em pé	3	10	
17	Supino	5 1	5 3	85% 120% (série negativa)
	Supino com halteres	3	5	
	Agachamento	5	2	80%
	Meio desenvolvimento com barra	3	5	
	Supino com a pegada fechada	3	5	
19	Levantamento-terra	5	5	85%
	"Bom-dia"	3	5	
	Flexão de joelhos, deitado	3	5	
	Abdominal, em pé	3	10	
SEMANA 4				
22	Agachamento	5 1	6 3	85% 120% (série negativa)
	Leg press	3	6	
	Extensão de joelhos	3	6	
	Supino	5	2	80%
	Flexão plantar, em pé	3	12	
24	Supino	5 1	6 3	85% 120% (série negativa)
	Supino com halteres	3	6	
	Agachamento	5	2	80%
	Meio desenvolvimento com barra	3	6	
	Supino com a pegada fechada	3	6	
26	Levantamento-terra	5	6	85%
	"Bom-dia"	3	6	
	Flexão de joelhos, deitado	3	6	
	Abdominal, em pé	3	12	
SEMANA 5*				
29	Agachamento	3 1	2 3	90% 120% (série negativa)
	Leg press	3	3	
	Extensão de joelhos	3	3	
	Supino	5	2	80%
	Flexão plantar, em pé	3	6	

(Continua)

TABELA 10.7 Ciclo com mais de 85% (continuação)

Dia	Exercício	Séries	Repetições	Peso (% 1RM)
	**SEMANA 5ª (continuação)**			
31	Supino	3	2	90%
		1	3	120% (série negativa)
	Supino com halteres	3	3	
	Agachamento	5	2	80%
	Meio desenvolvimento com barra	3	3	
	Supino com a pegada fechada	3	3	
33	Levantamento-terra	3	2	90%
	"Bom-dia"	3	3	
	Flexão de joelhos, deitado	3	3	
	Abdominal, em pé	3	6	
	**SEMANA 6**			
36	Agachamento	3	3	90%
		1	3	120% (série negativa)
	Leg press	3	3	
	Extensão de joelhos	3	3	
	Supino	5	2	80%
	Flexão plantar, em pé	3	6	
38	Supino	3	3	90%
		1	3	120% (série negativa)
	Supino com halteres	3	3	
	Agachamento	5	2	80%
	Meio desenvolvimento com barra	3	3	
	Supino com a pegada fechada	3	3	
40	Levantamento-terra	3	3	90%
	"Bom-dia"	3	3	
	Flexão de joelhos, deitado	3	3	
	Abdominal, em pé	3	6	
	**SEMANA 7**			
43	Agachamento	3	4	90%
		1	3	120% (série negativa)
	Leg press	3	4	
	Extensão de joelhos	3	4	
	Supino	5	2	80%
	Flexão plantar, em pé	3	8	
45	Supino	3	4	90%
		1	3	120% (série negativa)
	Supino com halteres	3	3	
	Agachamento	5	2	80%
	Meio desenvolvimento com barra	3	4	
	Supino com a pegada fechada	3	4	

(Continua)

TABELA 10.7 Ciclo com mais de 85% (continuação)

Dia	Exercício	Séries	Repetições	Peso (% 1RM)
SEMANA 7 (continuação)				
47	Levantamento-terra	3	4	90%
	"Bom-dia"	3	4	
	Flexão de joelhos, deitado	3	4	
	Supra-abdominal, em pé	3	8	
SEMANA 8				
Daqui em diante, não são executados os exercícios auxiliares, apenas os principais.				
50	Agachamento	3	2	95%
		1	3	120% (série negativa)
	Supino	5	2	80%
52	Supino	3	2	95%
		1	3	120% (série negativa)
	Agachamento	5	2	80%
54	Levantamento-terra	3	2	95%
SEMANA 9*				
62	Agachamento	1	1	100%
	Supino	1	1	100%
	Levantamento-terra	1	1	100%

*Teste de 1RM.

Ciclo avançado de seis fases

Para alguns praticantes experientes, os ganhos de força não ocorrem mais de forma fácil. Afinal, quanto mais se treina, mais forte se fica e mais difícil é de se obter tais ganhos. Os praticantes treinados com maiores níveis de força estão próximos de alcançar o "teto" da sua capacidade genética para força. O ciclo avançado de seis fases estimula novos incrementos até mesmo no praticante que está no seu pico de desempenho, pois, em cada uma das fases, utiliza-se uma técnica de treino avançada. O ciclo constante do peso e das repetições, junto com técnicas especializadas, previne a estagnação e promove ganhos contínuos por meio do ciclo de oito meses.

Para isso, usa-se a rotina dividida em agachamento, supino e levantamento-terra combinada com a rotina dividida de empurrar e de puxar. Isto é, as sessões de treino são divididas em três sessões distintas – agachamento, supino e levantamento-terra, sendo que os exercícios de empurrar para membros superiores (exercícios de ombro e tríceps) são executados no dia do supino, e os de puxar (exercícios de costas e bíceps), no dia do levantamento-terra. Para variar, cada fase alterna a ordem da rotina. Maiores detalhes do ciclo avançado de seis fases podem ser observados na Tabela 10.8.

Durante a primeira fase (semanas 1 a 5), realiza-se o treino de densidade, que aumentará a quantidade de peso utilizada para executar 10 repetições no agachamento, no supino e no levantamento-terra, assim como proporcionará maior força na 1RM de cada um desses exercícios. O aumento ficará aparente quando se testar a força na sexta semana. Essa é a única sessão que será feita nessa semana.

Na fase 2 (semanas 7 a 9), os dias de treino são reorganizados, de forma que o dia do levantamento-terra seja o primeiro e o do agachamento, o último. A sessão do supino, portanto, permanece no meio, de modo a separar as duas sessões que usam os membros inferiores, permitindo uma melhor recuperação destes. São executadas séries com 80% de 1RM – que será mais pesado do que a carga anterior devido ao aumento da força decorrente do treino de densidade. A técnica dessa fase baseia-se no uso de repetições forçadas – trata-se de uma técnica de treino de hipertrofia, abordada no Capítulo 6. A razão para incluí-la aqui, em um ciclo de força, é estimular algum crescimento das fibras musculares, o que pode proporcionar uma maior produção de força e de força muscular. Além disso, o procedimento de compelir a execução de repetições extras pode levar a ganhos diretos na força muscular. Essa fase dura apenas três semanas devido à alta intensidade do treinamento com repetições forçadas.

A fase 3 (semanas 13 a 17) começa com cerca de 80 a 85% de 1RM ou com um peso com o qual se consiga executar quatro séries de seis repetições. Inicia-se com o método dos 5%, que é mantido durante as próximas sete semanas, duração total da fase. Utiliza-se o método em todos os exercícios principais e em um exercício auxiliar que imite um principal. Na fase 4 (semanas 19 a 22), é usada a técnica da contração estática, que potencializa o aumento da força muscular na segunda série. Faz-se as séries com 90% de 1RM. Na fase 5 (semanas 24 a 27), utiliza-se outra técnica de potencialização conhecida por elevar a potência nos três exercícios de força. Em cada um desses exercícios (agachamento, levantamento-terra e supino), executa-se uma repetição com 95% do peso de 1RM o mais rápido que se é capaz. Descansa-se durante três minutos, diminui-se o percentual da 1RM para 50% e realiza-se cinco repetições da forma mais explosiva possível. Essa série deve ser repetida três vezes a fim de desenvolver a força explosiva. A fase final usa outro programa de potencialização, e é caracterizada por ser, basicamente, o inverso da fase anterior, porque efetua os movimentos explosivos para incrementar a força máxima. No clímax desse programa, a 1RM dos três exercícios principais terá aumentado drasticamente. Depois da fase final, é realizado um repouso ativo de 1 ou 2 semanas antes de se iniciar o ciclo novamente ou mudar para um novo ciclo de treinamento de força.

TABELA 10.8 Avançado seis

		FASE 1: SEMANAS 1-5		
		SESSÃO DE TREINO 1: AGACHAMENTO		
Exercício	Séries	Repetições	% 1RM	Lembretes
Agachamento	10	2 (semana 1)	80%	Siga o método do treino de densidade apresentado no Capítulo 9, visando 10 repetições.
	6	3 (semana 2)		
	5	4 (semana 3)		
	4	5 (semana 4)		
	3	6 (semana 5)		
Leg press	3	10		
Extensão de joelhos	3	10		
Flexão de joelhos	3	10		
Flexão plantar, em pé	4	20		
SESSÃO DE TREINO 2: SUPINO E EXERCÍCIOS DE EMPURRAR				
Supino	10	2 (semana 1)	80%	Siga o método do treino de densidade apresentado no Capítulo 9, visando 10 repetições.
	6	3 (semana 2)		
	5	4 (semana 3)		
	4	5 (semana 4)		
	3	6 (semana 5)		
Supino inclinado com halteres	2	10		Faça a última série de cada exercício até a falha muscular.
Supino com halteres	2	10		
Meio desenvolvimento com barra	3	10		
Rosca testa	3	10		
Elevação de pernas com joelhos estendidos	4	12-15		
SESSÃO DE TREINO 3: LEVANTAMENTO-TERRA E EXERCÍCIOS DE PUXAR				
Levantamento-terra	10	2 (semana 1)	80%	Siga o método do treino de densidade apresentado no Capítulo 9, visando 10 repetições.
	6	3 (semana 2)		
	5	4 (semana 3)		
	4	5 (semana 4)		
	3	6 (semana 5)		

(Continua)

TABELA 10.8 Avançado seis (continuação)

FASE 1: SEMANAS 1-5 (continuação) SESSÃO DE TREINO 3: LEVANTAMENTO-TERRA E EXERCÍCIOS DE PUXAR				
Exercício	Séries	Repetições	% 1RM	Lembretes
Remada com barra	2	10		Faça a última série de cada exercício até a falha muscular.
Puxada pela frente	2	10		
Rosca direta com barra	3	10		
Abdominal, em pé	3	12		

FASE 1: SEMANA 6 SESSÃO DE TREINO 1: FAÇA DO MEIO PARA O FINAL DA SEMANA
Teste a sua 1RM no agachamento, no supino e no levantamento-terra, nessa ordem.

FASE 2: SEMANAS 7-9 SESSÃO DE TREINO 1: LEVANTAMENTO-TERRA E EXERCÍCIOS DE PUXAR				
Exercício	Séries	Repetições	% 1RM	Lembretes
Levantamento-terra	5	8	80%	Na última série de cada exercício, faça, depois que chegar à falha muscular, 2 ou 3 repetições forçadas com o auxílio de um ajudante ou companheiro de treino. Os exercícios abdominais são uma exceção.
Barra com a pegada aberta	3	8		
Remada com barra	3	8		
Rosca direta com barra	3	8		
Abdominal invertido	3	12-15		

SESSÃO DE TREINO 2: SUPINO E EXERCÍCIOS DE EMPURRAR			
Supino	5	8	80%
Supino inclinado com halteres	3	8	
Meio desenvolvimento com halteres	2	8	
Elevação lateral	2	8	
Tríceps francês, sentado	2	8	
Mergulho	3	8	
Abdominal na polia alta	3	12-15	

SESSÃO DE TREINO 3: AGACHAMENTO			
Agachamento	5	8	80%
Leg press	2	8	
Extensão de joelhos	2	8	
Flexão de joelhos	2	8	
Flexão plantar no leg press	3	15-20	

FASE 2: SEMANA 10 SESSÃO DE TREINO 1: FAÇA DO MEIO PARA O FINAL DA SEMANA
Teste a sua 1RM no agachamento, no supino e no levantamento-terra, nessa ordem.

FASE 3: SEMANA 11 SESSÃO DE TREINO 1: AGACHAMENTO				
Exercício	Séries	Repetições	% 1RM	Lembretes
Agachamento	4	6	~80-85%	
Leg press	4	6	~80-85%	
Extensão de joelhos	3	6		
Flexão de joelhos	3	6		
Flexão plantar, em pé	3	15-20		

(Continua)

TABELA 10.8 Avançado seis (continuação)

FASE 3: SEMANA 11 (Continuação)
SESSÃO DE TREINO 2: SUPINO E EXERCÍCIOS DE EMPURRAR

Exercício	Séries	Repetições	% 1RM	Lembretes
Supino	4	6	~80-85%	
Supino inclinado	4	6	~80-85%	
Meio desenvolvimento com barra	3	6		
Supino com a pegada fechada	3	6		
Abdominal com pesos	3	12-15		
SESSÃO DE TREINO 3: LEVANTAMENTO-TERRA E EXERCÍCIOS DE PUXAR				
Levantamento-terra	4	6	~80-85%	
Levantamento-terra romeno	4	6	~80-85%	
Remada com barra	3	6		
Rosca direta com barra	3	6		
Abdominal invertido	3	12-15		
FASE 3: SEMANA 12				
SESSÃO DE TREINO 1: AGACHAMENTO				
Agachamento	4	5	~80-85% + 5%	
Leg press	4	5	~80-85% + 5%	
Extensão de joelhos	3	5		
Flexão de joelhos	3	5		
Flexão plantar, em pé	3	15-20		
SESSÃO DE TREINO 2: SUPINO E EXERCÍCIOS DE EMPURRAR				
Supino	4	5	~80-85% + 5%	
Supino inclinado	4	5	~80-85% + 5%	
Meio desenvolvimento com barra	3	5		
Supino com a pegada fechada	3	5		
Abdominal com pesos	3	12-15		
SESSÃO DE TREINO 3: LEVANTAMENTO-TERRA E EXERCÍCIOS DE PUXAR				
Levantamento-terra	4	5	~80-85% + 5%	
Levantamento-terra romeno	4	5	~80-85% + 5%	
Remada com barra	3	5		
Rosca direta com barra	3	5		
Abdominal invertido	3	12-15		
FASE 3: SEMANA 13				
SESSÃO DE TREINO 1: AGACHAMENTO				
Agachamento	4	4	~80-85% + 10%	
Leg press	4	4	~80-85% + 10%	
Extensão de joelhos	3	4		
Flexão de joelhos	3	4		
Flexão plantar, sentado	3	20		

(Continua)

TABELA 10.8 Avançado seis (continuação)

FASE 3: SEMANA 13 (continuação)				
SESSÃO DE TREINO 2: SUPINO E EXERCÍCIOS DE EMPURRAR				
Exercício	Séries	Repetições	% 1RM	Lembretes
Supino	4	4	~80-85% + 10%	
Supino inclinado	4	4	~80-85% + 10%	
Meio desenvolvimento com barra	3	4		
Supino com a pegada fechada	3	4		
Abdominal na polia alta	3	10		
SESSÃO DE TREINO 3: LEVANTAMENTO-TERRA E EXERCÍCIOS DE PUXAR				
Levantamento-terra	4	4	~80-85% + 10%	
Levantamento-terra romeno	4	4	~80-85% + 10%	
Remada com barra	3	4		
Rosca direta com barra	3	4		
Giro russo	3	12-15		
FASE 3: SEMANA 14				
SESSÃO DE TREINO 1: AGACHAMENTO				
Agachamento	4	6	~80-85% + 5%	
Leg press	4	6	~80-85% + 5%	
Extensão de joelhos	3	6		
Flexão de joelhos	3	6		
Flexão plantar, sentado	3	25		
SESSÃO DE TREINO 2: SUPINO E EXERCÍCIOS DE EMPURRAR				
Supino	4	6	~80-85% + 5%	
Supino inclinado	4	6	~80-85% + 5%	
Meio desenvolvimento com barra	3	6		
Supino com a pegada fechada	3	6		
Abdominal na polia alta	3	12		
SESSÃO DE TREINO 3: LEVANTAMENTO-TERRA E EXERCÍCIOS DE PUXAR				
Levantamento-terra	4	6	~80-85% + 5%	
Levantamento-terra romeno	4	6	~80-85% + 5%	
Remada com barra	3	6		
Rosca direta com barra	3	6		
Giro russo	3	12-15		
FASE 3: SEMANA 15				
SESSÃO DE TREINO 1: AGACHAMENTO				
Agachamento	4	5	~80-85% + 10%	
Leg press	4	5	~80-85% + 10%	
Extensão de joelhos	3	5		
Flexão de joelhos	3	5		
Flexão plantar no leg press	3	12		

(Continua)

TABELA 10.8 Avançado seis (continuação)

FASE 3: SEMANA 15 (continuação)
SESSÃO DE TREINO 2: SUPINO E EXERCÍCIOS DE EMPURRAR

Exercício	Séries	Repetições	% 1RM	Lembretes
Supino	4	5	~80-85% + 10%	
Supino inclinado	4	5	~80-85% + 10%	
Meio desenvolvimento com barra	3	5		
Supino com a pegada fechada	3	5		
Abdominal na polia alta	3	15		

SESSÃO DE TREINO 3: LEVANTAMENTO-TERRA E EXERCÍCIOS DE PUXAR

Exercício	Séries	Repetições	% 1RM	Lembretes
Levantamento-terra	4	5	~80-85% + 10%	
Levantamento-terra romeno	4	5	~80-85% + 10%	
Remada com barra	3	5		
Rosca direta com barra	3	5		
Lenhador com haltere	3	12-15		

FASE 3: SEMANA 16
SESSÃO DE TREINO 1: AGACHAMENTO

Exercício	Séries	Repetições	% 1RM	Lembretes
Agachamento	4	4	~80-85% + 15%	
Leg press	4	4	~80-85% + 15%	
Extensão de joelhos	3	4		
Flexão de joelhos	3	4		
Flexão plantar, sentado	3	25		

SESSÃO DE TREINO 2: SUPINO E EXERCÍCIOS DE EMPURRAR

Exercício	Séries	Repetições	% 1RM	Lembretes
Supino	4	4	~80-85% + 15%	
Supino inclinado	4	4	~80-85% + 15%	
Meio desenvolvimento com barra	3	4		
Supino com a pegada fechada	3	4		
Abdominal na polia alta	3	12		

SESSÃO DE TREINO 3: LEVANTAMENTO-TERRA E EXERCÍCIOS DE PUXAR

Exercício	Séries	Repetições	% 1RM	Lembretes
Levantamento-terra	4	4	~80-85% + 15%	
Levantamento-terra romeno	4	4	~80-85% + 15%	
Remada com barra	3	4		
Rosca direta com barra	3	4		
Giro russo	3	12-15		

FASE 3: SEMANA 17
SESSÃO DE TREINO 1: AGACHAMENTO

Exercício	Séries	Repetições	% 1RM	Lembretes
Agachamento	4	6	~80-85% + 10%	
Leg press	4	6	~80-85% + 10%	
Extensão de joelhos	3	6		
Flexão de joelhos	3	6		
Flexão plantar, em pé	3	15-20		

(Continua)

TABELA 10.8 Avançado seis (continuação)

FASE 3: SEMANA 17 (continuação)
SESSÃO DE TREINO 2: SUPINO E EXERCÍCIOS DE EMPURRAR

Exercício	Séries	Repetições	% 1RM	Lembretes
Supino	4	6	~80-85% + 10%	
Supino inclinado	4	6	~80-85% + 10%	
Meio desenvolvimento com barra	3	6		
Supino com a pegada fechada	3	6		
Abdominal com pesos	3	12-15		

SESSÃO DE TREINO 3: LEVANTAMENTO-TERRA E EXERCÍCIOS DE PUXAR

Exercício	Séries	Repetições	% 1RM	Lembretes
Levantamento-terra	4	6	~80-85% + 10%	
Levantamento-terra romeno	4	6	~80-85% + 10%	
Remada com barra	3	6		
Rosca direta com barra	3	6		
Abdominal invertido	3	12-15		

FASE 3: SEMANA 18
SESSÃO DE TREINO 1: FAÇA DO MEIO PARA O FINAL DA SEMANA

Teste a sua 1RM no agachamento, no supino e no levantamento-terra, nessa ordem.

FASE 4: SEMANAS 19-22
SESSÃO DE TREINO 1: LEVANTAMENTO-TERRA E EXERCÍCIOS DE PUXAR

Exercício	Séries	Repetições	% 1RM	Lembretes
Levantamento-terra estático	3	3	120% +	Alterne entre o levantamento-terra estático e o levantamento-terra tradicional de alta intensidade, descansando 30 segundos depois daquele e 3 minutos depois deste. Complete 3 séries de cada levantamento-terra e descanse 1 minuto antes de passar para os demais exercícios.
Alternado com o levantamento-terra de alta intensidade	3	4	90%	
Barra com a pegada aberta	3	6-8		
Remada com barra	3	3-4		
Rosca direta com barra	3	3-4		
Rosca Scott	3	3-4		
Abdominal invertido	3	12-15		

SESSÃO DE TREINO 2: SUPINO E EXERCÍCIOS DE EMPURRAR

Exercício	Séries	Repetições	% 1RM	Lembretes
Supino estático	3	3	120% +	Alterne entre o supino estático e o supino tradicional de alta intensidade, descansando 30 segundos depois daquele e 3 minutos depois deste. Complete 3 séries de cada supino e descanse 1 minuto antes de passar para os demais exercícios.
Alternado com o supino de alta intensidade	3	4	90%	
Supino inclinado com halteres	3	3-4		
Meio desenvolvimento com halteres	3	3-4		
Mergulho	3	3-4		Adicione pesos, conforme a necessidade, para alcançar a falha muscular na faixa de 3 a 4 repetições.
Abdominal na polia alta	3	8-10		

(Continua)

TABELA 10.8 Avançado seis (continuação)

FASE 4: SEMANAS 19-22 (continuação)
SESSÃO DE TREINO 3: AGACHAMENTO

Exercício	Séries	Repetições	% 1RM	Lembretes
Agachamento estático	3	3	120% +	Alterne entre o agachamento estático e o agachamento tradicional de alta intensidade, descansando 30 segundos depois daquele e 3 minutos depois deste. Complete 3 séries de cada agachamento e descanse 1 minuto antes de passar para os demais exercícios.
Alternado com o agachamento de alta intensidade	3	4	90%	
Leg press	3	3-4		
Extensão de joelhos	3	6-8		Adicione pesos, conforme a necessidade, para alcançar a falha muscular na faixa de 6 a 8 repetições.
Flexão de joelhos	3	6-8		
Flexão plantar no leg press	3	12-15		

FASE 4: SEMANA 23
SESSÃO DE TREINO 1: FAÇA DO MEIO PARA O FINAL DA SEMANA

Teste a sua 1RM no agachamento, no supino e no levantamento-terra, nessa ordem.

FASE 5: SEMANAS 24-27
SESSÃO DE TREINO 1: AGACHAMENTO

Exercício	Séries	Repetições	% 1RM	Lembretes
Agachamento	3	1	95%	Depois de um aquecimento, faça a primeira série com uma repetição (não mais que isso, ou você irá cansar o músculo) com 95% do peso de sua 1RM. Descanse durante 3 minutos e, então, faça a próxima série com 3 a 5 repetições e 50% do peso de sua 1RM. Alterne os pesos 3 vezes, completando um total de 6 séries.
	3	5	50%	
Leg press	3	5	50%	
Extensão de joelhos	3	5	50%	
Flexão de joelhos	3	5	50%	
Flexão plantar no leg press	3	5	50%	

SESSÃO DE TREINO 2: SUPINO

Exercício	Séries	Repetições	% 1RM	Lembretes
Supino	3	1	95%	Depois de um aquecimento, faça a primeira série com uma repetição (não mais que isso, ou você irá cansar o músculo) com 95% do peso de sua 1RM. Descanse durante 3 minutos e, então, faça a próxima série com 3 a 5 repetições e 50% do peso de sua 1RM. Alterne os pesos 3 vezes, completando um total de 6 séries.
	3	5	50%	
Supino com halteres	3	5	50%	
Meio desenvolvimento com barra	3	5	50%	
Remada vertical com halteres	3	5	50%	
Supino com a pegada fechada	3	5	50%	
Elevação de pernas com joelhos estendidos	3	12-15		

SESSÃO DE TREINO 3: LEVANTAMENTO-TERRA

Exercício	Séries	Repetições	% 1RM	Lembretes
Levantamento-terra	3	1	95%	Depois de um aquecimento, faça a primeira série com uma repetição (não mais que isso, ou você irá cansar o músculo) com 95% do peso de sua 1RM. Descanse durante 3 minutos e, então, faça a próxima série com 3 a 5 repetições e 50% do peso de sua 1RM. Alterne os pesos 3 vezes, completando um total de 6 séries.
	3	5	50%	
Puxada	3	5	50%	
Remada com barra	3	5	50%	
Rosca direta com halteres	3	5	50%	
Abdominal invertido	3	12-15		

(Continua)

TABELA 10.8 Avançado seis (continuação)

FASE 5: SEMANA 28
SESSÃO DE TREINO 1: FAÇA DO MEIO PARA O FINAL DA SEMANA

Teste a sua 1RM no agachamento, no supino e no levantamento-terra, nessa ordem.

FASE 6: SEMANAS 29-32
SESSÃO DE TREINO 1: LEVANTAMENTO-TERRA

Exercício	Séries	Repetições	% 1RM
Levantamento-terra com salto e halteres	3	3	30%
Alternado com o levantamento-terra	3	2-3	95%
Remada com barra	3	2-3	95%
Rosca direta com barra	3	2-3	95%
Abdominal, em pé	3	6-8	

SESSÃO DE TREINO 2: SUPINO

Exercício	Séries	Repetições	% 1RM
Apoio potente	3	3	Peso corporal
Alterne com o supino	3	2-3	95%
Supino inclinado	3	2	95%
Meio desenvolvimento com barra	3	2	95%
Supino com a pegada fechada	3	2	95%
Elevação de pernas com joelhos estendidos	3	15-20	

SESSÃO DE TREINO 3: AGACHAMENTO

Exercício	Séries	Repetições	% 1RM
Agachamento com salto – barra	3	3	30%
Alternado com agachamento	3	2-3	95%
Leg press	3	2	95%
Flexão plantar, em pé	3	2	95%

FASE 6: SEMANA 33
SESSÃO DE TREINO 1: FAÇA DO MEIO PARA O FINAL DA SEMANA

Teste a sua 1RM no agachamento, no supino e no levantamento-terra, nessa ordem.

CICLOS DE EXERCÍCIOS ESPECÍFICOS

Exercitar-se para aumentar a força geral é o principal objetivo de todos os levantadores de peso. Entretanto, após se ter uma base bem estruturada de força geral devido ao treino prolongado, deve-se buscar novos ganhos em certos exercícios. Talvez isso também seja necessário devido a um desequilíbrio da força em determinada parte do corpo ou simplesmente porque se tem afinidade com um exercício em particular e deseja-se sobressair nele, algo bastante comum no supino. Os programas a seguir são elaborados para aumentar a força em apenas um exercício, o que não significa que não se deva trabalhar para isso em outros exercícios. Tais programas enfatizam o supino, o agachamento ou o levantamento-terra. No entanto, são formulados de modo a se encaixarem dentro de rotinas divididas tradicionais. Uma forma de usar esses ciclos é alternando os três exercícios, a fim de enfatizar a força de cada um deles em fases diferentes e consecutivas.

Ciclo "booster" do supino

O ciclo "booster" do supino dura 10 semanas e envolve a rotina dividida em membros superiores e inferiores, na qual se pode trabalhar peito duas vezes por semana (uma na segunda-feira, com uma carga alta, e outra na quinta-feira, com uma carga baixa, no supino) (ver Tab. 10.9). No dia pesado, todo o trabalho realizado resume-se ao supino. Os pesos aumentam e as repetições diminuem a cada três semanas, até a última delas, em que se alcança um novo recorde de peso. Utiliza-se de 3 a 5 minutos de intervalo entre as séries nesse dia, a fim de manter a força alta. No dia leve, faz-se o supino junto com outro exercício auxiliar de membros superiores. Nessa sessão, são feitas séries leves de supino, supino com halteres (inclinado ou reto) e crucifixo (inclinado ou reto). Alterna-se as versões inclinada e reta, de forma que, ao se realizar o supino inclinado com halteres, o crucifixo reto seja executado logo depois, e vice-versa. Descansa-se de 2 a 3 minutos entre as séries desse dia.

A sessão para peito é finalizada com apoios explosivos, de modo a desenvolver a potência que irá ajudar a levantar mais peso no supino. Esse dia leve é relevante, pois impede que o músculo "esqueça" do quão forte foi a última sessão de treino, aumenta a circulação sanguínea na região muscular (o que é importante para o supino), mantém o tamanho muscular, e reforça a técnica – aquela forma única de movimento que o praticante descobrirá ser a melhor para empurrar a barra para cima, completando a repetição. O treino leve deve envolver um exercício para ombro, costas, tríceps e bíceps.

Segue-se essa rotina por nove semanas. Na décima semana, deve-se maximizar a força (1RM) no dia específico de treino intenso de peito. O novo valor de força máxima encontrado será impressionante. Não se deve realizar nenhum outro treino nessa semana, permanecendo no pico. Depois, faz-se um período de repouso ativo, no qual serão realizados alguns tipos de exercícios leves. Outras atividades que envolvam movimentos de membros superiores e inferiores, como natação, esportes com raquete ou escalada, devem ser tentadas.

Ciclo do agachamento progressivo

O ciclo do agachamento progressivo dura seis semanas e trata-se de uma versão modificada do que se conhece como rotina do agachamento russo. Essa rotina aumenta o peso do agachamento de 5 a 10% em apenas seis semanas. No entanto, é preciso que os agachamentos sejam feitos três vezes por semana (ver Tab. 10.10). A rotina dividida em agachamento, supino e levantamento-terra é a mais adequada para esse programa, com apenas uma diferença: o agachamento deve ser o primeiro exercício realizado nos três dias de treino. Na segunda-feira, faz-se uma sessão de treino, priorizando o agachamento com apenas dois exercícios auxiliares para o quadríceps (o *leg press* e a extensão de joelhos) e um exercício para a panturrilha. Na quarta-feira, são executadas apenas as séries prescritas para o agachamento, e nenhum outro exercício para as pernas é realizado antes da sessão de supino. Na sexta-feira, faz-se a mesma coisa antes da sessão de levantamento-terra. Alguns praticantes optam por treinar os agachamentos nas quartas e sextas-feiras durante a manhã, e os supinos e o levantamento-terra na noite desses mesmos dias. Essa opção é uma forma de prevenir a fadiga, que pode atrapalhar os outros exercícios depois de feitas várias séries de agachamento.

O programa começa com 80% de 1RM e cicla as cargas durante 18 dias, a fim de chegar a 100% na décima sexta sessão de treino. Então, a porcentagem volta para 80% na décima sétima sessão, de modo a dar um descanso para as pernas antes da décima oitava sessão, em que será testada a 1RM com, no mínimo, 105% da 1RM original, avaliada anteriormente.

TABELA 10.9 Grande rotina do supino

SEGUNDA-FEIRA: DIA PESADO DO SUPINO			
Exercício	Séries	Repetições	Peso (% 1RM)
Supino	1	10	50%
	1	6	60%
	1	4	70%
Semanas 1-3	4	6	85%
	3	Falha muscular	60%
Semanas 4-6	4	4	90%
	3	Falha muscular	60%
Semanas 7-9	4	2	95%
	3	Falha muscular	60%
Semana 10	1	1RM	Novo 100%
QUINTA-FEIRA: DIA LEVE DO SUPINO			
Supino	1	10	50%
	1	6	60%
	3	4	75%
	1	8	55%
Supino com halteres	2	10	70%
Crucifixo inclinado	2	10	70%
Apoio potente	3	Falha	Peso corporal
Meio desenvolvimento com barra	3	6	80%
Remada com barra	3	6	80%
Supino com a pegada fechada	3	6	80%
Rosca direta com barra	3	6	80%

TABELA 10.10 Ciclo de força no agachamento russo

Antes de cada sessão de treino, faça várias séries de aquecimento para erguer o peso da série principal.

SEMANA 1
SEGUNDA-FEIRA: DIA DO AGACHAMENTO

Exercício	Séries	Repetições	Peso (% 1RM)
Agachamento	6	2	80%
Leg press	3	6	
Extensão de joelhos	3	6	
Flexão plantar, em pé	3	10	

QUARTA-FEIRA: DIA DO SUPINO

Agachamento	6	3	80%
Sessão de supino (imediatamente depois dos agachamentos ou mais tarde no mesmo dia).			

SEXTA-FEIRA: DIA DO LEVANTAMENTO-TERRA

Agachamento	6	2	80%
Sessão de levantamento-terra (imediatamente depois dos agachamentos ou mais tarde no mesmo dia).			

SEMANA 2
SEGUNDA-FEIRA: DIA DO AGACHAMENTO

Agachamento	6	4	80%
Leg press	3	6	
Extensão de joelhos	3	6	
Flexão plantar, em pé	3	10	

QUARTA-FEIRA: DIA DO SUPINO

Agachamento	6	2	80%
Sessão de supino (imediatamente depois dos agachamentos ou mais tarde no mesmo dia).			

SEXTA-FEIRA: DIA DO LEVANTAMENTO-TERRA

Agachamento	6	5	80%
Sessão de levantamento-terra (imediatamente depois dos agachamentos ou mais tarde no mesmo dia).			

SEMANA 3
SEGUNDA-FEIRA: DIA DO AGACHAMENTO

Agachamento	6	2	80%
Leg press	3	6	
Extensão de joelhos	3	6	
Flexão plantar, em pé	3	10	

QUARTA-FEIRA: DIA DO SUPINO

Agachamento	6	6	80%
Sessão de supino (imediatamente depois dos agachamentos ou mais tarde no mesmo dia).			

SEXTA-FEIRA: DIA DO LEVANTAMENTO-TERRA

Agachamento	6	2	80%
Sessão de levantamento-terra (imediatamente depois dos agachamentos ou mais tarde no mesmo dia).			

SEMANA 4
SEGUNDA-FEIRA: DIA DO AGACHAMENTO

Exercício	Séries	Repetições	Peso (% 1RM)
Agachamento	5	5	85%
Leg press	3	6	
Extensão de joelhos	3	6	
Flexão plantar, em pé	3	10	

QUARTA-FEIRA: DIA DO SUPINO

Agachamento	6	2	80%
Sessão de supino (imediatamente depois dos agachamentos ou mais tarde no mesmo dia).			

SEXTA-FEIRA: DIA DO LEVANTAMENTO-TERRA

Agachamento	4	4	90%
Sessão de levantamento-terra (imediatamente depois dos agachamentos ou mais tarde no mesmo dia).			

SEMANA 5
SEGUNDA-FEIRA: DIA DO AGACHAMENTO

Agachamento	6	2	80%
Leg press	3	6	
Extensão de joelhos	3	6	
Flexão plantar, em pé	3	10	

QUARTA-FEIRA: DIA DO SUPINO

Agachamento	3	3	95%
Sessão de supino (imediatamente depois dos agachamentos ou mais tarde no mesmo dia).			

SEXTA-FEIRA: DIA DO LEVANTAMENTO-TERRA

Agachamento	6	2	80%
Sessão de levantamento-terra (imediatamente depois dos agachamentos ou mais tarde no mesmo dia).			

SEMANA 6
SEGUNDA-FEIRA: DIA DO AGACHAMENTO

Agachamento	2	2	100%
Leg press	3	6	
Extensão de joelhos	3	6	
Flexão plantar, em pé	3	10	

QUARTA-FEIRA: DIA DO SUPINO

Agachamento	6	2	80%
Sessão de supino (imediatamente depois dos agachamentos ou mais tarde no mesmo dia).			

SEXTA-FEIRA: DIA DO LEVANTAMENTO-TERRA

Sem agachamentos, apenas a sessão de levantamento-terra.

SEMANA 7

Novo teste de 1RM.

Ciclo do levantamento-terra progressivo

O ciclo do levantamento-terra progressivo dura 10 semanas e é efetivo para aumentar a força nesse exercício mesmo nos praticantes mais experientes. Na verdade, esse programa é similar a um usado por muitos levantadores-terra de elite, incluindo Mark Phillipi, e funciona bem com uma rotina dividida em agachamento, supino e levantamento-terra, em que a sessão de levantamento-terra é realizada no início da semana, e a de agachamento, no final (ver Tab. 10.11). Esse ciclo usa apenas uma série com pesos elevados e poucas repetições (1 ou 2), a qual é feita como a primeira de cada sessão de treino. Ao longo de 10 semanas, os pesos vão de 75 a 100%. Depois, várias séries leves de levantamento-terra são executadas de forma explosiva, o que aumenta a potência necessária para tirar o peso do chão no início do exercício. Isso também auxilia a condicionar os músculos, a fim de prevenir a fadiga. Nas últimas seis semanas, são utilizadas séries tradicionais com todos os exercícios auxiliares.

TABELA 10.11 Elevando o levantamento-terra

Antes de cada sessão de treino, faça várias séries de aquecimento para incrementar a carga da série principal. Realize o circuito auxiliar em um formato de circuito – descanse 90 segundos entre cada exercício e três minutos entre o final do circuito e o seu reinício. Faça três circuitos, totalizando oito repetições por exercício.

SEMANA 1

Exercício	Séries	Repetições	Peso (% 1RM)	Intervalo
Levantamento-terra	1	2	75%	3min
	8	3	60%	90s
CIRCUITO AUXILIAR				
Levantamento-terra romeno	3	8		90s
Remada com barra	3	8		90s
Puxada pela frente	3	8		90s
"Bom-dia"	3	8		90s

SEMANA 2

Exercício	Séries	Repetições	Peso (% 1RM)	Intervalo
Levantamento-terra	1	2	80%	3min
	8	3	65%	90s
CIRCUITO AUXILIAR				
Levantamento-terra romeno	3	8		90s
Remada com barra	3	8		90s
Puxada pela frente	3	8		90s
"Bom-dia"	3	8		90s

SEMANA 3

Exercício	Séries	Repetições	Peso (% 1RM)	Intervalo
Levantamento-terra	1	2	85%	3min
	6	3	70%	2min
CIRCUITO AUXILIAR				
Levantamento-terra romeno	3	8		90s
Remada com barra	3	8		90s
Puxada pela frente	3	8		90s
"Bom-dia"	3	8		90s

SEMANA 4

Exercício	Séries	Repetições	Peso (% 1RM)	Intervalo
Levantamento-terra	1	2	90%	3min
	5	3	70%	2min
CIRCUITO AUXILIAR				
Levantamento-terra romeno	3	8		90s
Remada com barra	3	8		90s
Puxada pela frente	3	8		90s
"Bom-dia"	3	8		90s

SEMANA 5

Exercício	Séries	Repetições	Peso (% 1RM)	Intervalo
Levantamento-terra	1	2	80%	3min
	3	3	65%	2min
Encolhimento potente de ombros	3	5	60%	2min
Levantamento-terra romeno	3	5		2min
Remada com barra	3	5		2min
Puxada pela frente	3	5		2min
"Bom-dia"	3	5		2min

SEMANA 6

Exercício	Séries	Repetições	Peso (% 1RM)	Intervalo
Levantamento-terra	1	2	85%	3min
	3	3	70%	2min
Encolhimento potente de ombros	3	5	65%	2min
Levantamento-terra romeno	3	5		2min
Remada com barra	3	5		2min
Puxada pela frente	3	5		2min
"Bom-dia"	3	5		2min

(Continua)

TABELA 10.11 Elevando o levantamento-terra (continuação)

SEMANA 7

Exercício	Séries	Repetições	Peso (% 1RM)	Intervalo
Levantamento-terra	1	2	90%	3min
	3	3	75%	2min
Encolhimento potente de ombros	2	5	70%	2min
Levantamento-terra romeno	2	5		2min
Remada com barra	2	5		2min
Puxada pela frente	2	5		2min
"Bom-dia"	2	5		2min

SEMANA 8

Exercício	Séries	Repetições	Peso (% 1RM)	Intervalo
Levantamento-terra	1	2	95%	3min
	3	3	70%	2min
Encolhimento potente de ombros	2	5	75%	2min
Levantamento-terra romeno	2	5		2min
Remada com barra	2	5		2min
Puxada pela frente	2	5		2min
"Bom-dia"	2	5		2min

SEMANA 9

Exercício	Séries	Repetições	Peso (% 1RM)	Intervalo
Levantamento-terra	1	1	97,5%	3min
	2	3	70%	2min
Encolhimento potente de ombros	2	5	75%	2min
Levantamento-terra romeno	2	5		2min

SEMANA 10

Exercício	Séries	Repetições	Peso (% 1RM)	Intervalo
Levantamento-terra	1	1	100%	3min
	2	3	60%	2min
Encolhimento potente de ombros	2	5	75%	2min
Levantamento-terra romeno	2	5		2min

SEMANA 11

Teste o 1RM do levantamento-terra.

PARTE IV

TREINAMENTO PARA A MÁXIMA PERDA DE GORDURA

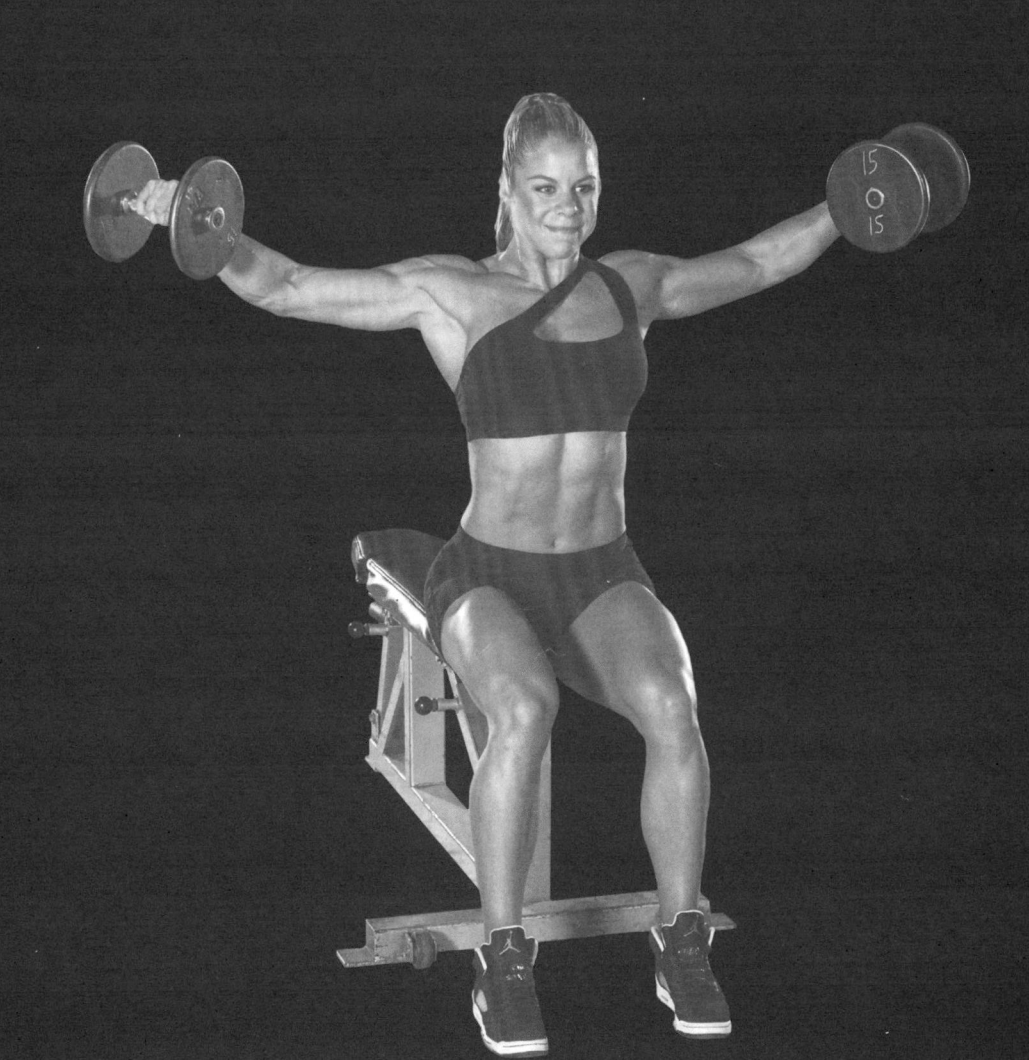

O treinamento para a perda de gordura não precisa ser muito diferente daquele que enfatiza a massa muscular ou a força máxima. Na verdade, muitos dos programas desta seção maximizam a perda de gordura enquanto aumentam a massa e a força muscular. O ponto chave está nas técnicas cardiorrespiratórias empregadas (abordadas no Cap. 12) e nas dietas adotadas (abordadas no Cap. 28). Dito isso, alguns truques podem ser utilizados com o treino a fim de aumentar a perda de gordura, como, por exemplo, manipular os períodos de intervalo, os pesos e as repetições utilizados e os exercícios selecionados.

O Capítulo 11 aborda o básico para o desenvolvimento de programas de treinamento de força que maximizam a perda de gordura. Esse capítulo contempla as variáveis do treinamento que devem ser manipuladas e as razões para isso ser feito, com o intuito de aumentar a perda de gordura decorrente do treinamento de força.

O Capítulo 12 traz diversas técnicas cardiorrespiratórias para serem utilizadas ao longo do programa de treino. Também discute a ciência por trás do *high-intensity interval training* (HIIT), trazendo diversas técnicas e dicas para incluí-lo no programa de treino.

O Capítulo 13 conclui esta seção com programas de treinamento específicos que maximizam a perda de gordura. Esse capítulo aborda programas para praticantes iniciantes, intermediários e avançados.

CAPÍTULO 11

Táticas para maximizar a perda de gordura

A menos que o indivíduo seja um atleta de força, cujo objetivo é levantar o maior peso possível, a ideia de ficar em forma, mais musculoso e forte não está ligada somente ao aumento do peso, mas também ao aumento da massa magra. Afinal de contas, se os músculos obtidos com tanto custo não estiverem visíveis, qual a finalidade de tanto trabalho duro? É claro que o treinamento de força traz diversos benefícios à saúde e melhora a qualidade de vida, mas estes são efeitos secundários, considerando a principal razão de se treinar: ter uma melhor aparência. E ter uma melhor aparência faz com que nos sintamos bem.

A melhor forma de aumentar a perda de gordura é com uma combinação apropriada de treinamento de força e treinamento cardiorrespiratório, além de dieta. As técnicas que empregam sessões desses treinamentos serão abordadas mais adiante neste capítulo. Sugestões nutricionais para a perda de gordura serão abordadas no Capítulo 28.

TÉCNICAS DE TREINAMENTO DE FORÇA QUE AUMENTAM A PERDA DE GORDURA

O ato de levantar pesos pode afetar a perda de gordura devido ao aumento do número de calorias gastas durante e após a sessão de treino. Pode-se dizer que o corpo de alguém que se exercita com pesos está mais bem "equipado" para queimar mais gordura ao longo do dia, bem como acumular menos. De fato, anos de pesquisas têm demonstrado que manipular certas variáveis do treinamento pode ter um impacto ainda maior nas calorias gastas durante a sessão e naquelas gastas no restante do dia, quando a sessão já estiver encerrada.

Seleção de exercícios

Enquanto a variação de exercícios é sempre a melhor opção, há certos tipos que devem ser incluídos para auxiliar na perda de gordura. Pesquisas mostram que utilizar exercícios multiarticulares com pesos livres, como agachamento, supino, meio desenvolvimento e remada curvada, maximizará o número de calorias queimadas mais do que exercícios executados em máquinas ou exercícios monoarticulares. Isso provavelmente ocorre porque exercícios multiarticulares utilizam mais grupos musculares, como aqueles que auxiliam os músculos agonistas e os estabilizadores, que estabilizam as articulações envolvidas no exercício. Ainda, quanto mais músculos são utilizados, mais calorias são gastas. Um estudo mostrou que quando participantes fazem o agachamento com barra, eles gastam 50% mais calorias do que quando executam o *leg press* (Tower et al., 2005).

Intensidade e janela de repetições

A carga com que se treina e o número de repetições completadas podem ter um grande impacto no gasto calórico. Para se gastar mais em uma sessão de treino, realizar um número maior de repetições faz a diferença. Pesquisadores do College of New Jersey observaram que, quando participantes usaram um peso que permitia realizar mais do que 10 repetições no supino, eles gastaram cerca de 10% a mais de calorias do que quando utilizaram um peso que limitava o número de repetições a cinco (Ratamess et al., 2007). Logo, quando mais repetições são executadas, mais calorias são gastas. Por outro lado, diversos estudos têm mostrado que, embora usar pesos elevados, que permitam a execução de um número menor de repetições, promova um menor gasto de calorias durante a sessão de treino, uma quantia maior de calorias são gastas após o término da sessão, no restante do dia. Pesquisas têm mostrado que, quando se treina com pesos que limitem o número de repetições a seis por série, o incremento na taxa metabólica nos dois dias seguintes à sessão mais do que dobra se comparado a uma sessão com pesos leves, que permitam a execução de doze repetições por série (Borshein e Bahr, 2003). Portanto, alguma combinação com pesos elevados e poucas repetições e pesos leves e muitas repetições é a melhor forma de tirar vantagem dessas duas alternativas. Isso pode ser alcançado com a utilização de janelas de repetições com um número baixo e elevado na mesma sessão, ou periodizando as janelas de treinamento durante o programa.

Volume

O número total de séries feitas para cada grupo muscular ou por sessão de treino (volume) afetará o número de calorias gastas. Quanto mais séries executadas, maior o trabalho realizado, e mais calorias gastas. Assim, aumentar o volume total das sessões de treino não é somente uma estratégia para aumentar o crescimento muscular (Cap. 2), mas também para aumentar o número de calorias gastas. Como regra geral, sessões com um número mínimo de 20 séries e, de preferência, próximo a 30 ou mais podem levar a uma maior perda de gordura do que sessões com menos de 20 séries.

Velocidade de execução

Uma quarta variável a ser considerada é a velocidade com que as repetições são executadas. Pesquisas têm mostrado que fazê-las de forma rápida e explosiva pode aumentar o número de calorias gastas tanto durante quanto após a sessão de treino. Pesquisadores da Ball State University utilizaram homens treinados para a execução de agachamentos com 60% de uma repetição máxima, utilizando uma velocidade normal (2 segundos durante a fase positiva da repetição e 2 segundos durante a fase negativa) ou uma velocidade muito rápida (1 segundo durante a fase positiva e 2 segundos durante a fase negativa). Em ambas as sessões, foram realizadas 4 séries de 8 repetições. Os participantes ficaram, então, conectados a um instrumento metabólico que media o número de calorias gastas. Os pesquisadores descobriram que, quando feitas as 4 séries do agachamento com séries rápidas, os participantes queimaram acima de 11% e 5% de calorias a mais durante e após a sessão de treino, respectivamente, do que com o treino com repetições mais lentas (Mazzetti et al., 2007).

Como ninguém quer fazer todos os exercícios com repetições rápidas e explosivas, a melhor forma de começar é realizando apenas um exercício para cada grupo muscular de forma explosiva. Por exemplo, para o peito, comece a sessão com três a quatro séries de apoio potente ou supino com arremesso no multiforça. Isso ajudará no incremento da potência muscular do peito, o que pode contribuir para o ganho de força muscular, enquanto se queima gordura. Já que exercícios balísticos como esse são executados com pesos leves, eles servem como um bom aquecimento para as séries seguintes, mais pesadas, como as realizadas no supino.

Intervalo

Uma das variáveis críticas para o aumento da perda de gordura é o tempo de intervalo entre as séries. De forma geral, quanto menor o intervalo, maior o número de calorias queimadas em uma sessão de treino.

Uma pesquisa do College of New Jersey mostrou que, se o intervalo entre as séries é diminuído dos tradicionais 3 minutos para apenas 30 segundos, o aumento de calorias gastas durante uma sessão pode chegar a mais de 50% (Ratamess et al., 2007). Esses intervalos menores, se comparados com intervalos maiores, também levam a um maior incremento da taxa metabólica após a sessão de treino. Pesquisas também mostram uma resposta similar em superséries que eliminam qualquer intervalo entre as séries. Esse aspecto será abordado na próxima seção.

Já que os intervalos de repouso entre as séries devem ser mínimos, um intervalo que merece ser considerado é de 1 minuto, ou mais, quando se utiliza a técnica cardiovascular conhecida como repouso ativo. Nesse caso, em vez de ocorrer um intervalo típico entre as séries, executa-se algum exercício aeróbio. (Ver Cap. 12 para aprender mais sobre o repouso ativo.)

Técnicas de intensificação

Outro aspecto a ser considerado sobre o treino de força para maximizar a perda de gordura é a utilização de técnicas de intensificação que permitem realizar séries que passam do ponto normal da falha muscular. Por exemplo, com repetições forçadas, o auxílio de um companheiro de treino ajuda a superar a falha ao se continuar fazendo mais repetições do que alguém normalmente conseguiria caso estivesse treinando sozinho. Pesquisas mostram que essa técnica promove maior incremento dos níveis de hormônio do crescimento se comparado a uma série convencional até a falha (Ahtiainen et al., 2003). Como o hormônio do crescimento (GH) aumenta a lipólise (liberação da gordura contida nas células adiposas), maiores níveis de GH podem levar a uma maior liberação de gordura, de forma que ela passa a ser utilizada como combustível durante a sessão de treino e após o seu término.

Um estudo com jogadores de futebol americano de nível universitário observou que aqueles que seguiam um programa de treinamento com pesos de alta intensidade (apenas uma série por exercício, com 6 a 10 repetições até a falha, seguido por repetições forçadas e, no final, por uma contração isométrica mantida por vários segundos) perderam mais gordura corporal ao longo de dez semanas do que aqueles que treinaram com um programa de baixa intensidade (três séries de 6 a 10 repetições por exercício, até a falha) (Fincher, 2004).

Quando se usa técnicas de intensificação, superséries também podem aumentar a queima de calorias e, assim, promover perda de gordura. Um estudo da Syracuse University mostrou que os participantes que realizavam superséries "agonista-antagonista" de peito e costas, bíceps e tríceps, e quadríceps e isquiotibiais, aumentaram o número de calorias queimadas durante a sessão de treino e na hora seguinte em 35%, se comparados com aqueles que realizaram séries de peito e costas, de forma tradicional (Kelleher et al., 2010). Isso ocorre pois um atleta utiliza mais fibras em superséries com diferentes grupos musculares. Entretanto, o fato de os intervalos entre as superséries serem mínimos é, provavelmente, tão importante quanto. A influência exercida pelos períodos de intervalo já foi discutida anteriormente neste capítulo. Isso significa que utilizar técnicas como as trisséries e as séries gigantes, em que são executados três, quatro ou mais exercícios de forma agonista-antagonista, deve promover um efeito similar ou ainda maior.

Frequência de treino

A frequência em que são treinados os grupos musculares também pode ter impacto na perda de gordura. O motivo mais óbvio para isso é que, quando se exercita os grupos com mais frequência, tende-se a treinar mais vezes durante a semana. Mais sessões de treino equivalem a um maior número total de calorias queimadas.

Outra razão para que sessões de treino mais frequentes levem a uma maior perda de gordura é que, quando se treina os grupos musculares com maior frequência, treina-se um maior número de grupos musculares por sessão de treino. Isso significa que uma maior quantidade de tecido muscular está se recuperando depois que a sessão de treino termina. Nesse momento, o corpo está em um estado em que ocorre um débito de oxigênio. Ou seja, o corpo necessita de oxigênio para reestabelecer os estoques de ATP e de fosfocreatina e para queimar mais combustível (calorias), a fim de se recuperar da sessão de treino. Com mais fibras necessitando de recuperação, a queima calórica permanece elevada por mais tempo.

RESUMO

O modo como o programa de treino de força é elaborado pode afetar significativamente a perda de gordura. De forma geral, programas que utilizam exercícios multiarticulares, que incorporam exercícios explosivos e balísticos, que usam cargas elevadas e poucas repetições, que usam cargas leves e muitas repetições, que têm intervalos bem curtos, que combinam técnicas como superséries, que empregam técnicas intensas como as repetições forçadas, que treinam os grupos musculares com maior frequência, ou que mantêm o praticante na academia com certa frequência parecem ser formas efetivas de manter a queima de gordura maximizada.

É claro, não se pode empregar todas essas técnicas em todas as sessões de treino. Entretanto, uma boa estratégia é empregar diversas delas em cada programa e trocá-las quando o programa for alterado. A fim de maximizar a perda de gordura, algum tipo de exercício aeróbio também deve ser adicionado a esses programas de força. As técnicas cardiovasculares que funcionam melhor são apresentadas no Capítulo 12.

Se não houver confiança na elaboração dos seus próprios programas de treino, veja o Capítulo 13, que mostra diversos programas efetivos não só para a perda de gordura, mas também para ganhos em tamanho e força muscular. Esses programas também servem como uma boa forma de combinar as técnicas discutidas neste capítulo.

CAPÍTULO 12

Treino aeróbio para maximizar a perda de gordura

Aeróbio é a palavra atribuída ao exercício aeróbio, que, por sua vez, refere-se ao sistema de energia utilizado. No treinamento de força – o qual é realizado com alta intensidade e curta duração, seguido por um curto período de intervalo – tende-se a exigir mais dos sistemas anaeróbios de energia para suprir as contrações musculares. No aeróbio, que costuma usar movimentos ritmados com intensidade de leve a moderada por períodos prolongados (como na corrida e na bicicleta), os sistemas de energia que suprem esse tipo de atividade requerem oxigênio.

Embora seja possível perder gordura apenas com o treinamento de força (especialmente em determinados tipos de programas), para maximizar a perda é necessário incorporar algum exercício aeróbio no treino. Além disso, os aeróbios promovem benefícios à saúde, como, por exemplo, melhora da condição cardiovascular e redução do risco de diabetes e de alguns tipos de câncer, bem como auxílio na recuperação do treino com pesos. Este capítulo aborda as formas mais efetivas de exercícios aeróbios para a perda de gordura, mantendo a musculatura ou até promovendo hipertrofia.

TREINO INTERVALADO DE ALTA INTENSIDADE (*HIGH INTENSITY INTERVAL TRAINING* - HIIT) *VERSUS* EXERCÍCIO AERÓBIO CONTÍNUO

Houve um tempo em que fisiculturistas consideravam realizar apenas o treino aeróbio contínuo com intensidades leves a moderadas, o qual englobava atividades como caminhar de forma acelerada ou pedalar em uma bicicleta estacionária usando intensidade moderada. Qualquer coisa mais intensa era considerada inaceitável. Existem duas razões principais para isso. A primeira envolvia a crença de que um treino aeróbio mais intenso "queimaria" o tecido muscular (o que significa a quebra do tecido para sua utilização como combustível durante o exercício). A segunda razão era que o exercício aeróbio de baixa intensidade colocava o indivíduo em uma zona ótima de queima de gordura.

Hoje, sabe-se que ambas as linhas de raciocínio são falhas. O conceito de que o treino aeróbio de alta intensidade "queima" o músculo e de que o treino com baixa intensidade o poupa está bastante errado. Na verdade, se a massa muscular de corredores de longa distância (que gastam boa parte do treino em um ritmo mais lento, por longos períodos) é comparada com a de corredores velocistas (que gastam boa parte do treino com intensidades mais altas, por períodos curtos), percebe-se como essa lógica é equivocada.

Quando se trabalha de forma contínua e em um ritmo constante por um longo período, as fibras musculares treinadas são as que apresentam maior capacidade aeróbia e maior resistência. Existem algumas evidências sugerindo que as fibras se adaptam (tornando-se mais aeróbias e resistentes) por ficarem menores e mais fracas, pois, quanto menor a fibra, menor o tempo necessário para os nutrientes serem absorvidos para dentro dela. Isso aumenta a taxa com que esses nutrientes podem ser utilizados como combustível.

Existe outra forma de analisar o equívoco de que o treino aeróbio realizado com baixa intensidade e por longos períodos irá poupar mais massa muscular do que o treino com alta intensidade e curta duração. Vejamos uma comparação entre uma sessão de agachamentos de alta intensidade (5 séries com cargas que permitam a execução de 10 repetições por série) com uma sessão do mesmo exercício utilizando baixa intensidade (com cargas que permitam completar 100 repetições por série). A sessão com alta intensidade (10 repetições) provocará maior "queima" de tecido muscular, enquanto a sessão com baixa intensidade (100 repetições) será melhor para manter a musculatura? Não. Se algo acontecer, será exatamente o oposto. Na verdade, fazer o treino aeróbio com alta intensidade, em especial o HIIT (discutido mais adiante neste capítulo) –, pode ajudar a aumentar a massa muscular.

Apesar de o treino aeróbio de baixa intensidade mostrar uma maior porcentagem de queima de calorias provindas da gordura, ele promove uma menor queima total de calorias. Portanto, para queimar uma quantidade de calorias e de gordura equivalente à decorrente do treino aeróbio de alta intensidade, a duração do exercício deverá ser consideravelmente maior. Um problema óbvio em relação a isso é o tempo disponível. A maioria das pessoas não consegue ter 60 minutos para entrar em forma com o treinamento de força, muito menos 60 minutos (ou mais) para o treino aeróbio. Além disso, outro problema é que um período excessivamente longo de treino aeróbio (sobretudo para os homens), diminui os níveis de testosterona.

Durante uma sessão, enfatizar apenas a contagem de quantas calorias são gastas, ou de quantas dessas calorias são provenientes da gordura, também é um equívoco. O real benefício do treino aeróbio para a perda de gordura é a quantidade de calorias (inclusive as provenientes da gordura) gasta durante o resto do dia, depois que a sessão já tiver acabado. Isso se deve a um processo conhecido como excesso de consumo de oxigênio pós-exercício (EPOC). Trata-se do aumento do metabolismo (ou queima de calorias), que ocorre após o término do exercício. Quando se treina, calorias são gastas para abastecer os músculos. Entretanto, quando o treino acaba, o corpo mantém uma queima acima do normal, mesmo que não se esteja fazendo nada, devido aos processos envolvidos na recuperação. Após o exercício, o corpo precisa recuperar as fibras musculares que sofreram dano, reestabelecer os níveis de glicogênio muscular, remover o ácido lático dos músculos, e assim por diante. Todos esses processos requerem calorias, sendo uma grande quantidade delas vindas da gordura. E é quando elas vêm do EPOC que o HIIT realmente destrói com o treino aeróbio contínuo realizado com baixa intensidade.

A ciência por trás do HIIT

O treino intervalado de alta intensidade (HIIT) é uma forma de treino aeróbio que envolve períodos de exercício com alta intensidade (como correr em um ritmo muito elevado) alternados com períodos de exercício com baixa intensidade (como caminhar com um ritmo lento), ou de total repouso. Isso está em nítido contraste com o treino aeróbio contínuo (lento e estável), o qual é feito com uma intensidade moderada (como uma caminhada em ritmo acelerado ou uma corrida de 30 a 60 minutos).

Embora o HIIT pareça ter ganho popularidade nos últimos anos, o conceito é um tanto antigo. A sua origem remete a décadas atrás, e se deve a uma técnica chamada "treino Fartlek", utilizada por treinadores de pista com o intuito de preparar corredores. *Fartlek* é, na verdade, a forma sueca de falar *velocidade* (*fart*) e *jogo* (*lek*). Assim, o termo significa jogo de velocidade, o que é, essencialmente, a mesma coisa que o HIIT. Hoje, o HIIT entrou na indústria do *fitness* porque seus resultados benéficos têm sido observados em relatos empíricos e em estudos publicados, os quais os comparam com o treino aeróbio contínuo, mostrando sua superioridade na perda de gordura, mesmo que sua duração seja menor.

Um dos primeiros estudos a chegar a esta conclusão foi realizado em 1994 por pesquisadores da Laval University, em Ste-Foy, Quebec, no Canadá (Tremblay et al., 1994). Eles mostraram que homens e mulheres jovens que seguiram um programa de 15 semanas de HIIT perderam significativamente mais gordura corporal do que aqueles que treinaram durante 20 semanas com um programa de treino aeróbio contínuo, independentemente do fato de este ter queimado cerca de 15.000 calorias a mais do que o HIIT durante o exercício. Um estudo de 2001 feito pela East Tennessee State University encontrou resultados similares, ao comparar participantes que seguiram um programa de HIIT de 8 semanas (os quais perderam 2% de gordura corporal) com indivíduos que realizaram um programa contínuo (e que não perderam gordura corporal) em esteira (King, 2001). Um estudo realizado na Austrália mostrou que mulheres que seguiram um programa de 20 minutos de HIIT (8 segundos de *sprints* seguidos por 12 segundos de intervalo) perderam 6 vezes mais gordura corporal do que o grupo que fez um programa aeróbio contínuo de 40 minutos com intensidade de 60% da frequência cardíaca máxima (Trapp, 2008).

Um estudo da University of Western Ontario, sugere que se pode queimar mais gordura corporal com menos de 15 minutos de HIIT se comparado com o exercício aeróbio leve e contínuo (Macpherson, 2011). Nesse estudo, homens e mulheres realizaram um dos dois programas de treino aeróbio durante seis semanas. Um grupo correu em intensidade baixa e contínua por 30 a 60 minutos, três vezes por semana. O outro grupo fez quatro a seis *sprints* de 30 segundos, com 4 minutos de intervalo entre cada um, três vezes por semana (basicamente o HIIT mas com períodos de intervalo prolongados entre o exercício de alta intensidade). O grupo que executou *sprints* perdeu mais do que duas vezes a quantidade de gordura corporal perdida pelo grupo que realizou o treino contínuo, independentemente do fato de terem feito somente de 2 a 3 minutos de exercício aeróbio por dia, e 6 a 9 minutos por semana! O grupo que realizou *sprints* também ganhou mais de uma libra de músculo. Portanto, esse tipo de exercício aeróbio não só queima gordura corporal, como também preserva a musculatura e pode auxiliar no seu aumento.

Uma das principais razões de o HIIT funcionar tão bem para uma maior redução da gordura corporal parece estar relacionada ao maior incremento do metabolismo de repouso no pós-exercício. Pesquisadores da Baylor College of Medicine mostraram que participantes que seguiram uma sessão de HIIT em bicicleta ergométrica queimaram significativamente mais calorias durante as 24 horas pós-exercício, em comparação com aqueles que pedalaram de forma contínua, com intensidade moderada (Treuth, 1996). O estudo anteriormente mencionado da East Tennessee State University também mostrou que indivíduos que participaram do programa HIIT queimaram mais calorias nas 24 horas pós-exercício em relação à queima observada naqueles que treinaram de forma contínua. Um estudo de pesquisadores da Florida State University, apresentado no encontro anual do American College of Sports Medicine em 2007, mostrou que aqueles que realizaram uma sessão de HIIT queimaram cerca de 10% mais calorias nas 24 horas pós-exercício se comparados àqueles que realizaram o treino aeróbio contínuo, mesmo que o número total de calorias queimadas durante a sessão tenha sido o mesmo (Meuret et al., 2007).

Além do aumento no metabolismo de repouso, pesquisas demonstram que o HIIT é efetivo no aumento no mecanismo metabólico das células musculares que promovem a queima e atenuam a produção de gordura. Os pesquisadores da Laval University que encontraram uma diminuição da gordura corporal com o HIIT demonstraram que as fibras musculares dos participantes do HIIT tinham mais marcadores de oxidação de gordura (queima de gordura) do que aqueles que treinaram com o exercício contínuo. Um estudo com mulheres jovens que realizaram sete sessões de HIIT em um período de duas semanas observou uma elevação de 30% tanto na oxidação de gorduras quanto nos níveis de enzimas musculares que aumentam essa oxidação (Talanian et al., 2007). Pesquisas mostram que isso pode ocorrer devido ao acréscimo do número de mitocôndrias no mecanismo das células musculares e em outras células que queimam gordura para a produção de energia. Scalzo e colaboradores (2014) observaram que tanto homens como mulheres que completaram oito *sprints* de 30 segundos em bicicleta estacionária obtiveram incremento significativo na biogênese mitocondrial. Em um estudo da Norwegian University of Science and Technology, indivíduos com síndrome metabólica que seguiram um programa de HIIT durante 16 semanas tiveram 100% de diminuição na atividade da enzima que produz gordura, (ácido graxo sintase), em relação à atividade de indivíduos que seguiram um programa contínuo de intensidade moderada. Em outras palavras, o HIIT aumenta a habilidade do corpo em queimar a gordura e previne o seu armazenamento (Tjonna, 2007).

O HIIT também tem relação com o transporte da gordura para o local onde ela será queimada. Talanian e colaboradores (2010) lançaram alguma luz sobre outra forma de o treino queimar mais gordura corporal: 6 semanas o usando aumentam em até 50% a quantidade de proteínas especiais nas células musculares, que são responsáveis por carregar a gordura para dentro da mitocôndria (onde é queimada como combustível). Ter uma maior quantidade dessas proteínas no músculo significa que mais gordura pode ser queimada como combustível, tanto durante o exercício, quanto no repouso.

Se realizado com uma intensidade mais elevada por um curto período de tempo, o HIIT não só ajudará a manter a musculatura, como também poderá auxiliar no aumento da massa muscular. Em um estudo de Smith e colaboradores (2009), indivíduos do sexo masculino que seguiram um programa HIIT de 6 semanas (feito durante 15 minutos por dia, em três dias por semana, com uma razão de 2:1 entre exercício e tempo de intervalo), juntamente a uma suplementação com beta-alanina, ganharam mais de duas libras de músculo, mesmo não levantando pesos durante o programa. O estudo sobre *sprints* feito em 2011 pela University of Western Ontário (citado anteriormente) mostrou que aqueles que realizaram *sprints* de 30 segundos ganharam alguma massa muscular. Por outro lado, o grupo que realizou o exercício aeróbio contínuo de baixa intensidade não obteve incrementos. Um estudo do Reino Unido mostrou que indivíduos obesos que seguiram uma dieta com baixa quantidade de carboidratos perderam massa muscular. Entretanto, aqueles que fizeram o HIIT com a mesma dieta, mantiveram a massa (Sartor, 2010). Isso faz sentido quando se considera que o treinamento com pesos é uma forma de HIIT – curtos períodos de exercício de alta intensidade alternados com intervalos de descanso.

Os maiores ganhos na massa muscular podem ser decorrentes do aumento na síntese de proteínas musculares. Um estudo da Colorado State University mostrou um incremento na biogênese mitocondrial e também um acréscimo significativo na síntese de proteínas musculares após os *sprints*. Os resultados foram mais expressivos em homens do que em mulheres. Ainda, os maiores ganhos na massa muscular com o HIIT podem estar relacionados ao hormônio anabólico testosterona. Pesquisadores da Nova Zelândia (Paton et al., 2009) submeteram ciclistas competitivos a 4 semanas de HIIT com 30 segundos de *sprints* em bicicleta estacionária, separados por 30 segundos de intervalo. Um grupo realizou os *sprints* com alta resistência nos pedais, deixando a pedalada mais difícil, enquanto o outro usou uma resistência leve, mais fácil para pedalar. Ambos os grupos pedalaram o mais rápido que conseguiram durante os 30 segundos. Os homens que pedalaram com a maior resistência aumentaram seus níveis de testosterona em quase 100%, enquanto o grupo que pedalou com uma resistência leve teve um incremento de, aproximadamente, 60%.

Outra razão tanto para os benefícios do HIIT relacionados à saúde quanto ao relacionados à massa muscular, sem mencionar a perda de gordura, é o aumento da sensibilidade à insulina. Quando a sensibilidade à insulina é aumentada, o benefício não se restringe apenas a manter-se magro e prevenir o diabetes, esse efeito também ajuda no crescimento muscular. A insulina é um hormônio anabólico que age nas células musculares para aumentar a síntese de proteínas musculares, diminuir a quebra de proteínas musculares, possibilitando uma maior captação de glicose, aminoácidos, creatina e creatinina para o interior dessas células. Pesquisadores da Watt University, em Edimburgo, submeteram participantes a um programa de treinamento de duas semanas que consistiu de sessões de apenas quatro a seis *sprints* de 30 segundos de duração em bicicleta estacionária (Babraj et al., 2009). Os *sprints* foram separados por quatro minutos de intervalo. Descobriu-se que, ao final das duas semanas, a glicose sérica dos participantes e os níveis de insulina foram reduzidos em quase 15 e 40%, respectivamente, após a ingestão de 75 gramas de glicose. A sensibilidade à insulina, que mede quão bem a insulina desempenha a sua função nas células musculares, melhorou aproximadamente 25%. Em um estudo mais recente, realizado por Racil e colaboradores (2003), mulheres jovens que participaram de um programa de HIIT, com duração de 12 semanas, tiveram mudanças positivas na sensibilidade à insulina, além de terem reduzidos a medida da cintura, o colesterol total, o colesterol LDL e o aumento do colesterol HDL.

Isso não significa que o exercício aeróbio contínuo nunca deva ser realizado. Se há preferência pela corrida, caminhada ou ciclismo, então sugere-se incluir esses exercícios no programa. Entretanto, deve-se considerar a adição de alguns dias com HIIT na rotina, a fim de melhorar o aspecto psicológico e aprimorar o desempenho do exercício aeróbio contínuo.

Frequência do treino aeróbio

Muitos entusiastas do treinamento de força perguntam sobre a quantidade mínima de exercício aeróbio necessária – durante a semana – para a perda de gordura. Essa questão normalmente vem daqueles que imaginam o treino aeróbio de baixa intensidade e contínuo como algo realizado em uma esteira rolante ou em uma bicicleta estacionária. A maioria das pessoas que apreciam o levantamento de peso tende a detestar o aeróbio. Evidentemente, uma vez que percebem que esse tipo de treino pode ser feito com pesos (em forma de HIIT), eles acabam perguntando o quanto é demais. De qualquer maneira, existem algumas evidências decorrentes tanto de pesquisas, quanto de relatos, mostrando que a quantidade mínima de exercício aeróbio a ser feita por semana é de três sessões.

Um estudo analisou 90 homens e mulheres que participaram de um programa de 8 semanas, o qual consistia de 30 minutos de exercício aeróbio contínuo (Willis et al., 2009). Os participantes foram divididos em grupos, baseado na frequência com que se exercitavam em cada semana. Um grupo serviu como controle e não se exercitou. O segundo grupo treinou aerobiamente menos que duas vezes por semana. O terceiro grupo fez duas a três sessões por semana. Por fim, o quarto grupo fez quatro ou mais sessões de aeróbio por semana. Os pesquisadores descobriram que, ao final das oito semanas, apenas o último grupo perdeu uma quantidade significativa de gordura corporal (quase 15 libras). Vale salientar que os participantes não fizeram qualquer treinamento com pesos além do exercício aeróbio, nem qualquer tipo de HIIT. Logo, a partir desse estudo, é difícil dizer precisamente quantos dias de treino aeróbio devem ser adicionados além do treino de força.

Relatos sugerem um mínimo de três sessões semanais de exercício aeróbio baseado em HIIT, além do treino de força. Entretanto, quanto mais se treina na semana, mais se espera perder gordura. É possível fazer sete sessões de treino aeróbio por semana, se essa for a preferência, e elas podem ser todas baseadas em HIIT. Algumas pessoas ficam preocupadas se o fato de realizar HIIT todos os dias da semana levará ao *overtraining*. Porém, se os exercícios forem bem variados, não há problemas em usar essa configuração. Afinal de contas, cada HIIT dura entre 15 e 30 minutos, e esse não é o tempo total de exercício. Pesquisas com atletas sugerem que aqueles que utilizam o HIIT todos os dias não têm diminuição do seu desempenho. Hatle e colaboradores (2014) observaram que os atletas que fizeram oito sessões de HIIT por semana, durante três semanas, tiveram aumentos no $VO_{2máx}$ similares àqueles que fizeram apenas três sessões por semana, durante oito semanas. Esses resultados suportam um estudo anterior feito com esquiadores (Breil et al., 2010), que mostrou um aumento de 6% no $VO_{2máx}$ após quinze sessões de HIIT, realizadas em apenas onze dias. Entretanto, ambos os estudos mostraram que o aumento no $VO_{2máx}$ não foi aparente antes de vários dias após o término do programa. Isso sugere que realizar o HIIT todos os dias pode exigir demais do corpo e levar ao *overtraining*. Portanto, se um dos objetivos é melhorar o desempenho aeróbio, deve-se ministrar pelo menos um dia de descanso (senão três ou quatro) por semana. No entanto, fazer duas ou três semanas com HIIT em todos os dias pode levar a melhoras rápidas na resistência, contanto que, mais adiante, se retorne a uma frequência semanal inferior. Para a maior perda de gordura, faça de três a seis sessões semanais, deixando pelo menos um dia de descanso entre as sessões.

Quando realizar o exercício aeróbio

Fazer o exercício aeróbio imediatamente antes, após ou durante o treino de força (como no repouso ativo, discutido no final deste capítulo), ou, ainda, em outro horário do dia ou em dias separados, exerce pouco efeito na perda de gordura. O aspecto mais importante sobre quando realizá-lo é saber quando se está mais disposto a fazê-lo.

Se é comum deixá-lo para depois do treino, então é preciso considerar a sua realização antes ou durante o treino de força, ou, ainda, em um horário do dia completamente diferente. Existem duas opções de execução do aeróbio durante o treino. Na primeira delas, há um repouso ativo, que envolverá 30 a 90 segundos de exercício aeróbio de alta intensidade entre cada série. Na segunda opção realiza-se uma série de HIIT entre os grupos musculares. Por exemplo, em um treino de costas, bíceps e panturrilha, pode-se fazer 10 minutos de HIIT entre costas e bíceps, entre bíceps e panturrilha e, após, na panturrilha, totalizando 30 minutos. Diversos estudos têm mostrado que dividir o treino aeróbio em diversos períodos menores leva a uma maior queima de calorias durante e após a sessão de exercício (Altena, 2003; Almuzaini, 1998; Kaminsky, 1990). Essa estratégia também tem mostrado que os indivíduos perdem significativamente mais gordura por um período prolongado.

Exercício aeróbio em jejum

Outro conceito equivocado sobre o exercício aeróbio é a crença de que é melhor fazê-lo na primeira hora da manhã, com o estômago vazio. De fato, pesquisas mostram que uma maior quantidade de gordura é queimada quando se faz o exercício em jejum – em comparação a quando se come algo antes –, e que se pode gastar 20% mais gordura quando o aeróbio é realizado pela manhã, com o estômago vazio (Gonzalez et al., 2013). Entretanto, como mencionado antes, quantas calorias – e mais especificamente as provindas da gordura – são gastas ao longo do exercício não deve ser a principal preocupação. Ao se queimar carboidratos durante o exercício, queima-se mais gordura após a sua finalização. Por outro lado, quando se queimam mais gorduras durante o exercício, mais carboidratos são queimados no pós-exercício (Deighton, 2012). Em outras palavras, o mais importante é o total de calorias e gorduras que são queimados ao longo do dia, e não somente o que é gasto no exercício. Estudos também sugerem que fazer exercício na primeira hora da manhã, em jejum ou alimentado, promove a mesma queima total de calorias ao longo do dia (Hansen, 2005).

Logo, de forma geral, a melhor aposta é não se preocupar quanto a fazer o treino aeróbio na primeira hora do dia, em jejum ou alimentado. Se realizar o aeróbio no primeiro horário é a melhor forma de encaixá-lo na rotina, então o faça. Entretanto, é aconselhável consumir pelo menos um *shake* rico em proteínas – o ideal é o *shake* com proteínas e algum carboidrato, como uma fruta – antes do treino. Se a ideia é limitar a ingestão de carboidratos, então se deve evitá-los até o final da sessão de treino.

Existe um momento em que o exercício aeróbio em jejum torna-se uma estratégia a ser empregada. Observa-se que, quando a gordura corporal do homem é baixa e encontra-se na faixa de um dígito (algo por volta de 5 a 6%), e a da mulher, na faixa de uma adolescente (por volta de 13 a 14%), mas há uma região do corpo em que alguma gordura não é perdida, então o exercício aeróbio em jejum parece ser benéfico para diminuir essa gordura persistente. Por exemplo, muitos homens, especialmente os idosos, tendem a acumular mais gordura na região da lombar e dos abdominais oblíquos. As mulheres, por sua vez, tendem a acumular gordura nos quadris e nas coxas. Uma vez que a maioria da gordura subcutânea do restante do corpo já foi perdida, o treino aeróbio em jejum parece funcionar bem para a perda desse acúmulo. Embora não existam dados específicos, quando uma pessoa tem níveis baixíssimos de gordura, encorajar o corpo a perder mais gordura durante o exercício pode ser uma forma de queimar aquela gordura resistente que, de outra forma, não seria perdida.

TIPOS DE HIIT

O HIIT tem diversos modelos e pode ser realizado praticamente com ou sem qualquer equipamento. O treino pode ser feito correndo em uma esteira rolante, em pista, ou em uma bicicleta estacionária, ou, ainda, escalando uma escada, por meio de exercícios calistênicos ou usando o próprio peso corporal, com exercícios explosivos e pesos livres. Os capítulos 25 (Exercícios para o corpo inteiro) e 26 (Exercícios calistênicos) contêm exercícios capazes de ser utilizados no HIIT.

Não há uma forma errada de se fazer o HIIT. Errado é não fazê-lo. E, assim como há vários exercícios que podem ser utilizados, também há muitas formas de empregar o HIIT. A seguir, são apresentadas algumas das formas mais efetivas de se utilizar esse tipo de treino.

HIIT padrão

O HIIT padrão se refere a um período de tempo destinado apenas a ele. Algumas evidências sugerem que, quando o treino é feito com uma razão de 2:1, indo de um exercício de alta intensidade para um de baixa intensidade, ou realizando-se trabalho e descanso, os melhores benefícios em desempenho, perda de gordura e saúde são obtidos. Por exemplo, pode-se fazer *sprints* com a maior velocidade possível durante 30 segundos e caminhar por 15 segundos. Ou pode-se pular corda por um minuto e descansar durante 30 segundos. É claro, estudos como o da University of Western Ontario, que avaliou o efeito de se fazer *sprints* de 30 segundos e um descanso de 4 minutos, sugerem que os seus efeitos ainda são substanciais, mesmo com uma relação entre trabalho e descanso de 1:8. Mesmo assim, priorizar a razão 2:1 é o mais recomendado. Se no início essa relação for muito difícil de aguentar, comece com uma razão de 1:2, 1:4 ou até 1:8 entre trabalho e descanso, aumentando-a gradualmente com o decorrer do tempo.

A intensidade do exercício de alta intensidade pode ser bem específica, como, por exemplo, uma porcentagem da frequência cardíaca máxima, ou, de forma menos específica, pela percepção de esforço. Pelo fato de eu preferir utilizar exercícios variados, como "arranques" com halteres, *swings* com *kettlebells* e *steps*, é difícil aferir a frequência cardíaca de forma manual ou com um monitor cardíaco. Assim, sugere-se usar uma simples escala de percepção subjetiva de esforço (PSE) de 1 a 10 (ver Tab. 12.1). Durante o exercício de alta intensidade, deve-se manter a percepção entre 6 e 9. Estabelece-se o índice inferior dessa janela no início do exercício, visando aumentar a PSE conforme a atividade avança. Se não for executado um descanso total entre os períodos de exercício de alta intensidade, então a PSE utilizada durante o exercício de baixa intensidade deverá ficar entre 1 a 3.

Deve-se também dar atenção ao aumento do tempo total dispensado ao HIIT conforme se progride. Mesmo se, no início, forem gastos somente 10 a 15 minutos, este será um tempo adequado. Entretanto, o objetivo deve ser lentamente aumentar o tempo total.

Programa de HIIT, do iniciante ao avançado

O programa HIIT apresentado na Tabela 12.2 progride do nível iniciante ao intermediário. Isso pode ser feito com qualquer equipamento, como uma esteira rolante, uma corda, pares de halteres, *kettlebells*, bandas elásticas, *medicine balls*, TRX, ou somente utilizando o peso corporal em exercícios calistênicos.

O tempo sugerido para cada fase não está gravado em uma pedra. Se achar necessário gastar mais do que duas semanas em uma fase específica antes de passar para a próxima, faça isso. Ou, ainda, se a fase parecer muito fácil e quiser pular direto para a seguinte, também o faça. Esse programa começa (fase 1) com uma razão exercício/repouso de 1:4, para um tempo total de sessão um pouco abaixo dos 15 minutos. Na fase 2, a duração do exercício é aumentada, trazendo a razão exercício/repouso para 1:2, com um tempo total de sessão chegando aos 17 minutos. Na fase 3, o repouso é cortado pela metade, trazendo a razão para 1:1, com o tempo total da sessão alcançando 18,5 minutos. Por fim, na fase 4, o repouso é cortado pela metade novamente, chegando a uma razão de 2:1, com um tempo total de sessão de 20 minutos.

Intervalos Tabata

Os intervalos Tabata usam uma razão 2:1 entre exercício e descanso. Entretanto, nesse modelo ocorrem alternâncias bem específicas entre 20 segundos de exercício de alta intensidade e 10 segundos de descanso, os quais são realizados em oito ciclos, totalizando 4 minutos por exercício. O objetivo é não permanecer em uma janela específica de batimentos cardíacos, mas sim treinar com a maior intensidade possível. Portanto, deve-se assumir uma PSE entre 9 e 10.

As "Tabatas" foram assim chamadas em alusão ao cientista japonês criador dessa modalidade, Dr. Izumi Tabata. Na verdade, esse cientista estava procurando uma maneira de treinar melhor os atletas. O Dr. Tabata estava analisando o treinamento do time japonês de patinação de velocidade, na tentativa de aprimorar o seu desempenho, e descobriu que, quando os atletas realizavam oito ciclos com 20 segundos de exercício de alta intensidade, seguidos por 10 segundos de repouso, aumentava-se tanto a capacidade aeróbia (*endurance*), quanto a capacidade anaeróbia (potência rápida) – as duas coisas que os patinadores de velocidade precisam (Tabata et al., 1996; 1997). Em outras palavras, se o indivíduo é um atleta de resistência (como um ciclista), ou um atleta de potência (como um levantador de peso), esse sistema oferece benefícios por treinar as duas principais rotas metabólicas

TABELA 12.1 Escala de percepção subjetiva de esforço (PSE)

Use a seguinte escala para medir os intervalos de HIIT.

Taxa	Descrição
0	Nenhum
1	Muito fácil
2	Fácil
3	Moderado
4	Um pouco difícil
5	Difícil
6	
7	Muito difícil
8	
9	
10	Extremamente difícil
Máximo	

TABELA 12.2 Programa HIIT, do iniciante ao avançado

FASE 1 (1:4): SEMANAS 1-2	
Tempo	Atividade
15 segundos	Exercício de alta intensidade
1 minuto	Repouso ou exercício de baixa intensidade
15 segundos	Exercício de alta intensidade
1 minuto	Repouso ou exercício de baixa intensidade
15 segundos	Exercício de alta intensidade
1 minuto	Repouso ou exercício de baixa intensidade
15 segundos	Exercício de alta intensidade
1 minuto	Repouso ou exercício de baixa intensidade
15 segundos	Exercício de alta intensidade
1 minuto	Repouso ou exercício de baixa intensidade
15 segundos	Exercício de alta intensidade
1 minuto	Repouso ou exercício de baixa intensidade
15 segundos	Exercício de alta intensidade
1 minuto	Repouso ou exercício de baixa intensidade
15 segundos	Exercício de alta intensidade
1 minuto	Repouso ou exercício de baixa intensidade
15 segundos	Exercício de alta intensidade
1 minuto	Repouso ou exercício de baixa intensidade
15 segundos	Exercício de alta intensidade
1 minuto	Repouso ou exercício de baixa intensidade
15 segundos	Exercício de alta intensidade
Tempo total: 14 minutos	

FASE 2 (1:2): SEMANAS 3-4	
Tempo	Atividade
30 segundos	Exercício de alta intensidade
1 minuto	Repouso ou exercício de baixa intensidade
30 segundos	Exercício de alta intensidade
1 minuto	Repouso ou exercício de baixa intensidade
30 segundos	Exercício de alta intensidade
1 minuto	Repouso ou exercício de baixa intensidade
30 segundos	Exercício de alta intensidade
1 minuto	Repouso ou exercício de baixa intensidade
30 segundos	Exercício de alta intensidade
1 minuto	Repouso ou exercício de baixa intensidade
30 segundos	Exercício de alta intensidade
1 minuto	Repouso ou exercício de baixa intensidade
30 segundos	Exercício de alta intensidade

FASE 2 (1:2): SEMANAS 3-4 (continuação)	
Tempo	Atividade
1 minuto	Repouso ou exercício de baixa intensidade
30 segundos	Exercício de alta intensidade
1 minuto	Repouso ou exercício de baixa intensidade
30 segundos	Exercício de alta intensidade
1 minuto	Repouso ou exercício de baixa intensidade
30 segundos	Exercício de alta intensidade
1 minuto	Repouso ou exercício de baixa intensidade
30 segundos	Exercício de alta intensidade
Tempo total: 17 minutos	

FASE 3 (1:1): SEMANAS 5-6	
Tempo	Atividade
30 segundos	Exercício de alta intensidade
30 segundos	Repouso ou exercício de baixa intensidade
30 segundos	Exercício de alta intensidade
30 segundos	Repouso ou exercício de baixa intensidade
30 segundos	Exercício de alta intensidade
30 segundos	Repouso ou exercício de baixa intensidade
30 segundos	Exercício de alta intensidade
30 segundos	Repouso ou exercício de baixa intensidade
30 segundos	Exercício de alta intensidade
30 segundos	Repouso ou exercício de baixa intensidade
30 segundos	Exercício de alta intensidade
30 segundos	Repouso ou exercício de baixa intensidade
30 segundos	Exercício de alta intensidade
30 segundos	Repouso ou exercício de baixa intensidade
30 segundos	Exercício de alta intensidade
30 segundos	Repouso ou exercício de baixa intensidade
30 segundos	Exercício de alta intensidade
30 segundos	Repouso ou exercício de baixa intensidade
30 segundos	Exercício de alta intensidade
30 segundos	Repouso ou exercício de baixa intensidade
30 segundos	Exercício de alta intensidade
30 segundos	Repouso ou exercício de baixa intensidade
30 segundos	Exercício de alta intensidade
30 segundos	Repouso ou exercício de baixa intensidade
30 segundos	Exercício de alta intensidade
30 segundos	Repouso ou exercício de baixa intensidade

(Continua)

TABELA 12.2 Programa HIIT, do iniciante ao avançado (continuação)

FASE 3 (1:1): SEMANAS 5-6 (Continuação)	
Tempo	Atividade
30 segundos	Exercício de alta intensidade
30 segundos	Repouso ou exercício de baixa intensidade
30 segundos	Exercício de alta intensidade
30 segundos	Repouso ou exercício de baixa intensidade
30 segundos	Exercício de alta intensidade
30 segundos	Repouso ou exercício de baixa intensidade
30 segundos	Exercício de alta intensidade
Tempo total: 18,5 minutos	

FASE 4 (2:1): SEMANAS 7-8	
Tempo	Atividade
30 segundos	Exercício de alta intensidade
15 segundos	Repouso ou exercício de baixa intensidade
30 segundos	Exercício de alta intensidade
15 segundos	Repouso ou exercício de baixa intensidade
30 segundos	Exercício de alta intensidade
15 segundos	Repouso ou exercício de baixa intensidade
30 segundos	Exercício de alta intensidade
15 segundos	Repouso ou exercício de baixa intensidade
30 segundos	Exercício de alta intensidade
15 segundos	Repouso ou exercício de baixa intensidade
30 segundos	Exercício de alta intensidade
15 segundos	Repouso ou exercício de baixa intensidade
30 segundos	Exercício de alta intensidade
15 segundos	Repouso ou exercício de baixa intensidade
30 segundos	Exercício de alta intensidade
15 segundos	Repouso ou exercício de baixa intensidade
30 segundos	Exercício de alta intensidade
15 segundos	Repouso ou exercício de baixa intensidade
30 segundos	Exercício de alta intensidade

FASE 4 (2:1): SEMANAS 7-8 (continuação)	
Tempo	Atividade
30 segundos	Exercício de alta intensidade
15 segundos	Repouso ou exercício de baixa intensidade
30 segundos	Exercício de alta intensidade
15 segundos	Repouso ou exercício de baixa intensidade
30 segundos	Exercício de alta intensidade
15 segundos	Repouso ou exercício de baixa intensidade
30 segundos	Exercício de alta intensidade
15 segundos	Repouso ou exercício de baixa intensidade
30 segundos	Exercício de alta intensidade
15 segundos	Repouso ou exercício de baixa intensidade
30 segundos	Exercício de alta intensidade
15 segundos	Repouso ou exercício de baixa intensidade
30 segundos	Exercício de alta intensidade
15 segundos	Repouso ou exercício de baixa intensidade
30 segundos	Exercício de alta intensidade
15 segundos	Repouso ou exercício de baixa intensidade
30 segundos	Exercício de alta intensidade
15 segundos	Repouso ou exercício de baixa intensidade
30 segundos	Exercício de alta intensidade
Tempo total: 20 minutos	

que fornecem maior resistência e maior energia explosiva. É por isso que muitos atletas fazem intervalos Tabata. E, é claro, esses intervalos também funcionam muito bem para a perda de gordura.

Pode-se escolher entre 4 e 8 exercícios e executá-los como um bloco de Tabata em uma sessão de treino aeróbio com tempo total de 16 a 32 minutos. Ou, ainda, pode-se fazer um ou dois exercícios com Tabata entre os exercícios convencionais para os grupos musculares. Por exemplo, na sessão em que se treina peito, tríceps e abdominais, pode-se começar um Tabata de 4 minutos pulando corda, como forma de aquecimento. Então, depois de terminar os exercícios para o peito, faz-se 4 minutos de *swings* com *kettlebell* e mais 4 de *step* antes de treinar o tríceps. Depois de treinar o tríceps, pode-se fazer 4 minutos de Tabata com arremessos e polichinelos antes de treinar os abdominais. Então, realizam-se mais dois exercícios com Tabata depois de treinar os abdominais, chegando a um total de 28 minutos de HIIT com Tabatas.

A seguir, um exemplo de como deve ser um exercício com Tabata, utilizando o *swings* com *kettlebell*.

Tempo	Atividade
20 segundos	*Swings* com *kettlebell*
10 segundos	Descanso
20 segundos	*Swings* com *kettlebell*
10 segundos	Descanso
20 segundos	*Swings* com *kettlebell*
10 segundos	Descanso
20 segundos	*Swings* com *kettlebell*
10 segundos	Descanso
20 segundos	*Swings* com *kettlebell*
10 segundos	Descanso
20 segundos	*Swings* com *kettlebell*
10 segundos	Descanso
20 segundos	*Swings* com *kettlebell*
10 segundos	Descanso
20 segundos	*Swings* com *kettlebell*
10 segundos	Descanso

Power HIIT

O *power* HIIT envolve a realização de exercícios explosivos, com curtos períodos de intervalo. Esses exercícios podem incluir *power cleans*, arremessos, agachamentos com salto, apoios potentes e *swings* com *kettlebells*, e costumam ser feitos com o intuito de melhorar a potência, a força e a velocidade no desempenho esportivo. Executá-los com o HIIT permite a melhora da potência muscular enquanto aumenta a perda de gordura e o condicionamento cardiorrespiratório.

Com o *power* HIIT, tanto o período de exercício quanto o período de intervalo duram 20 segundos. Por isso, esse sistema funciona com uma razão de 1:1 entre exercício e intervalo. É possível completar cerca de 3 ou 4 repetições durante cada período de exercício. Essa janela é perfeita para aprimorar a potência. Assim, tem-se uma quantidade igual de tempo de recuperação, auxiliando a manter o mesmo nível de potência no próximo período de exercício. Essa razão de 1:1 entre exercício e intervalo também pode auxiliar no aumento do tamanho muscular e da potência, por elevar os níveis de testosterona. Um estudo conduzido na Nova Zelândia, já discutido anteriormente, observou que ciclistas que realizaram 30 segundos de *sprints* separados por 30 segundos de intervalo (razão de 1:1 entre exercício e intervalo), incrementaram os seus níveis de testosterona em até 100%.

Para cada exercício, são realizados três períodos com o respectivo intervalo. Depois, passa-se para os próximos exercícios. Dessa forma, se estará trabalhando no aumento da potência daquele exercício, sem exaurir completamente os músculos utilizados para o movimento.

Os exercícios de potência do *power* HIIT são muito rápidos e explosivos, e recrutam primeiramente as fibras musculares de contração rápida, por serem as maiores, mais fortes e mais rápidas. Portanto, é fácil entender como o uso do HIIT pode auxiliar no incremento do tamanho e da potência muscular. Além disso, as fibras de contração rápida queimam mais calorias (ver Cap. 11). Assim, como a maioria dos exercícios de *power* HIIT usam muitos grupos musculares, tem-se um maior número de calorias gastas.

Sessões de *power* HIIT

Começa-se cada sessão de treino com um aquecimento de 5 minutos de HIIT, pulando corda ou com polichinelos. Esse aquecimento deverá ser realizado conforme o HIIT tradicional, com uma razão de 2:1 entre exercício e descanso. Nesse caso, são 30 segundos de exercício, seguidos de 15 segundos de intervalo. São feitos sete ciclos, em um total de cinco minutos. Se o *power* HIIT for praticado depois do treinamento de força, então o aquecimento de 5 minutos de HIIT não será necessário.

Em seguida, vá direto para a sessão de *power* HIIT (ver Tab. 12.4). São realizadas três séries de 20 segundos em cada exercício, com 20 segundos de intervalo entre as séries. Na sessão de treino "A", comece com agachamentos com saltos (Cap. 21), a fim de aprimorar a potência das pernas. A partir daí, faça apoios potentes (Cap. 14) para aprimorar a potência do peito e do tríceps. Depois, passe para os *power cleans* (Cap. 25) realizados com halteres ou barra. Prossiga com arremessos da *medicine ball* para cima (Cap. 25). Se não houver uma *medicine ball* disponível pode-se fazer o meio desenvolvimento com banda elástica (Cap. 15) ou até com barra ou halteres (Cap. 25). Termine com o abdominal em pé com banda elástica (Cap. 24) para aprimorar a força e a potência da parte intermediária do corpo. Se bandas elásticas são um problema, pode-se fazer o supra-abdominal com arremesso de *medicine ball* (Cap. 24) ou até um supra-abdominal tradicional, executando a fase positiva das repetições de forma explosiva.

Pelo fato de essa sessão ser repetida várias vezes durante a semana, foi elaborado um treino "B", que pode ser alternado com o treino "A", sem que os mesmos exercícios sejam realizados na mesma ordem. A sessão "B" começa com o arremesso com *kettlebell* (Cap. 25), o qual pode ser

TABELA 12.3 Sessão de treino pulando corda ou realizando polichinelos

Faça essa sessão de treino no início de cada *power* HIIT, independentemente da fase em que se encontra.

Tempo	Exercício
30 segundos	Pular corda ou fazer polichinelos
15 segundos	Descanso
30 segundos	Pular corda ou fazer polichinelos
15 segundos	Descanso
30 segundos	Pular corda
15 segundos	Descanso
30 segundos	Pular corda
15 segundos	Descanso
30 segundos	Pular corda
15 segundos	Descanso
30 segundos	Pular corda
15 segundos	Descanso
30 segundos	Pular corda
Tempo total: 300 segundos (5 minutos)	

realizado com halteres, se não houver *kettlebells* à disposição. Então, passa-se para o avanço com banda elástica (Cap. 26) e para a flexão plantar com salto (Cap. 23), a fim de aprimorar a força e a potência da panturrilha. Depois, faz-se *swings* com *kettlebell* (Cap. 25), que também podem ser executados com um haltere, e finaliza-se com o lenhador com banda elástica (Cap. 24) (que também pode ser executado na polia alta ou com haltere), a fim de aprimorar a potência durante a rotação da parte superior do corpo e de fortalecer o tronco. Uma vez que os dois lados do corpo precisam ser trabalhados, em vez de se fazer três séries de 20 segundos para cada lado, fazem-se duas séries de 20 segundos, totalizando quatro séries.

Tanto na sessão de treino A como na sessão de treino B, são realizados cinco exercícios em três séries de 20 segundos (com exceção da sessão B, em que se faz uma série adicional do lenhador), com 20 segundos de intervalo, totalizando 10 minutos. No HIIT com pular corda, são realizados 5 minutos, enquanto no *power* HIIT do mesmo exercício, são realizados mais 10 minutos, totalizando 15 minutos de exercício aeróbio intenso que, além de queimar gordura, melhora o condicionamento cardiorrespiratório e a saúde e aprimora a força, a potência e o tamanho muscular. Se o objetivo for maximizar a massa muscular, a força e a potência, e o exercício aeróbio for algo secundário, então mantém-se essa duração. Deve-se trabalhar para aumentar a carga nos exercícios ou o número de repetições realizadas nesses 20 segundos. Se a perda de gordura for o objetivo principal, assim como os benefícios que essa nova forma de aeróbio pode proporcionar, então o foco deve estar no aumento do tempo total do *power* HIIT. São apresentadas três fases a ser ultrapassadas e, em cada uma delas ocorre um acréscimo no tempo. Faça no seu próprio ritmo e, quando a sessão de treino de 15 minutos já não representar um desafio, comece a fase 2, que levará a sessão a quase 20 minutos. Então, quando esse tempo tornar-se menos desafiador, será o momento de "pegar pesado" e pular para a fase 3, o que levará a sessão para 25 minutos.

Pode-se fazer o *power* HIIT tanto no início quanto no final da sessão, ou até mesmo em dias separados. Tudo depende dos objetivos principais. Se o sistema está sendo utilizado para aprimorar a potência muscular e o desempenho atlético, faça-o no início do treino de força, ou em um dia separado. Se a perda de gordura é o principal objetivo, pode-se fazê-lo tanto no início quanto no final do treino de força, ou em um dia separado.

TABELA 12.4 Sessões de treino aeróbias intensas

FASE 1, SESSÃO DE TREINO A	
Tempo	Atividade
20 segundos	Agachamento com salto
20 segundos	Descanso
20 segundos	Agachamento com salto
20 segundos	Descanso
20 segundos	Agachamento com salto
20 segundos	Descanso
20 segundos	Apoio potente
20 segundos	Descanso
20 segundos	Apoio potente
20 segundos	Descanso
20 segundos	Apoio potente
20 segundos	Descanso
20 segundos	*Power clean*
20 segundos	Descanso
20 segundos	*Power clean*
20 segundos	Descanso
20 segundos	*Power clean*
20 segundos	Descanso
20 segundos	Arremesso de *medicine ball* para cima
20 segundos	Descanso
20 segundos	Arremesso de *medicine ball* para cima
20 segundos	Descanso
20 segundos	Arremesso de *medicine ball* para cima
20 segundos	Descanso
20 segundos	Supra-abdominal em pé, com banda elástica
20 segundos	Descanso
20 segundos	Supra-abdominal em pé, com banda elástica
20 segundos	Descanso
20 segundos	Supra-abdominal em pé, com banda elástica
Tempo total: 9 minutos e 40 segundos	

FASE 1, SESSÃO DE TREINO B	
20 segundos	Arranque com *kettlebell*
20 segundos	Descanso
20 segundos	Arranque com *kettlebell*
20 segundos	Descanso
20 segundos	Arranque com *kettlebell*

FASE 1, SESSÃO DE TREINO B (continuação)	
Tempo	Atividade
20 segundos	Descanso
20 segundos	Avanço com banda elástica
20 segundos	Descanso
20 segundos	Avanço com banda elástica
20 segundos	Descanso
20 segundos	Avanço com banda elástica
20 segundos	Descanso
20 segundos	Flexão plantar com salto
20 segundos	Descanso
20 segundos	Flexão plantar com salto
20 segundos	Descanso
20 segundos	Flexão plantar com salto
20 segundos	Descanso
20 segundos	*Swing* com *kettlebell*
20 segundos	Descanso
20 segundos	*Swing* com *kettlebell*
20 segundos	Descanso
20 segundos	*Swing* com *kettlebell*
20 segundos	Descanso
20 segundos	Lenhador com banda elástica (lado direito)
20 segundos	Descanso
20 segundos	Lenhador com banda elástica (lado esquerdo)
20 segundos	Descanso
20 segundos	Lenhador com banda elástica (lado direito)
20 segundos	Descanso
20 segundos	Lenhador com banda elástica (lado esquerdo)
Tempo total: 10 minutos e 20 segundos	

FASE 2, SESSÃO DE TREINO A	
Tempo	Atividade
20 segundos	Agachamento com salto
20 segundos	Descanso
20 segundos	Agachamento com salto
20 segundos	Descanso
20 segundos	Agachamento com salto
20 segundos	Descanso
20 segundos	Apoio potente
20 segundos	Descanso
20 segundos	Apoio potente
20 segundos	Descanso

(Continua)

TABELA 12.4 Sessões de treino aeróbias intensas (continuação)

FASE 2, SESSÃO DE TREINO A (continuação)		FASE 2, SESSÃO DE TREINO B (continuação)	
Tempo	Atividade	Tempo	Atividade
20 segundos	Apoio potente	20 segundos	Avanço com banda elástica
20 segundos	Descanso	20 segundos	Descanso
20 segundos	*Power clean*	20 segundos	Avanço com banda elástica
20 segundos	Descanso	20 segundos	Descanso
20 segundos	*Power clean*	20 segundos	Avanço com banda elástica
20 segundos	Descanso	20 segundos	Descanso
20 segundos	*Power clean*	20 segundos	Flexão plantar com salto
20 segundos	Descanso	20 segundos	Descanso
20 segundos	Arremesso de *medicine ball* para cima	20 segundos	Flexão plantar com salto
20 segundos	Descanso	20 segundos	Descanso
20 segundos	Arremesso de *medicine ball* para cima	20 segundos	Flexão plantar com salto
20 segundos	Descanso	20 segundos	Descanso
20 segundos	Arremesso de *medicine ball* para cima	20 segundos	*Swing* com *kettlebell*
20 segundos	Descanso	20 segundos	Descanso
20 segundos	Trabalho com saco de pancada	20 segundos	*Swing* com *kettlebell*
20 segundos	Descanso	20 segundos	Descanso
20 segundos	Trabalho com saco de pancada	20 segundos	*Swing* com *kettlebell*
20 segundos	Descanso	20 segundos	Descanso
20 segundos	Trabalho com saco de pancada	20 segundos	Arranque e arremesso com *kettlebell*
20 segundos	Descanso	20 segundos	Descanso
20 segundos	Supra-abdominal em pé, com banda elástica	20 segundos	Arranque e arremesso com *kettlebell*
20 segundos	Descanso	20 segundos	Descanso
20 segundos	Supra-abdominal em pé, com banda elástica	20 segundos	Arranque e arremesso com *kettlebell*
20 segundos	Descanso	20 segundos	Descanso
20 segundos	Supra-abdominal em pé, com banda elástica	20 segundos	Arremesso de *medicine ball* com pegada supinada
20 segundos	Descanso	20 segundos	Descanso
20 segundos	Enterrada com *medicine ball*	20 segundos	Arremesso de medicine ball com pegada supinada
20 segundos	Descanso	20 segundos	Descanso
20 segundos	Enterrada com *medicine ball*	20 segundos	Arremesso de medicine ball com pegada supinada
20 segundos	Descanso	20 segundos	Descanso
20 segundos	Enterrada com *medicine ball*	20 segundos	Lenhador com banda elástica (lado direito)
Tempo total: 13 minutos e 40 segundos		20 segundos	Descanso
FASE 2, SESSÃO DE TREINO B		20 segundos	Lenhador com banda elástica (lado esquerdo)
20 segundos	Arranque com *kettlebell*	20 segundos	Descanso
20 segundos	Descanso	20 segundos	Lenhador com banda elástica (lado direito)
20 segundos	Arranque com *kettlebell*	20 segundos	Descanso
20 segundos	Descanso	20 segundos	Lenhador com banda elástica (lado esquerdo)
20 segundos	Arranque com *kettlebell*	Tempo total: 14 minutos e 20 segundos	
20 segundos	Descanso		

(Continua)

TABELA 12.4 Sessões de treino aeróbias intensas (continuação)

FASE 3, SESSÃO DE TREINO A	
Tempo	Atividade
20 segundos	Agachamento com salto
20 segundos	Descanso
20 segundos	Agachamento com salto
20 segundos	Descanso
20 segundos	Agachamento com salto
20 segundos	Descanso
20 segundos	Apoio potente
20 segundos	Descanso
20 segundos	Apoio potente
20 segundos	Descanso
20 segundos	Apoio potente
20 segundos	Descanso
20 segundos	*Power clean*
20 segundos	Descanso
20 segundos	*Power clean*
20 segundos	Descanso
20 segundos	*Power clean*
20 segundos	Descanso
20 segundos	Arremesso de *medicine ball* para cima
20 segundos	Descanso
20 segundos	Arremesso de *medicine ball* para cima
20 segundos	Descanso
20 segundos	Arremesso de *medicine ball* para cima
20 segundos	Descanso
20 segundos	Trabalho com saco de pancada
20 segundos	Descanso
20 segundos	Trabalho com saco de pancada
20 segundos	Descanso
20 segundos	Trabalho com saco de pancada
20 segundos	Descanso
20 segundos	*Power clean*
20 segundos	Descanso
20 segundos	*Power clean*
20 segundos	Descanso
20 segundos	*Power clean*
20 segundos	Descanso
20 segundos	Arremesso de *medicine ball* para cima
20 segundos	Descanso
20 segundos	Arremesso de *medicine ball* para cima
20 segundos	Descanso
20 segundos	Arremesso de *medicine ball* para cima

FASE 3, SESSÃO DE TREINO A (continuação)	
Tempo	Atividade
20 segundos	Descanso
20 segundos	Trabalho com saco de pancada
20 segundos	Descanso
20 segundos	Trabalho com saco de pancada
20 segundos	Descanso
20 segundos	Trabalho com saco de pancada
20 segundos	Descanso
20 segundos	Supra-abdominal em pé, com banda elástica
20 segundos	Descanso
20 segundos	Supra-abdominal em pé, com banda elástica
20 segundos	Descanso
20 segundos	Supra-abdominal em pé, com banda elástica
20 segundos	Descanso
20 segundos	Enterrada com *medicine ball*
20 segundos	Descanso
20 segundos	Enterrada com *medicine ball*
20 segundos	Descanso
20 segundos	Enterrada com *medicine ball*
Tempo total: 19 minutos e 40 segundos	

FASE 3, SESSÃO DE TREINO B	
20 segundos	Arranque com *kettlebell*
20 segundos	Descanso
20 segundos	Arranque com *kettlebell*
20 segundos	Descanso
20 segundos	Arranque com *kettlebell*
20 segundos	Descanso
20 segundos	Avanço com banda elástica
20 segundos	Descanso
20 segundos	Avanço com banda elástica
20 segundos	Descanso
20 segundos	Avanço com banda elástica
20 segundos	Descanso
20 segundos	Flexão plantar com salto
20 segundos	Descanso
20 segundos	Flexão plantar com salto
20 segundos	Descanso
20 segundos	Flexão plantar com salto
20 segundos	Descanso

(Continua)

TABELA 12.4 Sessões de treino aeróbias intensas (continuação)

FASE 3, SESSÃO DE TREINO B (continuação)	
Tempo	Atividade
20 segundos	Swing com kettlebell
20 segundos	Descanso
20 segundos	Swing com kettlebell
20 segundos	Descanso
20 segundos	Swing com kettlebell
20 segundos	Descanso
20 segundos	Arranque e arremesso com kettlebell
20 segundos	Descanso
20 segundos	Arranque e arremesso com kettlebell
20 segundos	Descanso
20 segundos	Arranque e arremesso com kettlebell
20 segundos	Descanso
20 segundos	Arremesso de medicine ball com pegada supinada
20 segundos	Descanso
20 segundos	Arremesso de medicine ball com pegada supinada
20 segundos	Descanso
20 segundos	Arremesso de medicine ball com pegada supinada
20 segundos	Descanso
20 segundos	Arranque com kettlebell
20 segundos	Descanso
20 segundos	Arranque com kettlebell
20 segundos	Descanso

FASE 3, SESSÃO DE TREINO B (continuação)	
Tempo	Atividade
20 segundos	Arranque com kettlebell
20 segundos	Descanso
20 segundos	Swing com kettlebell
20 segundos	Descanso
20 segundos	Swing com kettlebell
20 segundos	Descanso
20 segundos	Swing com kettlebell
20 segundos	Descanso
20 segundos	Arranque e arremesso com kettlebell
20 segundos	Descanso
20 segundos	Arranque e arremesso com kettlebell
20 segundos	Descanso
20 segundos	Arranque e arremesso com kettlebell
20 segundos	Descanso
20 segundos	Lenhador com banda elástica (lado direito)
20 segundos	Descanso
20 segundos	Lenhador com banda elástica (lado esquerdo)
20 segundos	Descanso
20 segundos	Lenhador com banda elástica (lado direito)
20 segundos	Descanso
20 segundos	Lenhador com banda elástica (lado esquerdo)
Tempo total: 20 minutos, 20 segundos	

Repouso ativo

Realizar o repouso ativo significa fazer intervalos com exercício aeróbio (entre 30 e 90 segundos) intercalados com as séries dos exercícios de força. Assim, no dia de peito, por exemplo, faz-se uma série do supino e, em vez de se sentar no banco durante 2 a 3 minutos em total repouso, realiza-se 30 a 90 segundos de exercício aeróbio de alta intensidade. Depois, executa-se a próxima série do supino, continuando dessa maneira por toda a sessão de treino.

Multiplique esses períodos de 30 a 90 segundos de exercício aeróbio pelo número de séries completadas em cada sessão e some. Como exemplo, tem-se uma sessão em que se treina o peito, o tríceps e os abdominais. Nela, são executadas 12 séries para o peito, 9 para o tríceps e 9 para os abdominais (totalizando 30 séries), com 60 segundos de exercício aeróbio entre cada uma delas. Então, são completados 30 minutos de exercício aeróbio de alta intensidade *durante* a sessão de treino para esses grupos musculares. Isso significa que não será necessário gastar um tempo adicional com o aeróbio após a sessão de treino de força ou em dias separados. Pode-se descansar com a certeza de que se fez o treino de força e o treino aeróbio, tudo de uma vez.

Embora isso possa não ser tão aparente, o repouso ativo é uma forma de HIIT. São feitos intervalos de 30 a 90 segundos de exercício aeróbio e, em seguida, passa-se para uma série do exercício de força. Depois, novamente se realiza o período de aeróbio e retorna-se ao exercício de força.

O repouso ativo é baseado em um estudo realizado na University of California por pesquisadores de Santa Cruz. Indivíduos treinados completaram de 30 a 60 segundos de aeróbio entre as séries do treino de força, durante quase dois meses. Eles tiveram uma melhor recuperação entre as sessões em comparação àqueles que descansaram da forma tradicional (Davis et al., 2008). Além disso, esse modelo de HIIT promoveu melhor recuperação entre as séries. É surpreendente que essa técnica funcione tão bem na melhora da recuperação entre as séries. Na verdade, esses programas têm ajudado milhares de homens e mulheres a quebrar os seus recordes pessoais enquanto ficam mais magros. Muitos se preocupam com a ideia de que realizar o exercício aeróbio pode diminuir a força no levantamento de peso. Entretanto, observa-se que quando o corpo se acostuma ao repouso ativo, ele parece melhorar tanto a força, como a recuperação entre as séries.

Outro aspecto interessante sobre o repouso ativo é o fato de não ser necessário o uso de uma esteira rolante ou de outro equipamento específico para o exercício aeróbio. O intervalo pode ser feito na própria estação onde se está treinando. Quando se realiza o supino, por exemplo, pode-se fazer de 30 a 90 segundos de *steps* no próprio banco do supino. Quando se realiza o crucifixo com halteres, pode-se fazer *cleans* com halteres logo ao lado do banco. Ou, ainda, pode-se fazer o exercício mais simples de todos: correr no mesmo lugar. Dessa forma, você não perde o seu lugar em uma academia cheia. Exercícios indicados para o repouso ativo são encontrados no Capítulo 26. Muitos exercícios do Capítulo 25 também podem funcionar bem.

Comece na extremidade inferior da escala, com 30 segundos de exercício aeróbio entre as séries. Com o passar do tempo, pode-se aumentar 15 segundos, até que sejam feitos 90 segundos de repouso ativo entre as séries. Um exemplo de programa de treino que utiliza esse método pode ser visualizado no programa de treino com repouso ativo no TRX (Tab. 12.5) e no "atalho para rasgar" (Cap. 13).

TABELA 12.5 Sessão de treino com repouso ativo no TRX

O TRX permite que se acrescente a resistência oferecida pelo peso corporal para maximizar a perda de gordura. Uma vez que os exercícios realizados no TRX envolvem o corpo como resistência, além do fortalecimento do tronco e dos músculos estabilizadores, ocorre a queima de muitas calorias. Adicionar o repouso ativo às sessões de treino com TRX queimará ainda mais calorias. Escolha qualquer exercício de sua preferência e o adicione entre as séries de cada exercício e entre cada exercício.

Exercício	Séries/repetições
Apoio no TRX	3/15-20
Remada invertida no TRX	3/15-20
Agachamento unilateral no TRX	3/15-20
Apoio "estaca" no TRX	3/15-20
Rosca direta no TRX	3/15-20
Tríceps testa no TRX	3/15-20
Rolamento no TRX	3/15-20

RESUMO

Embora exista muita confusão sobre o aeróbio, este capítulo deve esclarecer qual é o melhor tipo de exercício aeróbio a ser realizado, o porquê de realizá-lo, o melhor momento de fazê-lo e a melhor frequência a ser utilizada. Os exemplos de sessões de treino de HIIT aqui mostrados ajudarão a colocar o conhecimento em prática e a maximizar a perda de gordura, bem como a otimizar o desempenho e os ganhos de massa muscular. A variedade de tipos de HIIT permitirá encontrar qual o melhor programa para você. Agora, tudo que se deve fazer é ir adiante e fazê-lo.

CAPÍTULO 13

Programas para maximizar a perda de gordura

Os programas de treino deste capítulo empregam diversas técnicas de treinamento de força contidas no Capítulo 11, combinadas com as técnicas de exercícios aeróbios abordadas no Capítulo 12. Muitos desses programas tornaram-se bastante populares na internet. Ao longo dos anos, teve-se o *feedback* de centenas, milhares de pessoas que os seguiram. As transformações não foram espetaculares, mas muitos perderam até 10% de gordura, ao mesmo tempo em que ganharam massa, força e resistência muscular.

Tais programas foram formulados para praticantes de nível intermediário a nível avançado, e não para iniciantes. Estes devem priorizar os fundamentos do treinamento de força, com qualquer um dos programas para iniciantes, junto com "HIIT do iniciante ao avançado". Na verdade, os iniciantes perderão gordura corporal significativamente somente se seguirem, de forma consistente, um programa de treinamento de força.

"Sentindo a queima"

O programa "sentindo a queima" utiliza as técnicas abordadas no Capítulo 11 para o aumento da perda de gordura. Cada sessão de treino começa com movimentos explosivos, que utilizam as fibras musculares de contração rápida e queimam mais calorias. Também são incorporados diversos exercícios multiarticulares, a fim de queimar mais calorias durante e após a sessão. Ainda, emprega-se cargas elevadas com poucas repetições no intuito de acelerar a taxa metabólica após o exercício, e cargas leves com um alto número de repetições para aumentar o gasto calórico durante o exercício. Os intervalos de descanso são curtos, de modo que os gastos sejam elevados durante e após o exercício. Essa mesma justificativa embasa a utilização de algumas superséries.

Esse programa segue uma rotina dividida em 4 treinos (ver Tab. 13.1). Entretanto, para realmente maximizar a perda de gordura, os exercícios devem ser executados de forma consecutiva em quatro dias, com um quinto dia sendo utilizado como descanso. Então, o ciclo é reiniciado no sexto dia, sendo repetido da mesma maneira que o anterior. Certifique-se de acrescentar alguns tipos de HIIT ao programa, podendo ser um bloco de HIIT padrão (realizado separado da sessão de treino), um repouso ativo, ou algum tipo de HIIT entre os grupos musculares.

TABELA 13.1 "Sentindo a queima"

SESSÃO DE TREINO 1: PEITO, TRÍCEPS E ABDOMINAIS

Exercício	Séries/repetições	Intervalo
Apoio potente	3/5-8	30 segundos
Supino	3/6-8	1-2 minutos
Supino inclinado com halteres	3/6-8	–
Supersérie com crucifixo inclinado com halteres	3/20	1 minuto
Crossover	3/25	30 segundos
Supino no multiforça com a pegada fechada e com arremesso	3/5-8	30 segundos
Supino com a pegada fechada	3/6-8	1-2 minutos
Tríceps testa na polia baixa	3/20	–
Supersérie com tríceps na polia alta	3/20	30 segundos
Elevação de quadril	4/até a falha	–
Supersérie com supra-abdominal na polia alta	4/até a falha	30 segundos

SESSÃO DE TREINO 2: PERNAS E PANTURRILHAS

Exercício	Séries/repetições	Intervalo
Agachamento com salto	3-3/5	30 segundos
Agachamento	4/6-8	1-2 minutos
Leg press	3/20	30 segundos
Extensão de joelhos	3/25	–
Supersérie com flexão de joelhos	3/25	30 segundos
Levantamento-terra romeno	3/25	30 segundos
Flexão plantar em pé	4/10	–
Supersérie com flexão plantar, sentado	4/30	30 segundos

SESSÃO DE TREINO 3: OMBROS, TRAPÉZIO E ABDOMINAIS

Exercício	Séries/repetições	Intervalo
Agachamento com salto	2-3/5	30 segundos
Arremesso de medicine ball para cima	2-3/5	30 segundos
Meio desenvolvimento no multiforça	3/6-8	1-2 minutos
Meio desenvolvimento com halteres	3/6-8	–
Supersérie com elevação lateral com halteres	3/20	1 minuto
Crucifixo invertido com halteres	3/25	30 segundos
Encolhimento com barra	4/6-8	1-2 minutos
Supra-abdominal na polia baixa	3/10	–
Supersérie com prancha frontal	3/até a falha	30 segundos
Abdominal oblíquo na polia	3/20	–

SESSÃO DE TREINO 4: COSTAS, BÍCEPS E PANTURRILHAS

Exercício	Séries/repetições	Intervalo
Remada potente com halteres	3/8	30 segundos
Remada curvada com barra	4/6-8	1-2 minutos
Puxada	4/6-8	–
Supersérie com extensão de ombros na polia alta	4/20	1 minuto
Remada com cabo, sentado	3/25	30 segundos
Rosca direta no multiforça, com arremesso	3/8	30 segundos
Rosca direta com barra	3/6-8	1-2 minutos
Rosca direta, inclinada	3/20	–
Supersérie com rosca cruzada, inclinada	3/20	30 segundos
Flexão plantar sentado	4/10	–
Supersérie com flexão plantar no leg press	4/20	30 segundos

Programa "Atalho para rasgar"

O programa "atalho para rasgar" usa não só a periodização com microciclos, como também a linear e a linear invertida. Divide-se cada grupo muscular em duas sessões por semana. Na primeira metade da semana (segunda, terça e quarta-feira), o treino é realizado essencialmente com exercícios multiarticulares. Por exemplo, para o peito, trabalha-se apenas com supinos com barra ou halteres. Na segunda metade (quinta, sexta e sábado), quando cada grupo muscular é treinado pela segunda vez, utiliza-se exercícios monoarticulares (de isolamento). Por exemplo, para o peito, faz-se apenas crucifixos com halteres ou no *crossover*.

As sessões da primeira metade da semana, focadas nos exercícios multiarticulares, seguem o modelo de periodização linear, ficando mais pesadas a cada semana. Por sua vez, as sessões da segunda metade, focadas nos exercícios monoarticulares, seguem o modelo de periodização linear invertida, ficando mais leves a cada semana.

Há algumas exceções por razões óbvias. Para os iniciantes, não há exercícios multiarticulares úteis para o bíceps. Portanto, no primeiro treino da semana que envolva esse grupo muscular, são realizados exercícios com barra, como, por exemplo, roscas diretas com barra e roscas Scott com barra. Já na segunda metade da semana, são feitos os exercícios com halteres e com cabos. Não existem muitos exercícios monoarticulares para costas, exceto a extensão de ombros e outros movimentos similares. Por isso, no primeiro treino desse grupo muscular, são executadas remadas como, por exemplo, a remada curvada com barra e a remada na posição sentada. Na segunda metade da semana, são executadas as puxadas e as extensões de ombro. As outras exceções são os abdominais, as panturrilhas e o antebraço.

Esse programa também aumenta a queima de gordura por causa dos exercícios utilizados e das janelas de repetições. Os exercícios multiarticulares aumentam a quantidade de calorias gastas durante a sessão, da mesma forma que os treinos com um número alto de repetições. Por sua vez, sessões feitas com cargas elevadas e com um número baixo de repetições ajudam na maior queima de gordura e calorias após o exercício.

Nesse sistema de seis semanas, há duas fases de três semanas (ver Tab. 13.2). A fase 1 inicia com uma janela de 9 a 11 repetições nas sessões que enfatizam os exercícios multiarticulares, executadas na primeira metade da semana 1. Nas sessões com ênfase nos exercícios multiarticulares, realizadas na segunda metade da semana, a janela de repetições fica entre 12 e 15. Na semana 2, as sessões com exercícios multiarticulares da primeira metade da semana têm os pesos aumentados, permitindo a execução de uma janela de repetições menor (entre 6 e 8 por série). Na segunda metade da semana, nas sessões com exercícios monoarticulares, o peso é diminuído para uma janela entre 16 e 20 repetições por série. Então, na terceira e última semana da fase 1, o peso dos exercícios multiarticulares, realizados na primeira metade da semana, é aumentado novamente, diminuindo-se o número de repetições para apenas 2 a 5 por série. Por fim, na segunda metade da semana, as sessões com exercícios monoarticulares terão o peso diminuído mais uma vez, de forma a aumentar o número de repetições para 21 a 30 por série.

Na fase 2, o ciclo se repete. Assim, na primeira semana, a quarta de todo o programa, o peso da sessão com exercícios multiarticulares (realizados na primeira metade da semana) é diminuído, permitindo que se retorne para a janela de 9 a 11 repetições. O peso das sessões com exercícios monoarticulares (realizados na segunda metade da semana) é aumentado, trazendo a janela de repetições mais uma vez para 12 a 15 por série. Cada semana será exatamente como a fase 1. Entretanto, a principal diferença é que a maioria dos exercícios muda, com exceção de alguns exercícios básicos, que são a chave para o incremento da força. Essa mudança permite enfatizar diferentes fibras musculares, melhorando o ganho geral em tamanho muscular.

Para aumentar a perda de gordura (sem mencionar o auxílio da recuperação), o programa utiliza repousos ativos entre cada série de todas as sessões de treino. Se o praticante passar de um exercício para o outro, sem realizar qualquer intervalo antes disso, ou após um repouso ativo, ele pode finalizar a maioria dessas sessões em menos de uma hora. É necessária menos que uma hora para finalizar tanto o treino de força quanto o treino aeróbio.

O "atalho para rasgar" também inclui uma técnica de intensidade denominada "repouso ativo descanso e pausa/*drop sets*". Na última série de cada exercício, busca-se atingir a falha muscular. Então, o praticante coloca o peso no suporte e "descansa" de 15 a 20 segundos. O termo "descansar" não é verdadeiro porque não se descansa realmente: o praticante faz um repouso ativo correndo no mesmo lugar durante esse período. Depois, ele pega o peso novamente e continua fazendo repetições do mesmo exercício até mais uma vez chegar à falha. Mas ainda não é o fim. Agora, o praticante diminui o peso entre 20 e 30% e continua executando repetições do exercício até chegar, outra vez, à falha muscular. Nesse ponto, o praticante finaliza a atividade e pode passar para o próximo. Nos exercícios que utilizam o peso corporal, ou naqueles em que o peso é tão leve que não permitem a execução de um *drop set*, faz-se duas séries de "repouso ativo descanso e pausa/*drop set*". Assim, depois de chegar à falha na última série de um determinado exercício, faz-se imediatamente 15 a 20 segundos de corrida no mesmo lugar e, então, continua-se fazendo repetições até alcançar a falha mais uma vez. Então, deve-se fazer – de forma imediata – outros 15 a 20 segundos de corrida no mesmo lugar, seguidos de novas repetições do exercício, até se alcançar a falha muscular. Nesse ponto, o exercício terá sido completado.

TABELA 13.2 "Atalho para rasgar"

SEMANA 1
SESSÃO DE TREINO 1: PEITO, TRÍCEPS E ABDOMINAIS (MULTIARTICULAR)

Exercício	Séries	Repetições
Supino	4*	9-11
Supino inclinado com halteres	3*	9-11
Supino declinado no multiforça	3*	9-11
Mergulho	4*	9-11
Supino com a pegada fechada	4*	9-11
Supra-abdominal na polia baixa	3*	9-11
Elevação de quadril no multiforça	3*	9-11

SESSÃO DE TREINO 2: OMBROS, PERNA E PANTURRILHA

Exercício	Séries	Repetições
Meio desenvolvimento com barra	4*	9-11
Meio desenvolvimento alternado com halteres, em pé	3*	9-11
Remada vertical unilateral no multiforça	3*	9-11
Agachamento	4*	9-11
Levantamento-terra	3*	9-11
Passada	3*	9-11
Flexão plantar em pé	3*	9-11
Flexão plantar sentado	3*	9-11

SESSÃO DE TREINO 3: COSTAS, TRAPÉZIO E BÍCEPS

Exercício	Séries	Repetições
Remada curvada com barra	4*	9-11
Remada curvada com halteres	3*	9-11
Remada com cabo, sentado	3*	9-11
Encolhimento com barra	4*	9-11
Rosca direta com barra	3*	9-11
Rosca Scott com barra reta ou W	3*	9-11
Rosca invertida com barra	3*	9-11
Rosca punho com barra	3*	9-11

SESSÃO DE TREINO 4: PEITO, TRÍCEPS E ABDOMINAIS (MONOARTICULAR)

Exercício	Séries	Repetições
Crucifixo inclinado com halteres	4*	12-15
Crucifixo com halteres	3*	12-15
Crossover	3*	12-15
Tríceps na polia alta	3*	12-15
Tríceps francês	3*	12-15
Tríceps testa na polia baixa	3*	12-15
Supra-abdominal	3*	12-15
Abdominal oblíquo na polia alta, em pé	3*	12-15

SEMANA 1 (continuação)
SESSÃO DE TREINO 1: PEITO, TRÍCEPS E ABDOMINAIS (MULTIARTICULAR)

SESSÃO DE TREINO 5: OMBRO, PERNA E PANTURRILHA

Exercício	Séries	Repetições
Elevação lateral com halteres	4*	12-15
Elevação frontal com barra	3*	12-15
Crucifixo invertido com halteres	3*	12-15
Extensão de joelhos	4*	12-15
Flexão de joelhos	4*	12-15
Flexão plantar sentado	3*	12-15
Flexão plantar *donkey* ou no *leg press*	3*	12-15

SESSÃO DE TREINO 6: COSTAS, TRAPÉZIO E BÍCEPS

Exercício	Séries	Repetições
Puxada pela frente	4*	12-15
Puxada com a pegada supinada	3*	12-15
Extensão de ombros na polia alta	3*	12-15
Encolhimento no multiforça com a barra por trás do corpo	4*	12-15
Rosca direta, inclinada	3*	12-15
Rosca direta na polia alta	3*	12-15
Rosca direta na polia baixa, com corda	3*	12-15
Rosca punho invertida com halteres	3*	12-15

SEMANA 2
SESSÃO DE TREINO 1: PEITO, TRÍCEPS E ABDOMINAIS (MULTIARTICULAR)

Exercício	Séries	Repetições
Supino	4*	6-8
Supino inclinado com halteres	3*	6-8
Supino declinado no multiforça	3*	6-8
Mergulho	4*	6-8
Supino com a pegada fechada	4*	6-8
Supra-abdominal na polia baixa	3*	7-8
Elevação de quadril no multiforça	3*	7-8

SESSÃO DE TREINO 2: OMBRO, PERNA E PANTURRILHA

Exercício	Séries	Repetições
Meio desenvolvimento com barra	4*	6-8
Meio desenvolvimento alternado com halteres, em pé	3*	6-8
Remada vertical unilateral no multiforça	3*	6-8
Agachamento	4*	6-8
Levantamento-terra	3*	6-8
Passada	3*	6-8
Flexão plantar em pé	3*	7-8
Flexão plantar sentado	3*	7-8

(Continua)

TABELA 13.2 "Atalho para rasgar" (continuação)

SEMANA 2 (continuação)
SESSÃO DE TREINO 3: COSTAS, TRAPÉZIO E BÍCEPS

Exercício	Séries	Repetições
Remada curvada com barra	4*	6-8
Remada curvada com halteres	3*	6-8
Remada com cabo, sentado	3*	6-8
Encolhimento com barra	4*	6-8
Rosca direta com barra	3*	6-8
Rosca Scott com barra reta ou W	3*	6-8
Rosca invertida com barra	3*	6-8
Rosca punho com barra	3*	6-8

SESSÃO DE TREINO 4: PEITO, TRÍCEPS E ABDOMINAIS (MONOARTICULAR)

Exercício	Séries	Repetições
Crucifixo inclinado com halteres	4*	16-20
Crucifixo com halteres	3*	16-20
Crossover	3*	16-20
Tríceps na polia alta	3*	16-20
Tríceps francês	3*	16-20
Tríceps testa na polia baixa	3*	16-20
Supra-abdominal	3*	16-20
Abdominal oblíquo na polia alta, em pé	3*	16-20

SESSÃO DE TREINO 5: OMBRO, PERNA E PANTURRILHA

Exercício	Séries	Repetições
Elevação lateral com halteres	4*	16-20
Elevação frontal com barra	3*	16-20
Crucifixo invertido com halteres	3*	16-20
Extensão de joelhos	4*	16-20
Flexão de joelhos	4*	16-20
Flexão plantar sentado	3*	16-20
Flexão plantar *donkey* ou no *leg press*	3*	16-20

SESSÃO DE TREINO 6: COSTAS, TRAPÉZIO, BÍCEPS

Exercício	Séries	Repetições
Puxada pela lateral	4*	16-20
Puxada com a pegada supinada	3*	16-20
Extensão de ombros na polia alta	3*	16-20
Encolhimento no multiforça com a barra por trás do corpo	4*	16-20
Rosca direta, inclinada	3*	16-20
Rosca direta na polia alta	3*	16-20
Rosca direta na polia baixa, com corda	3*	16-20
Rosca punho invertida com halteres	3*	16-20

SEMANA 3
SESSÃO DE TREINO 1: PEITO, TRÍCEPS E ABDOMINAIS (MULTIARTICULAR)

Exercício	Séries	Repetições
Supino	4*	2-5
Supino inclinado com halteres	3*	2-5
Supino declinado no multiforça	3*	2-5
Mergulho	4*	2-5
Supino com a pegada fechada	4*	2-5
Supra-abdominal na polia baixa	3*	5-6
Elevação de quadril no multiforça	3*	5-6

SESSÃO DE TREINO 2: OMBRO, PERNA E PANTURRILHA

Exercício	Séries	Repetições
Meio desenvolvimento com barra	4*	2-5
Meio desenvolvimento alternado com halteres, em pé	3*	2-5
Remada vertical unilateral no multiforça	3*	4-5
Agachamento	4*	2-5
Levantamento-terra	3*	2-5
Passada	3*	4-5
Flexão plantar em pé	3*	5-6
Flexão plantar sentado	3*	5-6

SESSÃO DE TREINO 3: COSTAS, TRAPÉZIO E BÍCEPS

Exercício	Séries	Repetições
Remada curvada com barra	4*	2-5
Remada curvada com halteres	3*	2-5
Remada com cabo, sentado	3*	2-5
Encolhimento com barra	4*	2-5
Rosca direta com barra	3*	2-5
Rosca Scott com barra reta ou W	3*	4-5
Rosca invertida com barra	3*	4-5
Rosca punho com barra	3*	4-5

SESSÃO DE TREINO 4: PEITO, TRÍCEPS E ABDOMINAIS (MONOARTICULAR)

Exercício	Séries	Repetições
Crucifixo inclinado com halteres	4*	21-30
Crucifixo com halteres	3*	21-30
Crossover	3*	21-30
Tríceps na polia alta	3*	21-30
Tríceps francês	3*	21-30
Tríceps testa na polia baixa	3*	21-30
Supra-abdominal	3*	21-30
Abdominal oblíquo na polia alta, em pé	3*	21-30

SESSÃO DE TREINO 5: OMBRO, PERNA E PANTURRILHA

Exercício	Séries	Repetições
Elevação lateral com halteres	4*	21-30
Elevação frontal com barra	3*	21-30
Crucifixo invertido com halteres	3*	21-30
Extensão de joelhos	4*	21-30
Flexão de joelhos	4*	21-30
Flexão plantar sentado	3*	21-30
Flexão plantar *donkey* ou no *leg press*	3*	21-30

(Continua)

TABELA 13.2 "Atalho para rasgar" (continuação)

SEMANA 3 (continuação)
SESSÃO DE TREINO 6: COSTAS, TRAPÉZIO E BÍCEPS

Exercício	Séries	Repetições
Puxada pela frente	4*	21-30
Puxada com a pegada supinada	3*	21-30
Extensão de ombros na polia alta	3*	21-30
Encolhimento no multiforça com a barra por trás do corpo	4*	21-30
Rosca direta, inclinada	3*	21-30
Rosca direta na polia alta	3*	21-30
Rosca direta na polia baixa, com corda	3*	21-30
Rosca punho invertida com halteres	3*	21-30

SEMANA 4
SESSÃO DE TREINO 1: PEITO, TRÍCEPS E ABDOMINAIS (MULTIARTICULAR)

Exercício	Séries	Repetições
Supino	4*	9-11
Supino inclinado	3*	9-11
Supino declinado com halteres	3*	9-11
Mergulho	4*	9-11
Supino com a pegada fechada	4*	9-11
Supra-abdominal no multiforça	3*	9-11
Elevação de pernas com joelhos estendidos	3*	9-11

SESSÃO DE TREINO 2: OMBRO, PERNA E PANTURRILHA

Exercício	Séries	Repetições
Meio desenvolvimento com barra	4*	9-11
Meio desenvolvimento alternado com halteres, sentado	3*	9-11
Remada vertical com halteres	3*	9-11
Agachamento	4*	9-11
Levantamento-terra	3*	9-11
Leg press	3*	9-11
Flexão plantar em pé	3*	9-11
Flexão plantar sentado	3*	9-11

SESSÃO DE TREINO 3: COSTAS, TRAPÉZIO E BÍCEPS

Exercício	Séries	Repetições
Remada curvada com barra	4*	9-11
Remada curvada com halteres	3*	9-11
Remada com cabo, sentado	3*	9-11
Encolhimento com barra	4*	9-11
Rosca direta com barra	3*	9-11
Rosca direta com barra, sentado	3*	9-11
Rosca invertida com barra reta ou W	3*	9-11
Rosca punho com barra por trás do corpo	3*	9-11

SEMANA 4 (continuação)
SESSÃO DE TREINO 4: PEITO, TRÍCEPS, ABDOMINAIS (MONOARTICULAR)

Exercício	Séries	Repetições
Crossover na polia baixa	4*	12-15
Crossover	3*	12-15
Crucifixo com halteres	3*	12-15
Tríceps francês na polia baixa	3*	12-15
Tríceps testa	3*	12-15
Tríceps na polia alta, com corda	3*	12-15
Supra-abdominal no crossover	3*	12-15
Lenhador na polia alta	3*	12-15

SESSÃO DE TREINO 5: OMBROS, PERNA E PANTURRILHA

Exercício	Séries	Repetições
Elevação lateral com halteres	4*	12-15
Elevação frontal na polia baixa	3*	12-15
Crucifixo invertido na polia baixa, deitado	3*	12-15
Extensão de joelhos	4*	12-15
Flexão de joelhos	4*	12-15
Flexão plantar sentado	3*	12-15
Flexão plantar donkey ou no leg press	3*	12-15

SESSÃO DE TREINO 6: COSTAS, TRAPÉZIO E BÍCEPS

Exercício	Séries	Repetições
Puxada pela frente	4*	12-15
Puxada por trás da cabeça	3*	12-15
Extensão de ombros na polia alta, com corda	3*	12-15
Encolhimento com halteres	4*	12-15
Rosca direta com barra W, na polia baixa	3*	12-15
Rosca direta, inclinada	3*	12-15
Rosca neutra com halteres	3*	12-15
Rosca punho invertida com halteres	3*	12-15

SEMANA 5
SESSÃO DE TREINO 1: PEITO, TRÍCEPS E ABDOMINAIS (MULTIARTICULAR)

Exercício	Séries	Repetições
Supino	4*	6-8
Supino inclinado	3*	6-8
Supino declinado com halteres	3*	6-8
Mergulho	4*	6-8
Supino com a pegada fechada	4*	6-8
Supra-abdominal no multiforça	3*	7-8
Elevação de pernas com joelhos estendidos**	3*	7-8

(Continua)

TABELA 13.2 "Atalho para rasgar" (continuação)

SEMANA 5 (continuação)
SESSÃO DE TREINO 2: OMBRO, PERNA E PANTURRILHA

Exercício	Séries	Repetições
Meio desenvolvimento com barra	4*	6-8
Meio desenvolvimento alternado com halteres, sentado	3*	6-8
Remada vertical com halteres	3*	6-8
Agachamento	4*	6-8
Levantamento-terra	3*	6-8
Leg press	3*	6-8
Flexão plantar em pé	3*	7-8
Flexão plantar sentado	3*	7-8

SESSÃO DE TREINO 3: COSTAS, TRAPÉZIO E BÍCEPS

Exercício	Séries	Repetições
Remada curvada com barra	4*	6-8
Remada curvada com halteres	3*	6-8
Remada com cabo, sentado	3*	6-8
Encolhimento com barra	4*	6-8
Rosca direta com barra	3*	6-8
Rosca direta com barra, sentado	3*	6-8
Rosca invertida com barra reta ou W	3*	6-8
Rosca punho com barra por trás do corpo	3*	6-8

SESSÃO DE TREINO 4: PEITO, TRÍCEPS E ABDOMINAIS (MONOARTICULAR)

Exercício	Séries	Repetições
Crossover na polia baixa	4*	16-20
Crossover	3*	16-20
Crucifixo com halteres	3*	16-20
Tríceps francês na polia baixa	3*	16-20
Tríceps testa	3*	16-20
Tríceps na polia alta, com corda	3*	16-20
Supra-abdominal no crossover	3*	16-20
Lenhador na polia alta	3*	16-20

SESSÃO DE TREINO 5: OMBRO, PERNA E PANTURRILHA

Exercício	Séries	Repetições
Elevação lateral com halteres	4*	16-20
Elevação frontal na polia baixa	3*	16-20
Crucifixo invertido na polia baixa, deitado	3*	16-20
Extensão de joelhos	4*	16-20
Flexão de joelhos	4*	16-20
Flexão plantar sentado	3*	16-20
Flexão plantar donkey ou no leg press	3*	16-20

SESSÃO DE TREINO 6: COSTAS, TRAPÉZIO E BÍCEPS

Exercício	Séries	Repetições
Puxada pela frente	4*	16-20
Puxada por trás da cabeça	3*	16-20

SEMANA 5 (continuação)
SESSÃO DE TREINO 6: COSTAS, TRAPÉZIO E BÍCEPS

Exercício	Séries	Repetições
Extensão de ombros na polia alta, com corda	3*	16-20
Encolhimento com halteres	4*	16-20
Rosca direta com barra W, na polia baixa	3*	16-20
Rosca direta, inclinada	3*	16-20
Rosca neutra com halteres	3*	16-20
Rosca punho invertida com halteres	3*	16-20

SEMANA 6
SESSÃO DE TREINO 1: PEITO, TRÍCEPS E ABDOMINAIS (MULTIARTICULAR)

Exercício	Séries	Repetições
Supino	4*	2-5
Supino inclinado	3*	2-5
Supino declinado com halteres	3*	2-5
Mergulho	4*	2-5
Supino com a pegada fechada	4*	2-5
Supra-abdominal no multiforça	3*	4-5
Elevação de pernas com joelhos estendidos **	3*	4-5

SESSÃO DE TREINO 2: OMBRO, PERNA E PANTURRILHA

Exercício	Séries	Repetições
Meio desenvolvimento com barra	4*	2-5
Meio desenvolvimento alternado com halteres, sentado	3*	2-5
Remada vertical com halteres	3*	2-5
Agachamento	4*	2-5
Levantamento-terra	3*	2-5
Leg press	3*	2-5
Flexão plantar em pé	3*	4-5
Flexão plantar sentado	3*	4-5

SESSÃO DE TREINO 3: COSTAS, TRAPÉZIO E BÍCEPS

Exercício	Séries	Repetições
Remada curvada com barra	4*	2-5
Remada curvada com halteres	3*	2-5
Remada com cabo, sentado	3*	2-5
Encolhimento com barra	4*	2-5
Rosca direta com barra	3*	2-5
Rosca direta com barra, sentado	3*	2-5
Rosca invertida com barra reta ou W	3*	4-5
Rosca punho com barra por trás do corpo	3*	4-5

(Continua)

TABELA 13.2 "Atalho para rasgar" (continuação)

SEMANA 6 (continuação)
SESSÃO DE TREINO 4: PEITO, TRÍCEPS E ABDOMINAIS (MONOARTICULAR)

Exercício	Séries	Repetições
Crossover na polia baixa	4*	21-30
Crossover	3*	21-30
Crucifixo com halteres	3*	21-30
Tríceps francês na polia baixa	3*	21-30
Tríceps testa	3*	21-30
Tríceps na polia alta, com corda	3*	21-30
Supra-abdominal no *crossover*	3*	21-30
Lenhador na polia alta	3*	21-30

SESSÃO DE TREINO 5: OMBRO, PERNA E PANTURRILHA

Exercício	Séries	Repetições
Elevação lateral com halteres	4*	21-30
Elevação frontal na polia baixa	3*	21-30
Crucifixo invertido na polia baixa, deitado	3*	21-30
Extensão de joelhos	4*	21-30

SEMANA 6 (continuação)
SESSÃO DE TREINO 5: OMBRO, PERNA E PANTURRILHA

Exercício	Séries	Repetições
Flexão de joelhos	4*	21-30
Flexão plantar sentado	3*	21-30
Flexão plantar *donkey* ou no *leg press*	3*	21-30

SESSÃO DE TREINO 6: COSTAS, TRAPÉZIO E BÍCEPS

Exercício	Séries	Repetições
Puxada pela frente	4*	21-30
Puxada por trás da cabeça	3*	21-30
Extensão de ombros na polia alta, com corda	3*	21-30
Encolhimento com halteres	4*	21-30
Rosca direta com barra W, na polia baixa	3*	21-30
Rosca direta, inclinada	3*	21-30
Rosca neutra com halteres	3*	21-30
Rosca punho invertida com halteres	3*	21-30

* Na última série, fazer o "repouso ativo de pausa e descanso/*drops sets*".
** Usar caneleiras ou segurar um haltere entre os pés, se necessário.

Programa "super-rasgado em 8 semanas"

O programa "super-rasgado em 8 semanas", também conhecido como SR8 (ver Tab. 13.3), incorpora diversas técnicas para maximizar a perda de gordura enquanto se ganha massa muscular. A primeira delas envolve séries compostas – superséries que unem exercícios para o mesmo grupo muscular. Para cada supersérie, um dos exercícios é feito com cargas elevadas e poucas repetições, e o outro é realizado com cargas leves e um alto número de repetições. Normalmente, o primeiro exercício da supersérie é o que utiliza cargas elevadas e poucas repetições. Para a maioria dos grupos musculares, o primeiro exercício é multiarticular; e o segundo, monoarticular. Na segunda supersérie, a ordem é invertida: cargas leves e um alto número de repetições no primeiro exercício, e cargas elevadas no segundo. Para a maioria dos grupos musculares, esse segundo par de exercícios é executado como uma série de pré-exaustão, em que o exercício monoarticular (de isolamento) é realizado primeiro, e o exercício multiarticular, imediatamente após.

A cada duas semanas, o programa SR8 progride. Os exercícios pesados evoluem de acordo com uma periodização linear, de forma a ficarem ainda mais pesados e com um número menor de repetições por série, a cada duas semanas. Com a mesma periodicidade, os exercícios leves progridem de acordo com uma periodização linear invertida, ficando ainda mais leves e com um número maior de repetições por série. Essa progressão ajuda o praticante a ficar maior, mais forte e mais magro, por aumentar ainda mais o número de calorias gastas durante e após a sessão de treino.

Outra mudança do SR8 que ocorre a cada duas semanas é o tempo de intervalo entre as séries. As semanas 1 e 2 começam com intervalos de 1 minuto entre as superséries. Entretanto, a cada duas semanas esse tempo diminui 15 segundos. Assim, nas semanas 3 e 4, o intervalo será de 45 segundos; nas semanas 5 e 6, apenas 30 segundos; e nas semanas 7 e 8, 15 segundos. Com esse tempo de intervalo, basicamente não há um descanso real entre as superséries. Passa-se de forma imediata de um exercício para o outro, sem um intervalo adicional ao tempo que se gasta para deslocar-se entre os exercícios (o que leva cerca de 15 segundos). Isso é feito até que se complete três a quatro superséries. Depois, muda-se logo para os exercícios da próxima supersérie.

Outro aspecto desse programa para maximizar a perda de gordura é a utilização do HIIT Tabata entre os grupos musculares. Por exemplo, nas sessões para peito, ombro e tríceps, no fim do último exercício de peito, executa-se um HIIT Tabata antes das superséries para ombro. Ao fim dos exercícios para ombro, faz-se um HIIT Tabata antes das superséries para tríceps. No fim da sessão, realiza-se mais um HIIT Tabata. Para informações sobre os Tabatas, vá ao Capítulo 12.

Uma vez que no "super-rasgado em 8 semanas" os tempos de intervalo diminuem a cada duas semanas, o repouso ativo (ver Cap. 12) não pode ser utilizado de forma apropriada. Assim, uma segunda opção (se não a única) é utilizar os HIITs Tabata entre os grupos musculares.

Nas semanas 1 e 2, executa-se apenas um HIIT Tabata entre os grupos, totalizando 12 minutos de Tabatas por sessão. Entretanto, na semana 3 aumenta-se para dois exercícios feitos dessa forma, totalizando seis exercícios e 24 minutos de Tabatas. Se o condicionamento físico for bom, e já ter adaptação ao HIIT, pode-se começar as semanas 1 e 2 com dois exercícios executados no modelo Tabata, entre cada grupo muscular treinado.

TABELA 13.3 "Super-rasgado em 8 semanas"

SEMANAS 1-2 SESSÃO 1 (SEGUNDA-FEIRA): PEITO, OMBRO E TRÍCEPS		
Exercício	Séries/repetições	Intervalo
Supino	3/9-10	-
Supersérie com crucifixo com halteres	3/12-15	1 minuto
Crucifixo inclinado com halteres	3/12-15	-
Supersérie com supino inclinado com halteres	3/9-10	1 minuto
Apoio*	8/20 segundos	10 segundos
Meio desenvolvimento com halteres	3/9-10	-
Supersérie com elevação lateral com halteres	3/12-15	1 minuto
Crucifixo invertido com halteres	3/12-15	-
Supersérie com remada vertical com halteres	3/9-10	1 minuto
Swing com kettlebell/haltere*	8/20 segundos	10 segundos
Supino com a pegada fechada	2/9-10	-
Supersérie com tríceps testa	2/12-15	1 minuto
Tríceps na polia alta	2/12-15	-
Supersérie com tríceps francês na polia baixa	2/9-10	1 minuto
Levantamento landmine*	8/20 segundos	10 segundos
SESSÃO 2 (TERÇA-FEIRA): PERNA, PANTURRILHA E ABDOMINAL		
Agachamento com salto	3/3-5	-
Supersérie com extensão de joelhos	3/12-15	1 minuto
Agachamento com a barra pela frente	3/12-15	-
Supersérie com agachamento	3/9-10	1 minuto
Flexão de joelhos	3/12-15	-

SEMANAS 1-2 (continuação) SESSÃO 2 (TERÇA-FEIRA): PERNA, PANTURRILHA E ABDOMINAL		
Exercício	Séries/repetições	Intervalo
Supersérie com levantamento-terra romeno	3/9-10	1 minuto
Agachamento*	8/20 segundos	10 segundos
Flexão plantar no leg press	3/12	-
Supersérie com flexão plantar com o peso corporal	3/até a falha	1 minuto
Passada*	8/20 segundos	10 segundos
Elevação de pernas com joelhos estendidos	3/até a falha	-
Supersérie com abdominal oblíquo	3/até a falha	1 minuto
Supra-abdominal*	8/20 segundos	10 segundos
SESSÃO 3 (QUARTA-FEIRA): COSTAS, TRAPÉZIO, BÍCEPS E ANTEBRAÇO		
Remada com barra	3/9-10	-
Supersérie com remada com barra e pegada invertida	3/12-15	30 segundos
Extensão de ombros	3/12-15	-
Supersérie com puxada com a pegada aberta	3/9-10	30 segundos
Arranque com kettlebell*	8/20 segundos	10 segundos
Encolhimento com barra	3/9-10	-
Supersérie com encolhimento com a barra por trás das costas	3/12-15	30 segundos
Clean com halteres*	8/20 segundos	10 segundos
Rosca direta com barra, sentado	2/9-10	-
Supersérie com rosca direta com barra	2/12-15	30 segundos
Rosca direta com halteres, inclinada (decúbito ventral)	2/12-15	-

(Continua)

TABELA 13.3 "Super-rasgado em 8 semanas"(continuação)

SEMANAS 1-2 (continuação)
SESSÃO 3 (QUARTA-FEIRA): COSTAS, TRAPÉZIO, BÍCEPS E ANTEBRAÇO

Exercício	Séries/repetições	Intervalo
Supersérie com rosca direta com halteres, inclinada (decúbito dorsal)	2/9-10	30 segundos
Rosca punho com barra	2/9-10	-
Supersérie com rosca punho invertida com barra	2/12-15	30 segundos
Levantamento com *landmine**	8/20 segundos	10 segundos

SESSÃO 4 (QUINTA-FEIRA): PEITO, OMBRO E TRÍCEPS

Exercício	Séries/repetições	Intervalo
Supino inclinado	3/9-10	-
Supersérie com crucifixo inclinado com halteres	3/12-15	1 minuto
Crossover na polia baixa	3/12-15	-
Supersérie com *crossover*	3/9-10	1 minuto
Apoio*	8/20 segundos	10 segundos
Meio desenvolvimento no multiforça com a barra por trás da cabeça	4/9-10	-
Supersérie com remada vertical no multiforça	3/12-15	1 minuto
Crucifixo invertido no *crossover*	3/12-15	-
Supersérie com elevação lateral na polia baixa	3/9-10	1 minuto
Swing com *kettlebell*/haltere*	8/20 segundos	10 segundos
Tríceps testa	2/9-10	-
Supersérie com mergulho	2/12-15	1 minuto
Tríceps na polia alta com pegada invertida	2/12-15	-
Supersérie com tríceps na polia alta	2/9-10	1 minuto
Levantamento com *landmine**	8/20 segundos	10 segundos

SESSÃO 5 (SEXTA-FEIRA): PERNA, PANTURRILHA E ABDOMINAIS

Exercício	Séries/repetições	Intervalo
Agachamento	3/9-10	-
Supersérie com passada	3/12-15	1 minuto
Leg press unilateral (alternando as pernas)	3/12-15	-
Supersérie com *leg press*	3/9-10	1 minuto
Levantamento-terra	3/9-10	-
Supersérie com levantamento-terra romeno	3/12-15	1minuto
Agachamento*	8/20 segundos	10 segundos
Flexão plantar sentado	3/12	-
Supersérie com flexão plantar com o peso corporal	3/até a falha	1 minuto

SEMANAS 1-2 (continuação)
SESSÃO 5 (SEXTA-FEIRA): PERNA, PANTURRILHA E ABDOMINAIS

Exercício	Séries/repetições	Intervalo
Passada*	8/20 segundos	10 segundos
Supra-abdominal na polia alta	3/12	-
Supersérie com abdominal oblíquo	3/12	1 minuto
Infra-abdominal*	8/20 segundos	10 segundos

SESSÃO 6 (SÁBADO): COSTAS, TRAPÉZIO, BÍCEPS E ANTEBRAÇO

Exercício	Séries/repetições	Intervalo
Puxada	3/9-10	-
Supersérie com puxada com a pegada invertida	3/12-15	1 minuto
Extensão de ombros	3/12-15	-
Supersérie com puxada em pé	3/9-10	1 minuto
Arranque com *kettlebell**	8/20 segundos	10 segundos
Encolhimento no multiforça com a barra por trás das costas	3/9-10	-
Supersérie com encolhimento no multiforça	3/12-15	1 minuto
Clean com halteres*	8/20 segundos	10 segundos
Rosca direta com barra W	2/9-10	-
Supersérie com rosca Scott com barra W	2/12-15	1 minuto
Rosca direta, inclinada	2/12-15	-
Supersérie com rosca alternada com halteres, em pé	2/9-10	1 minuto
Rosca punho invertida com halteres	2/9-10	-
Supersérie com rosca punho com halteres	2/12-15	1 minuto
Levantamento com *landmine**	8/20 segundos	10 segundos

SEMANAS 3-4
SESSÃO 1 (SEGUNDA-FEIRA): PEITO, OMBRO E TRÍCEPS

Exercício	Séries/repetições	Intervalo
Supino	3/7-8	-
Supersérie com crucifixo com halteres	3/16-20	45 segundos
Crucifixo inclinado com halteres	3/16-20	-
Supersérie com supino inclinado com halteres	3/7-8	45 segundos
Apoio*	8/20 segundos	10 segundos
Polichinelos	8/20 segundos	10 segundos
Meio desenvolvimento com halteres	3/7-8	-
Supersérie com elevação lateral com halteres	3/16-20	45 segundos

(Continua)

TABELA 13.3 "Super-rasgado em 8 semanas"(continuação)

SEMANAS 3-4 (continuação)
SESSÃO 1 (SEGUNDA-FEIRA): PEITO, OMBRO E TRÍCEPS

Exercício	Séries/repetições	Intervalo
Crucifixo invertido com halteres	3/16-20	-
Supersérie com remada vertical com halteres	3/7-8	45 segundos
Swing com kettlebell/haltere*	8/20 segundos	10 segundos
Hang power clean no multiforça*	8/20 segundos	10 segundos
Supino com a pegada fechada	2/7-8	-
Supersérie com tríceps testa	2/16-20	45 segundos
Tríceps na polia alta	2/16-20	-
Supersérie com tríceps francês na polia baixa	2/7-8	45 segundos
Levantamento landmine*	8/20 segundos	10 segundos
Burpee*	8/20 segundos	10 segundos

SESSÃO 2 (TERÇA-FEIRA): PERNA, PANTURRILHA E ABDOMINAIS

Exercício	Séries/repetições	Intervalo
Agachamento com salto	3/5-6	-
Supersérie com extensão de joelhos	3/16-20	45 segundos
Agachamento com a barra pela frente	3/16-20	-
Supersérie com agachamento	3/7-8	45 segundos
Flexão de joelhos	3/16-20	-
Supersérie com levantamento-terra romeno	3/7-8	45 segundos
Agachamento*	8/20 segundos	10 segundos
Arranque com kettlebell*	8/20 segundos	10 segundos
Flexão plantar no leg press	3/15	-
Supersérie com flexão plantar só com o peso corporal	3/até a falha	45 segundos
Passada*	8/20 segundos	10 segundos
Escalador*	8/20 segundos	10 segundos
Elevação de pernas com joelhos estendidos	3/até a falha	-
Supersérie com abdominal oblíquo	3/até a falha	45 segundos
Supra-abdominal*	8/20 segundos	10 segundos
Lenhador na polia alta*	8/20 segundos	10 segundos

SESSÃO 3 (QUARTA-FEIRA): COSTAS, TRAPÉZIO, BÍCEPS E ANTEBRAÇO

Exercício	Séries/repetições	Intervalo
Remada com barra	3/7-8	-
Supersérie com remada com barra pegada invertida	3/16-20	45 segundos
Extensão de ombros	3/16-20	-
Supersérie com puxada com a pegada aberta	3/7-8	45 segundos
Arranque com kettlebell*	8/20 segundos	10 segundos

SEMANAS 3-4 (continuação)
SESSÃO 3 (QUARTA-FEIRA): COSTAS, TRAPÉZIO, BÍCEPS E ANTEBRAÇO

Exercício	Séries/repetições	Intervalo
Step*	8/20 segundos	10 segundos
Encolhimento com barra	3/7-8	-
Supersérie com encolhimento com a barra por trás das costas	3/16-20	45 segundos
Clean com halteres*	8/20 segundos	10 segundos
Salto sobre o banco*	8/20 segundos	10 segundos
Rosca direta com barra, sentado	2/7-8	-
Supersérie com rosca direta com barra	2/16-20	45 segundos
Rosca direta com halteres, inclinada (decúbito ventral)	2/16-20	-
Supersérie com rosca direta com halteres, inclinada (decúbito dorsal)	2/7-8	45 segundos
Rosca punho com barra	2/7-8	-
Supersérie com rosca punho invertida com barra	2/16-20	45 segundos
Levantamento com landmine*	8/20 segundos	10 segundos
Polichinelos*	8/20 segundos	10 segundos

SESSÃO 4 (QUINTA-FEIRA): PEITO, OMBRO E TRÍCEPS

Exercício	Séries/repetições	Intervalo
Supino inclinado	3/7-8	-
Supersérie com crucifixo inclinado com halteres	3/16-20	45 segundos
Crossover na polia baixa	3/15-20	-
Supersérie com crossover	3/7-8	45 segundos
Apoio*	8/20 segundos	10 segundos
Polichinelos*	8/20 segundos	10 segundos
Meio desenvolvimento no multiforça com a barra por trás da cabeça	4/7-8	-
Supersérie com remada vertical no multiforça	3/16-20	45 segundos
Crucifixo invertido no crossover	3/16-20	-
Supersérie com elevação lateral na polia baixa	3/7-8	45 segundos
Swing com kettlebell/haltere*	8/20 segundos	10 segundos
Power clean no multiforça*	8/20 segundos	10 segundos
Tríceps testa	2/7-8	-
Supersérie com mergulho	2/16-20	45 segundos
Tríceps na polia alta com pegada invertida	2/16-20	-
Supersérie com tríceps na polia alta	2/7-8	45 segundos
Levantamento com landmine*	8/20 segundos	10 segundos
Burpees*	8/20 segundos	10 segundos

(Continua)

TABELA 13.3 "Super-rasgado em 8 semanas"(continuação)

SEMANAS 3-4 (continuação)
SESSÃO 5 (SEXTA-FEIRA): PERNA, PANTURRILHA E ABDOMINAIS

Exercício	Séries/repetições	Intervalo
Agachamento	3/7-8	-
Supersérie com passada	3/15-20	45 segundos
Leg press unilateral (alternando as pernas)	3/16-20	-
Supersérie com leg press	3/7-8	45 segundos
Levantamento-terra	3/7-8	-
Supersérie com levantamento-terra romeno	3/16-20	45 segundos
Agachamento*	8/20 segundos	10 segundos
Arranque com kettlebell*	8/20 segundos	10 segundos
Flexão plantar sentado	3/15	-
Supersérie com flexão plantar com o peso corporal	3/até a falha	45 segundos
Passada*	8/20 segundos	10 segundos
Escalador*	8/20 segundos	10 segundos
Supra-abdominal na polia alta	3/10	-
Supersérie com abdominal oblíquo	3/15	45 segundos
Infra-abdominal*	8/20 segundos	10 segundos
Rolamento com barra*	8/20 segundos	10 segundos

SESSÃO 6 (SÁBADO): COSTAS, TRAPÉZIO, BÍCEPS E ANTEBRAÇO

Exercício	Séries/repetições	Intervalo
Puxada	3/7-8	-
Supersérie com puxada com a pegada invertida	3/16-20	45 segundos
Extensão de ombros	3/16-20	-
Supersérie com puxada em pé	3/7-8	45 segundos
Arranque com kettlebell*	8/20 segundos	10 segundos
Step*	8/20 segundos	10 segundos
Encolhimento no multiforça com a barra por trás das costas	3/7-8	-
Supersérie com encolhimento no multiforça	3/16-20	45 segundos
Clean com halteres*	8/20 segundos	10 segundos
Salto sobre o banco*	8/20 segundos	10 segundos
Rosca direta com barra W	2/7-8	-
Supersérie com rosca Scott com barra W	2/16-20	45 segundos
Rosca direta, inclinada	2/16-20	-
Supersérie com rosca alternada com halteres, em pé	2/7-8	45 segundos
Rosca punho invertida com halteres	2/7-8	-
Supersérie com rosca punho com halteres	2/16-20	45 segundos
Levantamento com landmine*	8/20 segundos	10 segundos
Polichinelos*	8/20 segundos	10 segundos

SEMANAS 5-6
SESSÃO 1 (SEGUNDA-FEIRA): PEITO, OMBRO E TRÍCEPS

Exercício	Séries/repetições	Intervalo
Supino	4/5-6	-
Supersérie com crucifixo com halteres	4/21-25	30 segundos
Crucifixo inclinado com halteres	4/21-25	-
Supersérie com supino inclinado com halteres	4/5-6	30 segundos
Apoio*	8/20 segundos	10 segundos
Polichinelos*	8/20 segundos	10 segundos
Meio desenvolvimento com halteres	4/5-6	-
Supersérie com elevação lateral com halteres	4/21-25	30 segundos
Crucifixo invertido com halteres	4/21-25	-
Supersérie com remada vertical com halteres	4/5-6	30 segundos
Swing com kettlebell/haltere*	8/20 segundos	10 segundos
Hang power clean no multiforça*	8/20 segundos	10 segundos
Supino com a pegada fechada	3/5-6	-
Supersérie com tríceps testa	3/21-25	30 segundos
Tríceps na polia alta	3/21-25	-
Supersérie com tríceps francês na polia baixa	3/5-6	30 segundos
Levantamento landmine*	8/20 segundos	10 segundos
Burpee*	8/20 segundos	10 segundos

SESSÃO 2 (TERÇA-FEIRA): PERNA, PANTURRILHA E ABDOMINAIS

Exercício	Séries/repetições	Intervalo
Agachamento com salto	4/7-8	-
Supersérie com extensão de joelhos	4/21-25	30 segundos
Agachamento com a barra pela frente	4/21-25	-
Supersérie com agachamento	4/5-6	30 segundos
Flexão de joelhos	4/21-25	-
Supersérie com levantamento-terra romeno	4/5-6	30 segundos
Agachamento*	8/20 segundos	10 segundos
Arranque com kettlebell*	8/20 segundos	10 segundos
Flexão plantar no leg press	4/20	-
Supersérie com flexão plantar com o peso corporal	4/até a falha	30 segundos
Passada*	8/20 segundos	10 segundos
Escalador*	8/20 segundos	10 segundos
Elevação de pernas com os joelhos estendidos	4/até a falha	-
Supersérie com abdominal oblíquo	4/até a falha	30 segundos
Supra-abdominal*	8/20 segundos	10 segundos
Lenhador na polia alta*	8/20 segundos	10 segundos

(Continua)

TABELA 13.3 "Super-rasgado em 8 semanas"(continuação)

SEMANAS 5-6 (continuação)
SESSÃO 3 (QUARTA-FEIRA): COSTAS, TRAPÉZIO, BÍCEPS E ANTEBRAÇO

Exercício	Séries/repetições	Intervalo
Remada com barra	4/5-6	-
Supersérie com remada com barra, pegada invertida	4/21-25	30 segundos
Extensão de ombros	4/21-25	-
Supersérie com puxada com a pegada aberta	4/5-6	30 segundos
Arranque com kettlebell*	8/20 segundos	10 segundos
Step*	8/20 segundos	10 segundos
Encolhimento com barra	4/5-6	-
Supersérie com encolhimento com a barra por trás das costas	4/21-25	30 segundos
Clean com halteres*	8/20 segundos	10 segundos
Salto sobre o banco*	8/20 segundos	10 segundos
Rosca direta com barra, sentado	3/5-6	-
Supersérie com rosca direta com barra	3/21-25	30 segundos
Rosca direta com halteres, inclinada (decúbito ventral)	3/21-25	-
Supersérie com rosca direta com halteres, inclinada (decúbito dorsal)	3/5-6	30 segundos
Rosca punho com barra	3/5-6	-
Supersérie com rosca punho invertida com barra	3/21-25	30 segundos
Levantamento com landmine*	8/20 segundos	10 segundos
Polichinelos*	8/20 segundos	10 segundos

SESSÃO 4 (QUINTA-FEIRA): PEITO, OMBRO E TRÍCEPS

Exercício	Séries/repetições	Intervalo
Supino inclinado	4/5-6	-
Supersérie com crucifixo inclinado com halteres	4/21-25	30 segundos
Crossover na polia baixa	4/21-25	-
Supersérie com crossover	4/5-6	30 segundos
Apoio*	8/20 segundos	10 segundos
Polichinelos*	8/20 segundos	10 segundos
Meio desenvolvimento no multiforça com a barra por trás da cabeça	4/5-6	-
Supersérie com remada vertical no multiforça	4/21-25	30 segundos
Crucifixo invertido no crossover	4/21-25	-
Supersérie com elevação lateral na polia baixa	4/5-6	30 segundos
Swing com kettlebell/haltere*	8/20 segundos	10 segundos
Power clean no multiforça*	8/20 segundos	10 segundos

SEMANAS 5-6 (continuação)
SESSÃO 4 (QUINTA-FEIRA): PEITO, OMBRO E TRÍCEPS

Exercício	Séries/repetições	Intervalo
Tríceps testa	3/5-6	-
Supersérie com mergulho	3/21-25	30 segundos
Tríceps na polia alta com pegada invertida	3/21-25	-
Supersérie com tríceps na polia alta	3/5-6	30 segundos
Levantamento com landmine*	8/20 segundos	10 segundos
Burpees*	8/20 segundos	10 segundos

SESSÃO 5 (SEXTA-FEIRA): PERNA, PANTURRILHA E ABDOMINAIS

Exercício	Séries/repetições	Intervalo
Agachamento	4/5-6	-
Supersérie com passada	4/21-25	30 segundos
Leg press unilateral (alternando as pernas)	4/21-25	-
Supersérie com leg press	4/5-6	30 segundos
Levantamento-terra	4/5-6	-
Supersérie com levantamento-terra romeno	4/21-25	30 segundos
Agachamento*	8/20 segundos	10 segundos
Arranque com kettlebell*	8/20 segundos	10 segundos
Flexão plantar sentado	4/20	-
Supersérie com flexão plantar com o peso corporal	4/até a falha	30 segundos
Passada*	8/20 segundos	10 segundos
Escalador*	8/20 segundos	10 segundos
Supra-abdominal na polia alta	4/8	-
Supersérie com abdominal oblíquo	4/20	30 segundos
Infra-abdominal*	8/20 segundos	10 segundos
Rolamento com barra*	8/20 segundos	10 segundos

SESSÃO 6 (SÁBADO): COSTAS, TRAPÉZIO, BÍCEPS E ANTEBRAÇO

Exercício	Séries/repetições	Intervalo
Puxada	4/5-6	-
Supersérie com puxada com a pegada invertida	4/21-25	30 segundos
Extensão de ombros	4/21-25	-
Supersérie com puxada em pé	4/5-6	30 segundos
Arranque com kettlebell*	8/20 segundos	10 segundos
Step*	8/20 segundos	10 segundos
Encolhimento no multiforça com a barra por trás das costas	4/5-6	-
Supersérie com encolhimento no multiforça	3/21-25	30 segundos
Clean com halteres*	8/20 segundos	10 segundos
Salto sobre o banco*	8/20 segundos	10 segundos
Rosca direta com barra W	3/5-6	-
Supersérie com rosca Scott com barra W	3/21-25	30 segundos

(Continua)

TABELA 13.3 "Super-rasgado em 8 semanas"(continuação)

SEMANAS 5-6 (continuação)
SESSÃO 6 (SÁBADO): COSTAS, TRAPÉZIO, BÍCEPS E ANTEBRAÇO

Exercício	Séries/repetições	Intervalo
Rosca direta, inclinada	3/21-25	-
Supersérie com rosca alternada com halteres, em pé	3/5-6	30 segundos
Rosca punho invertida com halteres	3/5-6	-
Supersérie com rosca punho com halteres	3/21-25	30 segundos
Levantamento com landmine*	8/20 segundos	10 segundos
Polichinelos*	8/20 segundos	10 segundos

SEMANAS 7-8
SESSÃO 1 (SEGUNDA-FEIRA): PEITO, OMBRO E TRÍCEPS

Exercício	Séries/repetições	Intervalo
Supino	4/3-4	-
Supersérie com crucifixo com halteres	4/26-30	15 segundos
Crucifixo inclinado com halteres	4/26-30	-
Supersérie com supino inclinado com halteres	4/3-4	15 segundos
Apoio*	8/20 segundos	10 segundos
Polichinelos*	8/20 segundos	10 segundos
Meio desenvolvimento com halteres	4/3-4	-
Supersérie com elevação lateral com halteres	4/26-30	15 segundos
Crucifixo invertido com halteres	4/26-30	-
Supersérie com remada vertical com halteres	4/3-4	15 segundos
Swing com kettlebell/haltere*	8/20 segundos	10 segundos
Power clean no multiforça*	8/20 segundos	10 segundos
Supino com a pegada fechada	3/3-4	-
Supersérie com tríceps testa	3/26-30	15 segundos
Tríceps na polia alta	3/26-30	-
Supersérie com tríceps francês na polia baixa	3/3-4	15 segundos
Levantamento landmine*	8/20 segundos	10 segundos
Burpee*	8/20 segundos	10 segundos

SESSÃO 2 (TERÇA-FEIRA): PERNA, PANTURRILHA E ABDOMINAIS

Exercício	Séries/repetições	Intervalo
Agachamento com salto	4/9-10	-
Supersérie com extensão de joelhos	4/26-30	15 segundos
Agachamento com a barra pela frente	4/26-30	-
Supersérie com agachamento	4/3-4	15 segundos

SEMANAS 7-8 (continuação)
SESSÃO 2 (TERÇA-FEIRA): PERNA, PANTURRILHA E ABDOMINAIS

Exercício	Séries/repetições	Intervalo
Flexão de joelhos	4/26-30	-
Supersérie com levantamento-terra romeno	4/3-4	15 segundos
Agachamento*	8/20 segundos	10 segundos
Arranque com kettlebell*	8/20 segundos	10 segundos
Flexão plantar no leg press	4/25	-
Supersérie com flexão plantar com o peso corporal	4/até a falha	15 segundos
Passada*	8/20 segundos	10 segundos
Escalador*	8/20 segundos	10 segundos
Elevação de pernas com joelhos estendidos	4/até a falha	-
Supersérie com abdominal oblíquo	4/até a falha	15 segundos
Supra-abdominal*	8/20 segundos	10 segundos
Lenhador na polia alta*	8/20 segundos	10 segundos

SESSÃO 3 (QUARTA-FEIRA): COSTAS, TRAPÉZIO, BÍCEPS E ANTEBRAÇO

Exercício	Séries/repetições	Intervalo
Remada com barra	4/3-4	-
Supersérie com remada com barra e pegada invertida	4/26-30	15 segundos
Extensão de ombros	4/26-30	-
Supersérie com puxada com a pegada aberta	4/3-4	15 segundos
Arranque com kettlebell*	8/20 segundos	10 segundos
Step*	8/20 segundos	10 segundos
Encolhimento com barra	4/3-4	-
Supersérie com encolhimento com a barra por trás das costas	4/26-30	15 segundos
Clean com halteres*	8/20 segundos	10 segundos
Salto sobre o banco*	8/20 segundos	10 segundos
Rosca direta com barra, sentado	3/3-4	-
Supersérie com rosca direta com barra	3/26-30	15 segundos
Rosca direta com halteres, posição inclinada (decúbito ventral)	3/26-30	-
Supersérie com rosca direta com halteres, inclinada (decúbito dorsal)	3/3-4	15 segundos
Rosca punho com barra	3/3-4	-
Supersérie com rosca punho invertida com barra	3/26-30	15 segundos
Levantamento com landmine*	8/20 segundos	10 segundos
Polichinelos*	8/20 segundos	10 segundos

(Continua)

TABELA 13.3 "Super-rasgado em 8 semanas"(continuação)

SEMANAS 7-8 (continuação)
SESSÃO 4 (QUINTA-FEIRA): PEITO, OMBRO E TRÍCEPS

Exercício	Séries/repetições	Intervalo
Supino inclinado	4/3-4	-
Supersérie com crucifixo inclinado com halteres	4/26-30	15 segundos
Crossover na polia baixa	4/26-30	-
Supersérie com crossover	4/3-4	15 segundos
Apoio*	8/20 segundos	10 segundos
Polichinelos*	8/20 segundos	10 segundos
Meio desenvolvimento no multiforça com a barra por trás da cabeça	4/3-4	-
Supersérie com remada vertical no multiforça	4/26-30	15 segundos
Crucifixo invertido no crossover	4/26-30	-
Supersérie com elevação lateral na polia baixa	4/3-4	15 segundos
Swing com kettlebell/haltere*	8/20 segundos	10 segundos
Hang power clean no multiforça*	8/20 segundos	10 segundos
Tríceps testa	3/3-4	-
Supersérie com mergulho	3/26-30	15 segundos
Tríceps na polia alta com pegada invertida	3/26-30	-
Supersérie com tríceps na polia alta	3/3-4	15 segundos
Levantamento com landmine*	8/20 segundos	10 segundos
Burpees*	8/20 segundos	10 segundos

SESSÃO 5 (SEXTA-FEIRA): PERNA, PANTURRILHA E ABDOMINAIS

Exercício	Séries/repetições	Intervalo
Agachamento	4/3-4	-
Supersérie com passada	4/26-30	15 segundos
Leg press unilateral (alternando as pernas)	4/26-30	-
Supersérie com leg press	4/3-4	15 segundos
Levantamento-terra	4/3-4	-
Supersérie com levantamento-terra romeno	4/25-30	15 segundos
Agachamento*	8/20 segundos	10 segundos
Arranque com kettlebell*	8/20 segundos	10 segundos

SEMANAS 7-8 (continuação)
SESSÃO 5 (SEXTA-FEIRA): PERNA, PANTURRILHA E ABDOMINAIS

Exercício	Séries/repetições	Intervalo
Flexão plantar sentado	4/25	-
Supersérie com flexão plantar com o peso corporal	4/até a falha	15 segundos
Passada	8/20 segundos	10 segundos
Escalador*	8/20 segundos	10 segundos
Supra-abdominal na polia alta	4/6	-
Supersérie com abdominal oblíquo	4/25	15 segundos
Infra-abdominal*	8/20 segundos	10 segundos
Rolamento com barra*	8/20 segundos	10 segundos

SESSÃO 6 (SÁBADO): COSTAS, TRAPÉZIO, BÍCEPS E ANTEBRAÇO

Exercício	Séries/repetições	Intervalo
Puxada	4/3-4	-
Supersérie com puxada com a pegada invertida	4/26-30	15 segundos
Extensão de ombros	4/26-30	-
Supersérie com puxada em pé	4/3-4	15 segundos
Arranque com kettlebell*	8/20 segundos	10 segundos
Step*	8/20 segundos	10 segundos
Encolhimento no multiforça com a barra por trás das costas	4/3-4	-
Supersérie com encolhimento no multiforça	3/26-30	15 segundos
Clean com halteres*	8/20 segundos	10 segundos
Salto sobre o banco*	8/20 segundos	10 segundos
Rosca direta com barra W	3/3-4	-
Supersérie com rosca Scott com barra W	3/26-30	15 segundos
Rosca direta, inclinada	3/26-30	-
Supersérie com rosca alternada com halteres, em pé	3/3-4	15 segundos
Rosca punho invertida com halteres	3/3-4	-
Supersérie com rosca punho com halteres	3/26-30	15 segundos
Levantamento com landmine*	8/20 segundos	10 segundos
Polichinelos*	8/20 segundos	10 segundos

* Fazer esses exercícios utilizando o modelo Tabata.

HIIT de 100

No HIIT de 100 não há apenas a combinação do HIIT com pesos, mas também a combinação de técnicas de treinamento muito populares, intensas e efetivas, como o treino de hundreds e o treino de volume alemão (TVA). Este último é também conhecido como "10x10", pois são feitas 10 séries de 10 repetições. Essa técnica é utilizada no Capítulo 9, no programa 5x10. Como o nome sugere, o treino de hundreds envolve a execução de séries com 100 repetições.

Com o HIIT de 100, cada sessão inicia com 10 séries de 10 repetições em um exercício por grupo muscular. O HIIT ocorre a partir do período de intervalo entre as 10 séries. Começa-se com 60 segundos de intervalo entre elas, e diminui-se o tempo progressivamente em 10 segundos ao longo de seis semanas, até que não se tenha mais intervalos. Assim, as 100 repetições serão executadas "direto", caracterizando o treino de *hundreds*. A propósito, 10 séries de 10 repetições também são 100 repetições. Nas últimas semanas do programa, quando se descansa apenas de 10 a 20 segundos entre as séries, já se tem a sensação de que as 100 repetições estão sendo feitas uma atrás da outra. Entretanto, no fim da sexta semana do programa HIIT de 100, a maioria das pessoas não consegue completar as repetições sem intervalos. Isso não é motivo de preocupação. Se elas não forem alcançadas, simplesmente se descansa pelo número de segundos equivalente ao número de repetições que falta para se completar as 100. Por exemplo, se forem concluídas 70 repetições "direto", deve-se descansar durante 30 segundos e, depois, continuar.

Cada sessão é iniciada com um exercício por grupo muscular, utilizando o modelo HIIT de 100. Depois, são realizadas três séries adicionais do mesmo exercício, com cargas equivalentes a 10RM (um peso que normalmente permite a execução de 10 repetições). É claro, após se fazer 10 séries de 10 repetições, não é mais possível completar 10 repetições com a carga equivalente a 10RM. É possível que sejam completadas de 5 a 7 repetições. Na terceira série, faz-se um *drop set*, diminuindo o peso para o mesmo do HIIT de 100 e realizando o maior número de repetições que se é capaz antes de se chegar à falha muscular. Depois, são executadas mais três séries em um ou dois exercícios adicionais para o mesmo grupo muscular. O intervalo entre todas as séries após o HIIT de 100 é de apenas um minuto, a fim de maximizar a queima de gordura.

Siga o treino específico para os grupos musculares e finalize com um HIIT de 100, usando um exercício para corpo inteiro, como, por exemplo, *cleans* com barra ou halteres, *swings* com *kettlebell*, levantamentos-terra com barra ou halteres, arranques com barra ou halteres, arranques unilaterais com *kettlebell* ou haltere, ou, ainda, um exercício único, conhecido como levantamento-terra/rosca direta/meio desenvolvimento.

Nas séries de HIIT de 100, das semanas 1 a 3 (em que os intervalos de repouso são de 30 segundos ou mais), as 3 primeiras séries de 10 repetições são realizadas da forma mais rápida e explosiva possível. Isso ajudará a aprimorar a força e a potência muscular, mesmo usando pesos leves. Então, da quarta até a sexta série, os movimentos são executados de forma lenta e controlada, enfatizando a contração em cada repetição, com uma pausa de 1 a 2 segundos no final do movimento, o que contribuirá para o aprimoramento da conexão mente-músculo, fundamental para o tamanho, forma e separação muscular. Nas semanas 4 a 6, em que os intervalos de repouso são de 20 segundos ou menos, o único objetivo é completar as 100 repetições. Logo, não há porque se preocupar com a velocidade e com o controle de cada repetição. As repetições devem ser feitas da melhor forma possível enquanto os músculos queimam.

Em cada exercício, o HIIT de 100 é executado com um peso equivalente a 50% da carga com que se costuma realizar 10 repetições. Não se preocupe se isso for muito pesado. Caso as 10 séries de 10 repetições não sejam completadas no programa, o peso pode ser ajustado tanto na mesma sessão de treino como na próxima. Se não for possível completar 10 repetições antes da oitava série, então o peso deve ser imediatamente diminuído em 5 ou 10 libras antes da próxima série. Se não for possível completar 10 repetições durante ou após a oitava série, então deve-se executar o maior número de repetições possível nas últimas séries. Nesse caso, no próximo treino para o mesmo grupo muscular, o peso deverá ser diminuído cerca de 5 a 10 libras.

Se alguns exercícios feitos com o HIIT de 100 forem novidade, então algum tempo será necessário até que se encontre os pesos que permitirão a realização de 10 repetições. Na semana anterior ao início do HIIT de 100 desses exercícios, insira-os no programa, a fim de encontrar um peso aproximado que possibilite a execução das 10 repetições. Assim, quando o programa da semana seguinte for iniciado, usa-se a metade desse peso para as séries de HIIT de 100.

Quando se tenta estimar a carga para as 10RMs de cada exercício, o primeiro exercício deve ser aquele com o qual se fará o HIIT. Por exemplo, se o peso para 10RMs no supino não é conhecido, esse deve ser o primeiro movimento da sessão para o peito, visando um peso que permita a execução de apenas 10 repetições. Depois, segue-se com a rotina normal de treino para peito.

Embora o principal benefício desse programa (ver Tab. 13.4) seja a rápida perda de gordura, os benefícios adicionais também são impressionantes. Mesmo com pesos leves, o crescimento muscular é uma agradável surpresa, sobretudo por ocorrer diminuição da gordura corporal simultaneamente. Um crescimento muscular incrível é observado em grupos que não costumam ser treinados com um alto volume, como o trapézio, o antebraço e a panturrilha. Entretanto, também é surpreendente o resultado que pode ser observado nos braços e nas pernas. Uma das melhores formas de otimizar o crescimento muscular é fazer com que um determinado peso seja mais "difícil", e o HIIT de 100 faz com que um peso muito leve seja difícil de mover. O estresse que o músculo repetidamente recebe por essa dificuldade de movimentar o peso é o que influencia o crescimento muscular. Esse estímulo leva o nível de fadiga muscular a um novo patamar, o que estimula a produção e acúmulo de metabólitos bioquímicos. Esses metabólitos não são um completo desperdício, já que estimulam a liberação de hormônios como o hormônio do crescimento (GH), o qual, além de aumentar o tamanho muscular, estimula a queima de gordura.

Obviamente, outros benefícios também são evidentes ao se fazer 100 repetições com períodos de intervalo progressivamente menores, como o aumento da resistência muscular, o que melhora o condicionamento para praticamente qualquer esporte. E mesmo que não se participe de nenhum esporte, esse benefício aparecerá de forma muito clara nas sessões de treino. Ao retornar para os programas convencionais, em que os intervalos entre as séries são de alguns minutos, os músculos se recuperarão mais rápido, o que proporcionará um aumento do número de repetições realizadas com um mesmo peso em relação ao que normalmente se faria em séries sucessivas. Isso porque a redução progressiva dos períodos de intervalo toda semana força os músculos a gradualmente aprenderem como se recuperar mais rapidamente entre as séries.

Quando seguem esse programa, a maioria das pessoas não necessita de uma sessão adicional de HIIT aeróbio. As séries de HIIT de 100 são adequadas o suficiente para estimular a queima de gordura. No entanto, o praticante deve se sentir à vontade para adicionar uma sessão adicional de HIIT caso deseje. Pode-se adicionar um repouso ativo entre as séries que não são de HIIT, adicionar um HIIT entre os grupos musculares, ou, ainda, fazer uma sessão de HIIT depois do treino com o HIIT de 100.

TABELA 13.4 HIIT de 100

\multicolumn{4}{c}{SEMANA 1}
\multicolumn{4}{c}{SESSÃO 1 (SEGUNDA-FEIRA): PEITO, COSTAS E ABDOMINAIS}
Exercício	Peso	Séries/repetições	Intervalo
Supino HIIT de 100	50% de 10RM	10/10	60 segundos
Supino	10RM (do teste)	3[1]/até a falha	60 segundos
Supino inclinado com halteres	10RM	3/até a falha	60 segundos
Crossover	15RM	3/até a falha	60 segundos
Puxada com a pegada aberta	50% de 10RM	10/10	60 segundos
Puxada com a pegada aberta	10RM (do teste)	3[1]/até a falha	60 segundos
Remada curvada com barra	10RM	3/até a falha	60 segundos
Extensão de ombros	15RM	3/até a falha	60 segundos
Infra-abdominal	Peso corporal[2]	10/10	60 segundos
Supra-abdominal	Peso corporal[2]	10/10	60 segundos
Levantamento-terra/rosca direta/meio desenvolvimento	Halteres leves	10/10	60 segundos
\multicolumn{4}{c}{SESSÃO 2 (TERÇA-FEIRA): PERNA, TRÍCEPS E PANTURRILHA}
Agachamento HIIT de 100	50% de 10RM	10/10	60 segundos
Agachamento	10RM (do teste)	3[1]/até a falha	60 segundos
Leg press	10RM	3/até a falha	60 segundos
Extensão de joelhos	15RM	3/até a falha	60 segundos
Flexão de joelhos	15RM	3/até a falha	60 segundos
Tríceps na polia alta	50% de 10RM	10/10	60 segundos
Tríceps na polia alta	10RM (do teste)	3[1]/até a falha	60 segundos
Tríceps testa	15RM	3/até a falha	60 segundos
Flexão plantar em pé	50% de 10RM	10/10	60 segundos
Flexão plantar em pé	10RM (do teste)	3[1]/até a falha	60 segundos
Flexão plantar sentado	15RM	3/até a falha	60 segundos
Swing com kettlebells	Kettlebell leve[3]	10/10	60 segundos
\multicolumn{4}{c}{SESSÃO 3 (QUARTA-FEIRA): OMBRO, TRAPÉZIO, BÍCEPS E ANTEBRAÇO}
Meio desenvolvimento com halteres HIIT de 100	50% de 10RM	10/10	60 segundos
Meio desenvolvimento com halteres	10RM (do teste)	3[1]/até a falha	60 segundos
Elevação lateral com halteres	10RM	3/até a falha	60 segundos

(Continua)

TABELA 13.4 HIIT de 100 (continuação)

SEMANA 1

SESSÃO 3 (QUARTA-FEIRA): OMBRO, TRAPÉZIO, BÍCEPS E ANTEBRAÇO

Exercício	Peso	Séries/repetições	Intervalo
Crucifixo invertido com halteres	15RM	3/até a falha	60 segundos
Encolhimento com halteres	50% de 10RM	10/10	60 segundos
Encolhimento com halteres	10RM (do teste)	3[1]/até a falha	60 segundos
Rosca direta com halteres	50% de 10RM	10/10	60 segundos
Rosca direta com halteres	10RM (do teste)	3[1]/até a falha	60 segundos
Rosca direta com halteres, inclinada	15RM	3/até a falha	60 segundos
Rosca punho com barra	50% de 10RM	10/10	60 segundos
Rosca punho com barra	10RM (do teste)	3[1]/até a falha	60 segundos
Clean com halteres	50% de 10RM	10/10	60 segundos

SESSÃO 4 (QUINTA-FEIRA): PEITO, COSTAS E ABDOMINAIS

Exercício	Peso	Séries/repetições	Intervalo
Supino HIIT de 100	50% de 10RM	10/10	50 segundos
Supino	10RM (do teste)	3[1]/até a falha	60 segundos
Supino inclinado com a pegada invertida	10RM	3/até a falha	60 segundos
Crucifixo inclinado com halteres	15RM	3/até a falha	60 segundos
Puxada com a pegada aberta	50% de 10RM	10/10	50 segundos
Puxada com a pegada aberta	10RM (do teste)	3[1]/até a falha	60 segundos
Remada curvada unilateral, com haltere	10RM	3/até a falha	[2]
Puxada com a pegada supinada	15RM	3/até a falha	60 segundos
Infra-abdominal	Peso corporal[3]	10/10	50 segundos
Supra-abdominal	Peso corporal[3]	10/10	50 segundos
Levantamento-terra/rosca direta/meio desenvolvimento	Halteres leves	10/10	50 segundos

SESSÃO 5 (SEXTA-FEIRA): PERNA, TRÍCEPS E PANTURRILHA

Exercício	Peso	Séries/repetições	Intervalo
Agachamento HIIT de 100	50% de 10RM	10/10	50 segundos
Agachamento	10RM (do teste)	3[1]/até a falha	60 segundos
Passada com halteres	10RM	3/até a falha	60 segundos
Extensão de joelhos	15RM	3/até a falha	60 segundos
Levantamento-terra romeno	15RM	3/até a falha	60 segundos
Tríceps na polia alta	50% de 10RM	10/10	50 segundos
Tríceps na polia alta	10RM (do teste)	3[1]/até a falha	60 segundos
Tríceps francês na polia baixa	15RM	3/até a falha	60 segundos
Flexão plantar em pé	50% de 10RM	10/10	50 segundos
Flexão plantar em pé	10RM (do teste)	3[1]/até a falha	60 segundos
Flexão plantar sentado	15RM	3/até a falha	60 segundos
Swing com *kettlebells*	Kettlebell leve[2]	10/10	50 segundos

SESSÃO 6 (SÁBADO): OMBRO, TRAPÉZIO, BÍCEPS E ANTEBRAÇO

Exercício	Peso	Séries/repetições	Intervalo
Meio desenvolvimento com halteres HIIT de 100	50% de 10RM	10/10	50 segundos
Meio desenvolvimento com halteres	10RM (do teste)	3[1]/até a falha	60 segundos
Elevação lateral unilateral na polia baixa	10RM	3/até a falha	[2]
Crucifixo invertido na máquina	15RM	3/até a falha	60 segundos
Encolhimento com halteres	50% de 10RM	10/10	50 segundos
Encolhimento com halteres	10RM (do teste)	3[1]/até a falha	60 segundos

(Continua)

TABELA 13.4 HIIT de 100 (continuação)

Exercício	Peso	Séries/repetições	Intervalo
SEMANA 1 (continuação)			
SESSÃO 6 (SÁBADO): OMBRO, TRAPÉZIO, BÍCEPS E ANTEBRAÇO			
Rosca direta com halteres	50% de 10RM	10/10	50 segundos
Rosca direta com halteres	10RM (do teste)	3^1/até a falha	60 segundos
Rosca direta por trás das costas, na polia baixa	15RM	3/até a falha	[2]
Rosca punho com barra	50% de 10RM	10/10	50 segundos
Rosca punho com barra	10RM (do teste)	3^1/até a falha	60 segundos
Clean com halteres	50% de 10RM	10/10	50 segundos
SEMANA 2			
SESSÃO 1 (SEGUNDA-FEIRA): PEITO, COSTAS E ABDOMINAIS			
Supino HIIT de 100	50% de 10RM	10/10	40 segundos
Supino	10RM (do teste)	3^1/até a falha	60 segundos
Supino inclinado com halteres	10RM	3/até a falha	60 segundos
Crossover	15RM	3/até a falha	60 segundos
Puxada com a pegada aberta	50% de 10RM	10/10	40 segundos
Puxada com a pegada aberta	10RM (do teste)	3^1/até a falha	60 segundos
Remada curvada com barra	10RM	3/até a falha	60 segundos
Extensão de ombros	15RM	3/até a falha	60 segundos
Infra-abdominal	Peso corporal[2]	10/10	40 segundos
Supra-abdominal	Peso corporal[2]	10/10	40 segundos
Levantamento-terra/rosca direta/meio desenvolvimento	Halteres leves	10/10	40 segundos
SESSÃO 2 (TERÇA-FEIRA): PERNA, TRÍCEPS E PANTURRILHA			
Agachamento HIIT de 100	50% de 10RM	10/10	40 segundos
Agachamento	10RM (do teste)	3^1/até a falha	60 segundos
Leg press	10RM	3/até a falha	60 segundos
Extensão de joelhos	15RM	3/até a falha	60 segundos
Flexão de joelhos	15RM	3/até a falha	60 segundos
Tríceps na polia alta	50% de 10RM	10/10	40 segundos
Tríceps na polia alta	10RM (do teste)	3^1/até a falha	60 segundos
Tríceps testa	15RM	3/até a falha	60 segundos
Flexão plantar em pé	50% de 10RM	10/10	40 segundos
Flexão plantar em pé	10RM (do teste)	3^1/até a falha	60 segundos
Flexão plantar sentado	15RM	3/até a falha	60 segundos
Swing com *kettlebells*	*Kettlebell* leve[3]	10/10	40 segundos
SESSÃO 3 (QUARTA-FEIRA): OMBRO, TRAPÉZIO, BÍCEPS E ANTEBRAÇO			
Meio desenvolvimento com halteres HIIT de 100	50% de 10RM	10/10	40 segundos
Meio desenvolvimento com halteres	10RM (do teste)	3^1/até a falha	60 segundos
Elevação lateral com halteres	10RM	3/até a falha	60 segundos
Crucifixo invertido com halteres	15RM	3/até a falha	60 segundos
Encolhimento com halteres	50% de 10RM	10/10	40 segundos
Encolhimento com halteres	10RM (do teste)	3^1/até a falha	60 segundos
Rosca direta com halteres	50% de 10RM	10/10	40 segundos

(Continua)

TABELA 13.4 HIIT de 100 (continuação)

SEMANA 2 (continuação)

SESSÃO 3 (QUARTA-FEIRA): OMBRO, TRAPÉZIO, BÍCEPS E ANTEBRAÇO

Exercício	Peso	Séries/repetições	Intervalo
Rosca direta com halteres	10RM (do teste)	3[1]/até a falha	60 segundos
Rosca direta com halteres, inclinada	15RM	3/até a falha	60 segundos
Rosca punho com barra	50% de 10RM	10/10	40 segundos
Rosca punho com barra	10RM (do teste)	3[1]/até a falha	60 segundos
Clean com halteres	50% de 10RM	10/10	40 segundos

SESSÃO 4 (QUINTA-FEIRA): PEITO, COSTAS E ABDOMINAIS

Exercício	Peso	Séries/repetições	Intervalo
Supino HIIT de 100	50% de 10RM	10/10	40 segundos
Supino	10RM (do teste)	3[1]/até a falha	60 segundos
Supino inclinado com a pegada invertida	10RM	3/até a falha	60 segundos
Crucifixo inclinado com halteres	15RM	3/até a falha	60 segundos
Puxada com a pegada aberta	50% de 10RM	10/10	40 segundos
Puxada com a pegada aberta	10RM (do teste)	3[1]/até a falha	60 segundos
Remada curvada unilateral, com haltere	10RM	3/até a falha	[4]
Puxada com a pegada supinada	15RM	3/até a falha	60 segundos
Infra-abdominal	Peso corporal[2]	10/10	40 segundos
Supra-abdominal	Peso corporal[2]	10/10	40 segundos
Levantamento-terra/rosca direta/meio desenvolvimento	Halteres leves	10/10	40 segundos

SESSÃO 5 (SEXTA-FEIRA): PERNA, TRÍCEPS E PANTURRILHA

Exercício	Peso	Séries/repetições	Intervalo
Agachamento HIIT de 100	50% de 10RM	10/10	40 segundos
Agachamento	10RM (do teste)	3[1]/até a falha	60 segundos
Passada com halteres	10RM	3/até a falha	60 segundos
Extensão de joelhos	15RM	3/até a falha	60 segundos
Levantamento-terra romeno	15RM	3/até a falha	60 segundos
Tríceps na polia alta	50% de 10RM	10/10	40 segundos
Tríceps na polia alta	10RM (do teste)	3[1]/até a falha	60 segundos
Tríceps francês na polia baixa	15RM	3/até a falha	60 segundos
Flexão plantar em pé	50% de 10RM	10/10	40 segundos
Flexão plantar em pé	10RM (do teste)	3[1]/até a falha	60 segundos
Flexão plantar sentado	15RM	3/até a falha	60 segundos
Swing com *kettlebells*	Kettlebell leve[3]	10/10	40 segundos

SESSÃO 6 (SÁBADO): OMBRO, TRAPÉZIO, BÍCEPS E ANTEBRAÇO

Exercício	Peso	Séries/repetições	Intervalo
Meio desenvolvimento com halteres HIIT de 100	50% de 10RM	10/10	40 segundos
Meio desenvolvimento com halteres	10RM (do teste)	3[1]/até a falha	60 segundos
Elevação lateral unilateral na polia baixa	10RM	3/até a falha	[4]
Crucifixo invertido na máquina	15RM	3/até a falha	60 segundos
Encolhimento com halteres	50% de 10RM	10/10	40 segundos
Encolhimento com halteres	10RM (do teste)	3[1]/até a falha	60 segundos
Rosca direta com halteres	50% de 10RM	10/10	40 segundos
Rosca direta com halteres	10RM (do teste)	3[1]/até a falha	60 segundos
Rosca direta por trás das costas, na polia baixa	15RM	3/até a falha	[4]
Rosca punho com barra	50% de 10RM	10/10	40 segundos
Rosca punho com barra	10RM (do teste)	3[1]/até a falha	60 segundos
Clean com halteres	50% de 10RM	10/10	40 segundos

(Continua)

TABELA 13.4 HIIT de 100 (continuação)

SEMANA 3
SESSÃO 1 (SEGUNDA-FEIRA): PEITO, COSTAS E ABDOMINAIS

Exercício	Peso	Séries/repetições	Intervalo
Supino HIIT de 100	50% de 10RM	10/10	30 segundos
Supino	10RM (do teste)	3[1]/até a falha	60 segundos
Supino inclinado com halteres	12RM	3/até a falha	60 segundos
Crossover	20RM	3/até a falha	60 segundos
Puxada com a pegada aberta	50% de 10RM	10/10	30 segundos
Puxada com a pegada aberta	10RM (do teste)	3[1]/até a falha	60 segundos
Remada curvada com barra	12RM	3/até a falha	60 segundos
Extensão de ombros	20RM	3/até a falha	60 segundos
Infra-abdominal	Peso corporal[2]	10/10	30 segundos
Supra-abdominal	Peso corporal[2]	10/10	30 segundos
Levantamento-terra/rosca direta/meio desenvolvimento	Halteres leves	10/10	30 segundos

SESSÃO 2 (TERÇA-FEIRA): PERNA, TRÍCEPS E PANTURRILHA

Exercício	Peso	Séries/repetições	Intervalo
Agachamento HIIT de 100	50% de 10RM	10/10	30 segundos
Agachamento	10RM (do teste)	3[1]/até a falha	60 segundos
Leg press	12RM	3/até a falha	60 segundos
Extensão de joelhos	20RM	3/até a falha	60 segundos
Flexão de joelhos	20RM	3/até a falha	60 segundos
Tríceps na polia alta	50% de 10RM	10/10	30 segundos
Tríceps na polia alta	10RM (do teste)	3[1]/até a falha	60 segundos
Tríceps testa	20RM	3/até a falha	60 segundos
Flexão plantar em pé	50% de 10RM	10/10	30 segundos
Flexão plantar em pé	10RM (do teste)	3[1]/até a falha	60 segundos
Flexão plantar sentado	20RM	3/até a falha	60 segundos
Swing com kettlebells	Kettlebell leve[3]	10/10	30 segundos

SESSÃO 3 (QUARTA-FEIRA): OMBRO, TRAPÉZIO, BÍCEPS E ANTEBRAÇO

Exercício	Peso	Séries/repetições	Intervalo
Meio desenvolvimento com halteres HIIT de 100	50% de 10RM	10/10	30 segundos
Meio desenvolvimento com halteres	10RM (do teste)	3[1]/até a falha	60 segundos
Elevação lateral com halteres	12RM	3/até a falha	60 segundos
Crucifixo invertido com halteres	20RM	3/até a falha	60 segundos
Encolhimento com halteres	50% de 10RM	10/10	30 segundos
Encolhimento com halteres	10RM (do teste)	3[1]/até a falha	60 segundos
Rosca direta com halteres	50% de 10RM	10/10	30 segundos
Rosca direta com halteres	10RM (do teste)	3[1]/até a falha	60 segundos
Rosca direta com halteres, inclinada	20RM	3/até a falha	60 segundos
Rosca punho com barra	50% de 10RM	10/10	30 segundos
Rosca punho com barra	10RM (do teste)	3[1]/até a falha	60 segundos
Clean com halteres	50% de 10RM	10/10	30 segundos

SESSÃO 4 (QUINTA-FEIRA): PEITO, COSTAS E ABDOMINAIS

Exercício	Peso	Séries/repetições	Intervalo
Supino HIIT de 100	50% de 10RM	10/10	30 segundos
Supino	10RM (do teste)	3[1]/até a falha	60 segundos
Supino inclinado com a pegada invertida	12RM	3/até a falha	60 segundos
Crucifixo inclinado com halteres	20RM	3/até a falha	60 segundos
Puxada com a pegada aberta	50% de 10RM	10/10	30 segundos

(Continua)

TABELA 13.4 HIIT de 100 (continuação)

SEMANA 3 (continuação)
SESSÃO 4 (QUINTA-FEIRA): PEITO, COSTAS E ABDOMINAIS

Exercício	Peso	Séries/repetições	Intervalo
Puxada com a pegada aberta	10RM (do teste)	3[1]/até a falha	30 segundos
Remada curvada unilateral, com haltere	12RM	3/até a falha	[4]
Puxada com a pegada supinada	20RM	3/até a falha	60 segundos
Infra-abdominal	Peso corporal[2]	10/10	30 segundos
Supra-abdominal	Peso corporal[2]	10/10	30 segundos
Levantamento-terra/rosca direta/meio desenvolvimento	Halteres leves	10/10	30 segundos

SESSÃO 5 (SEXTA-FEIRA): PERNA, TRICEPS E PANTURRILHA

Exercício	Peso	Séries/repetições	Intervalo
Agachamento HIIT de 100	50% de 10RM	10/10	30 segundos
Agachamento	10RM (do teste)	3[1]/até a falha	60 segundos
Passada com halteres	12RM	3/até a falha	60 segundos
Extensão de joelhos	20RM	3/até a falha	60 segundos
Levantamento-terra romeno	20RM	3/até a falha	60 segundos
Tríceps na polia alta	50% de 10RM	10/10	30 segundos
Tríceps na polia alta	10RM (do teste)	3[1]/até a falha	60 segundos
Tríceps francês na polia baixa	20RM	3/até a falha	60 segundos
Flexão plantar em pé	50% de 10RM	10/10	30 segundos
Flexão plantar em pé	10RM (do teste)	3[1]/até a falha	60 segundos
Flexão plantar sentado	20RM	3/até a falha	30 segundos
Swing com *kettlebells*	Kettlebell leve[3]	10/10	30 segundos

SESSÃO 6 (SÁBADO): OMBRO, TRAPÉZIO, BÍCEPS E ANTEBRAÇO

Exercício	Peso	Séries/repetições	Intervalo
Meio desenvolvimento com halteres HIIT de 100	50% de 10RM	10/10	30 segundos
Meio desenvolvimento com halteres	10RM (do teste)	3[1]/até a falha	60 segundos
Elevação lateral unilateral na polia baixa	12RM	3/até a falha	[4]
Crucifixo invertido na máquina	20RM	3/até a falha	60 segundos
Encolhimento com halteres	50% de 10RM	10/10	30 segundos
Encolhimento com halteres	10RM (do teste)	3[1]/até a falha	60 segundos
Rosca direta com halteres	50% de 10RM	10/10	30 segundos
Rosca direta com halteres	10RM (do teste)	3[1]/até a falha	60 segundos
Rosca direta por trás das costas, na polia baixa	20RM	3/até a falha	[4]
Rosca punho com barra	50% de 10RM	10/10	30 segundos
Rosca punho com barra	10RM (do teste)	3[1]/até a falha	60 segundos
Clean com halteres	50% de 10RM	10/10	30 segundos

SEMANA 4
SESSÃO 1 (SEGUNDA-FEIRA): PEITO, COSTAS E ABDOMINAIS

Exercício	Peso	Séries/repetições	Intervalo
Supino HIIT de 100	50% de 10RM	10/10	20 segundos
Supino	10RM (do teste)	3[1]/até a falha	60 segundos
Supino inclinado com halteres	12RM	3/até a falha	60 segundos
Crossover	20RM	3/até a falha	60 segundos
Puxada com a pegada aberta	50% de 10RM	10/10	20 segundos
Puxada com a pegada aberta	10RM (do teste)	3[1]/até a falha	60 segundos
Remada curvada com barra	12RM	3/até a falha	60 segundos

(Continua)

TABELA 13.4 HIIT de 100 (continuação)

SEMANA 4 (continuação)			
SESSÃO 1 (SEGUNDA-FEIRA): PEITO, COSTAS E ABDOMINAIS			
Exercício	Peso	Séries/repetições	Intervalo
Extensão de ombros	20RM	3/até a falha	60 segundos
Infra-abdominal	Peso corporal[2]	10/10	20 segundos
Supra-abdominal	Peso corporal[2]	10/10	20 segundos
Levantamento-terra/rosca direta/meio desenvolvimento	Halteres leves	10/10	20 segundos
SESSÃO 2 (TERÇA-FEIRA): PERNA, TRÍCEPS E PANTURRILHA			
Agachamento HIIT de 100	50% de 10RM	10/10	20 segundos
Agachamento	10RM (do teste)	3[1]/até a falha	60 segundos
Leg press	12RM	3/até a falha	60 segundos
Extensão de joelhos	20RM	3/até a falha	60 segundos
Flexão de joelhos	20RM	3/até a falha	60 segundos
Tríceps na polia alta	50% de 10RM	10/10	20 segundos
Tríceps na polia alta	10RM (do teste)	3[1]/até a falha	60 segundos
Tríceps testa	20RM	3/até a falha	60 segundos
Flexão plantar em pé	50% de 10RM	10/10	20 segundos
Flexão plantar em pé	10RM (do teste)	3[1]/até a falha	60 segundos
Flexão plantar sentado	20RM	3/até a falha	60 segundos
Swing com *kettlebells*	*Kettlebell* leve[3]	10/10	20 segundos
SESSÃO 3 (QUARTA-FEIRA): OMBRO, TRAPÉZIO, BÍCEPS E ANTEBRAÇO			
Meio desenvolvimento com halteres HIIT de 100	50% de 10RM	10/10	20 segundos
Meio desenvolvimento com halteres	10RM (do teste)	3[1]/até a falha	60 segundos
Elevação lateral com halteres	12RM	3/até a falha	60 segundos
Crucifixo invertido com halteres	20RM	3/até a falha	60 segundos
Encolhimento com halteres	50% de 10RM	10/10	20 segundos
Encolhimento com halteres	10RM (do teste)	3[1]/até a falha	60 segundos
Rosca direta com halteres	50% de 10RM	10/10	20 segundos
Rosca direta com halteres	10RM (do teste)	3[1]/até a falha	60 segundos
Rosca direta com halteres, inclinada	20RM	3/até a falha	60 segundos
Rosca punho com barra	50% de 10RM	10/10	20 segundos
Rosca punho com barra	10RM (do teste)	3[1]/até a falha	60 segundos
Clean com halteres	50% de 10RM	10/10	20 segundos
SESSÃO 4 (QUINTA-FEIRA): PEITO, COSTAS E ABDOMINAIS			
Supino HIIT de 100	50% de 10RM	10/10	20 segundos
Supino	10RM (do teste)	3[1]/até a falha	60 segundos
Supino inclinado com a pegada invertida	12RM	3/até a falha	60 segundos
Crucifixo inclinado com halteres	20RM	3/até a falha	60 segundos
Puxada com a pegada aberta	50% de 10RM	10/10	20 segundos
Puxada com a pegada aberta	10RM (do teste)	3[1]/até a falha	30 segundos
Remada curvada unilateral, com haltere	12RM	3/até a falha	[4]
Puxada com a pegada supinada	20RM	3/até a falha	60 segundos
Infra-abdominal	Peso corporal[2]	10/10	20 segundos
Supra-abdominal	Peso corporal[2]	10/10	20 segundos
Levantamento-terra/rosca direta/meio desenvolvimento	Halteres leves	10/10	20 segundos

(Continua)

TABELA 13.4 HIIT de 100 (continuação)

SEMANA 4 (continuação)
SESSÃO 5 (SEXTA-FEIRA): PERNA, TRÍCEPS E PANTURRILHA

Exercício	Peso	Séries/repetições	Intervalo
Agachamento HIIT de 100	50% de 10RM	10/10	20 segundos
Agachamento	10RM (do teste)	3[1]/até a falha	60 segundos
Passada com halteres	12RM	3/até a falha	60 segundos
Extensão de joelhos	20RM	3/até a falha	60 segundos
Levantamento-terra romeno	20RM	3/até a falha	60 segundos
Tríceps na polia alta	50% de 10RM	10/10	20 segundos
Tríceps na polia alta	10RM (do teste)	3[1]/até a falha	60 segundos
Tríceps francês na polia baixa	20RM	3/até a falha	60 segundos
Flexão plantar em pé	50% de 10RM	10/10	20 segundos
Flexão plantar em pé	10RM (do teste)	3[1]/até a falha	60 segundos
Flexão plantar sentado	20RM	3/até a falha	30 segundos
Swing com kettlebells	Kettlebell leve[3]	10/10	20 segundos

SESSÃO 6 (SÁBADO): OMBRO, TRAPÉZIO, BÍCEPS E ANTEBRAÇO

Exercício	Peso	Séries/repetições	Intervalo
Meio desenvolvimento com halteres HIIT de 100	50% de 10RM	10/10	20 segundos
Meio desenvolvimento com halteres	10RM (do teste)	3[1]/até a falha	60 segundos
Elevação lateral unilateral na polia baixa	12RM	3/até a falha	[4]
Crucifixo invertido na máquina	20RM	3/até a falha	60 segundos
Encolhimento com halteres	50% de 10RM	10/10	20 segundos
Encolhimento com halteres	10RM (do teste)	3[1]/até a falha	60 segundos
Rosca direta com halteres	50% de 10RM	10/10	20 segundos
Rosca direta com halteres	10RM (do teste)	3[1]/até a falha	60 segundos
Rosca direta por trás das costas, na polia baixa	20RM	3/até a falha	[4]
Rosca punho com barra	50% de 10RM	10/10	20 segundos
Rosca punho com barra	10RM (do teste)	3[1]/até a falha	60 segundos
Clean com halteres	50% de 10RM	10/10	20 segundos

SEMANA 5
SESSÃO 1 (SEGUNDA-FEIRA): PEITO, COSTAS E ABDOMINAIS

Exercício	Peso	Séries/repetições	Intervalo
Supino HIIT de 100	50% de 10RM	10/10	10 segundos
Supino	10RM (do teste)	3[1]/até a falha	60 segundos
Supino inclinado com halteres	15RM	3/até a falha	60 segundos
Crossover	30RM	3/até a falha	60 segundos
Puxada com a pegada aberta	50% de 10RM	10/10	10 segundos
Puxada com a pegada aberta	10RM (do teste)	3[1]/até a falha	60 segundos
Remada curvada com barra	15RM	3/até a falha	60 segundos
Extensão de ombros	30RM	3/até a falha	60 segundos
Infra-abdominal	Peso corporal[2]	10/10	10 segundos
Supra-abdominal	Peso corporal[2]	10/10	10 segundos
Levantamento-terra/rosca direta/meio desenvolvimento	Halteres leves	10/10	10 segundos

SESSÃO 2 (TERÇA-FEIRA): PERNA, TRÍCEPS E PANTURRILHA

Exercício	Peso	Séries/repetições	Intervalo
Agachamento HIIT de 100	50% de 10RM	10/10	10 segundos
Agachamento	10RM (do teste)	3[1]/até a falha	60 segundos

(Continua)

TABELA 13.4 HIIT de 100 (continuação)

SEMANA 5 (continuação)
SESSÃO 2 (TERÇA-FEIRA): PERNA, TRÍCEPS E PANTURRILHA

Exercício	Peso	Séries/repetições	Intervalo
Leg press	15RM	3/até a falha	60 segundos
Extensão de joelhos	30RM	3/até a falha	60 segundos
Flexão de joelhos	30RM	3/até a falha	60 segundos
Tríceps na polia alta	50% de 10RM	10/10	10 segundos
Tríceps na polia alta	10RM (do teste)	3[1]/até a falha	60 segundos
Tríceps testa	30RM	3/até a falha	60 segundos
Flexão plantar em pé	50% de 10RM	10/10	10 segundos
Flexão plantar em pé	10RM (do teste)	3[1]/até a falha	60 segundos
Flexão plantar sentado	30RM	3/até a falha	60 segundos
Swing com kettlebells	Kettlebell leve[3]	10/10	10 segundos

SESSÃO 3 (QUARTA-FEIRA): OMBRO, TRAPÉZIO, BÍCEPS E ANTEBRAÇO

Exercício	Peso	Séries/repetições	Intervalo
Meio desenvolvimento com halteres HIIT de 100	50% de 10RM	10/10	10 segundos
Meio desenvolvimento com halteres	10RM (do teste)	3[1]/até a falha	60 segundos
Elevação lateral com halteres	15RM	3/até a falha	60 segundos
Crucifixo invertido com halteres	30RM	3/até a falha	60 segundos
Encolhimento com halteres	50% de 10RM	10/10	10 segundos
Encolhimento com halteres	10RM (do teste)	3[1]/até a falha	60 segundos
Rosca direta com halteres	50% de 10RM	10/10	10 segundos
Rosca direta com halteres	10RM (do teste)	3[1]/até a falha	60 segundos
Rosca direta com halteres, inclinada	30RM	3/até a falha	60 segundos
Rosca punho com barra	50% de 10RM	10/10	10 segundos
Rosca punho com barra	10RM (do teste)	3[1]/até a falha	60 segundos
Clean com halteres	50% de 10RM	10/10	10 segundos

SESSÃO 4 (QUINTA-FEIRA): PEITO, COSTAS E ABDOMINAIS

Exercício	Peso	Séries/repetições	Intervalo
Supino HIIT de 100	50% de 10RM	10/10	10 segundos
Supino	10RM (do teste)	3[1]/até a falha	60 segundos
Supino inclinado com a pegada invertida	15RM	3/até a falha	60 segundos
Crucifixo inclinado com halteres	30RM	3/até a falha	60 segundos
Puxada com a pegada aberta	50% de 10RM	10/10	10 segundos
Puxada com a pegada aberta	10RM (do teste)	3[1]/até a falha	30 segundos
Remada curvada unilateral, com haltere	15RM	3/até a falha	[4]
Puxada com a pegada supinada	30RM	3/até a falha	60 segundos
Infra-abdominal	Peso corporal[2]	10/10	10 segundos
Supra-abdominal	Peso corporal[2]	10/10	10 segundos
Levantamento-terra/rosca direta/meio desenvolvimento	Halteres leves	10/10	10 segundos

SESSÃO 5 (SEXTA-FEIRA): PERNA, TRÍCEPS E PANTURRILHA

Exercício	Peso	Séries/repetições	Intervalo
Agachamento HIIT de 100	50% de 10RM	10/10	10 segundos
Agachamento	10RM (do teste)	3[1]/até a falha	60 segundos
Passada com halteres	15RM	3/até a falha	60 segundos
Extensão de joelhos	30RM	3/até a falha	60 segundos
Levantamento-terra romeno	30RM	3/até a falha	60 segundos
Tríceps na polia alta	50% de 10RM	10/10	10 segundos

(Continua)

TABELA 13.4 HIIT de 100 (continuação)

SEMANA 5 (continuação)			
SESSÃO 5 (SEXTA-FEIRA): PERNA, TRÍCEPS E PANTURRILHA			
Exercício	**Peso**	**Séries/repetições**	**Intervalo**
Tríceps na polia alta	10RM (do teste)	3[1]/até a falha	60 segundos
Tríceps francês na polia baixa	30RM	3/até a falha	60 segundos
Flexão plantar em pé	50% de 10RM	10/10	10 segundos
Flexão plantar em pé	10RM (do teste)	3[1]/até a falha	60 segundos
Flexão plantar sentado	30RM	3/até a falha	30 segundos
Swing com kettlebells	Kettlebell leve[3]	10/10	10 segundos
SESSÃO 6 (SÁBADO): OMBRO, TRAPÉZIO, BÍCEPS E ANTEBRAÇO			
Meio desenvolvimento com halteres HIIT de 100	50% de 10RM	10/10	10 segundos
Meio desenvolvimento com halteres	10RM (do teste)	3[1]/até a falha	60 segundos
Elevação lateral unilateral na polia baixa	15RM	3/até a falha	[4]
Crucifixo invertido na máquina	30RM	3/até a falha	60 segundos
Encolhimento com halteres	50% de 10RM	10/10	10 segundos
Encolhimento com halteres	10RM (do teste)	3[1]/até a falha	60 segundos
Rosca direta com halteres	50% de 10RM	10/10	10 segundos
Rosca direta com halteres	10RM (do teste)	3[1]/até a falha	60 segundos
Rosca direta por trás das costas, na polia baixa	30RM	3/até a falha	[4]
Rosca punho com barra	50% de 10RM	10/10	10 segundos
Rosca punho com barra	10RM (do teste)	3[1]/até a falha	60 segundos
Clean com halteres	50% de 10RM	10/10	10 segundos
SEMANA 6			
SESSÃO 1 (SEGUNDA-FEIRA): PEITO, COSTAS E ABDOMINAIS			
Exercício	**Peso**	**Séries/repetições**	**Intervalo**
Supino HIIT de 100	50% de 10RM	10/10	0 segundos
Supino	10RM (do teste)	3[1]/até a falha	60 segundos
Supino inclinado com halteres	15RM	3/até a falha	60 segundos
Crossover	30RM	3/até a falha	60 segundos
Puxada com a pegada aberta	50% de 10RM	10/10	0 segundos
Puxada com a pegada aberta	10RM (do teste)	3[1]/até a falha	60 segundos
Remada curvada com barra	15RM	3/até a falha	60 segundos
Extensão de ombros	30RM	3/até a falha	60 segundos
Infra-abdominal	Peso corporal[2]	10/10	0 segundos
Supra-abdominal	Peso corporal[2]	10/10	0 segundos
Levantamento-terra/rosca direta/meio desenvolvimento	Halteres leves	10/10	0 segundos
SESSÃO 2 (TERÇA-FEIRA): PERNA, TRÍCEPS E PANTURRILHA			
Agachamento HIIT de 100	50% de 10RM	10/10	0 segundos
Agachamento	10RM (do teste)	3[1]/até a falha	60 segundos
Leg press	15RM	3/até a falha	60 segundos
Extensão de joelhos	30RM	3/até a falha	60 segundos
Flexão de joelhos	30RM	3/até a falha	60 segundos
Tríceps na polia alta	50% de 10RM	10/10	0 segundos
Tríceps na polia alta	10RM (do teste)	3[1]/até a falha	60 segundos
Tríceps testa	30RM	3/até a falha	60 segundos

(Continua)

TABELA 13.4 HIIT de 100 (continuação)

SEMANA 6 (continuação)
SESSÃO 2 (TERÇA-FEIRA): PERNA, TRÍCEPS E PANTURRILHA

Exercício	Peso	Séries/repetições	Intervalo
Flexão plantar em pé	50% de 10RM	10/10	0 segundos
Flexão plantar em pé	10RM (do teste)	3¹/até a falha	60 segundos
Flexão plantar sentado	30RM	3/até a falha	60 segundos
Swing com *kettlebells*	*Kettlebell* leve³	10/10	0 segundos

SESSÃO 3 (QUARTA-FEIRA): OMBRO, TRAPÉZIO, BÍCEPS E ANTEBRAÇO

Exercício	Peso	Séries/repetições	Intervalo
Meio desenvolvimento com halteres HIIT de 100	50% de 10RM	10/10	0 segundos
Meio desenvolvimento com halteres	10RM (do teste)	3¹/até a falha	60 segundos
Elevação lateral com halteres	15RM	3/até a falha	60 segundos
Crucifixo invertido com halteres	30RM	3/até a falha	60 segundos
Encolhimento com halteres	50% de 10RM	10/10	0 segundos
Encolhimento com halteres	10RM (do teste)	3¹/até a falha	60 segundos
Rosca direta com halteres	50% de 10RM	10/10	0 segundos
Rosca direta com halteres	10RM (do teste)	3¹/até a falha	60 segundos
Rosca direta com halteres, inclinada	30RM	3/até a falha	60 segundos
Rosca punho com barra	50% de 10RM	10/10	0 segundos
Rosca punho com barra	10RM (do teste)	3¹/até a falha	60 segundos
Clean com halteres	50% de 10RM	10/10	0 segundos

SESSÃO 4 (QUINTA-FEIRA): PEITO, COSTAS E ABDOMINAIS

Exercício	Peso	Séries/repetições	Intervalo
Supino HIIT de 100	50% de 10RM	10/10	0 segundos
Supino	10RM (do teste)	3¹/até a falha	60 segundos
Supino inclinado com a pegada invertida	15RM	3/até a falha	60 segundos
Crucifixo inclinado com halteres	30RM	3/até a falha	60 segundos
Puxada com a pegada aberta	50% de 10RM	10/10	0 segundos
Puxada com a pegada aberta	10RM (do teste)	3¹/até a falha	30 segundos
Remada curvada unilateral, com haltere	15RM	3/até a falha	4
Puxada com a pegada supinada	30RM	3/até a falha	60 segundos
Infra-abdominal	Peso corporal²	10/10	0 segundos
Supra-abdominal	Peso corporal²	10/10	0 segundos
Levantamento-terra/rosca direta/meio desenvolvimento	Halteres leves	10/10	0 segundos

SESSÃO 5 (SEXTA-FEIRA): PERNA, TRÍCEPS E PANTURRILHA

Exercício	Peso	Séries/repetições	Intervalo
Agachamento HIIT de 100	50% de 10RM	10/10	0 segundos
Agachamento	10RM (do teste)	3¹/até a falha	60 segundos
Passada com halteres	15RM	3/até a falha	60 segundos
Extensão de joelhos	30RM	3/até a falha	60 segundos
Levantamento-terra romeno	30RM	3/até a falha	60 segundos
Tríceps na polia alta	50% de 10RM	10/10	0 segundos
Tríceps na polia alta	10RM (do teste)	3¹/até a falha	60 segundos
Tríceps francês na polia baixa	30RM	3/até a falha	60 segundos
Flexão plantar em pé	50% de 10RM	10/10	0 segundos
Flexão plantar em pé	10RM (do teste)	3¹/até a falha	60 segundos
Flexão plantar sentado	30RM	3/até a falha	30 segundos
Swing com *kettlebells*	*Kettlebell* leve³	10/10	0 segundos

(Continua)

TABELA 13.4 HIIT de 100 (continuação)

SEMANA 6 (continuação) SESSÃO 6 (SÁBADO): OMBRO, TRAPÉZIO, BÍCEPS E ANTEBRAÇO			
Exercício	Peso	Séries/repetições	Intervalo
Meio desenvolvimento com halteres HIIT de 100	50% de 10RM	10/10	0 segundos
Meio desenvolvimento com halteres	10RM (do teste)	3[1]/até a falha	60 segundos
Elevação lateral unilateral na polia baixa	15RM	3/até a falha	[4]
Crucifixo invertido na máquina	30RM	3/até a falha	60 segundos
Encolhimento com halteres	50% de 10RM	10/10	0 segundos
Encolhimento com halteres	10RM (do teste)	3[1]/até a falha	60 segundos
Rosca direta com halteres	50% de 10RM	10/10	0 segundos
Rosca direta com halteres	10RM (do teste)	3[1]/até a falha	60 segundos
Rosca direta por trás das costas, na polia baixa	30RM	3/até a falha	[4]
Rosca punho com barra	50% de 10RM	10/10	0 segundos
Rosca punho com barra	10RM (do teste)	3[1]/até a falha	60 segundos
Clean com halteres	50% de 10RM	10/10	0 segundos

[1] Na última série, fazer um *drop set*, reduzindo a carga para a mesma utilizada no HIIT de 100, e executar o maior número de repetições possível, até a falha.
[2] Pelo fato de desse ser um exercício que utiliza o peso corporal, a carga não pode ser reduzida. Portanto, se não for possível realizar 10 séries de 10 repetições com 1 minuto de intervalo entre as séries, não diminua o intervalo a cada semana. Em vez disso, mantenha-o em 1 minuto, até que as 10 séries de 10 repetições sejam completadas. Então, na próxima semana, comece a reduzi-lo.
[3] Se os *kettlebells* não estiverem disponíveis, use halteres.
[4] Não fazer intervalos. Executar o exercício com um braço, alternando-o com o outro, até que todas as 3 séries sejam finalizadas com cada braço.

Programa Tabata com pesos

O programa Tabata com pesos utiliza o Tabata – que se pensa ser apenas um exercício aeróbio – e o transforma em um programa de treino de força completo. Desse modo, tem-se a combinação dos benefícios da perda de gordura e do ganho de massa muscular. Realizar um número muito alto de repetições com pesos leves e intervalos curtos pode ajudar a ultrapassar o platô, acarretando um ganho considerável de massa magra.

Pelo fato de o Tabata melhorar a resistência, também aprimora a habilidade do corpo em queimar mais gordura. Ainda, por incrementar a energia explosiva – o tipo de energia necessária em uma série típica de supino –, o método pode ajudar na realização de mais repetições com determinado peso, ou na utilização de uma carga mais elevada para um certo número de repetições. Isso acarreta em um aumento da força e do tamanho muscular, já que uma maior sobrecarga no músculo resulta em maior crescimento.

E os benefícios não se encerram por aí. Ao se fazer um número bem alto de repetições e intervalos curtos entre as séries, eleva-se a quantidade de capilares que abastecem as fibras musculares, o que ajudará os músculos na assimilação de mais nutrientes, oxigênio e hormônios anabólicos, acarretando em maior quantidade de energia disponível para as sessões de treino, bem como em uma melhor recuperação e em um maior crescimento após o exercício.

Esse programa exigirá a execução de diversos exercícios por grupo muscular no modelo Tabata. Deve-se realizar 2 a 4 exercícios por grupo. Cada exercício consiste de 8 séries de 20 segundos, devendo ser feita a maior quantidade possível nesse período. O descanso é de apenas 10 segundos entre as séries. Quando forem completadas as 8 séries, descansa-se entre 1 e 2 minutos e, então, faz-se o mesmo no próximo exercício.

Cada sessão de treino deve ser finalizada com quatro exercícios de corpo inteiro ou com exercícios calistênicos, todos de acordo com o modelo Tabata. Assim, mais gordura será queimada. Quando esses quatro exercícios forem realizados, nenhum intervalo deve ser administrado entre eles. Uma vez que os oito ciclos de um exercício forem completados, deve-se passar para o próximo, o mais rápido possível.

O peso apropriado para cada exercício é selecionado por meio de tentativa e erro. Sugere-se começar com um peso bem leve, aumentando a cada semana. Se for encontrado um peso que permita a execução das repetições durante 20 segundos ao longo das primeiras cinco ou seis séries, mas as duas últimas duas ou três séries não forem completadas, mantenha o peso. Dessa forma, pode-se estabelecer o objetivo de completar os 20 segundos em todas as oito séries antes de partir para um peso maior. Em cada semana completada do programa Tabata com pesos, o principal objetivo é aumentar a carga utilizada ou o número de repetições realizadas durante os 4 minutos. Recomenda-se seguir o programa da Tabela 13.5 por cerca de três a seis semanas antes de retornar para um modelo mais tradicional de séries consecutivas.

TABELA 13.5 Programa Tabata com pesos

SESSÃO 1 (SEGUNDA-FEIRA): PEITO/ABDOMINAIS		
Exercício	Séries/tempo	Intervalo
Supino*	8/20 segundos	10 segundos
Supino inclinado*	8/20 segundos	10 segundos
Crucifixo com halteres*	8/20 segundos	10 segundos
Crossover*	8/20 segundos	10 segundos
Infra-abdominal*	8/20 segundos	10 segundos
Supra-abdominal*	8/20 segundos	10 segundos
Apoio**	8/20 segundos	10 segundos
Clean com halteres**	8/20 segundos	10 segundos
Passada com halteres**	8/20 segundos	10 segundos
Swing com kettlebell	8/20 segundos	10 segundos
SESSÃO 2 (TERÇA-FEIRA): PERNA/PANTURRILHA		
Agachamento*	8/20 segundos	10 segundos
Levantamento-terra*	8/20 segundos	10 segundos
Extensão de joelhos*	8/20 segundos	10 segundos
Flexão de joelhos*	8/20 segundos	10 segundos
Flexão plantar em pé*	8/20 segundos	10 segundos
Flexão plantar sentado*	8/20 segundos	10 segundos
Passada com halteres**	8/20 segundos	10 segundos
Levantamento com landmine**	8/20 segundos	10 segundos
Arranque com kettlebell**	8/20 segundos	10 segundos
Lenhador com banda elástica	8/20 segundos	10 segundos
SESSÃO 3 (QUARTA-FEIRA): OMBRO/TRAPÉZIO		
Meio desenvolvimento no multiforça*	8/20 segundos	10 segundos
Remada vertical no multiforça*	8/20 segundos	10 segundos
Elevação lateral com halteres*	8/20 segundos	10 segundos
Crucifixo invertido em pé, no crossover*	8/20 segundos	10 segundos
Encolhimento com barra*	8/20 segundos	10 segundos
Encolhimento no multiforça com a barra por trás das costas*	8/20 segundos	10 segundos
Arremesso de medicine ball para cima**	8/20 segundos	10 segundos
Burpee**	8/20 segundos	10 segundos

SESSÃO 3 (QUARTA-FEIRA): OMBRO/TRAPÉZIO (continuação)		
Exercício	Séries/tempo	Intervalo
Swing com kettlebell**	8/20 segundos	10 segundos
Enterrada com medicine ball	8/20 segundos	10 segundos
SESSÃO 4 (QUINTA-FEIRA): COSTAS/ABDOMINAIS		
Remada curvada com barra*	8/20 segundos	10 segundos
Puxada*	8/20 segundos	10 segundos
Remada na polia baixa, sentado*	8/20 segundos	10 segundos
Extensão de ombros*	8/20 segundos	10 segundos
Supra-abdominal no crossover*	8/20 segundos	10 segundos
Supra-abdominal na polia baixa*	8/20 segundos	10 segundos
Apoio**	8/20 segundos	10 segundos
Levantamento-terra/rosca direta/meio desenvolvimento**	8/20 segundos	10 segundos
Trabalho com saco de pancada**	8/20 segundos	10 segundos
Clean com halteres	8/20 segundos	10 segundos
SESSÃO 5 (SEXTA-FEIRA): TRÍCEPS/BÍCEPS/ANTEBRAÇO		
Tríceps testa*	8/20 segundos	10 segundos
Tríceps na polia alta*	8/20 segundos	10 segundos
Tríceps francês na polia baixa*	8/20 segundos	10 segundos
Rosca direta com barra*	8/20 segundos	10 segundos
Rosca direta com halteres, inclinada*	8/20 segundos	10 segundos
Rosca neutra com halteres*	8/20 segundos	10 segundos
Rosca punho com barra*	8/20 segundos	10 segundos
Rosca punho invertida com barra*	8/20 segundos	10 segundos
Burpee**	8/20 segundos	10 segundos
Passada com halteres**	8/20 segundos	10 segundos
Levantamento com landmine**	8/20 segundos	10 segundos
Rotação do tronco com banda elástica	8/20 segundos	10 segundos

* Intervalo de 1 a 2 minutos entre os exercícios.
** Sem intervalo entre os exercícios.

Banda elástica para o corpo inteiro

A banda elástica para o corpo inteiro é um ótimo programa. Baseado somente em exercícios com banda elástica, útil para quando se viaja e não se tem acesso a pesos livres, ou para quando simplesmente se deseja mudar o estímulo (ver Tab. 13.6). O programa envolve diversas técnicas de treino de alta intensidade como, por exemplo, superséries e séries gigantes, a fim de aumentar a queima de calorias durante e após a sessão. Constitui um treino único, o que significa que todos os principais grupos musculares precisarão se recuperar após o exercício, aumentando a taxa metabólica depois da sessão. O programa também inclui o repouso ativo para auxiliar na queima de gordura.

Essas sessões devem ser realizadas três vezes por semana. Pode-se até utilizá-las como sessões de treino aeróbio, realizadas nos dias alternados com o treino de força. De qualquer maneira, é uma ótima forma de aumentar o condicionamento físico e diminuir a gordura corporal.

TABELA 13.6 Banda elástica para o corpo inteiro

Exercício	Séries/repetições
Apoio potente	1/5-8
Supersérie com extensão de ombro com banda elástica	1/10
Repouso ativo: agachamento com saltos	1/5-8
Supersérie com agachamento com o peso corporal	1/40 segundos
Apoio potente	1/5-8
Supersérie com extensão de ombro com banda elástica	1/10
Repouso ativo: agachamento com saltos	1/5-8
Supersérie com agachamento com o peso corporal	1/40 segundos
Apoio potente	1/5-8
Supersérie com extensão de ombro com banda elástica	1/10
Repouso ativo: agachamento com saltos	1/5-8
Supersérie com agachamento com o peso corporal	1/40 segundos
Supino inclinado com banda elástica	1/15
Supersérie com remada curvada com banda elástica	1/15
Repouso ativo: polichinelos	1/60 segundos
Supino inclinado com banda elástica	1/15
Supersérie com remada curvada com banda elástica	1/15
Repouso ativo: polichinelos	1/60 segundos
Supino inclinado com banda elástica	1/15
Supersérie com remada curvada com banda elástica	1/15
Repouso ativo: polichinelos	1/60 segundos
Crucifixo invertido com banda elástica	1/10
Série gigante com elevação lateral com banda elástica	1/10
Série gigante com remada vertical com banda elástica	1/10
Série gigante com meio desenvolvimento com banda elástica	1/10
Repouso ativo: passadas com o peso corporal	1/60 segundos
Crucifixo invertido com banda elástica	1/10
Série gigante com elevação lateral com banda elástica	1/10
Série gigante com remada vertical com banda elástica	1/10
Série gigante com meio desenvolvimento com banda elástica	1/10
Repouso ativo: passadas com o peso corporal	1/60 segundos
Crucifixo invertido com banda elástica	1/10
Série gigante com elevação lateral com banda elástica	1/10
Série gigante com remada vertical com banda elástica	1/10
Série gigante com meio desenvolvimento com banda elástica	1/10
Repouso ativo: passadas com o peso corporal	1/60 segundos
Tríceps francês com banda elástica	1/10
Supersérie com rosca direta com banda elástica	1/10
Repouso ativo: saltos laterais	1/60 segundos
Tríceps francês com banda elástica	1/10
Supersérie com rosca direta com banda elástica	1/10
Repouso ativo: saltos laterais	1/60 segundos
Tríceps francês com banda elástica	1/10
Supersérie com rosca direta com banda elástica	1/10
Repouso ativo: saltos laterais	1/60 segundos
Tríceps francês com banda elástica	1/10

(Continua)

TABELA 13.6 Banda elástica para o corpo inteiro (continuação)

Exercício	Séries/repetições
Supersérie com rosca direta com banda elástica	1/10
Repouso ativo: saltos laterais	1/60 segundos
Infra-abdominal	1/20
Supersérie com abdominal oblíquo	1/20
Repouso ativo: flexão plantar com salto	1/60 segundos

Exercício	Séries/repetições
Infra-abdominal	1/20
Supersérie com abdominal oblíquo	1/20
Repouso ativo: flexão plantar com salto	1/60 segundos
Infra-abdominal	1/20
Supersérie com abdominal oblíquo	1/20
Repouso ativo: flexão plantar com salto	1/60 segundos

PARTE V

EXERCÍCIOS DE TREINO

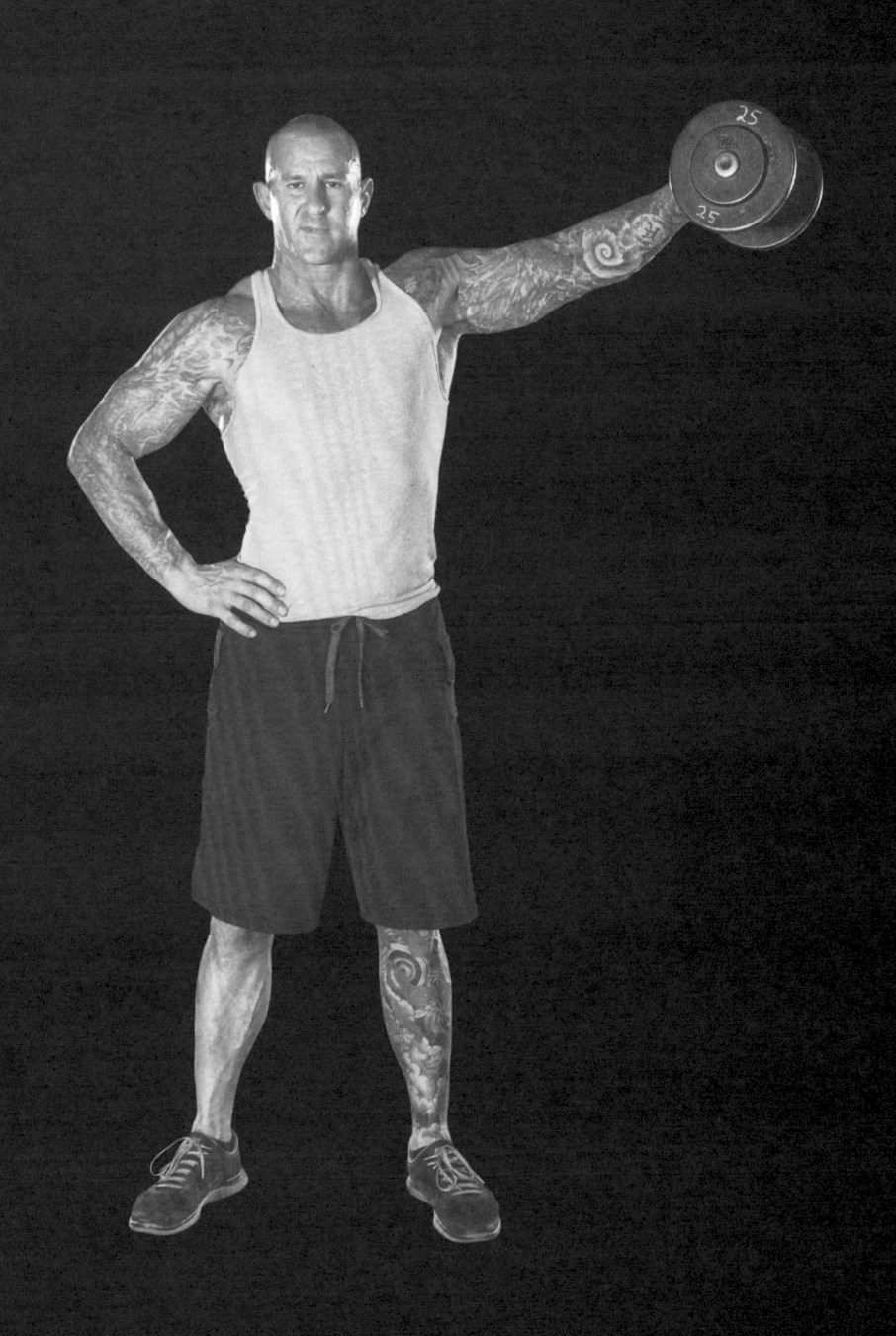

Não importa o quão intenso seja o programa de treino, ele não será efetivo sem a execução apropriada dos exercícios que o compõem. Esta seção contém descrições para a execução correta de todos os exercícios abordados nos capítulos anteriores e de muitos outros que não foram citados. É apresentado um total de 381 exercícios, e cada descrição é acompanhada por uma ou duas fotos, a fim de auxiliar na visualização apropriada da sua execução.

Cada capítulo aborda os exercícios de um grupo muscular específico e agrupa exercícios compostos por movimentos similares. Essa organização tem o objetivo de encorajar o praticante a alternar, com frequência, os exercícios do programa por outros que tenham um efeito semelhante no grupo de interesse, o que o ajudará não só a prevenir a estagnação das adaptações musculares e o tédio, mas também a estimular maiores ganhos no crescimento muscular e na força. Isso se deve à sutil variação das fibras musculares trabalhadas com a mudança do exercício.

Independentemente dos objetivos do praticante, ter uma grande quantidade de exercícios para escolher irá ajudá-lo a maximizar os resultados. Não importa qual o programa que está sendo seguido, pode-se usar esta seção para mudar os exercícios utilizados. Para isso, escolhe-se um exercício da lista de movimentos que acompanha a atividade que tem sido utilizada na mesma categoria. Por exemplo, para encontrar um movimento alternativo para o supino, escolha um dos outros exercícios de empurrar executados com barra, como o supino inclinado, o supino declinado, o supino no multiforça ou o supino declinado no multiforça. Deve-se, no entanto, seguir as normas discutidas nos Capítulos 5, 8 e 11, referentes à escolha dos exercícios e à ordem de execução. Fazer alterações mais sutis no programa de treinamento, juntamente com a utilização das normas de treino sugeridas, é a melhor forma de individualizar um programa de treino para resultados bem-sucedidos.

CAPÍTULO 14

Peito

Este capítulo contém descrições detalhadas dos principais exercícios que enfatizam os músculos do peito (peitorais), que são divididos nas porções superior (peitoral maior – parte clavicular) e inferior (peitoral maior – parte esternocostal) (observe a figura). Embora muitos desses exercícios sejam movimentos de empurrar (p. ex., o supino) – os quais são multiarticulares – e requeiram o trabalho do deltoide e do tríceps, eles são considerados exercícios que enfatizam primeiramente o peito, devido ao movimento dos braços.* Os exercícios de peito são divididos em atividades de empurrar executadas com barra, com halteres, com cabos, com bandas elásticas ou em equipamentos, do tipo crucifixo e do tipo apoio,** mergulho e *pullover*. Independentemente do movimento utilizado na sessão de treino, pode-se substituí-lo por outro do mesmo tipo (p. ex., o supino inclinado pode substituir qualquer exercício de empurrar com barra).

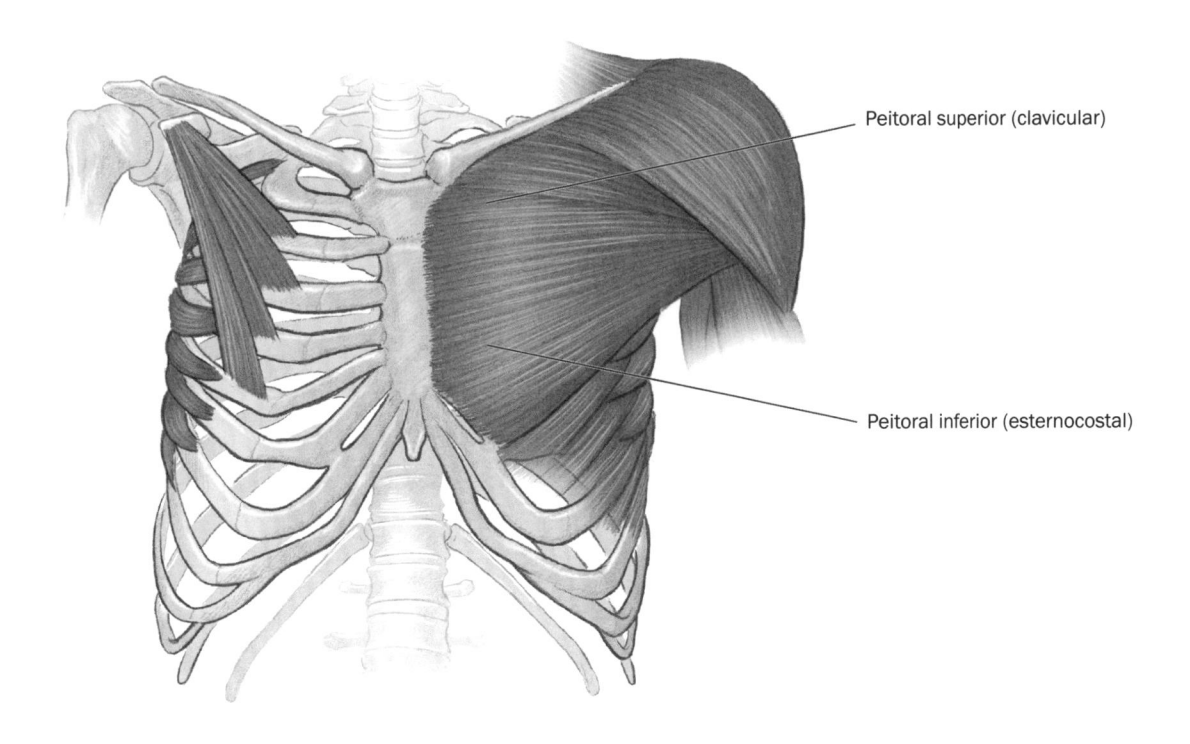

Peitoral superior (clavicular)

Peitoral inferior (esternocostal)

---

* N. de R. T.: O autor refere-se ao movimento de flexão/adução horizontal da articulação glenoumeral, ou da associação desse movimento com a flexão ou com a extensão do ombro (p. ex., supino inclinado e declinado).
** N. de R. T.: Refere-se ao exercício apoio de frente sobre o solo (ou flexões de braço no solo).

Exercícios de empurrar com barra

Supino	307
Supino inclinado	307
Supino declinado	308
Supino com barra e banda elástica	308
Supino no chão	309
Supino com pegada invertida	309
Supino no multiforça	310
Supino inclinado no multiforça	310
Supino declinado no multiforça	311
Supino unilateral no multiforça	311
Supino unilateral negativo no multiforça	312
Arremesso da barra de supino no multiforça	312
Supino com pegada invertida, no multiforça	313

Exercícios de empurrar com halteres

Supino com halteres	313
Supino inclinado com halteres	314
Supino declinado com halteres	314
Supino unilateral com halteres	315
Supino com halteres, na bola	315
Supino com halteres com pegada neutra	316
Supino com halteres com pegada invertida	316

Exercícios de empurrar em equipamentos, com cabos e com bandas elásticas

Supino na máquina	317
Supino unilateral no crossover	317
Supino no crossover	318
Supino inclinado no crossover (polia baixa)	318
Supino no banco no crossover	319
Supino em pé com banda elástica	319

Exercícios do tipo crucifixo

Crucifixo com halteres	320
Crucifixo inclinado com halteres	320
Crucifixo declinado com halteres	321
Crucifixo com halteres, na bola	321
Crucifixo unilateral com halteres, inclinado	322
Crucifixo no crossover	322
Crossover	323
Crossover na polia baixa	323
Crucifixo/voador na máquina	324
Crucifixo unilateral em pé com banda elástica	324
Crucifixo no TRX	325

Exercícios de apoio, mergulho e pullover

Apoio	325
Apoio inclinado	326
Apoio declinado	326
Apoio na bola	327
Apoio potente	327
Apoio no multiforça	328
Apoio no TRX	328
Mergulho	329
Pullover com halteres	329

SUPINO

INÍCIO

Deite em um banco de supino com o rosto voltado para cima e os pés apoiados no chão. Segure a barra com uma pegada pronada e com as mãos um pouco mais afastadas do que a largura dos ombros.

MOVIMENTO

Retire a barra do suporte e abaixe-a lentamente em direção ao peito. Mantenha os punhos alinhados com os cotovelos e certifique-se de que estes estão apontados para o lado de fora, de maneira que os braços formem um ângulo de 30 a 60° com o tronco. Assim que a barra tocar o peito, empurre-a de volta, de forma explosiva, afastando o peso de você, até quase estender completamente os cotovelos.

Lembrete: para detalhes da execução do supino visando maximizar a força, ver Capítulo 8.

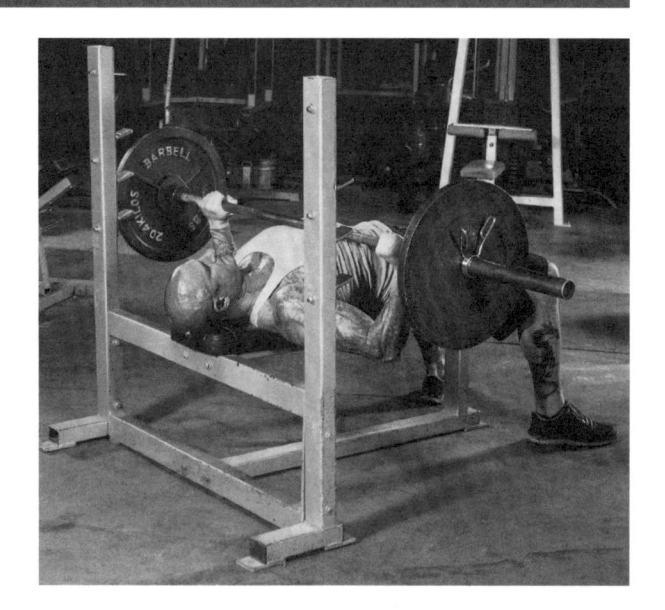

SUPINO INCLINADO

INÍCIO

Deite em um banco de supino inclinado e segure a barra (que está apoiada) com uma pegada ligeiramente mais afastada do que a largura dos ombros e com as palmas das mãos voltadas para o assento. Levante a barra do suporte e eleve-a até os cotovelos ficarem estendidos em sua totalidade.

MOVIMENTO

Flexione os cotovelos para abaixar a barra até a parte superior do peito. No final do movimento, esses devem estar voltados para fora e afastados do corpo, mas ligeiramente à frente dos ombros. Contraia os músculos do peito e estenda os cotovelos a fim de empurrar a barra para cima, até que estes sejam quase travados.

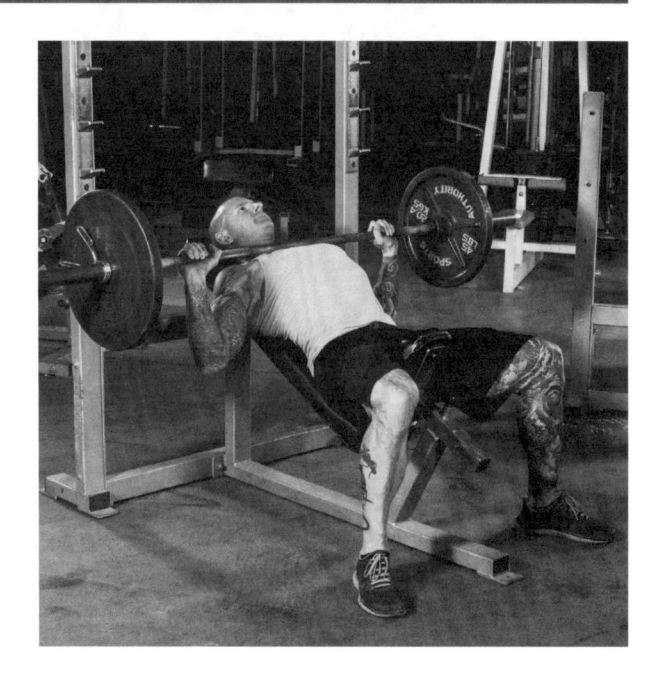

SUPINO DECLINADO

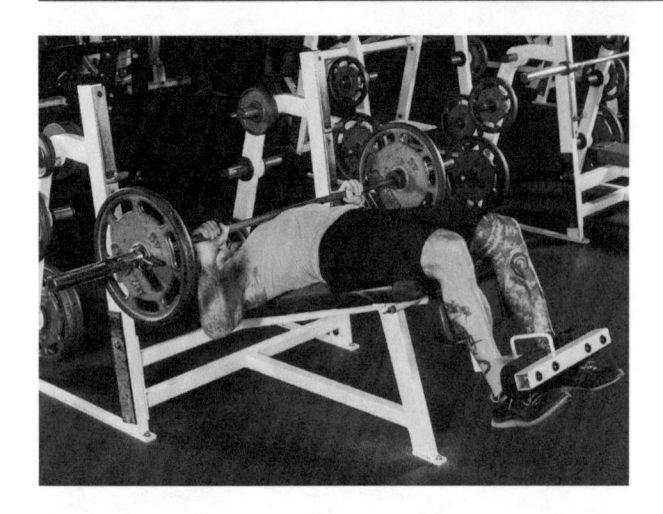

INÍCIO

Deite de costas em um banco de supino declinado, ajustado com 30 a 40° de declive. Segure a barra com uma pegada pronada e com ambas as mãos ligeiramente mais afastadas do que a largura dos ombros. Levante a barra do suporte e a mantenha acima da parte inferior do peito, com os cotovelos estendidos.

MOVIMENTO

Abaixe a barra até a parte inferior do peito. Imediatamente após, empurre-a de volta até a extensão completa dos cotovelos, sem os travar no fim do movimento.

SUPINO COM BARRA E BANDA ELÁSTICA

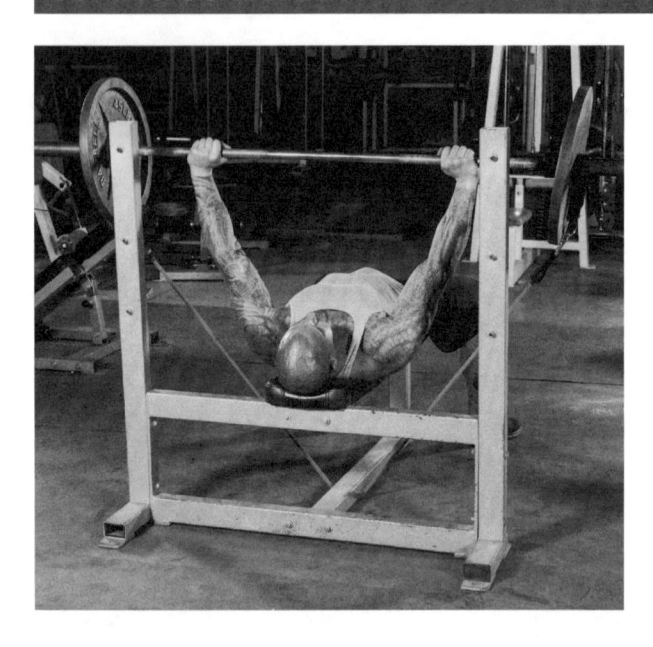

INÍCIO

Passe uma banda elástica por baixo do banco de supino e posicione suas extremidades em cada um dos lados da barra. Uma forma fácil de fixar essas extremidades é prendendo-as entre duas anilhas. Se você não conseguir passar a banda elástica sob o banco, então coloque uma banda de cada lado da barra e a prenda em um haltere pesado, posto abaixo da barra.

MOVIMENTO

Execute o supino conforme descrito anteriormente neste capítulo. Você também pode utilizar bandas elásticas, de forma similar, no supino inclinado e no supino declinado.

SUPINO NO CHÃO

INÍCIO

Apesar de ser um supino realizado no chão, a não ser que seja muito magro, você não caberá sob a barra, mesmo quando estiver com anilhas de 45 libras. Portanto, será necessário colocar a barra em um suporte na parte mais inferior do *power rack*. Uma vez que ela esteja apoiada nesse suporte, deite com o rosto voltado para cima, no meio do *power rack*, de maneira que a barra fique acima da sua cabeça. Mantenha as costas e os pés apoiados no chão e os joelhos flexionados. Retire a barra do suporte e a mantenha acima do peito.

MOVIMENTO

Abaixe a barra na direção do peito, até que a parte de trás dos braços toque o chão. A barra ficará várias polegadas acima do peito e não o tocará. Este é o principal aspecto do supino no chão: a diminuição da amplitude de movimento. Isso permite que você utilize cargas maiores. Empurre a barra para cima, na direção da cabeça, de forma que no fim do movimento, ela esteja acima da parte superior do peito.

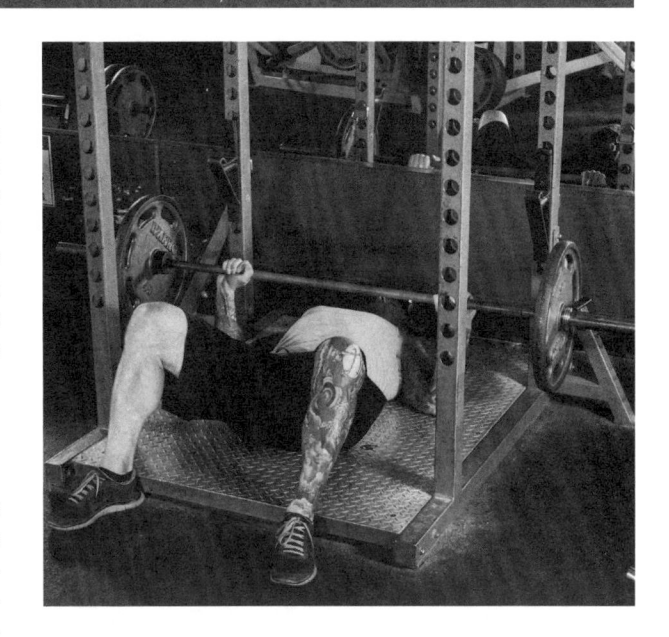

SUPINO COM PEGADA INVERTIDA

INÍCIO

Segure a barra com uma pegada invertida (supinada) e com as mãos mais afastadas do que a largura dos ombros.

MOVIMENTO

Tenha um ajudante para auxiliá-lo a retirar a barra do suporte, pela dificuldade de fazê-lo sozinho com a pegada supinada. Uma vez que a barra estiver posicionada acima do peito, abaixe-a na direção da parte inferior do peito ou da parte superior da região abdominal e, então, empurre-a de volta para cima. Se você fizer esse exercício sozinho, retire a barra com uma pegada pronada e abaixe-a até o peito. Com a barra apoiada no peito, altere cuidadosamente para a pegada supinada e continue o exercício. Pesquisas mostram que esse movimento promove maior recrutamento das fibras musculares da parte superior (clavicular) do peitoral em comparação com o mesmo exercício realizado com a pegada pronada. Você também pode fazer a pegada invertida no supino inclinado a fim de priorizar ainda mais a parte superior do peitoral.

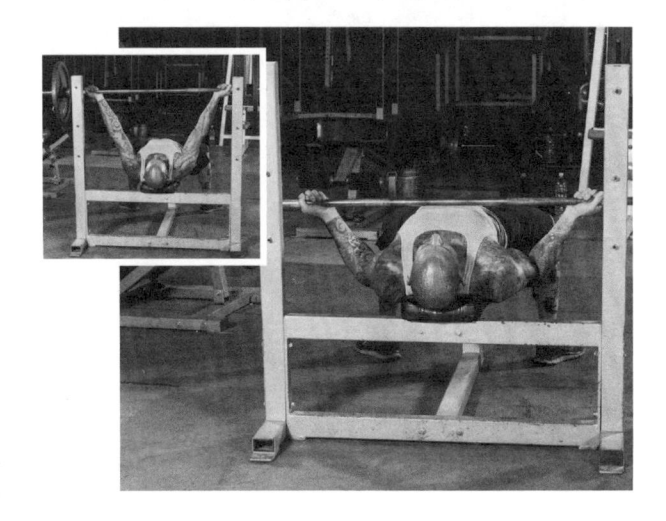

SUPINO NO MULTIFORÇA*

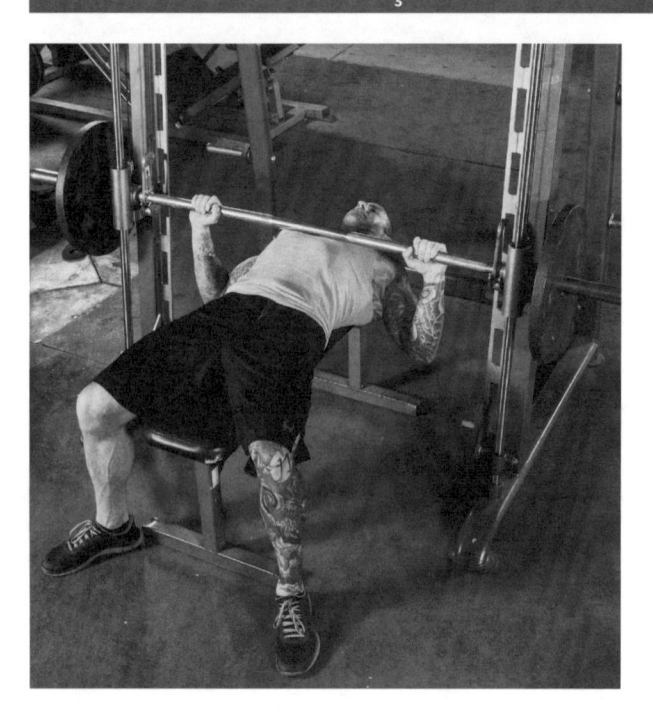

INÍCIO

Posicione-se em um banco horizontal colocado em um multiforça com a barra acima da parte inferior do peito (onde se encontram os mamilos). Segure-a com uma pegada pronada e com as mãos ligeiramente mais afastadas do que a largura dos ombros. Então, solte os ganchos de segurança.

MOVIMENTO

Abaixe a barra até o peito. Empurre-a de volta até a extensão completa dos cotovelos, parando um pouco antes de eles travarem. Pare no fim do movimento e abaixe a barra de forma controlada até a parte superior do peito.

SUPINO INCLINADO NO MULTIFORÇA

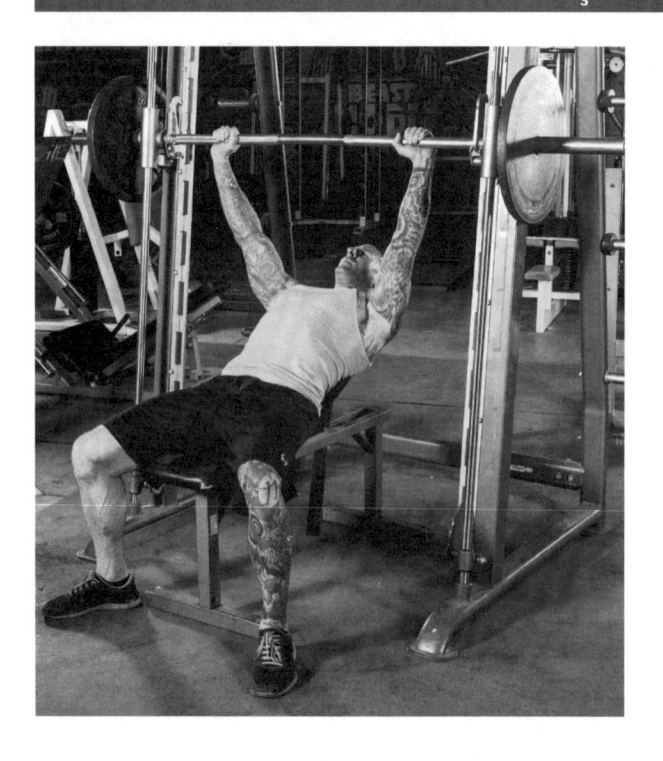

INÍCIO

Posicione-se em um banco colocado em um multiforça e inclinado cerca de 30 a 40°, de forma que a barra fique acima da parte superior (clavicular) do peito. Segure-a com uma pegada pronada e com as mãos ligeiramente mais afastadas do que a largura dos ombros. Então, solte os ganchos de segurança.

MOVIMENTO

Abaixe a barra até o peito. Empurre-a de volta até a extensão completa dos braços, parando um pouco antes de os cotovelos travarem o movimento.

---

* N. de R. T.: Em academias e ambientes de treinamento de força, o equipamento "multiforça" também é conhecido como "Smith Machine".

SUPINO DECLINADO NO MULTIFORÇA

INÍCIO

Posicione-se em um banco colocado em um multiforça e declinado cerca de 30 a 45°, de forma que a barra fique acima da parte inferior (esternocostal) do peito. Segure-a com uma pegada pronada e com as mãos ligeiramente mais afastadas do que a largura dos ombros. Então, solte os ganchos de segurança.

MOVIMENTO

Abaixe a barra até o peito. Empurre-a de volta até a extensão completa dos braços, parando um pouco antes de os cotovelos travarem o movimento.

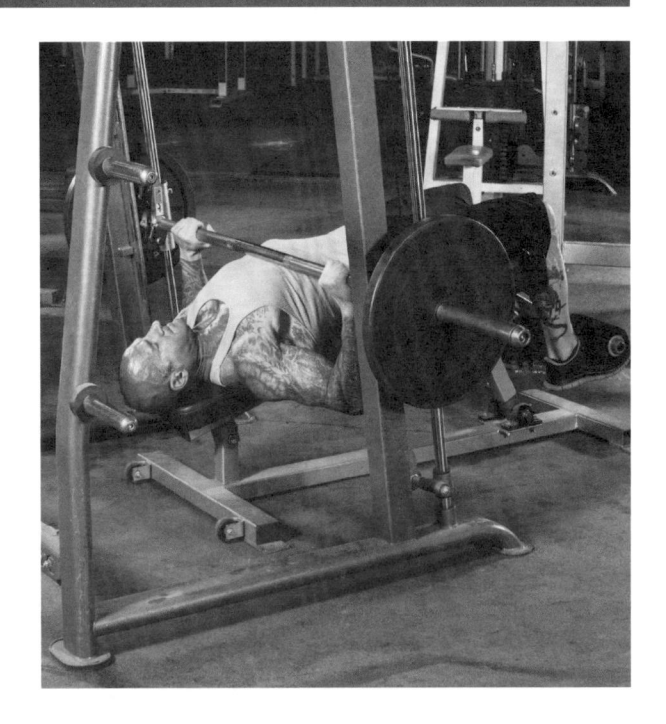

SUPINO UNILATERAL NO MULTIFORÇA

INÍCIO

Posicione-se em um banco horizontal colocado em um multiforça, com a barra acima da parte inferior do peito (onde se encontram os mamilos). Segure-a com uma pegada pronada unilateral e com a mão ligeiramente mais afastada do que a largura dos ombros.

MOVIMENTO

Libere os ganchos de segurança e lentamente abaixe a barra até o peito. Empurre-a de volta, até a extensão completa dos braços, parando um pouco antes de os cotovelos travarem o movimento. Complete todas as repetições com um braço e, então, faça-as com o outro.

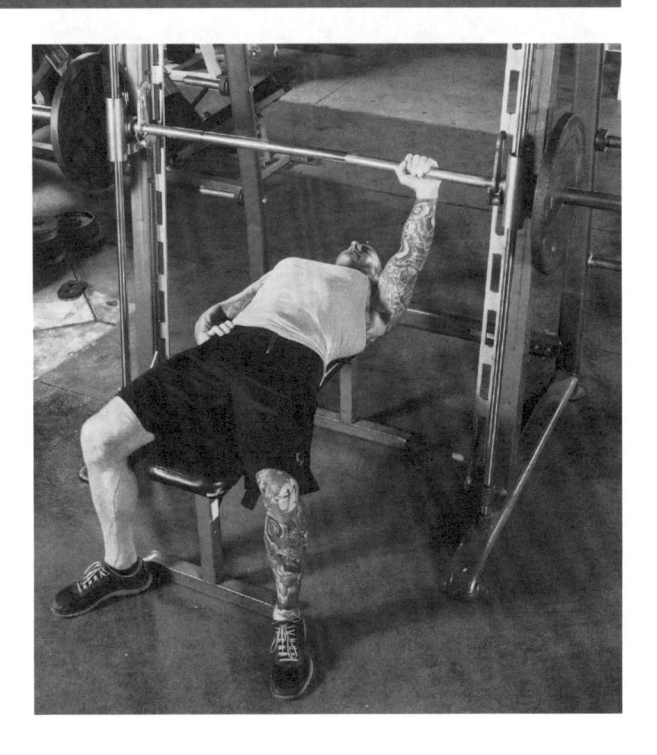

SUPINO UNILATERAL NEGATIVO NO MULTIFORÇA

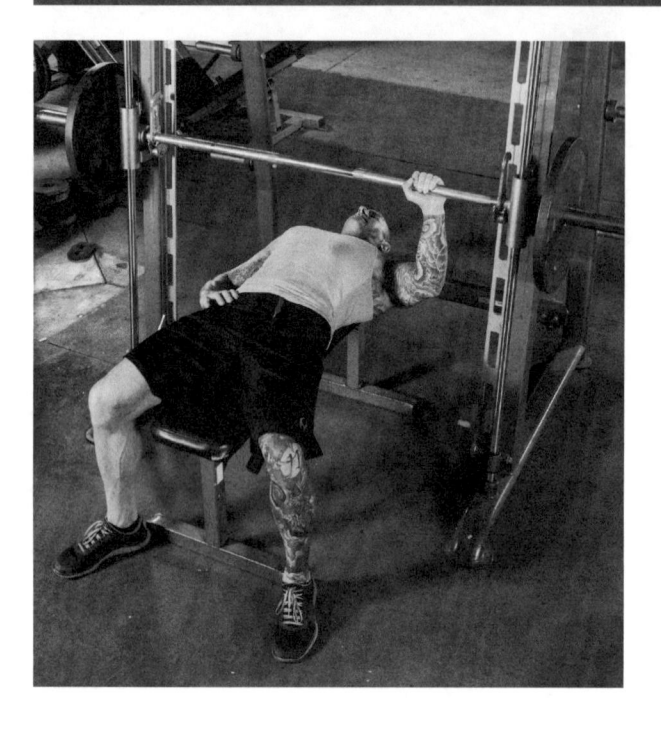

INÍCIO

Para aqueles que treinam sozinhos, fazer repetições negativas é quase impossível. No entanto, o multiforça permite que você as realize usando um braço de cada vez. Posicione-se em um banco horizontal colocado em um multiforça com a barra acima da parte inferior do peito (onde se encontram os mamilos). Segure-a com uma pegada pronada unilateral e com a mão ligeiramente mais afastada do que a largura dos ombros.

MOVIMENTO

Libere os ganchos de segurança e lentamente abaixe a barra cerca de ¼ da amplitude do movimento. A partir desse ponto, resista nessa posição o maior tempo possível, impedindo que a barra chegue até o peito. Isso deve durar não menos que 3 segundos e não mais que 8 segundos. Se o período for mais curto que o proposto, diminua o peso. Se o período for maior, aumente o peso. Empurre a barra para cima usando os dois braços e, então, faça o movimento com o outro braço. Alterne os braços a cada repetição.

ARREMESSO DA BARRA DE SUPINO NO MULTIFORÇA

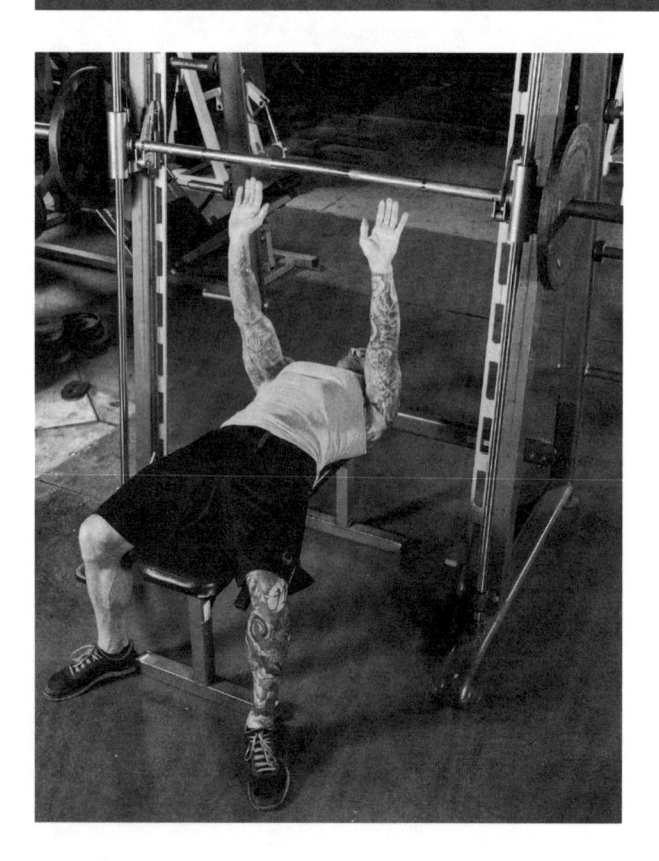

INÍCIO

Posicione-se em um banco horizontal colocado em um multiforça com a barra acima da parte inferior do peito (onde se encontram os mamilos). Segure-a com uma pegada pronada e com as mãos ligeiramente mais afastadas do que a largura dos ombros. Então, solte os ganchos de segurança.

MOVIMENTO

Lentamente, abaixe a barra até o peito e faça um movimento explosivo, afastando-a do peito por meio da extensão completa dos cotovelos. Faça isso com a maior velocidade e potência possível. Permita que a barra se solte das mãos no fim do movimento. No retorno, agarre-a com os cotovelos um pouco flexionados, sem pará-la, e leve-a para baixo, até o peito. Imediatamente, realize a próxima repetição.

SUPINO COM PEGADA INVERTIDA, NO MULTIFORÇA

INÍCIO

Posicione-se em um banco horizontal colocado em um multiforça com a barra acima da parte inferior do peito ou da parte superior da região abdominal. Segure-a com uma pegada invertida (pronada) e com as mãos ligeiramente mais afastadas do que a largura dos ombros. Então, solte os ganchos de segurança.

MOVIMENTO

Abaixe a barra até o peito. Empurre-a de volta até a extensão completa dos braços, parando um pouco antes de os cotovelos travarem o movimento. Você também pode fazer isso no supino inclinado.

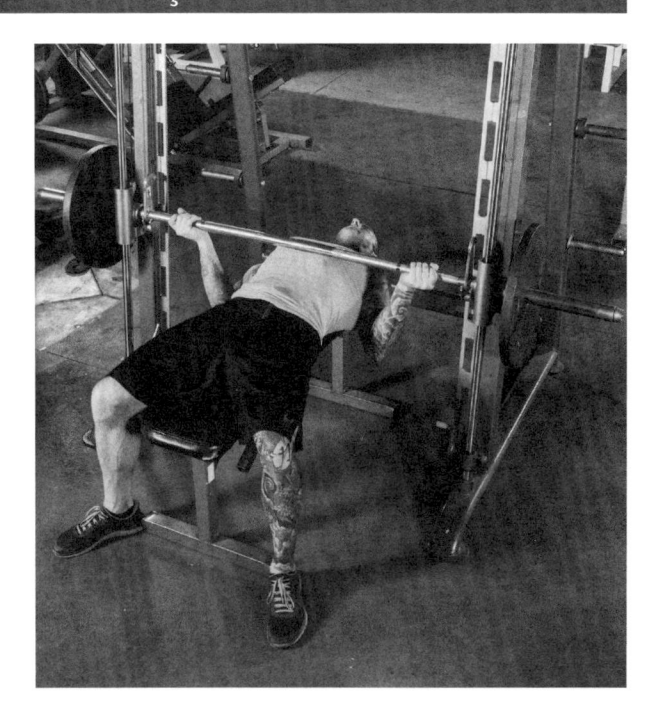

SUPINO COM HALTERES

INÍCIO

Deite-se em um banco horizontal com o rosto voltado para cima e os pés apoiados no chão. Segure os halteres ligeiramente mais afastados do que a largura dos ombros e mantenha os cotovelos apontados para os lados, de forma que os braços formem um ângulo de 30 a 60° com o tronco.

MOVIMENTO

Empurre vigorosamente os pesos para cima, realizando um movimento em forma de arco, (aproximando-os no final do movimento) até que os cotovelos estejam estendidos por completo, acima do peito. Inverta o movimento, certificando-se de que os pesos não passem da linha do peito.

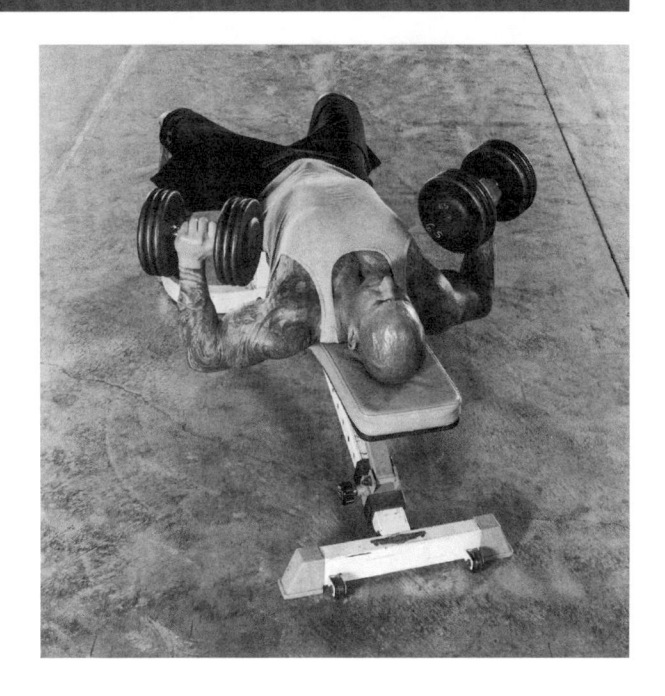

SUPINO INCLINADO COM HALTERES

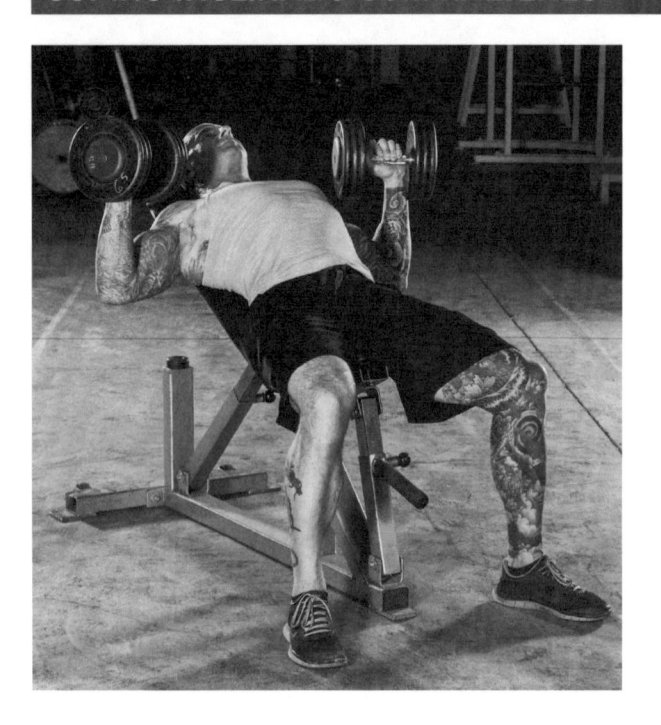

INÍCIO

Deite-se corretamente em um banco inclinado, que deve ser ajustado com um ângulo bem pequeno (menor que 45°). Segure os halteres um pouco mais afastados do que a largura dos ombros, mantendo os cotovelos apontados para os lados e os pés apoiados no chão.

MOVIMENTO

Empurre vigorosamente os pesos para cima, realizando um movimento em forma de arco, (aproximando-os no final do movimento) até que os cotovelos estejam estendidos por completo, acima do peito. Inverta o movimento, certificando-se de que os pesos não passem da linha do peito.

SUPINO DECLINADO COM HALTERES

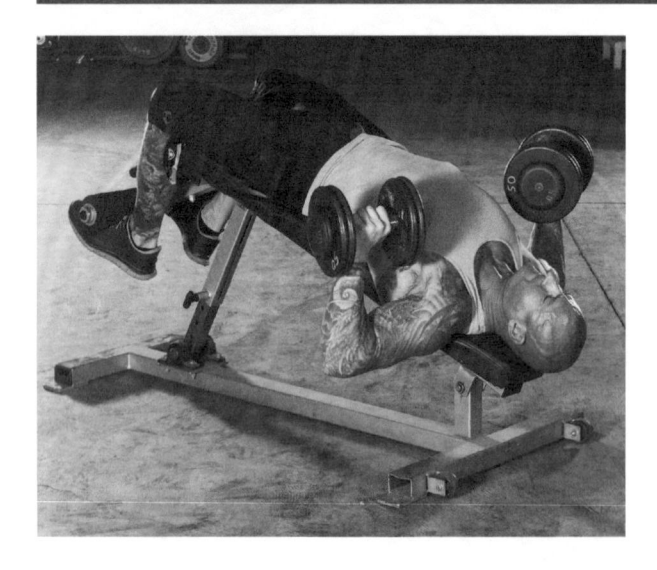

INÍCIO

Deite-se de costas em um banco declinado, ajustado entre 30 e 40°, prenda os pés sob os suportes. Segure os halteres ligeiramente mais afastados do que a largura dos ombros e mantenha os cotovelos apontados para os lados.

MOVIMENTO

Empurre vigorosamente os pesos para cima, realizando um movimento em forma de arco, (aproximando-os no final do movimento) até que os cotovelos estejam estendidos por completo acima da parte inferior do peito ou da parte superior do abdome.

SUPINO UNILATERAL COM HALTERES

INÍCIO

Segure um haltere e deite-se em um banco, com o rosto voltado para cima. Mantenha o haltere ligeiramente mais afastado do que a largura do ombro, com o cotovelo apontado para o lado. Utilizando o outro braço, agarre a lateral do banco, na linha do quadril.

MOVIMENTO

Empurre o haltere para cima até que o braço fique completamente estendido acima do peito. Inverta o movimento, certificando-se de que o peso não passe da linha do peito. Complete o número desejado de repetições e as faça com o outro braço.

Lembrete: este exercício pode ser realizado da mesma maneira em um banco inclinado ou declinado.

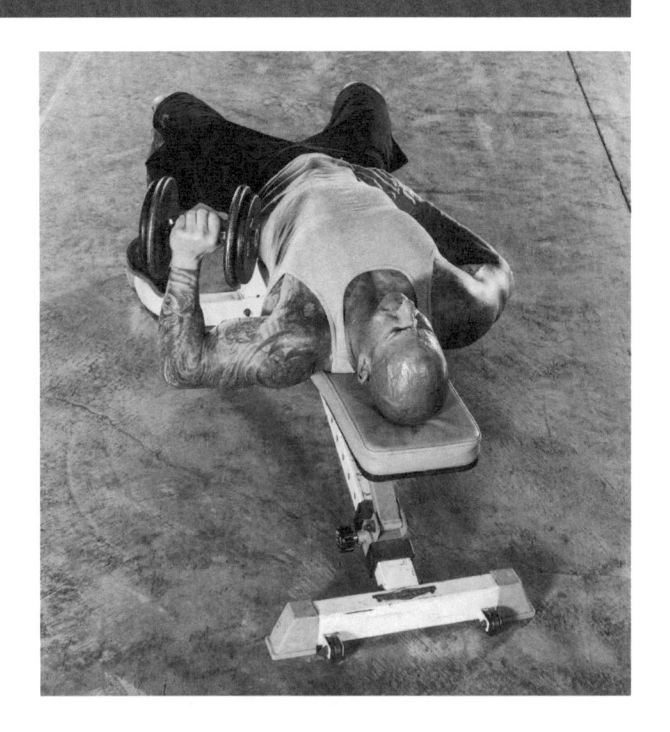

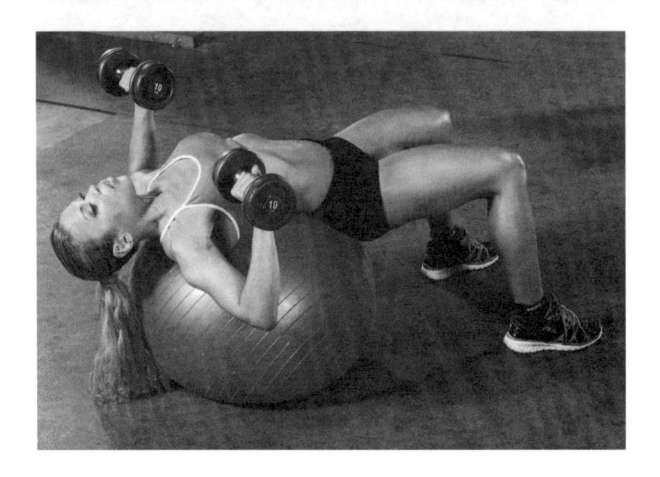

SUPINO COM HALTERES, NA BOLA

INÍCIO

Segurando dois halteres, deite-se com a coluna torácica apoiada em uma bola suíça e com os pés bem firmes no chão. Segure os halteres ligeiramente mais afastados do que a largura dos ombros, com as palmas das mãos voltadas para a frente e os cotovelos apontando para os lados.

MOVIMENTO

Empurre vigorosamente os pesos para cima, realizando um movimento em forma de arco, (aproximando-os no final do movimento) até que os cotovelos estejam estendidos por completo, acima do peito. Inverta o movimento, certificando-se de que os pesos não passem da linha do peito.

SUPINO COM HALTERES COM PEGADA NEUTRA

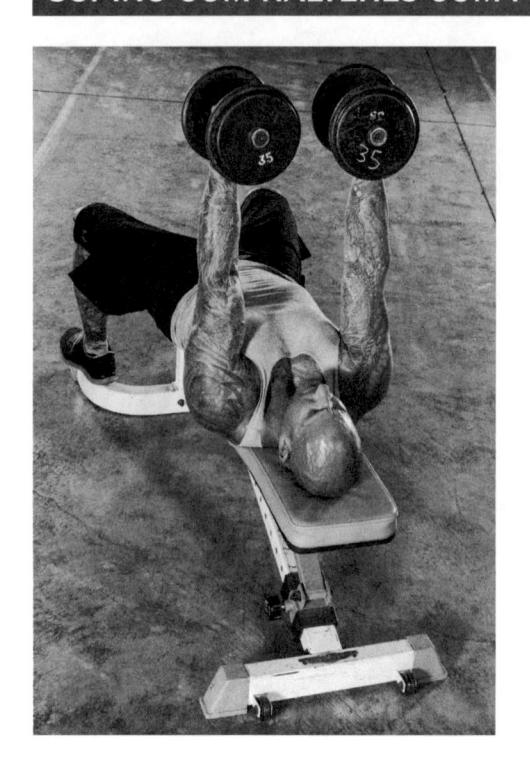

INÍCIO

Segurando dois halteres, deite-se em um banco horizontal e gire os punhos, deixando-os um voltado para o outro (posição neutra). Posicione as mãos ao lado do tronco, com os halteres acima do corpo.

MOVIMENTO

Empurre os halteres para cima, permitindo que se movimentem, naturalmente, um em direção ao outro, até o fim do movimento (sem que eles se toquem). Então, faça o movimento contrário, de volta à posição inicial.

SUPINO COM HALTERES COM PEGADA INVERTIDA

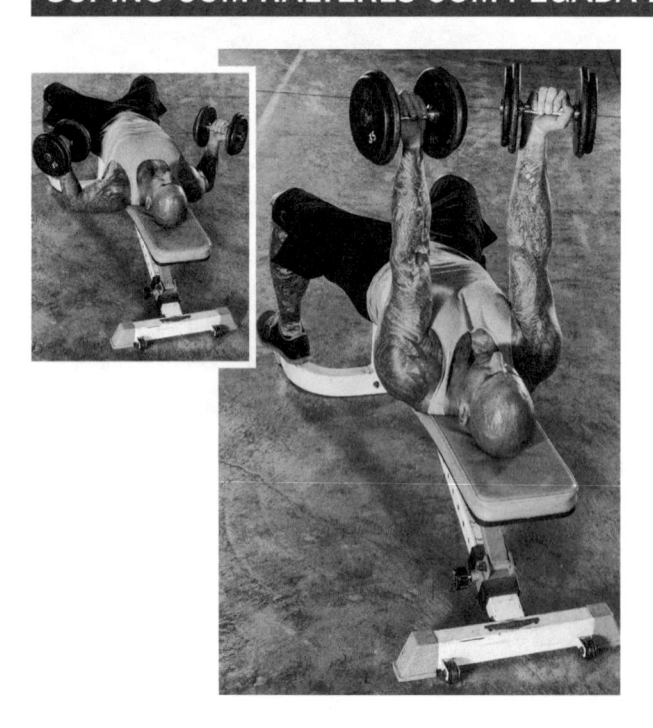

INÍCIO

Deite-se em um banco horizontal, segurando um haltere em cada mão, ao lado do peito. Gire os punhos para fora, de forma que as palmas das mãos fiquem voltadas para o rosto (pegada invertida, ou supinada).

MOVIMENTO

Empurre os halteres para cima, unindo-os acima do peito, mantendo a pegada invertida. Então, lentamente, abaixe os halteres de volta à posição inicial e refaça o processo até terminar as repetições.

SUPINO NA MÁQUINA*

INÍCIO

Posicione as pegadas da máquina de forma que fiquem alinhadas com a parte média ou superior do peito. Sente no assento e agarre-as com uma empunhadura pronada.

MOVIMENTO

Empurre as pegadas para a frente até que os cotovelos fiquem estendidos por completo, mas não travados. Faça lentamente o movimento inverso em direção ao peito, sem deixar que o peso toque a coluna de pesos. Algumas máquinas também oferecem uma versão do supino inclinado que permite maior enfoque na parte superior do peito.

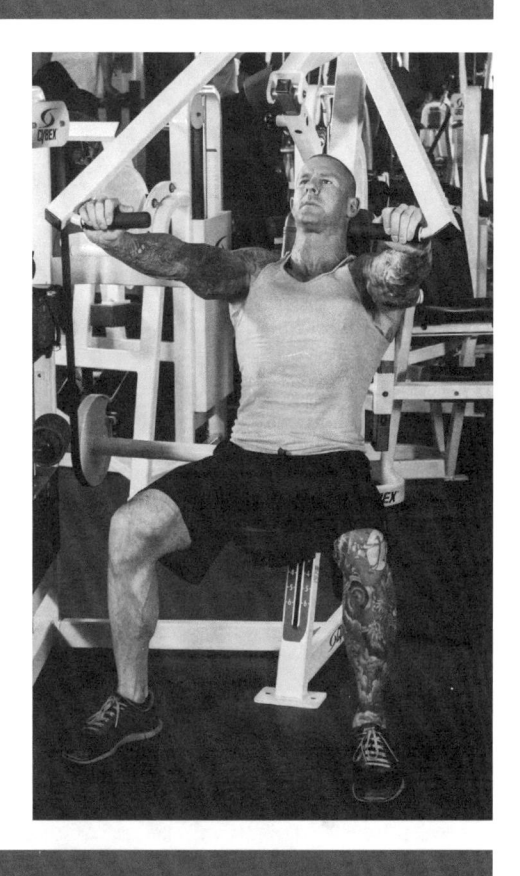

SUPINO UNILATERAL NO *CROSSOVER*

INÍCIO

Em pé, posicione-se à frente do *crossover*, com os pés afastados na mesma largura dos ombros ou mais, mantendo os joelhos levemente flexionados. Se o *crossover* permitir o ajuste da altura das polias, coloque-as logo acima da altura dos ombros. Segure um estribo com uma pegada pronada e posicione-o um pouco além da largura do ombro, mantendo o cotovelo voltado para fora, de forma que o braço fique quase paralelo ao chão.

MOVIMENTO

Empurre vigorosamente o estribo para a frente, até que o cotovelo esteja estendido por completo em frente ao peito, mas sem travar. Faça o movimento contrário, certificando-se de que o estribo não retorne para trás da linha do peito.

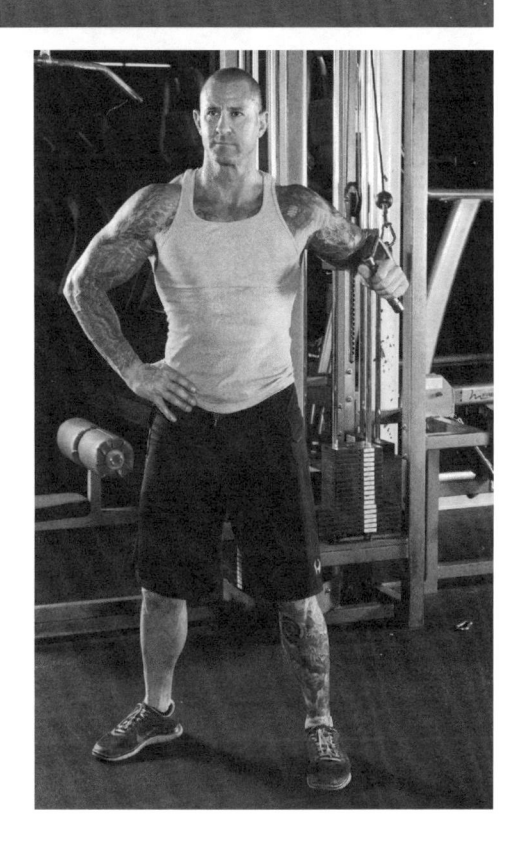

---

* N. de R. T.: Também denominado supino vertical.

SUPINO NO *CROSSOVER*

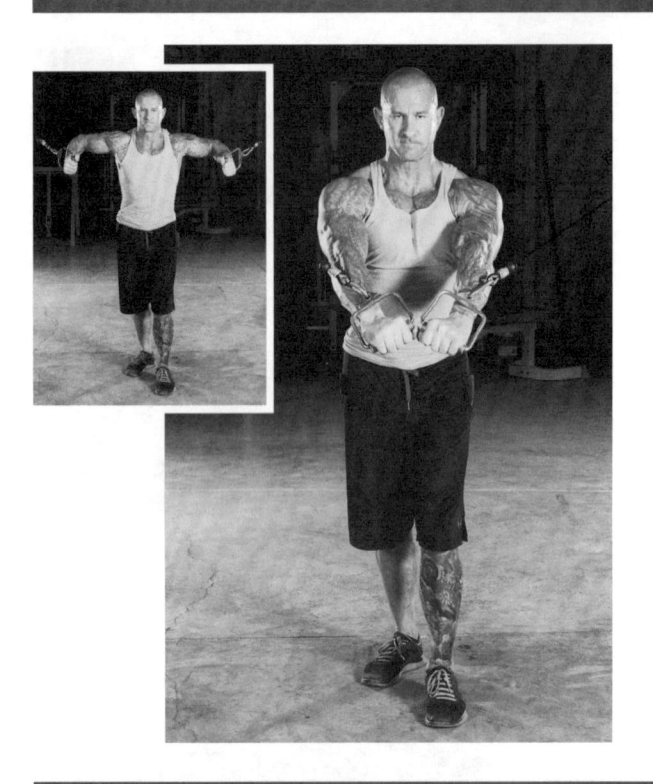

INÍCIO

Coloque os estribos nas polias altas do *crossover*. Posicione-se no centro da máquina com um pé à frente do outro e com os joelhos levemente flexionados. Segure os estribos com as palmas das mãos voltadas para baixo, mantendo os cotovelos em leve flexão e voltados para o teto. Incline-se um pouco para a frente, ao nível da cintura.

MOVIMENTO

Em um movimento simultâneo para baixo e para dentro, os estribos para a frente da parte média do corpo, mantendo os cotovelos um pouco flexionados. Interrompa o movimento por um instante e contraia os músculos do peitoral antes de retornar os estribos à posição inicial.

SUPINO INCLINADO NO *CROSSOVER* (POLIA BAIXA)

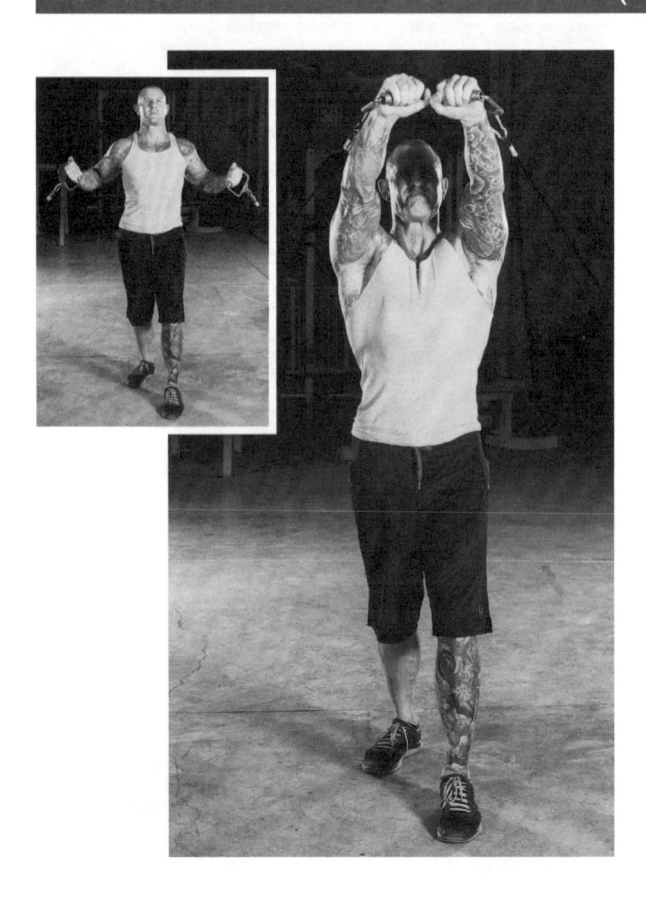

INÍCIO

Coloque os estribos nas polias baixas do *crossover*. Posicione-se no centro da máquina com um pé à frente do outro e com os joelhos levemente flexionados. Segure os estribos com as palmas das mãos voltadas para cima, mantendo os cotovelos flexionados e voltados para o chão e para trás. Mantenha a curvatura da coluna lombar e o peito elevado.

MOVIMENTO

Em um movimento simultâneo para cima e para dentro, traga os estribos para a frente de você, de forma que as mãos fiquem na altura do queixo ou acima. Interrompa o movimento por um instante e contraia os músculos do peitoral antes de retornar os estribos à posição inicial.

SUPINO NO BANCO NO *CROSSOVER*

INÍCIO

Coloque um banco horizontal no centro de um *crossover*. Ajuste as polias na posição mais baixa. Então, segure os estribos com as duas mãos e deite-se no banco. Comece com os cotovelos flexionados e com as mãos posicionadas ao lado do peitoral.

MOVIMENTO

Contraindo o peitoral, empurre energicamente os estribos para cima com as duas mãos, trazendo-os até a linha central do corpo. Lentamente, abaixe os estribos e repita para realizar as repetições. Pode-se cruzar as mãos na posição de cima para uma maior contração das fibras mediais dos músculos do peito. Pode-se também fazer esse exercício em um banco inclinado ou declinado.

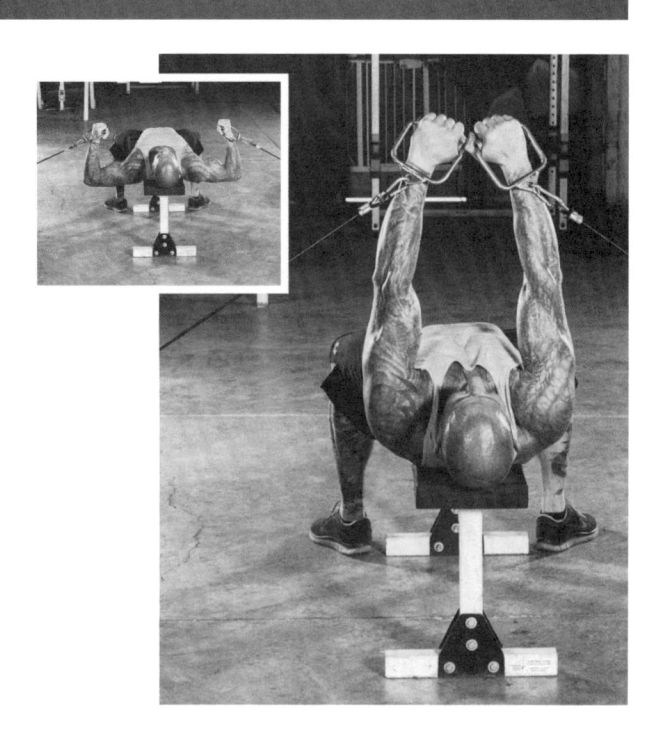

SUPINO EM PÉ COM BANDA ELÁSTICA

INÍCIO

Segure a banda elástica próxima à altura dos ombros, passando-a ao redor de um objeto imóvel, ou usando uma presilha para porta. Então, posicione-se de costas para ela. Certifique-se de que os dois lados da banda tenham o mesmo comprimento. Os pés podem ser posicionados paralelamente, na largura dos ombros, ou um à frente do outro.

MOVIMENTO

Contraindo o peitoral, empurre com os braços a banda elástica para a frente do peito, aproximando as empunhaduras. Retorne à posição inicial e repita o movimento até que a série seja finalizada. Esse exercício prioriza mais a região média e inferior do peitoral. Para enfatizar a parte superior, fixe a banda elástica em uma posição próxima ao chão e empurre-a para cima e para o centro, na direção do rosto.

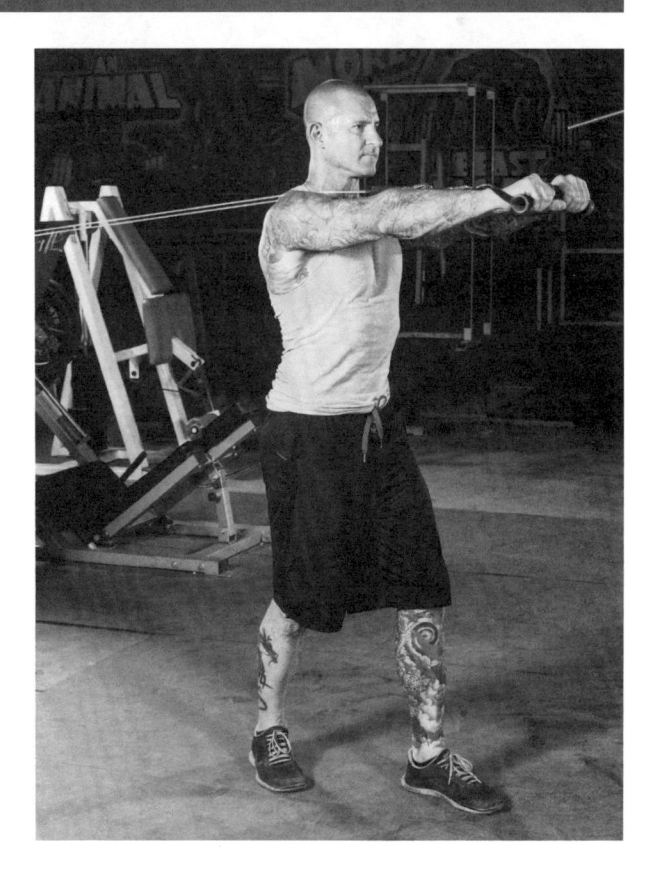

CRUCIFIXO COM HALTERES

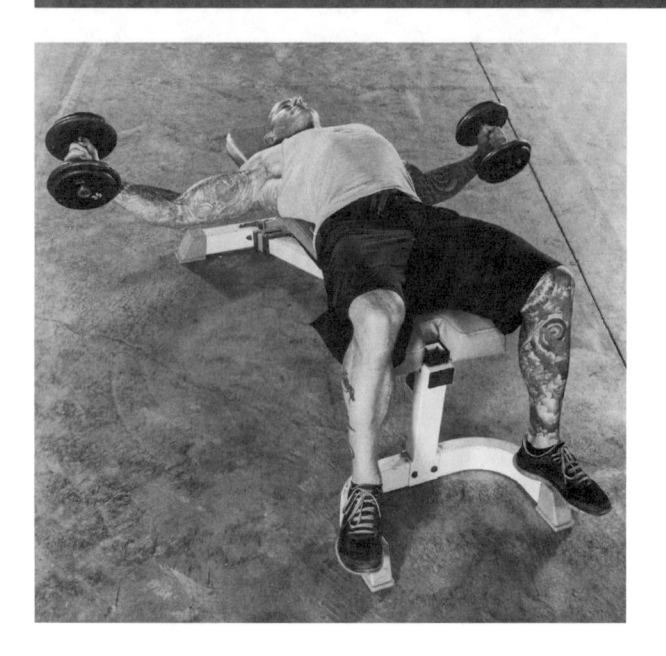

INÍCIO

Deite em um banco horizontal com os pés firmes no chão e as costas apoiadas no encosto acolchoado. Comece segurando os halteres, de forma que os braços fiquem alinhados acima dos ombros e os pesos acima do peito. As palmas das mãos devem estar voltadas uma para a outra, e os cotovelos, ligeiramente flexionados. Mantenha esse ângulo dos cotovelos durante todo o exercício.

MOVIMENTO

Lentamente, abaixe os braços para os lados, até que os punhos fiquem próximos ao nível dos ombros ou ligeiramente acima. Mova outra vez os braços até a linha média do corpo, enfatizando a utilização dos músculos do peito para aproximá-los.

CRUCIFIXO INCLINADO COM HALTERES

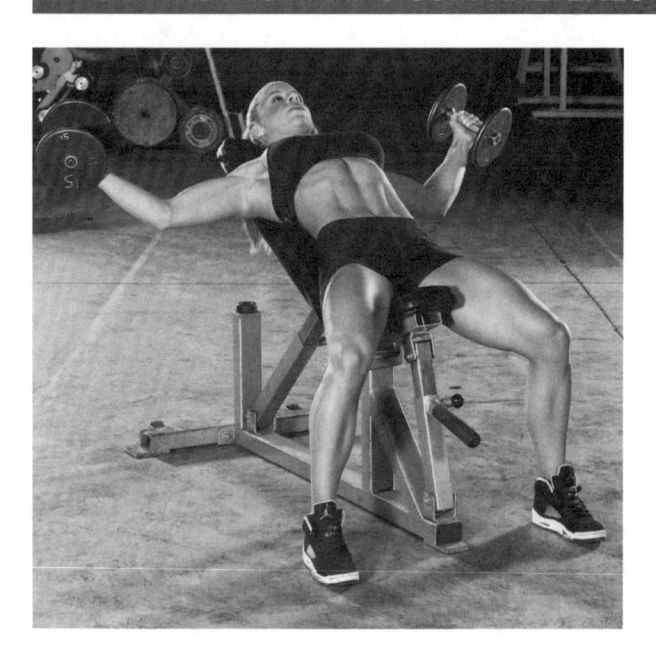

INÍCIO

Ajuste o banco inclinado em um ângulo de 30 a 45°. Deite sobre ele com os pés firmes no chão e com as costas apoiadas no encosto acolchoado. Comece segurando os halteres com os braços voltados para cima e alinhados com os ombros, de forma que os pesos fiquem acima da parte superior do peito. As palmas das mãos devem estar voltadas uma para a outra, e os cotovelos, ligeiramente flexionados. Mantenha esse ângulo dos cotovelos durante todo o exercício.

MOVIMENTO

Lentamente, abaixe os braços para os lados, até que os punhos fiquem próximos ao nível dos ombros ou ligeiramente acima. Mova outra vez os braços até a linha média do corpo, enfatizando a utilização dos músculos do peito para aproximá-los.

CRUCIFIXO DECLINADO COM HALTERES

INÍCIO

Ajuste o banco declinado em um ângulo de 30 a 40°. Deite sobre ele com os pés presos sob os suportes e com as costas apoiadas no encosto acolchoado. Comece segurando os halteres com os braços voltados para cima e alinhados com os ombros, de forma que os pesos fiquem acima da parte inferior do peito. As palmas das mãos devem estar voltadas uma para a outra, e os cotovelos, ligeiramente flexionados. Mantenha esse ângulo dos cotovelos durante todo o exercício.

MOVIMENTO

Abaixe os braços lentamente para os lados, até que os punhos fiquem próximos ao nível dos ombros ou ligeiramente acima. Mova outra vez os braços até a linha média do corpo, enfatizando a utilização dos músculos do peito para aproximá-los.

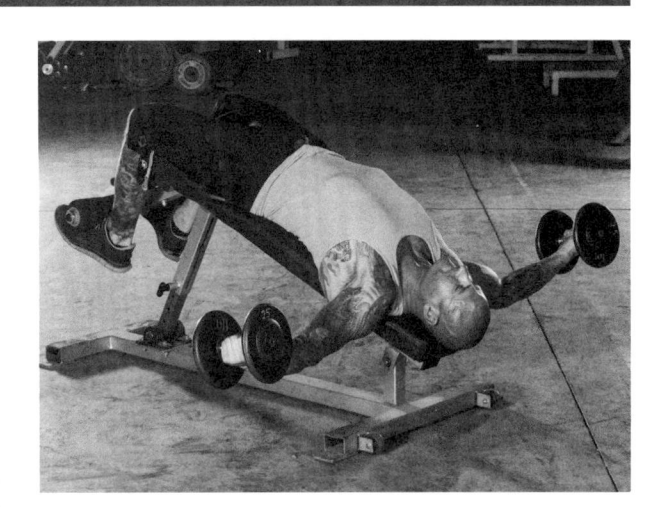

CRUCIFIXO COM HALTERES, NA BOLA

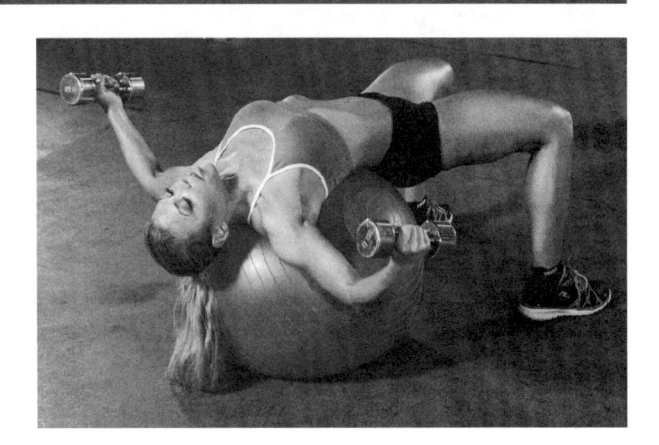

INÍCIO

O crucifixo com halteres feito na bola é similar ao crucifixo executado no banco horizontal, exceto pelo fato de agora o corpo trabalhar mais para se manter estabilizado. Pegue dois halteres e deite com as costas em uma bola suíça, deixando o rosto voltado para o teto. Os pés devem estar firmes no chão, com um afastamento igual ao da largura dos ombros. Comece segurando os halteres, mantendo os braços alinhados acima dos ombros e os pesos acima do peito. As palmas das mãos devem estar voltadas uma para a outra, e os cotovelos, ligeiramente flexionados. Mantenha esse ângulo dos cotovelos durante todo o exercício.

MOVIMENTO

Abaixe os braços lentamente para os lados, até que os punhos fiquem próximos ao nível dos ombros ou ligeiramente acima. Mova outra vez os braços até a linha média do corpo, enfatizando a utilização dos músculos do peito para aproximá-los.

CRUCIFIXO UNILATERAL COM HALTERES, INCLINADO

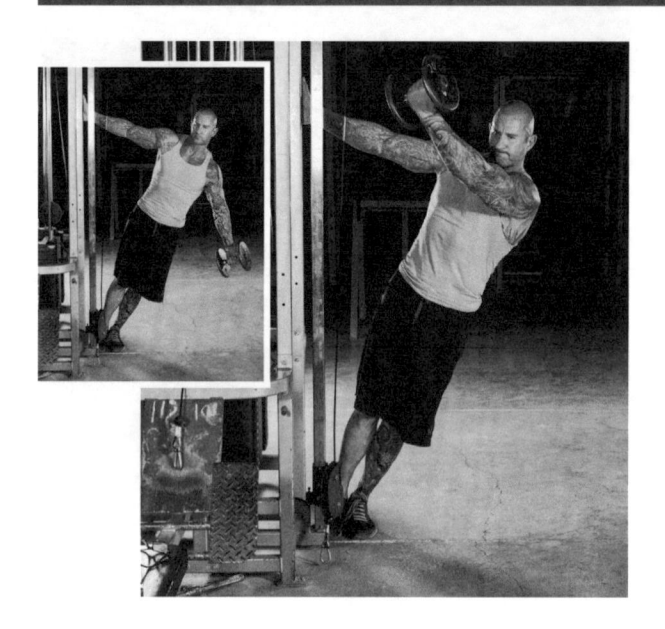

INÍCIO

Pegue um haltere com uma mão. Com a outra, segure um poste, como os da estrutura de um *power rack* ou *crossover*. Incline-se em um ângulo de aproximadamente 45° e deixe a mão que segura o haltere voltada para o chão.

MOVIMENTO

Mantenha o braço que faz o movimento estendido, com uma pequena flexão do cotovelo. Eleve o haltere na direção do ombro oposto, contraindo o peitoral no fim do movimento. Então, abaixe lentamente o haltere até a posição inicial. Faça as repetições com um braço e depois com o outro.

CRUCIFIXO NO *CROSSOVER*

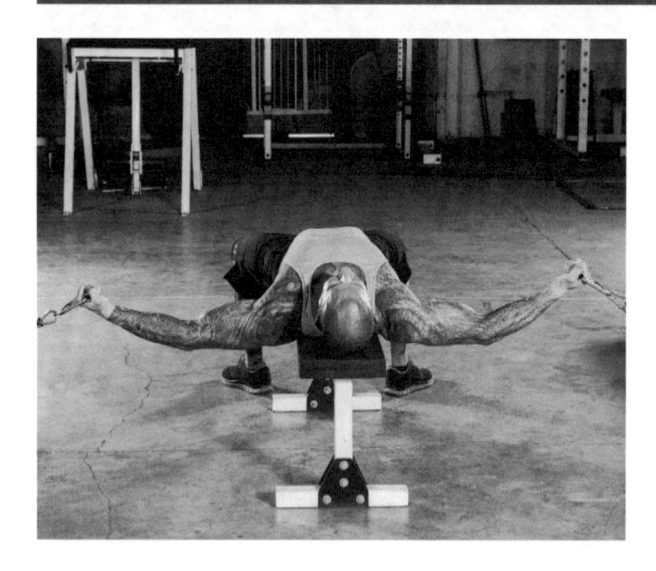

INÍCIO

Conecte dois estribos nas duas polias baixas do *crossover*. Posicione o banco no meio e deixe os cabos alinhados com o peito. Deite sobre o banco com os pés firmes no chão e com as costas apoiadas no encosto acolchoado. Comece segurando os estribos com os braços voltados para os lados e com as palmas das mãos voltadas para cima, mantendo os cotovelos ligeiramente flexionados.

MOVIMENTO

Use os peitorais para mover os braços para cima, unindo-os acima do peito, até que as mãos se encontrem. Mantenha os cotovelos um pouco flexionados. Retorne lentamente à posição inicial, abaixando os braços de volta para os lados, fazendo com que os punhos cheguem à linha dos ombros ou ligeiramente acima.

Lembrete: este exercício pode ser realizado de forma semelhante em um banco inclinado ou declinado ou em uma bola suíça.

CROSSOVER

INÍCIO

Conecte dois estribos nas duas polias altas do *crossover*. Fique em pé no centro do equipamento, com um pé na frente do outro e com os joelhos levemente flexionados. Segure os estribos com as palmas voltadas para baixo, mantendo os cotovelos em leve flexão e apontados para cima, em direção ao teto. Incline-se um pouco para a frente, ao nível da cintura.

MOVIMENTO

Em um movimento simultâneo para baixo e para dentro, mova os estribos para um ponto à frente do meio do corpo, mantendo os cotovelos um pouco flexionados. Pare e contraia os músculos peitorais antes de, lentamente, permitir que os estribos retornem à posição inicial.

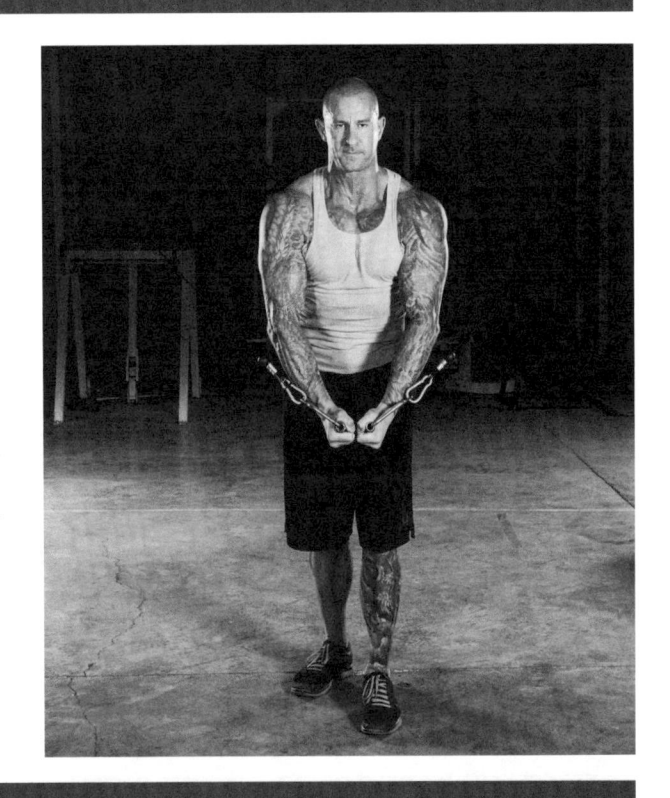

CROSSOVER NA POLIA BAIXA

INÍCIO

Conecte dois estribos nas duas polias baixas do *crossover*. Fique em pé no centro do equipamento, com um pé na frente do outro e com os joelhos um pouco flexionados. Segure os estribos com as palmas voltadas para cima, de modo que os cotovelos fiquem ligeiramente flexionados e apontados para baixo, em direção ao chão e para trás. Mantenha a curvatura da coluna lombar e o peito elevado.

MOVIMENTO

Em um movimento simultâneo para cima e para dentro, mova os estribos para um ponto à frente do corpo, com as mãos no nível do queixo. Pare e contraia de forma vigorosa os músculos peitorais antes de, lentamente, permitir que os estribos retornem à posição inicial.

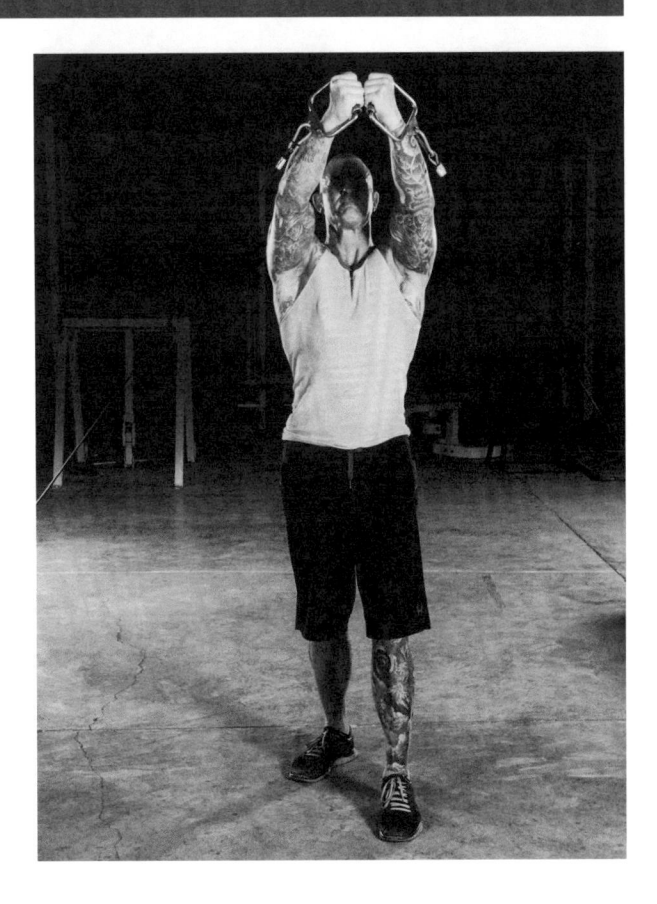

CRUCIFIXO/VOADOR NA MÁQUINA

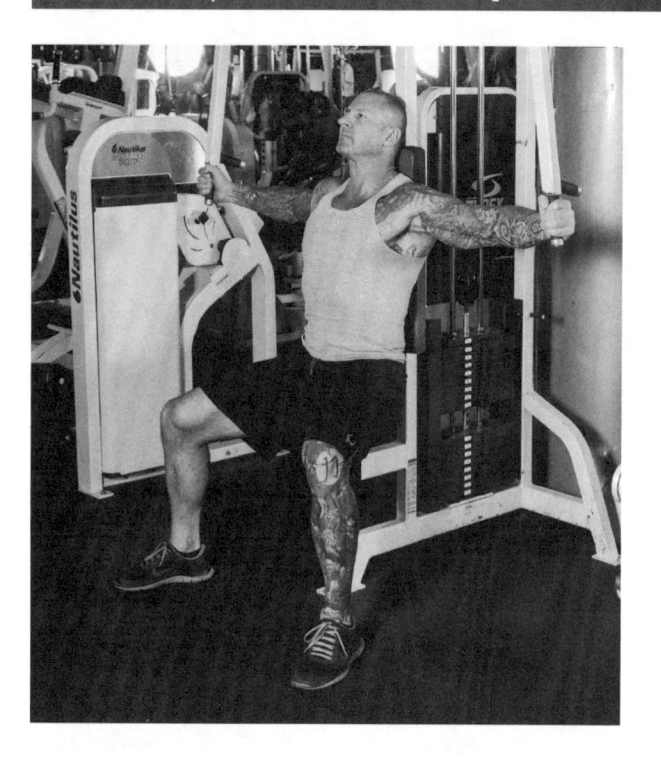

INÍCIO

Ajuste o assento de forma que os ombros, os cotovelos e as mãos fiquem alinhados e que os braços estejam paralelos ao chão quando você segurar as pegadas. Os cotovelos devem estar ligeiramente flexionados e apontados para trás, e as costas, apoiadas no encosto acolchoado.

MOVIMENTO

Vigorosamente, aproxime as pegadas, certificando-se de manter os cotovelos flexionados. Contraia os peitorais durante um segundo antes de inverter o movimento e permitir que as pegadas retornem ao ponto em que as mãos estavam alinhadas com o peito.

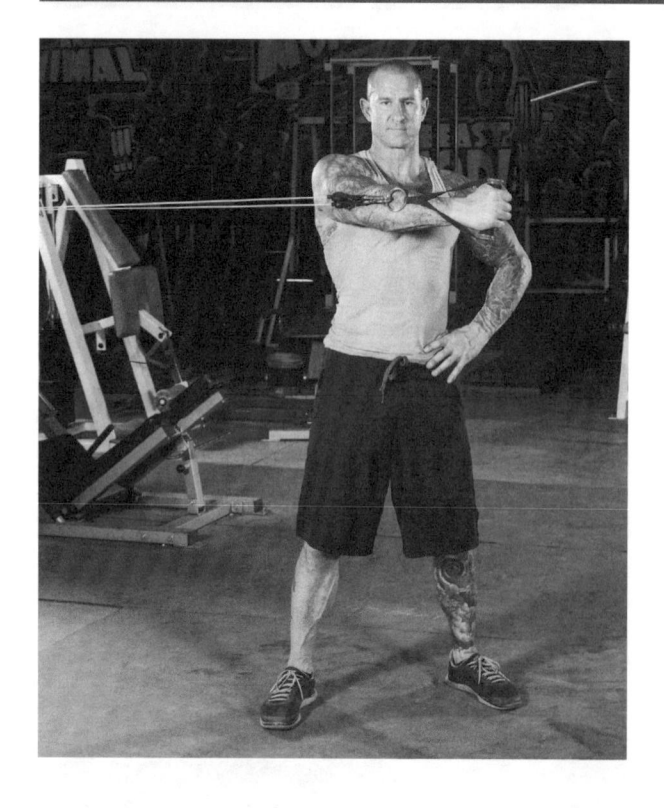

CRUCIFIXO UNILATERAL EM PÉ COM BANDA ELÁSTICA

INÍCIO

Embora você possa executar o crucifixo unilateral em pé com banda elástica utilizando os dois braços, frequentemente torna-se difícil encontrar a área ou o espaço necessários para fixar duas bandas elásticas na mesma altura. Assim, a versão unilateral é mais fácil de configurar e permite que se enfatize melhor cada lado exercitado. Prenda uma banda elástica em um local seguro ou use uma presilha para portas. Fique em pé, longe o suficiente do ponto de fixação da banda, a fim de promover a tensão adequada no início do movimento. Segure a banda com o braço estendido para o lado, com uma pequena flexão do cotovelo.

MOVIMENTO

Contraia o peitoral para cruzar o braço pela frente do corpo antes de retornar à posição inicial. Faça todas as repetições com um braço e, em seguida, com o outro. Com a banda elástica nessa posição, a parte média do peitoral é enfatizada. Para priorizar, a parte superior, abaixe o ponto de fixação da banda, na direção do chão, e mova o braço para cima, na direção do rosto, conforme cruza o corpo. Já para a parte inferior, eleve o ponto de fixação da banda acima da altura do ombro, e mova o braço para baixo, na direção do quadril oposto, conforme cruza o corpo.

CRUCIFIXO NO TRX

INÍCIO

Prenda o TRX em uma altura que reduza suficientemente o peso de seu corpo para a realização do crucifixo. Fique em uma posição de apoio, com as mãos nas pegadas do TRX, as palmas voltadas uma para a outra, e apenas os dedos dos pés tocando o chão.

MOVIMENTO

Mantendo uma leve flexão dos cotovelos, estenda seus ombros o máximo que puder, até alongar os peitorais, e, então, abaixe o corpo na direção do chão. Em seguida, inverta o movimento, contraindo os peitorais para aproximar os braços novamente, levantando o seu peso corporal. Comece com uma pequena amplitude de movimento e aumente-a de forma gradual, conforme fica-se mais forte o exercício.

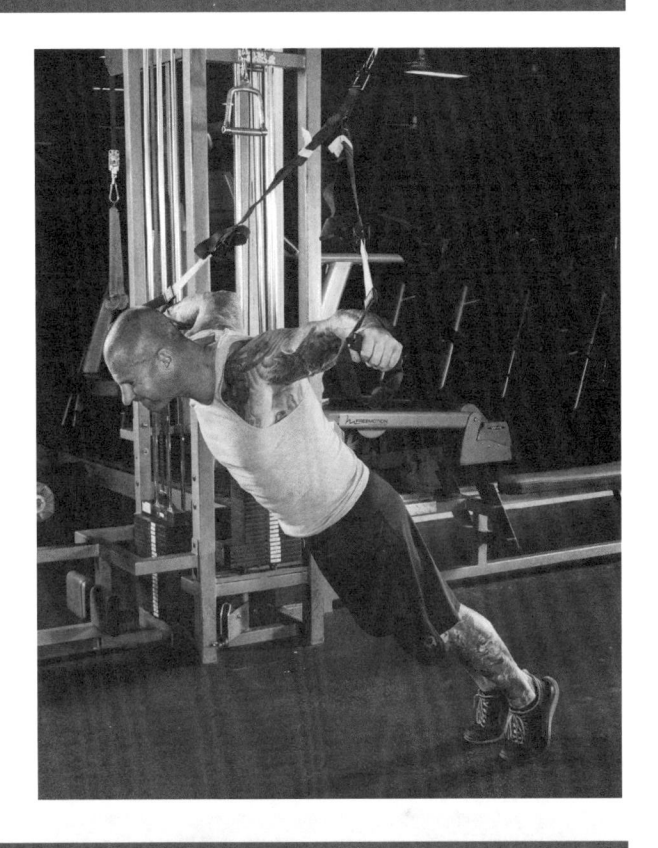

APOIO

INÍCIO

Deite-se no chão com o rosto voltado para baixo e com as mãos ligeiramente mais afastadas do que a largura dos ombros. As palmas das mãos devem estar apoiadas no chão, e os cotovelos, apontados para os lados, de modo que os braços formem um ângulo de 30 a 60° com o tronco. O corpo deve ficar reto, com apenas os dedos dos pés e as mãos tocando o chão.

MOVIMENTO

Eleve o corpo empurrando o chão com as mãos, até estender completamente os cotovelos, sem travá-los no fim do movimento. Em seguida, inverta o movimento para levar o corpo em direção ao chão.

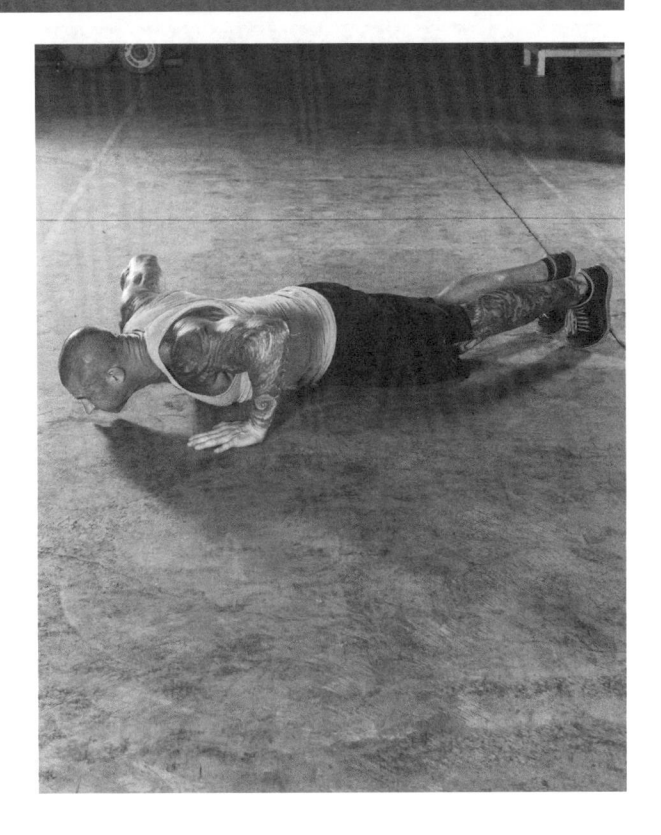

APOIO INCLINADO

INÍCIO

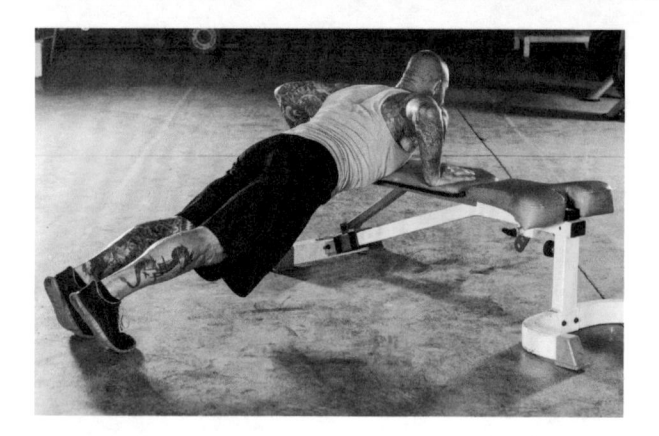

O apoio inclinado é similar ao apoio, mas é realizado com as mãos sobre um banco. Apesar de ser assim chamado, o exercício enfatiza a parte inferior do peitoral. Além disso, pelo fato de se estar mais elevado em relação ao chão, a resistência gerada pelo corpo é inferior quando comparada àquela gerada pelo apoio tradicional. Isso faz com que o apoio inclinado seja mais fácil de se executar. As mãos devem estar apoiadas firmemente sobre o banco e com um afastamento um pouco maior do que a largura dos ombros. Os cotovelos ficam flexionados e os braços apontados para os lados, fazendo com que formem um ângulo de 30 a 60° com o tronco. O corpo deve estar estendido para trás, com apenas os dedos dos pés tocando o chão.

MOVIMENTO

Eleve o corpo empurrando as palmas das mãos contra o banco, até estender completamente os cotovelos, sem travá-los no fim do movimento. Inverta o movimento levando o corpo em direção ao banco.

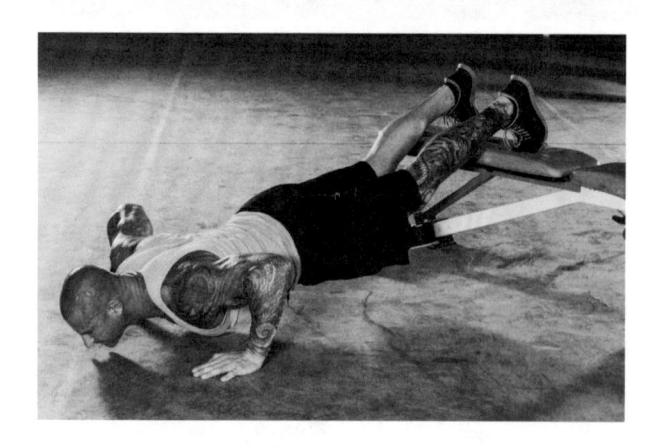

APOIO DECLINADO

INÍCIO

O apoio declinado é similar ao apoio inclinado. No entanto, naquele, a posição do corpo é invertida. Apesar de ser assim chamado, o exercício enfatiza a parte superior do peitoral. Além disso, pelo fato de se estar mais elevado em relação ao chão, a resistência gerada pelo corpo é superior quando comparada àquela gerada pelo apoio no chão. Isso faz com que o apoio declinado seja mais difícil de se executar. As mãos ficam firmemente apoiadas no chão, com um afastamento um pouco maior do que a largura dos ombros. Os cotovelos ficam flexionados e os braços apontados para os lados de modo a formarem um ângulo de 30 a 60° com o tronco. O corpo deve estar estendido para trás, com apenas os dedos dos pés apoiados sobre o banco.

MOVIMENTO

Eleve o corpo empurrando as palmas das mãos contra o chão, até estender completamente os cotovelos, sem travá-los no fim do movimento. Inverta o movimento levando o corpo em direção ao chão.

APOIO NA BOLA

INÍCIO

O apoio na bola é semelhante ao apoio inclinado; no entanto, utiliza-se uma bola suíça em vez de um banco. A instabilidade da bola suíça faz com que o exercício fique muito mais difícil de se executar do que o apoio tradicional, e auxilia no trabalho dos músculos estabilizadores do ombro e do tronco. Certifique-se de que a bola esteja parada e assuma a posição de apoio, com as mãos na bola e os pés no chão. Os cotovelos ficam flexionados, e os braços, apontados para os lados.

MOVIMENTO

Mantendo o corpo reto, eleve-o, empurrando a bola com as palmas das mãos, até estender completamente os cotovelos, sem travá-los no fim do movimento. Inverta o movimento levando o corpo em direção à bola.

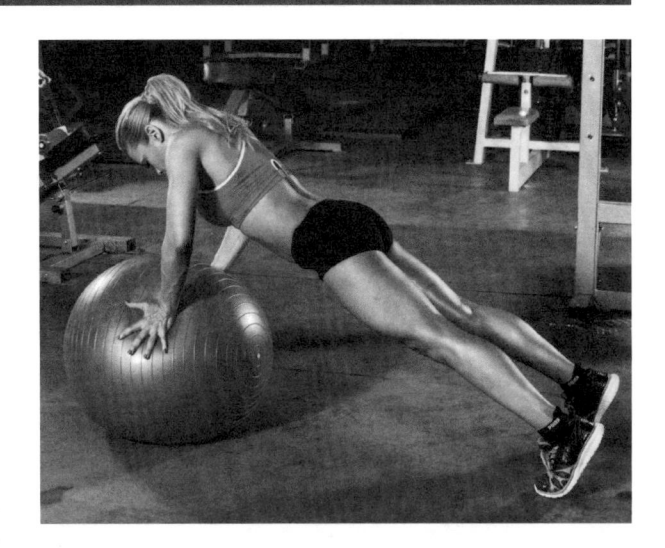

APOIO POTENTE

INÍCIO

Deite no chão com o rosto voltado para baixo e com as mãos ligeiramente mais afastadas do que a largura dos ombros. As palmas das mãos ficam apoiadas no chão, e os cotovelos, apontados para os lados, de forma que os braços formem um ângulo entre 30 e 60° com o tronco. O corpo deve estar reto, com apenas as palmas das mãos e os dedos dos pés tocando o chão.

MOVIMENTO

Eleve o corpo com um movimento explosivo das palmas das mãos, empurrando o chão de modo a estender completamente os cotovelos, fazendo com que as mãos deixem o solo. À medida em que volta a apoiar as mãos na superfície, permita a flexão dos cotovelos, abaixando em seguida o corpo em direção ao chão.

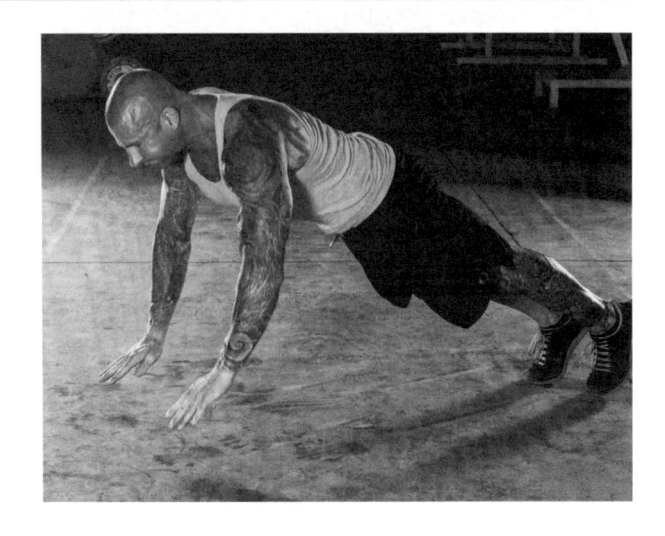

APOIO NO MULTIFORÇA

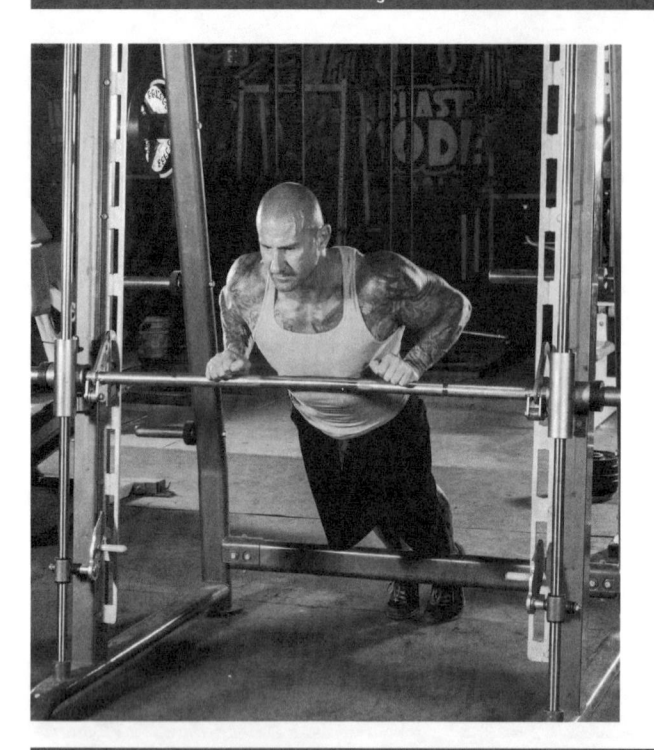

INÍCIO
Fique na posição de apoio no chão, próximo a um multiforça.

MOVIMENTO
Faça apoios no chão (conforme descrito em momento anterior) até alcançar a fadiga muscular. Vá imediatamente à barra do multiforça, ajustada na posição mais baixa, e permaneça fazendo apoios com as mãos na barra e os pés no chão, de forma similar ao apoio inclinado. Uma vez que for alcançada a fadiga, eleve a barra em apenas uma regulagem e continue realizando apoios. Siga dessa maneira, elevando a altura da barra do multiforça em uma regulagem, até que ela fique logo acima da altura da cintura.

APOIO NO TRX

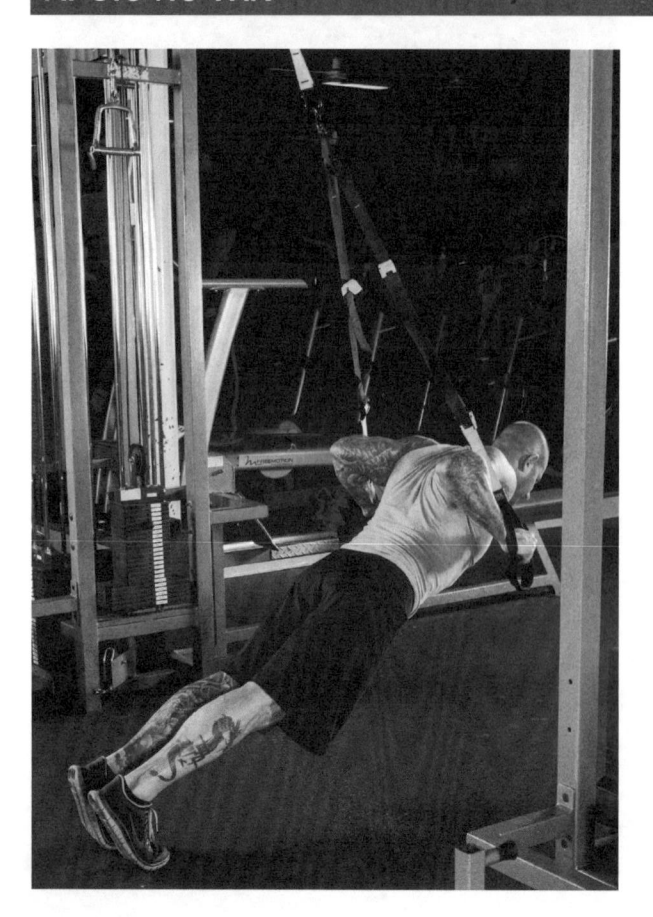

INÍCIO
Para realizar esse exercício, prenda o TRX em uma altura que reduza o peso do corpo. Fique em uma posição de apoio, com as mãos nas pegadas do TRX e os pés firmemente apoiados no chão.

MOVIMENTO
Flexione os cotovelos da mesma forma que em um apoio, abaixando o corpo até que o peito fique no mesmo nível das pegadas do TRX. Mantenha os cotovelos estáveis, de modo que os braços formem um ângulo entre 30 e 60° com o tronco. Inverta o movimento, empurrando os braços para baixo e levantando o corpo com o peso corporal, até que os cotovelos fiquem completamente estendidos.

MERGULHO

INÍCIO

Segure as barras do equipamento com os cotovelos estendidos e travados. Incline-se para a frente e flexione os joelhos, mantendo as pernas entrelaçadas.

MOVIMENTO

Mantenha os cotovelos apontados para os lados conforme os flexiona para abaixar o corpo, até os braços ficarem praticamente paralelos ao chão. Empurre as barras com as mãos, a fim de estender os cotovelos e elevar o corpo mais uma vez.

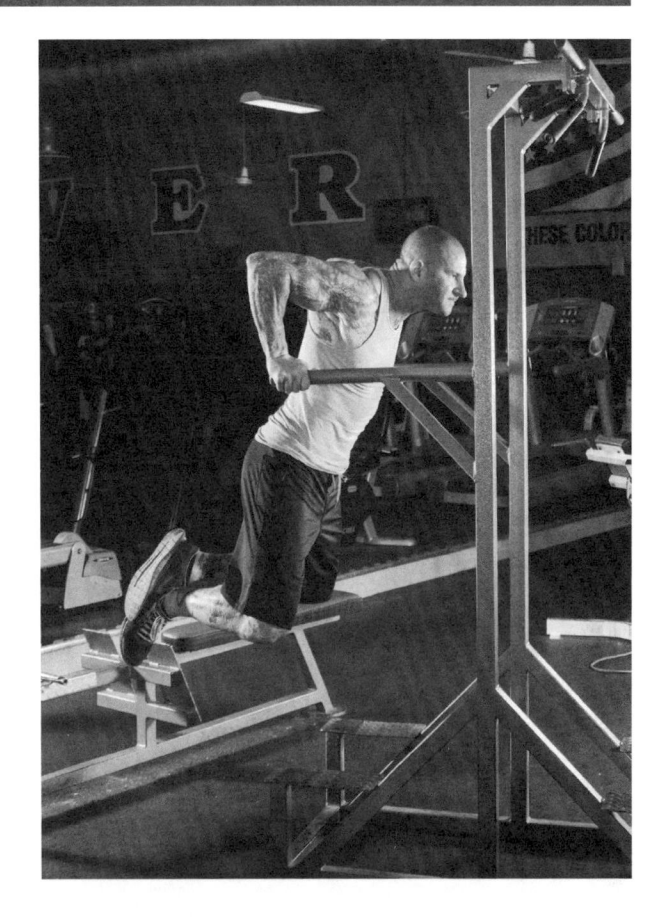

PULLOVER COM HALTERES

INÍCIO

Deite transversalmente sobre um banco horizontal, com a coluna torácica apoiada no banco e os pés firmes no chão, mantendo uma largura aproximada a dos ombros ou maior. Segure na parte interna da extremidade de um haltere, sustentando-o acima do peito, e abaixe um pouco os quadris em direção ao chão.

MOVIMENTO

Mova os braços – o máximo que puder – para trás da cabeça, mantendo os cotovelos levemente flexionados. Inverta o sentido do movimento levando o peso para cima, até que esteja localizado acima do peito.

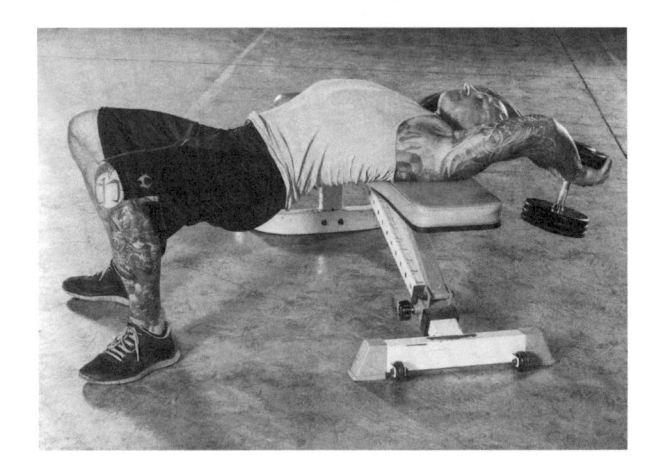

CAPÍTULO 15

Ombro

Este capítulo contém descrições detalhadas dos principais exercícios que enfatizam o ombro, ou seja, as porções do músculo deltoide. Esse músculo é dividido em cabeça anterior, cabeça lateral e cabeça posterior* (observe a figura a seguir). Embora muitos dos exercícios sejam ações de empurrar (p. ex., o meio desenvolvimento com barra), que são multiarticulares, e requeiram a utilização do trapézio, do tríceps e do deltoide, eles são considerados primários para o ombro pelo fato de o movimento dos braços ser para cima. Eles são mais especificamente divididos em exercícios de empurrar, remadas verticais e elevações. Existem também exercícios para o manguito rotador que visam o fortalecimento dos estabilizadores do ombro e prevenção de lesões – um problema muito comum em levantadores de peso que têm o manguito fraco. Os exercícios de empurrar são divididos em meio desenvolvimento com barra, com halteres, com bandas elásticas em equipamentos e utilizando o peso corporal; as remadas verticais são divididas em remadas com barra, com halteres, com cabos, com bandas elásticas e no multiforça; e as elevações são divididas em frontais, laterais e em crucifixos invertidos. Independentemente do tipo de exercício utilizado na sessão de treino, pode-se substituí-lo por outro do mesmo tipo.

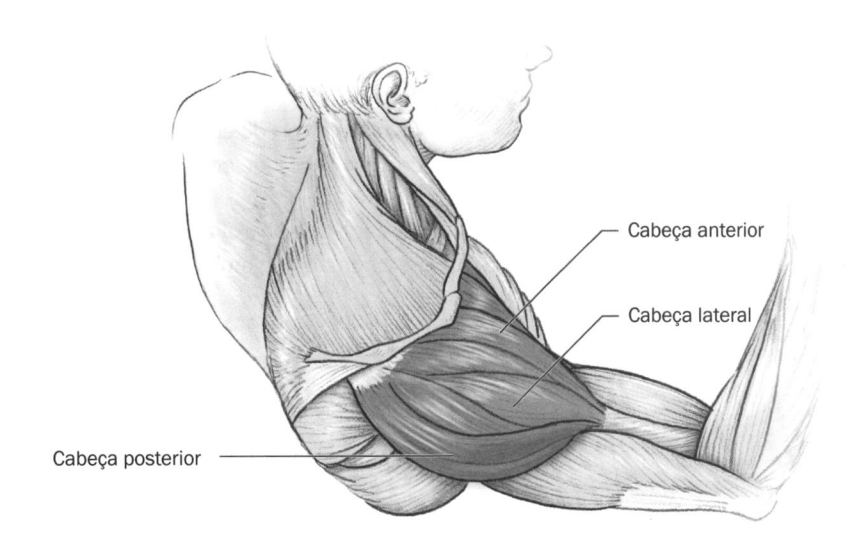

Cabeça anterior
Cabeça lateral
Cabeça posterior

---

* N. de R. T.: Segundo a terminologia adotada pela Sociedade Brasileira de Anatomia – Terminologia Anatômica (2001) –, as porções anterior, lateral e posterior do músculo deltoide são chamadas de parte clavicular, parte acromial e parte espinal, respectivamente. Com o objetivo de manter a originalidade desta obra, na qual é adotada uma linguagem "usual", optou-se por seguir uma denominação mais próxima à utilizada pelo autor.

Meio desenvolvimento com barra

Meio desenvolvimento com barra, sentado	333
Meio desenvolvimento com banda elástica, sentado	333
Meio desenvolvimento com a barra por trás da cabeça, sentado	334
Meio desenvolvimento com barra, em pé	334
Meio desenvolvimento no multiforça pela frente da cabeça, sentado	335
Meio desenvolvimento no multiforça por trás da cabeça, sentado	335
Meio desenvolvimento no multiforça com arremesso	336

Meio desenvolvimento com halteres

Meio desenvolvimento com halteres, sentado	336
Meio desenvolvimento com halteres e pegada neutra, sentado	337
Arnold *press*	337
Meio desenvolvimento com halteres, em pé	338

Meio desenvolvimento utilizando máquinas, bandas elásticas e peso corporal

Meio desenvolvimento na máquina, sentado	338
Meio desenvolvimento com banda elástica	339
Apoio "estaca"	339
Apoio "estaca" no TRX	340

Remadas verticais

Remada vertical com barra	340
Remada vertical com halteres	341
Remada vertical no multiforça	341
Remada vertical unilateral, no multiforça	342
Remada vertical na polia baixa	342
Remada vertical com banda elástica	343

Elevações frontais

Elevação frontal com barra	343
Elevação frontal com halteres	344
Elevação frontal unilateral com halteres	344
Elevação frontal com anilha	345
Elevação frontal na polia baixa	345
Elevação frontal unilateral na polia baixa	346
Elevação frontal inclinada, sentado	346
Elevação frontal inclinada	347
Elevação frontal com banda elástica	347

Elevações laterais

Elevação lateral com halteres	348
Elevação lateral com halteres, unilateral	348
Elevação lateral com halteres, sentado	349
Elevação lateral na polia baixa, unilateral	349
Elevação lateral na máquina	350
Elevação lateral unilateral, no multiforça	350
Elevação lateral com banda elástica	351

Crucifixos

Crucifixo invertido	351
Crucifixo invertido unilateral	352
Crucifixo invertido no banco inclinado	352
Crucifixo invertido no *crossover*, em pé	353
Crucifixo invertido no *crossover*, deitado	353
Crucifixo invertido unilateral, em decúbito lateral	354
Crucifixo invertido com banda elástica, inclinado	354
Crucifixo invertido com banda elástica	355
Crucifixo invertido com banda elástica, unilateral	355
Remada alta na polia alta	356
Remada alta no multiforça	356

Exercícios para os rotadores do ombro

Rotação externa no *crossover*	357
Rotação externa com haltere	357
Rotação interna no *crossover*	358
Rotação interna com haltere	358
Elevação lateral com rotação interna	359

MEIO DESENVOLVIMENTO COM BARRA, SENTADO

INÍCIO

Sente em um banco com encosto vertical (como utilizado para o meio desenvolvimento), ou em um banco ajustável, regulado em 90°. Coloque os pés no chão e retire a barra do suporte com uma pegada pronada, deixando as mãos ligeiramente mais afastadas do que a largura dos ombros. Mova a barra para cima e pela frente da cabeça até a posição inicial – abaixo do queixo e logo acima da parte superior do peito.

MOVIMENTO

Empurre a barra para cima (acima da cabeça) até que os cotovelos fiquem totalmente estendidos, mas não travados. Abaixe a barra lentamente de volta à posição inicial.

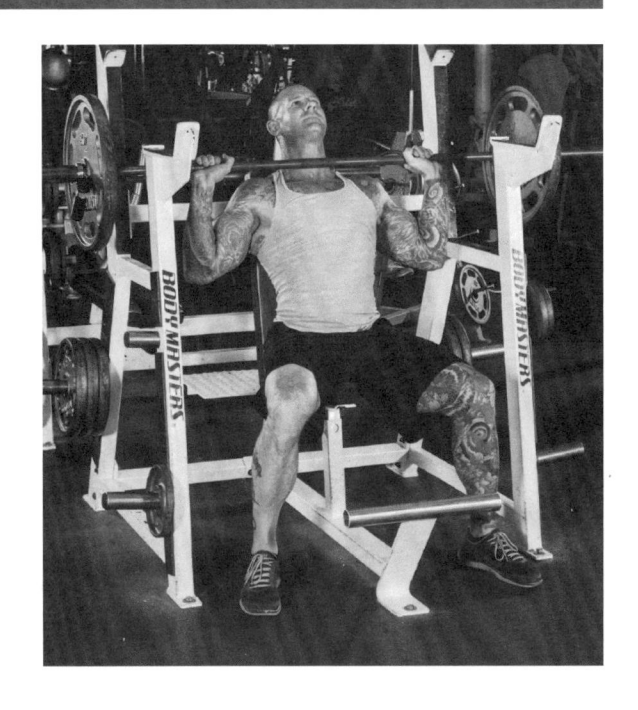

MEIO DESENVOLVIMENTO COM BANDA ELÁSTICA, SENTADO

INÍCIO

Dependendo dos meios disponíveis, passe a banda elástica por baixo do banco e prenda suas presilhas ao redor de cada lado da barra, ou coloque as bandas elásticas nos dois lados da base do suporte e ao redor de cada lado da barra. Sente em um banco com encosto vertical (como o utilizado para o meio desenvolvimento), ou em um banco ajustável regulado em 90°. Ponha os pés no chão e retire a barra do suporte com uma pegada pronada, deixando as mãos ligeiramente mais afastadas do que a largura dos ombros. Mova a barra para cima e pela frente da cabeça até a posição inicial – abaixo do queixo e logo acima da parte superior do peito.

MOVIMENTO

Empurre a barra para cima (acima da cabeça), até que os cotovelos fiquem totalmente estendidos, mas não travados. Abaixe-a lentamente de volta à posição inicial.

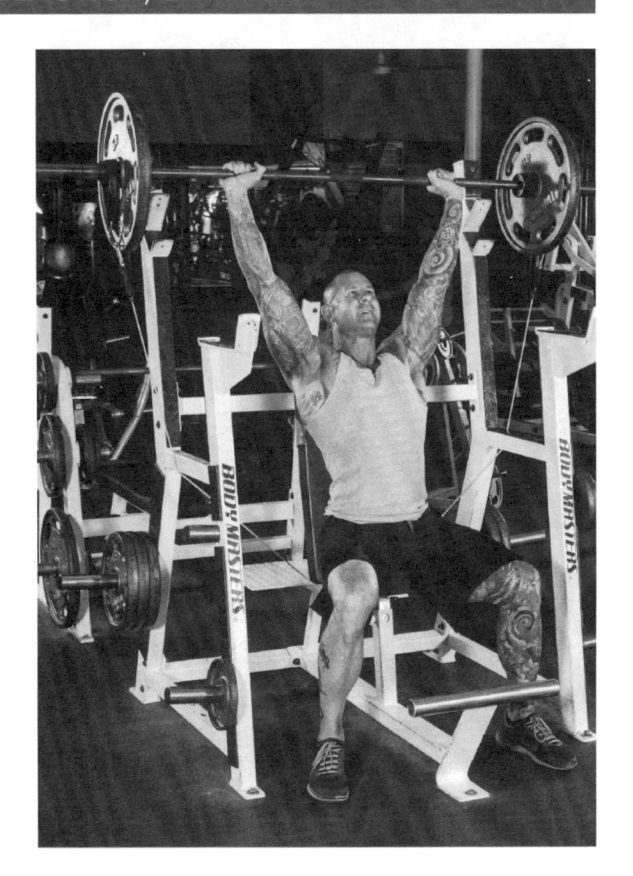

MEIO DESENVOLVIMENTO COM A BARRA POR TRÁS DA CABEÇA, SENTADO

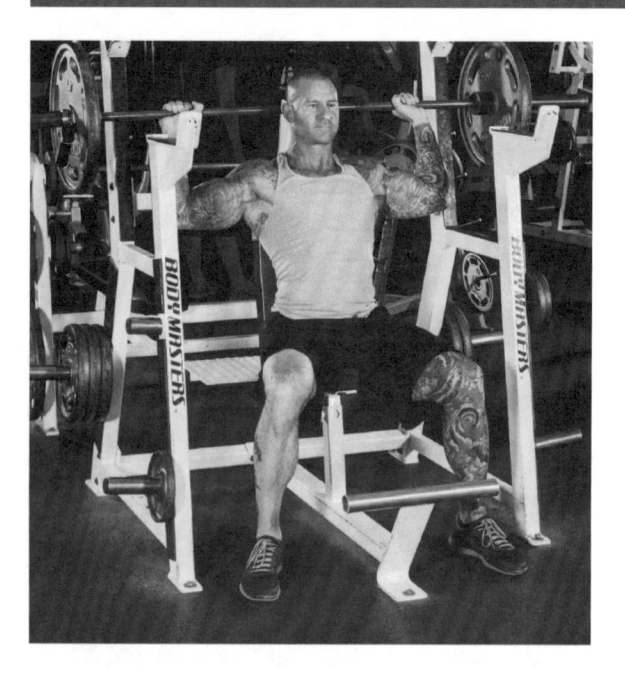

INÍCIO

Sente em um banco com encosto vertical (como o utilizado para o meio desenvolvimento), ou em um banco ajustável regulado em 90°. Ponha os pés no chão e retire a barra do suporte com uma pegada pronada, deixando as mãos ligeiramente mais afastadas do que a largura dos ombros. Mova a barra por trás da cabeça até a parte inferior das orelhas.

MOVIMENTO

Empurre a barra para cima (acima da cabeça) e um pouco para trás, até que os cotovelos fiquem totalmente estendidos, mas não travados. Abaixe a barra lentamente de volta à posição inicial.

MEIO DESENVOLVIMENTO COM BARRA, EM PÉ

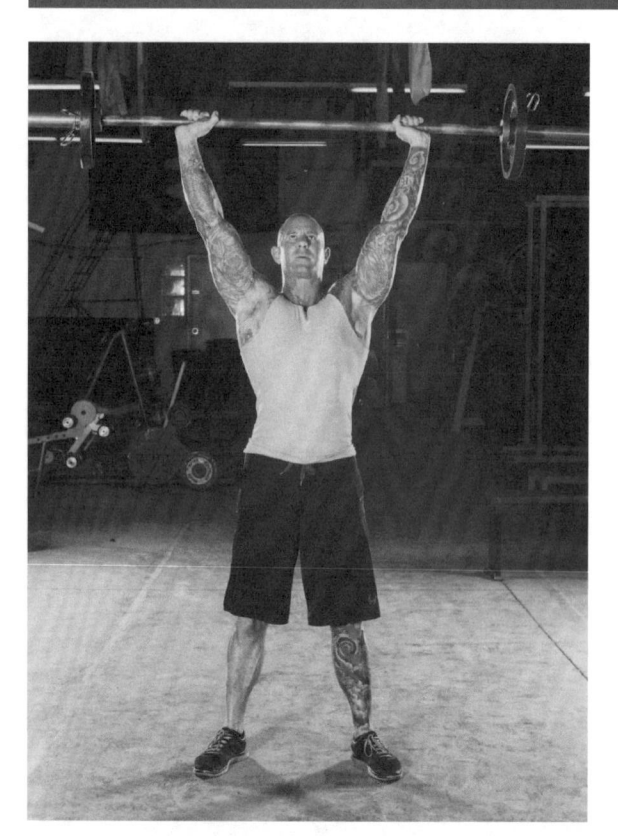

INÍCIO

Fique em pé e segure a barra com uma pegada pronada, com as mãos um pouco mais afastadas do que a largura dos ombros. Segure a barra logo acima da parte superior do peito e abaixo do queixo. Os pés devem estar ligeiramente mais distanciados do que a largura dos ombros, e os joelhos, um pouco flexionados.

MOVIMENTO

Empurre a barra para cima (acima da cabeça), parando imediatamente antes de os cotovelos travarem. Então, abaixe-a lentamente de volta à posição inicial.

MEIO DESENVOLVIMENTO NO MULTIFORÇA PELA FRENTE DA CABEÇA, SENTADO

INÍCIO

Coloque um banco ajustável, regulado em 90°, no centro de um multiforça, de forma que a barra passe pela frente do rosto. Sente no banco com os pés firmes no chão e as costas apoiadas no banco. Segure a barra com um afastamento ligeiramente maior do que a largura dos ombros e desengate-a dos suportes de segurança. Leve-a logo abaixo do queixo.

MOVIMENTO

Contraia os ombros e estenda os cotovelos, empurrando o peso para cima, até que estes estejam estendidos, mas não travados. Lentamente, baixe a barra de volta à posição inicial.

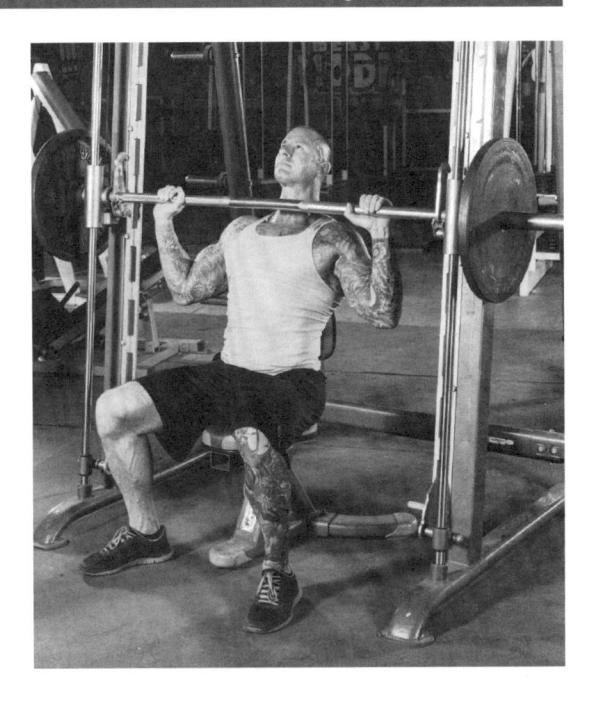

MEIO DESENVOLVIMENTO NO MULTIFORÇA POR TRÁS DA CABEÇA, SENTADO

INÍCIO

Coloque um banco ajustável, regulado em 90°, no centro de um multiforça, de forma que a barra passe por trás da cabeça. Sente no banco com os pés firmes no chão e as costas apoiadas no banco. Segure a barra com um afastamento ligeiramente maior do que a largura dos ombros e desengate-a dos suportes de segurança. Leve-a, por trás da cabeça, até a parte inferior das orelhas.

MOVIMENTO

Empurre a barra para cima (acima da cabeça), até que os cotovelos fiquem estendidos por completo, mas não travados. Lentamente, abaixe-a de volta à posição inicial.

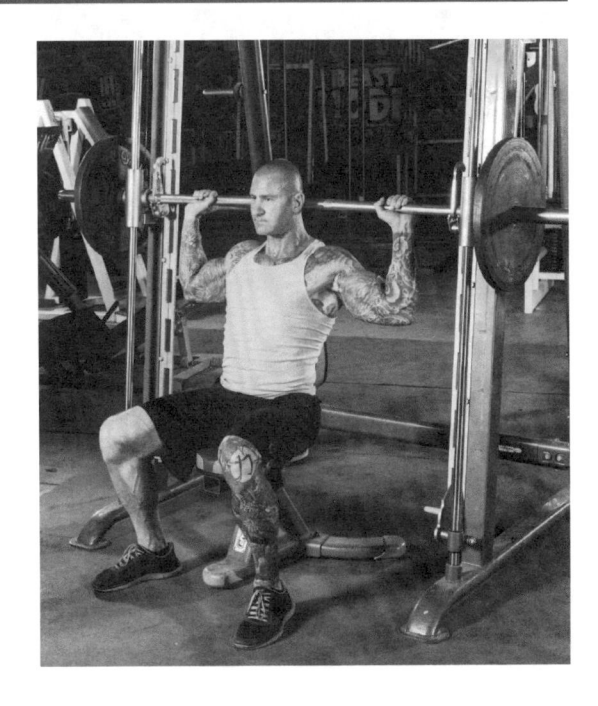

MEIO DESENVOLVIMENTO NO MULTIFORÇA COM ARREMESSO

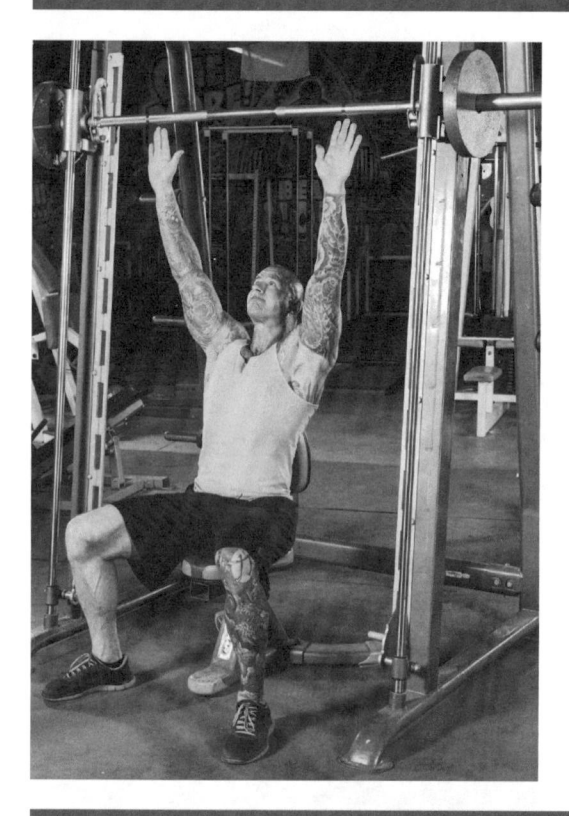

INÍCIO

Coloque um banco ajustável no centro de um multiforça, de forma que a barra passe pela frente do rosto. Sente no banco com os pés firmes no chão e as costas apoiadas no banco. Segure a barra com um afastamento ligeiramente maior do que a largura dos ombros e desengate-a dos suportes de segurança. Leve-a logo abaixo do queixo.

MOVIMENTO

Contraia os ombros de forma explosiva e estenda os cotovelos o mais rápido possível, até que fiquem completamente estendidos e arremessem a barra para cima. Conforme ela retornar, agarre-a e, lentamente, abaixe-a de volta à posição inicial.

MEIO DESENVOLVIMENTO COM HALTERES, SENTADO

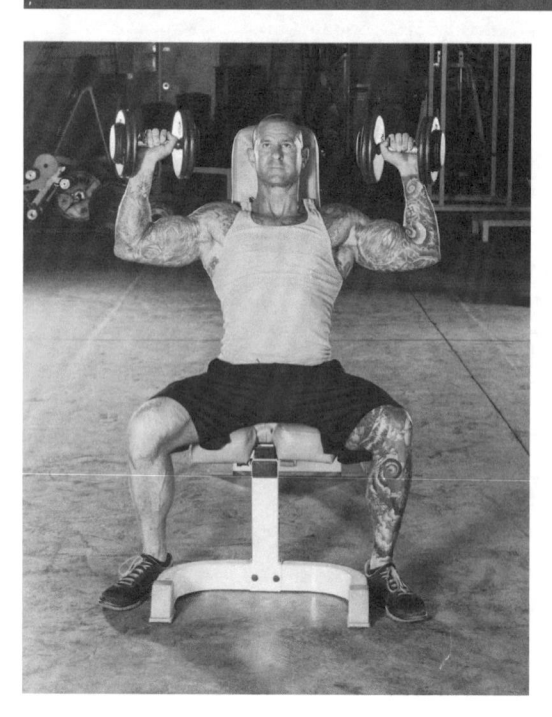

INÍCIO

Sente em um banco com encosto curto e, com os pés bem apoiados no chão, segure um par de halteres na altura dos ombros. Comece com as palmas das mãos voltadas para a frente e os cotovelos um pouco abaixo do nível dos ombros, mas ligeiramente à frente. Mantenha os antebraços em leve inclinação, deixando as anilhas internas exatamente acima dos ombros.

MOVIMENTO

Empurre os pesos para cima, parando imediatamente antes de travar os cotovelos. Então, controle a descida, até que os braços fiquem paralelos ao chão ou um pouco abaixo e os pesos estejam próximos à linha das orelhas.

MEIO DESENVOLVIMENTO COM HALTERES E PEGADA NEUTRA, SENTADO

INÍCIO

Sente em um banco com encosto curto, mantendo os pés firmes no chão. Então, segure um par de halteres na altura dos ombros. Comece com as palmas das mãos voltadas uma para a outra e com os cotovelos logo abaixo do nível dos ombros, direcionados para a frente.

MOVIMENTO

Empurre os pesos para cima, parando imediatamente antes de travar os cotovelos. Então, controle a descida, até que os braços fiquem paralelos ao chão ou um pouco abaixo, os cotovelos direcionados para a frente, e os pesos próximos à linha das orelhas.

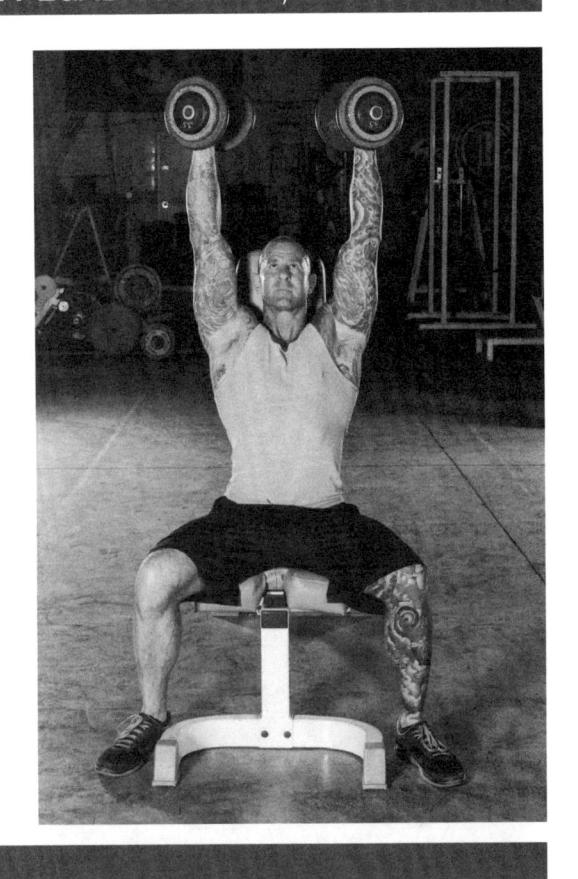

ARNOLD PRESS

INÍCIO

Sente em um banco com encosto curto, mantendo os pés apoiados no chão. Então, segure um par de halteres na altura dos ombros. Comece com as palmas das mãos voltadas para os ombros e com os cotovelos baixos e direcionados para a frente.

MOVIMENTO

Empurre os pesos para cima, pronando as mãos assim que elas chegarem à altura dos olhos, fazendo com que estejam voltadas para a frente quando na extensão completa dos braços. Controle os halteres no movimento inverso até a posição inicial.

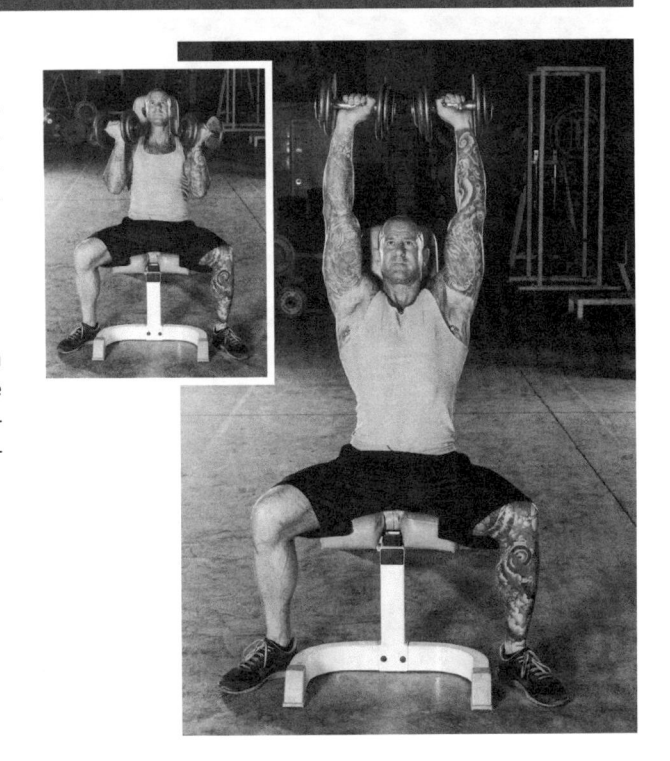

MEIO DESENVOLVIMENTO COM HALTERES, EM PÉ

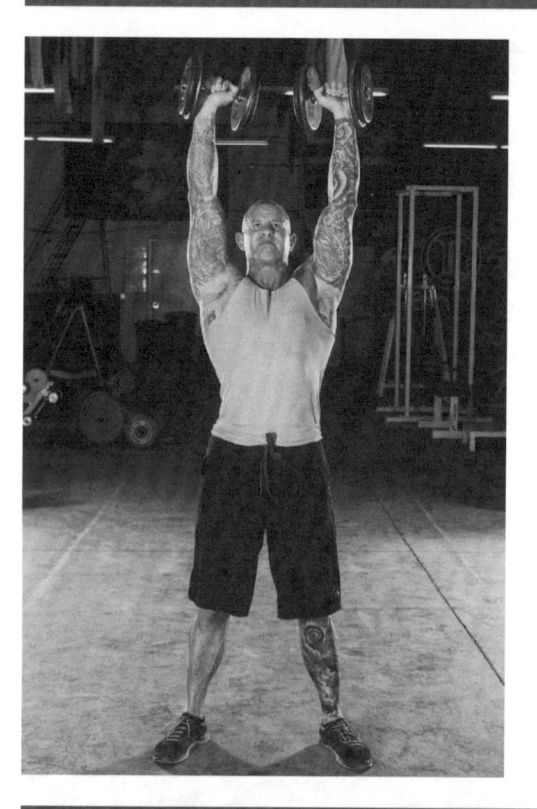

INÍCIO

Em pé, segure um par de halteres na altura dos ombros, mantendo os pés afastados na largura dos ombros e os joelhos um pouco flexionados. Comece com as palmas das mãos voltadas para a frente (pegada pronada) e com os cotovelos um pouco abaixo do nível dos ombros, mas ligeiramente à frente. Os antebraços permanecem em leva inclinação, deixando as anilhas internas acima dos ombros.

MOVIMENTO

Empurre os pesos para cima, parando imediatamente antes de travar os cotovelos. Então, controle a descida, até que os braços fiquem paralelos ao chão ou um pouco abaixo e os pesos estejam próximos à linha das orelhas.

MEIO DESENVOLVIMENTO NA MÁQUINA, SENTADO

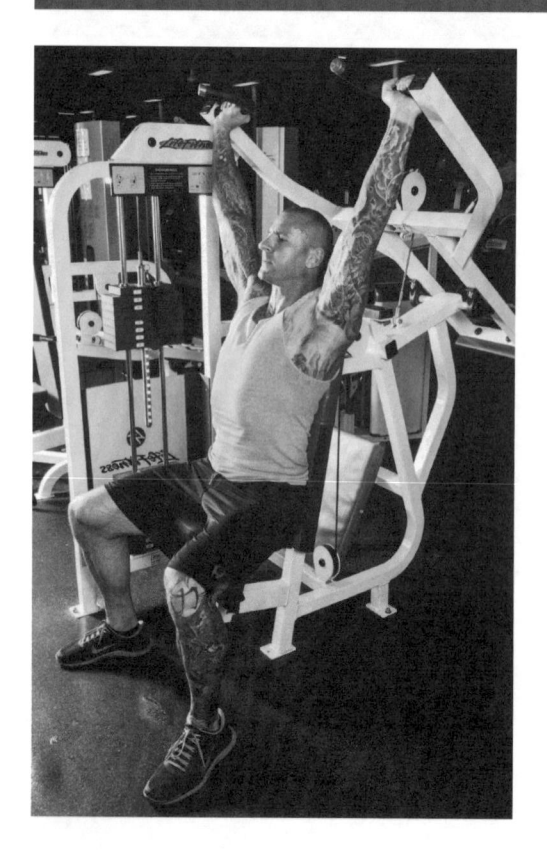

INÍCIO

Sente em uma máquina de meio desenvolvimento com os pés firmes no chão e as costas apoiadas no encosto do banco. Segure as pegadas da máquina com as palmas voltadas para a frente e com as mãos um pouco mais afastadas do que a largura dos ombros.

MOVIMENTO

Empurre os pesos para cima, atingindo extensão completa dos cotovelos e parando logo antes de estes travarem. Então, controle a descida, até que os braços fiquem paralelos ao chão ou um pouco abaixo e as pegadas estejam próximas à linha das orelhas.

MEIO DESENVOLVIMENTO COM BANDA ELÁSTICA

INÍCIO

Em pé, com um pé à frente do outro, coloque a banda elástica presa de forma segura sob o pé de trás. Certifique-se de que a banda tem o mesmo comprimento em cada lado. Mova para cima as pegadas da banda, deixando-as atrás dos ombros.

MOVIMENTO

Empurre os pesos para cima até a extensão completa dos cotovelos, parando logo antes de estes travarem. Volte à posição inicial e faça o movimento até completar todas as repetições.

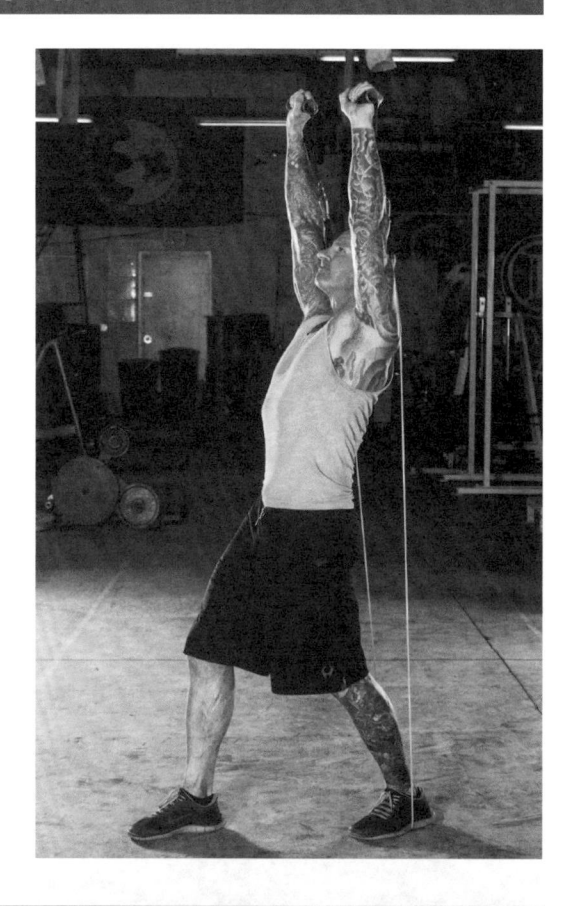

APOIO "ESTACA"

INÍCIO

Coloque as mãos no chão na posição de apoio, com os pés apoiados em um banco ou em uma bola suíça. Flexione os quadris para elevar os glúteos e posicione o tronco perpendicularmente ao chão.

MOVIMENTO

Mantendo a flexão do quadril, abaixe o corpo até a cabeça tocar o chão. Então, contraia os ombros para estender os braços e elevar o corpo novamente.

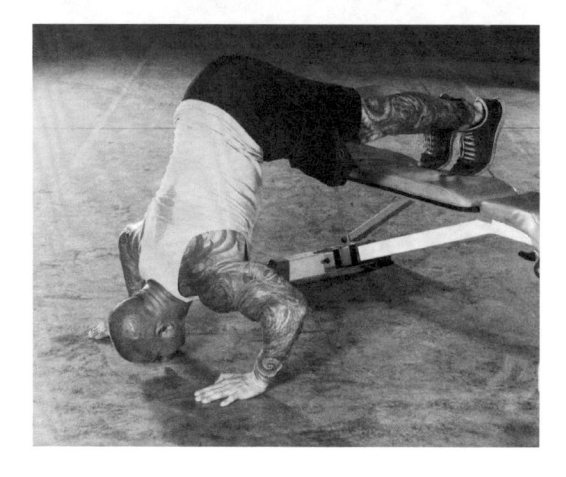

APOIO "ESTACA" NO TRX

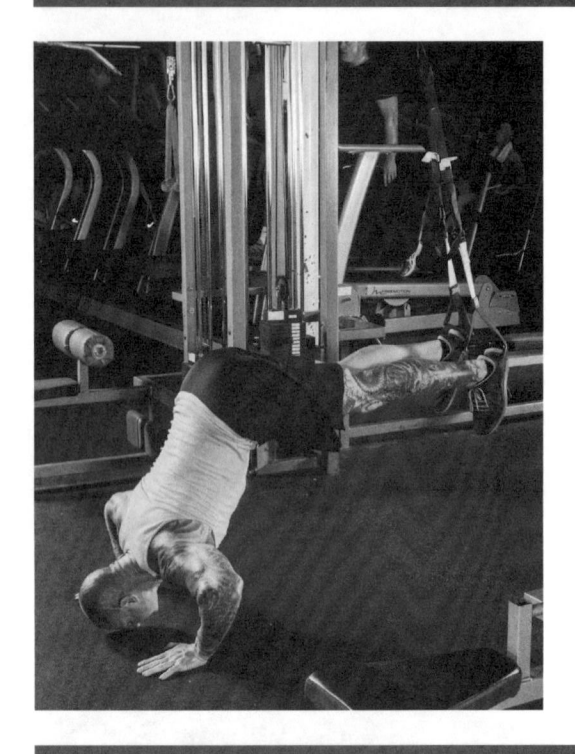

INÍCIO

Coloque as mãos no chão na posição de apoio, com os pés apoiados nos estribos do TRX. Flexione os quadris para elevar os glúteos e posicione o tronco perpendicularmente ao chão.

MOVIMENTO

Mantendo a flexão do quadril, abaixe o corpo até a cabeça tocar o chão. Então, contraia os ombros para estender os cotovelos e elevar o corpo novamente.

REMADA VERTICAL COM BARRA

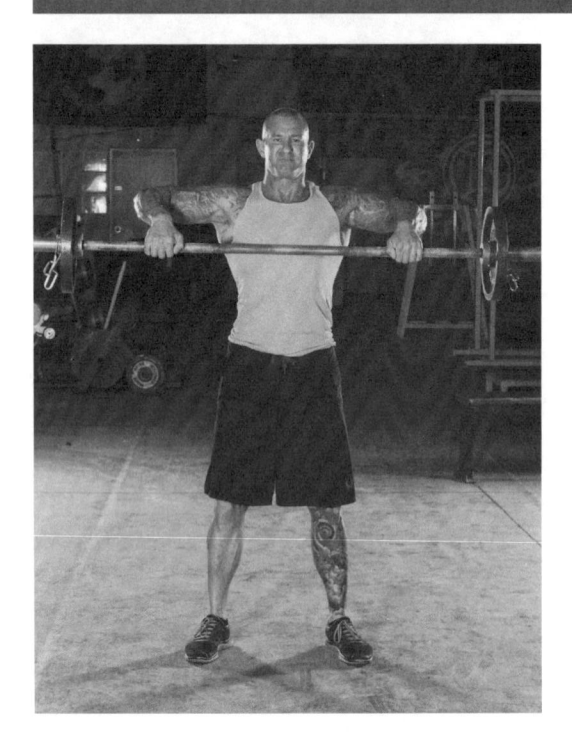

INÍCIO

Em pé, com os pés afastados na largura dos ombros e os joelhos levemente flexionados, segure uma barra em frente às coxas. As mãos devem estar um pouco mais afastadas do que a largura dos ombros.

MOVIMENTO

Erga a barra até a altura da parte superior do peito, mantendo-a próxima ao corpo. Os cotovelos devem sempre estar mais elevados que os punhos. No fim do movimento, quando os braços estiverem paralelos ao chão, pare por um momento e, então, lentamente, abaixe a barra de volta à posição inicial.

REMADA VERTICAL COM HALTERES

INÍCIO

Fique em pé, com os pés na largura dos ombros. Então, segure um par de halteres em frente às coxas. As palmas das mãos devem ficar voltadas para as pernas, e os cotovelos, levemente flexionados.

MOVIMENTO

Conforme eleva os halteres, mova os cotovelos para cima e para os lados, mantendo os punhos retos e os pesos próximos ao corpo. Quando os cotovelos atingirem a altura do ombro, pare durante um segundo antes de, lentamente, abaixar os halteres de volta à posição inicial.

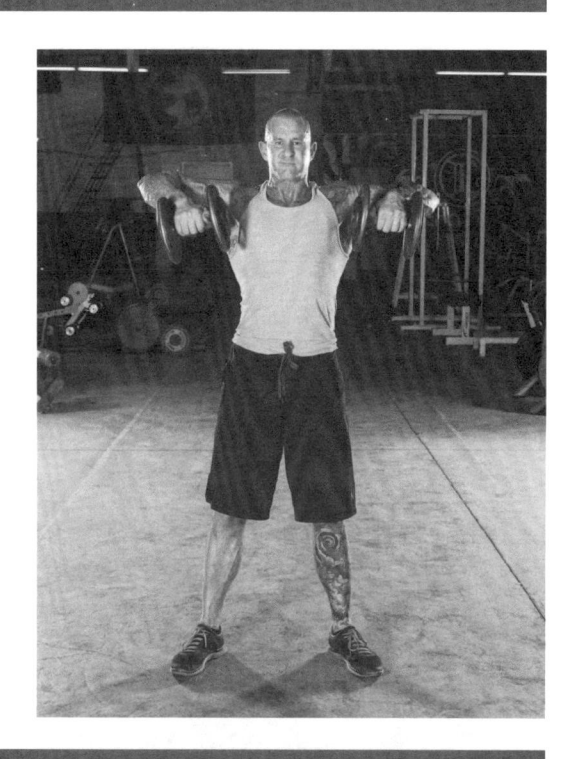

REMADA VERTICAL NO MULTIFORÇA

INÍCIO

Fique em pé no meio de um multiforça, segurando a barra em frente às coxas com uma pegada pronada. Os pés devem ficar na mesma largura dos ombros, e os joelhos, levemente flexionados. As mãos são mantidas mais afastadas do que a largura dos ombros.

MOVIMENTO

Erga a barra até a altura da parte superior do peito, mantendo os cotovelos sempre mais elevados que os punhos. No fim do movimento, pare por um momento e, então, abaixe a barra lentamente de volta à posição inicial.

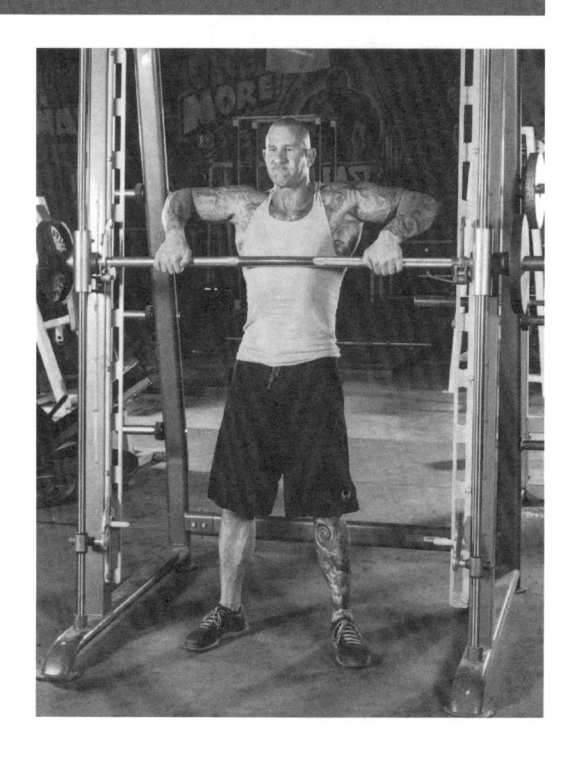

REMADA VERTICAL UNILATERAL, NO MULTIFORÇA

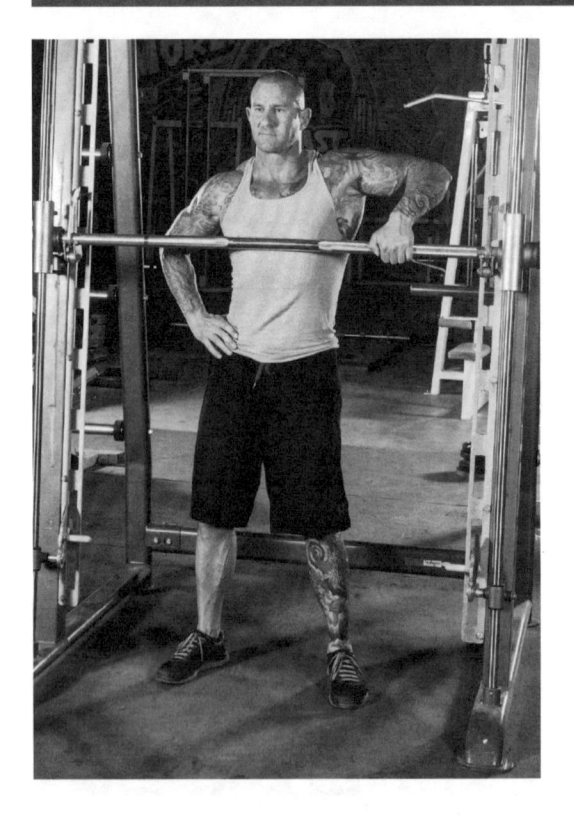

INÍCIO

Fique em pé no meio de um multiforça, com a barra ajustada na altura da parte média das coxas. Segure-a com a mão esquerda, utilizando uma pegada pronada posicionada a cerca de 4 polegadas (10 centímetros) do lado da coxa. Retire-a do suporte.

MOVIMENTO

Puxe a barra até a altura do peito, levando o cotovelo para o lado o máximo que puder. Essa variação coloca um enfoque maior na cabeça média do ombro, além de ser o movimento mais natural dessa articulação. Assim, previne-se as dores no ombro e o risco de lesão que podem ocorrer quando a remada vertical é realizada de forma incorreta. Outro benefício desse exercício é que, pelo fato de se usar apenas um braço, é dado um maior enfoque a cada ombro trabalhado. Depois de terminar todas as repetições de um lado, faça-as com o outro lado.

REMADA VERTICAL NA POLIA BAIXA

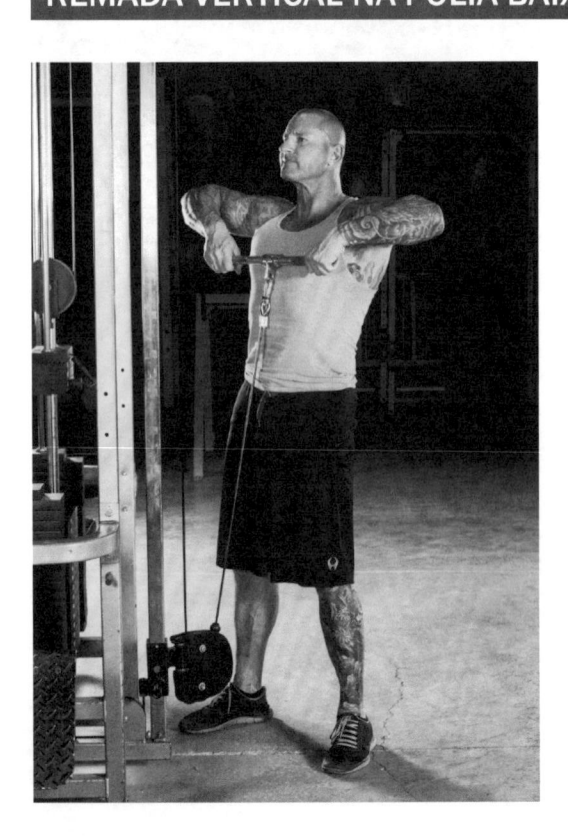

INÍCIO

Fique em pé, em frente a uma polia baixa, e segure uma barra presa a essa polia com uma pegada pronada, aproximadamente na largura do quadril, do ombro, ou até maior. Os pés devem ficar na largura dos ombros, e os joelhos, um pouco flexionados. A barra é posicionada na frente das coxas.

MOVIMENTO

Erga a barra até a altura da parte superior do peito, mantendo os cotovelos sempre mais elevados que os punhos. No fim do movimento, pare por um momento e, então, abaixe a barra lentamente de volta à posição inicial.

REMADA VERTICAL COM BANDA ELÁSTICA

INÍCIO

Fique em pé longitudinalmente a uma banda elástica, com um afastamento dos pés equivalente à largura dos quadris ou à dos ombros. Segure as empunhaduras da banda com uma pegada pronada e com as mãos na largura dos ombros e na frente das pernas.

MOVIMENTO

Mantendo a banda elástica próxima ao corpo, puxe as empunhaduras até a altura do peito ou até que os braços fiquem paralelos ao chão. No fim do movimento, pare por um momento e, então, lentamente, abaixe as empunhaduras de volta à posição inicial. Faça esse processo até completar todas as repetições.

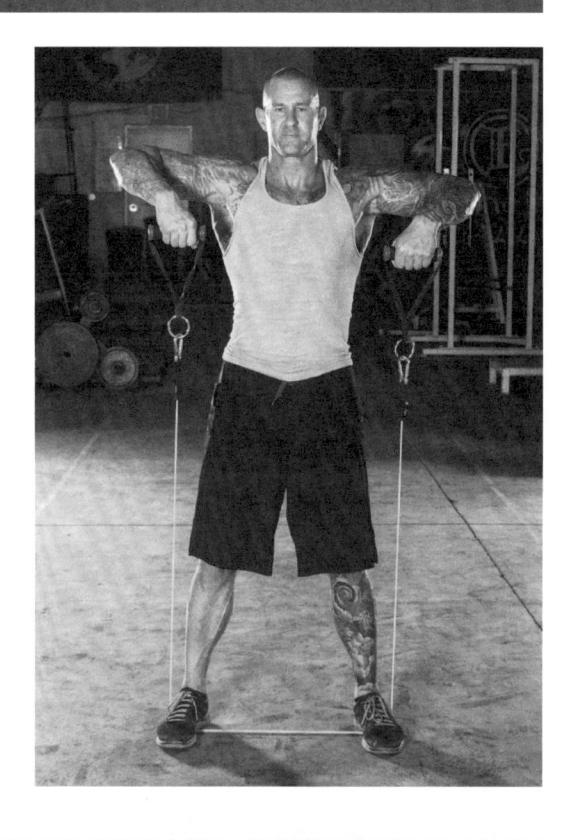

ELEVAÇÃO FRONTAL COM BARRA

INÍCIO

Fique em pé, segurando uma barra em frente às coxas. Os pés são posicionados na largura dos ombros, e os joelhos, levemente flexionados. Utilize uma pegada pronada próxima à largura do quadril.

MOVIMENTO

Eleve a barra pela frente do corpo até que os braços fiquem paralelos ao chão. No fim do movimento, pare por um momento antes de abaixá-la lentamente de volta à posição inicial.

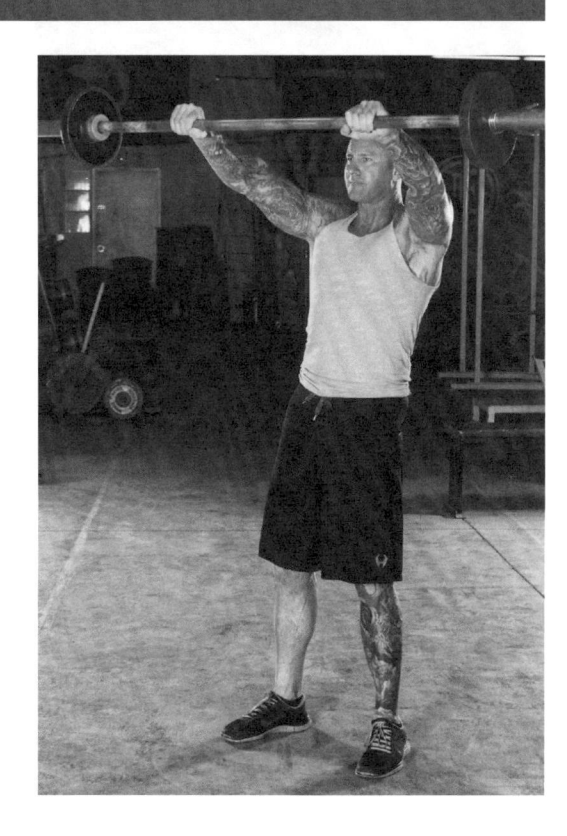

ELEVAÇÃO FRONTAL COM HALTERES

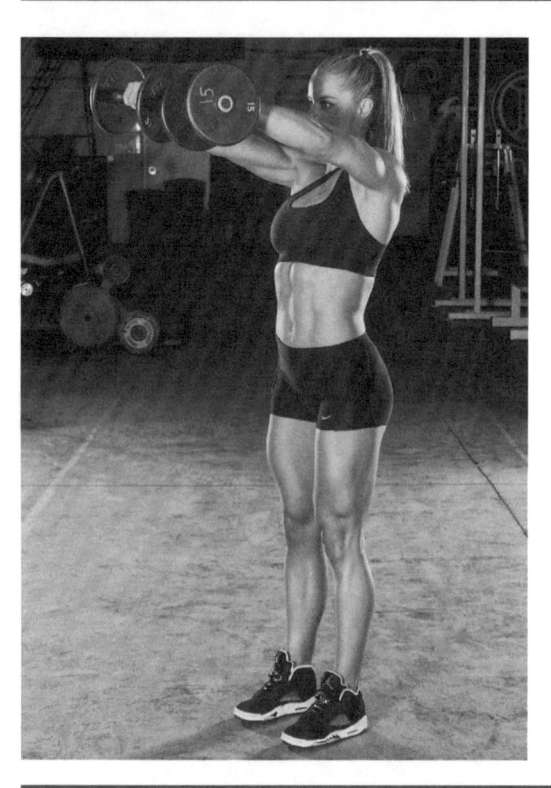

INÍCIO

Fique em pé e segure um par de halteres em frente às coxas. Os pés devem permanecer posicionados na largura dos ombros, e os joelhos, levemente flexionados. Utilize uma pegada pronada.

MOVIMENTO

Erga os halteres pela frente do corpo até que os braços fiquem paralelos ao chão. No fim do movimento, pare por um momento e, então, abaixe os halteres lentamente de volta à posição inicial. Para fazer a elevação frontal alternada, erga um haltere de cada vez, revezando os lados.

ELEVAÇÃO FRONTAL UNILATERAL COM HALTERES

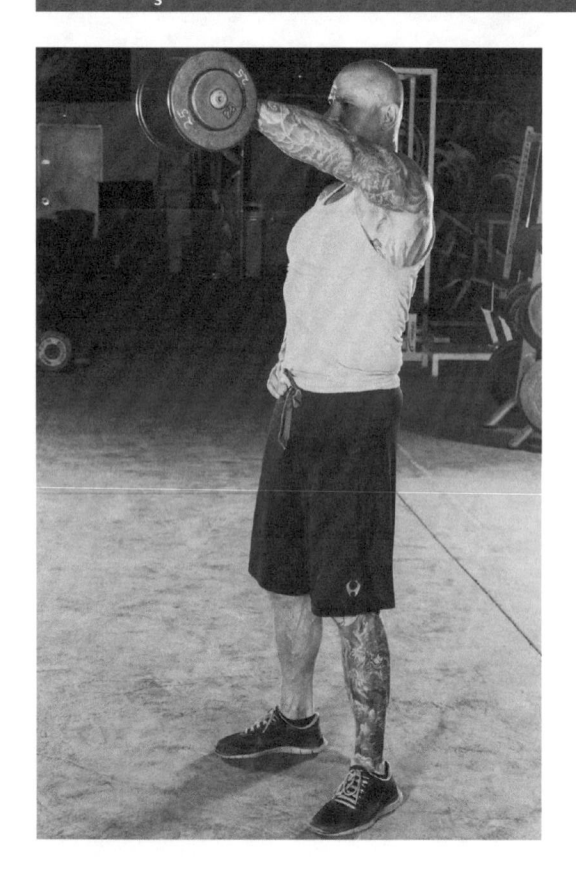

INÍCIO

Fique em pé, segurando um par de halteres em frente às coxas. Posicione os pés na largura dos ombros e deixe os joelhos levemente flexionados. Utilize uma pegada pronada.

MOVIMENTO

Erga o haltere pela frente do corpo até que o braço fique paralelo ao chão. No fim do movimento, pare por um momento antes de baixar o haltere lentamente de volta à posição inicial. Faça todas as repetições com um braço e, em seguida, com o outro.

ELEVAÇÃO FRONTAL COM ANILHA

INÍCIO

Em pé, segure uma anilha em suas extremidades, na frente das coxas. Mantenha os pés na largura dos ombros e os joelhos levemente flexionados.

MOVIMENTO

Mova a anilha para cima e para a frente do corpo, até que os braços fiquem um pouco mais elevados que uma linha paralela ao chão. No fim do movimento, pare por um momento antes de, lentamente, abaixar a anilha de volta à posição inicial.

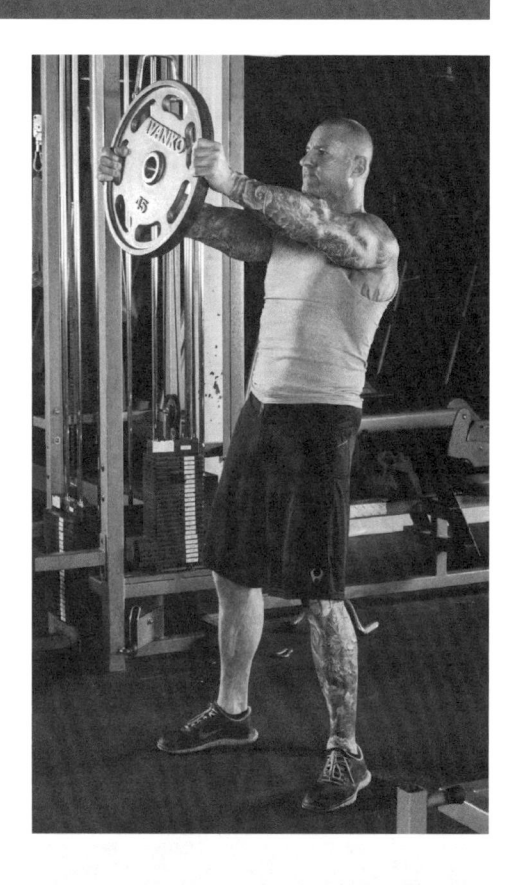

ELEVAÇÃO FRONTAL NA POLIA BAIXA

INÍCIO

Fique em pé, com as costas voltadas para um equipamento que contenha uma polia baixa. Utilizando uma pegada pronada, segure uma barra curta conectada à polia, posicionando-a em frente às coxas, com o cabo passando entre as pernas. Isso também pode ser feito com uma corda, utilizando uma pegada neutra.

MOVIMENTO

Com um movimento estável, mova a barra para cima e para a frente do corpo, até que os braços fiquem um pouco mais elevados que uma linha paralela ao chão, mantendo-os retos durante todo o movimento. No fim, pare por um momento e, então, abaixe lentamente a barra de volta à posição inicial.

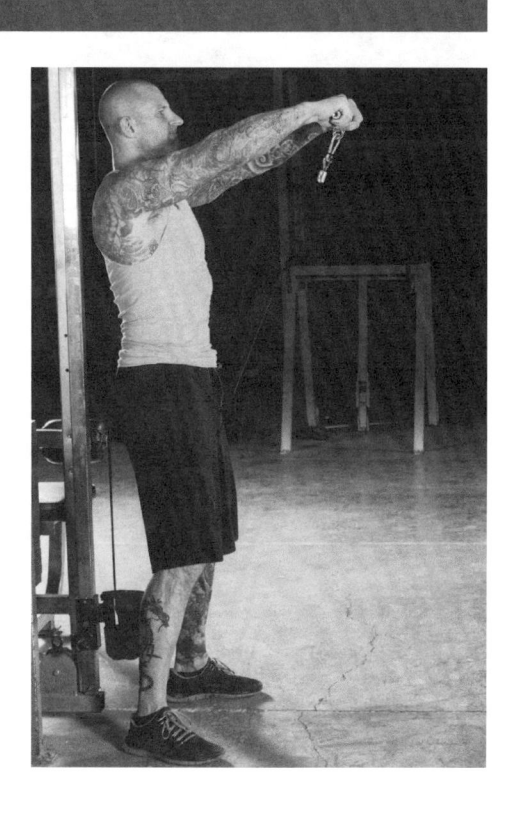

ELEVAÇÃO FRONTAL UNILATERAL NA POLIA BAIXA

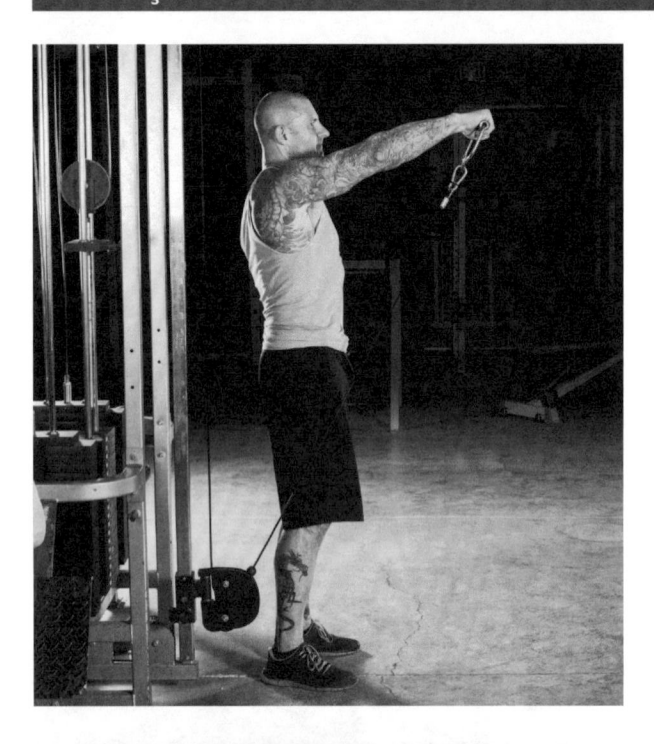

INÍCIO

Fique em pé, com as costas voltadas para um equipamento que contenha uma polia baixa. Com uma das mãos, segure um estribo conectado à polia, utilizando uma pegada pronada. O estribo deve ser posicionado ao lado das coxas.

MOVIMENTO

Com um movimento estável, mova o estribo para cima e para a frente do corpo até que o braço fique um pouco mais elevado que uma linha paralela ao chão, mantendo-o reto durante todo o movimento. No fim, pare por um momento e, então, abaixe lentamente o estribo de volta à posição inicial.

ELEVAÇÃO FRONTAL INCLINADA, SENTADO

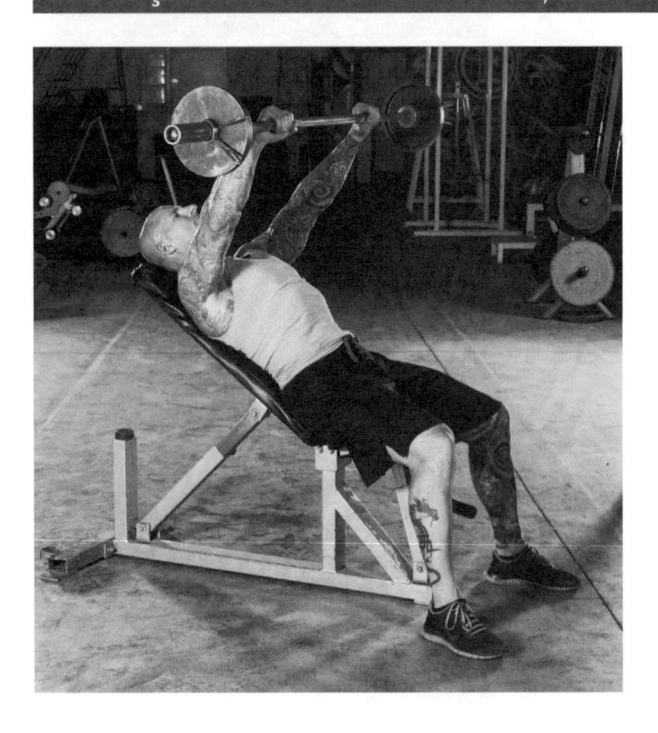

INÍCIO

Sente em um banco inclinado ajustado em 45°, segurando uma barra em frente às coxas. Utilize uma pegada pronada na largura dos quadris.

MOVIMENTO

Eleve a barra pela frente do corpo até que os braços fiquem um pouco mais elevados que uma linha paralela ao chão, mantendo-os retos durante todo o movimento. No fim, pare por um momento e, então, abaixe lentamente a barra de volta à posição inicial.

ELEVAÇÃO FRONTAL INCLINADA

INÍCIO

Sente de frente para um banco inclinado ajustado em 45°, segurando uma barra com uma pegada pronada na largura dos ombros. Os pés devem ficar firmes no chão, com o peito apoiado no banco e o queixo posicionado acima da extremidade superior do banco. A barra deve estar suspensa exatamente abaixo dos ombros.

MOVIMENTO

Erga a barra pela frente do corpo até que os braços fiquem paralelos ao chão, mantendo-os retos durante todo o movimento. No fim, pare por um momento e, então, abaixe a barra lentamente de volta à posição inicial.

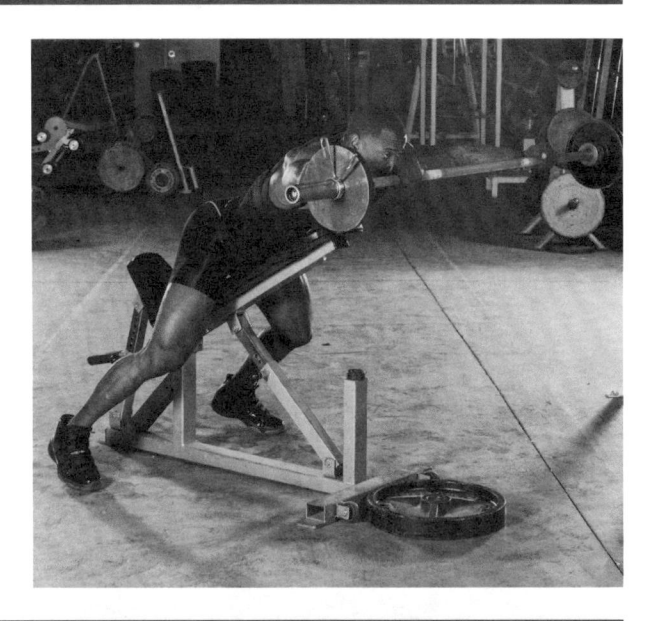

ELEVAÇÃO FRONTAL COM BANDA ELÁSTICA

INÍCIO

Em pé, coloque a banda elástica sob ambos os pés e segure as empunhaduras com uma pegada pronada. Certifique-se que o comprimento da banda é igual nos dois lados, de forma que a resistência oferecida seja a mesma.

MOVIMENTO

Mantendo uma leve flexão dos cotovelos, lentamente eleve os braços pela frente do corpo até que fiquem paralelos ao chão, ou acima. Mantenha essa posição por um instante, contraindo os ombros o mais forte que conseguir, e, então, devagar, volte à posição inicial. Faça esse processo até finalizar todas as repetições.

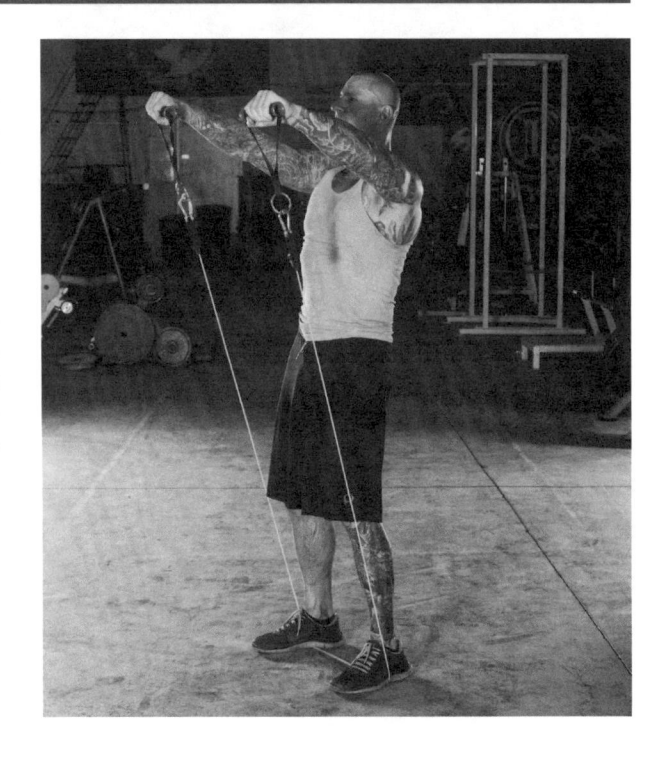

ELEVAÇÃO LATERAL COM HALTERES

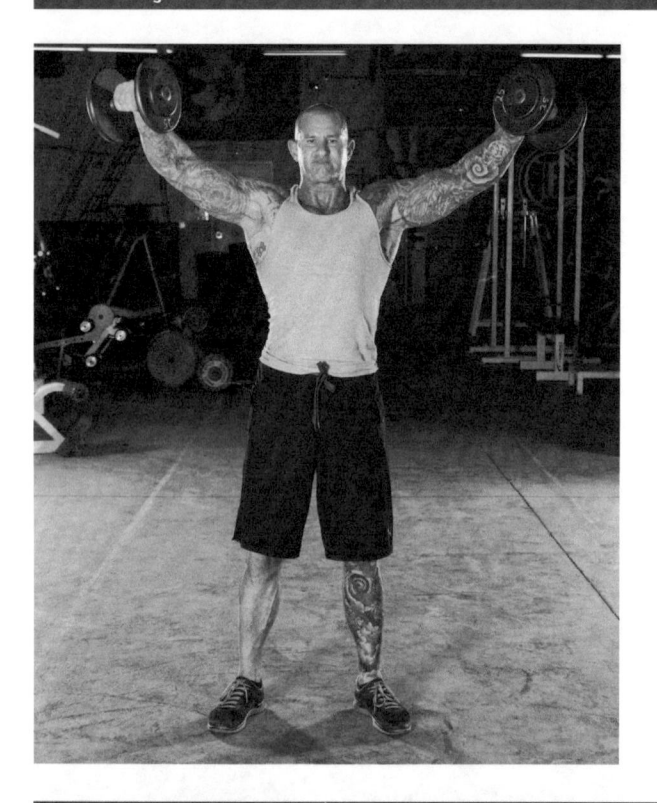

INÍCIO

Fique em pé, com os pés posicionados na largura dos ombros, e segure dois halteres, um em cada lado do corpo, utilizando uma pegada neutra.

MOVIMENTO

Mova os halteres lentamente para cima e para os lados. Mantenha os braços retos, com uma leve flexão dos cotovelos. Quando os braços passarem um pouco de uma linha paralela ao chão, pare nessa posição por um momento e, então, abaixe os halteres lentamente até a posição inicial.

ELEVAÇÃO LATERAL COM HALTERES, UNILATERAL

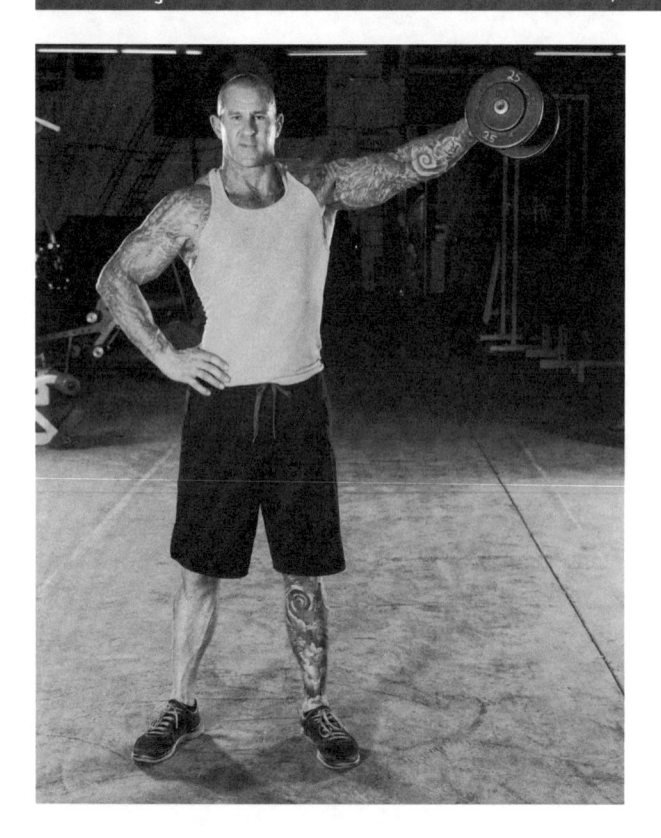

INÍCIO

Fique em pé, com os pés posicionados na largura dos ombros, e segure um haltere ao lado do corpo, utilizando uma pegada neutra.

MOVIMENTO

Mova o haltere lentamente para cima e para o lado. Mantenha o braço reto, com uma leve flexão do cotovelo. Quando o braço passar um pouco de uma linha paralela ao chão, pare nessa posição por um momento e, então, abaixe o haltere lentamente até a posição inicial. Repita com o outro braço.

ELEVAÇÃO LATERAL COM HALTERES, SENTADO

INÍCIO

Sente em um banco horizontal, com os pés firmes no chão, e segure dois halteres, um em cada mão, com uma pegada neutra.

MOVIMENTO

Lentamente, leve os halteres para cima e para os lados. Mantenha os braços retos, com uma leve flexão dos cotovelos. Quando os braços passarem um pouco de uma linha paralela ao chão, pare nessa posição por um momento e, então, abaixe os halteres lentamente de volta à posição inicial.

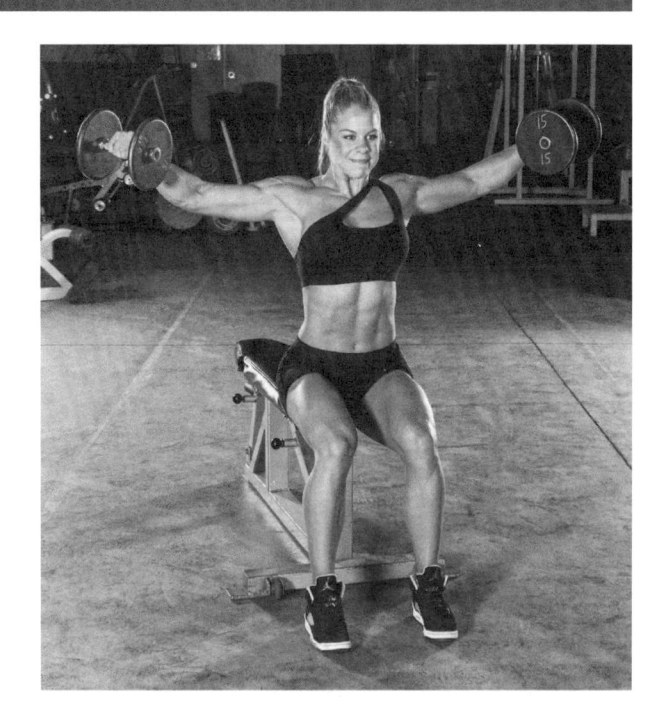

ELEVAÇÃO LATERAL NA POLIA BAIXA, UNILATERAL (PELA FRENTE OU POR TRÁS)

INÍCIO

Fique em pé, com o ombro direito voltado para um equipamento que contenha uma polia baixa. Os pés devem estar afastados na largura dos ombros. Com a mão esquerda, segure um estribo conectado à polia, passando-o pela frente ou por trás da coxa esquerda.

MOVIMENTO

Lentamente, mova o estribo para cima e para o lado, mantendo o braço reto, com uma leve flexão do cotovelo. Quando o braço passar um pouco de uma linha paralela ao chão, pare nessa posição por um momento antes de abaixar o estribo lentamente de volta à posição inicial.

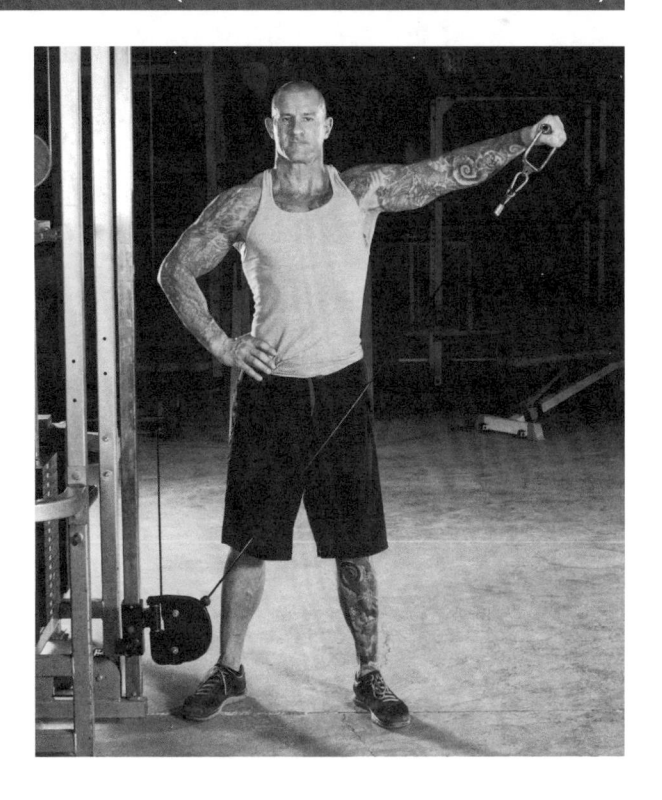

ELEVAÇÃO LATERAL NA MÁQUINA

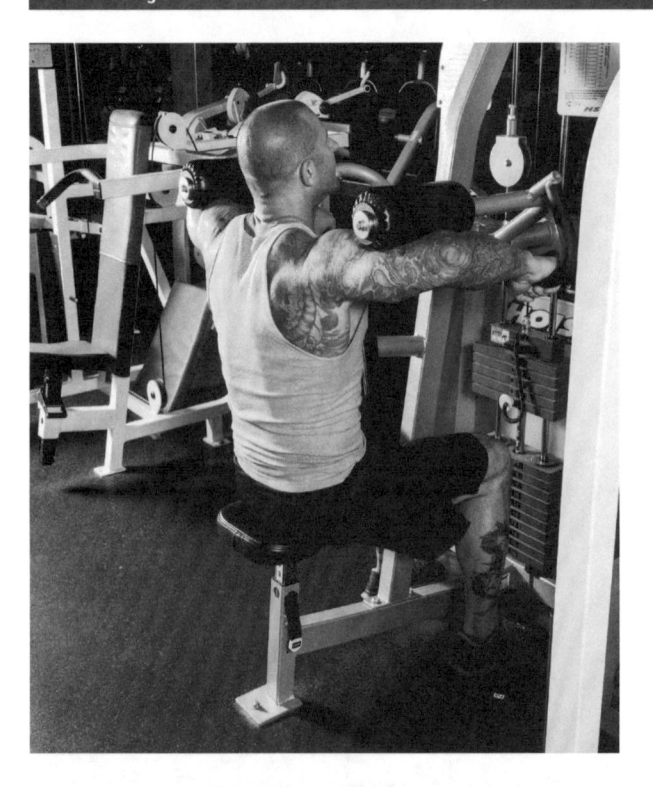

INÍCIO

Sente em uma máquina de elevação lateral com os braços apoiados nos suportes acolchoados.

MOVIMENTO

Mova os braços para cima e para os lados até que fiquem paralelos ao chão. Pare por um segundo e, então, retorne lentamente os braços para a posição inicial.

ELEVAÇÃO LATERAL UNILATERAL, NO MULTIFORÇA

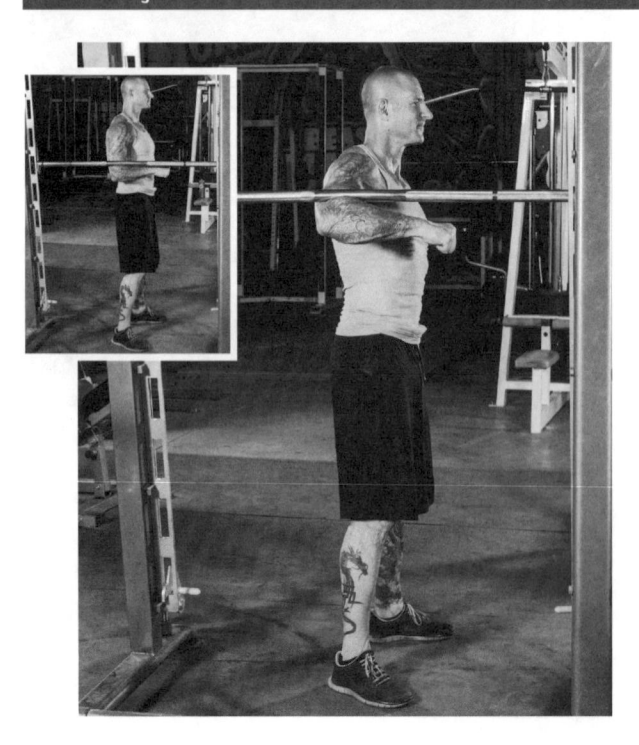

INÍCIO

Coloque um peso baixo na barra do multiforça e ajuste a altura da barra logo acima da altura da cintura. Fique em pé, no meio do multiforça, com o braço direito tocando a barra. Flexione-o, deixando o cotovelo formar um ângulo de 90°, de modo que o antebraço fique paralelo à barra. Libere-a com a mão direita e sustente-a com o antebraço.

MOVIMENTO

Mantendo a flexão do cotovelo, erga a barra até a altura do ombro. Mantenha essa posição por um instante, contraia o deltoide o máximo que puder e, então, abaixe a barra até logo acima da altura da cintura, mantendo-a em contato com o antebraço. Complete todas as repetições com o braço direito e depois com o lado esquerdo.

ELEVAÇÃO LATERAL COM BANDA ELÁSTICA

INÍCIO

Em pé, coloque a banda elástica sob ambos os pés e segure as empunhaduras com uma pegada neutra. Certifique-se de que o comprimento da banda é igual nos dois lados, de forma que a resistência oferecida seja a mesma.

MOVIMENTO

Mantendo uma leve flexão dos cotovelos, erga lentamente os braços para o lado do corpo, até que fiquem paralelos ao chão, ou acima. Mantenha essa posição por um instante, contraindo os ombros o mais forte que conseguir e, então, lentamente, volte à posição inicial. Faça o movimento até finalizar todas as repetições.

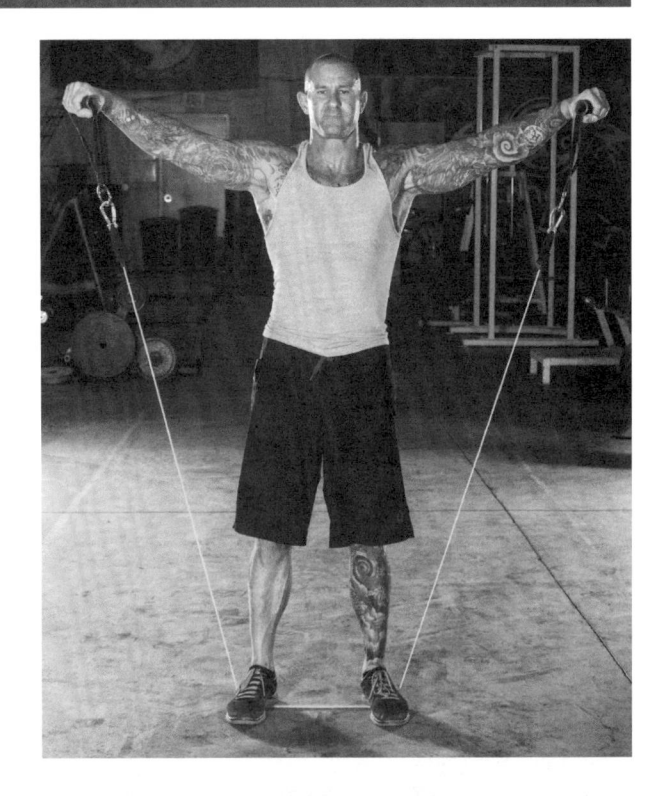

CRUCIFIXO INVERTIDO

INÍCIO

Fique em pé, com os joelhos levemente flexionados. Segurando um par de halteres em frente ao corpo, com as palmas das mãos voltadas uma para a outra, incline-se para a frente a partir do nível dos quadris, mantendo as costas retas e a cabeça para cima. Mantenha os braços retos, abaixo dos ombros, e flexione um pouco os cotovelos.

MOVIMENTO

Lentamente, mova os halteres para cima e para os lados do corpo, levando-os acima da linha do deltoide posterior e dos romboides. No fim do movimento, pare por um momento antes de, lentamente, abaixar os pesos de volta à posição inicial.

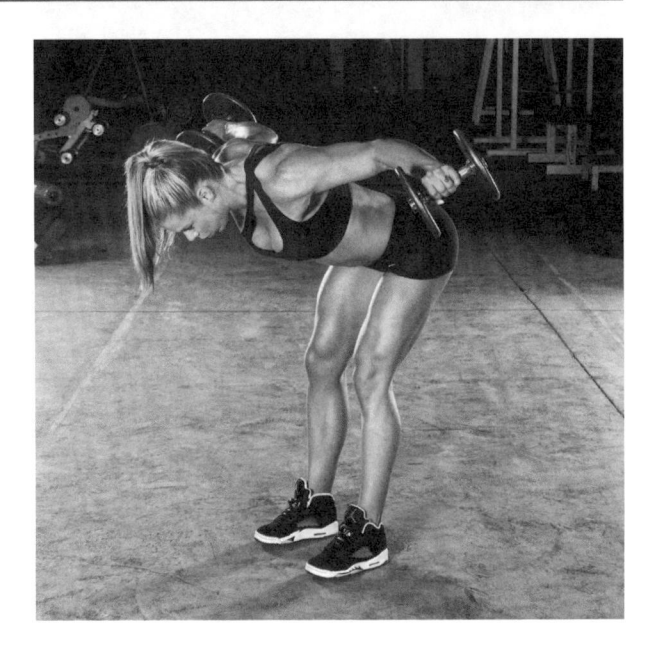

CRUCIFIXO INVERTIDO UNILATERAL

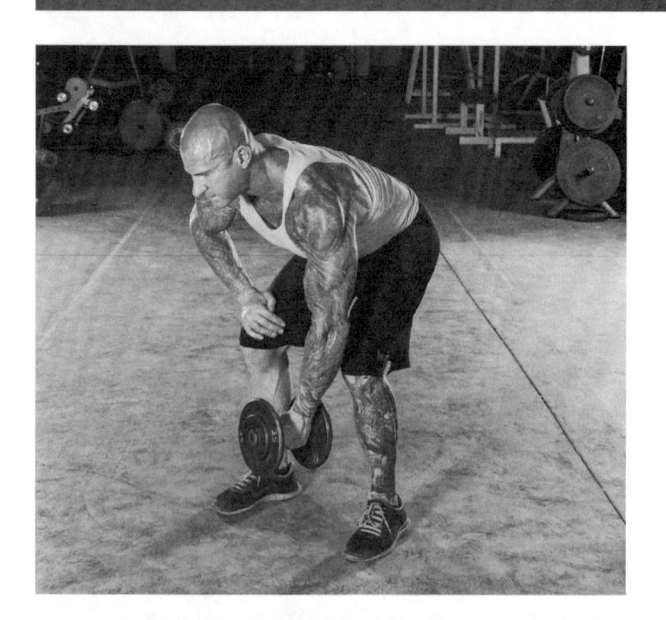

INÍCIO

Incline-se para a frente a partir do nível da cintura, coloque a mão esquerda na coxa ou em um banco a fim de apoiar-se, e segure um haltere na mão direita com o braço estendido para baixo.

MOVIMENTO

Erga o peso para o lado até que o braço fique paralelo ao chão. No fim do movimento, pare por um momento antes de, lentamente, abaixar o peso de volta à posição inicial. Repita com o braço esquerdo.

CRUCIFIXO INVERTIDO NO BANCO INCLINADO

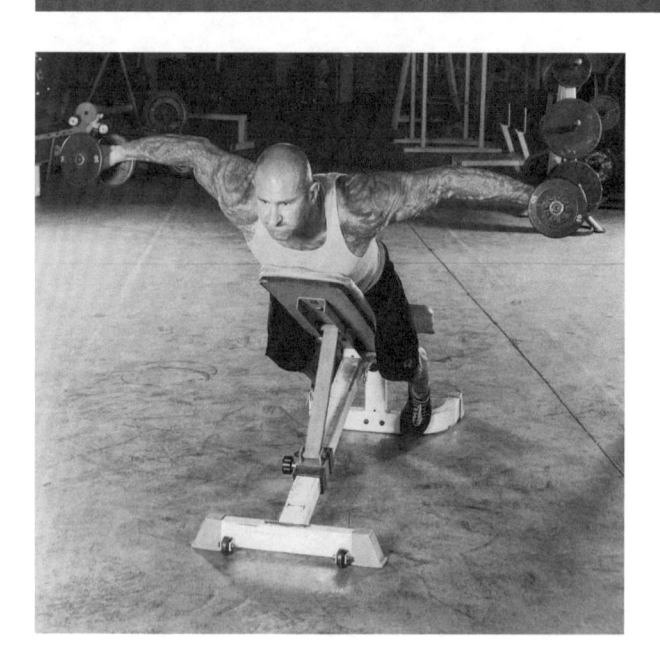

INÍCIO

Sente de frente para um banco inclinado ajustado em 45° segurando dois halteres com uma pegada neutra. Os pés devem ficar bem firmes no chão, com o peito apoiado no banco e o queixo posicionado acima da extremidade superior do banco. Segure os halteres de forma que fiquem exatamente abaixo dos ombros.

MOVIMENTO

Lentamente, eleve os halteres para o lado do corpo, levando-os acima da linha do deltoide posterior e dos romboides. No fim do movimento, pare por um momento antes de, lentamente, abaixar os pesos de volta à posição inicial.

CRUCIFIXO INVERTIDO NO *CROSSOVER*, EM PÉ

INÍCIO

Fique em pé, no meio de um *crossover*. Comece com as mãos cruzadas em frente ao corpo, na altura dos ombros, com o cabo esquerdo na mão direita, e o direito, na esquerda.

MOVIMENTO

Usando os deltoides posteriores, puxe os cotovelos para os lados e para trás o mais rápido possível. Então, volte à posição inicial.

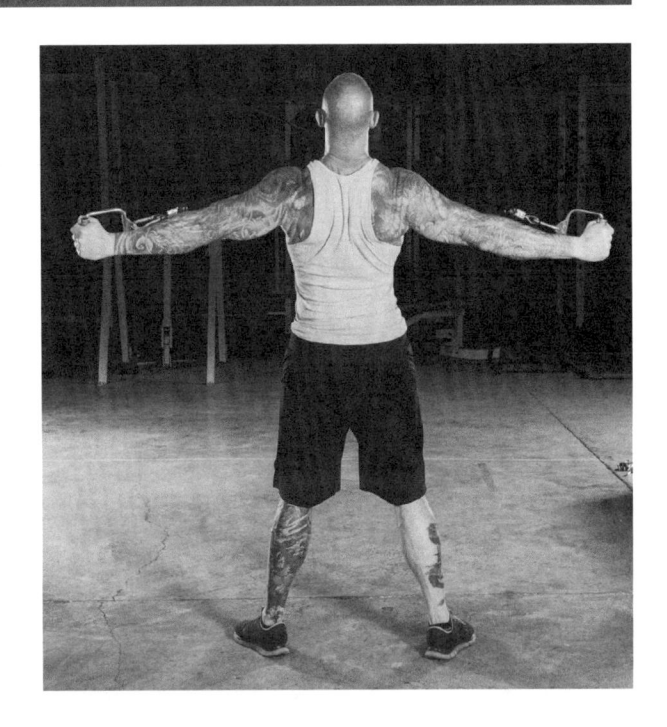

CRUCIFIXO INVERTIDO NO *CROSSOVER*, DEITADO

INÍCIO

Deite com o rosto voltado para cima em um banco horizontal colocado no centro de um *crossover*. Segure os estribos presos às polias altas do lado oposto com uma pegada neutra. Mantenha os braços retos, acima do peito, flexionando levemente os cotovelos.

MOVIMENTO

Mantenha uma leve flexão dos cotovelos conforme estende os ombros para puxar os braços para os lados, até que estes fiquem paralelos aos ombros. Retorne os estribos de volta à posição inicial. Faça o movimento até finalizar todas as repetições.

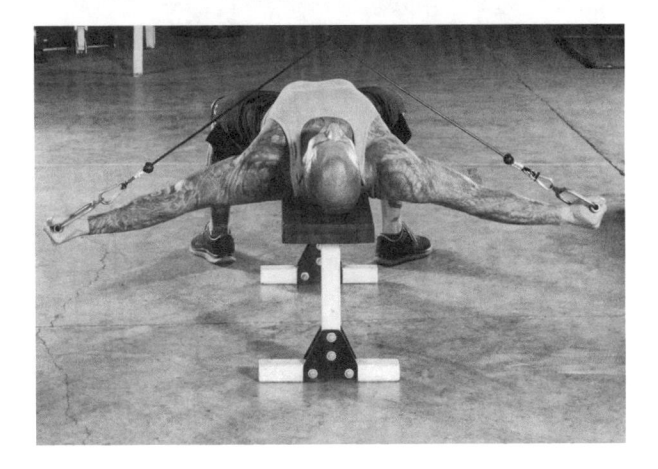

CRUCIFIXO INVERTIDO UNILATERAL, EM DECÚBITO LATERAL

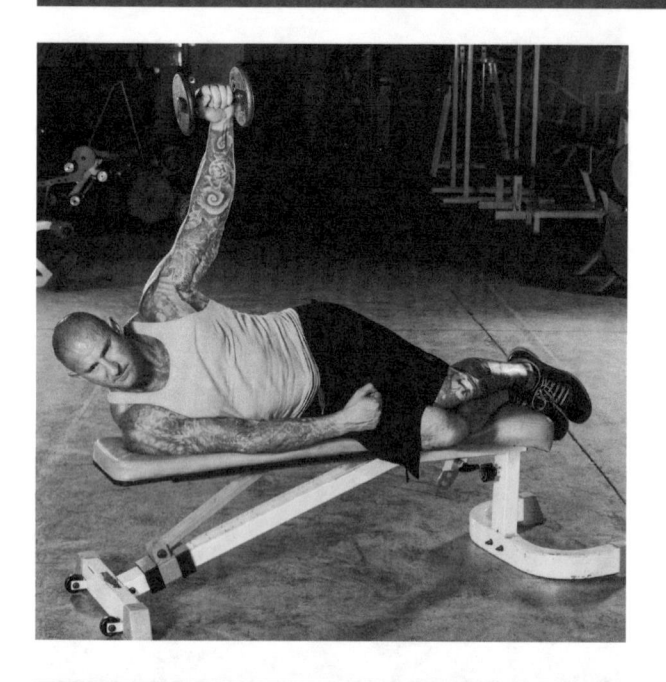

INÍCIO

Deite de lado em um banco horizontal, posicionando o braço que não será trabalhado sob o corpo. Com um haltere na mão, mantenha o braço que será trabalhado suspenso e cruzando o corpo. O cotovelo deve estar levemente flexionado, e a palma da mão, voltada para baixo.

MOVIMENTO

Contraia o ombro para erguer o haltere. Faça o movimento contrário, voltando à posição inicial.

CRUCIFIXO INVERTIDO COM BANDA ELÁSTICA, INCLINADO

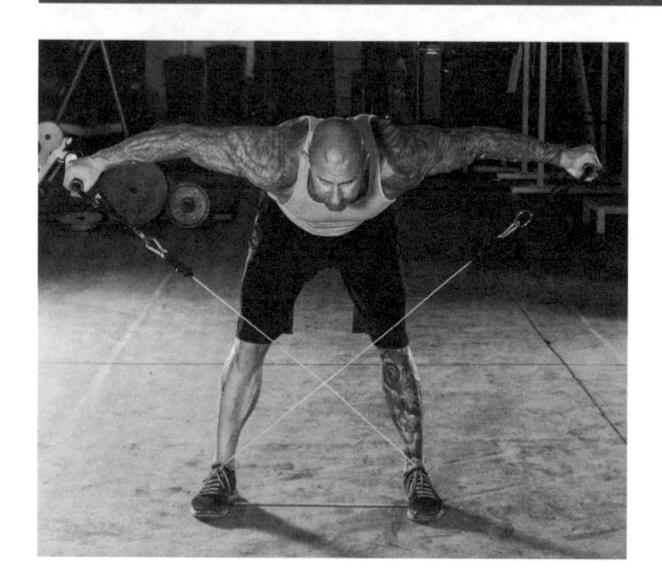

INÍCIO

Em pé, coloque uma banda elástica no chão, sob os pés. Incline-se para a frente a partir dos quadris, a fim de pegar as empunhaduras com as mãos do lado oposto. Em outras palavras, a sua mão direita deve segurar a empunhadura vinda do pé esquerdo, e a sua mão esquerda, a empunhadura vinda do pé direito. Mantenha o tronco paralelo ao chão ou ligeiramente acima e flexione um pouco os cotovelos.

MOVIMENTO

Aperte as suas escápulas* conforme contrai os deltoides posteriores, a fim de estender os cotovelos a partir dos ombros, até que fiquem paralelos ao chão, ou acima. Mantenha essa posição por um instante enquanto contrai o máximo que conseguir os deltoides posteriores e o trapézio médio. Então, retorne os braços para a posição inicial. Faça o movimento até finalizar todas as repetições.

---

* N. de R. T.: O autor refere-se ao movimento de adução das escápulas.

CRUCIFIXO INVERTIDO COM BANDA ELÁSTICA

INÍCIO
Segure uma banda elástica na largura dos ombros, com os cotovelos estendidos à frente.

MOVIMENTO
Contraia os deltoides posteriores e o trapézio médio para esticar a banda, até que os braços fiquem posicionados ao lado do corpo. Lentamente, retorne as mãos para a posição inicial.

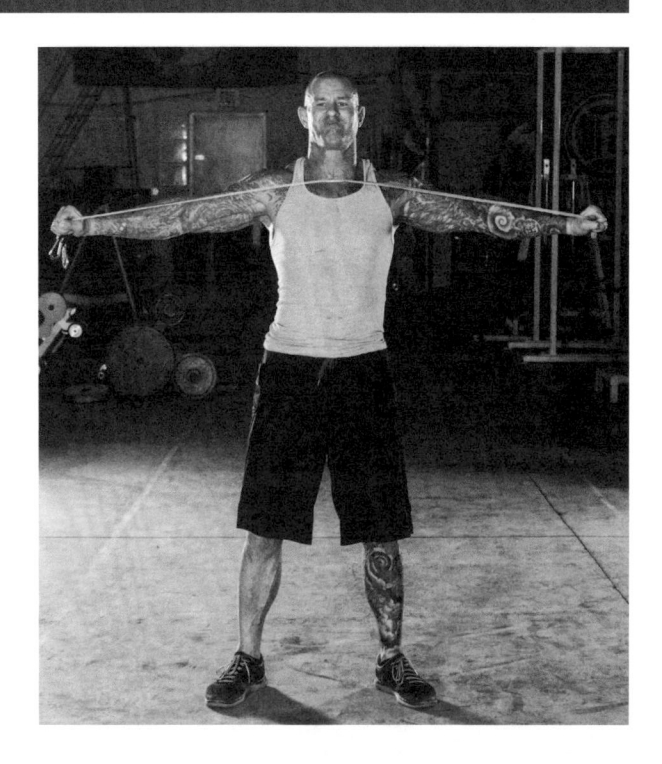

CRUCIFIXO INVERTIDO COM BANDA ELÁSTICA, UNILATERAL

INÍCIO
Prenda a banda elástica em uma estrutura fixa ou em uma presilha para portas, mantendo-a na altura do ombro. Segure-a com uma pegada neutra e com o cotovelo estendido à frente do corpo.

MOVIMENTO
Contraia o deltoide posterior e o trapézio médio para estender o braço para trás, até que ele fique posicionado ao lado do corpo. Retorne a mão para a posição inicial e faça todas as repetições de um lado antes de realizá-las com o outro.

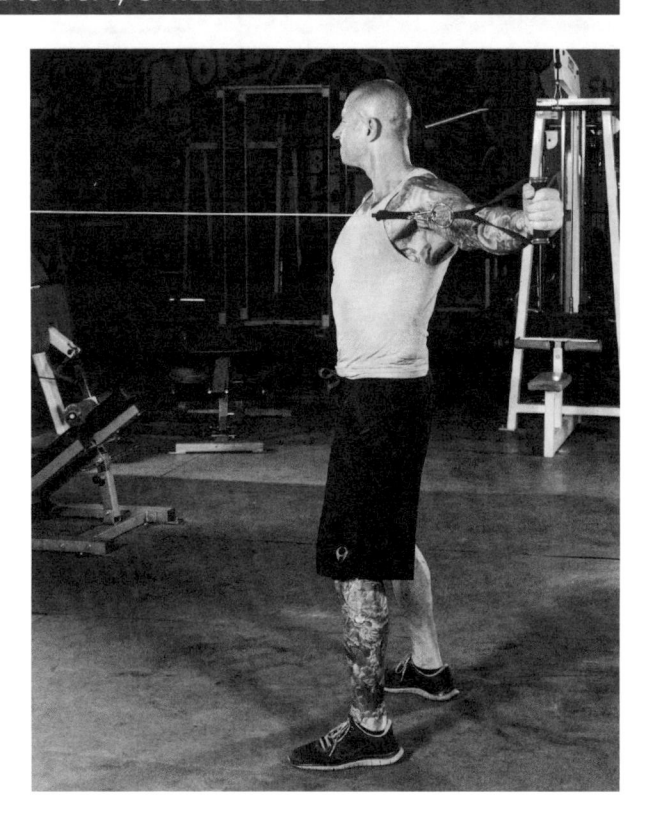

REMADA ALTA NA POLIA ALTA

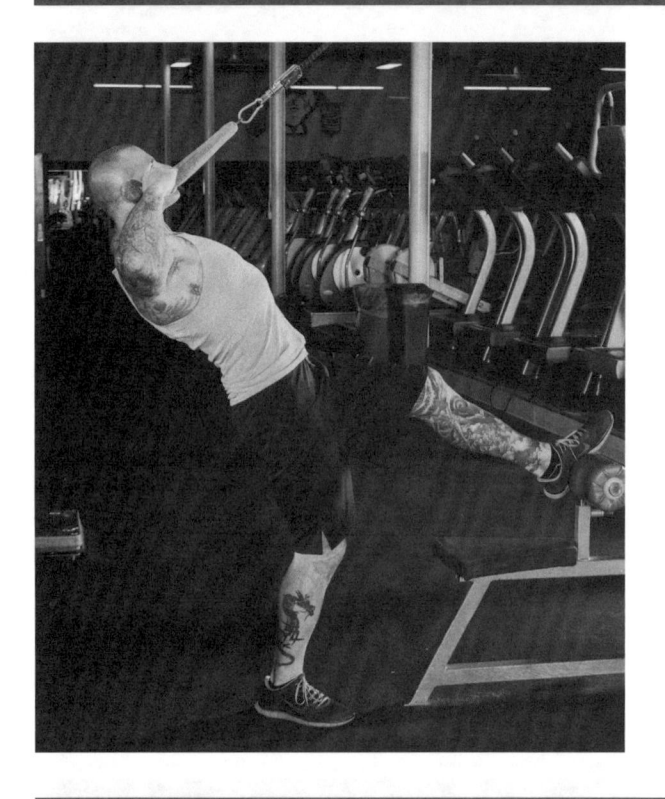

INÍCIO

Conecte uma corda no cabo de um aparelho de puxada. Segure suas extremidades usando uma pegada neutra (com as palmas voltadas uma para a outra) e coloque um pé no suporte acolchoado para os joelhos. Então, incline-se para trás cerca de 45°.

MOVIMENTO

Puxe a corda na direção do rosto conforme afasta as extremidades da corda, de forma que, no fim do movimento, elas cheguem ao lado das orelhas e logo acima dos ombros. Os braços devem estar voltados para os lados, com os cotovelos flexionados. Mantenha essa posição por um instante enquanto aperta as escápulas e contrai os deltoides posteriores e o trapézio o máximo que puder. Então, lentamente, retorne a corda para a posição inicial. Faça esse processo até finalizar todas as repetições. O movimento lembra uma remada para o latíssimo. Entretanto, o fato de a corda ser puxada na altura dos ombros diminui a ênfase no latíssimo e aumenta o trabalho dos deltoides posteriores e do trapézio médio.

REMADA ALTA NO MULTIFORÇA

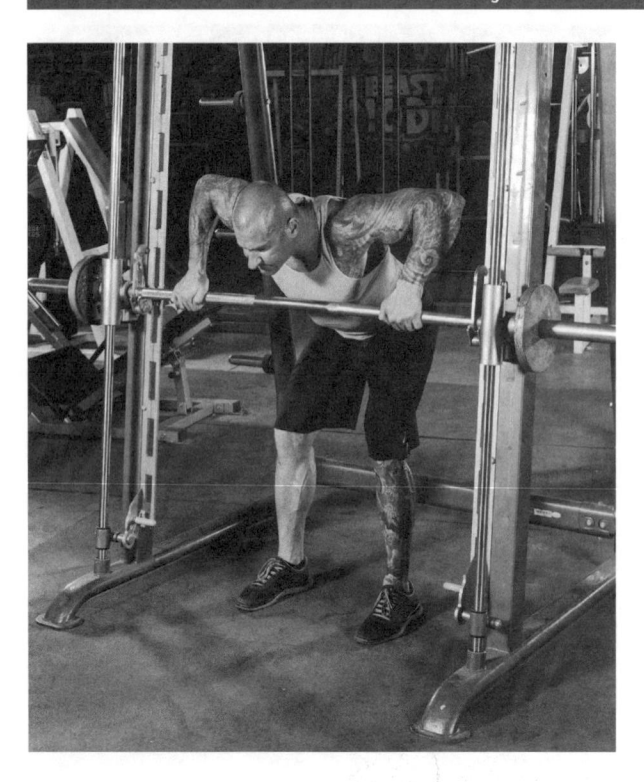

INÍCIO

Em pé, fique no centro de um multiforça com os pés afastados na largura dos ombros. Flexione o tronco a partir dos quadris, de forma que ele fique logo acima de uma posição paralela ao chão, e o pescoço, alinhado acima da barra. Segure a barra com uma pegada maior do que a largura dos ombros.

MOVIMENTO

Lentamente, puxe a barra em direção ao pescoço. Mantenha essa posição por um instante e, então, lentamente, abaixe a barra de volta à posição inicial. Faça o movimento até finalizar todas as repetições.

ROTAÇÃO EXTERNA NO *CROSSOVER*

INÍCIO

A rotação externa no *crossover* é uma ótima forma de fortalecer os músculos do manguito rotador, especialmente o infraespinhoso e o redondo menor. Com um estribo acoplado, posicione a polia de um *crossover* na altura da cintura. Fique de lado para o cabo, de forma que o braço que será trabalhado esteja mais distante da polia. Segure o estribo, mantendo o cotovelo flexionado em 90° e a mão chegando ao lado oposto da cintura.

MOVIMENTO

Mantendo a flexão do cotovelo, rote o braço a partir do ombro (rotação externa) com a máxima amplitude possível. Lentamente, retorne o estribo até a posição inicial. Complete todas as repetições com um braço e, então, troque de braço, ficando de frente para o lado oposto. Esse exercício pode ser feito da mesma maneira utilizando uma banda elástica.

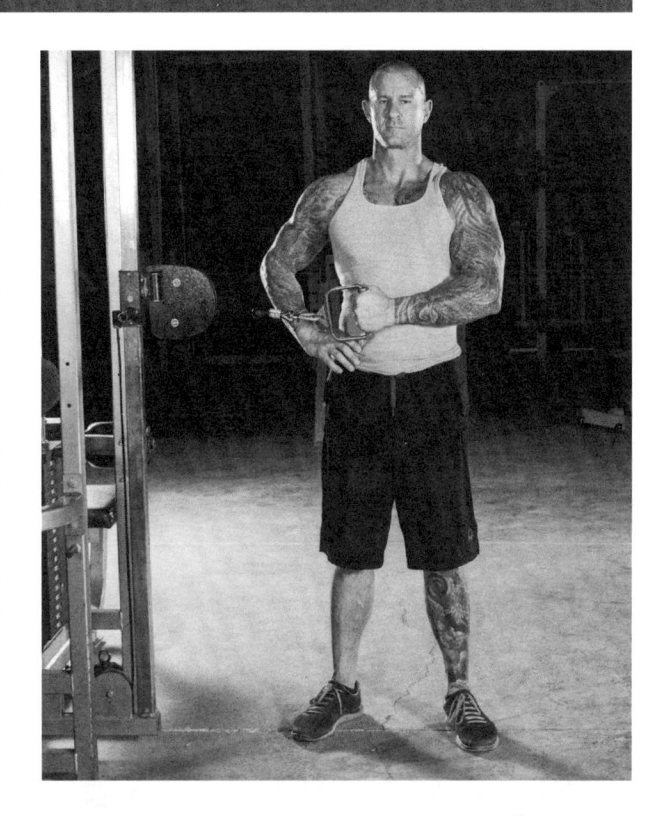

ROTAÇÃO EXTERNA COM HALTERE

INÍCIO

Deite de lado* em um banco horizontal, apoiando o braço que não será exercitado. O braço que será exercitado deve ficar flexionado em 90°, com o bíceps pressionado contra o lado do corpo enquanto se segura um haltere exatamente na frente do tronco.

MOVIMENTO

Mantendo o braço pressionado contra o lado do corpo e o cotovelo flexionado, erga o peso, deixando-o imediatamente acima do tronco. Então, retorne à posição inicial. Faça o movimento até finalizar todas as repetições. Depois disso, troque de braço.

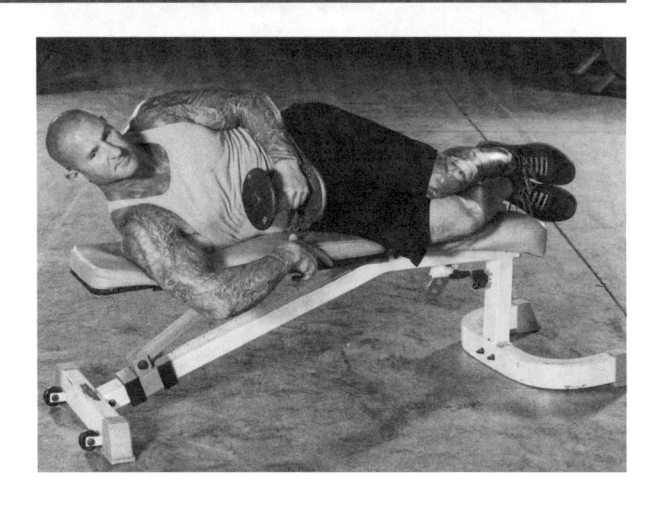

---

*N. de R. T.: O autor refere-se à posição denominada "decúbito lateral".

ROTAÇÃO INTERNA NO *CROSSOVER*

INÍCIO

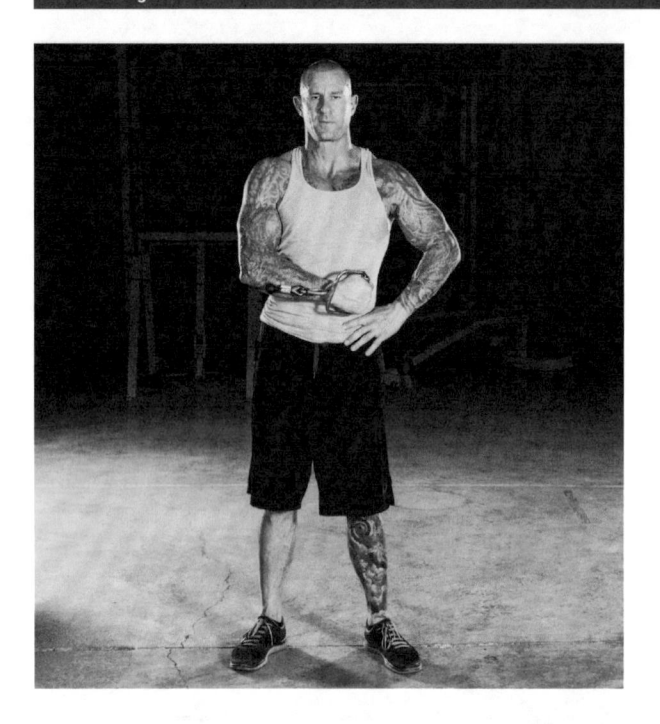

A rotação interna no *crossover* é um bom exercício para o manguito rotador e fortalece especificamente o músculo subescapular. Com um estribo conectado ao cabo do *crossover*, posicione a polia na altura da cintura. Fique em pé ao lado da polia, com o braço que será exercitado voltado para ela. Segure o estribo com a mão próxima à polia, mantendo o antebraço em linha com o abdome, o braço flexionado em 90°, e o cotovelo firme ao lado do corpo.

MOVIMENTO

Mantendo o braço flexionado e o cotovelo ao lado do corpo, puxe lentamente o estribo pelo corpo, até que ele chegue ao lado oposto da cintura. Lentamente, retorne o estribo para a posição inicial. Complete todas as repetições com um braço e, então, troque de braço, ficando de frente para o lado oposto. Esse exercício pode ser feito da mesma maneira utilizando uma banda elástica.

ROTAÇÃO INTERNA COM HALTERE

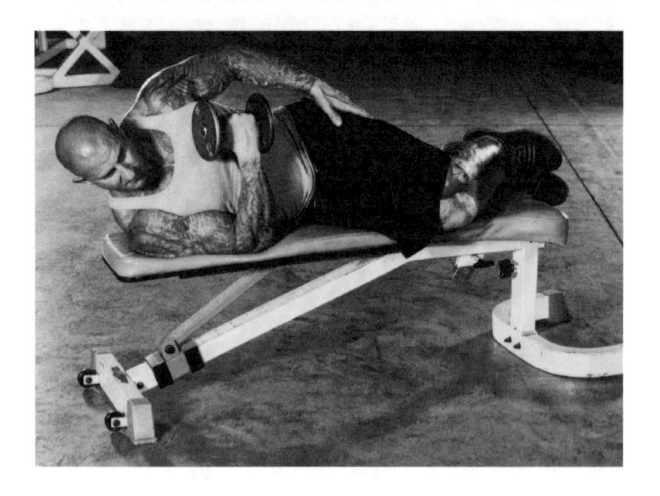

INÍCIO

Deite de lado em um banco horizontal, apoiando o braço que será exercitado. Flexione-o em 90°, pressionando contra o lado do corpo enquanto segura um haltere exatamente na frente do tronco. O braço que não será exercitado deve permanecer paralelo ao tronco.

MOVIMENTO

Mantendo o braço pressionado contra o lado do corpo e o cotovelo flexionado, erga o peso, deixando-o imediatamente acima do tronco. Então, retorne à posição inicial. Faça o movimento até finalizar todas as repetições. Depois disso, troque de braço.

ELEVAÇÃO LATERAL COM ROTAÇÃO INTERNA

INÍCIO

Em pé, segure um par de halteres leves ou anilhas com uma pegada pronada, de forma que fiquem na frente das coxas.

MOVIMENTO

Mova os braços para cima e para os lados, até que fiquem paralelos com o chão. No fim do movimento, os dedos mínimos deverão estar voltados para cima e os polegares voltados para baixo.

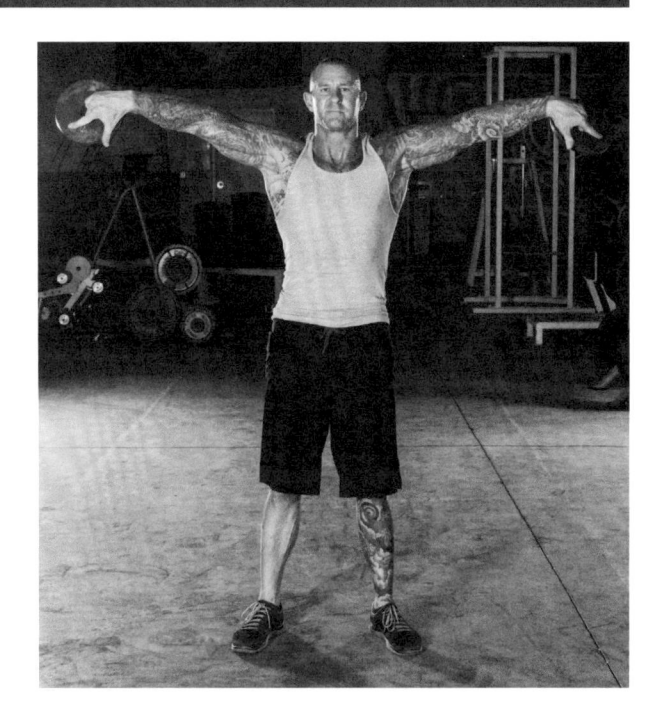

CAPÍTULO 16

Costas

Este capítulo contém a descrição detalhada dos principais exercícios que enfatizam os músculos das costas, incluindo o latíssimo do dorso (grande dorsal – dorsais), o redondo maior, os romboides* (logo abaixo do trapézio) e os músculos profundos, como os eretores da coluna. Observe, na figura, a localização de cada músculo. Os exercícios para costas são divididos em remadas com barra, com halteres, com cabos, com bandas elásticas ou em máquinas, assim como puxadas e flexões na barra, *pullovers* e exercícios lombares. Independentemente do exercício utilizado na sessão de treino, ele pode ser substituído por outro do mesmo tipo.

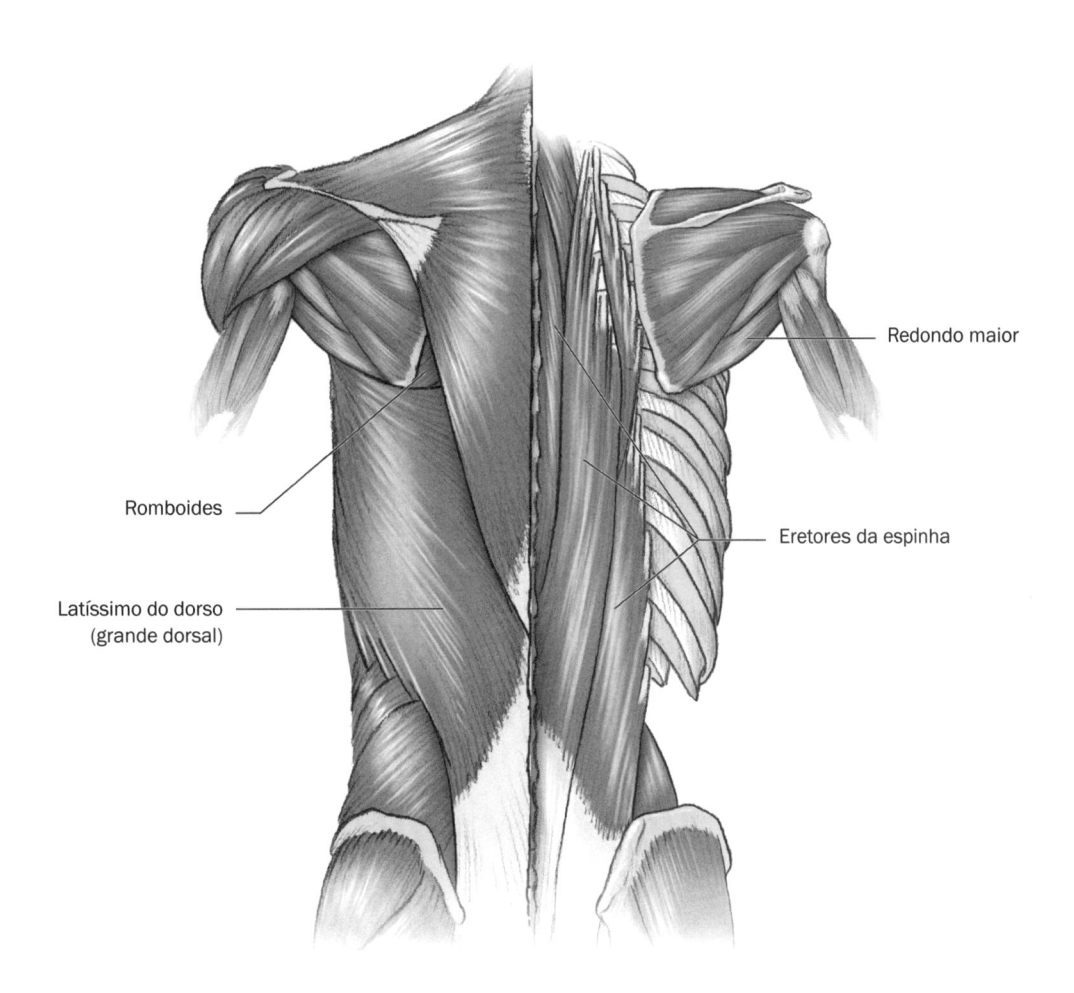

Redondo maior
Romboides
Eretores da espinha
Latíssimo do dorso (grande dorsal)

---

* N. de R. T.: São representados pelos músculos romboide maior e romboide menor.

Remadas com barra

Remada curvada com barra	363
Remada curvada com barra, com a pegada supinada	363
Remada curvada com barra, do chão	364
Remada curvada com barra, apoiada	364
Remada curvada com barra e banda elástica	365
Remada curvada no multiforça	365
Remada curvada no multiforça, unilateral	366
Remada potente no multiforça, unilateral	366
Remada potente no *power rack*	367
Remada com barra T	367
Remada com barra T, apoiada	368

Remadas com halteres

Remada com halteres	368
Remada com halteres, unilateral	369
Remada com halteres, inclinada	369
Remada potente com halteres	370

Remadas em máquinas, com cabos ou com bandas elásticas

Remada com cabo, sentado	370
Remada com cabo, unilateral, sentado	371
Remada curvada com cabo, unilateral	371
Remada com cabo, unilateral, no banco inclinado	372
Remada inclinada com cabo, na polia alta	372
Remada na máquina	373
Remada curvada com banda elástica	373

Flexões na barra e puxadas

Flexões na barra, com a pegada aberta	374
Flexões na barra, com a pegada fechada	374
Puxada pela frente	375
Puxada com a pegada supinada	375
Puxada por trás	376
Puxada unilateral	376
Puxada pela frente, em pé	377
Remada invertida, no multiforça	377
Remada invertida, no TRX	378
Puxada com banda elástica	378
Extensão de ombros, com banda elástica	379
Extensão de ombros na polia alta, deitado	379

Pullovers

Pullover com os braços retos	380
Pullover com os braços retos, no banco declinado	380
Extensão de ombros, na polia alta	381
Extensão de ombros unilateral, na polia alta	381
Extensão de ombros com halteres	382

Exercícios para a lombar

Levantamento-terra	382
"Bom-dia" com barra	383
Extensão lombar	383
Extensão lombar, deitado	384
Extensão lombar *superman*	384

REMADA CURVADA COM BARRA

INÍCIO

Em pé, posicione os pés afastados na largura dos ombros e os joelhos levemente flexionados. Incline-se para a frente a partir dos quadris, com o tronco posicionado logo acima de uma linha paralela ao chão e o peito elevado, a fim de manter a curvatura natural da coluna. Utilize uma pegada pronada, com o distanciamento das mãos semelhante à largura dos ombros.

MOVIMENTO

Puxe a barra em direção à parte inferior dos abdominais. Contraia com força os dorsais e os músculos do meio das costas e, então, lentamente, abaixe a barra até atingir a extensão completa dos cotovelos.

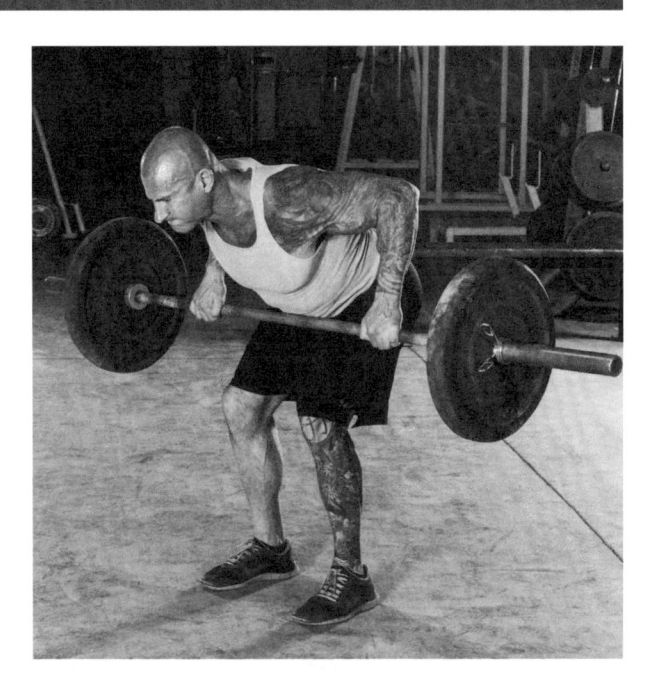

REMADA CURVADA COM BARRA, COM A PEGADA SUPINADA

INÍCIO

Em pé, posicione os pés afastados na largura dos ombros e os joelhos levemente flexionados. Incline-se para a frente a partir dos quadris, com o tronco logo acima de uma linha paralela ao chão e o peito elevado, a fim de manter a curvatura natural da coluna. Utilize uma pegada supinada, com as mãos distanciadas na mesma largura dos ombros.

MOVIMENTO

Puxe a barra em direção à parte inferior dos abdominais. Contraia com força os dorsais e os músculos do meio das costas e, então, lentamente, abaixe a barra até atingir a extensão completa dos cotovelos.

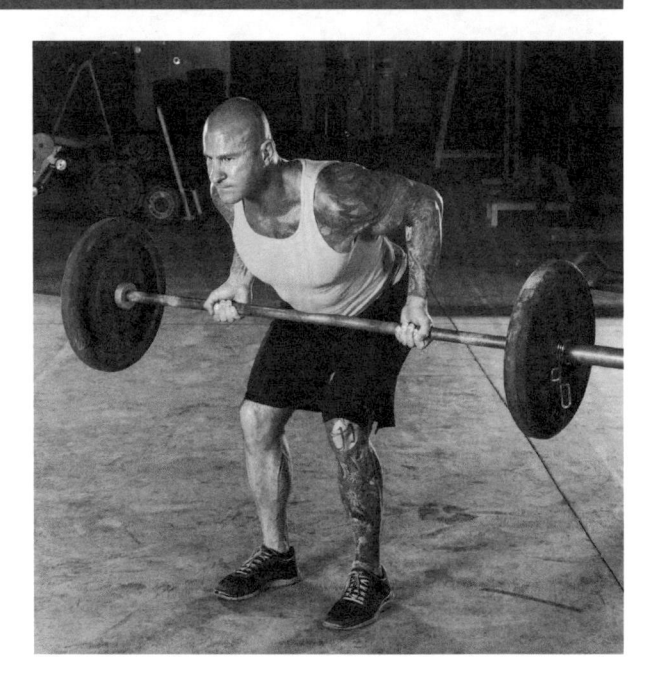

REMADA CURVADA COM BARRA, DO CHÃO

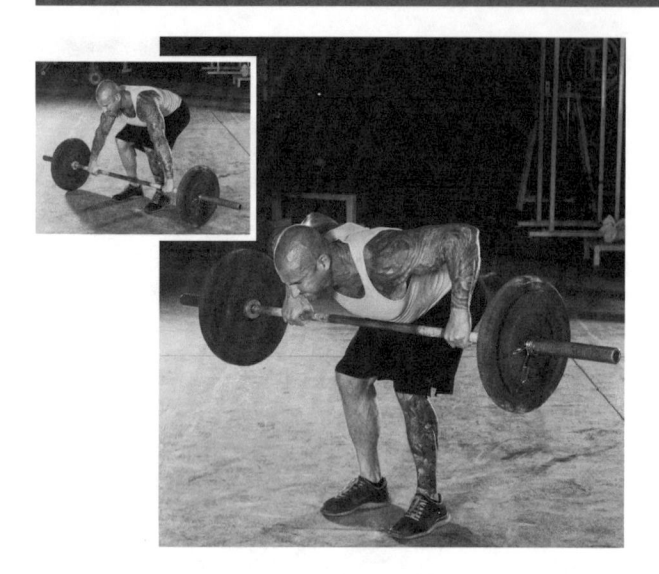

INÍCIO

Com os pés afastados na largura dos ombros, incline-se para a frente a partir dos quadris e segure uma barra colocada no chão realizando uma pegada pronada. Mantenha os joelhos ligeiramente flexionados e certifique-se de que as costas estão retas e paralelas ao chão.

MOVIMENTO

Mantendo a colocação das pernas e das costas, puxe a barra em direção à parte inferior do peitoral ou à parte superior dos abdominais. Sustente essa posição por alguns segundos, contraindo os dorsais. Abaixe a barra de volta ao chão de forma controlada. Descanse a empunhadura, e refaça o movimento até completar as repetições.

REMADA CURVADA COM BARRA, APOIADA

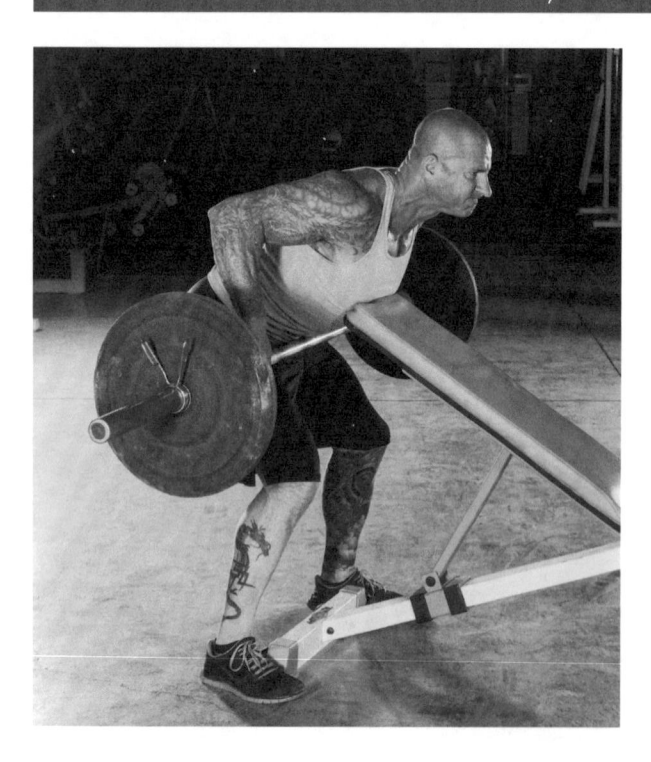

INÍCIO

Ajuste um banco inclinado com o encosto acolchoado na altura da cintura. Fique em pé, atrás do banco, segurando uma barra com uma pegada pronada, mantendo as mãos um pouco mais afastadas do que a largura dos ombros. Incline-se para a frente a partir dos quadris, apoie o peito na parte de cima do banco e deixe que a barra fique suspensa abaixo dos ombros. Os pés devem ficar distanciados na mesma largura dos ombros, e os joelhos, levemente flexionados.

MOVIMENTO

Puxe a barra em direção à parte inferior dos abdominais. Contraia com força os dorsais e os músculos do meio das costas e, então, lentamente, abaixe a barra até atingir a extensão completa dos cotovelos.

Lembrete: este exercício também pode ser realizado utilizando-se uma pegada supinada ou halteres.

REMADA CURVADA COM BARRA E BANDA ELÁSTICA

INÍCIO

Coloque as extremidades da banda elástica nas extremidades de uma barra com anilhas. Fique em pé, no meio da banda. Deixe os pés afastados na largura dos ombros e os joelhos levemente flexionados. Incline-se para a frente a partir dos quadris, com o tronco logo acima de uma linha paralela ao chão e o peito elevado, a fim de manter a curvatura natural da coluna. Utilize uma pegada pronada, com as mãos distanciadas na mesma largura dos ombros.

MOVIMENTO

Puxe a barra em direção à parte inferior dos abdominais. Contraia com força os dorsais e os músculos do meio das costas e, então, lentamente, abaixe a barra até atingir a extensão completa dos cotovelos.

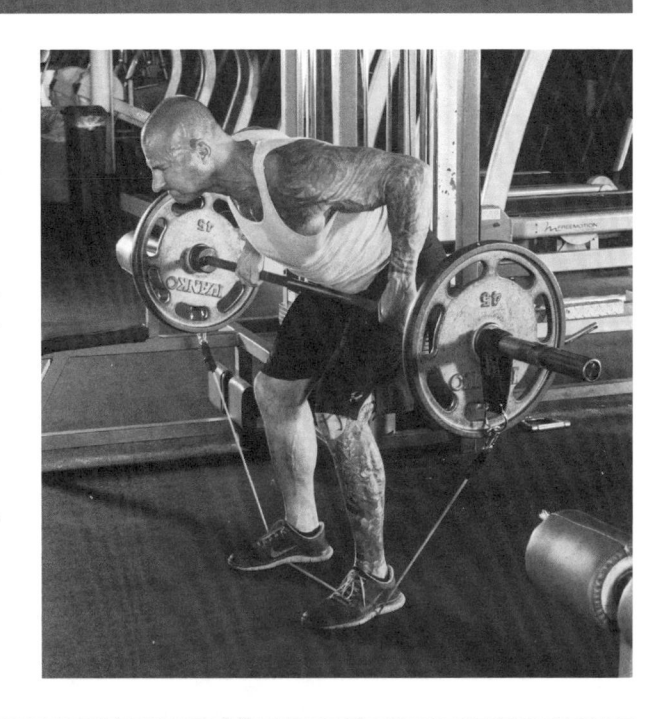

REMADA CURVADA NO MULTIFORÇA

INÍCIO

Fique em pé no multiforça, com a barra ajustada na menor altura. Posicione os pés distanciados na mesma largura dos ombros e faça uma pequena flexão dos joelhos. Incline-se para a frente a partir dos quadris, com o tronco logo acima de uma linha paralela ao chão e o peito elevado, a fim de manter a curvatura natural da coluna. Utilize uma pegada pronada, com as mãos um pouco mais afastadas do que a largura dos ombros.

MOVIMENTO

Puxe a barra em direção à parte inferior dos abdominais. Contraia com força os dorsais e os músculos do meio das costas e, então, lentamente, abaixe a barra até atingir a extensão completa dos cotovelos.
　　Lembrete: este exercício também pode ser realizado utilizando-se uma pegada supinada.

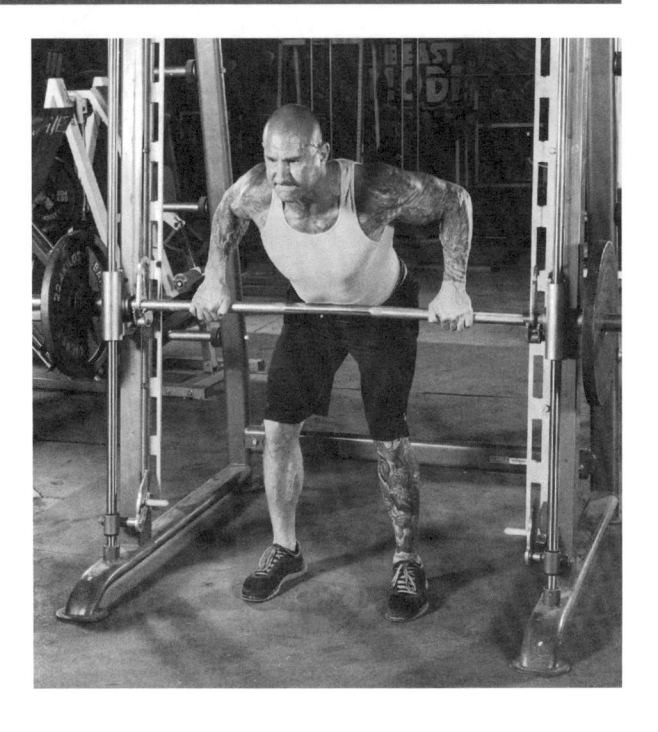

REMADA CURVADA NO MULTIFORÇA, UNILATERAL

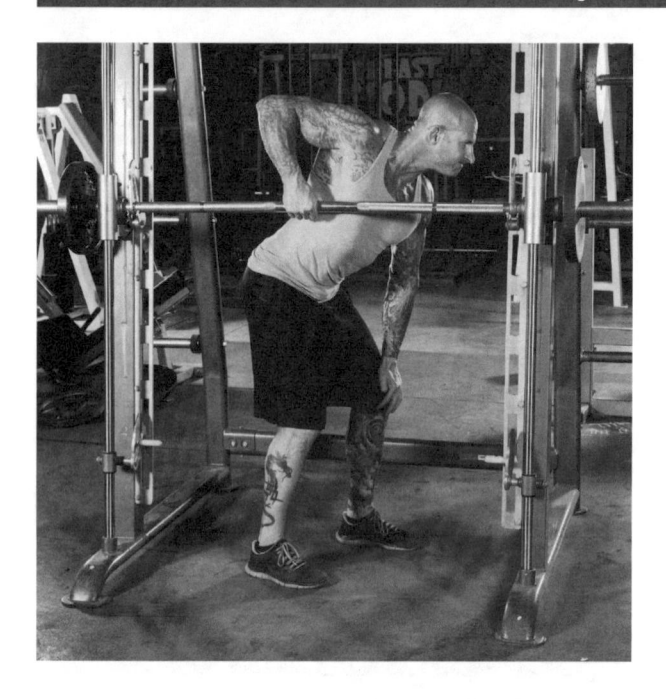

INÍCIO

Fique em pé e de lado no centro de um multiforça, com a barra ajustada na menor altura e ao lado da perna direita. Posicione os pés afastados e a perna esquerda à frente da direita, e faça uma pequena flexão dos joelhos. Incline-se para a frente a partir dos quadris, sustentando o tronco logo acima de uma linha paralela ao chão e o peito elevado, a fim de manter a curvatura natural da coluna. Apoie-se colocando a mão esquerda na parte inferior da coxa. Segure no meio da barra com a mão direita.

MOVIMENTO

Puxe a barra o mais alto possível conforme contrai os dorsais e os músculos do meio das costas. Então, lentamente, abaixe-a até atingir a extensão completa do cotovelo. Complete todas as repetições com o braço direito e, então, as faça o com o lado esquerdo.

REMADA POTENTE NO MULTIFORÇA, UNILATERAL

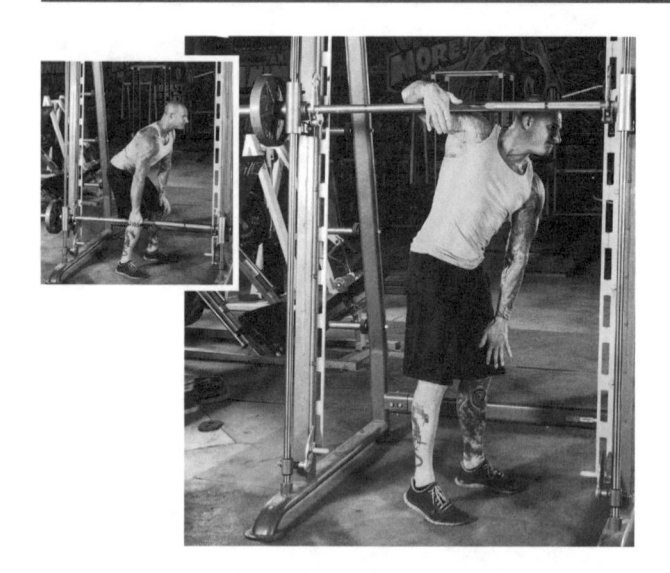

INÍCIO

Fique em pé e de lado no centro de um multiforça, de forma que o lado externo do pé direito quase toque a barra. Incline-se para a frente a partir dos quadris, mantendo o tronco em um ângulo de 45° com o chão. Segure no meio da barra com a mão direita, posicionando o polegar na mesma direção que os demais dedos.

MOVIMENTO

Use as pernas, os quadris e a lombar para gerar a potência inicial que será transferida para os dorsais e para o braço, a fim de puxar a barra para cima o mais alto possível. Solte-a quando ela atingir a posição mais alta e, então, segure-a novamente quando começar a fase descendente, levando-a de volta à posição inicial. Complete as repetições do lado direito e, então, troque de posição para realizá-las com o lado esquerdo.

REMADA POTENTE NO *POWER RACK*

INÍCIO

Fique em pé em um *power rack*, com uma barra apoiada nos pinos de segurança colocados logo acima da altura dos joelhos. Posicione os pés distanciados na mesma largura dos ombros e faça uma pequena flexão dos joelhos. Incline-se para a frente a partir dos quadris, sustentando o tronco logo acima de uma linha paralela ao chão e o peito elevado, a fim de manter a curvatura natural da coluna. Utilize uma pegada pronada, com as mãos um pouco mais afastadas do que a largura dos ombros.

MOVIMENTO

Com um movimento rápido e potente, puxe a barra para cima, em direção à cintura, e abaixe-a de volta para os pinos. Antes de executar outra repetição, pare por alguns segundos, mantendo a barra apoiada nos pinos.

Lembrete: este exercício também pode ser realizado utilizando-se uma pegada supinada.

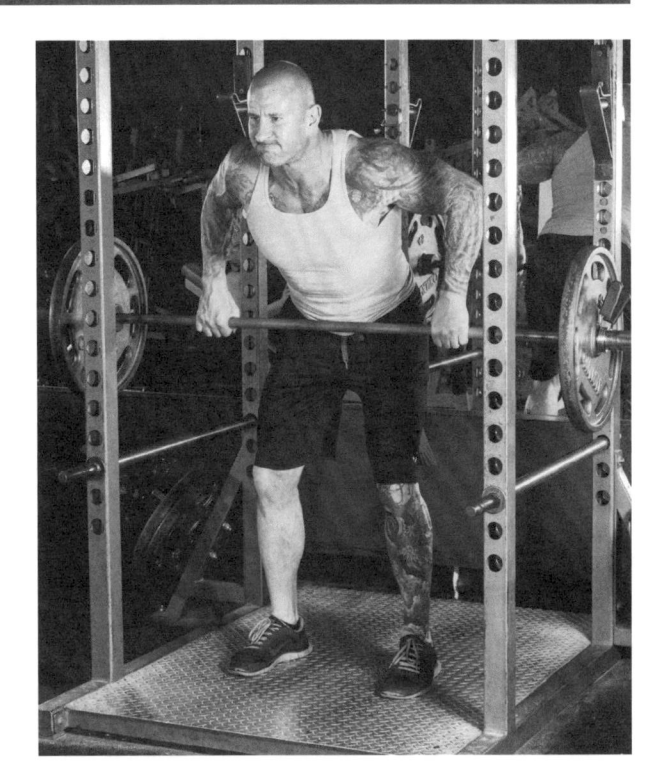

REMADA COM BARRA T

INÍCIO

Com os pés afastados na mesma largura dos ombros e os joelhos levemente flexionados, faça uma pegada pronada e aberta nas pegadas da barra. Incline-se para a frente a partir dos quadris e mantenha as costas arqueadas durante o movimento.

MOVIMENTO

Puxe a barra em direção ao peito, mantendo-a nessa posição por alguns segundos. Em seguida, abaixe-a até atingir a extensão completa dos cotovelos.

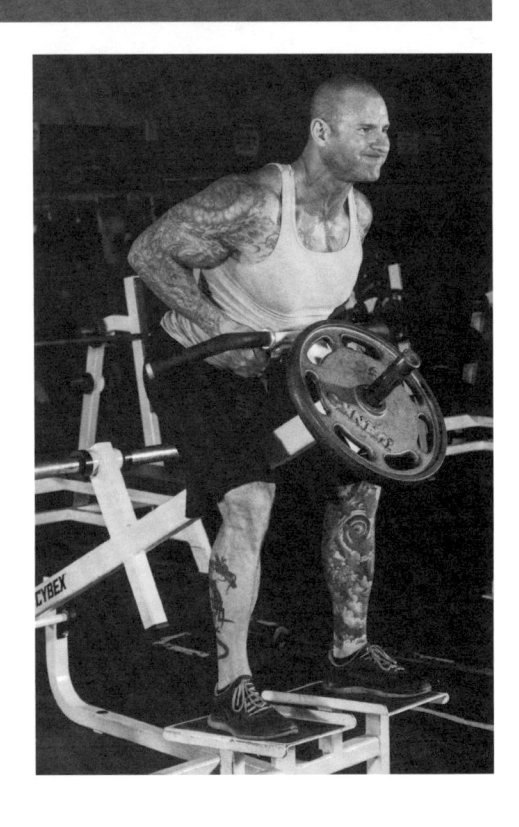

REMADA COM BARRA T, APOIADA

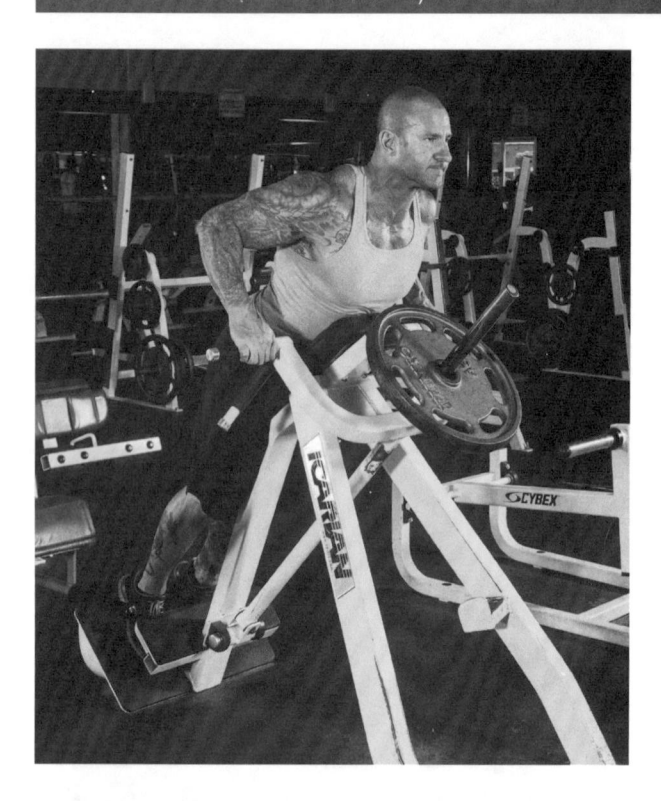

INÍCIO

Deite-se sobre o apoio da máquina com barra T, mantendo o peito apoiado e os pés fixos na plataforma para pés. Utilize uma pegada aberta e supinada e desengate a barra do suporte, segurando-a com os cotovelos para baixo e totalmente estendidos.

MOVIMENTO

Puxe a barra o mais alto que a máquina permitir, mantendo-a nessa posição por alguns segundos antes de abaixá-la até a extensão completa dos cotovelos.

REMADA COM HALTERES

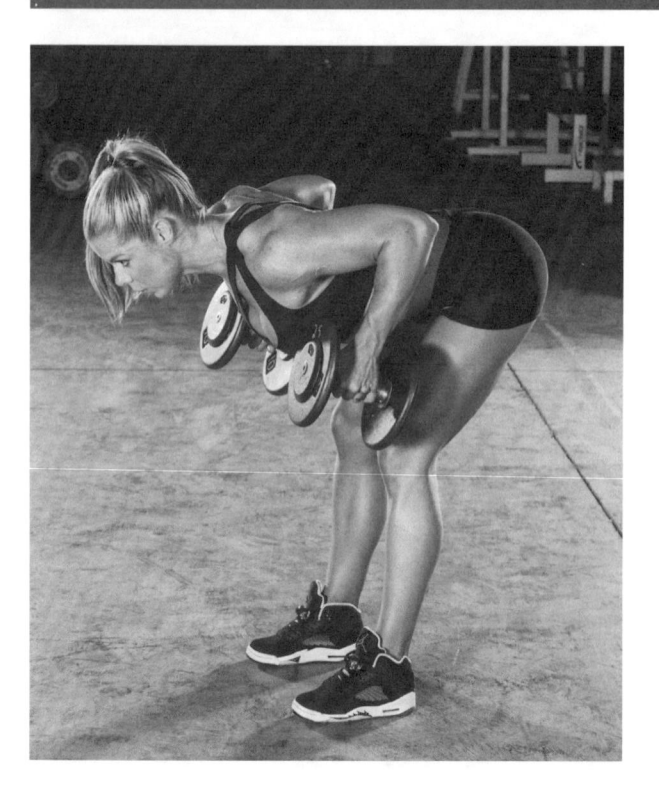

INÍCIO

Segurando dois halteres com uma pegada neutra, fique em pé, mantendo os pés afastados na mesma largura dos ombros e os joelhos levemente flexionados. Incline-se para a frente a partir dos quadris, sustentando o tronco logo acima de uma linha paralela ao chão e o peito elevado, a fim de manter a curvatura natural da coluna. Permita que os halteres permaneçam suspensos logo abaixo dos ombros.

MOVIMENTO

Puxe os halteres ao lado do corpo o mais alto que puder, contraindo com força os dorsais e os músculos do meio das costas. Depois, lentamente, abaixe os halteres até a extensão completa dos cotovelos.

REMADA COM HALTERES, UNILATERAL

INÍCIO

Segure um haltere com uma das mãos e apoie a mão livre e a perna do lado correspondente em um banco. Incline-se para a frente a partir dos quadris, e mantenha o peito um pouco elevado. Posicione o outro pé no chão, a fim de equilibrar-se.

MOVIMENTO

Mantendo o tronco estável durante todo o movimento, puxe o haltere pelo lado do corpo, elevando o cotovelo o máximo que puder. Então, abaixe o haltere de volta à posição inicial.

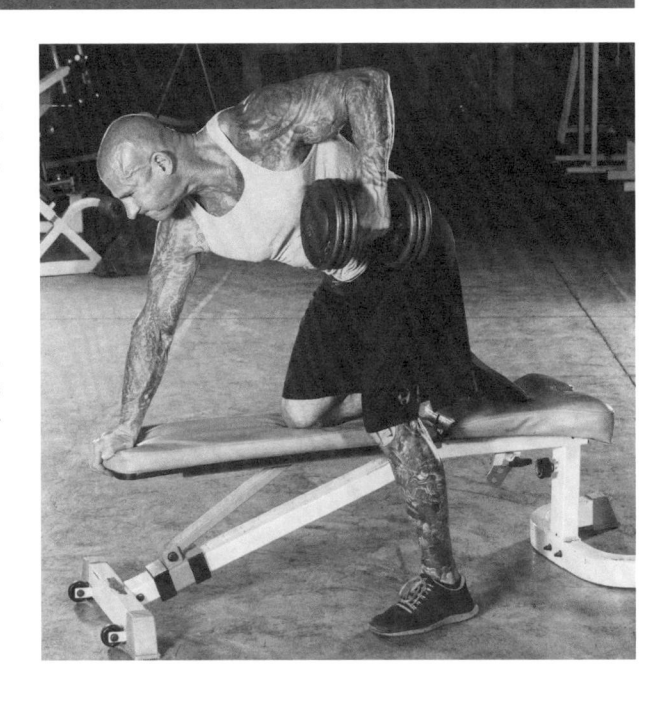

REMADA COM HALTERES, INCLINADA

INÍCIO

Segure um haltere em cada uma das mãos e sente-se em um banco inclinado, ajustado a 45°, com as pernas afastadas. Apoie o peito no banco, mantendo o queixo acima da extremidade superior. Deixe que os halteres fiquem suspensos logo abaixo dos ombros.

MOVIMENTO

Com as palmas das mãos voltadas uma para a outra e os cotovelos próximos ao corpo, puxe os pesos o mais alto que puder, aproximando as escápulas uma da outra no fim do movimento. Mantenha essa posição por um instante antes de retornar os halteres de volta à posição inicial.

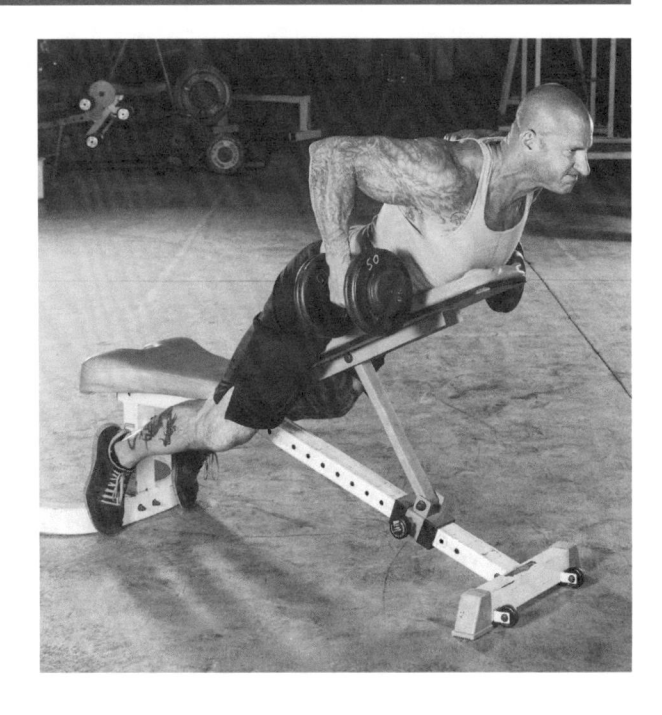

REMADA POTENTE COM HALTERES

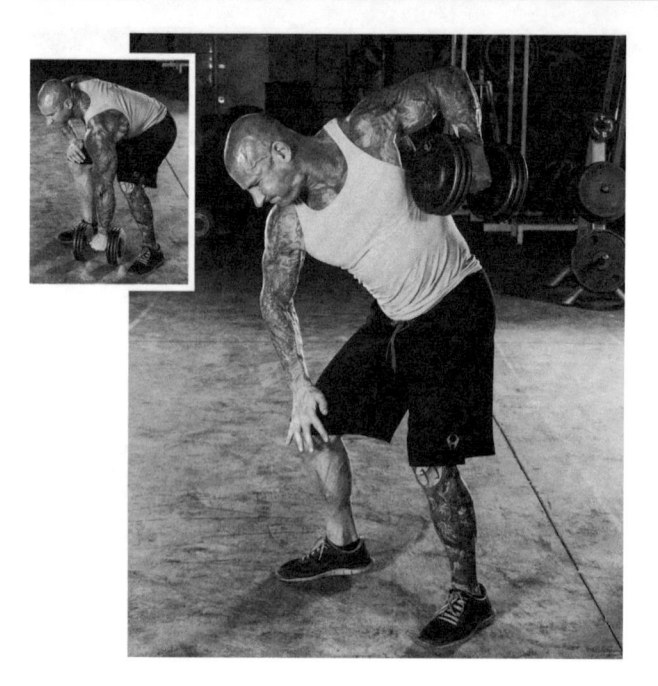

INÍCIO

Coloque um haltere no chão, entre os pés. As pernas devem estar afastadas na mesma largura dos ombros e os joelhos flexionados de forma a manter as coxas logo acima de uma linha paralela ao chão. Com o braço esquerdo, segure o haltere com uma pegada pronada e apoie o braço direito sobre o joelho direito, a fim de estabilizar o tronco.

MOVIMENTO

Comece o movimento estendendo vigorosamente os joelhos e os quadris, de modo a levantar o peso do chão. Então, puxe o haltere para cima, em direção ao quadril esquerdo, levantando o cotovelo o máximo possível. A mão deve girar de maneira que, quando o haltere estiver no alto, a palma esteja voltada para o tronco (pegada neutra). Leve o haltere lentamente de volta para o chão, em um movimento oposto ao utilizado para levantá-lo. Depois de terminar o número desejado de repetições, faça o equivalente com o lado direito.

REMADA COM CABO, SENTADO

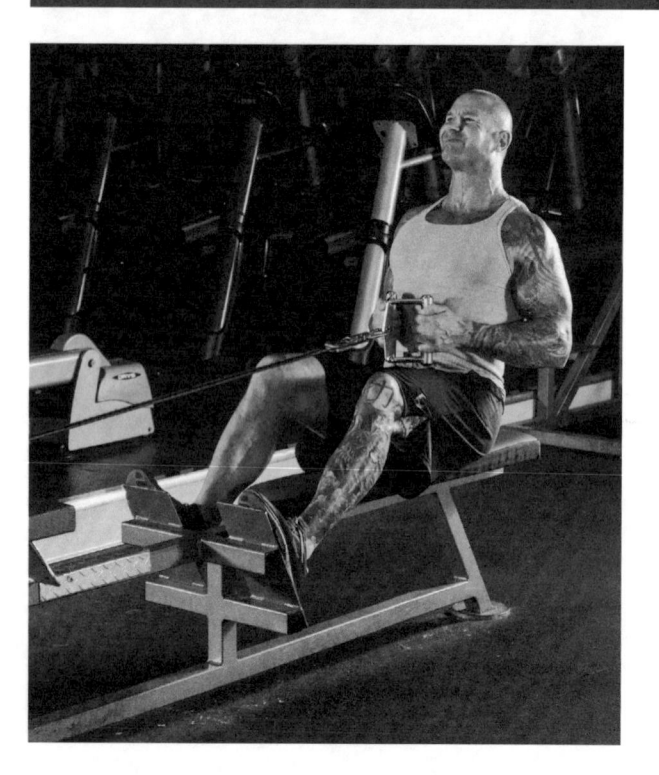

INÍCIO

Sente no banco da remada com cabo, com os pés firmemente apoiados na plataforma, e segure o triângulo conectado ao cabo da polia. Deixe os joelhos um pouco flexionados e as costas retas. Mantenha uma leve curvatura na coluna lombar e o peito para fora.

MOVIMENTO

Puxe a pegada em direção à parte central do corpo (enfatizando o movimento dos cotovelos para trás), até que o triângulo toque a parte inferior do abdome. Depois de aproximar as escápulas – no pico da contração –, retorne lentamente à posição inicial.

Lembrete: este exercício pode ser realizado com uma pegada pronada ou supinada, utilizando uma barra longa.

REMADA COM CABO, UNILATERAL, SENTADO

INÍCIO

Sente no banco da remada com cabo, de forma que a perna direita fique apoiada no banco e o pé direito firme na plataforma para os pés. A perna esquerda deve permanecer flexionada e firme no chão. Segure um estribo conectado ao cabo da polia. Mantenha o joelho direito um pouco flexionado e as costas retas. Sustente uma leve curvatura na coluna lombar e o peito para fora.

MOVIMENTO

Puxe a pegada pelo lado do corpo, levando o cotovelo para trás o máximo que puder. Volte lentamente à posição inicial. Após terminar o número desejado de repetições, faça o equivalente com o lado esquerdo.

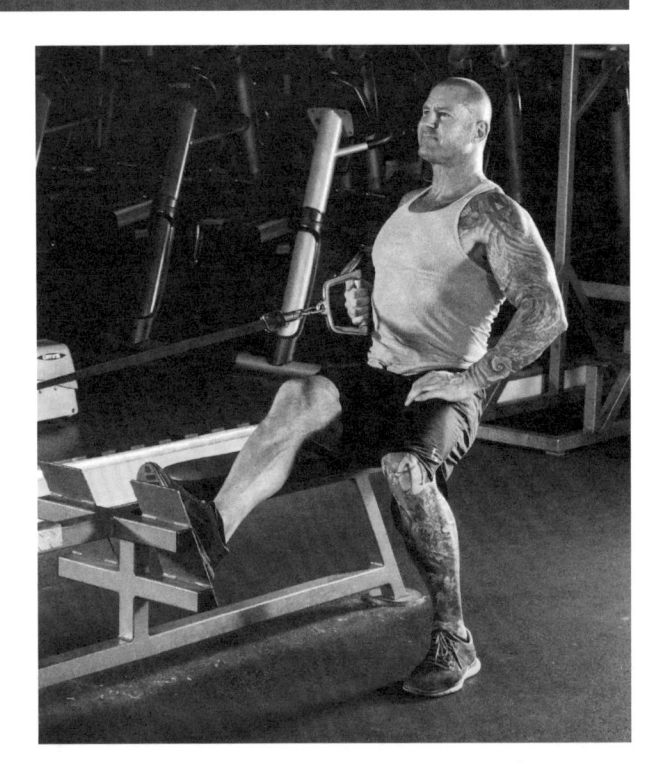

REMADA CURVADA COM CABO, UNILATERAL

INÍCIO

Segure um estribo conectado a uma polia baixa com a palma da mão esquerda voltada para o corpo. Agarre a barra de apoio com a mão direita, a fim de equilibrar-se. Incline-se cerca de 45° e deixe as pernas afastadas, com o pé esquerdo para trás e o direito para frente. Mantenha o peito elevado e os ombros alinhados, e sustente a curvatura da coluna.

MOVIMENTO

Puxe o estribo pelo lado esquerdo da cintura, até que o cotovelo passe do corpo. Ao voltar à posição inicial, faça um alongamento profundo.* Complete o número de repetições desejado e faça o equivalente com o lado direito.

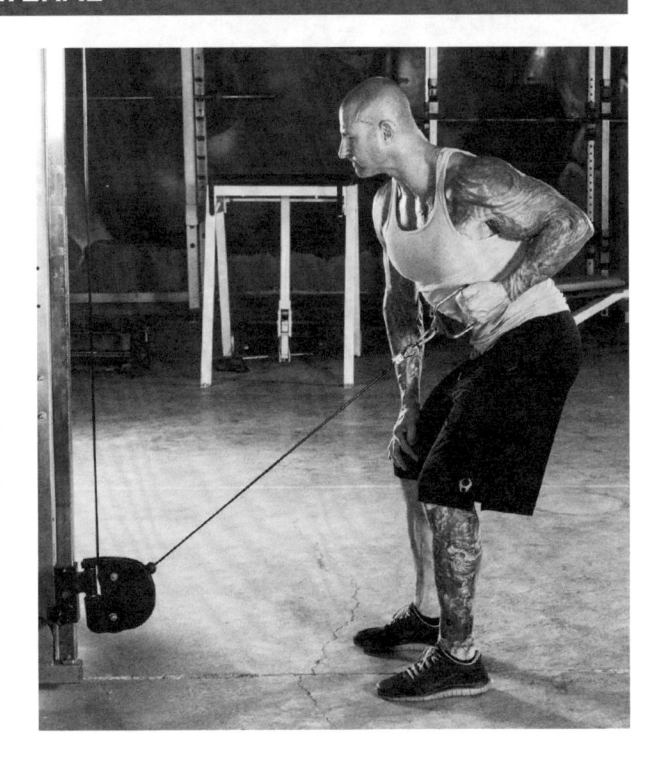

---

* N. de R. T.: O autor refere-se à abdução acentuada da escápula esquerda no fim de cada repetição.

REMADA COM CABO, UNILATERAL, NO BANCO INCLINADO

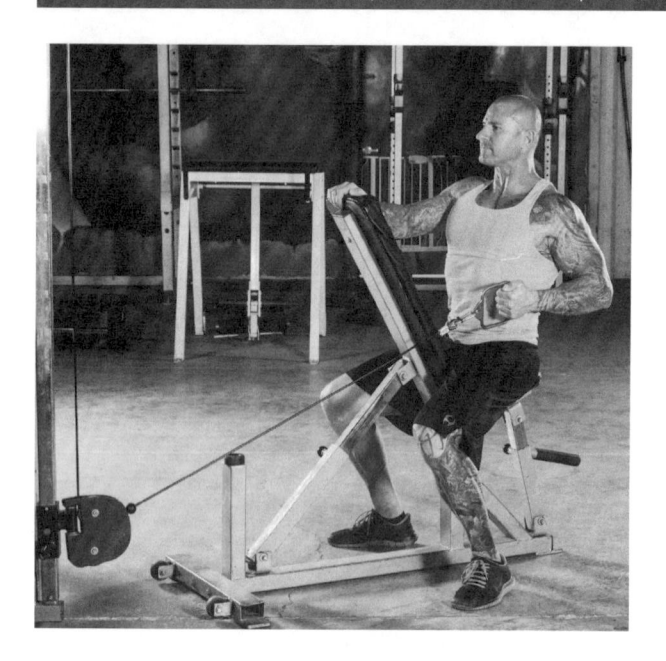

INÍCIO

Coloque um banco inclinado perto de um equipamento com polias, de forma que ele fique à direita da polia baixa e sua extremidade superior fique voltada para esta. Ajuste o ângulo do banco entre 45 e 60°. Segure um estribo conectado à polia baixa. Sente-se no banco, com as pernas afastadas e voltadas para a coluna de pesos. Coloque a mão direita no topo do banco a fim de estabilizar e dar suporte ao tronco enquanto se estende o braço esquerdo para a frente.

MOVIMENTO

Puxe o estribo, levando o cotovelo para trás o máximo possível. Aproxime as escápulas conforme contrai os dorsais por um curto período antes de retornar à posição inicial.

REMADA INCLINADA COM CABO, NA POLIA ALTA

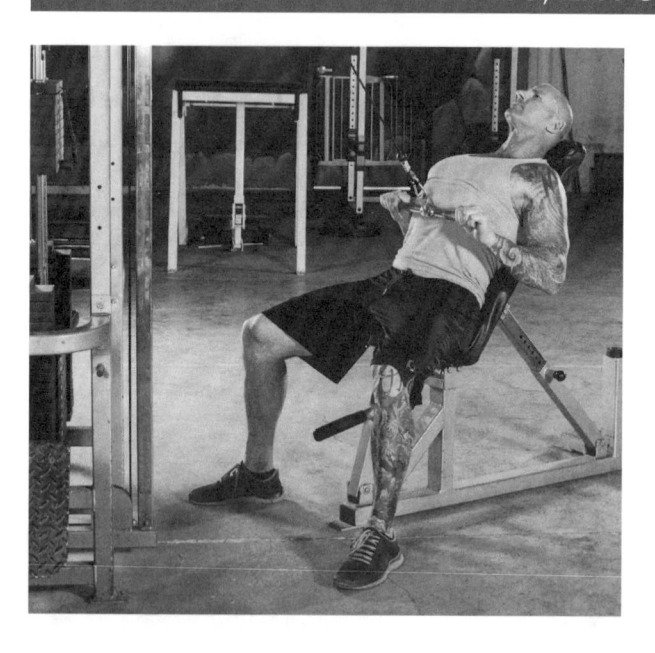

INÍCIO

Coloque um banco inclinado (ajustado a 45°) cerca de 30 cm de distância de uma polia alta. Segure uma barra longa conectada à polia e sente-se no banco. Os pés devem ficar apoiados no chão, e as costas, no banco. Estenda os cotovelos para a frente, de forma que sigam a direção do cabo.

MOVIMENTO

Puxe a pegada em direção ao abdome conforme as escápulas se aproximam. Contraia os dorsais durante um curto período, antes de retornar a barra de volta à posição inicial.

Lembrete: este exercício pode ser feito com um triângulo ou com uma corda, bem como unilateralmente com um estribo.

REMADA NA MÁQUINA

INÍCIO

Ajuste o assento da máquina, de forma que os braços fiquem paralelos ao chão ao se segurar as pegadas. Ajuste também o apoio para o peito, impedindo que a coluna de pesos toque a parte de baixo quando você estiver com os cotovelos totalmente estendidos. Com os pés apoiados no chão, mantenha o peito pressionado contra o apoio e as costas retas.

MOVIMENTO

Puxe as pegadas em direção às costelas, trazendo os cotovelos para trás o máximo que puder enquanto as escápulas se aproximam. Contraia os dorsais durante um curto período e, lentamente, retorne as pegadas de volta à posição inicial, com os cotovelos totalmente estendidos.

Lembrete: este exercício também pode ser realizado de forma unilateral.

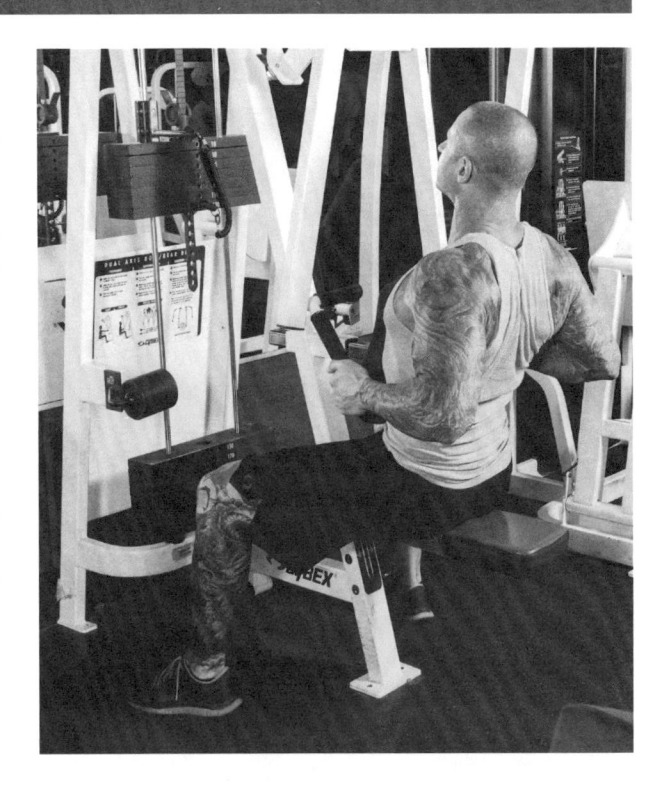

REMADA CURVADA COM BANDA ELÁSTICA

INÍCIO

Em pé, coloque os pés um à frente do outro, com o pé direito à frente. Então, passe uma banda elástica sob ele e segure uma das extremidades da banda com uma pegada neutra, deixando o cotovelo direito estendido para baixo. A outra extremidade pode ser empunhada com a mão esquerda, a fim de estabilizar a banda. Incline-se para a frente a partir dos quadris.

MOVIMENTO

Puxe a banda o mais alto possível com o braço direito. Mantenha essa posição por um segundo enquanto contrai os dorsais o máximo que puder, antes de, lentamente, retornar para a posição inicial. Complete todas as repetições com o lado direito e, então, faça-as com o lado esquerdo.

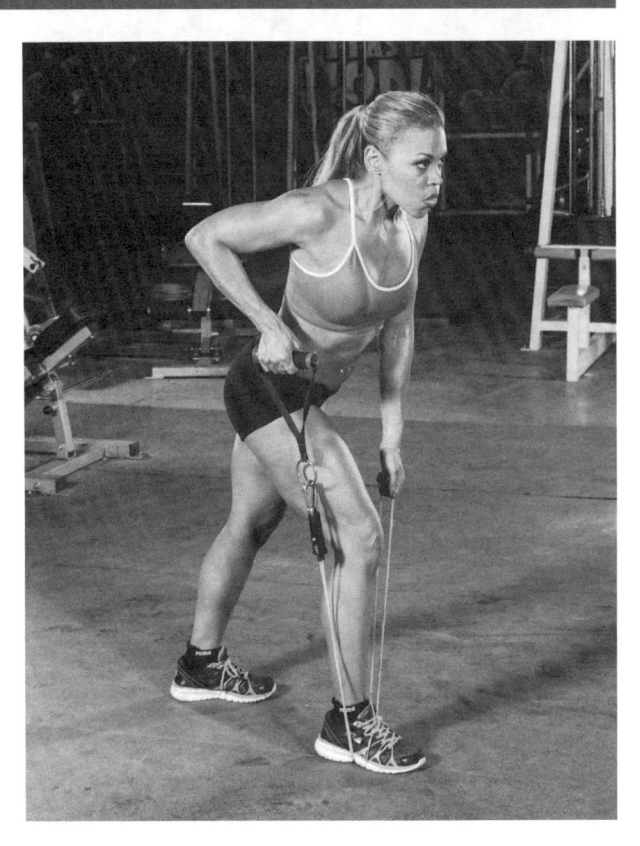

FLEXÕES NA BARRA, COM A PEGADA ABERTA

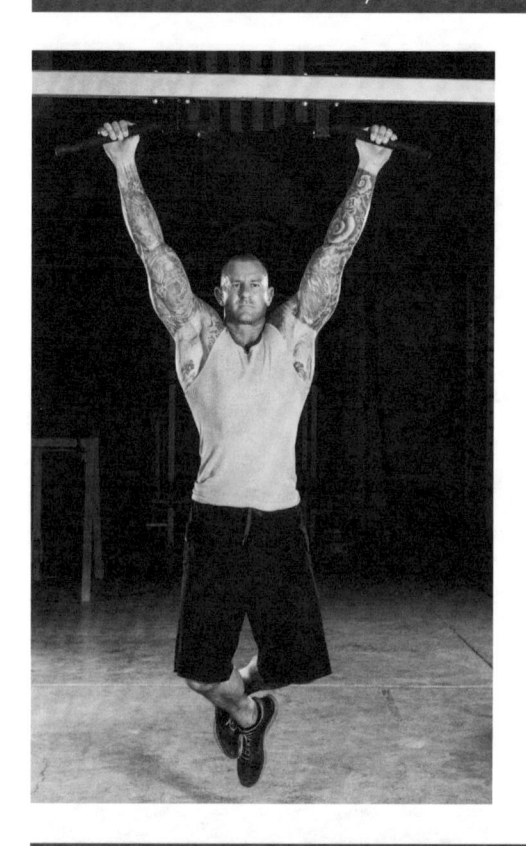

INÍCIO

Utilizando uma pegada pronada, segure uma barra para flexões com as mãos um pouco mais afastadas do que a largura dos ombros. Fique suspenso na barra, mantendo os cotovelos totalmente estendidos, o peito elevado e a curvatura da coluna lombar mais acentuada.

MOVIMENTO

Puxe-se para cima, aproximando as escápulas e contraindo os dorsais, até que o queixo passe da barra. No fim do movimento, mantenha a contração por um segundo antes de, lentamente, voltar à posição inicial.

Lembrete: este exercício pode ser realizado com as mãos posicionadas mais próximas.

FLEXÕES NA BARRA, COM A PEGADA FECHADA

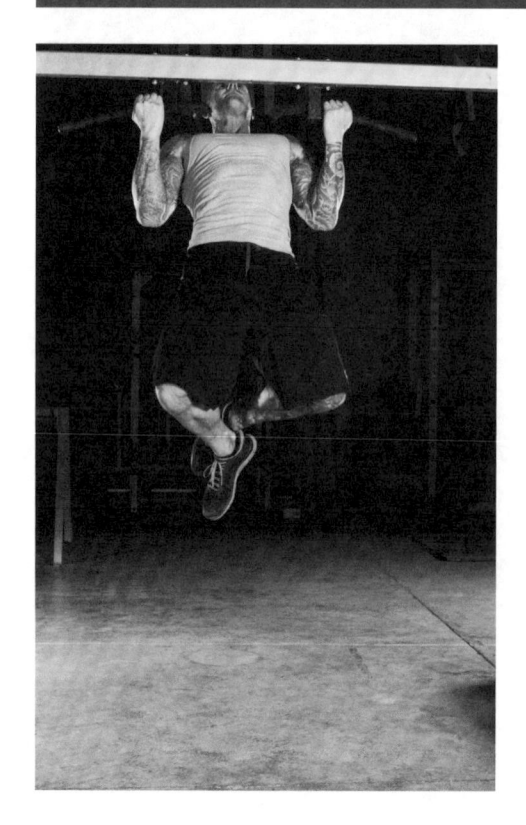

INÍCIO

Utilizando uma pegada supinada, segure uma barra para flexões com as mãos no mesmo afastamento da largura dos ombros. Fique suspenso na barra, mantendo os cotovelos totalmente estendidos, o peito elevado e a curvatura da coluna lombar mais acentuada.

MOVIMENTO

Puxe-se para cima, aproximando as escápulas e contraindo os dorsais, até que o queixo passe da barra. No fim do movimento, mantenha a contração por um segundo antes de, lentamente, voltar à posição inicial.

PUXADA PELA FRENTE

INÍCIO

Em uma barra longa conectada à polia do equipamento, faça uma pegada pronada e mais afastada do que a largura dos ombros. Posicione-se no assento, mantendo os pés apoiados no chão, os cotovelos estendidos para cima, o peito elevado e a curvatura da coluna lombar aumentada.

MOVIMENTO

Conforme contrai os dorsais para iniciar o movimento, aproxime as escápulas puxando a barra para baixo, em um movimento estável, até a parte superior do peito. Mantenha a contração por um momento e, lentamente, leve a barra de volta à posição inicial.

Lembrete: este exercício pode ser realizado com as mãos posicionadas mais próximas.

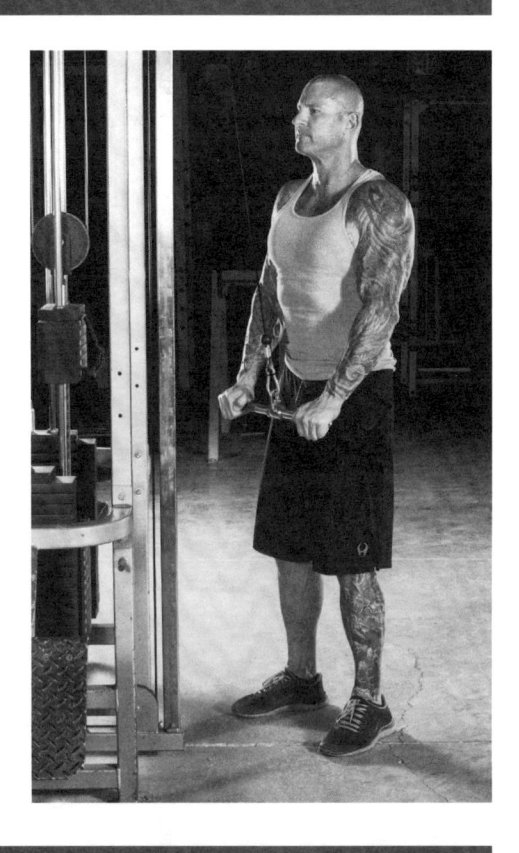

PUXADA COM A PEGADA SUPINADA

INÍCIO

Em uma barra longa conectada à polia do equipamento, faça uma pegada supinada e na mesma largura dos ombros. Posicione-se no assento, mantendo os pés apoiados no chão, os cotovelos estendidos para cima, o peito elevado e a curvatura da coluna lombar aumentada.

MOVIMENTO

Conforme contrai os dorsais para iniciar o movimento, aproxime as escápulas puxando a barra para baixo, em um movimento estável, até o peito. Mantenha a contração por um momento e, lentamente, leve a barra de volta à posição inicial.

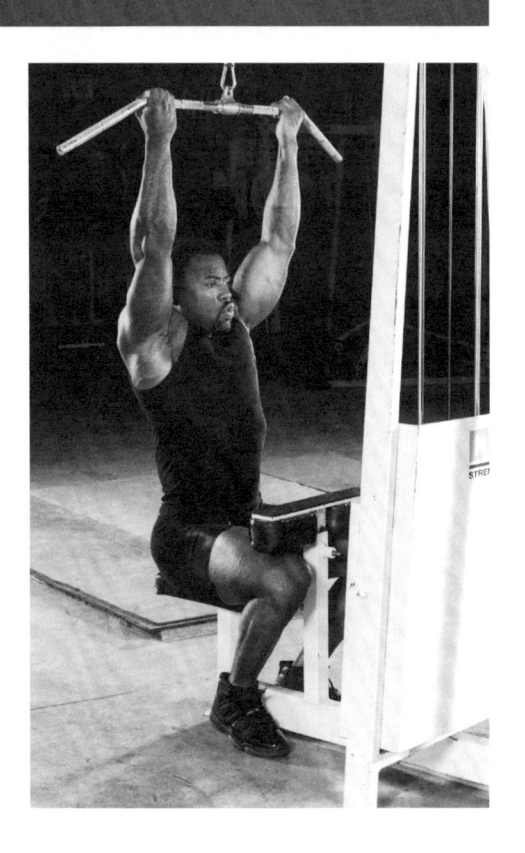

PUXADA POR TRÁS

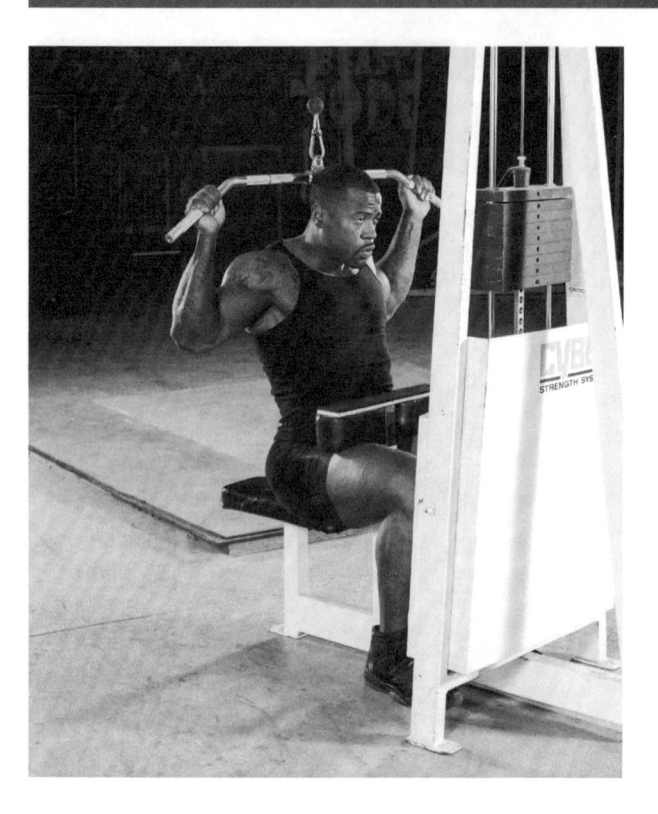

INÍCIO

Em uma barra longa conectada à polia do equipamento, faça uma pegada pronada e mais afastada do que a largura dos ombros. Posicione-se no assento, mantendo os pés apoiados no chão, os cotovelos estendidos para cima e as costas ligeiramente inclinadas para a frente.

MOVIMENTO

Conforme contrai os dorsais para iniciar o movimento, aproxime as escápulas, puxando a barra para baixo, em um movimento estável, até a região posterior do pescoço. Mantenha a contração por um momento e, lentamente, leve a barra de volta à posição inicial.

PUXADA UNILATERAL

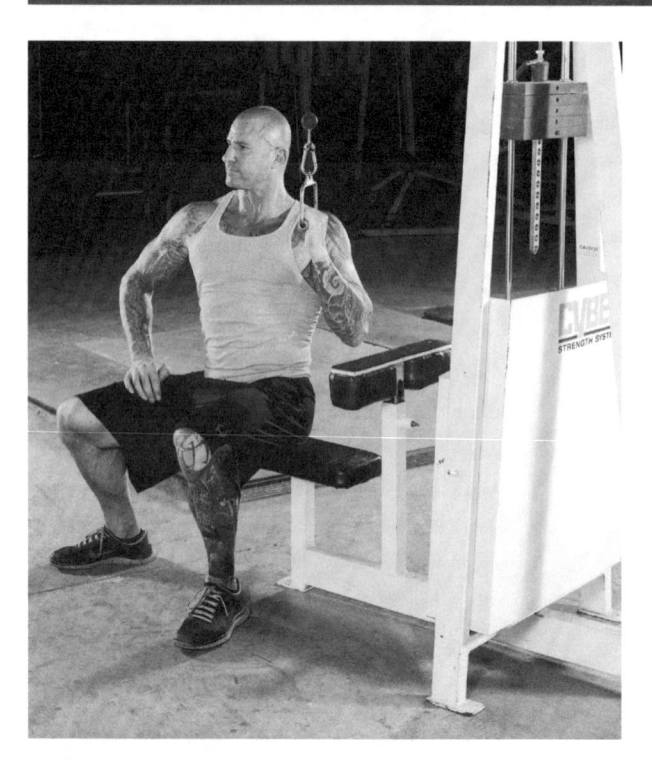

INÍCIO

Sente-se no assento do aparelho de puxada com o braço esquerdo próximo ao equipamento. Segure o estribo com a mão esquerda utilizando uma pegada pronada ou neutra.

MOVIMENTO

Puxe o estribo até a lateral do ombro esquerdo, trazendo o cotovelo para baixo, em direção ao quadril. Mantenha a contração por um segundo, antes de voltar com o estribo para a posição inicial. Complete todas as repetições com o lado esquerdo e, então, faça-as com o lado direito.

PUXADA PELA FRENTE, EM PÉ

INÍCIO

Fique em pé na frente de um aparelho de puxada, apoiando um pé no assento ou no suporte acolchoado para os joelhos. Segure nas extremidades da barra com uma pegada pronada, inclinando as costas um pouco para trás, mantendo-as arqueadas e deixando o peito elevado.

MOVIMENTO

Use os dorsais para puxar a barra para baixo, até o peito. Mantenha essa posição, aproximando as escápulas e contraindo os dorsais. Então, retorne a barra para a posição inicial. Faça o movimento até completar todas as repetições da série.

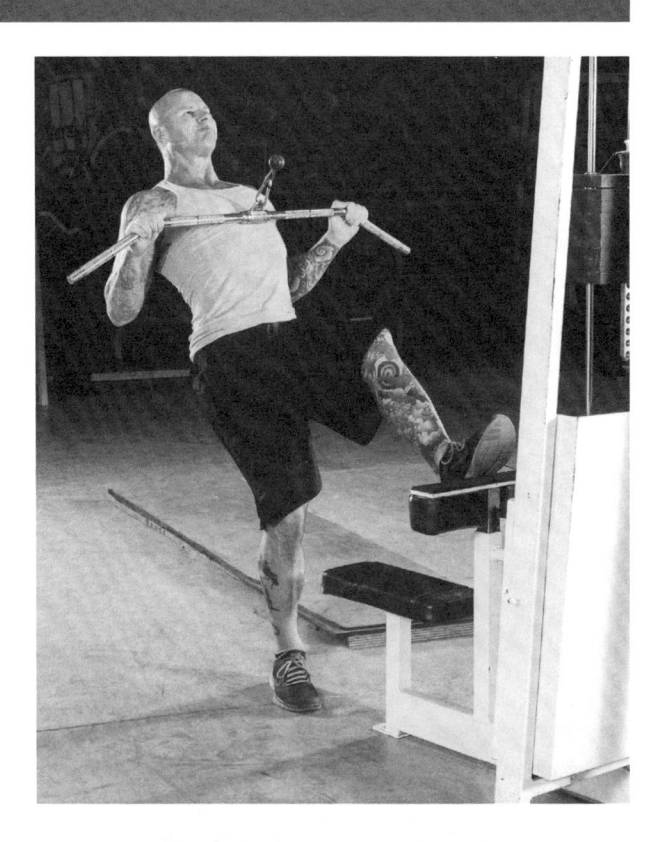

REMADA INVERTIDA, NO MULTIFORÇA

INÍCIO

Ajuste a barra de um multiforça ou de um *power rack* imediatamente abaixo da altura dos quadris. Segure a barra com uma pegada pronada no mesmo afastamento da largura dos ombros, permitindo que o corpo fique suspenso abaixo da barra. Mantenha o corpo ereto e os calcanhares firmes no chão. Essa posição parecerá um apoio em posição invertida.

MOVIMENTO

Faça as remadas invertidas puxando o peito até a barra. Então, lentamente, abaixe o corpo de volta à posição inicial. Para acrescentar resistência, use um colete com pesos ou coloque uma anilha no peito.

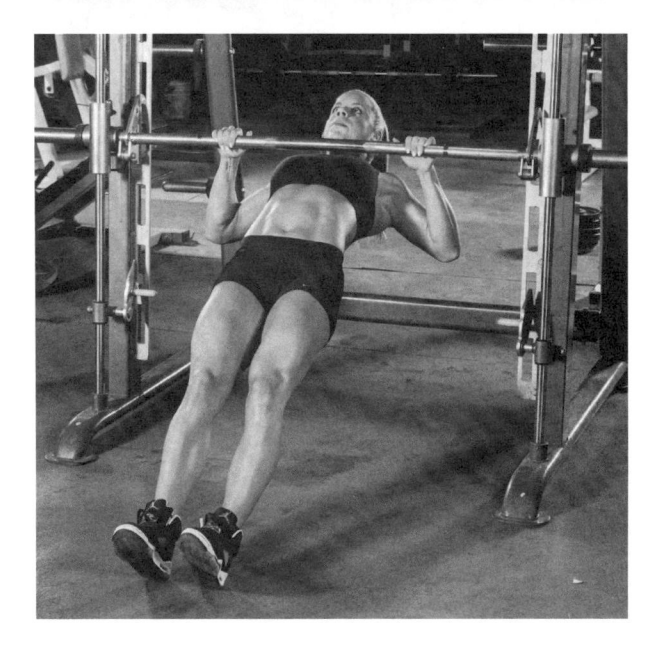

REMADA INVERTIDA, NO TRX

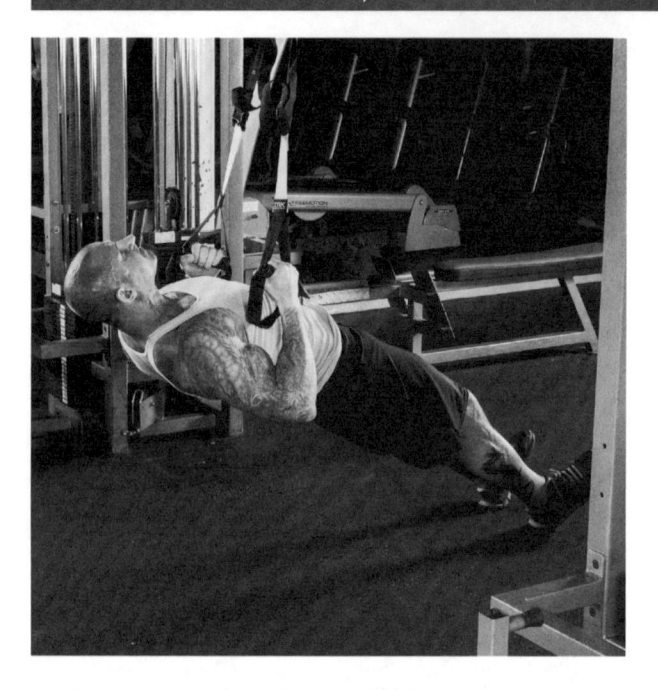

INÍCIO

Ajuste as pegadas do TRX logo abaixo da altura dos quadris e segure-as com uma posição neutra do punho, permitindo que o corpo fique suspenso abaixo da barra. Mantenha o corpo ereto e os calcanhares firmes no chão. Essa posição parecerá um apoio em posição invertida.

MOVIMENTO

Faça as remadas usando os dorsais para puxar os cotovelos para baixo, passando-os pelo lado do corpo e levando este para cima. Então, lentamente, abaixe o corpo de volta à posição inicial. Para acrescentar resistência, use um colete com pesos ou coloque uma anilha no peito.

PUXADA COM BANDA ELÁSTICA

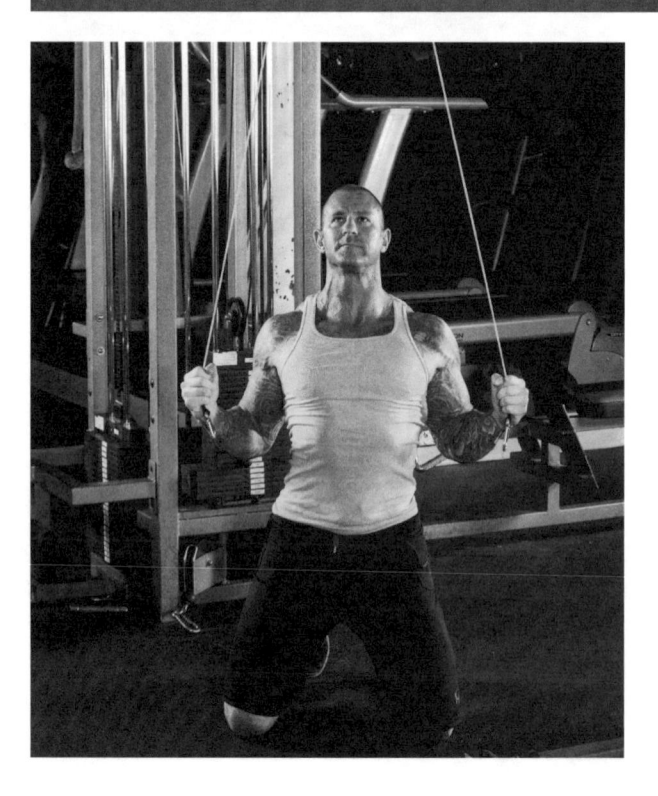

INÍCIO

Fixe a banda elástica na barra transversal do *crossover* ou no topo de uma presilha para portas. Ajoelhe-se, a fim de proporcionar a tensão adequada na banda, e segure as pegadas com os braços imediatamente acima da cabeça. De forma alternativa, a banda pode ser empunhada de forma direta, sem pegadas, minimizando o seu comprimento, conforme observado na foto.

MOVIMENTO

Puxe as pegadas para baixo, levando-as para o lado dos ombros. Mantenha essa posição por um instante, enfatizando a contração dos dorsais. Lentamente, retorne as pegadas até a posição inicial.

EXTENSÃO DE OMBROS, COM BANDA ELÁSTICA

INÍCIO

Afixe a banda elástica na barra transversal do *crossover* ou no topo de uma presilha para portas. Se necessário, ajoelhe-se, a fim de proporcionar a tensão adequada na banda e segure as pegadas com os braços imediatamente à frente do peito.

MOVIMENTO

Mantendo os braços estendidos, puxe as pegadas para baixo, passando dos quadris. Permaneça nessa posição por um instante, enfatizando a contração dos dorsais. Lentamente, retorne as pegadas para a posição inicial.

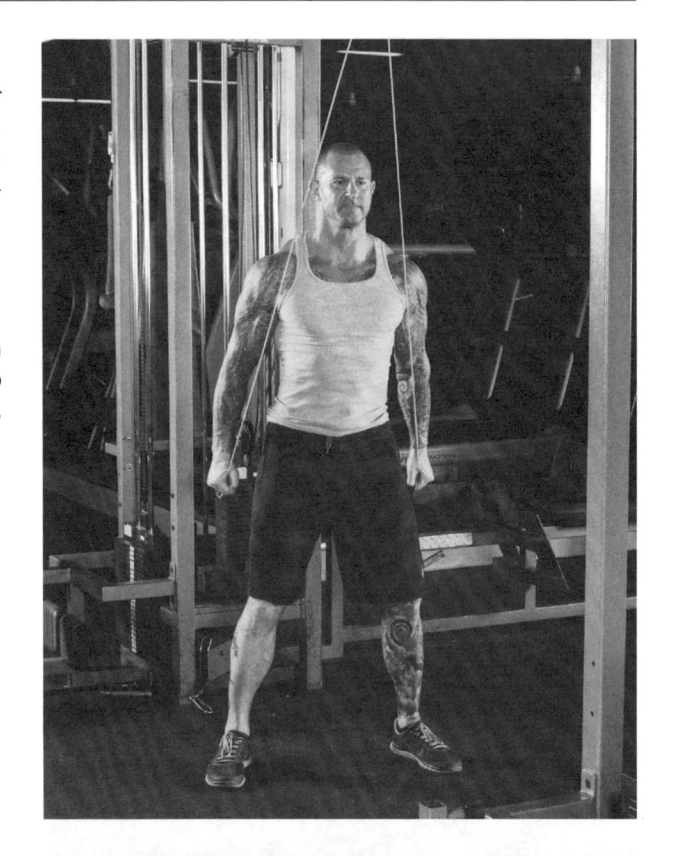

EXTENSÃO DE OMBROS NA POLIA ALTA, DEITADO

INÍCIO

Deite-se com as costas no chão ou em um banco horizontal, e fique alinhado com a polia alta do *crossover*, de forma que esta esteja posicionada acima da cabeça. Se a polia for ajustável, abaixe-a e deixe-a logo acima do alcance dos braços. Segure uma barra reta presa ao cabo com uma pegada pronada e os cotovelos estendidos, mantendo os braços para cima.

MOVIMENTO

Contraia os dorsais, mantendo os cotovelos levemente estendidos. Puxe a barra para baixo, na direção dos quadris. Permaneça nessa posição por um instante, contraindo os dorsais o máximo que puder antes de retornar a barra para a posição inicial.

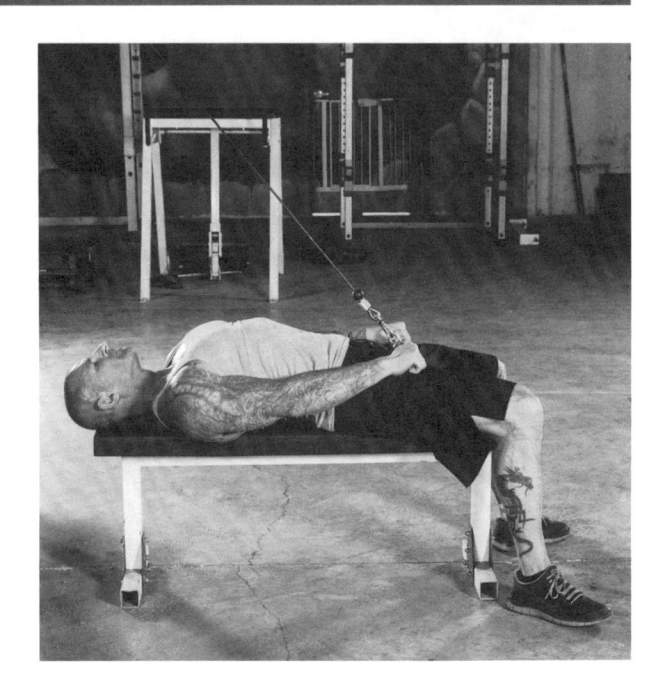

PULLOVER COM OS BRAÇOS RETOS

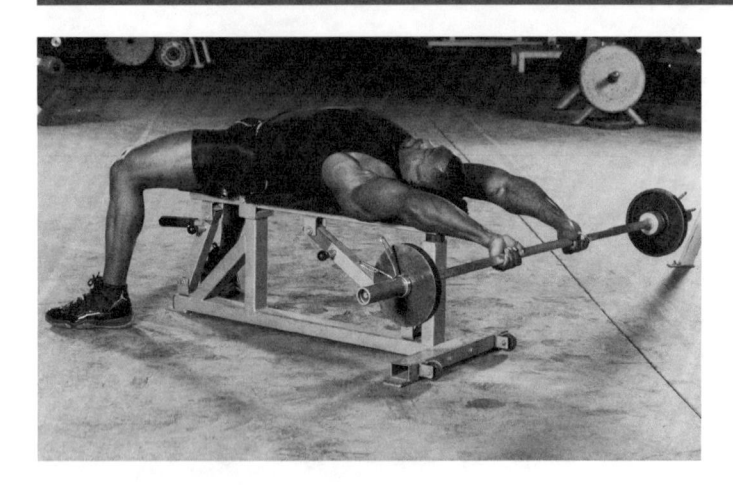

INÍCIO

Deite-se em um banco horizontal, com os pés apoiados no chão e a cabeça próxima à extremidade do banco. Segure uma barra curta ou uma barra W utilizando uma pegada pronada no mesmo afastamento da largura dos ombros e deixando os cotovelos estendidos logo acima do peito. Mantenha uma pequena flexão dos cotovelos durante todo o exercício.

MOVIMENTO

Mova os braços para trás e para baixo da cabeça, até que fiquem logo abaixo de uma linha paralela ao chão. Com os braços retos, leve a barra para cima, até que ela volte a se posicionar acima do peito.

PULLOVER COM OS BRAÇOS RETOS, NO BANCO DECLINADO

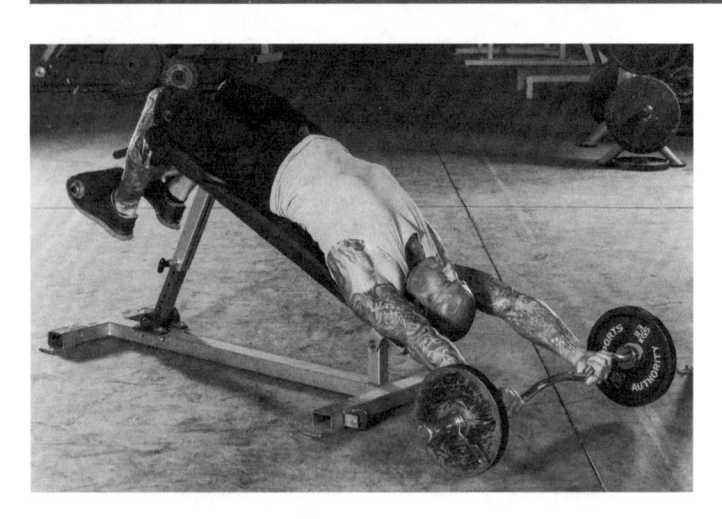

INÍCIO

Deite-se em um banco declinado, com os pés presos sob os apoios e com a cabeça próxima à extremidade do banco. Segure uma barra reta ou uma barra W utilizando uma pegada pronada no mesmo afastamento da largura dos ombros e deixando os cotovelos estendidos logo acima do abdome. Mantenha uma pequena flexão dos cotovelos durante todo o exercício.

MOVIMENTO

Mova os braços para trás e para baixo da cabeça o máximo que puder. Com os braços retos, leve a barra para cima, até que ela volte a ficar acima do abdome.

EXTENSÃO DE OMBROS, NA POLIA ALTA

INÍCIO

Posicione-se atrás do banco de um aparelho de puxada, mantendo os pés afastados na mesma largura dos ombros e os joelhos levemente flexionados. Segure a barra longa utilizando uma pegada pronada na mesma largura dos ombros. Nessa posição, os cotovelos devem estar estendidos diretamente para a frente, formando um ângulo de cerca de 45° com o chão.

MOVIMENTO

Mova os braços para baixo, trazendo a barra até a parte de cima das coxas, mantendo uma leve flexão dos cotovelos. Nessa posição, contraia vigorosamente os dorsais e, lentamente, leve a barra de volta à posição inicial.

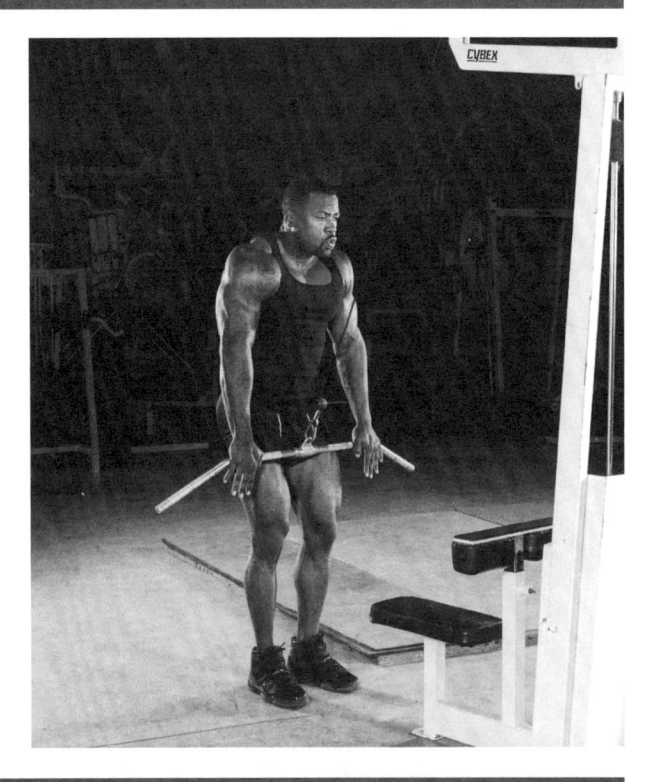

EXTENSÃO DE OMBROS UNILATERAL, NA POLIA ALTA

INÍCIO

Fique em pé, a cerca de 30 a 60 cm de uma polia alta, de modo que o braço direito fique alinhado a ela. Os pés devem estar afastados na mesma largura dos ombros e os joelhos levemente flexionados. Segure um estribo utilizando uma pegada pronada. Nessa posição, o ombro deve estar ligeiramente abduzido, formando um ângulo de 45° com o chão.

MOVIMENTO

Mova o braço para baixo, trazendo o estribo até o lado da coxa, mantendo uma leve flexão do cotovelo. Sustente a contração por um segundo antes de, lentamente, levar o estribo de volta à posição inicial. Complete o número de repetições desejado e faça o equivalente com o lado esquerdo.

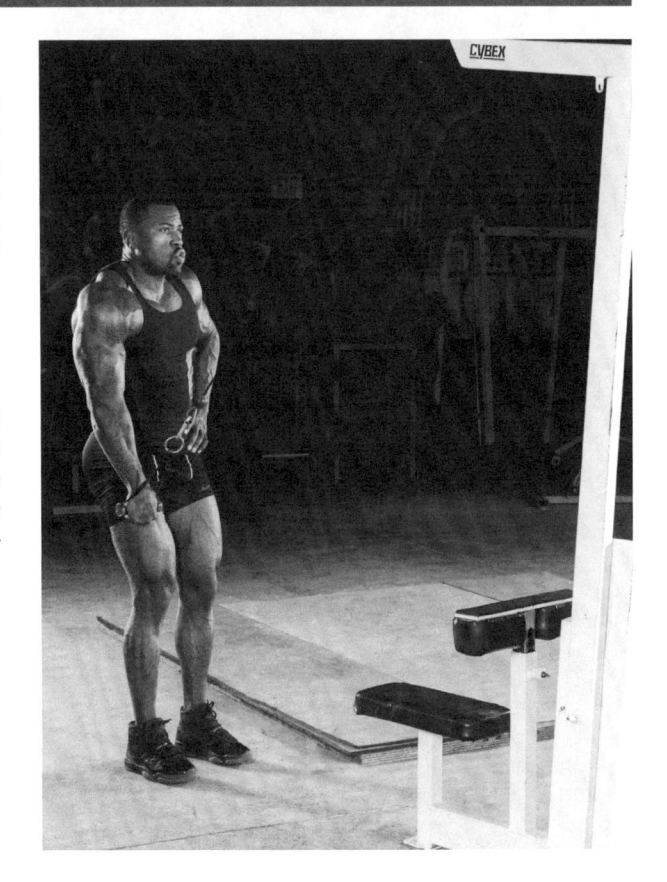

EXTENSÃO DE OMBROS COM HALTERES

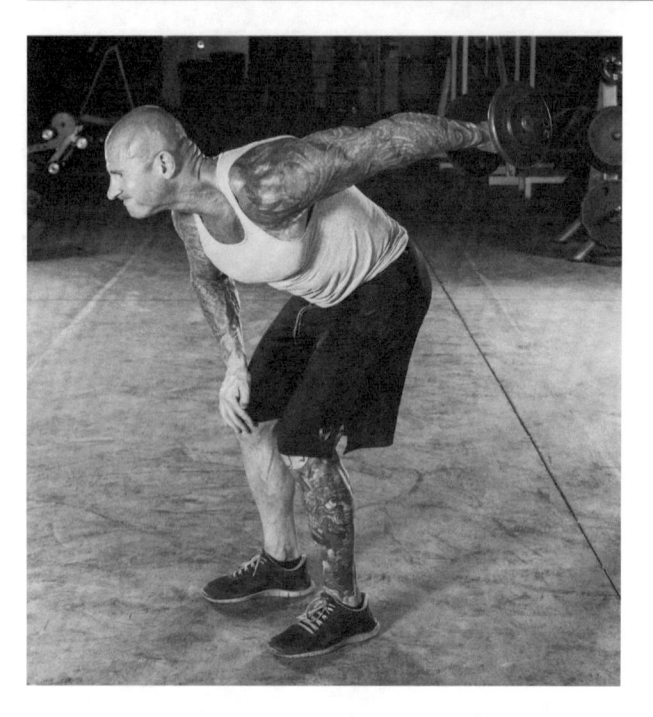

INÍCIO

Fique em pé, com os joelhos levemente flexionados e afastados na mesma largura dos ombros. Então, segure um haltere com a mão esquerda utilizando uma pegada pronada. Incline-se a partir dos quadris, de modo que o tronco fique logo acima de uma linha paralela ao chão. Coloque a mão direita na parte de baixo da coxa a fim de apoiar-se e deixe que o haltere fique suspenso logo abaixo do ombro.

MOVIMENTO

Mantendo o braço reto, leve-o para cima e para trás, passando-o ao lado do corpo, até ficar paralelo ao chão. Depois, lentamente, leve-o de volta à posição inicial. Execute o exercício com o braço direito.

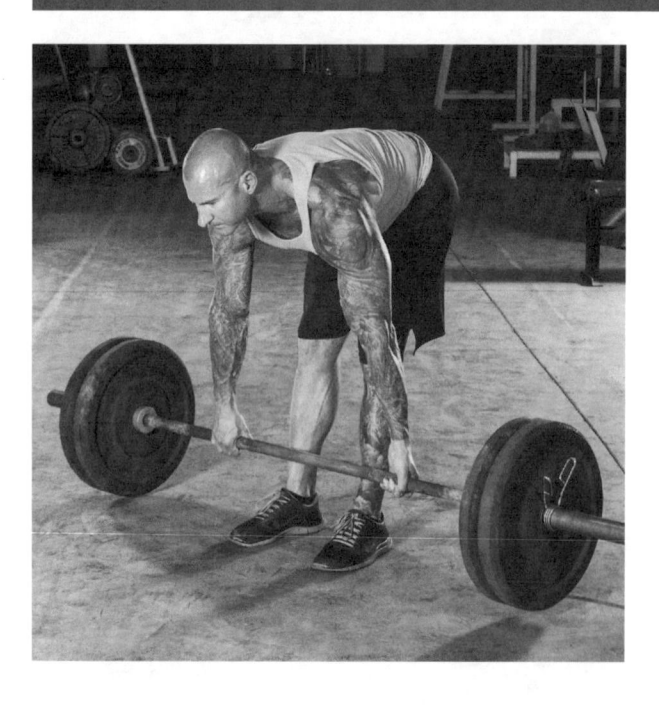

LEVANTAMENTO-TERRA

INÍCIO

Fique em pé, com os pés afastados na mesma largura dos ombros. Utilizando uma pegada pronada também na largura dos ombros, segure uma barra com anilhas em frente às coxas.

MOVIMENTO

Incline-se a partir da cintura, abaixando a barra pela frente das pernas em direção aos tornozelos. Pare por um breve momento antes de elevar o tronco de volta à posição em pé.

Lembrete: este exercício é diferente do levantamento-terra romeno, que utiliza um movimento mais amplo dos quadris que da coluna lombar, envolvendo os isquiotibiais e os glúteos como motores primários.

"BOM-DIA" COM BARRA

INÍCIO

Fique em pé e segure uma barra transversalmente apoiada no trapézio utilizando uma pegada afastada na mesma largura dos ombros.

MOVIMENTO

Mantendo os joelhos levemente flexionados, incline-se para a frente a partir da cintura, até que o tronco fique quase paralelo ao chão. Volte à posição inicial.

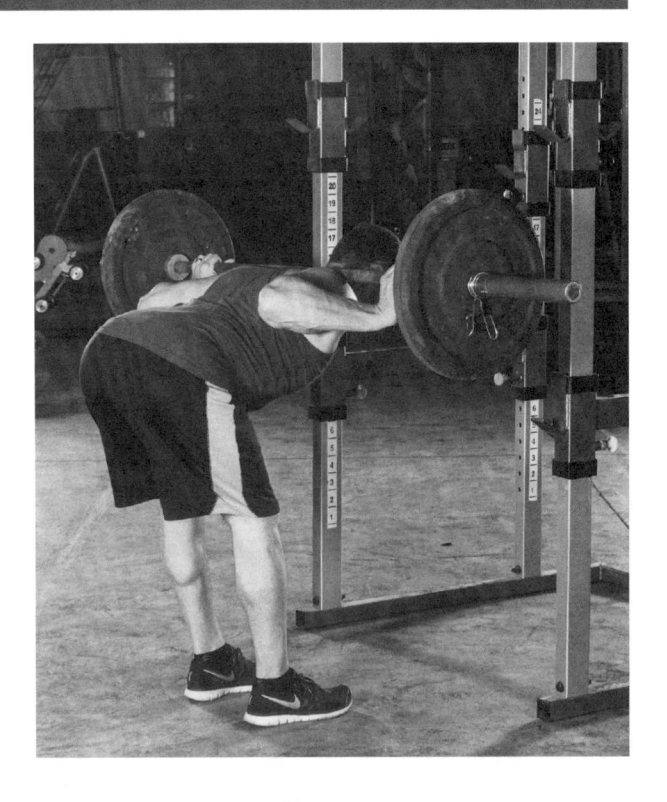

EXTENSÃO LOMBAR

INÍCIO

Deite-se em um inversor com o rosto voltado para baixo, mantendo os tornozelos sob os apoios para os pés e os quadris no outro apoio. Posicione-se com o corpo reto e os braços cruzados sobre o peito.

MOVIMENTO

Abaixe o tronco, flexionando-o a partir da cintura, chegando a um ângulo de cerca de 90°. Faça um movimento controlado para elevar o tronco de volta à posição inicial.

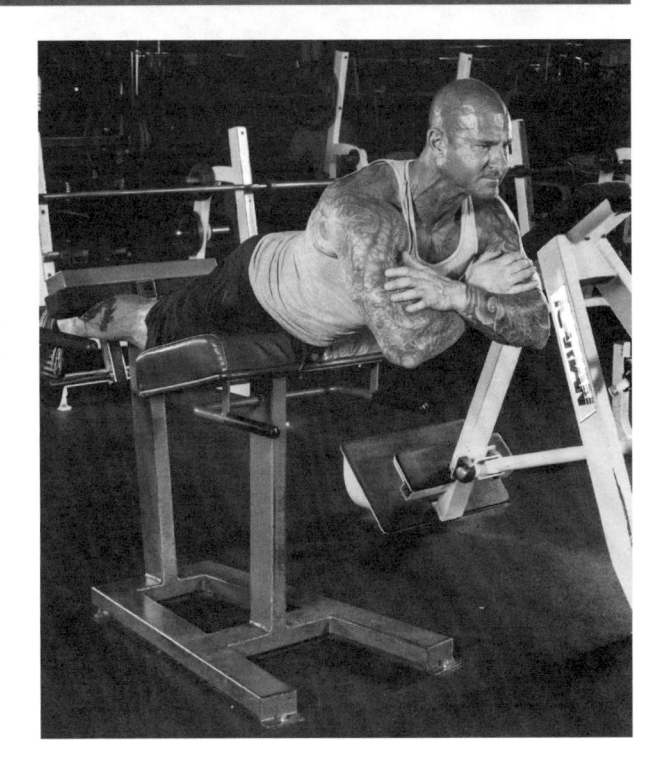

EXTENSÃO LOMBAR DEITADO

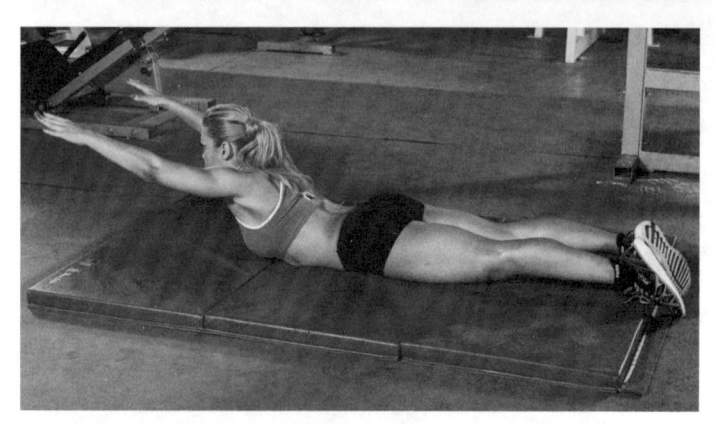

INÍCIO
Deite-se no chão, com o rosto voltado para baixo e os cotovelos estendidos para frente.

MOVIMENTO
Retire o peito, os ombros e os braços do chão o máximo que puder, mantendo a posição pelo tempo desejado.

EXTENSÃO LOMBAR SUPERMAN

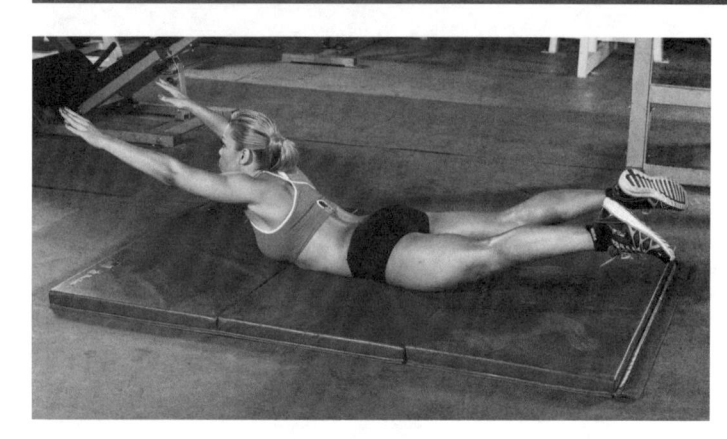

INÍCIO
Deite-se no chão, com o rosto voltado para baixo e os cotovelos estendidos para a frente.

MOVIMENTO
Ao mesmo tempo, retire o peito, os ombros, os braços e as pernas do chão o máximo que puder, mantendo a posição pelo tempo desejado.

CAPÍTULO 17

Trapézio

Este capítulo contém informações detalhadas sobre os principais exercícios que enfatizam o músculo trapézio, incluindo as fibras musculares das partes descendente (trapézio superior), transversa (trapézio médio) e ascendente (trapézio inferior). Observe, na figura a seguir, a localização de cada uma dessas áreas. Os exercícios para o trapézio são divididos em encolhimentos de ombros* com barra e no multiforça, com halteres, com cabo, com banda elástica, além de exercícios para a parte inferior do trapézio. Independentemente do exercício utilizado na sessão de treino, ele pode ser substituído por outro do mesmo tipo.

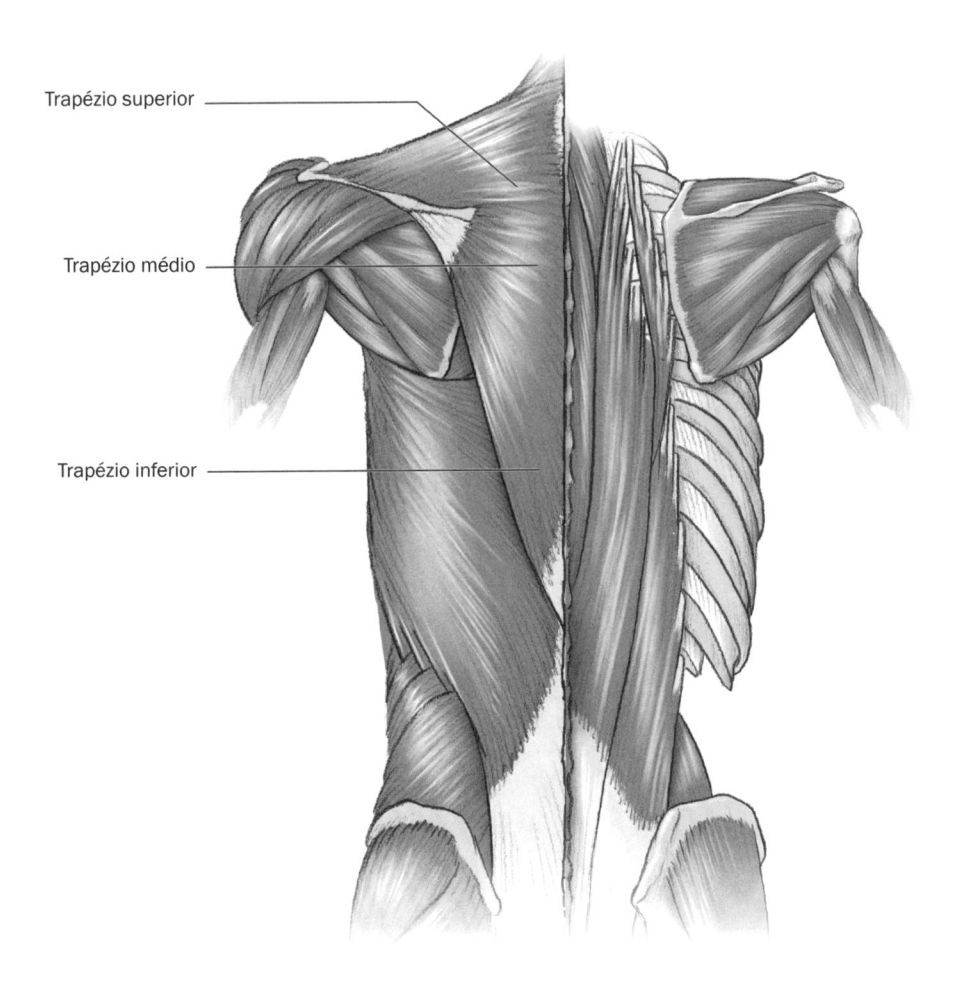

Trapézio superior

Trapézio médio

Trapézio inferior

---

* N. de R. T.: O autor refere-se ao movimento de elevação dos ombros.

Encolhimentos de ombros com barra e no multiforça

Encolhimento de ombros com barra	386
Encolhimento de ombros com a barra por trás das costas	387
Encolhimento de ombros com barra e banda elástica	387
Encolhimento de ombros no multiforça	388
Encolhimento de ombros no multiforça com a barra por trás das costas	388
Encolhimento de ombros unilateral no multiforça	389
Encolhimento de ombros potente com barra	389

Encolhimentos de ombros com halteres

Encolhimento de ombros com halteres	390
Encolhimento de ombros com halteres, sentado	390
Encolhimento de ombros com halteres, unilateral	391
Encolhimento de ombros com halteres, no banco inclinado	391

Encolhimentos de ombros com cabo, com banda elástica ou na máquina

Encolhimento de ombros com cabo	392
Encolhimento de ombros unilateral, com cabo	392
Encolhimento de ombros unilateral, com cabo e no banco inclinado	393
Encolhimento de ombros em pé, na máquina de panturrilha	393
Encolhimento de ombros com banda elástica	394

Exercícios para a parte inferior do trapézio

Mergulho com os cotovelos estendidos	394
Mergulho no multiforça com os cotovelos estendidos	395
Mergulho na polia alta com os cotovelos estendidos	395
Elevação em Y	396
Elevação em Y unilateral, com cabo	396
Elevação em Y com banda elástica	397

ENCOLHIMENTO DE OMBROS COM BARRA

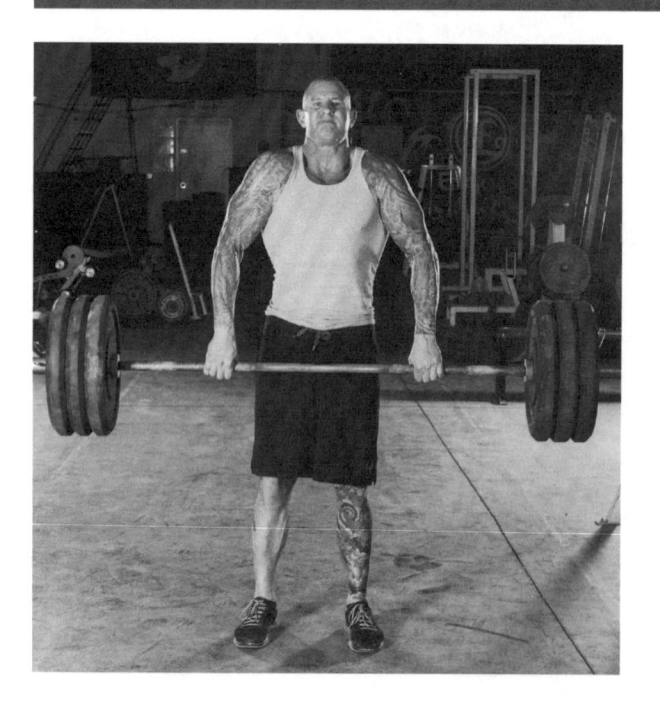

INÍCIO

Fique em pé e segure a barra com uma pegada pronada, mantendo-a em frente às coxas. Tanto as mãos quanto os pés devem estar em um afastamento igual ao da largura dos ombros.

MOVIMENTO

Eleve os ombros em direção às orelhas, o mais alto que puder, mantendo os braços retos. Sustente a contração por um segundo antes de abaixar a barra de volta à posição inicial.

Lembrete: este exercício pode ser realizado utilizando-se uma pegada mista (com uma mão pronada e a outra supinada).

ENCOLHIMENTO DE OMBROS COM A BARRA POR TRÁS DAS COSTAS

INÍCIO

Fique em pé e segure a barra com uma pegada pronada, mantendo-a atrás das coxas. Tanto as mãos quanto os pés devem estar em um afastamento igual ao da largura dos ombros.

MOVIMENTO

Eleve os ombros em direção às orelhas o mais alto que puder, mantendo os braços retos. Sustente a contração por um segundo antes de abaixar a barra de volta à posição inicial.

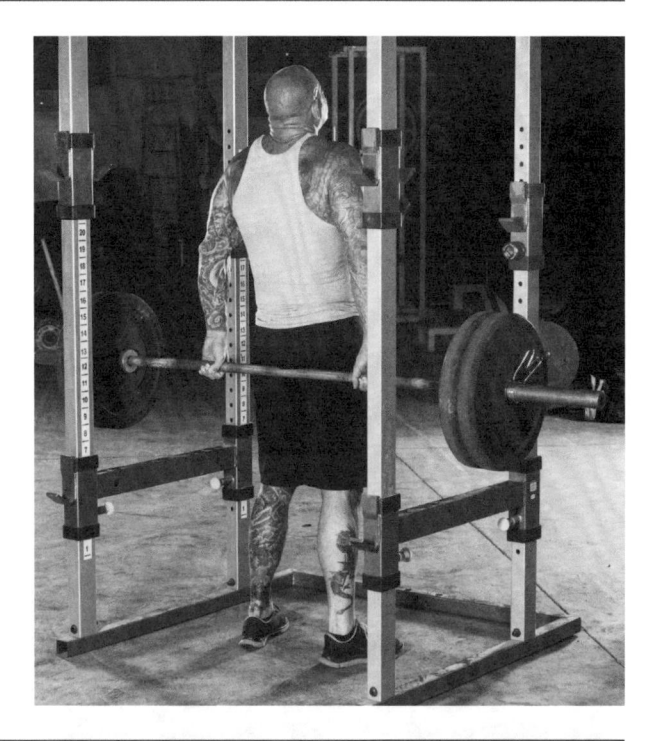

ENCOLHIMENTO DE OMBROS COM BARRA E BANDA ELÁSTICA

INÍCIO

Coloque as extremidades da banda elástica nas extremidades de uma barra com anilhas. Posicione-se no centro da banda com os pés amplamente afastados, a fim de aumentar a resistência proporcionada pelo dispositivo. Segure a barra com uma pegada pronada na largura dos ombros, e levante a barra do chão, assumindo a posição inicial do encolhimento de ombros com barra.

MOVIMENTO

Use o trapézio para puxar os ombros o mais alto que puder. Abaixe os ombros de volta à posição inicial.

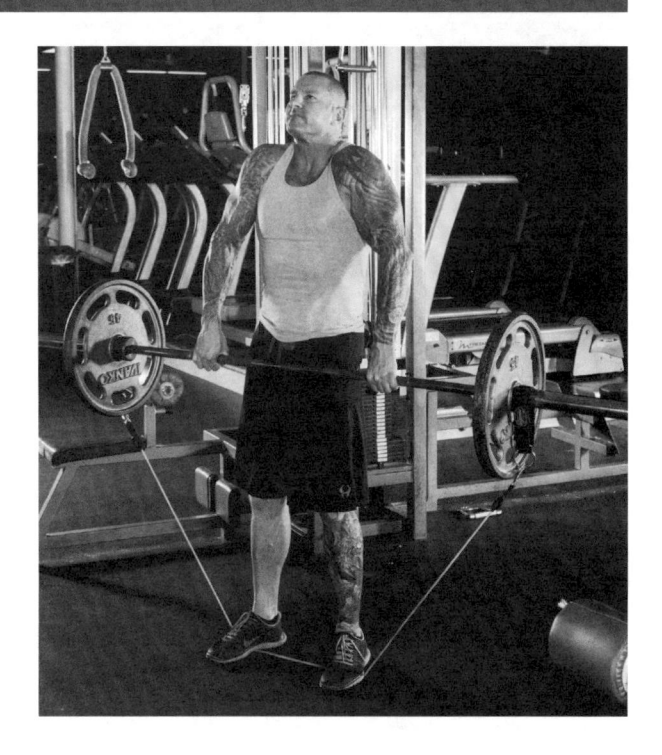

ENCOLHIMENTO DE OMBROS NO MULTIFORÇA

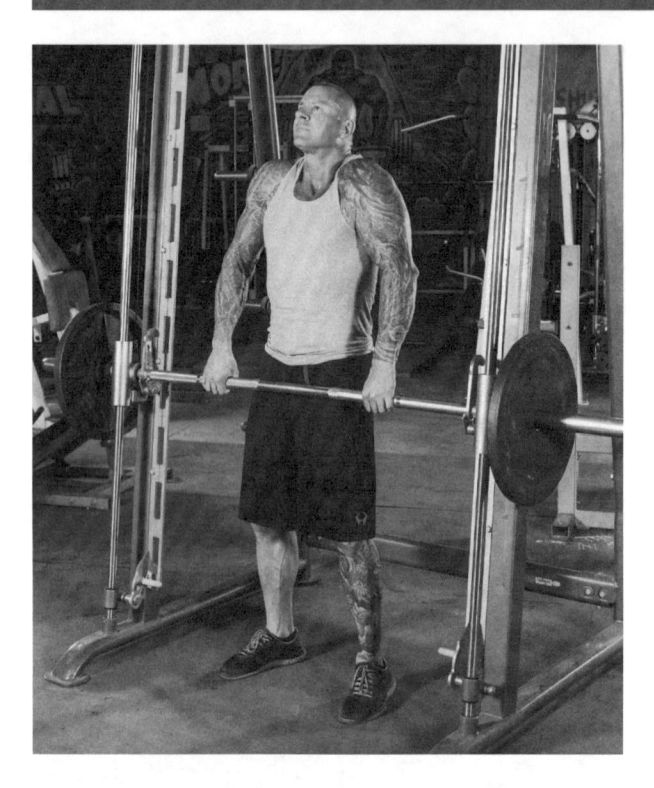

INÍCIO

Fique em pé em um multiforça e segure a barra desengatada em frente às coxas utilizando uma pegada pronada. Tanto as mãos como os pés devem ficar afastados na mesma largura dos ombros.

MOVIMENTO

Eleve os ombros em direção às orelhas o mais alto que puder, mantendo os braços retos. Sustente a contração por um segundo antes de abaixar a barra de volta à posição inicial.

Lembrete: este exercício pode ser realizado utilizando-se uma pegada mista (com uma mão pronada e a outra supinada).

ENCOLHIMENTO DE OMBROS NO MULTIFORÇA COM A BARRA POR TRÁS DAS COSTAS

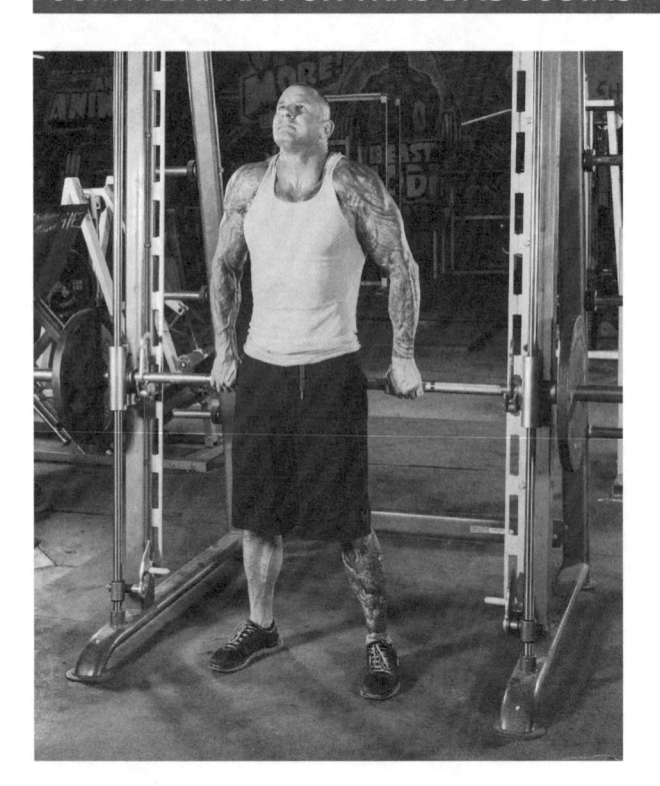

INÍCIO

Fique em pé em um multiforça e segure a barra desengatada atrás das coxas utilizando uma pegada pronada. Tanto as mãos como os pés devem ficar afastados na mesma largura dos ombros.

MOVIMENTO

Eleve os ombros em direção às orelhas o mais alto que puder, mantendo os braços retos. Sustente a contração por um segundo antes de abaixar a barra de volta à posição inicial.

Lembrete: este exercício pode ser realizado utilizando-se uma pegada mista (com uma mão pronada e a outra supinada).

ENCOLHIMENTO DE OMBROS UNILATERAL NO MULTIFORÇA

INÍCIO

Fique em pé em um multiforça, com o lado direito do corpo voltado para a barra. Mantenha os pés afastados na mesma largura dos ombros e os joelhos levemente flexionados. Com a mão direita, segure no meio da barra, desengatando-a.

MOVIMENTO

Eleve o ombro em direção à orelha o mais alto que puder, mantendo o braço reto. Sustente a contração por um segundo antes de abaixar a barra de volta à posição inicial. Complete o número de repetições desejadas e, então, faça o equivalente com o lado esquerdo.

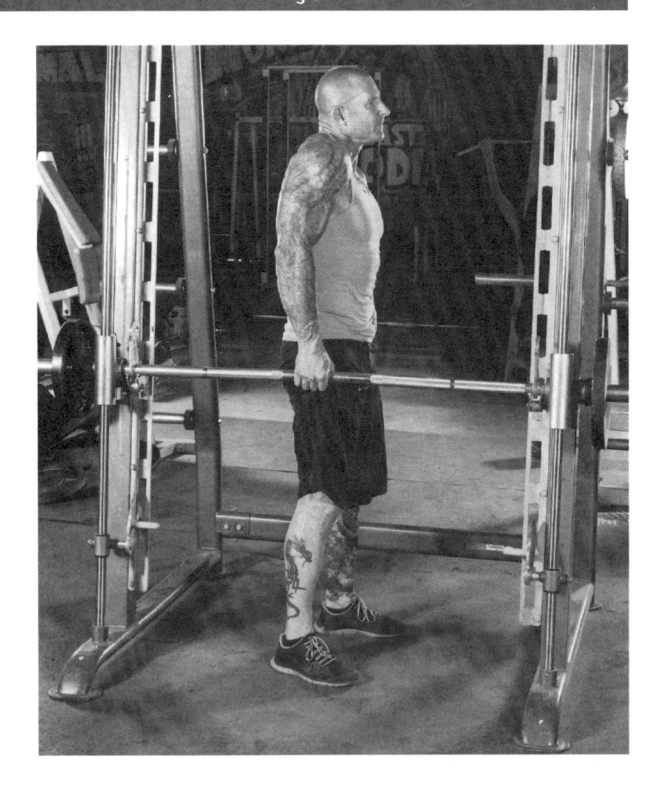

ENCOLHIMENTO DE OMBROS POTENTE COM BARRA

INÍCIO

Fique em pé e segure a barra em frente às coxas utilizando uma pegada pronada. Tanto as mãos como os pés devem ficar na mesma largura dos ombros.

MOVIMENTO

De forma rápida, flexione um pouco os joelhos e, logo após, de modo explosivo, inverta o movimento utilizando as coxas e as panturrilhas enquanto, ao mesmo tempo, encolhe os ombros em direção às orelhas o mais elevado que puder, mantendo os braços retos. Abaixe a barra imediatamente de volta à posição inicial.

Lembrete: este exercício pode ser realizado utilizando-se uma pegada mista (com uma mão pronada e a outra supinada).

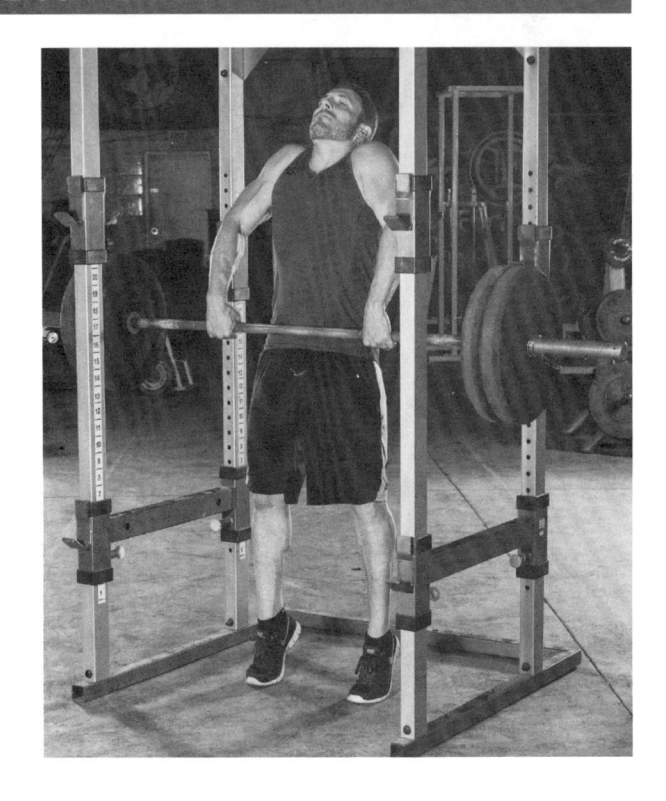

ENCOLHIMENTO DE OMBROS COM HALTERES

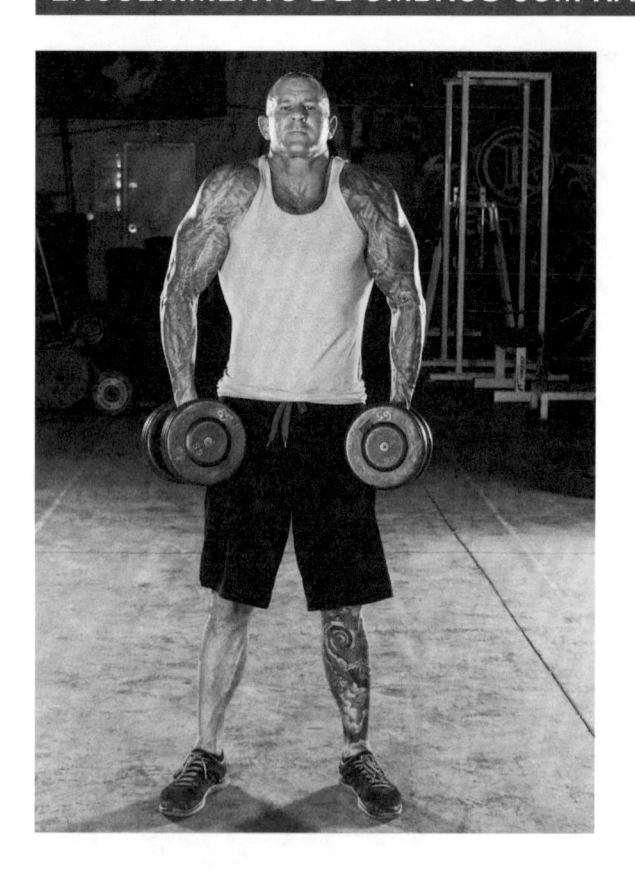

INÍCIO

Fique em pé, mantendo os pés afastados na mesma largura dos ombros enquanto segura um par de halteres ao lado do corpo.

MOVIMENTO

Lentamente, encolha os ombros em direção às orelhas. No fim do movimento, pare durante um momento, contraindo com força o trapézio antes de abaixar lentamente os pesos de volta à posição inicial.

ENCOLHIMENTO DE OMBROS COM HALTERES, SENTADO

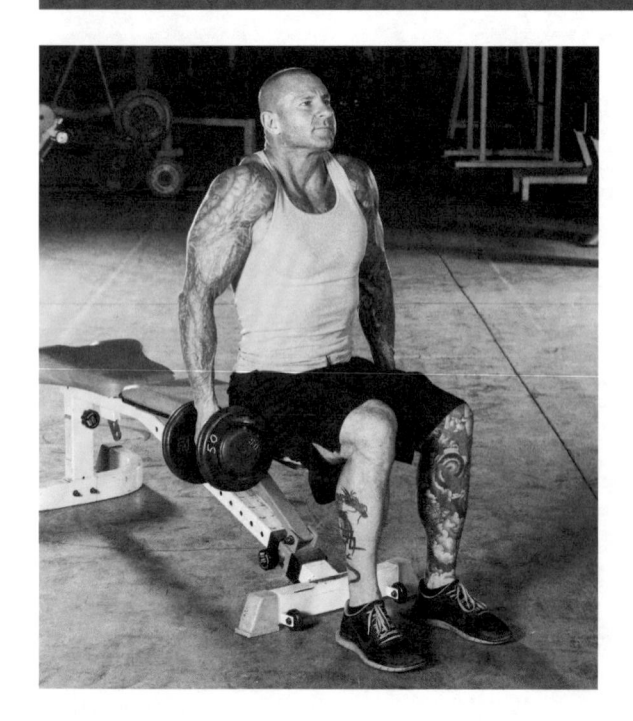

INÍCIO

Sente em um banco horizontal, com os pés apoiados no chão e à frente. Segure um par de halteres ao lado do corpo utilizando uma pegada neutra.

MOVIMENTO

Lentamente, encolha os ombros em direção às orelhas. No fim do movimento, pare durante um momento, contraindo com força o trapézio e os romboides antes de abaixar lentamente os pesos de volta à posição inicial.

ENCOLHIMENTO DE OMBROS COM HALTERES, UNILATERAL

INÍCIO

Fique em pé, mantendo os pés afastados na mesma largura dos ombros. Com a mão esquerda, segure um haltere ao lado do corpo.

MOVIMENTO

Lentamente, encolha o ombro direito em direção à orelha. No fim do movimento, pare durante um momento, contraindo com força os músculos antes de abaixar lentamente o peso de volta à posição inicial. Depois de completar as repetições com o lado esquerdo, faça-as com o lado direito.

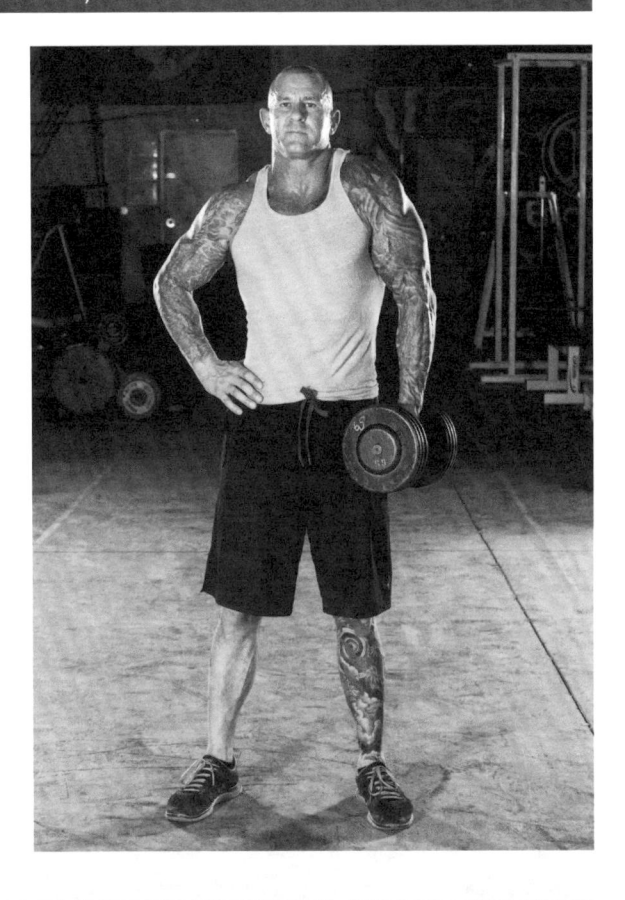

ENCOLHIMENTO DE OMBROS COM HALTERES, NO BANCO INCLINADO

INÍCIO

Pegue um par de halteres e sente-se com as pernas afastadas em um banco inclinado. Mantenha os pés apoiados no chão ou posicione-os sob o assento, a fim de estabilizar o corpo. Segure os halteres um em cada lado do corpo, utilizando uma pegada neutra.

MOVIMENTO

Lentamente, encolha os ombros em direção às orelhas. No fim do movimento, pare durante um momento, contraindo com força o trapézio e os romboides antes de abaixar lentamente o peso de volta à posição inicial.

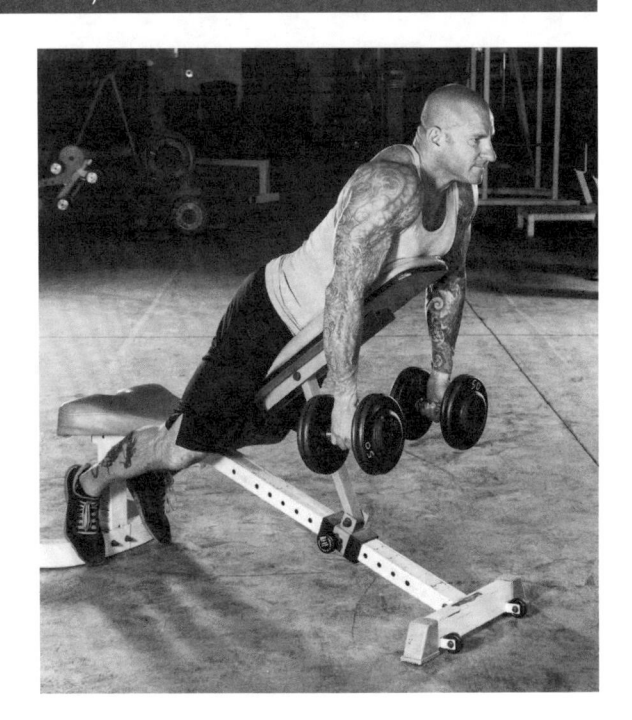

ENCOLHIMENTO DE OMBROS COM CABO

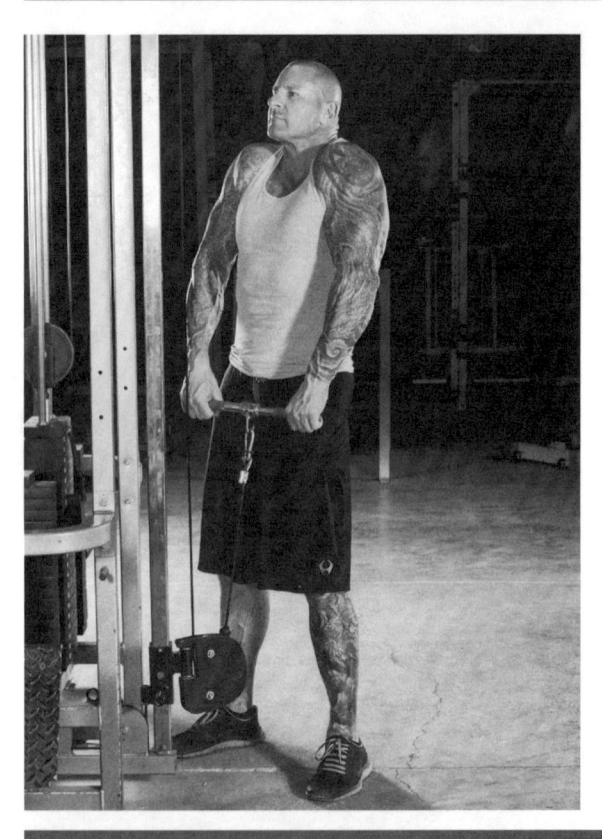

INÍCIO
Com os pés afastados na mesma largura dos ombros, fique em pé em frente a uma polia baixa, segurando uma barra reta a ela conectada.

MOVIMENTO
Lentamente, encolha os ombros em direção às orelhas. No fim do movimento, pare durante um momento, contraindo com força o trapézio e os romboides antes de abaixar lentamente o peso de volta a posição inicial.

ENCOLHIMENTO DE OMBROS UNILATERAL, COM CABO

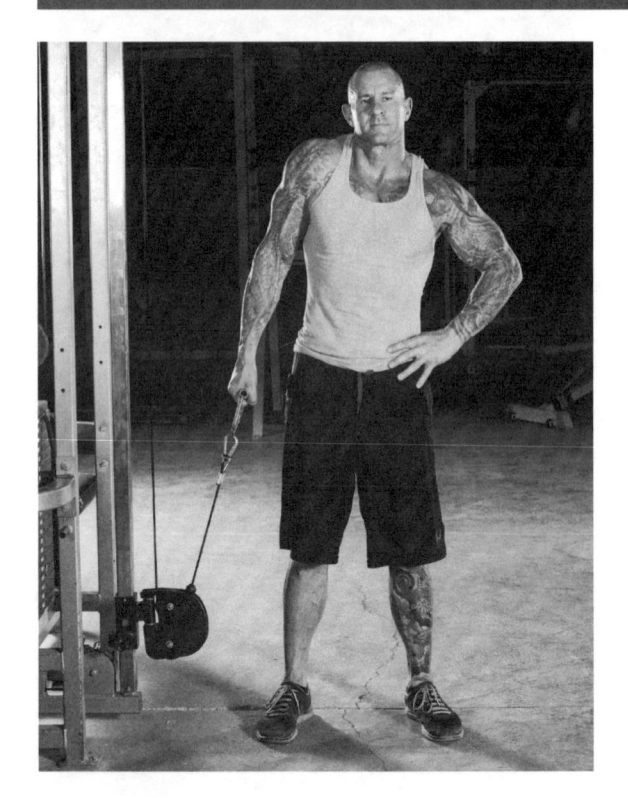

INÍCIO
Fique em pé, com o lado direito do corpo voltado para uma polia baixa. Mantenha os pés na mesma largura dos ombros, enquanto segura um estribo com a mão direita.

MOVIMENTO
Lentamente, encolha o ombro direito em direção à orelha. No fim do movimento, pare durante um momento, contraindo com força o trapézio e os romboides antes de abaixar lentamente o peso de volta à posição inicial.

ENCOLHIMENTO DE OMBROS UNILATERAL, COM CABO E NO BANCO INCLINADO

INÍCIO

Coloque um banco inclinado perto de um equipamento com polias, de forma que fique à direita da polia baixa e com sua extremidade superior voltada para esta. Ajuste o banco em ângulo de 30 a 45° ou mais, e, com a mão esquerda, segure um estribo conectado à polia. Sente-se no banco com as pernas afastadas e de frente para a coluna de pesos. Incline-se sobre o banco a fim de apoiar o peito enquanto estende o braço para a frente e para baixo com uma pegada neutra.

MOVIMENTO

Lentamente, encolha o ombro esquerdo para cima e para trás. No fim do movimento, pare durante um momento, contraindo com força os músculos antes de abaixar lentamente o estribo de volta à posição inicial. Complete o número de repetições desejadas e, então, faça-as com o braço direito.

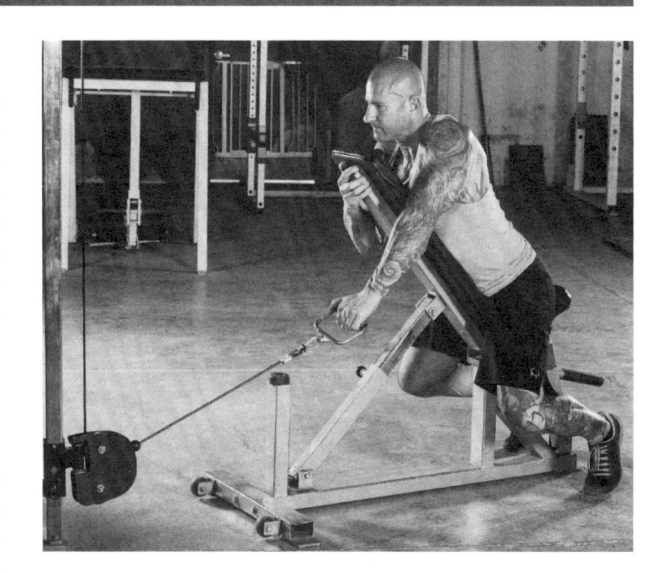

ENCOLHIMENTO DE OMBROS EM PÉ, NA MÁQUINA DE PANTURRILHA

INÍCIO

Fique em pé em uma máquina para panturrilha, com uma pequena flexão dos joelhos e com os suportes acolchoados apoiados nos ombros. Permita que a coluna de pesos abaixe os ombros o máximo possível, alongando o trapézio.

MOVIMENTO

Use o trapézio para encolher os ombros, elevando-os o máximo que puder. Mantenha essa posição por um instante e, então, lentamente, abaixe os ombros. Faça o movimento até completar todas as repetições da série.

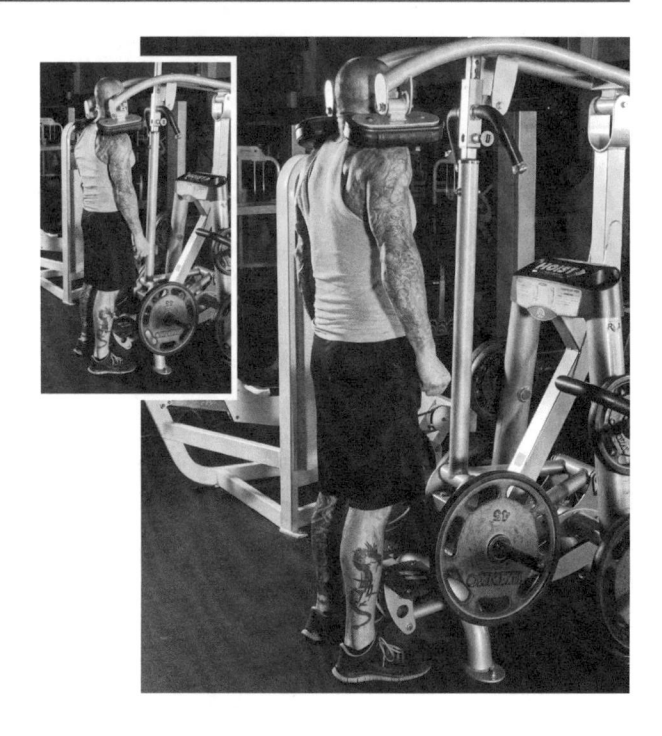

ENCOLHIMENTO DE OMBROS COM BANDA ELÁSTICA

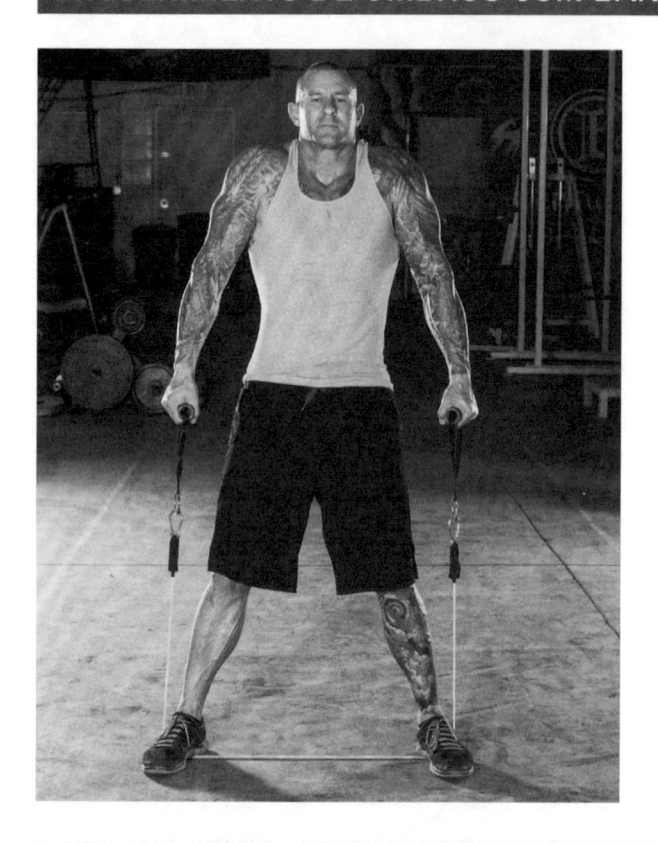

INÍCIO

Fique em pé sobre uma banda elástica, com os pés afastados em uma largura igual ou maior que a dos ombros, a fim de proporcionar uma resistência adequada da banda. Segure as pegadas do dispositivo utilizando uma pegada neutra, mantendo os braços estendidos para baixo, ao lado das coxas.

MOVIMENTO

Use o trapézio para encolher os ombros, elevando-os o máximo que puder. Mantenha essa posição por um instante e, então, lentamente, abaixe os ombros. Faça o movimento até completar todas as repetições da série.

MERGULHO COM OS COTOVELOS ESTENDIDOS

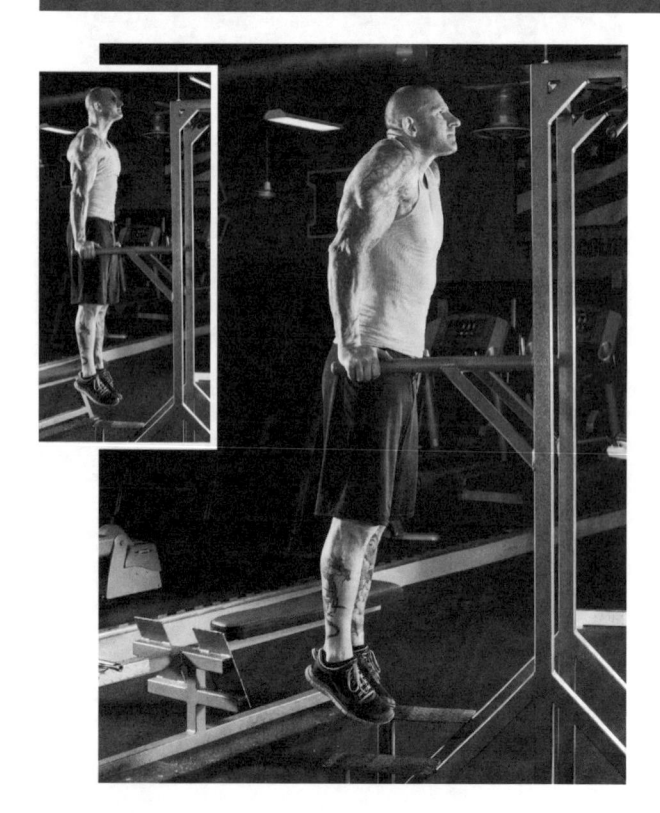

INÍCIO

Sustente o corpo nas barras de mergulho mantendo os cotovelos estendidos e quase travados.

MOVIMENTO

Sem flexionar os cotovelos, permita que o corpo desça o máximo que conseguir e, então, use o trapézio inferior para puxar as escápulas para baixo, elevando o corpo o mais alto possível. Faça o movimento até completar as repetições.

MERGULHO NO MULTIFORÇA COM OS COTOVELOS ESTENDIDOS

INÍCIO

Ajuste a barra do multiforça em uma altura na qual seja possível sentar-se nela com os pés encostados no chão. Apoie as mãos na barra com os cotovelos estendidos, mantendo os ombros na posição mais elevada possível.

MOVIMENTO

Com os cotovelos estendidos, contraia o trapézio inferior para deprimir as escápulas e elevar o corpo o máximo possível, deixando a parte de trás das pernas pressionada na barra, a fim de manter o equilíbrio. Permaneça nessa posição por um instante, priorizando a contração do trapézio inferior. Então, abaixe os pés até o chão. Faça o movimento até completar todas as repetições da série. Para aumentar a resistência, utilize um colete com pesos ou um cinto com anilhas penduradas.

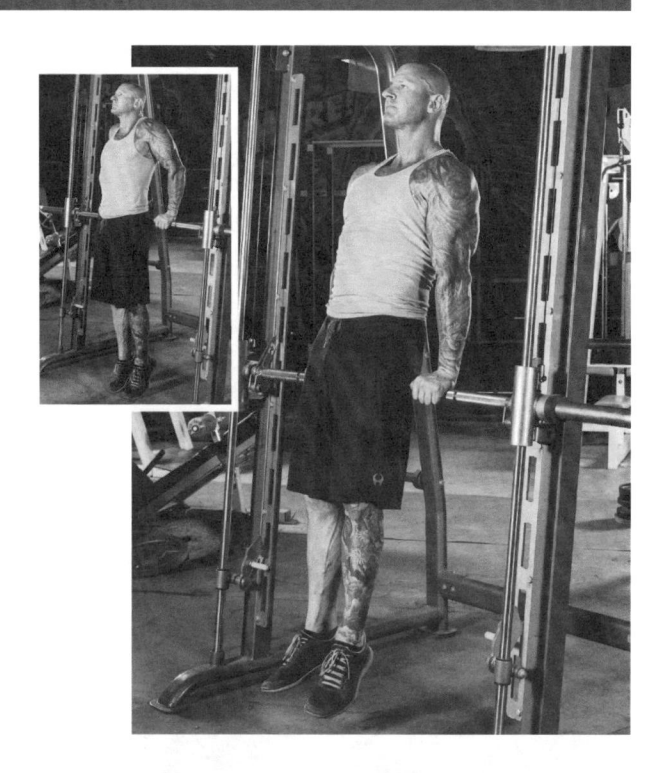

MERGULHO NA POLIA ALTA COM OS COTOVELOS ESTENDIDOS

INÍCIO

Coloque uma barra longa na polia alta e posicione-a logo abaixo da altura da cintura. Em pé, mantenha a barra atrás das costas e segure-a com uma pegada pronada na largura dos ombros. Estenda os cotovelos de forma que fiquem travados. Sem flexioná-los, permita que a coluna de pesos presa ao cabo da polia eleve seus ombros o mais alto possível. Essa é a posição inicial.

MOVIMENTO

Use o trapézio inferior para puxar as escápulas para baixo e aproximá-las, abaixando os ombros o máximo possível. Mantenha essa posição por um instante, priorizando a contração do trapézio inferior. Então, relaxe-os, permitindo que se elevem de volta à posição inicial.

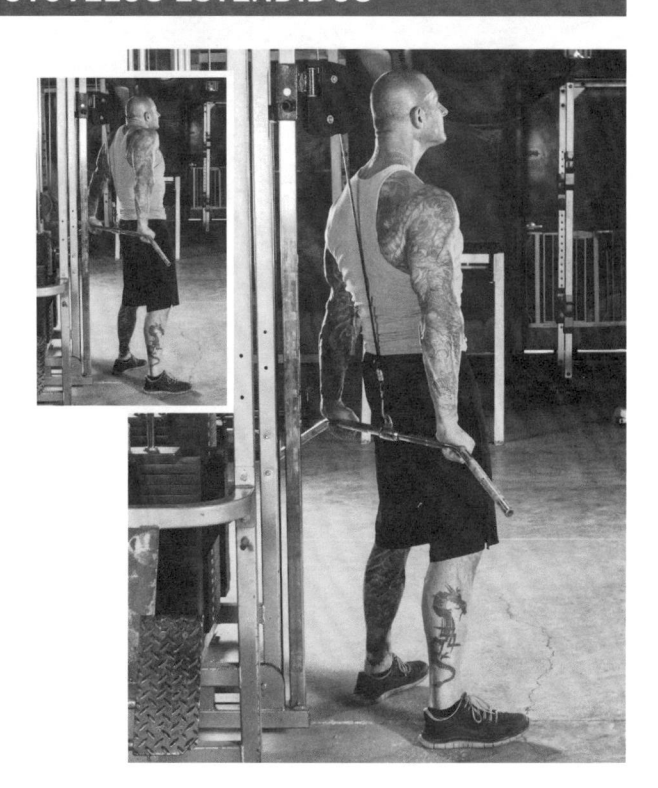

ELEVAÇÃO EM Y

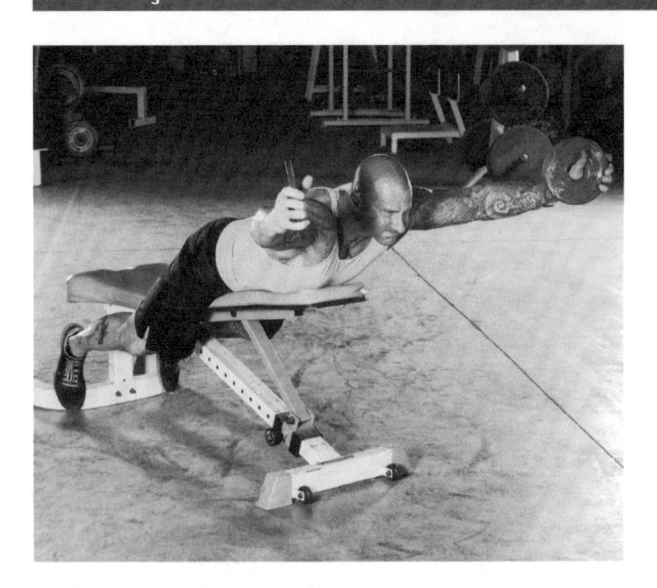

INÍCIO
Deite sobre um banco horizontal com o rosto voltado para baixo e com o queixo para fora do banco. Utilizando uma pegada neutra, segure dois halteres leves direcionados para o chão.

MOVIMENTO
Eleve ambos os halteres o mais alto que puder, formando uma letra Y com os braços e o tronco. Mantenha essa posição por dois segundos antes de retornar os halteres à posição inicial.

ELEVAÇÃO EM Y UNILATERAL, COM CABO

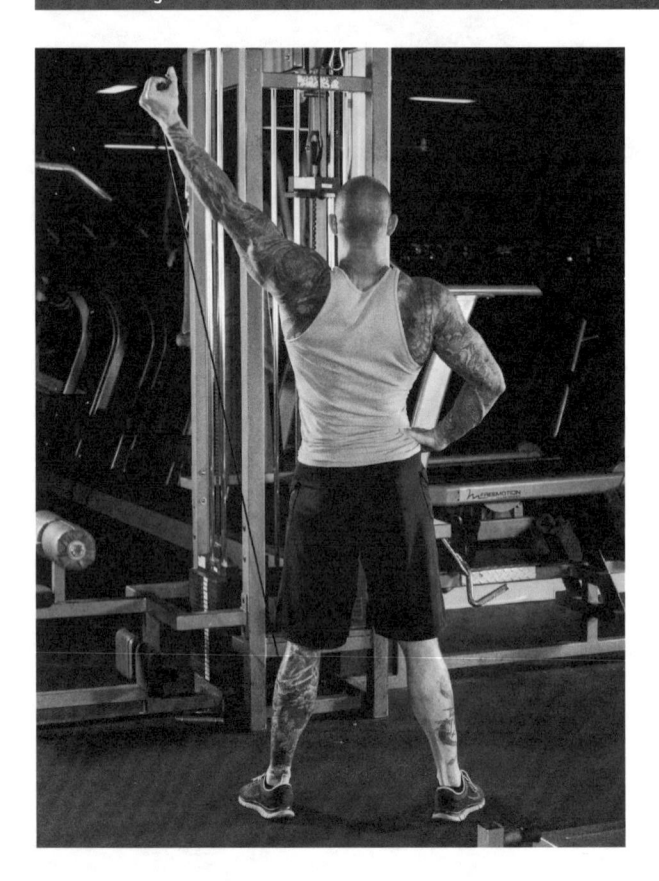

INÍCIO
Fixe uma corda na polia baixa. Fique em pé, de frente para a polia baixa, segurando a corda com uma pegada em martelo, mantendo o braço estendido para baixo, na frente do corpo. De forma alternativa, o cabo pode ser empunhado pela sua extremidade, como representado na foto.

MOVIMENTO
Com o cotovelo estendido, mas sendo permitida uma leve flexão, eleve a corda acima da cabeça. Na posição mais alta, o braço deverá formar um ângulo de aproximadamente 30° com a cabeça. Permaneça nessa posição por um instante e, então, lentamente, retorne à posição inicial. Complete todas as repetições com um lado e, então, faça-as com o outro braço.

ELEVAÇÃO EM Y COM BANDA ELÁSTICA

INÍCIO

Passe uma banda elástica por trás de uma estrutura fixa. Então, empunhe a banda utilizando uma pegada neutra (com as palmas das mãos voltadas uma para a outra), de modo que as pegadas do dispositivo fiquem na altura do ombro. De forma alternativa, a banda pode ser empunhada pelas suas extremidades, como exemplificado na foto.

MOVIMENTO

Com os braços estendidos, leve-os para cima o máximo que puder, de modo que formem um ângulo de aproximadamente 30° com a cabeça. Lentamente, retorne os braços à posição inicial. Faça o movimento até completar todas as repetições da série.

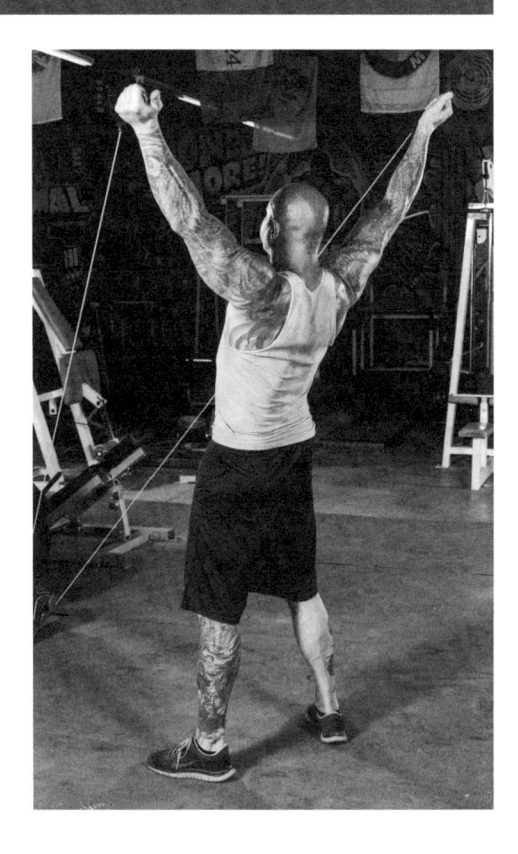

CAPÍTULO 18

Tríceps

Este capítulo contém descrições detalhadas dos principais exercícios que enfatizam o tríceps – as cabeças curta, longa e medial. Observe, na figura a seguir, a localização de cada uma delas. Os exercícios para tríceps são divididos em exercícios de empurrar, mergulhos e apoios de frente no solo, bem como em exercícios na polia alta e "coices", exercícios de rosca testa e em máquinas, e exercícios realizados acima da cabeça (como o tríceps francês). Independentemente do exercício utilizado na sessão de treino, ele pode ser substituído por outro do mesmo tipo.

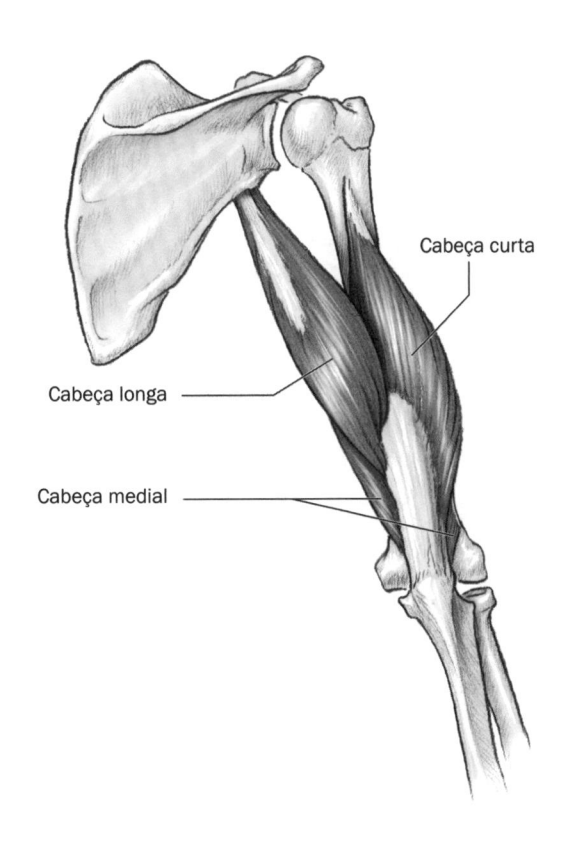

Cabeça curta

Cabeça longa

Cabeça medial

Exercícios de empurrar, mergulhos e apoios de frente no solo

Supino com a pegada fechada	400
Supino com a pegada invertida	401
Supino com halteres e pegada fechada	401
Mergulho	402
Tríceps no banco	402
Mergulho na máquina	403
Apoio de frente com a pegada fechada	403
Apoio de frente com a pegada fechada no multiforça	404

Exercícios na polia alta e "coices"

Tríceps na polia alta	404
Tríceps na polia alta, unilateral	405
Tríceps na polia alta com pegada supinada	405
Tríceps na polia alta, unilateral, com a pegada supinada	406
Tríceps na polia alta, passando pela frente do corpo	406
Tríceps com banda elástica	407
"Coice" com haltere	407
"Coice" na polia baixa	408
"Coice" com banda elástica	408

Exercícios de rosca testa e em máquinas

Rosca testa	409
Rosca testa declinada	409
Rosca testa com halteres	410
Rosca testa unilateral	410
Rosca testa na polia baixa	411
Tríceps na máquina	411

Exercícios de tríceps francês

Tríceps francês com barra	412
Tríceps francês com haltere	412
Tríceps francês unilateral com haltere	413
Tríceps francês inclinado	413
Tríceps francês na polia alta	414
Tríceps francês na polia baixa	414
Tríceps francês com banda elástica	415
Tríceps francês no TRX	415

SUPINO COM A PEGADA FECHADA

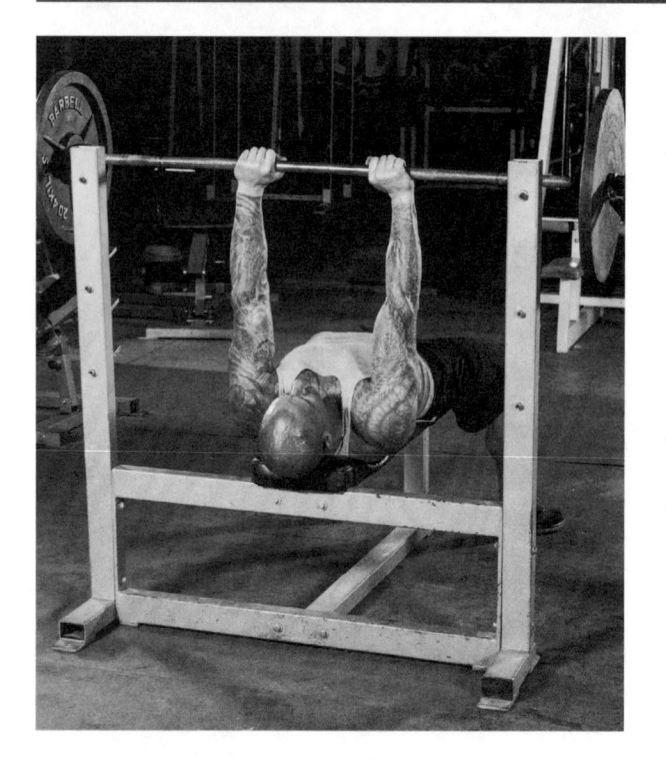

INÍCIO

Deite-se em um banco de supino com o rosto voltado para cima e os pés apoiados no chão. Mantendo as mãos afastadas na mesma largura dos ombros, segure a barra com uma pegada pronada.

Lembrete: usar uma pegada mais fechada que a largura dos ombros não aumenta o envolvimento do tríceps, mas pode aumentar o estresse nos punhos.

MOVIMENTO

Desencaixe a barra e abaixe-a lentamente até a parte inferior do peito, mantendo os cotovelos o mais próximo possível do corpo. No fim do movimento, eles devem se encontrar um pouco abaixo dos ombros. Empurre a barra, estendendo os cotovelos para retornar à posição inicial.

Lembrete: este exercício pode ser realizado com uma barra W.

SUPINO COM A PEGADA INVERTIDA

INÍCIO

Deite-se em um banco de supino com o rosto voltado para cima e os pés apoiados no chão. Mantendo as mãos afastadas na mesma largura dos ombros, segure a barra com uma pegada supinada.

MOVIMENTO

Tenha um ajudante para auxiliá-lo a desencaixar a barra. Abaixe-a lentamente até a parte inferior do peito, mantendo os cotovelos o mais próximo possível do corpo. No fim do movimento, eles devem se encontrar um pouco abaixo da linha dos ombros. Empurre a barra, estendendo os cotovelos para retornar à posição inicial.

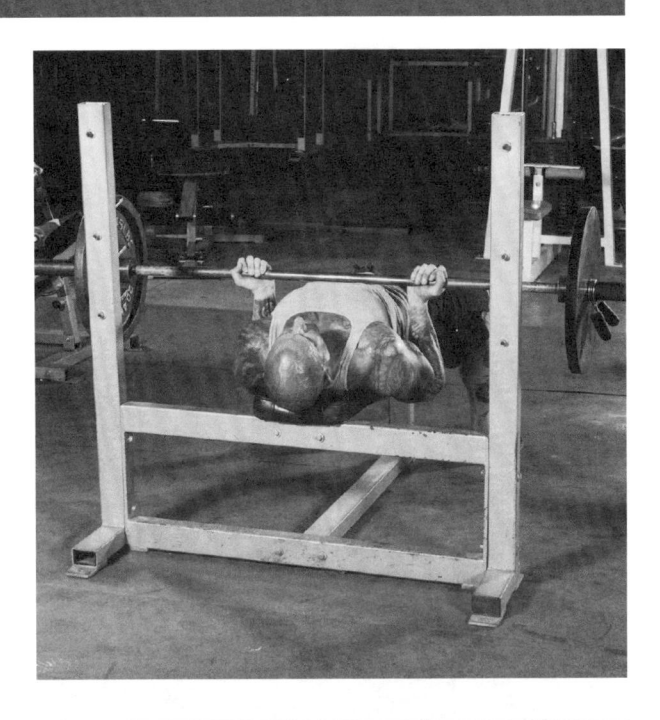

SUPINO COM HALTERES E PEGADA FECHADA

INÍCIO

Deite-se em um banco horizontal e segure dois halteres no peito, utilizando uma pegada neutra.

MOVIMENTO

Empurre os halteres para cima, até que os braços fiquem completamente estendidos. No fim do movimento, antes de levar os pesos de volta ao peito, contraia o tríceps com força durante um segundo.

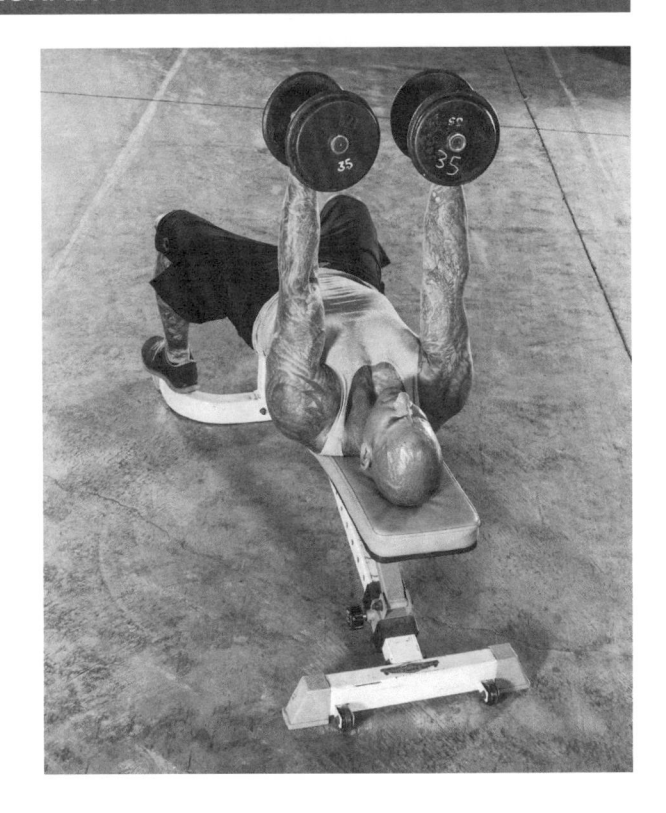

MERGULHO

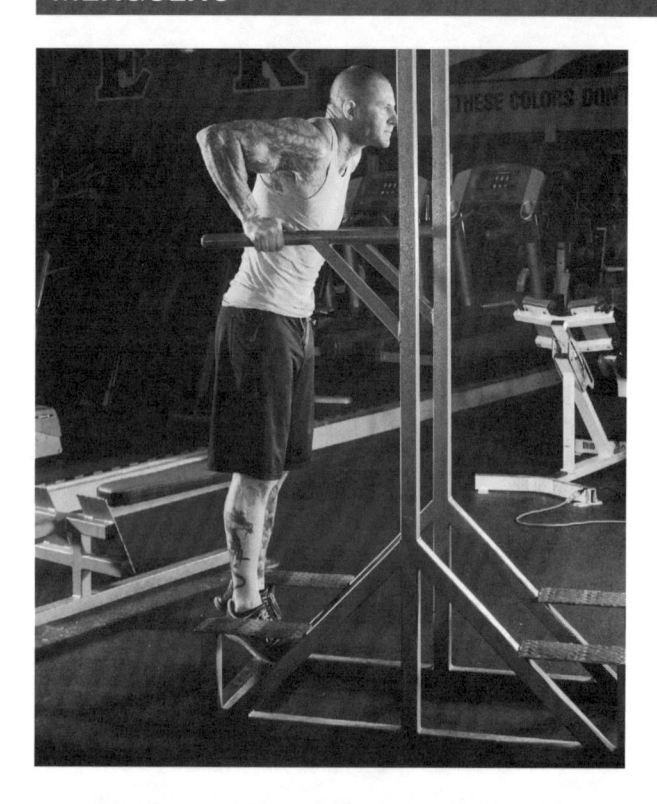

INÍCIO
Segure as barras com os braços estendidos e travados. Posicione o corpo o mais vertical possível, a fim de enfatizar o tríceps e diminuir o trabalho do peito. Se as barras do aparelho forem altas o suficiente, mantenha as pernas retas para baixo.*

MOVIMENTO
Com os cotovelos o mais próximo possível do corpo, flexione-os para abaixar o corpo, até que os braços fiquem paralelos ao chão. Pressione as mãos contra as barras de forma vigorosa, a fim de estender os cotovelos e elevar o corpo novamente.

TRÍCEPS NO BANCO

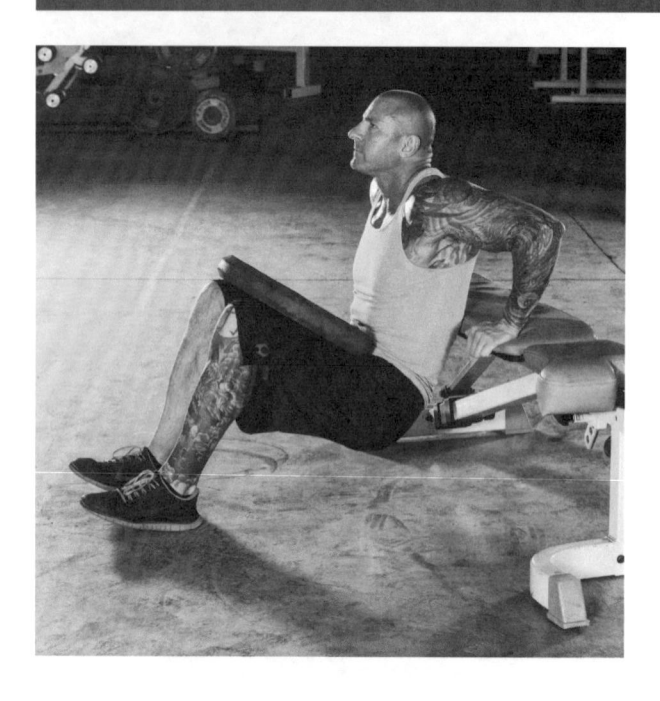

INÍCIO
Apoie as mãos na lateral de um banco horizontal – de forma que o corpo fique perpendicular ao banco – e coloque os pés à sua frente. Apenas os calcanhares devem tocar o chão, e as pernas devem permanecer retas. Ou, então, mantenha os joelhos e os quadris flexionados, posicionando uma anilha nas coxas a fim de aumentar a carga. Estenda os cotovelos totalmente, apoiando apenas as palmas das mãos no banco.

MOVIMENTO
Flexione os cotovelos, abaixando o corpo, até que alcancem 90°. Logo após, estenda-os para elevar o corpo de volta à posição inicial, contraindo vigorosamente o tríceps no fim do movimento.
Lembrete: para tornar este exercício mais difícil, coloque os calcanhares sobre outro banco paralelo. Tenha um ajudante para posicionar anilhas em seu colo, aumentando ainda mais a dificuldade.

---

* N. de R. T.: O autor refere-se aos quadris em posição neutra, com os joelhos estendidos.

MERGULHO NA MÁQUINA

INÍCIO

Sente no assento da máquina, com os pés apoiados no chão e as costas firmemente pressionadas contra o apoio acolchoado. Segure as empunhaduras com uma pegada pronada.

MOVIMENTO

Com os cotovelos próximos ao corpo e apontados para trás durante todo o movimento, empurre as pegadas para baixo até atingir a extensão completa dos cotovelos. Contraia vigorosamente o tríceps por um segundo e, então, traga as pegadas lentamente de volta para cima até que os cotovelos formem um ângulo de 90°.

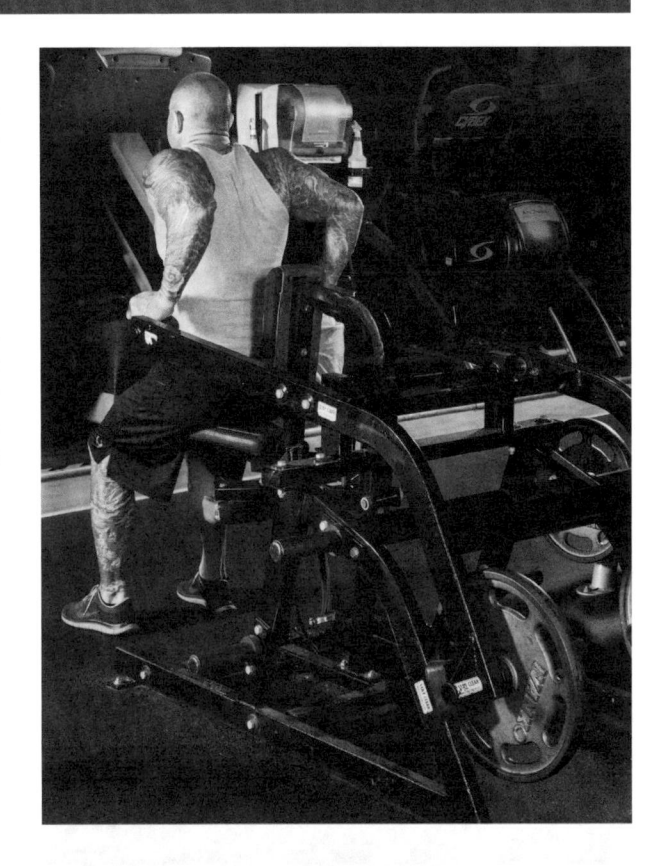

APOIO DE FRENTE COM A PEGADA FECHADA

INÍCIO

Deite-se no chão na posição de apoio, com o rosto voltado para baixo, deixando as mãos afastadas uma da outra em algumas polegadas. Eleve o corpo, estendendo os cotovelos, e fique apoiado nos dedos dos pés.

MOVIMENTO

Com a testa de frente para o chão e os abdominais contraídos, abaixe o corpo flexionando os cotovelos. Pare o movimento quando os braços estiverem paralelos ao chão. Então, inverta o processo para voltar à posição inicial.

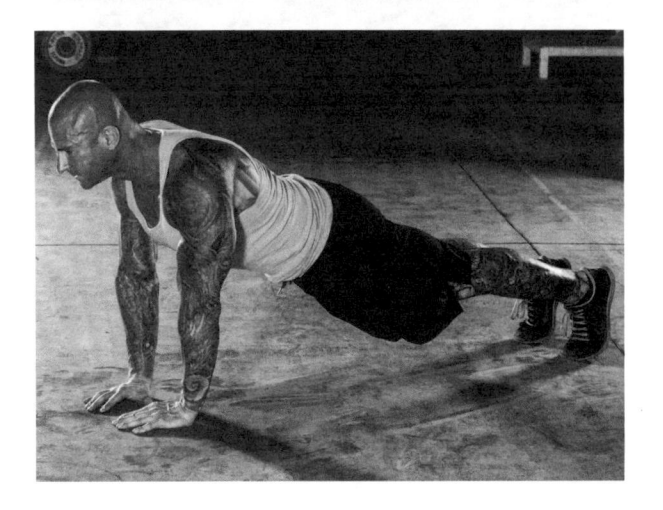

APOIO DE FRENTE COM A PEGADA FECHADA NO MULTIFORÇA

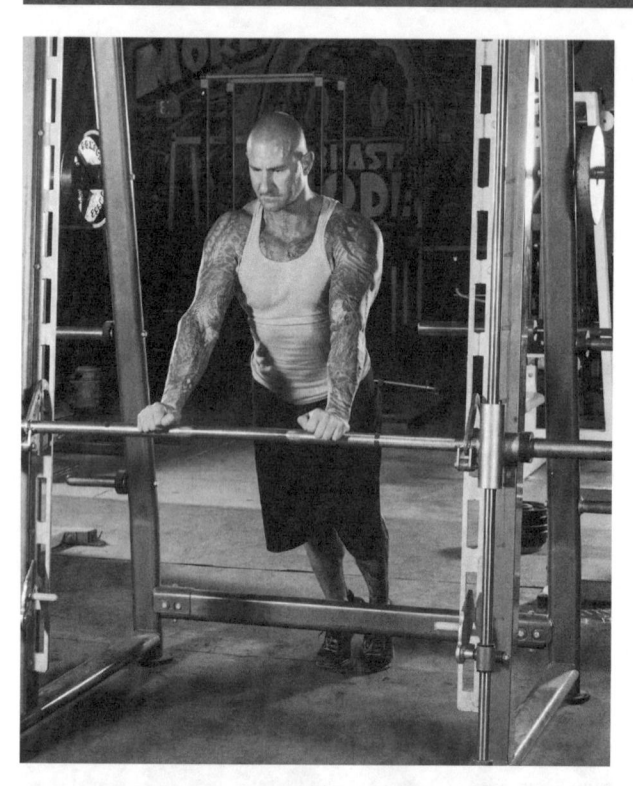

INÍCIO
Fique próximo a um multiforça na posição de apoio com a pegada fechada, conforme descrito anteriormente.

MOVIMENTO
Após alcançar a fadiga, faça o apoio utilizando uma pegada fechada, mantendo-se apoiado na barra do multiforça, conforme o apoio descrito no Capítulo 14.

TRÍCEPS NA POLIA ALTA

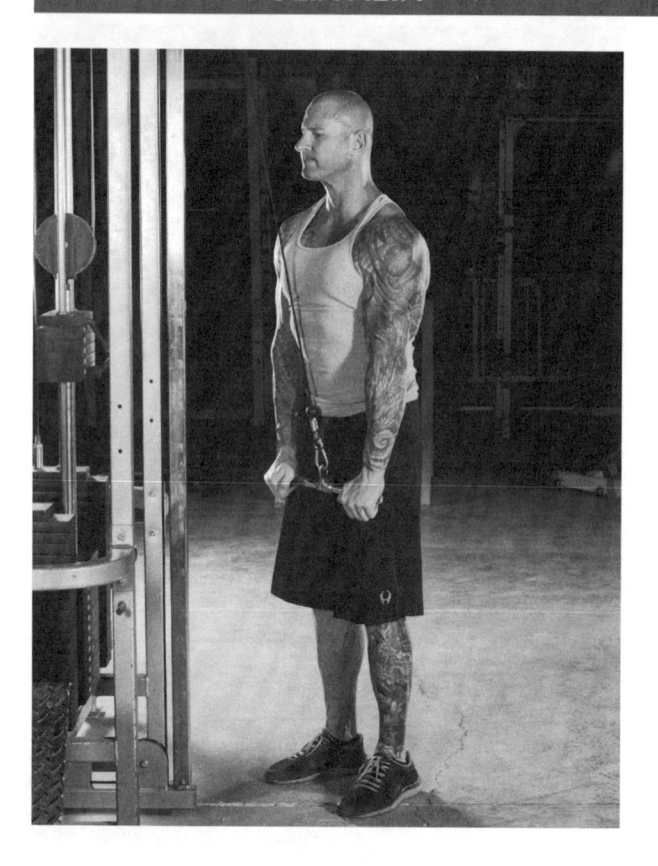

INÍCIO
Fique em pé, diante de uma polia alta, com uma barra para tríceps conectada a ela. Então, flexione um pouco os joelhos. Os pés devem estar afastados na mesma largura dos ombros. Segure a barra com uma pegada pronada e a mantenha no nível do peito, pressionando os cotovelos contra o corpo.

MOVIMENTO
Mantendo os cotovelos imóveis, estenda-os por completo. Ao finalizar a extensão, contraia vigorosamente o tríceps. Então, mova a barra, lentamente, de volta à posição inicial.

Lembrete: este exercício pode ser realizado com uma corda, com uma barra curta ou com uma barra W curta.

TRÍCEPS NA POLIA ALTA, UNILATERAL

INÍCIO

Fique em pé, diante de uma polia alta, com um estribo conectado a ela. Então, flexione um pouco os joelhos. Os pés devem ficar afastados na mesma largura dos ombros. Com a mão esquerda, segure o estribo utilizando uma pegada pronada e mantenha-o no nível do peito, pressionando o cotovelo contra o corpo.

MOVIMENTO

Mantendo o cotovelo esquerdo imóvel, estenda-o por completo. Ao finalizar a extensão, contraia vigorosamente o tríceps. Então, mova o estribo, lentamente, de volta à posição inicial. Conclua as repetições desejadas e realize o movimento com o braço direito.

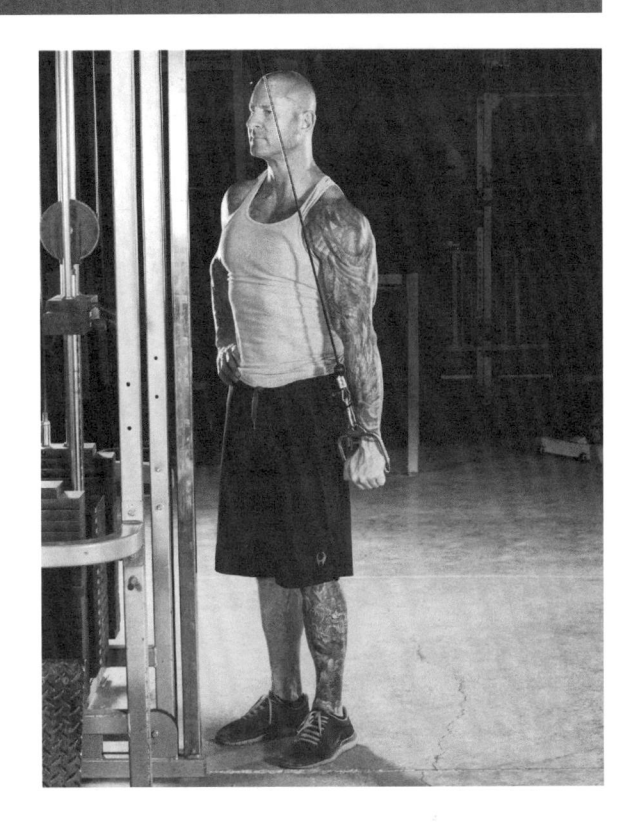

TRÍCEPS NA POLIA ALTA COM PEGADA SUPINADA

INÍCIO

Fique em pé, diante de uma polia alta, com uma barra para tríceps conectada a ela. Então, flexione ligeiramente os joelhos. Os pés devem ficar afastados na mesma largura dos ombros. Segure a barra utilizando uma pegada supinada e mantenha-a no nível do peito, pressionando os cotovelos contra o corpo.

MOVIMENTO

Mantendo os cotovelos imóveis, estenda-os por completo. Ao finalizar a extensão, contraia vigorosamente o tríceps. Então, mova a barra, lentamente, de volta à posição inicial.

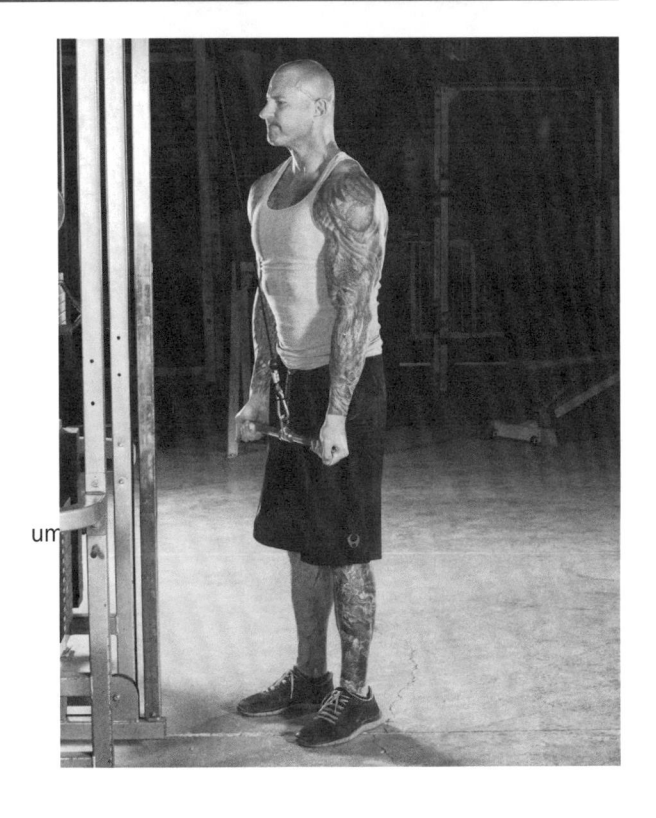

TRÍCEPS NA POLIA ALTA, UNILATERAL, COM A PEGADA SUPINADA

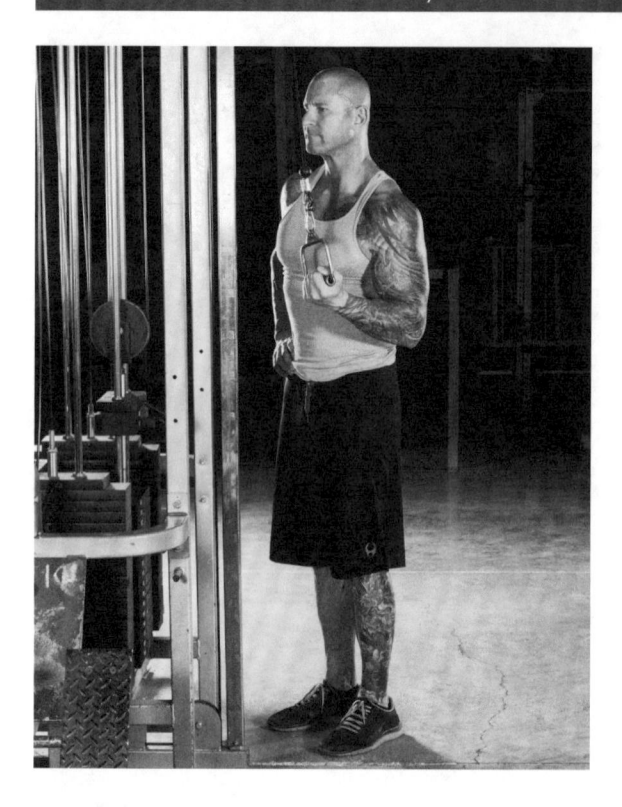

INÍCIO

Fique em pé, diante de uma polia alta, com um estribo conectado a ela. Então, flexione um pouco os joelhos. Os pés devem ficar afastados na mesma largura dos ombros. Com a mão esquerda, segure o estribo utilizando uma pegada supinada e mantenha-o no nível do peito, pressionando o cotovelo contra o corpo.

MOVIMENTO

Mantendo o cotovelo esquerdo imóvel, estenda-o por completo. Ao finalizar a extensão, contraia vigorosamente o tríceps. Então, mova o estribo, lentamente, de volta à posição inicial. Conclua as repetições desejadas e, depois, realize o exercício com o braço direito.

TRÍCEPS NA POLIA ALTA, PASSANDO PELA FRENTE DO CORPO

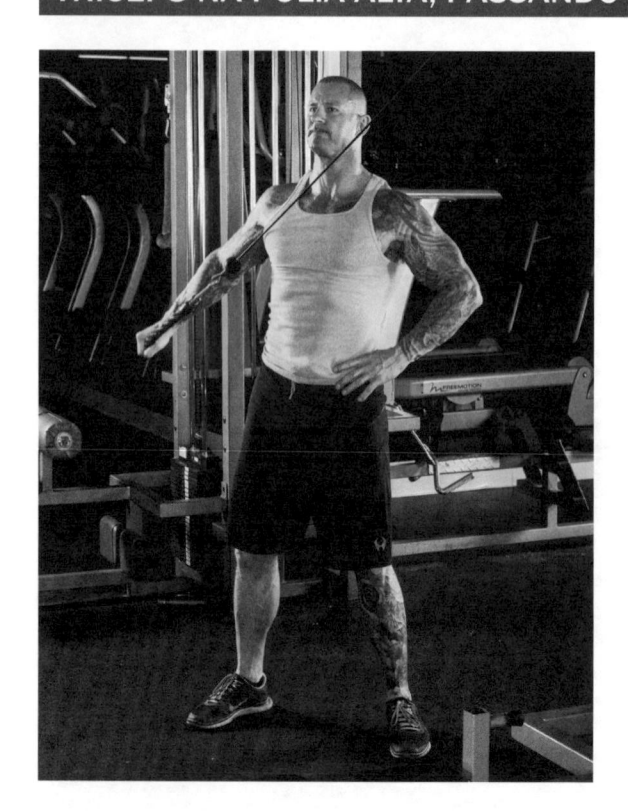

INÍCIO

Posicione-se no meio de um *crossover*, segurando, em uma das mãos, uma corda conectada à polia alta, ou – se a polia for ajustável – mantendo o dispositivo logo acima da altura do ombro. Comece com o cotovelo estendido para o lado, quase paralelo ao chão, e flexionado de forma a deixar a mão na frente do peito.

MOVIMENTO

Mantendo o braço estável, estenda completamente o cotovelo para o lado. Contraia o tríceps nessa posição antes de retornar a mão para a posição inicial. A posição do braço nesse exercício deixa o ombro e o peito totalmente fora da atividade e força a utilização apenas do tríceps, em especial a cabeça lateral.

TRÍCEPS COM BANDA ELÁSTICA

INÍCIO

Prenda uma banda elástica na barra horizontal de um *crossover* ou em uma presilha afixada no topo de uma porta. Fique em pé, distante o suficiente para que a banda ofereça resistência, mantendo os braços paralelos ao tronco e nele encostados. Deixe os cotovelos flexionados em 90°, enquanto segura as pegadas da banda com uma pegada pronada. De forma alternativa, segure a banda diretamente nas suas extremidades utilizando uma pegada neutra. Se a banda não oferecer resistência suficiente, faça o exercício na posição ajoelhada.

MOVIMENTO

Contraia o tríceps a fim de estender os cotovelos. Mova as pegadas para baixo, para o lado das pernas. Mantenha essa posição por um instante, contraindo vigorosamente o tríceps. Então, lentamente, retorne as pegadas de volta à posição inicial.

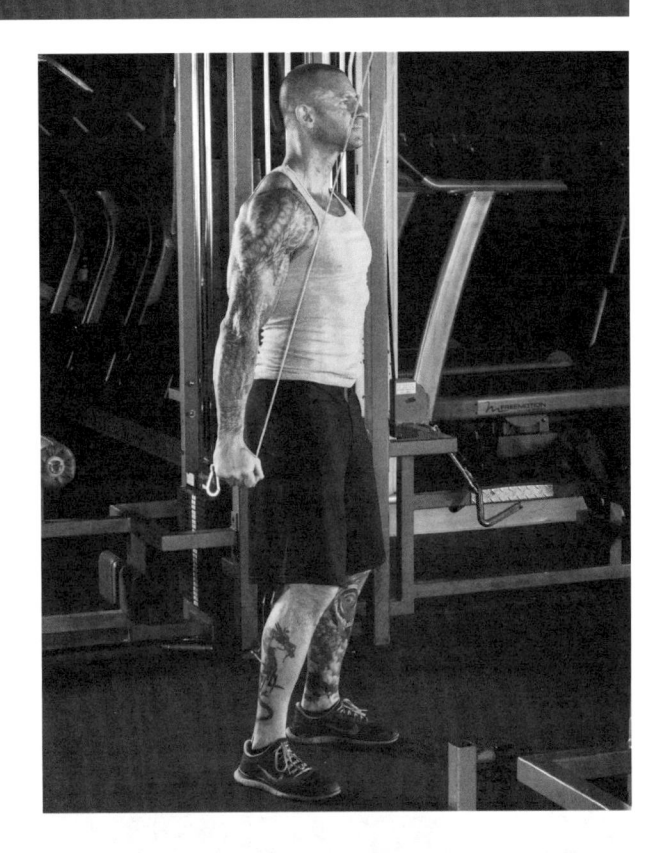

"COICE" COM HALTERE

INÍCIO

Posicionando o joelho e a palma da mão direita apoiados sobre um banco horizontal e o tronco paralelo ao chão, segure um haltere com a mão esquerda e deixe o pé esquerdo firme no chão. Pressione o braço esquerdo contra o corpo, mantendo-o paralelo ao chão.

MOVIMENTO

Estenda o cotovelo até que o braço fique reto para trás e estendido por completo. Contraia o tríceps vigorosamente por um segundo e, então, retorne à posição inicial. Complete todas as repetições com o braço esquerdo e, em seguida, faça-as com o braço direito.

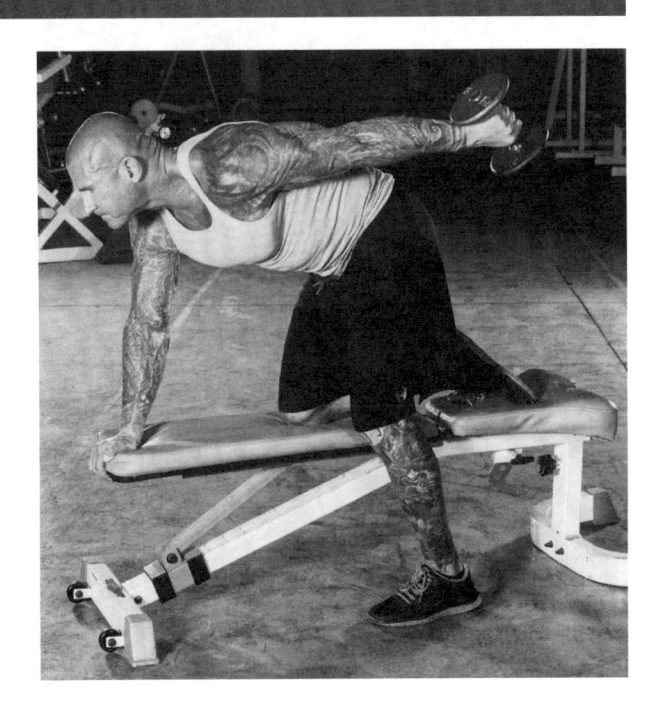

"COICE" NA POLIA BAIXA

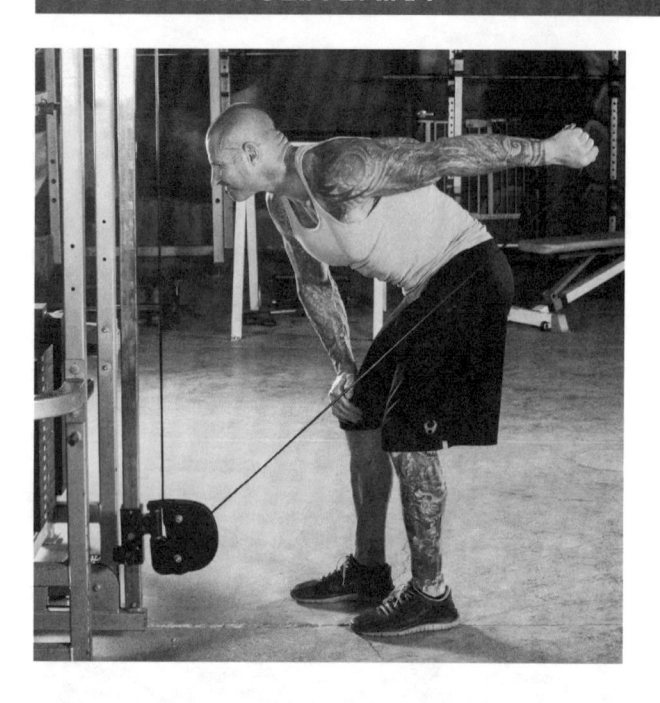

INÍCIO

Fique de frente para a coluna de pesos e flexione o tronco a partir da cintura, mantendo-o praticamente paralelo ao chão. Com uma pegada supinada, segure um estribo conectado à polia baixa. De forma alternativa, você pode segurar diretamente no cabo utilizando uma pegada neutra. Eleve o cotovelo, de forma que o braço fique paralelo ao chão e o cotovelo flexionado em 90°, junto ao corpo. Apoie o braço na coxa ou no equipamento da polia baixa.

MOVIMENTO

Estenda o cotovelo por completo para trás. Contraia o tríceps vigorosamente por um segundo e, então, retorne à posição inicial. Complete as repetições desejadas e realize o exercício com o braço direito.

"COICE" COM BANDA ELÁSTICA

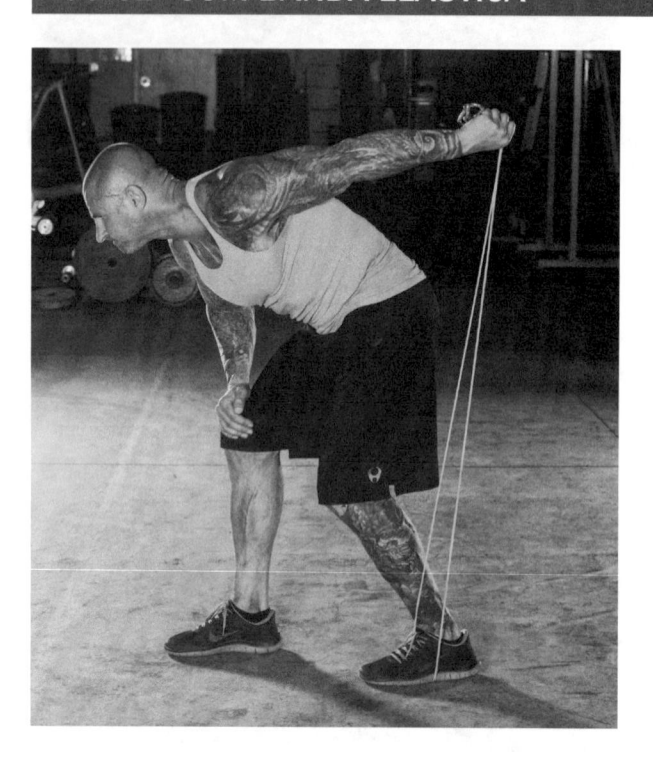

INÍCIO

Fique em pé, com os pés afastados e posicionados um à frente do outro. Passe a banda elástica por baixo do pé de trás. Segure as extremidades da banda com a mão esquerda, usando uma pegada neutra. Flexione o tronco e mantenha o braço paralelo ao lado do tronco e nele encostado. Permita que o antebraço fique apontado diretamente para baixo, formando um ângulo de 90° com o braço.

MOVIMENTO

Use o tríceps para estender o antebraço para trás, até que o braço fique completamente reto (cotovelo estendido e travado). Nessa posição, contraia o tríceps o máximo que puder e, então, retorne para a posição inicial. Finalize todas as repetições com o braço esquerdo e, em seguida, faça-as com o braço direito.

ROSCA TESTA

INÍCIO

Deite em um banco horizontal com o rosto voltado para cima e os pés apoiados no chão, ou em uma banqueta para pessoas com pernas curtas. Segure uma barra com os cotovelos estendidos, deixando-a acima do peito.

MOVIMENTO

Mantendo os braços estabilizados, abaixe os antebraços a fim de levar a barra até a testa e, então, leve-a de volta à posição inicial.

Lembrete: este exercício pode ser realizado com uma barra W.

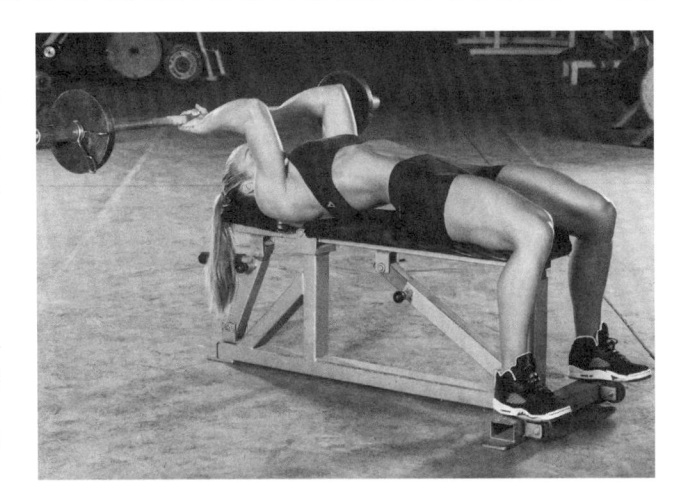

ROSCA TESTA DECLINADA

INÍCIO

Deite em um banco declinado ajustável com o rosto voltado para cima e os pés presos sob os suportes acolchoados. Segure a barra com uma pegada pronada, mantendo as mãos afastadas na mesma largura dos ombros e os cotovelos estendidos, deixando-a acima do peito.

MOVIMENTO

Flexione os cotovelos, abaixando o peso até a testa, e, então, estenda-os para mover a barra de volta à posição inicial.

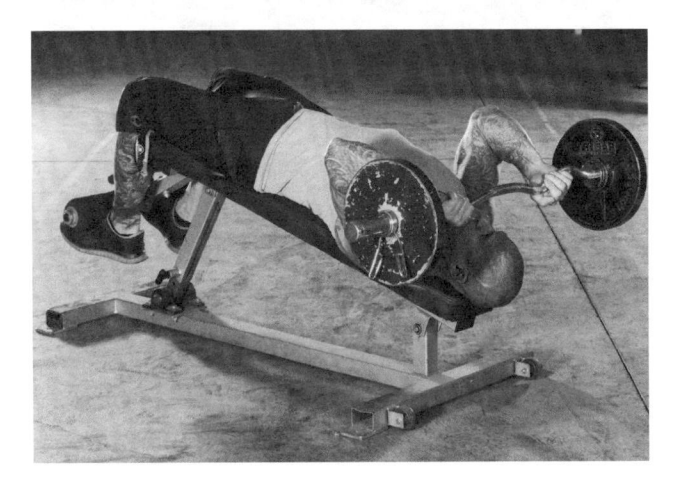

ROSCA TESTA COM HALTERES

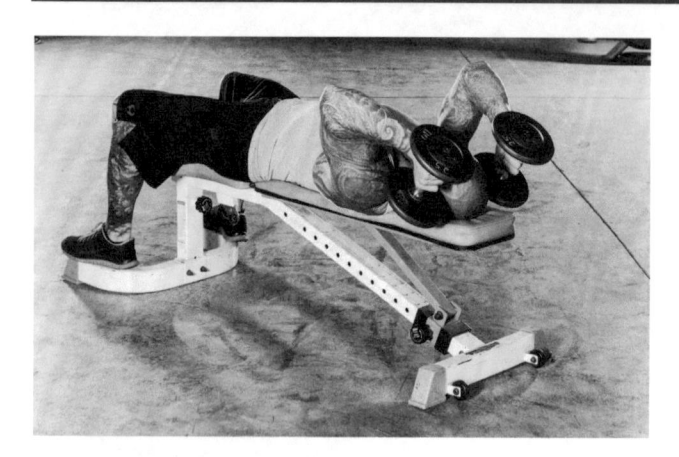

INÍCIO
Deite em um banco horizontal com o rosto voltado para cima e os pés apoiados no chão. Utilizando uma pegada neutra, segure um par de halteres com os cotovelos estendidos acima do peito.

MOVIMENTO
Mantendo os braços estabilizados, abaixe os antebraços para mover os halteres até o lado da cabeça e, em seguida, de volta à posição inicial.
    Lembrete: este exercício pode ser realizado em um banco declinado.

ROSCA TESTA UNILATERAL

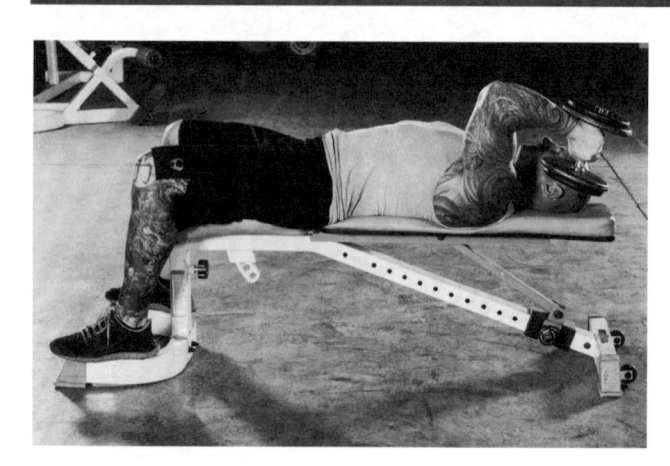

INÍCIO
Deite em um banco horizontal e segure um haltere com a mão esquerda, utilizando uma pegada supinada. Estenda o cotovelo, de forma que o haltere fique acima do ombro esquerdo.

MOVIMENTO
Sem mover o braço, flexione o cotovelo, fazendo com que o haltere cruze o corpo em direção ao ombro direito. Pare quando o cotovelo formar um ângulo de 90° e inverta o movimento, a fim de levar o haltere de volta à extensão total do cotovelo. Complete as repetições desejadas e, então, realize o exercício com o braço direito.

ROSCA TESTA NA POLIA BAIXA

INÍCIO

Deite no chão ou em um banco horizontal, posicionando-se no meio de um *crossover* com o rosto voltado para cima e a cabeça o mais perto possível da polia baixa. Utilizando uma pegada pronada, segure uma barra curta conectada à polia e estenda os cotovelos acima da cabeça.

MOVIMENTO

Mantendo os braços perpendiculares ao tronco, abaixe a barra até a parte de cima da cabeça. Estenda os cotovelos para elevar a barra de volta à posição inicial.

Lembrete: este exercício pode ser realizado com uma barra W curta.

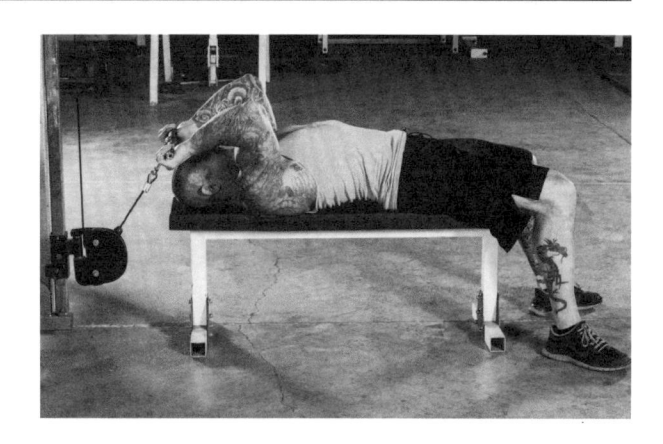

TRÍCEPS NA MÁQUINA

INÍCIO

Sente no assento da máquina e apoie os braços nos suportes acolchoados enquanto segura as pegadas com as mãos.

MOVIMENTO

Use o tríceps para estender os braços a partir dos cotovelos, mantendo-os apoiados nos suportes acolchoados. Quando os cotovelos alcançarem a extensão completa, retorne lentamente à posição inicial.

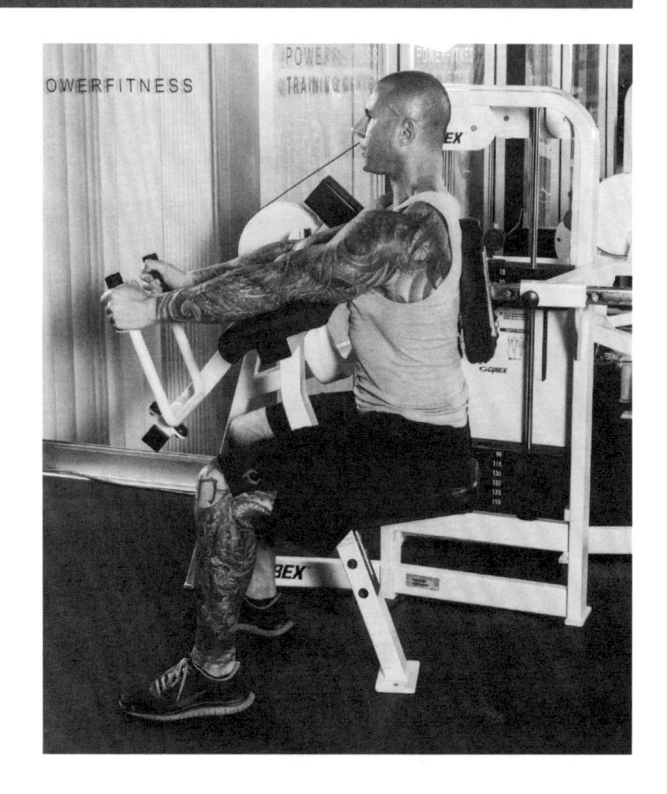

TRÍCEPS FRANCÊS COM BARRA

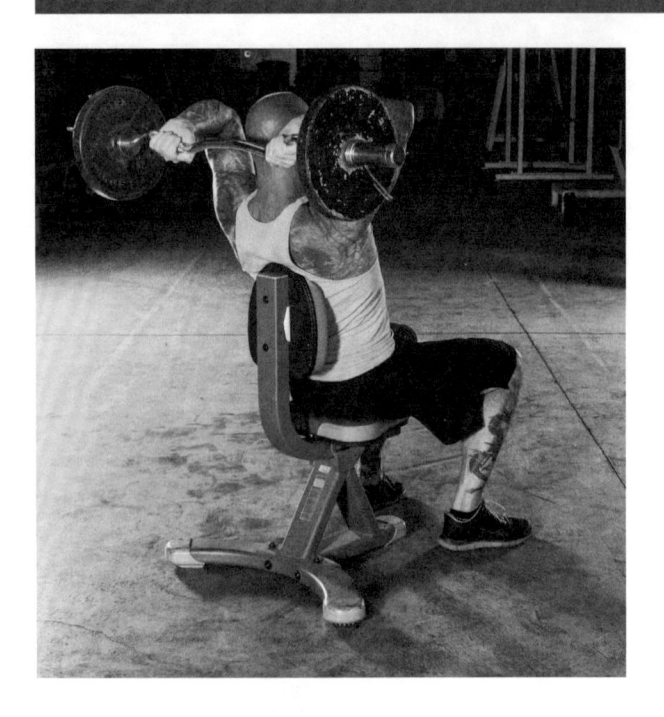

INÍCIO
Sente em um banco com encosto curto e eleve a barra acima da cabeça, segurando-a com uma pegada distanciada na mesma largura dos ombros.

MOVIMENTO
Com os braços logo ao lado da cabeça, abaixe a barra para trás desta, de modo que os cotovelos fiquem em um ângulo de 90°. Então, erga a barra de volta, até atingir extensão completa dos cotovelos.

TRÍCEPS FRANCÊS COM HALTERE

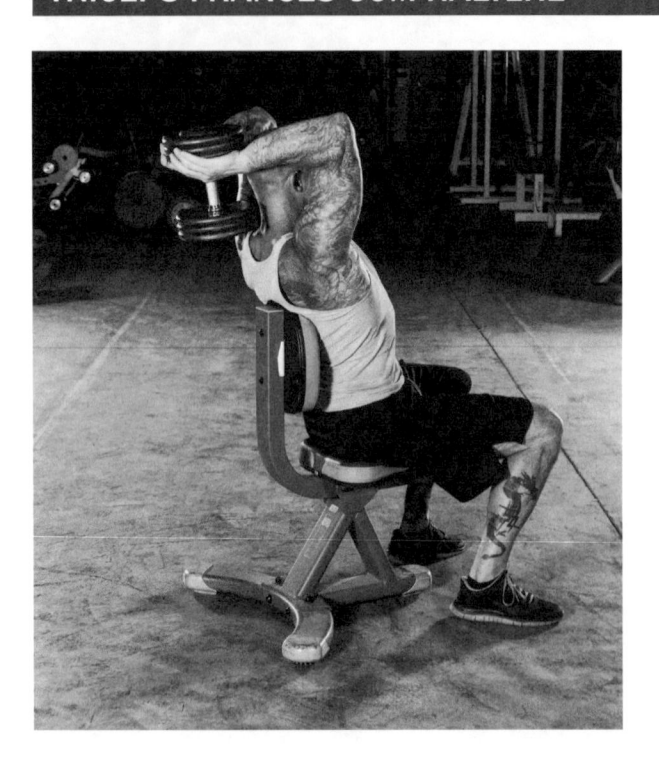

INÍCIO
Sente em um banco com encosto curto e erga um haltere acima da cabeça, segurando-o com ambas as mãos e mantendo as palmas apoiadas na parte interna das anilhas superiores.

MOVIMENTO
Com os braços logo ao lado da cabeça, abaixe o haltere para trás desta, de modo que os cotovelos fiquem em um ângulo de 90°. Então, erga-o de volta, até atingir a extensão completa dos cotovelos.

TRÍCEPS FRANCÊS UNILATERAL COM HALTERE

INÍCIO

Sente em um banco com encosto curto e erga um haltere acima da cabeça utilizando a mão direita. Segure-o realizando uma pegada pronada (com a palma voltada para a frente).

MOVIMENTO

Com o braço ao lado da cabeça, abaixe o haltere para trás desta, de modo que o cotovelo fique em um ângulo de 90°. Então, erga o haltere de volta, até atingir a extensão completa do cotovelo.

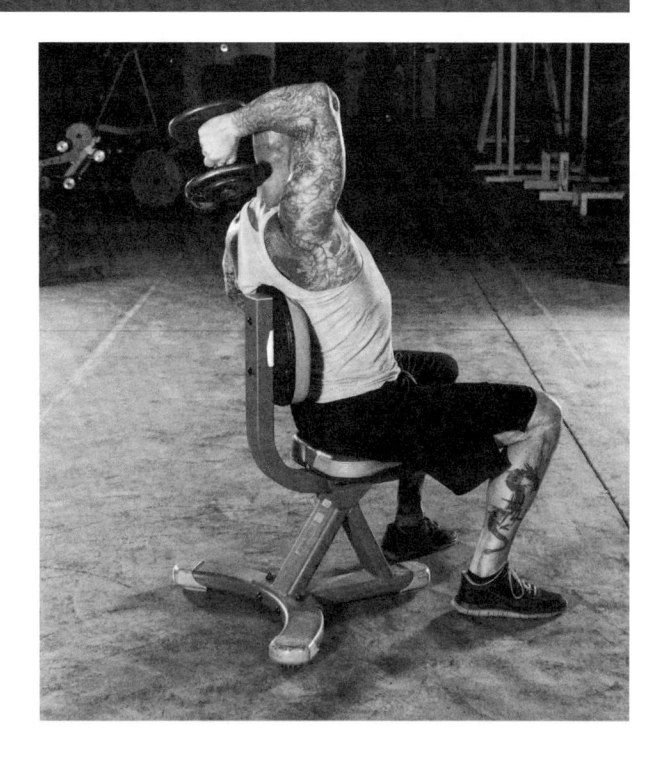

TRÍCEPS FRANCÊS INCLINADO

INÍCIO

Deite em um banco inclinado ajustado em 45° e eleve a barra acima da cabeça utilizando uma pegada pronada.

MOVIMENTO

Flexione os cotovelos para abaixar lentamente a barra, de modo que ela fique atrás da cabeça. Empurre os pesos de volta, até atingir a extensão completa dos cotovelos.

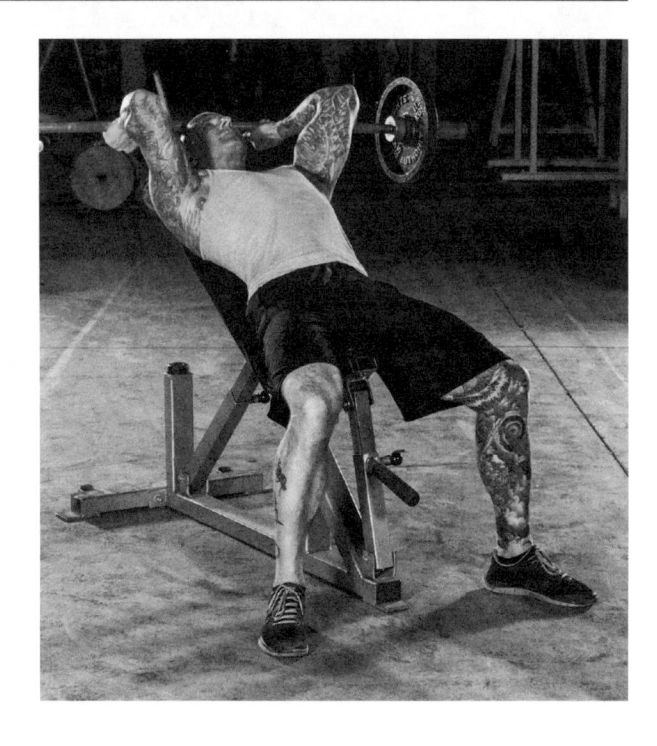

TRÍCEPS FRANCÊS NA POLIA ALTA

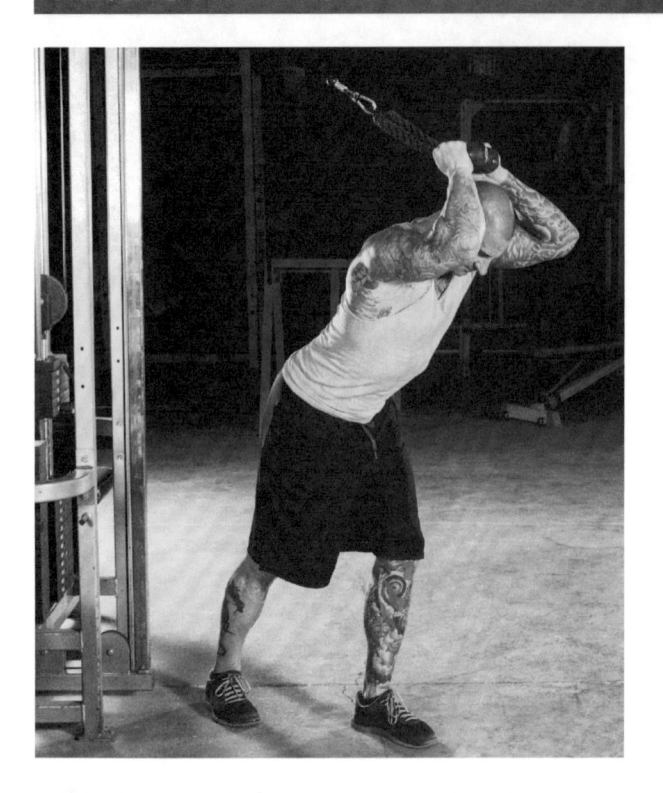

INÍCIO

Fique em pé de costas para a polia alta, com uma corda conectada a ela. Utilizando uma pegada neutra, segure a corda logo atrás da cabeça e permaneça com o tronco inclinado para a frente. Mantenha os cotovelos ao lado das orelhas e mova os antebraços para trás, formando um ângulo de 90°.

MOVIMENTO

Mantenha os braços estabilizados e, conforme estende os cotovelos, empurre os pesos até atingir a extensão completa dos braços.

Lembrete: este exercício pode ser realizado utilizando-se uma barra reta ou uma barra W.

TRÍCEPS FRANCÊS NA POLIA BAIXA

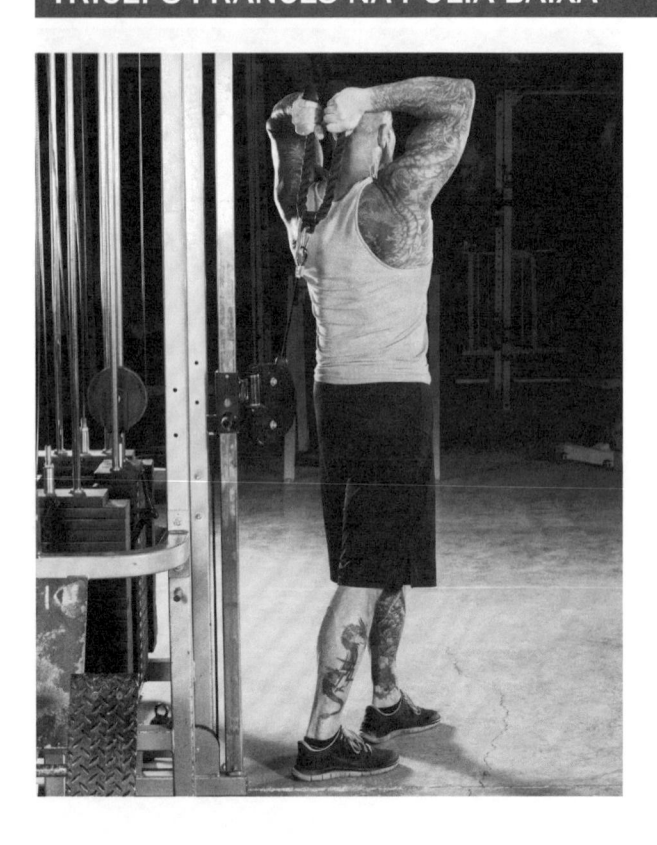

INÍCIO

Fique em pé, de costas para uma polia ajustada na altura dos ombros, com uma corda conectada a ela. Utilizando uma pegada neutra, segure a corda logo atrás da cabeça e permaneça com o tronco o mais ereto possível. Posicione os cotovelos ao lado das orelhas, com os braços voltados o mais para cima que puder.

MOVIMENTO

Mantenha os braços estabilizados e, conforme estende os cotovelos, empurre os pesos até atingir a extensão completa dos braços.

TRÍCEPS FRANCÊS COM BANDA ELÁSTICA

INÍCIO

Fique em pé com os pés afastados, posicionando um à frente do outro. Passe a banda elástica por baixo do pé de trás. Segure as extremidades da banda usando uma pegada pronada. Mova os braços para cima, de forma que os cotovelos fiquem ao lado da cabeça e flexionados, deixando os antebraços atrás da cabeça.

MOVIMENTO

Com os braços estabilizados, estenda os cotovelos, levando-os diretamente acima da cabeça. Na posição final, contraia os tríceps e, então, lentamente, retorne à posição inicial.

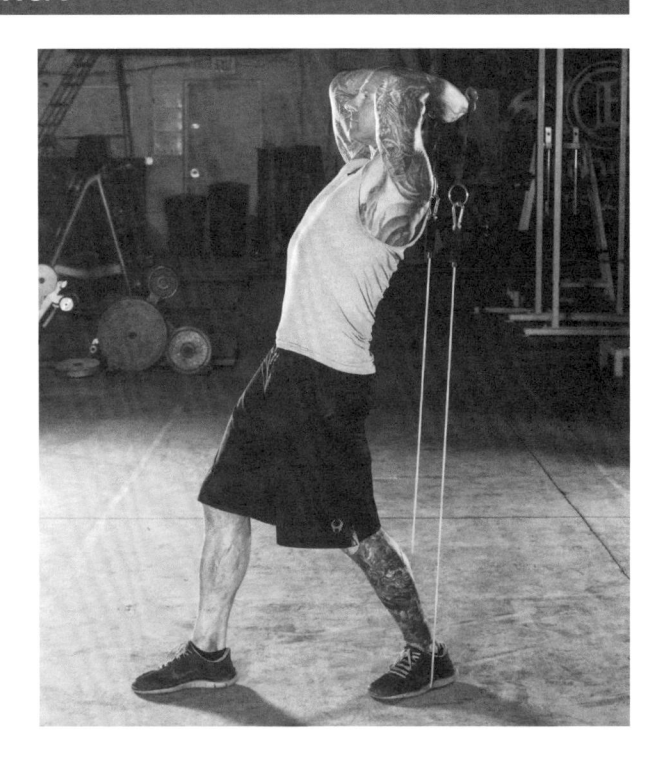

TRÍCEPS FRANCÊS NO TRX

INÍCIO

Segure as pegadas do TRX com uma pegada pronada. Incline-se para a frente e flexione os cotovelos, de forma que fiquem em um ângulo menor que 90°. Apenas os dedos dos pés tocam o chão. O comprimento do TRX deve ser ajustado a fim de que a inclinação do corpo proporcione resistência suficiente para o número de repetições que se deseja.

MOVIMENTO

Estenda os cotovelos, levando o peso do corpo para cima. Com os cotovelos completamente estendidos, contraia o tríceps o máximo que puder. Resista ao peso do corpo conforme retorna com os braços até a posição inicial. Continue, realizando as outras repetições da mesma maneira.

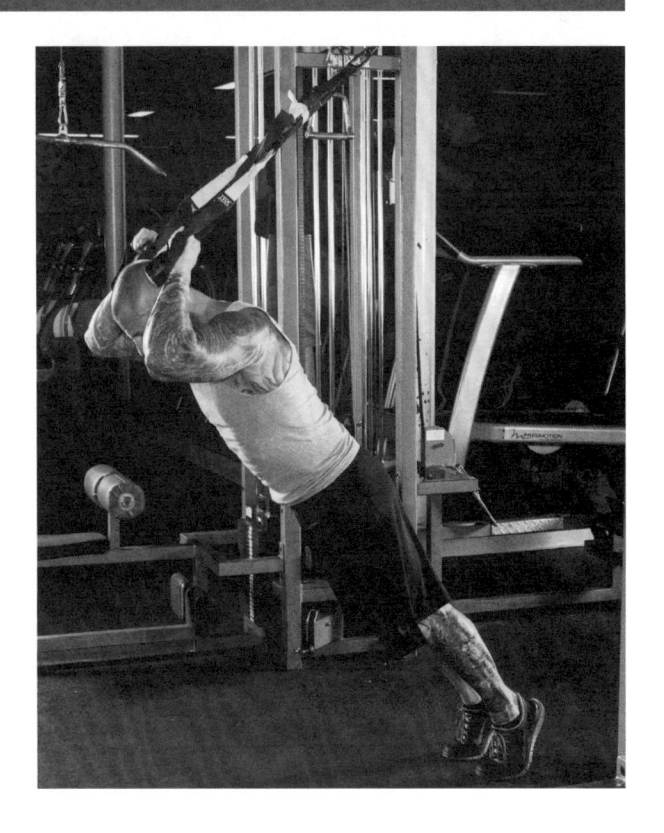

CAPÍTULO 19

Bíceps*

Este capítulo contém descrições detalhadas dos principais exercícios que enfatizam os músculos flexores do cotovelo, que incluem o bíceps braquial e o braquial. O bíceps braquial apresenta duas cabeças, a longa e a curta, que podem ser visualizadas na figura a seguir. Já o braquial localiza-se sob o bíceps braquial. Os exercícios para os flexores do cotovelo são divididos em roscas em pé; roscas sentado; roscas com cabo; roscas Scott e concentradas; roscas com o peso corporal; e roscas neutra e invertida.** Independentemente do exercício utilizado na sessão de treino, ele pode ser substituído por outro do mesmo tipo.

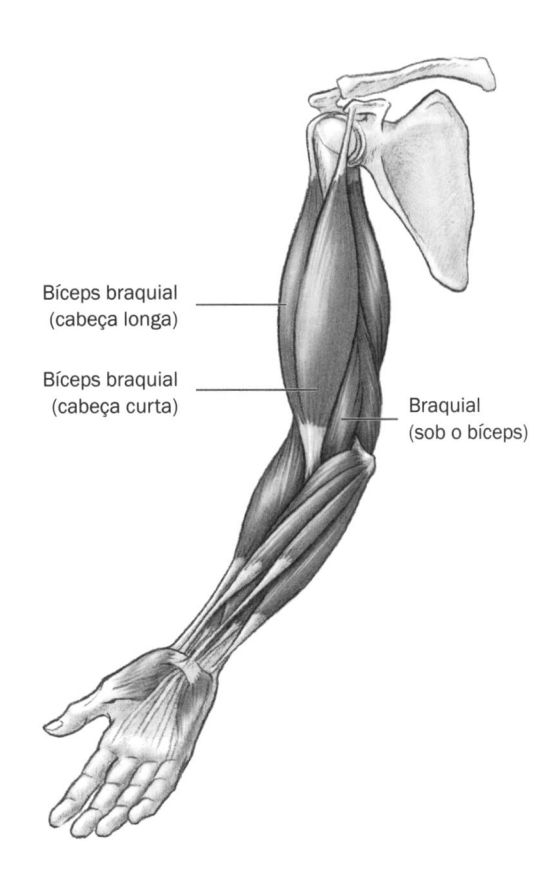

Bíceps braquial (cabeça longa)

Bíceps braquial (cabeça curta)

Braquial (sob o bíceps)

---

* N de R. T.: O autor refere-se ao grupo dos flexores do cotovelo (i.e., bíceps braquial e braquial).

** N de R. T.: O autor refere-se à posição de pronação da articulação radioulnar (punho).

Roscas, em pé

Rosca direta com barra	419
Rosca direta com barra e banda elástica	419
Rosca direta com halteres	420
Rosca alternada com halteres	420
Rosca direta no multiforça	421
Rosca direta no multiforça, com arremesso	421
Rosca direta com banda elástica	422

Roscas, sentado

Rosca direta com halteres, sentado	422
Rosca alternada com halteres, sentado	423
Rosca direta com halteres, inclinada	423
Rosca alternada com halteres, inclinada	424
Rosca cruzada com halteres, inclinada	424
Rosca direta com barra, sentado	425

Roscas com cabo

Rosca direta com cabo, em pé	425
Rosca direta com cabo, deitado	426
Rosca direta com cabo, unilateral	426
Rosca direta com cabo, inclinada	427
Rosca direta na polia alta, unilateral	427
Rosca concentrada com cabo, unilateral	428
Rosca concentrada com cabo, deitado	428
Rosca direta por trás das costas, na polia baixa	429
Rosca concentrada com cabo, em pé	429
Rosca direta na polia alta	430

Roscas Scott e concentradas

Rosca Scott com barra, sentado	430
Rosca Scott com haltere, unilateral	431
Rosca Scott com barra, em pé	431
Rosca concentrada com haltere	432

Roscas com o peso corporal

Rosca direta sustentada	432
Rosca direta no TRX	433

Roscas neutra e invertida

Rosca neutra com halteres	433
Rosca neutra alternada, com halteres	434
Rosca neutra com halteres, sentado	434
Rosca neutra com corda, na polia baixa	435
Rosca invertida com barra	435
Rosca invertida na polia baixa	436

ROSCA DIRETA COM BARRA

INÍCIO

Com os joelhos levemente flexionados e os pés distanciados na mesma largura dos quadris, segure uma barra com as mãos afastadas na largura dos ombros, utilizando uma pegada supinada. Permita que a barra fique encostada nas coxas e mantenha os abdominais contraídos e os cotovelos imóveis.

MOVIMENTO

Sem oscilar o corpo, erga a barra lentamente em direção aos ombros em um movimento arqueado. Pare no fim do movimento, contraia vigorosamente o bíceps e abaixe lentamente a barra de volta à posição inicial.

Lembrete: este exercício pode ser realizado com uma barra W.

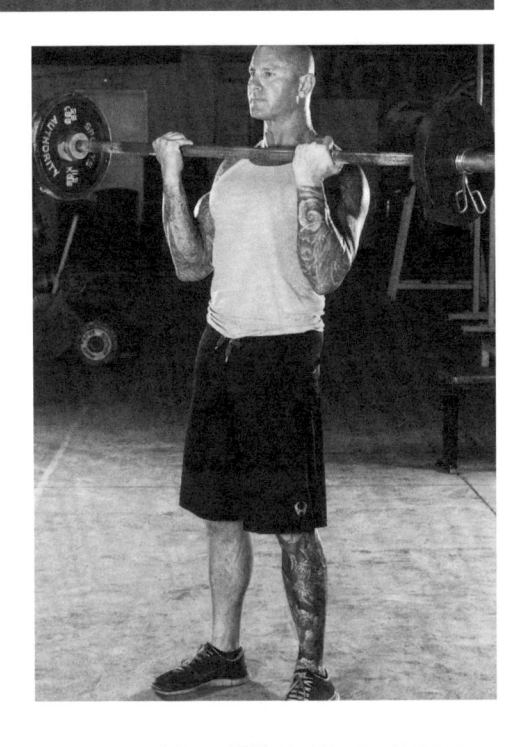

ROSCA DIRETA COM BARRA E BANDA ELÁSTICA

INÍCIO

Prenda as duas extremidades da banda elástica nas extremidades de uma barra reta ou de uma barra W. Posicione-se sobre a banda elástica e segure a barra com uma pegada supinada.

MOVIMENTO

Faça o movimento como no exercício convencional, concentrando-se na tensão adicional proporcionada pela banda elástica no fim da fase de subida. Priorize a contração do bíceps e, lentamente, abaixe a barra de volta à posição inicial.

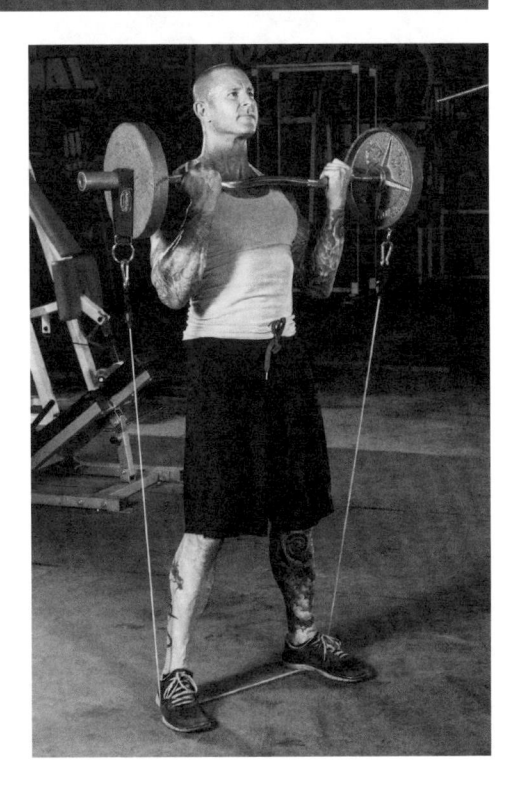

ROSCA DIRETA COM HALTERES

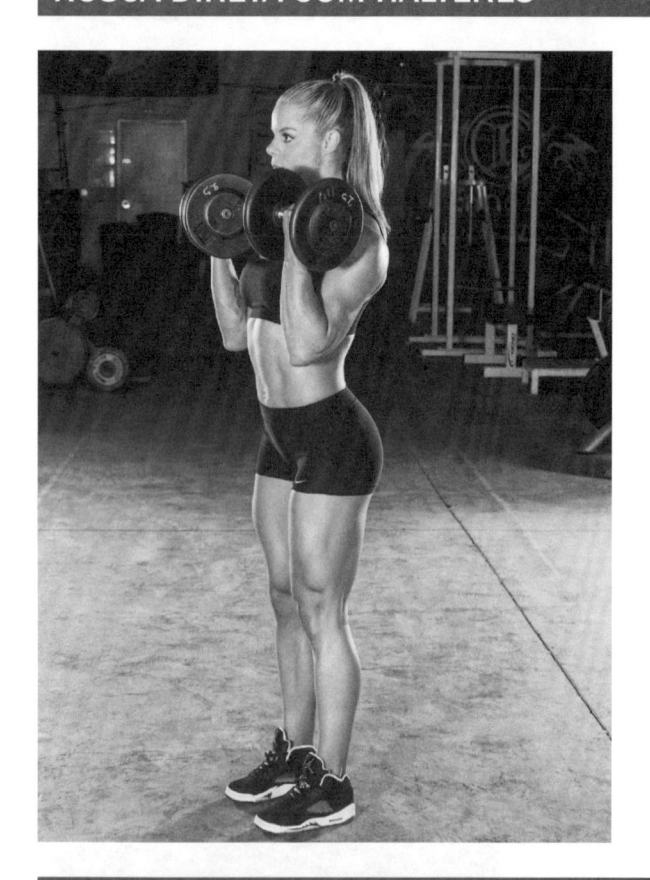

INÍCIO

Com os joelhos levemente flexionados e os pés afastados na mesma largura dos quadris, segure um par de halteres utilizando uma pegada supinada. Deixe-os encostados ao corpo, mantendo-os ao lado das coxas.

MOVIMENTO

Sem oscilar o corpo, erga os halteres lentamente em direção aos ombros, em um movimento arqueado. Pare no fim do movimento, contraia o bíceps de forma vigorosa e abaixe lentamente os halteres de volta à posição inicial.

ROSCA ALTERNADA COM HALTERES

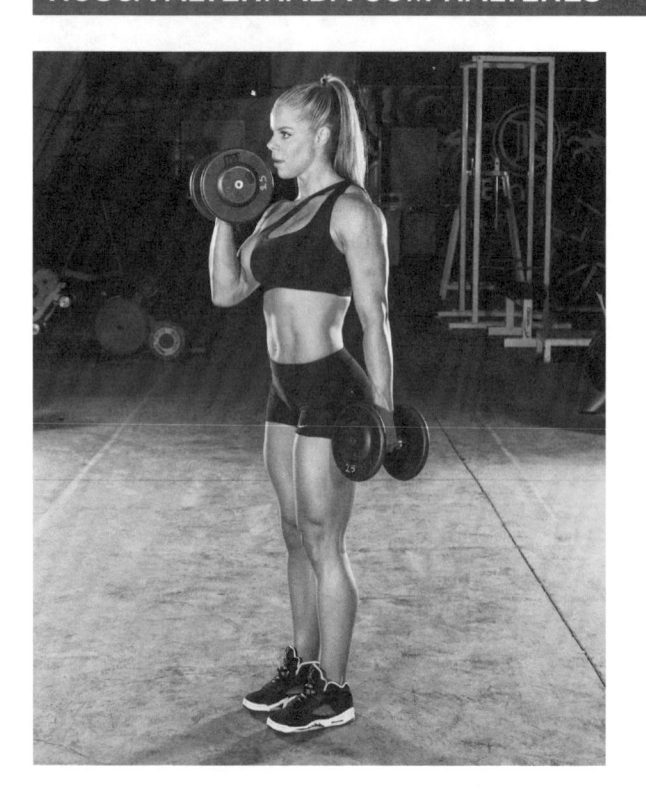

INÍCIO

Fique em pé, com os joelhos levemente flexionados e os pés afastados na mesma largura dos quadris. Segure um par de halteres utilizando uma pegada neutra, deixando-os suspensos ao lado das coxas.

MOVIMENTO

Erga lentamente o braço esquerdo em direção ao ombro, em um movimento arqueado. Assim que o haltere passar do quadril, comece a supinar o punho (girando-o para fora) a fim de que a palma da mão fique voltada para o ombro no fim do movimento. Pare nessa posição, contraia o bíceps de forma vigorosa e abaixe lentamente o peso no processo inverso. Então, faça o mesmo com o braço direito. Completar o movimento com ambos os braços equivale a uma repetição.

ROSCA DIRETA NO MULTIFORÇA

INÍCIO

Destrave a barra do multiforça e segure-a na frente das coxas utilizando uma pegada supinada, da mesma forma que em exercícios com pesos livres.

MOVIMENTO

Erga a barrra lentamente, deixando os cotovelos atrás do corpo conforme a barra é deslocada para cima. Pare próximo à altura do peito e, lentamente, retorne a barra de volta à posição inicial. Esse exercício ajuda a minimizar o envolvimento do deltoide acromial, o que ocorre quando os cotovelos se movem para a frente durante as roscas. Além disso, com o bíceps posicionado atrás do corpo, há maior ênfase na porção longa do músculo.

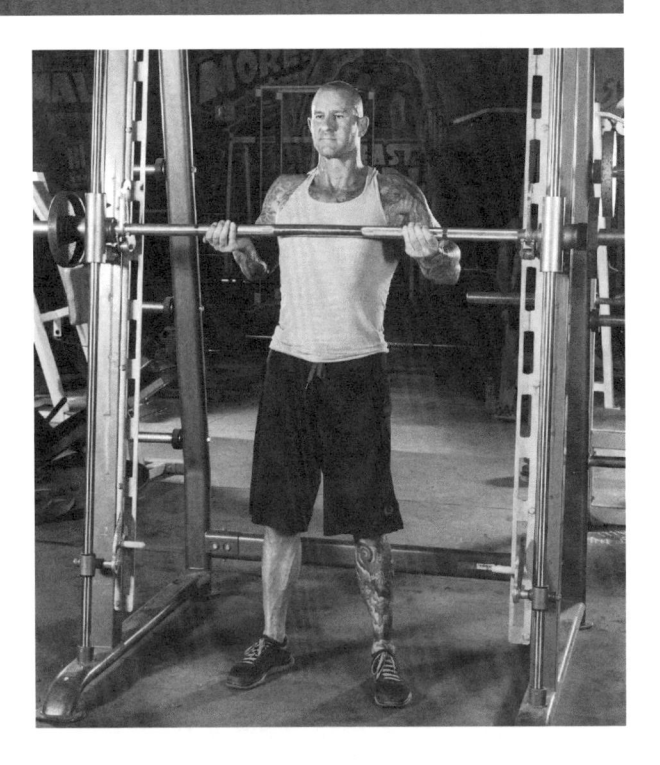

ROSCA DIRETA NO MULTIFORÇA, COM ARREMESSO

INÍCIO

Destrave a barra do multiforça e segure-a na frente das coxas utilizando uma pegada supinada, da mesma forma que em exercícios com pesos livres.

MOVIMENTO

Da forma mais rápida e explosiva possível, erga a barra, permitindo que ela deixe de tocar as mãos no fim do movimento. Quando ela descer, agarre-a novamente com uma pegada supinada, auxiliando o retorno para a posição inicial. Se necessário, ajuste a pegada, e, então, repita.

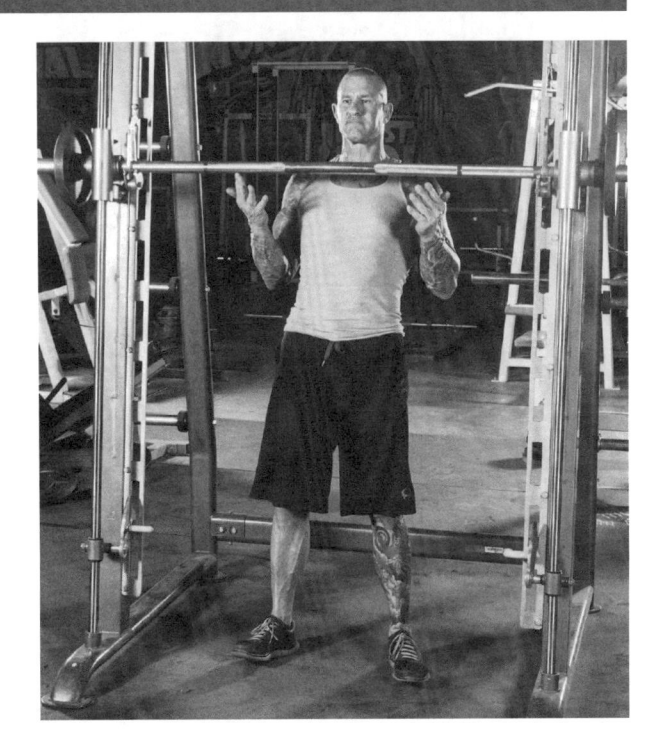

ROSCA DIRETA COM BANDA ELÁSTICA

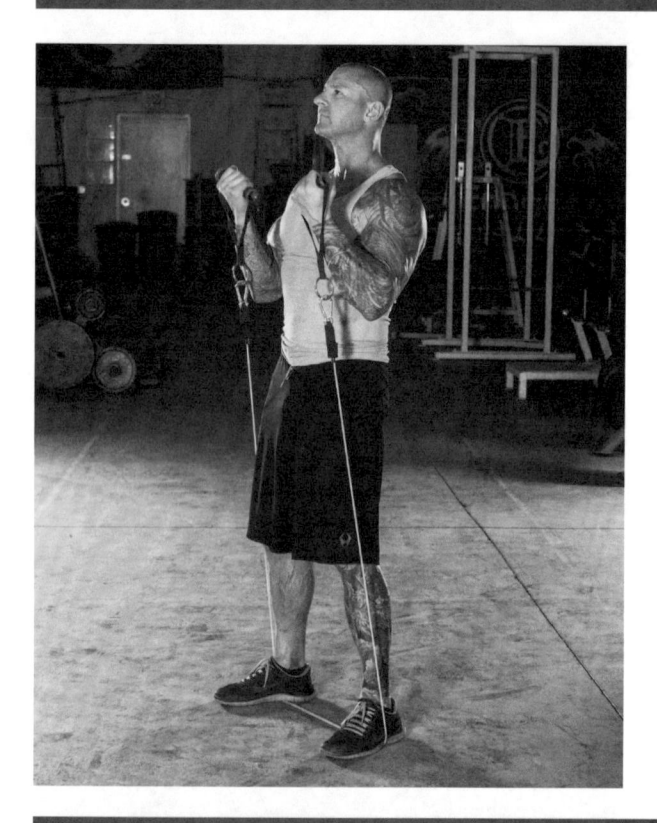

INÍCIO
Fique sobre o meio de uma banda elástica, com um afastamento das pernas suficiente para que a banda ofereça a resistência adequada. Segure as extremidades da banda elástica com uma pegada supinada.

MOVIMENTO
Erga as extremidades da banda elástica na direção dos ombros e contraia o bíceps o máximo que conseguir. Lentamente, abaixe as extremidades de volta à posição inicial.

ROSCA DIRETA COM HALTERES, SENTADO

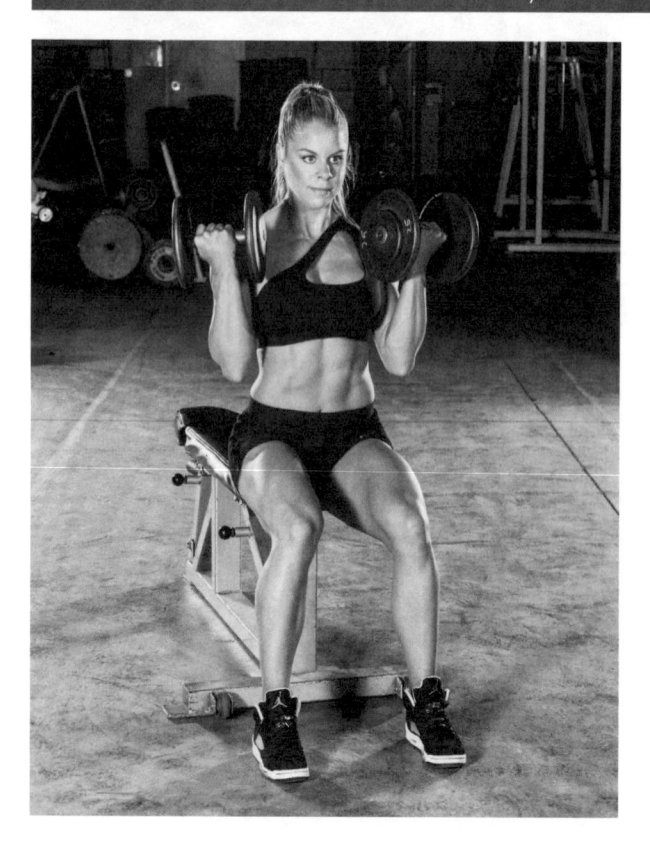

INÍCIO
Sente na extremidade de um banco horizontal ou de um banco com encosto reto, mantendo os pés firmes no chão. Segure um par de halteres com uma pegada supinada e deixe-os suspensos ao lado do banco.

MOVIMENTO
Erga os halteres lentamente, em direção aos ombros, em um movimento arqueado. Pare no fim do movimento, contraia o bíceps de forma vigorosa e abaixe os halteres lentamente de volta à posição inicial.

ROSCA ALTERNADA COM HALTERES, SENTADO

INÍCIO

Sente na extremidade de um banco horizontal ou de um banco com encosto reto, mantendo os pés firmes no chão. Segure um par de halteres com uma pegada neutra e deixe-os suspensos ao lado do banco.

MOVIMENTO

Erga lentamente o braço direito em direção ao ombro, em um movimento arqueado. Assim que o haltere passar do quadril, comece a supinar o punho (girando-o para fora) a fim de que a palma da mão fique voltada para o ombro no fim do movimento. Pare nessa posição, contraia o bíceps de forma vigorosa e abaixe lentamente o peso. Faça o mesmo com o braço esquerdo. Completar um movimento com cada braço equivale a uma repetição.

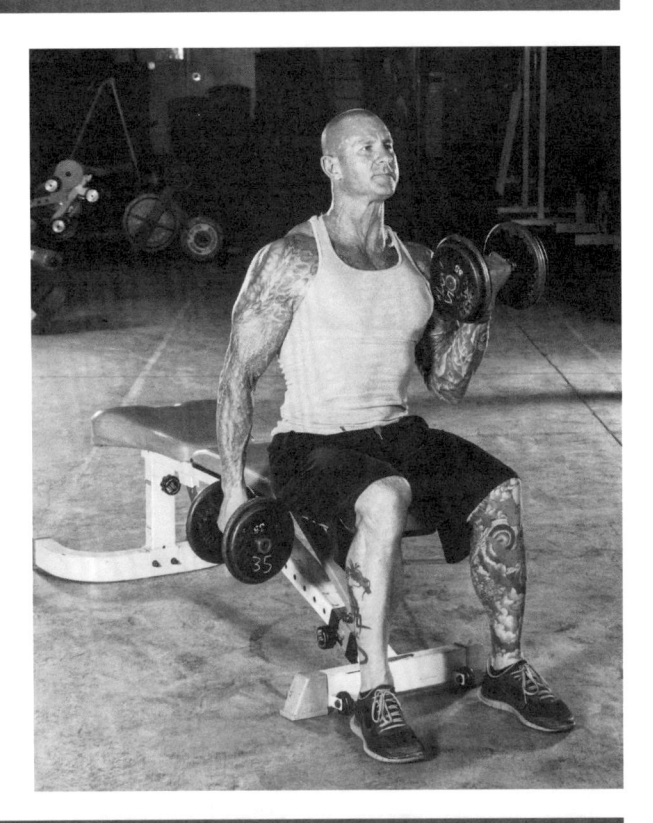

ROSCA DIRETA COM HALTERES, INCLINADA

INÍCIO

Segurando um par de halteres, deite de costas em um banco inclinado ajustado entre 45 a 60°, e permita que os braços fiquem suspensos ao seu lado, em direção ao chão. Use uma pegada supinada, com as palmas das mãos voltadas para a frente.

MOVIMENTO

Mantendo os ombros para trás e os braços firmes em uma posição perpendicular ao chão, fixe os cotovelos ao lado do corpo e erga os dois halteres em direção aos ombros. Leve lentamente os halteres de volta à posição inicial.

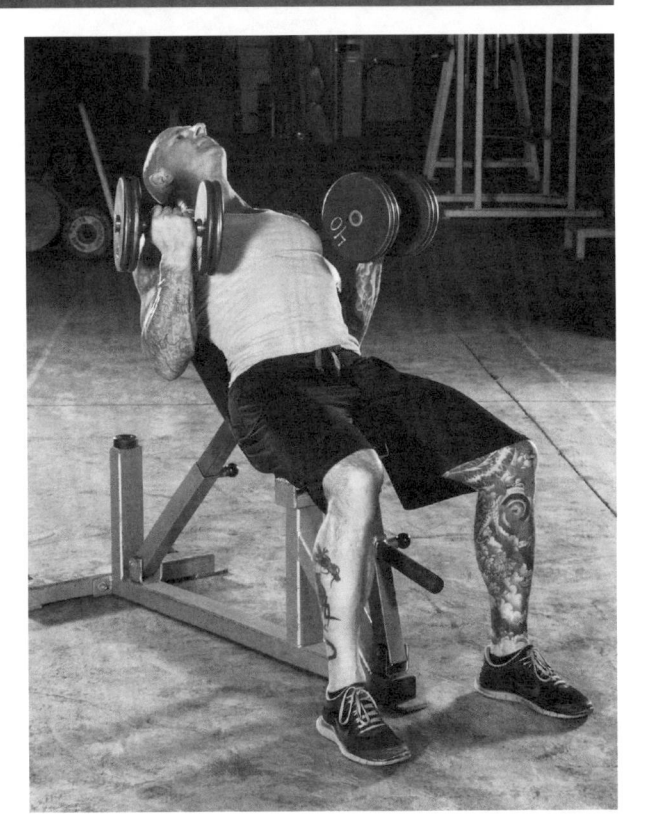

ROSCA ALTERNADA COM HALTERES, INCLINADA

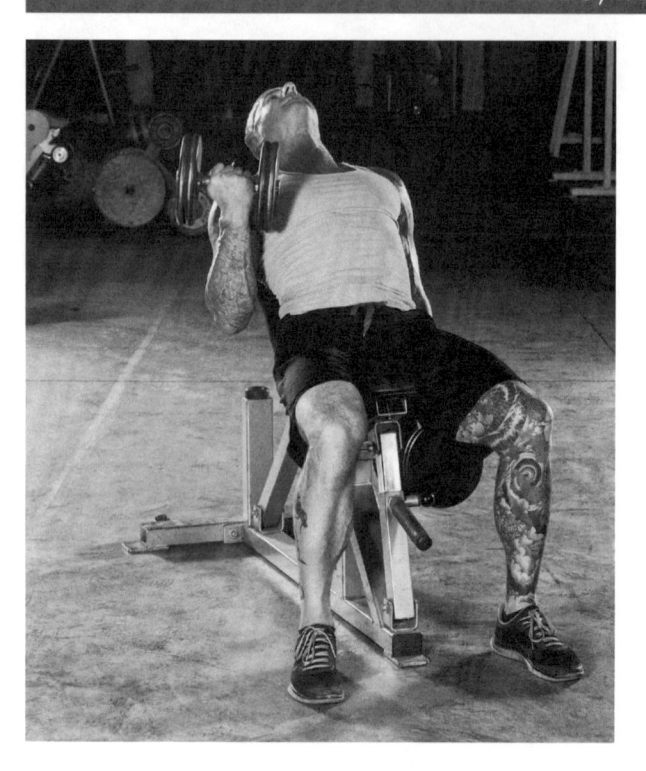

INÍCIO

Segurando um par de halteres, deite de costas em um banco inclinado ajustado entre 45 e 60°, permita que os braços fiquem suspensos ao seu lado, em direção ao chão. Use uma pegada neutra, com as palmas das mãos voltadas uma para a outra.

MOVIMENTO

Mantendo os ombros para trás e os braços firmes em uma posição perpendicular ao chão, fixe os cotovelos ao lado do corpo e erga um dos braços em direção ao ombro. Conforme eleva o haltere, supine o antebraço de forma a deixar a palma da mão voltada para o ombro no fim do movimento. Da mesma maneira, leve lentamente o peso de volta à posição inicial e realize o exercício com o outro braço.

ROSCA CRUZADA COM HALTERES, INCLINADA

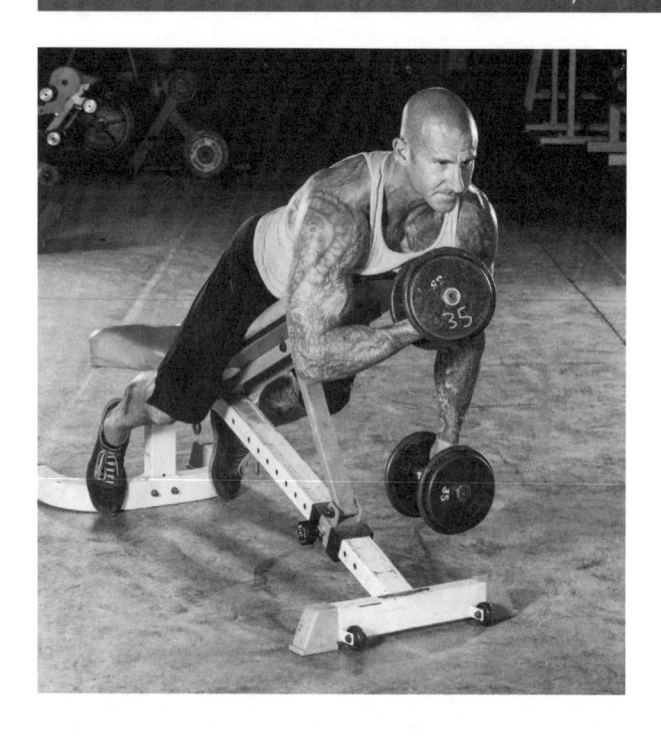

INÍCIO

Deite-se sobre um banco inclinado com o rosto voltado para baixo, segurando um haltere em cada mão. Deixe os braços suspensos e perpendiculares ao chão. O peito deve ficar apoiado na extremidade superior do banco. Mantenha a cabeça e o peito elevados, a fim de garantir uma respiração confortável.

MOVIMENTO

Erga o braço direito na direção do ombro esquerdo. No fim do movimento, contraia vigorosamente o bíceps e abaixe o haltere devagar até a posição inicial. Faça o mesmo com o braço esquerdo e mantenha a alternância entre os braços.

ROSCA DIRETA COM BARRA, SENTADO

INÍCIO

Sente em um banco com encosto reto ou em um banco ajustável regulado em 90°, e, então, apoie a barra nas coxas. Segure-a com as mãos afastadas na largura dos ombros, utilizando uma pegada supinada.

MOVIMENTO

Erga o peso na direção dos ombros. No fim do movimento, contraia vigorosamente o bíceps por um instante e, então, devagar, abaixe o peso de volta à posição inicial.

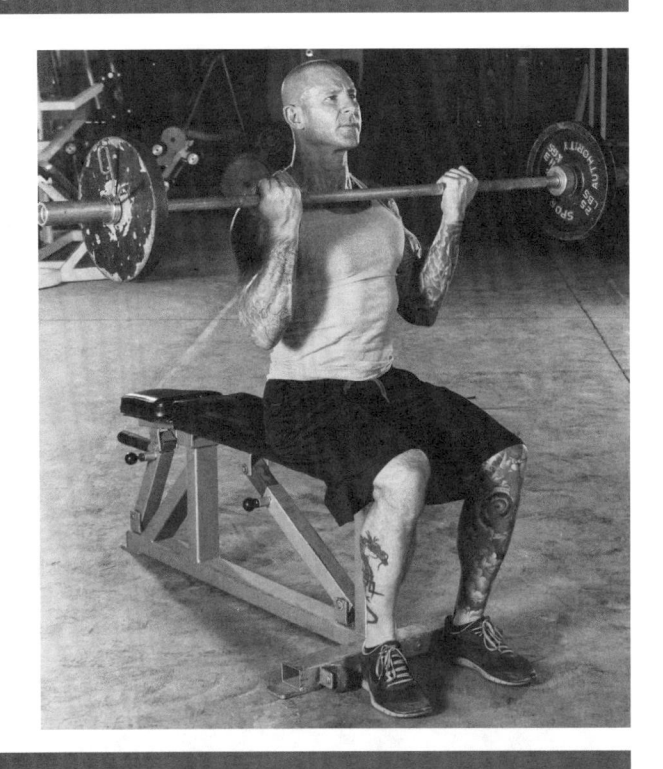

ROSCA DIRETA COM CABO, EM PÉ

INÍCIO

Fique em pé diante de uma polia baixa, com os joelhos levemente flexionados e os pés afastados em uma largura próxima a dos quadris. Com uma pegada supinada na largura dos ombros, segure a barra curta conectada à polia, diante das coxas. Dê um passo para trás a fim de evitar que os pesos toquem na coluna de baixo.

MOVIMENTO

Em um movimento arqueado, erga a barra em direção aos ombros. Pare no fim do movimento, contraia vigorosamente o bíceps e abaixe a barra de volta à posição inicial.

Lembrete: este exercício pode ser realizado com uma barra W curta.

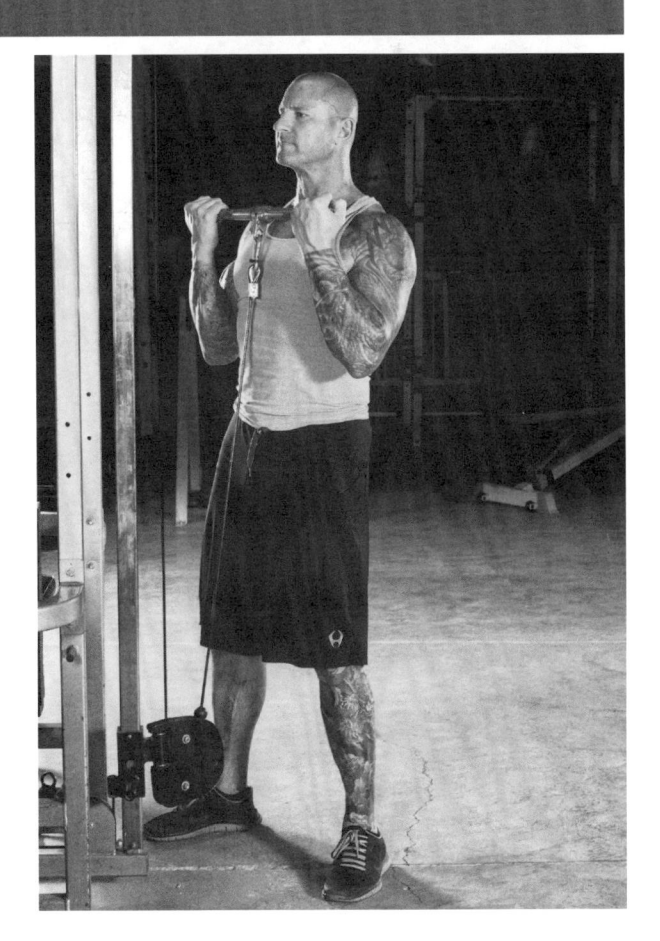

ROSCA DIRETA COM CABO, DEITADO

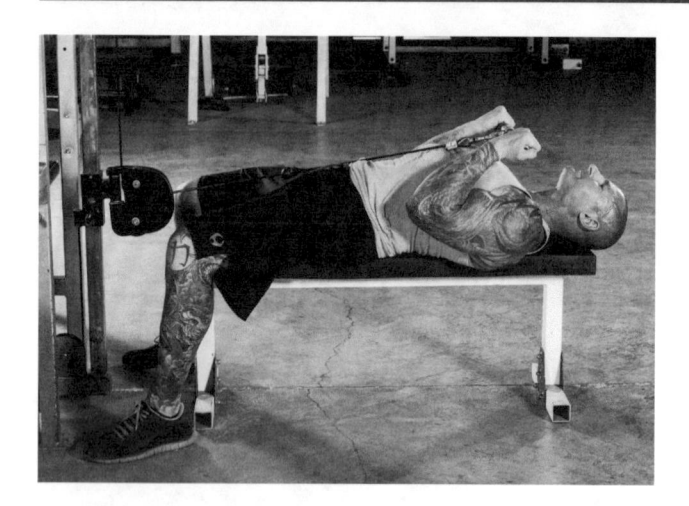

INÍCIO

Deite no chão ou em um banco horizontal, de frente para uma polia baixa, posicionando-a entre seus pés. Com uma pegada supinada na mesma largura dos ombros, segure uma barra curta conectada à polia e deite-se, mantendo as costas retas e apoiadas na superfície.

MOVIMENTO

Em um movimento arqueado, mova a barra em direção aos ombros. Pare no fim do movimento, contraia vigorosamente o bíceps e abaixe a barra lentamente de volta à posição inicial.

Lembrete: este exercício pode ser realizado com uma barra W curta.

ROSCA DIRETA COM CABO, UNILATERAL

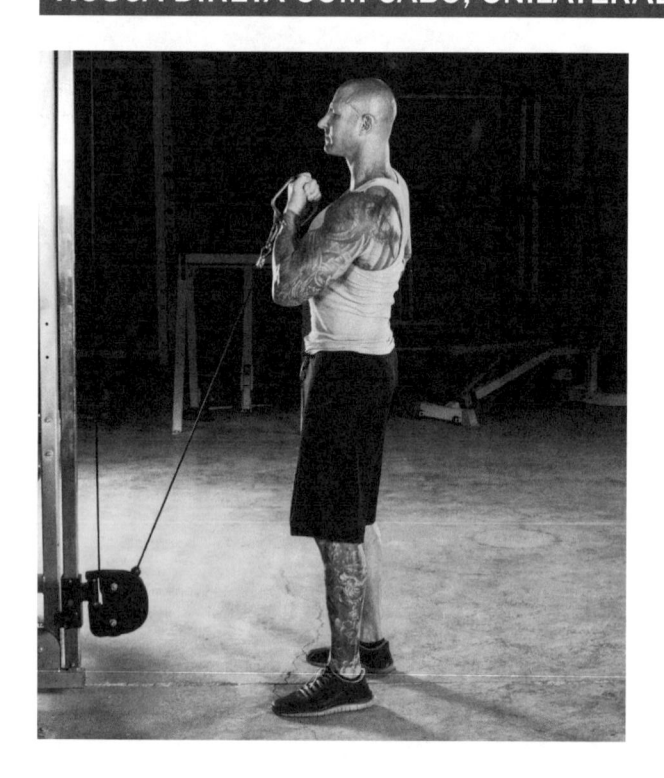

INÍCIO

Com os pés afastados na mesma largura dos ombros, mantenha-se em pé, na frente de uma polia baixa. Utilizando uma pegada supinada com a mão esquerda, segure um estribo conectado à polia.

MOVIMENTO

Em um movimento arqueado, erga o estribo em direção ao ombro oposto. No fim do movimento, mantenha a contração por um segundo antes de retornar à posição inicial. Complete o número de repetições desejado e, então, faça o exercício com o lado direito.

ROSCA DIRETA COM CABO, INCLINADA

INÍCIO

Coloque um banco inclinado ajustado entre 45 e 60°, no meio de um *crossover*. Segure os estribos conectados às polias baixas e sente-se no banco, posicionando os braços para baixo e para os lados, alinhados aos cabos.

MOVIMENTO

Erga os braços em direção aos ombros e, lentamente, leve os estribos de volta à posição inicial.

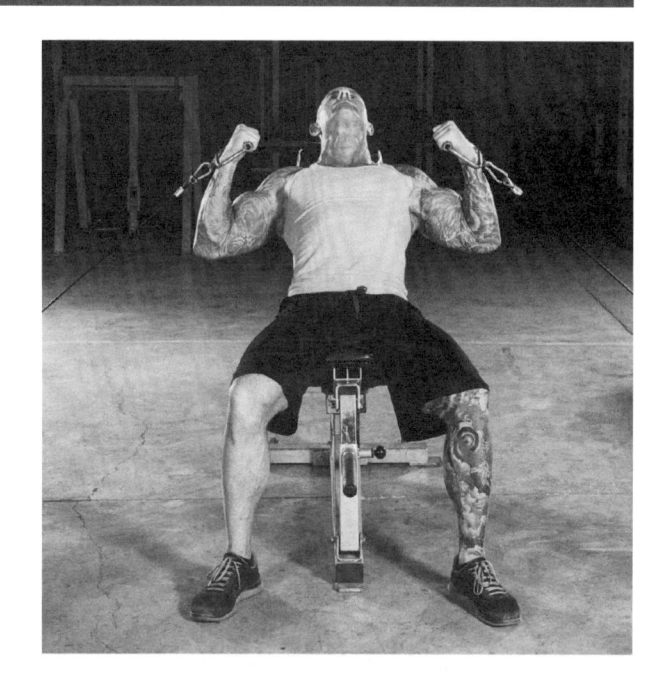

ROSCA DIRETA NA POLIA ALTA, UNILATERAL

INÍCIO

Com uma pegada supinada, segure o estribo conectado à polia alta. O braço que executará o exercício deverá estar com o cotovelo estendido em direção à polia e paralelo ao chão (ou levemente mais elevado).* Segure-se no lado oposto do *crossover*.

MOVIMENTO

Mova o estribo em direção ao ombro, mantendo o braço imóvel. Sustente a posição de flexão durante um segundo, enquanto contrai vigorosamente o bíceps. Essa posição é semelhante à de um fisiculturista fazendo uma pose para bíceps. Lentamente, leve o estribo de volta à posição inicial. Esse exercício também pode ser realizado com os dois braços ao mesmo tempo.

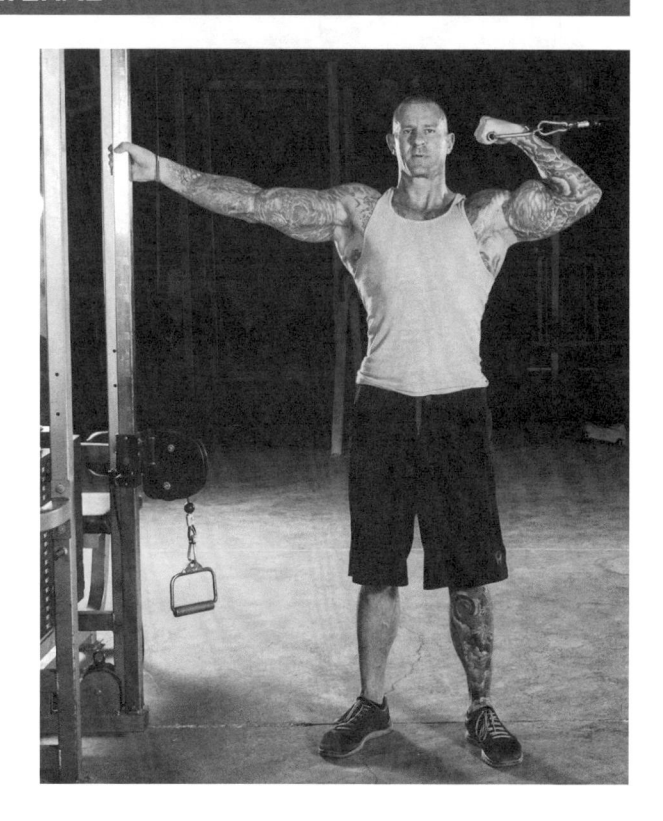

---

* N de R. T.: O autor refere-se à posição de abdução do ombro a aproximadamente 90° (paralelo ao solo).

ROSCA CONCENTRADA COM CABO, UNILATERAL

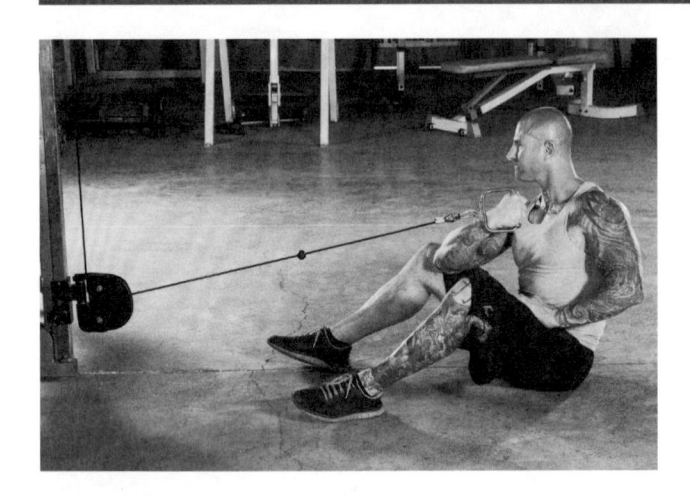

INÍCIO

Sente no chão, de frente para uma polia baixa, e afaste-se cerca de dois pés desta (aproximadamente 61 cm). Empunhe um estribo conectado à polia. Segure-o com a mão direita, usando uma pegada supinada e apoiando o braço na parte interna da coxa direita.

MOVIMENTO

Leve o estribo em direção ao ombro, mantendo o braço imóvel contra a perna. Sustente a posição de flexão durante um segundo, enquanto contrai vigorosamente o bíceps. Lentamente, leve o estribo de volta à posição inicial. Complete todas as repetições com o braço direito e, então, faça-as com o braço esquerdo.

ROSCA CONCENTRADA COM CABO, DEITADO

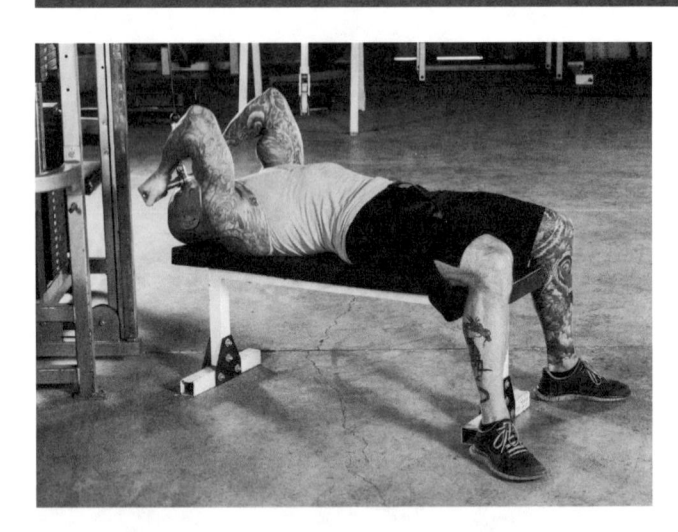

INÍCIO

Com o rosto voltado para cima, deite-se em um banco horizontal posicionado longitudinalmente a um *crossover*, deixando a cabeça o mais próximo possível da polia. Com uma pegada supinada, segure uma barra curta conectada à polia alta e estenda os cotovelos acima do peito.

MOVIMENTO

Mantendo os braços perpendiculares ao tronco, leve a barra em direção à testa. Sustente a contração por um segundo e, então, lentamente, mova a barra de volta à posição inicial.

ROSCA DIRETA POR TRÁS DAS COSTAS, NA POLIA BAIXA

INÍCIO

Conecte um estribo a uma polia baixa e posicione-se de costas para ela, com um pé à frente do outro (o pé esquerdo à frente e o pé direito atrás, ligeiramente à esquerda da polia). Segure o estribo com a mão direita e com uma pegada supinada e deixe o braço direito estendido atrás do corpo.

MOVIMENTO

Mantendo o braço imóvel, erga o estribo, flexionando o cotovelo até a mão chegar próxima ao ombro. No fim do movimento, contraia o bíceps o máximo que conseguir e, então, abaixe o estribo de volta à posição inicial. Complete todas as repetições com o braço direito e, então, faça-as com o braço esquerdo.

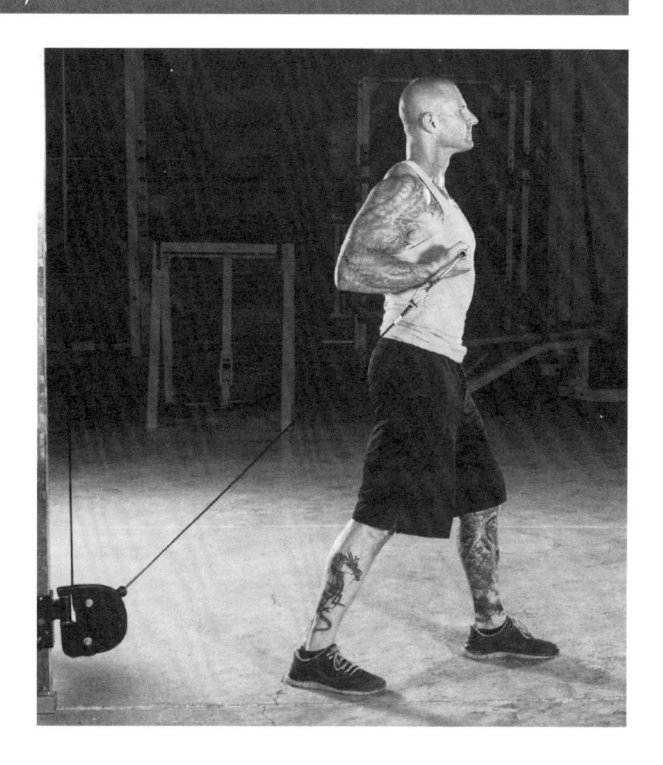

ROSCA CONCENTRADA COM CABO, EM PÉ

INÍCIO

Conecte um estribo a uma polia do *crossover* e ajuste-a próxima à altura do ombro. Se o equipamento não tiver esse ajuste, utilize uma polia na posição alta e siga o que está descrito na parte Movimento deste exercício. Segure o estribo com uma pegada neutra, deixando o braço estendido à sua frente.

MOVIMENTO

Mantendo o braço imóvel, flexione o cotovelo, de forma a trazer o estribo na direção do peito. No fim do movimento, contraia o bíceps o máximo que conseguir e, então, retorne o estribo de volta à posição inicial. Complete todas as repetições com um braço antes de fazê-las com o outro.

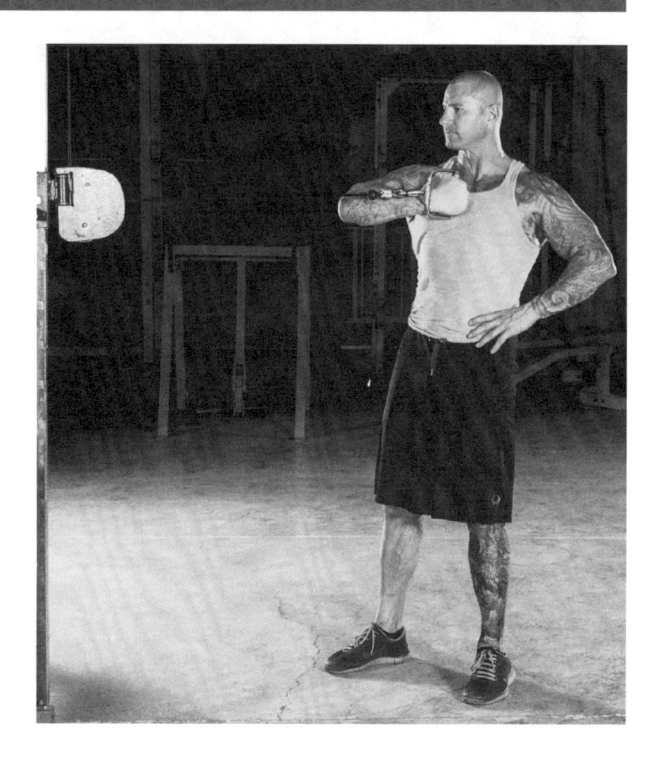

ROSCA DIRETA NA POLIA ALTA

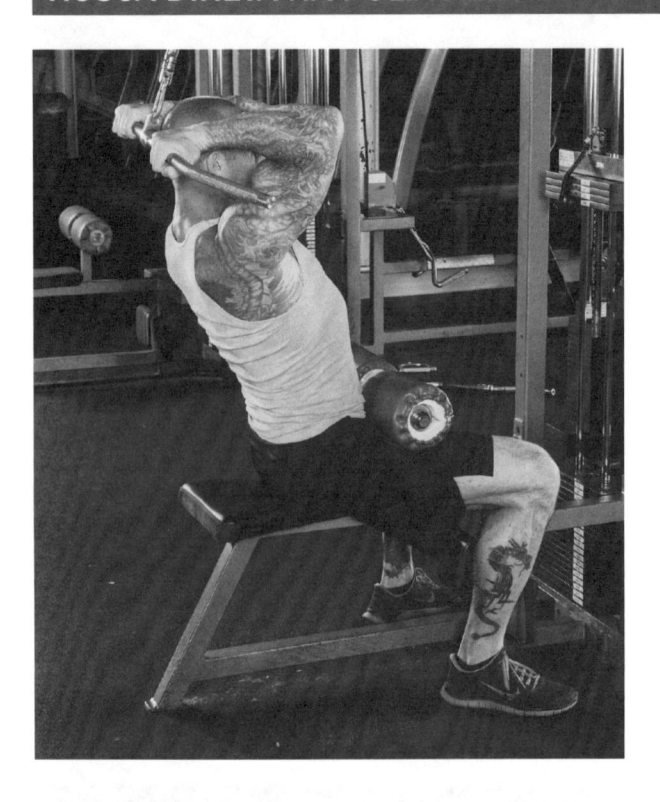

INÍCIO

Conecte uma barra longa ou uma barra W curta na polia alta de uma puxada. Posicione a barra acima da cabeça e segure-a com uma pegada supinada na largura dos ombros. Os braços e os ombros devem estar em uma linha reta, acima da cabeça. Sente-se no assento do equipamento com as pernas apoiadas sob os suportes acolchoados.

MOVIMENTO

Mantendo os braços imóveis, abaixe lentamente a barra para trás da cabeça. Concentre-se em priorizar o bíceps, com uma contração controlada até o fim do movimento. O exercício também pode ser realizado ajoelhando-se na frente da polia alta de um *crossover*. A execução será a mesma descrita com o exercício realizado na "puxada".

ROSCA SCOTT COM BARRA, SENTADO

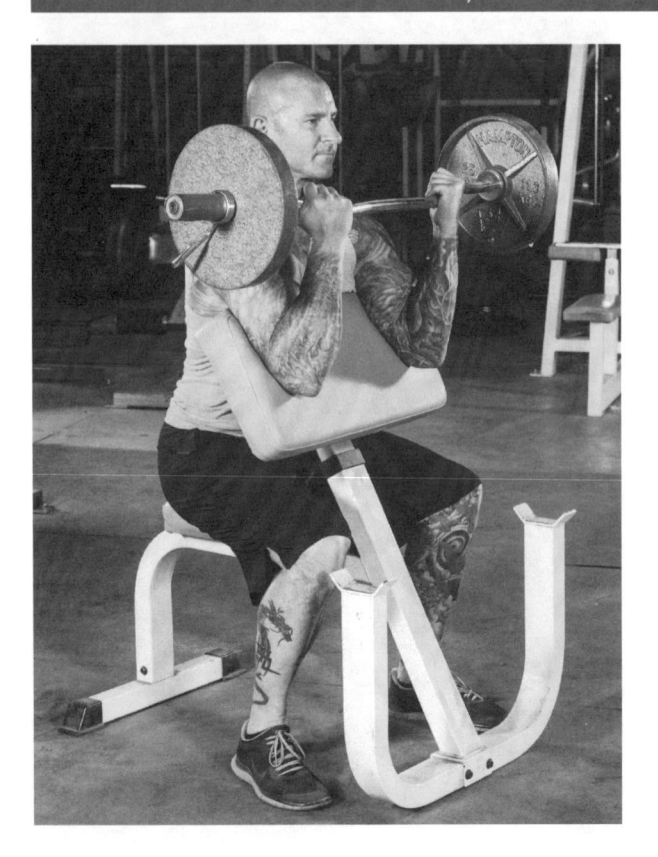

INÍCIO

Ajuste a altura do assento do banco Scott de forma que, ao sentar-se, o descanso para os braços esteja ligeiramente abaixo do nível dos ombros. Coloque os braços sobre o descanso e segure a barra com uma pegada supinada.

MOVIMENTO

Com a parte de trás dos braços firmes no descanso, erga a barra em direção aos ombros até os cotovelos passarem um pouco de 90°. Force a contração do bíceps no fim do movimento e, então, abaixe o peso lentamente.

Lembrete: este exercício pode ser realizado com uma barra W.

ROSCA SCOTT COM HALTERE, UNILATERAL

INÍCIO

Ajuste a altura do assento do banco Scott de forma que, ao sentar ou ficar em pé (ver foto), o descanso para os braços esteja ligeiramente abaixo do nível dos ombros. Segure um haltere com a mão esquerda e posicione a parte de trás do braço no lado inclinado do descanso. Apoie-se com o braço direito, a fim de se manter estabilizado.

MOVIMENTO

Erga o haltere em direção ao ombro até o cotovelo passar um pouco de um ângulo de 90°. Force a contração do bíceps no fim do movimento e, então, abaixe o peso lentamente de volta à posição inicial. Complete o número de repetições desejado e, então, realize o exercício com o lado direito.

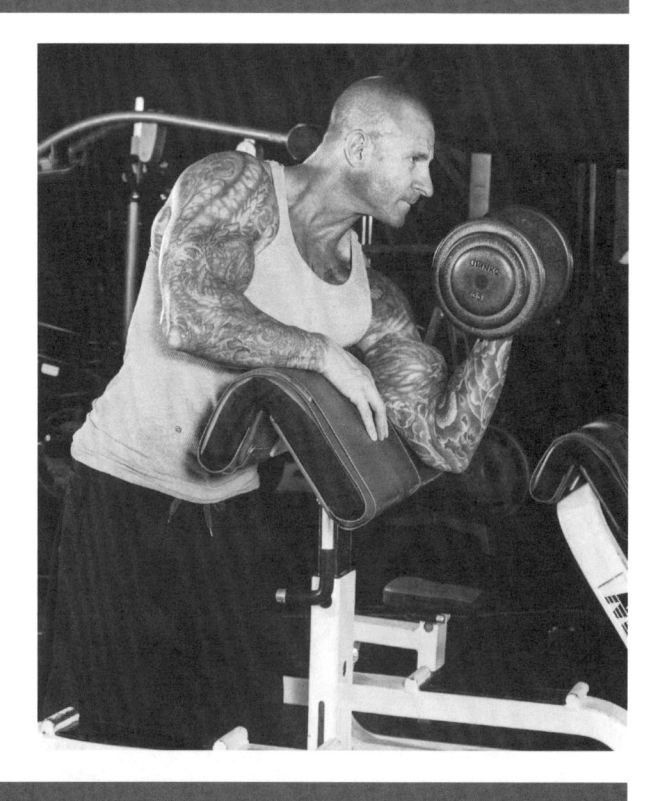

ROSCA SCOTT COM BARRA, EM PÉ

INÍCIO

Regule o apoio de um banco Scott de forma a manter o peito e os abdominais apoiados no banco, e os braços apoiados ao longo do apoio vertical. Deite-se sobre o apoio, com o peso corporal parcialmente sobre ele. Segure uma barra reta ou W com uma pegada supinada na largura dos ombros, deixando os braços suspensos abaixo dos ombros, ao longo do apoio vertical para braços.

MOVIMENTO

Lentamente, erga a barra em direção aos ombros, mantendo os braços pressionados no apoio e o tronco firme. No fim do movimento, sustente a contração por um segundo, contraindo o bíceps o máximo que puder. Lentamente, retorne o peso de volta à posição inicial.

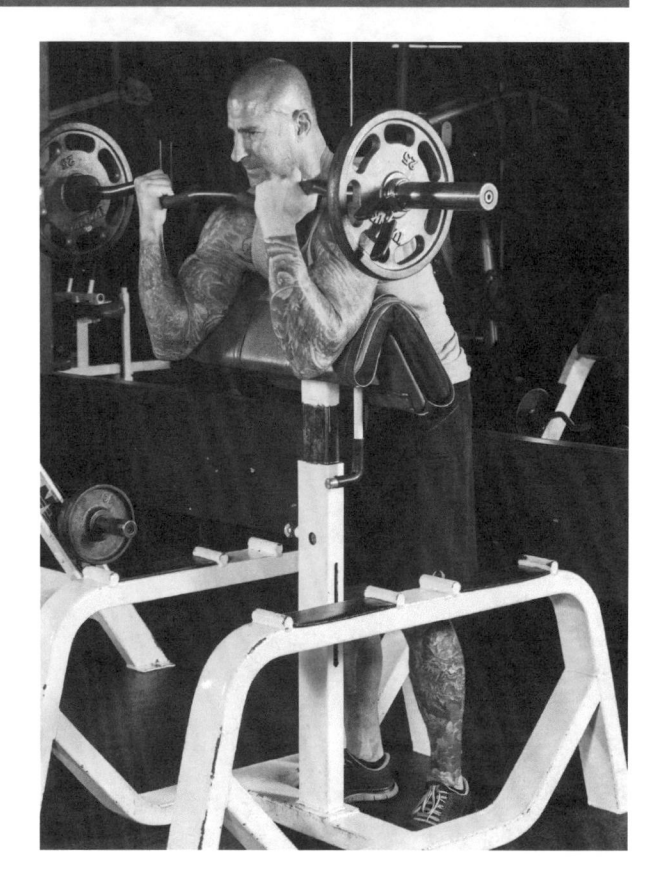

ROSCA CONCENTRADA COM HALTERE

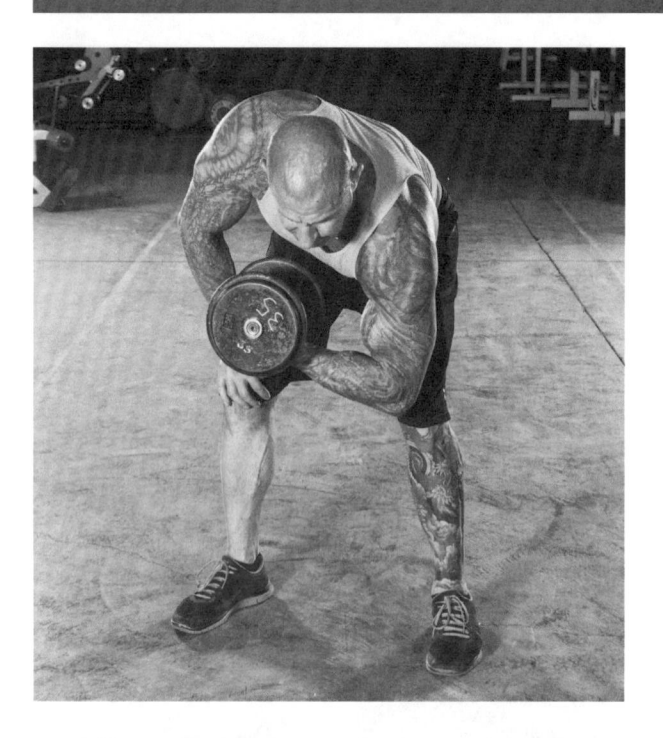

INÍCIO
Fique em pé, mantendo os pés afastados na mesma largura dos ombros e o tronco inclinado para a frente a partir dos quadris. Deixe o braço esquerdo suspenso para baixo, enquanto segura um haltere com a mão esquerda com uma pegada supinada.

MOVIMENTO
Contraia o bíceps para erguer o haltere em direção ao ombro e, então, abaixe-o controladamente de volta à posição inicial. Complete o número de repetições desejado e, depois, faça o exercício com o lado direito.

ROSCA DIRETA SUSTENTADA

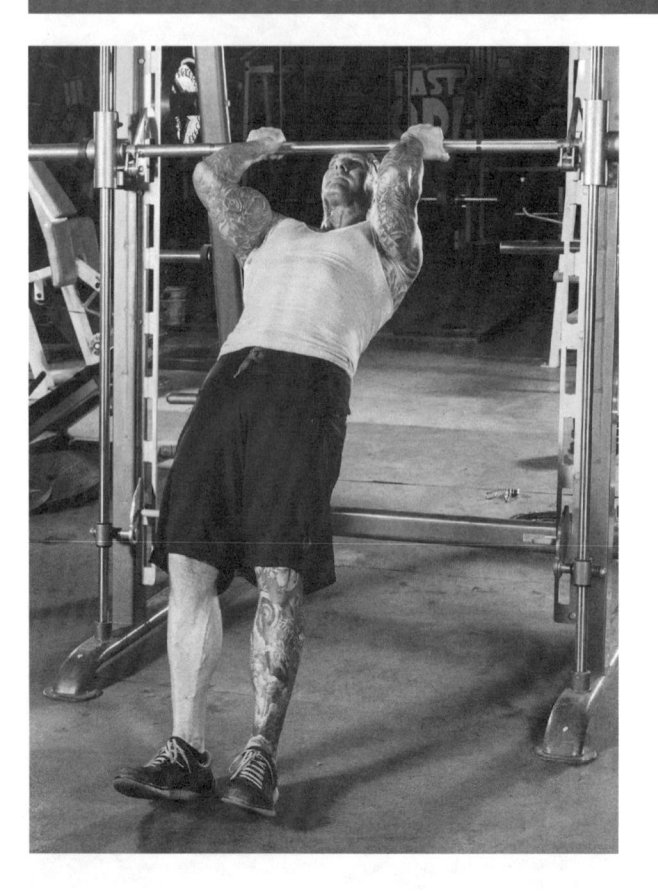

INÍCIO
O lugar mais fácil para se fazer este exercício é em um multiforça, mas também é possível realizá-lo em um *power rack*. Ajuste a barra do multiforça em uma altura que permita sustentar-se nela – da mesma forma que na remada no multiforça –, deixando as costas próximas ao chão e somente os calcanhares tocando o solo. Utilize uma pegada supinada, empunhado a barra na largura dos ombros.

MOVIMENTO
Eleve o corpo na direção da barra, aproximando o rosto dela. Lentamente, abaixe o corpo de volta à posição inicial. Faça quantas repetições conseguir até alcançar a fadiga muscular. Então, imediatamente erga a barra em uma posição e continue fazendo as roscas. Cada vez que a fadiga for alcançada, mova a barra em uma posição, até que se atinja o ponto mais alto. Cada vez que a barra é elevada, a resistência oferecida pelo corpo é reduzida, fazendo com que seja mais fácil prosseguir na série. Na verdade, essa é uma longa e extensa série. O movimento diferenciado do exercício irá estimular as fibras musculares que provavelmente estavam sendo ignoradas e também proporcionará uma alta carga na fase negativa da repetição (sobretudo nas posições mais baixas), a fim de promover um grande dano muscular que servirá de estímulo para o crescimento muscular.

ROSCA DIRETA NO TRX

INÍCIO

Ajuste as pegadas do TRX em uma altura que diminua o peso corporal o suficiente para permitir a execução deste exercício. Segure as pegadas com uma pegada supinada e comece o movimento com apenas os calcanhares tocando o chão e os braços sustentando o peso corporal.

MOVIMENTO

Tentando manter os braços o mais estáveis possível, mova os antebraços na direção da cabeça, elevando o corpo através das pegadas. Lentamente, abaixe o corpo até que os braços voltem a ficar totalmente estendidos como na posição inicial.

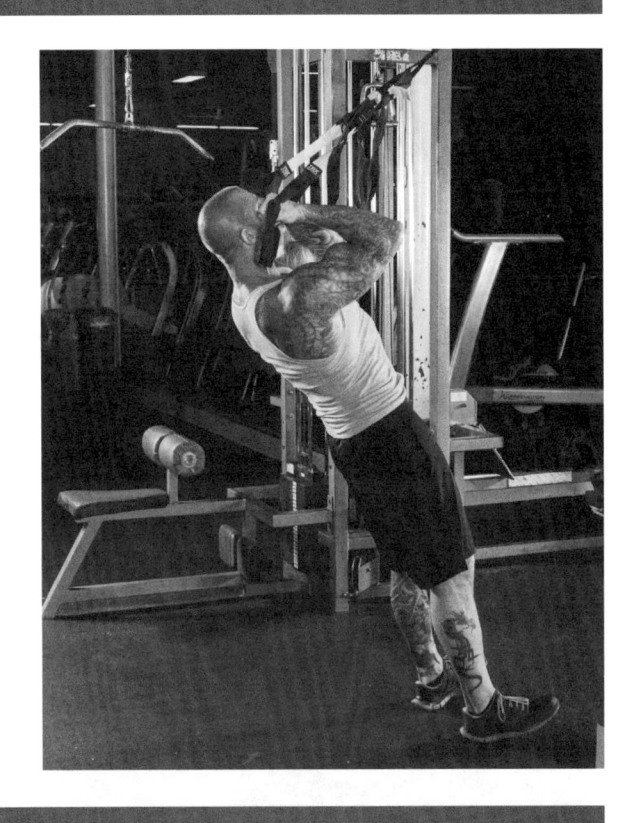

ROSCA NEUTRA COM HALTERES

INÍCIO

Com os joelhos levemente flexionados e os pés afastados na mesma largura dos quadris, segure um par de halteres com uma pegada neutra e deixe-os suspensos ao lado das coxas.

MOVIMENTO

Em um movimento arqueado, levante os halteres lentamente, em direção aos ombros, mantendo a pegada neutra. Pare no fim do movimento e abaixe lentamente os pesos de volta à posição inicial.

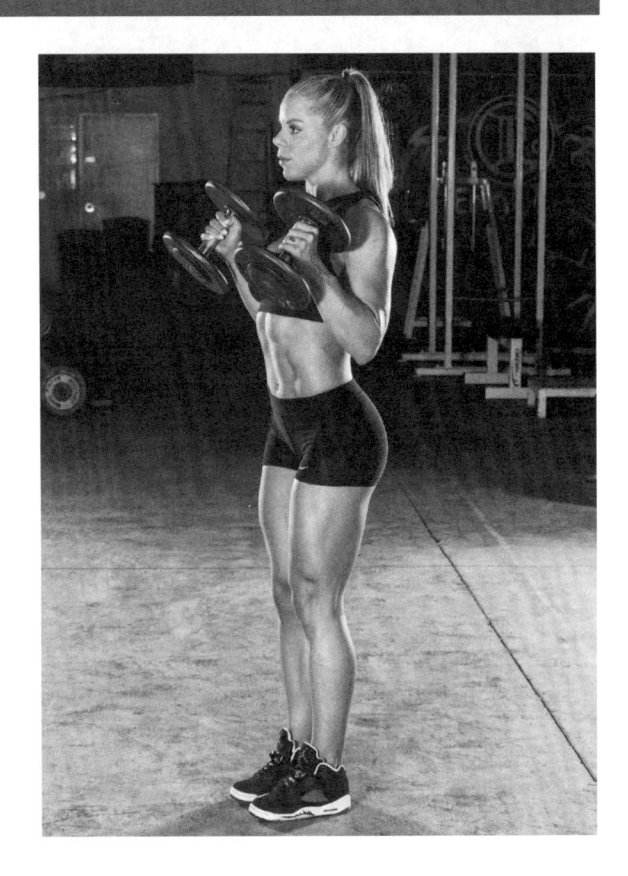

ROSCA NEUTRA ALTERNADA, COM HALTERES

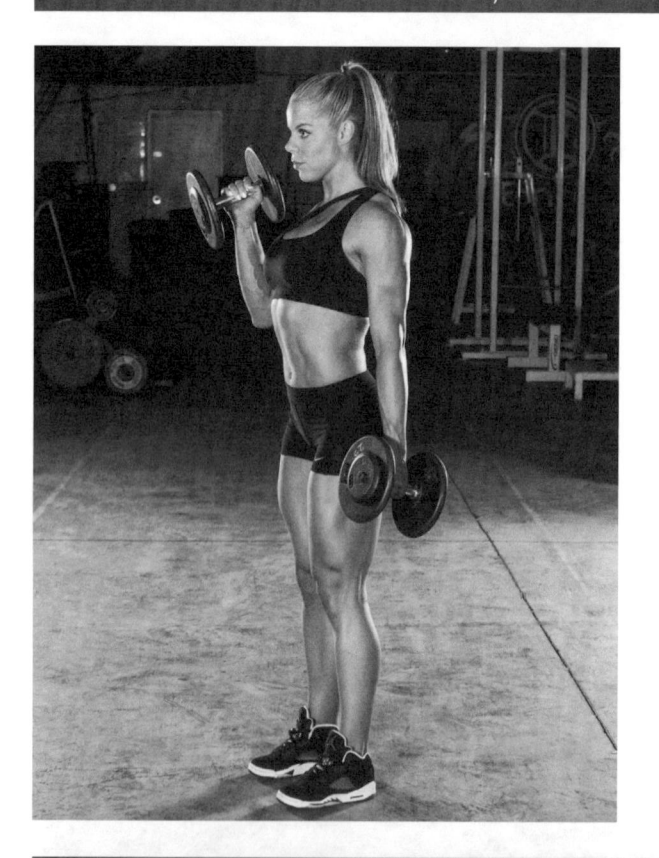

INÍCIO

Com os joelhos levemente flexionados e os pés na mesma largura dos quadris, segure um par de halteres com uma pegada neutra e deixe-os suspensos ao lado das coxas.

MOVIMENTO

Em um movimento arqueado, levante o braço esquerdo lentamente em direção ao ombro, mantendo a pegada neutra. Pare no fim do movimento e abaixe o peso lentamente de forma inversa. Faça o mesmo com o braço direito. Um movimento com ambos os braços equivale a uma repetição.

ROSCA NEUTRA COM HALTERES, SENTADO

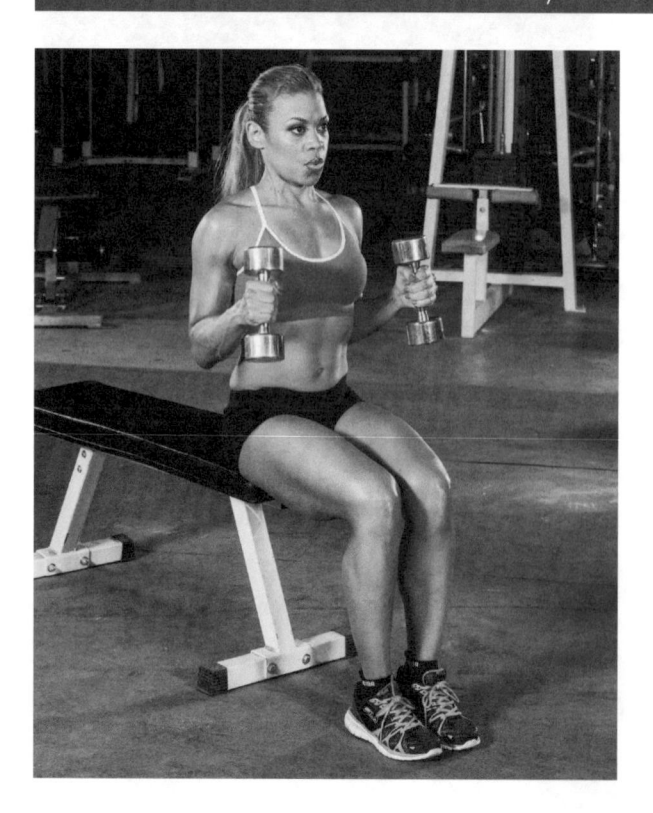

INÍCIO

Sente na extremidade de um banco horizontal ou em um banco com encosto reto, mantendo os pés firmemente apoiados no chão. Segure um par de halteres com uma pegada neutra e deixe-os suspensos ao lado do banco.

MOVIMENTO

Em um movimento arqueado, levante os halteres devagar em direção aos ombros, mantendo a pegada neutra. Pare no fim do movimento e abaixe os pesos lentamente de forma inversa.

Lembrete: este exercício também pode ser realizado sentado.

ROSCA NEUTRA COM CORDA, NA POLIA BAIXA

INÍCIO

Com uma pegada neutra, segure uma corda conectada à polia baixa. Deixe os joelhos levemente flexionados e os pés afastados na mesma largura dos ombros.

MOVIMENTO

Flexione os cotovelos, mantendo os braços parados ao lado do corpo conforme executa o exercício. Leve as mãos em direção aos ombros (o mais perto que conseguir, sem mover os cotovelos para a frente) e pare por um segundo no fim do movimento. Abaixe a corda de volta à posição inicial.

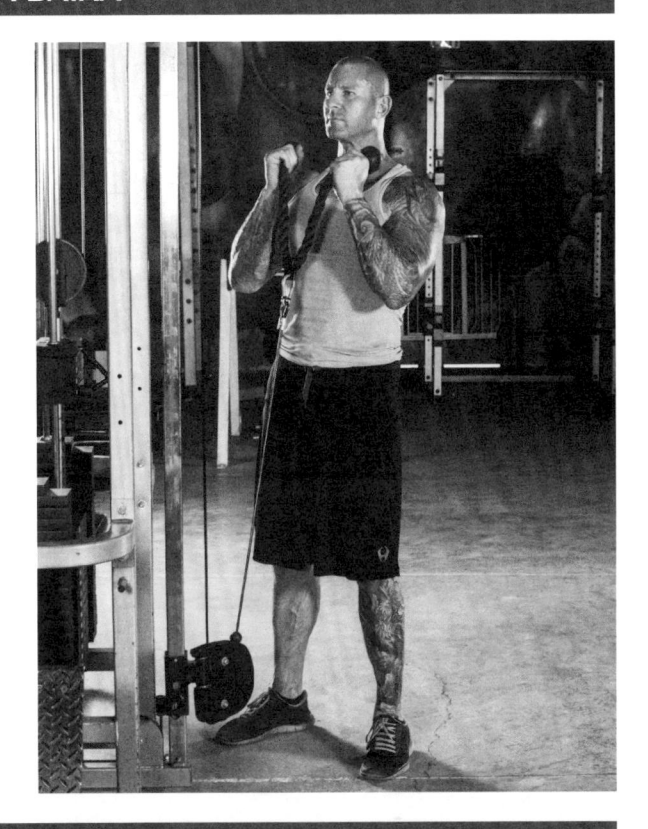

ROSCA INVERTIDA COM BARRA

INÍCIO

Com os joelhos levemente flexionados e os pés distanciados na mesma largura dos quadris, segure uma barra com as mãos afastadas na mesma largura dos ombros com uma pegada pronada. Deixe a barra encostada nas coxas e mantenha os abdominais contraídos e os cotovelos imóveis.

MOVIMENTO

Sem oscilar o corpo e realizando um movimento arqueado, levante a barra lentamente em direção aos ombros. Pare no fim do movimento e abaixe-a lentamente de volta à posição inicial.

Lembrete: este exercício pode ser realizado com uma barra W.

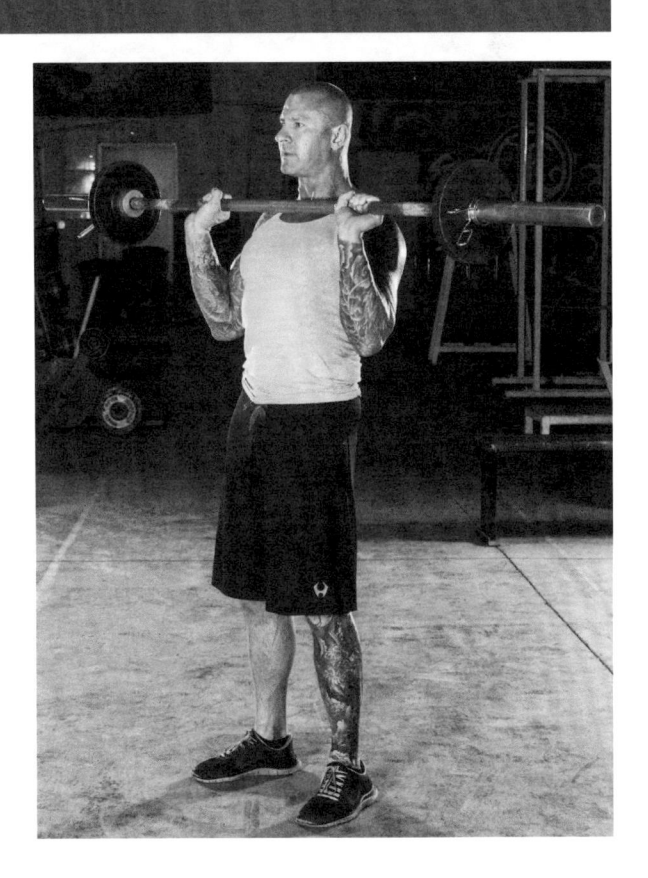

ROSCA INVERTIDA NA POLIA BAIXA

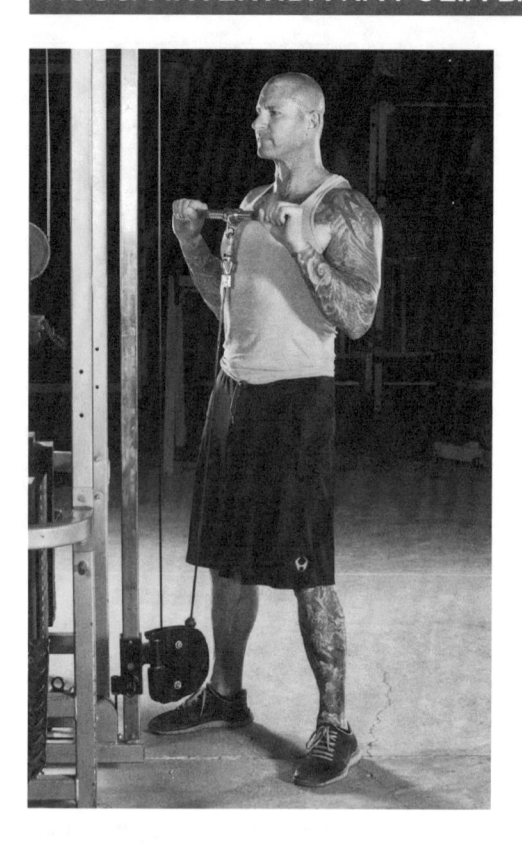

INÍCIO

Fique em pé diante de uma polia baixa, mantendo os joelhos levemente flexionados e os pés afastados na mesma largura dos quadris. Com uma pegada pronada, segure uma barra curta conectada à polia diante das coxas e dê um passo para longe do dispositivo, a fim de evitar que os pesos toquem a coluna de baixo.

MOVIMENTO

Em um movimento arqueado, leve a barra em direção aos ombros. Pare no fim do movimento e, lentamente, abaixe-a de volta à posição inicial.

Lembrete: este exercício pode ser realizado com uma barra W curta.

CAPÍTULO 20

Antebraços

Este capítulo contém informações detalhadas dos principais exercícios que enfatizam os músculos do antebraço, incluindo os flexores e os extensores do punho. Os flexores do punho são localizados na frente do antebraço, e os extensores, na parte de trás. Observe, na figura a seguir, a localização de cada grupo muscular. Os exercícios de antebraço são divididos em roscas punho, roscas punho invertidas* e exercícios de preensão. Independentemente do exercício utilizado na sessão de treino, ele pode ser substituído por outro do mesmo tipo.

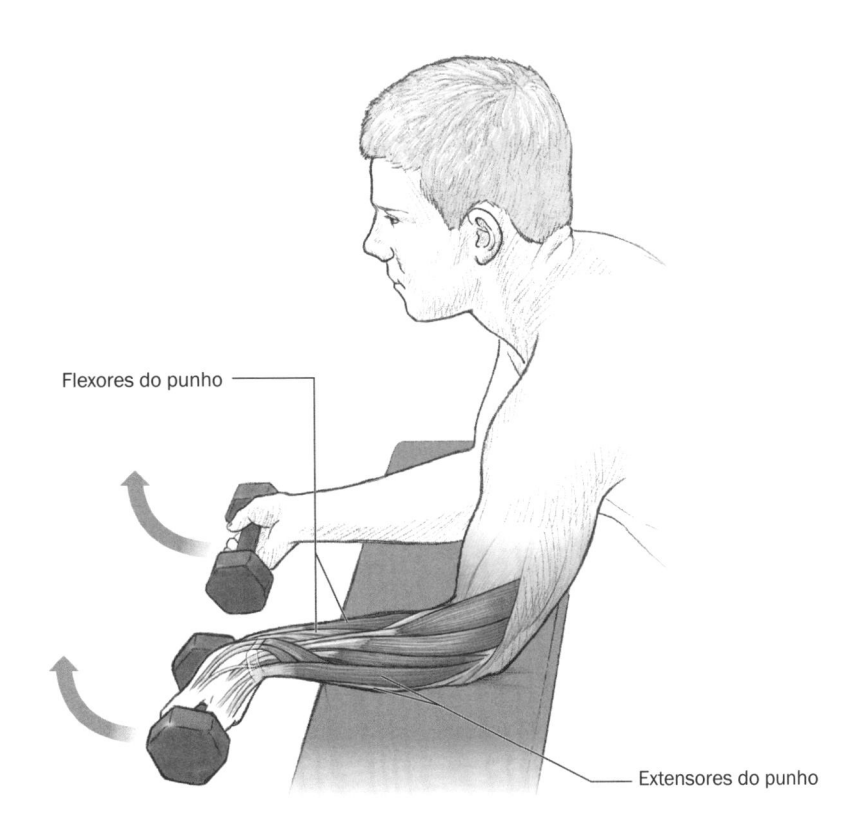

Flexores do punho

Extensores do punho

---

* N. de R. T.: O exercício rosca punho refere-se ao movimento em que é realizada a flexão do punho, enquanto o exercício rosca punho invertida se refere à ação em que se realiza a extensão do punho.

Roscas punho

Rosca punho com barra	438
Rosca punho com haltere	439
Rosca punho por trás das costas, em pé	439

Roscas punho invertidas

Rosca punho invertida com barra	440
Rosca punho invertida com haltere	440
Rosca punho invertida, em pé	441
Enrolador para punho	441

Exercícios de preensão

Preensão com anilhas	442
Suspensão do gorila	442
Caminhada de agricultor	443
Hand gripper	443

ROSCA PUNHO COM BARRA

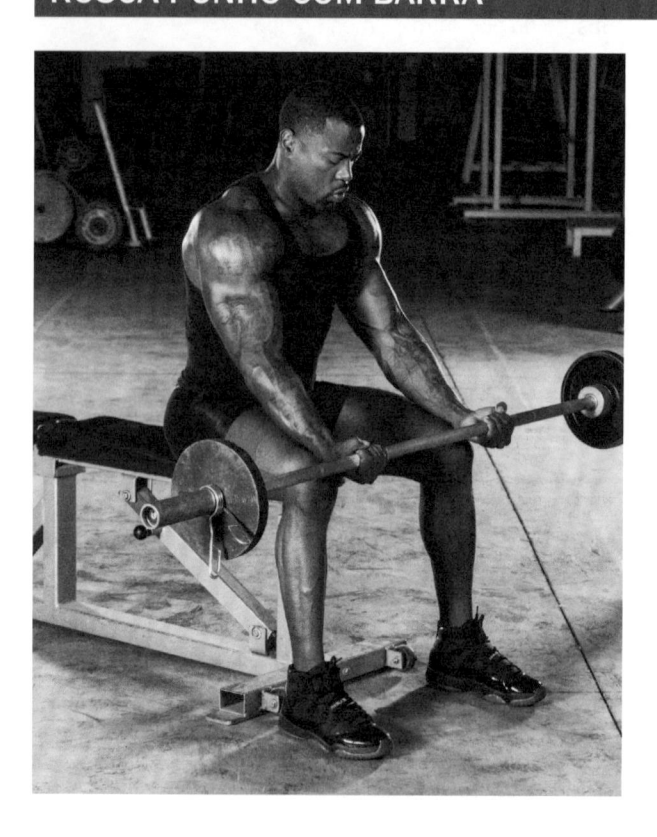

INÍCIO

Sente na extremidade de um banco horizontal, mantendo as pernas à frente e os pés apoiados no chão e afastados na mesma largura dos quadris. Segurando uma barra com uma pegada supinada na mesma largura dos ombros, apoie os antebraços na parte de cima das coxas, de forma que as mãos e os punhos fiquem suspensos além da linha dos joelhos. Estenda os punhos com as mãos suspensas, formando um ângulo de aproximadamente 90°. A barra deve ser sustentada apenas pelos dedos.

MOVIMENTO

Erga o peso, começando o movimento com os dedos e, então, passando para os punhos, permitindo que estes fiquem fletidos e que as mãos passem o máximo possível de uma linha paralela ao chão. Mantenha essa posição por um segundo, contraindo vigorosamente os músculos do antebraço. Então, retorne a barra lentamente à posição inicial, de forma inversa.

ROSCA PUNHO COM HALTERE

INÍCIO

Sente na extremidade de um banco horizontal com as pernas à frente e os pés apoiados no chão e afastados na mesma largura dos quadris. Segurando um haltere com a mão direita, com uma pegada supinada na mesma largura dos ombros, apoie o antebraço esquerdo na parte de cima da coxa esquerda, de forma que a mão e o punho fiquem suspensos além da linha do joelho. Estenda o punho com a mão suspensa, formando um ângulo de aproximadamente 90°. O haltere deve ser sustentado apenas pelos dedos.

MOVIMENTO

Erga o peso, começando o movimento com os dedos e, então, passando o punho, permitindo que este fique fletido e a mão passe o máximo possível de uma linha paralela ao chão. Mantenha essa posição por um segundo, contraindo vigorosamente os músculos do antebraço. Então, retorne o haltere devagar até a posição inicial, de forma inversa. Complete o número de repetições desejado e, depois, realize o exercício com o braço esquerdo.

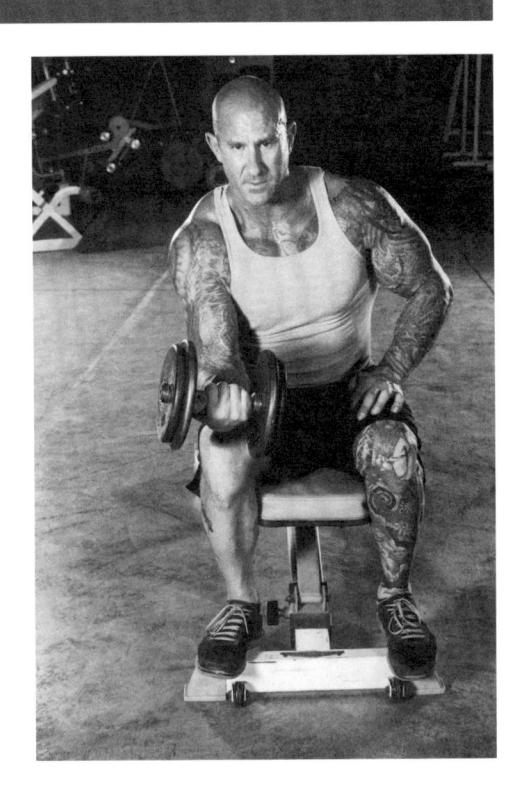

ROSCA PUNHO POR TRÁS DAS COSTAS, EM PÉ

INÍCIO

Fique em pé, segurando uma barra atrás das coxas, com uma pegada pronada. Tanto as mãos quanto os pés devem permanecer afastados na mesma largura dos ombros. A barra deve ser sustentada apenas pelos dedos.

MOVIMENTO

Erga o peso, começando o movimento com os dedos e, então, passando os punhos, permitindo que estes fiquem fletidos e que as mãos passem o máximo possível de uma linha paralela ao chão. Mantenha essa posição por um segundo, contraindo vigorosamente os músculos do antebraço. Então, retorne a barra devagar até a posição inicial, de forma inversa.

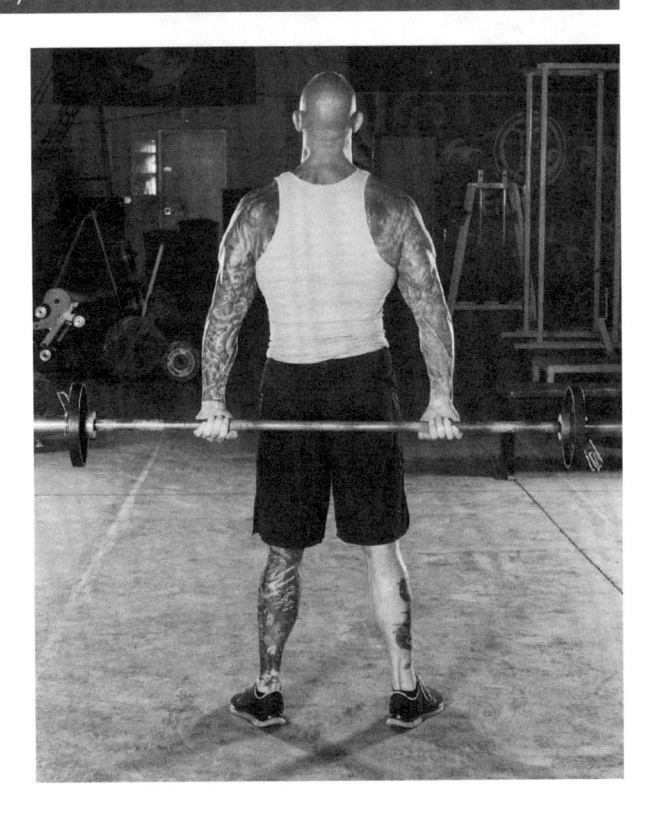

ROSCA PUNHO INVERTIDA COM BARRA

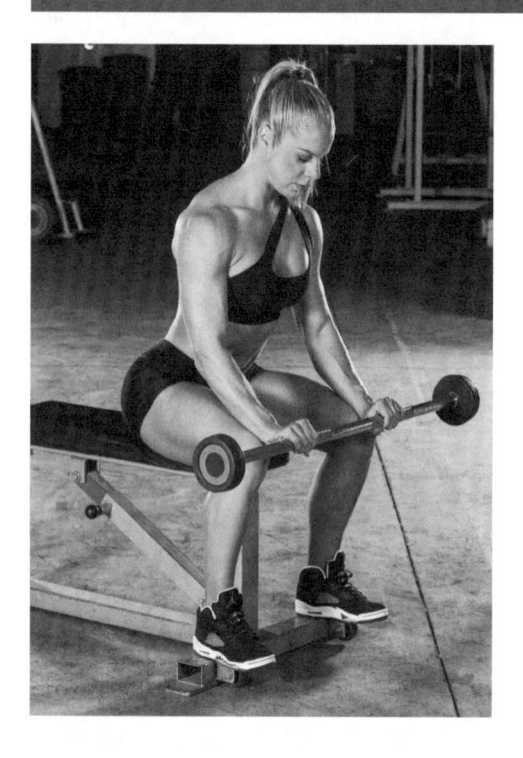

INÍCIO

Sente na extremidade de um banco horizontal com as pernas à frente e os pés apoiados no chão e afastados na mesma largura dos quadris. Segurando uma barra com uma pegada pronada na mesma largura dos ombros, apoie os antebraços na parte de cima das coxas, de forma que as mãos e os punhos fiquem suspensos além da linha dos joelhos. Flexione os punhos com as mãos suspensas, formando um ângulo de aproximadamente 90°.

MOVIMENTO

Estenda os punhos para erguer o peso o máximo que conseguir. Mantenha essa posição por um segundo, contraindo vigorosamente os músculos do antebraço. Então, retorne a barra devagar até a posição inicial.

ROSCA PUNHO INVERTIDA COM HALTERE

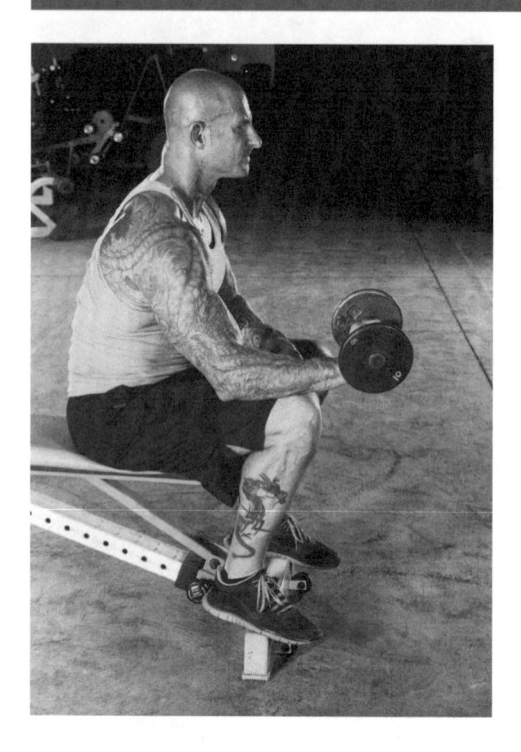

INÍCIO

Sente na extremidade de um banco horizontal, com as pernas à frente e os pés apoiados no chão e afastados na mesma largura dos quadris. Segurando um haltere com a mão direita, com uma pegada pronada na mesma largura dos ombros, apoie o antebraço esquerdo na parte de cima da coxa esquerda, de forma que a mão e o punho fiquem suspensos além da linha do joelho. Estenda o punho com a mão suspensa, formando um ângulo de aproximadamente 90°.

MOVIMENTO

Estenda os punhos para erguer o peso o máximo que conseguir. Mantenha essa posição por um segundo, contraindo vigorosamente os músculos do antebraço. Então, retorne a barra devagar até a posição inicial. Complete o número de repetições desejado e, depois, realize o exercício com o braço esquerdo.

ROSCA PUNHO INVERTIDA, EM PÉ

INÍCIO

Em pé, segure uma barra utilizando uma pegada pronada, posicionando-a cerca de 4 a 6 polegadas (10 a 15 cm) à frente das coxas. Tanto as mãos quanto os pés devem estar afastados em uma largura igual à dos ombros.

MOVIMENTO

Estenda os punhos para levantar o peso o mais alto que conseguir. Mantenha essa posição por um segundo, contraindo vigorosamente os músculos do antebraço. Então, retorne a barra devagar até a posição inicial.

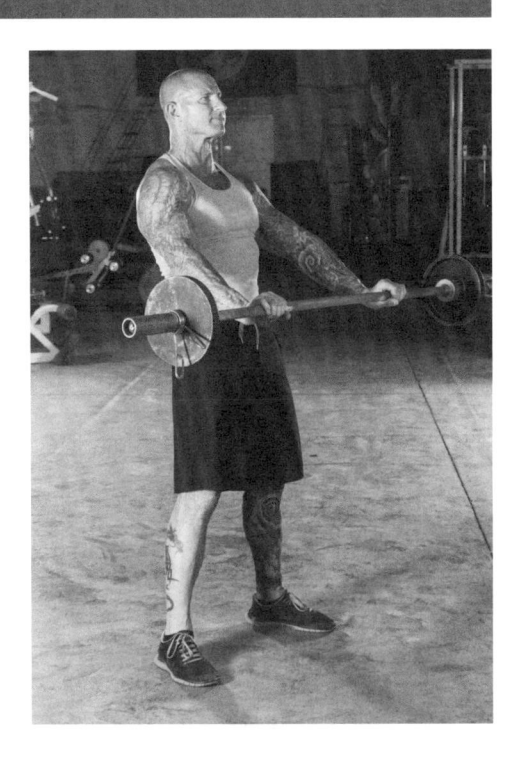

ENROLADOR PARA PUNHO

INÍCIO

Segure o enrolador para punho na sua frente mantendo os braços estendidos aproximadamente na altura dos ombros e o peso nele acoplado encostado no chão.

MOVIMENTO

Para trabalhar os extensores do punho na parte de trás do antebraço, gire cada punho para cima sucessivamente, da esquerda para a direita, até que o peso suba e atinja a barra do enrolador. Então, lentamente, abaixe o peso, resistindo à flexão dos punhos da mesma forma que na subida. Quando o peso chegar ao chão, inverta o movimento e continue até alcançar a fadiga muscular. Quando você conseguir erguer e abaixar o peso de 6 a 8 vezes, considere aumentar a carga. Esse exercício utiliza somente contrações concêntricas durante a subida e somente contrações excêntricas durante a descida. Você também pode trabalhar os flexores do punho, na parte da frente do antebraço, flexionando os punhos durante a subida em vez de estendê-los. Alguns enroladores são elaborados para ficarem sobre as barras de segurança do *power rack*. Assim, você não precisa sustentar o peso com os ombros, podendo focar melhor nos antebraços.

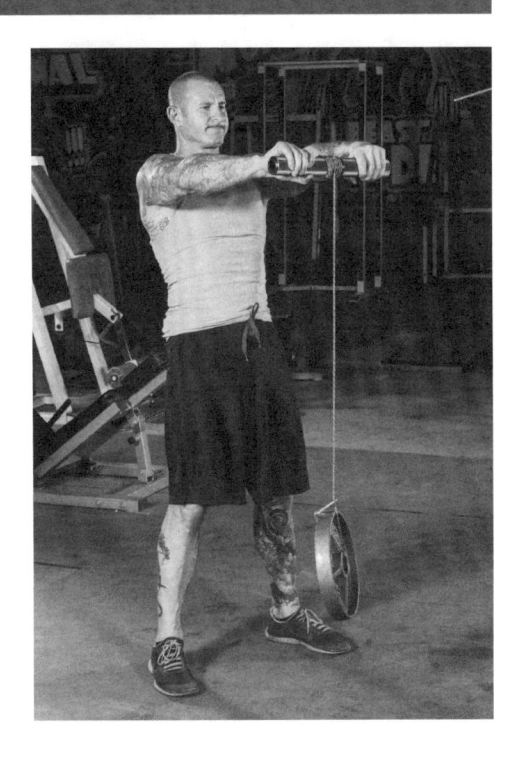

PREENSÃO COM ANILHAS

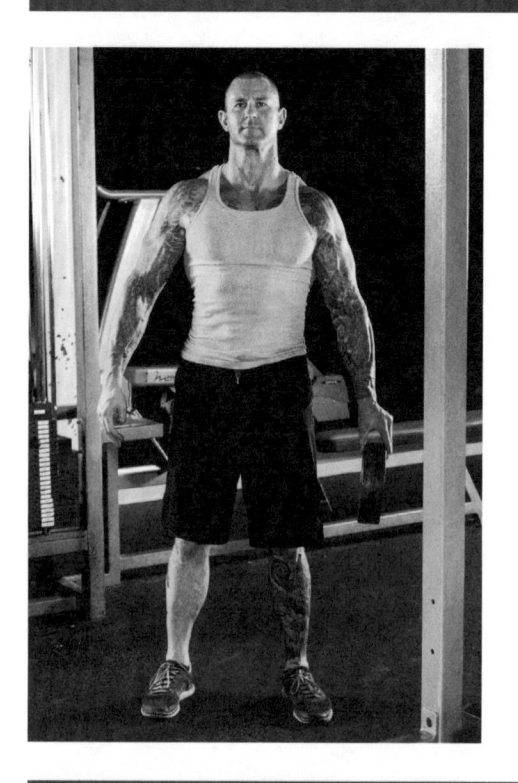

INÍCIO
Pegue duas anilhas de mesmo tamanho e coloque-as juntas, uma ao lado da outra, ao lado do pé esquerdo. Mantenha-as unidas com a mão esquerda, colocando o polegar em um lado e os demais dedos no outro.

MOVIMENTO
Pegue as anilhas e segure-as ao lado da coxa esquerda, em um movimento semelhante ao do levantamento-terra unilateral. Permaneça nessa posição por vários segundos e coloque as anilhas no chão, sem soltá-las. Faça isso até serem realizadas todas as repetições desejadas. Execute o exercício com a mão direita.

SUSPENSÃO DO GORILA

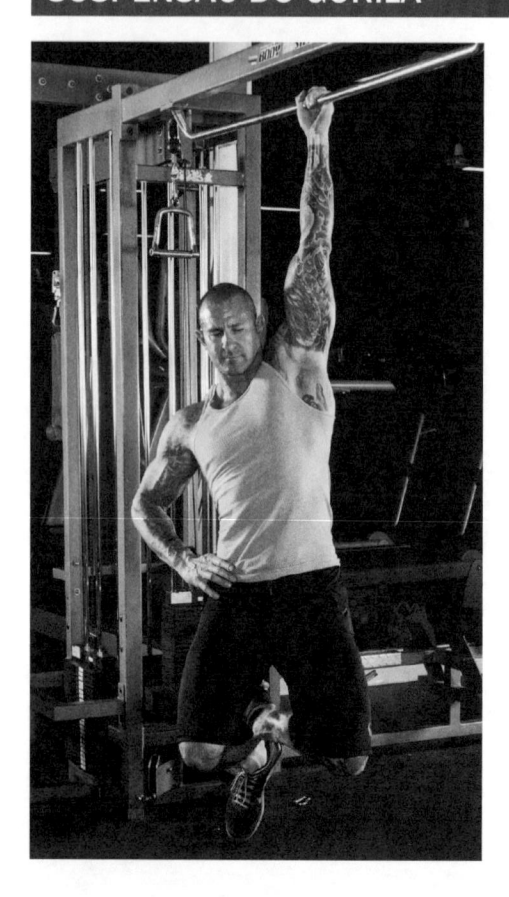

INÍCIO
Segure em uma barra para flexões utilizando apenas a mão esquerda.

MOVIMENTO
Levante os pés do chão e fique suspenso pela mão esquerda o maior tempo possível. Repita o exercício com a mão direita.

CAMINHADA DE AGRICULTOR

INÍCIO
Usando uma pegada neutra, segure dois halteres pesados.

MOVIMENTO
Segurando os halteres, caminhe para a frente e para trás, cruzando a sala o maior número de vezes que conseguir.

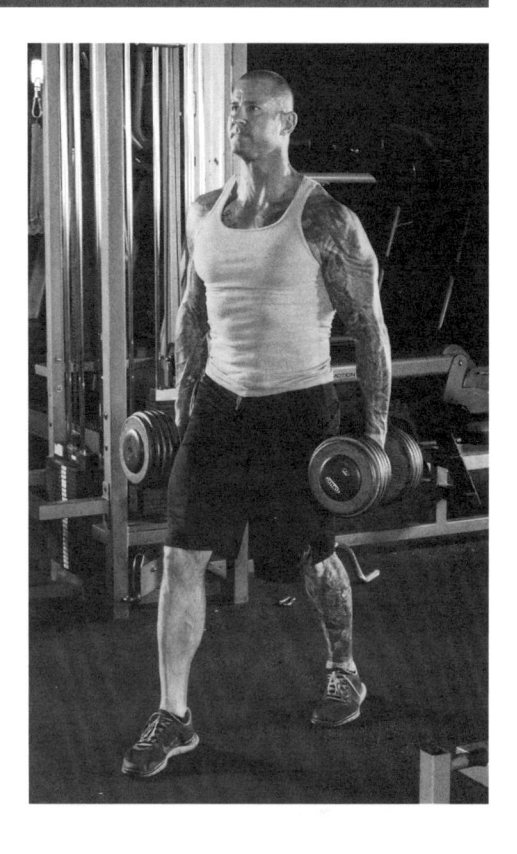

HAND GRIPPER

INÍCIO
Segure um *hand gripper* na mão, mantendo o braço encostado ao lado do corpo e o cotovelo flexionado em 90°, de forma que o antebraço fique paralelo ao chão e posicionado à sua frente.

MOVIMENTO
Comece o exercício com o *gripper* totalmente aberto e, então, aperte-o da forma mais explosiva possível. Tente fazer com que as partes de baixo das pegadas se encostem quando alcançarem a posição mais fechada. Mantenha essa posição por 1 ou 2 segundos e, lentamente, abra o *gripper* mais uma vez. Quando todas as repetições forem completadas com uma mão, faça-as com a outra.

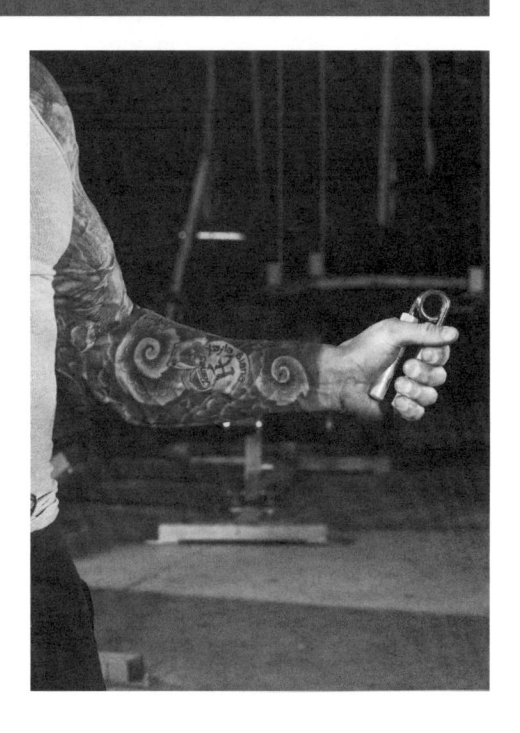

CAPÍTULO 21

Quadríceps

Este capítulo contém informações detalhadas dos principais exercícios que enfatizam os músculos do quadríceps – vasto lateral, vasto medial, vasto intermédio e reto femoral. Observe, na figura a seguir, a localização de cada um deles. Esses exercícios são divididos em agachamentos; *leg press* e agachamentos na máquina; passadas e *steps*; e extensões de joelhos. Independentemente do exercício utilizado na sessão de treino, ele pode ser substituído por outro do mesmo tipo. Embora os agachamentos, as passadas e os *steps* envolvam o quadríceps, os isquiotibiais e os glúteos (assim como os músculos adutores do quadril, localizados na parte interna da coxa), tais movimentos foram categorizados como voltados para o quadríceps por uma questão de simplicidade.

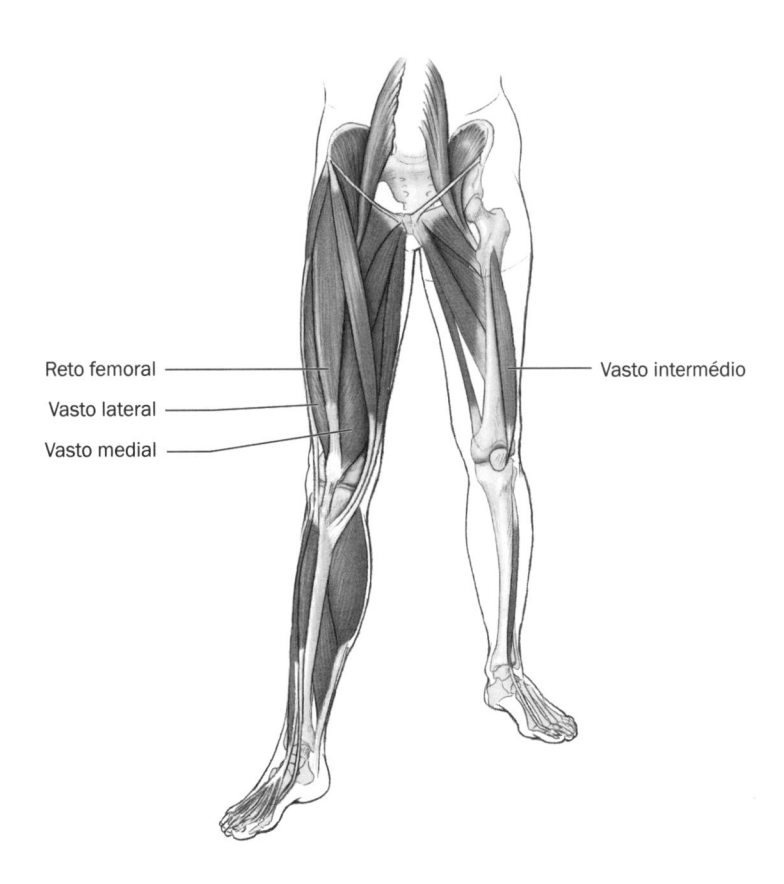

Agachamentos

Agachamento com barra	446
Agachamento com a barra pela frente	447
Agachamento com caixa ou banco	447
Agachamento *sissy*	448
Agachamento no multiforça	448
Agachamento com halteres	449
Agachamento com halteres pela frente	449
Agachamento unilateral	450
Salto com contramovimento	450
Agachamento com barra posicionada posteriormente	451
Agachamento Jefferson	451
Agachamento Zercher	452
Agachamento com barra e banda elástica	452
Agachamento com banda elástica	453

Leg press e agachamentos na máquina

Leg press	453
Leg press unilateral	454
Leg press horizontal	454
Agachamento no *hack*	455

Passadas e *steps*

Passada à frente	455
Passada, caminhando	456
Passada a fundo	456
Passada lateral	457
Agachamento dividido	457
Step-up	458
Step em diagonal	458

Extensões de joelhos

Extensão de joelhos	459
Extensão de joelhos com cabo	459

AGACHAMENTO COM BARRA

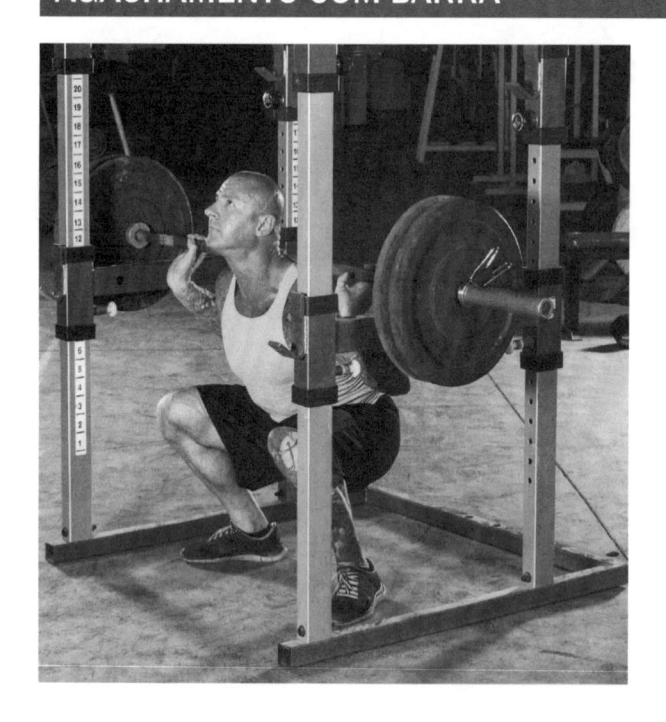

INÍCIO

Posicione-se em pé com uma barra apoiada nos ombros e no trapézio. As mãos e os pés devem estar afastados na mesma largura dos ombros. Mantenha a curvatura normal* da coluna lombar e a cabeça direcionada para a frente.

MOVIMENTO

Flexione os joelhos e os quadris, movendo os glúteos para trás, a fim de abaixar-se. Quando as coxas estiverem paralelas ao chão, inverta a direção vigorosamente, erguendo-se, com a ajuda dos calcanhares, até atingir a posição em pé.

Lembrete: para uma descrição detalhada da utilização do agachamento para força máxima, ver Capítulo 8.

---

* N. de R. T.: O autor refere-se à curvatura fisiológica da coluna lombar.

AGACHAMENTO COM A BARRA PELA FRENTE

INÍCIO

Fique em pé, com uma barra apoiada nos ombros e na parte superior do peito. Então, segure-a com a pegada de estilo olímpico ou com a pegada cruzada (como na imagem). As mãos e os pés devem estar afastados na mesma largura dos ombros. Mantenha a curvatura normal da coluna lombar e a cabeça direcionada para a frente.

MOVIMENTO

Fazendo um agachamento básico, flexione os joelhos e os quadris, movendo os glúteos para trás, a fim de abaixar-se. Quando as coxas estiverem paralelas ao chão, estenda os joelhos vigorosamente, erguendo-se até atingir a posição inicial.

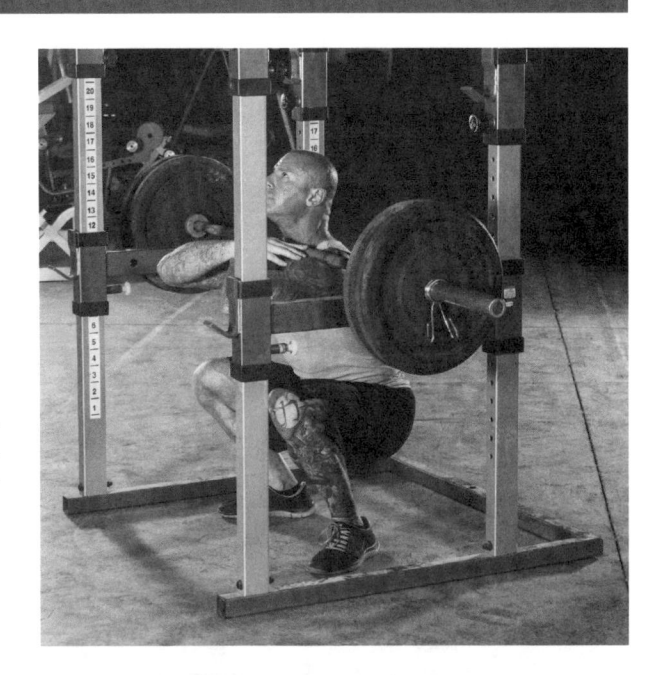

AGACHAMENTO COM CAIXA OU BANCO

INÍCIO

Coloque uma caixa ou um banco atrás do corpo, posicionando-os em um *power rack* ou em um suporte para agachamento. A caixa ou o banco deverão ter uma altura semelhante à dos joelhos. Desengate a barra e mova-se para trás, de forma a ficar a algumas polegadas na frente da caixa ou do banco.

MOVIMENTO

Agache para trás e para baixo até que os glúteos toquem a caixa e, em seguida, execute um movimento explosivo para cima com a ajuda dos calcanhares, até atingir a posição em pé. Não caia ou sente-se totalmente na caixa. O objetivo é agachar-se lentamente e de forma gradual, e, então, realizar um movimento explosivo para cima. Este é um excelente exercício para aprender como agachar porque reforça a fase do agachamento em que se senta para trás. É, também, ótimo para aumentar a potência no movimento, o que pode levar à realização de agachamentos mais pesados.

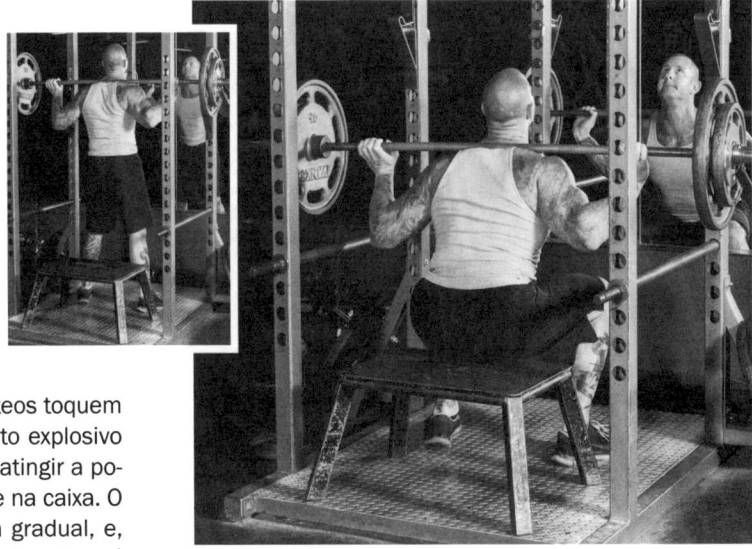

AGACHAMENTO SISSY

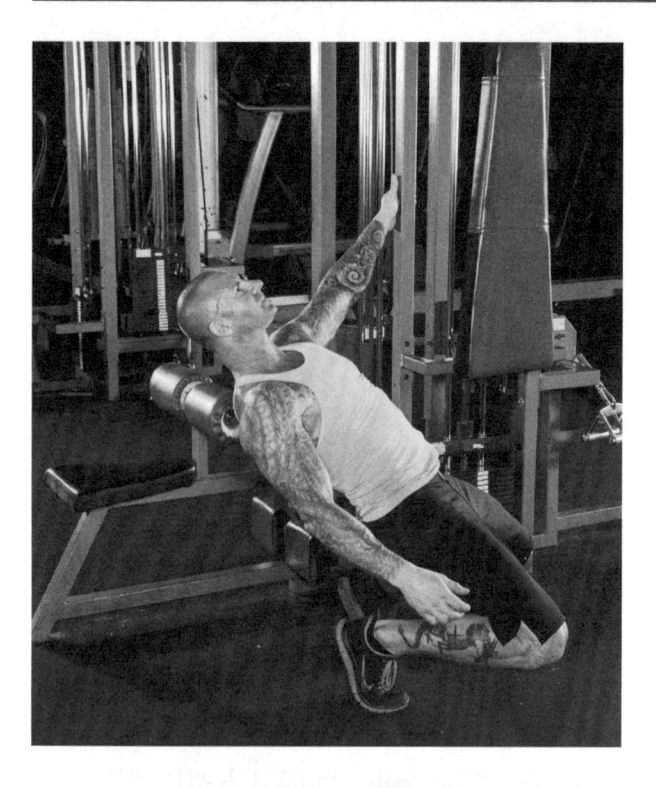

INÍCIO
Fique em pé, com os pés na mesma largura dos quadris ou dos ombros, e segure-se em algo robusto, que seja capaz de sustentá-lo.

MOVIMENTO
Apoie-se nos dedos dos pés e incline-se para trás. Desça lentamente, permitindo que os joelhos se projetem para a frente dos dedos dos pés. Faça isso da forma mais lenta possível e, então, retorne para cima. A melhor maneira de se ter certeza de que o exercício está sendo executado corretamente é tentando manter os quadris e as costas retas. Aja como se estivesse ajoelhando no chão, mas sem movimentar a parte superior do corpo. A única região do corpo que se move é a parte inferior da perna. Para acrescentar resistência, segure uma anilha no peito com o braço que não está sustentando o corpo.

AGACHAMENTO NO MULTIFORÇA

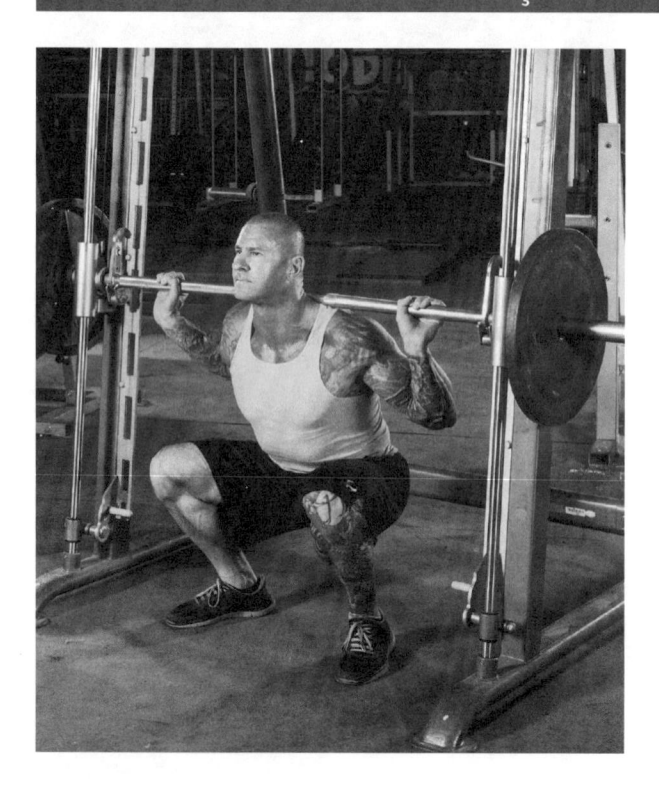

INÍCIO
Fique em pé em um equipamento multiforça, mantendo a barra apoiada nos ombros e no trapézio. Com uma pegada pronada lateralmente aos ombros, gire a barra para desengatá-la.

MOVIMENTO
Com o peito elevado, a cabeça para a frente e as costas levemente arqueadas, flexione os joelhos e os quadris – como se fosse sentar em uma cadeira – até que as coxas fiquem paralelas ao chão. Inverta a direção com a ajuda dos calcanhares e empurre os quadris para a frente, a fim de retornar à posição inicial.

Lembrete: este exercício também pode ser realizado com a barra pela frente.

AGACHAMENTO COM HALTERES

INÍCIO

Em pé, segure dois halteres ao lado do corpo, com uma pegada neutra distanciada próxima à largura dos ombros. Mantenha a curvatura normal da coluna lombar e a cabeça direcionada para a frente.

MOVIMENTO

Flexione os joelhos e os quadris, movendo os glúteos para trás, a fim de abaixar-se. Quando as coxas estiverem paralelas ao chão, inverta a direção vigorosamente, erguendo-se com a ajuda dos calcanhares, até atingir a posição inicial.

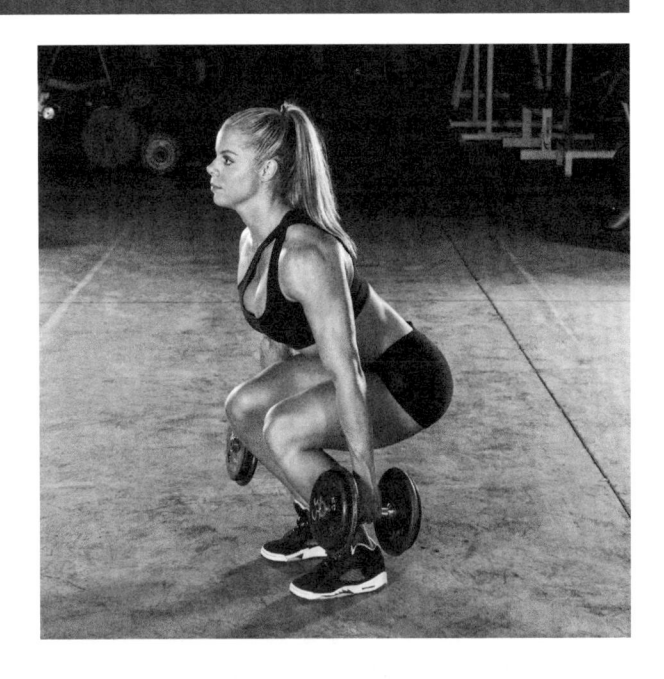

AGACHAMENTO COM HALTERES PELA FRENTE

INÍCIO

Em pé, com os pés afastados na largura dos ombros, mova os halteres para cima e deixe suas extremidades apoiadas nos ombros. Faça a mesma pegada utilizada no exercício *clean* com halteres.

MOVIMENTO

Mantendo o tronco o mais elevado possível, agache até as coxas ficarem em uma linha paralela ao chão ou abaixo. Então, com o auxílio dos calcanhares, realize um movimento explosivo de volta.

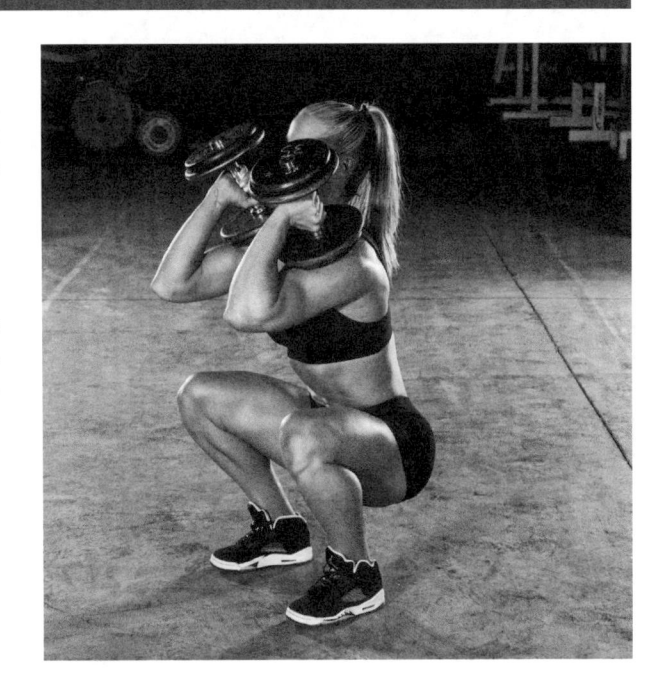

AGACHAMENTO UNILATERAL

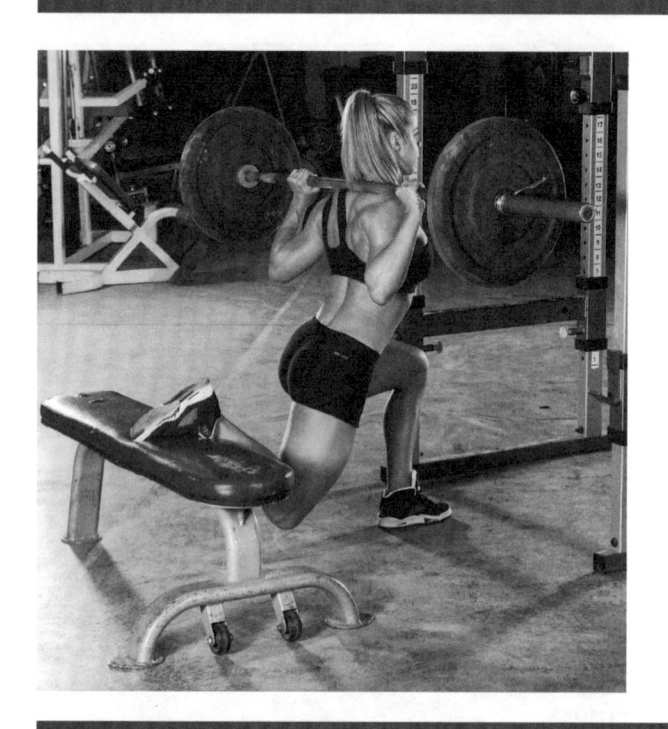

INÍCIO

Fique em pé, com uma barra apoiada nos ombros e no trapézio, mantendo-a nessa posição com uma pegada na largura dos ombros. Apoie a parte de cima do pé direito em um banco horizontal, posicionando-o entre 50 cm e 1 m atrás de você. Mantenha a curvatura normal da coluna lombar e a cabeça direcionada para a frente.

MOVIMENTO

Flexione o joelho e o quadril esquerdos, a fim de abaixar o corpo até a coxa esquerda ficar paralela ao chão. Inverta a direção vigorosamente, erguendo-se, com a ajuda do calcanhar esquerdo, até atingir a posição inicial. Faça o número de repetições desejado e, então, realize o exercício com a perna direita.

Lembrete: este exercício pode ser realizado com halteres.

SALTO COM CONTRAMOVIMENTO

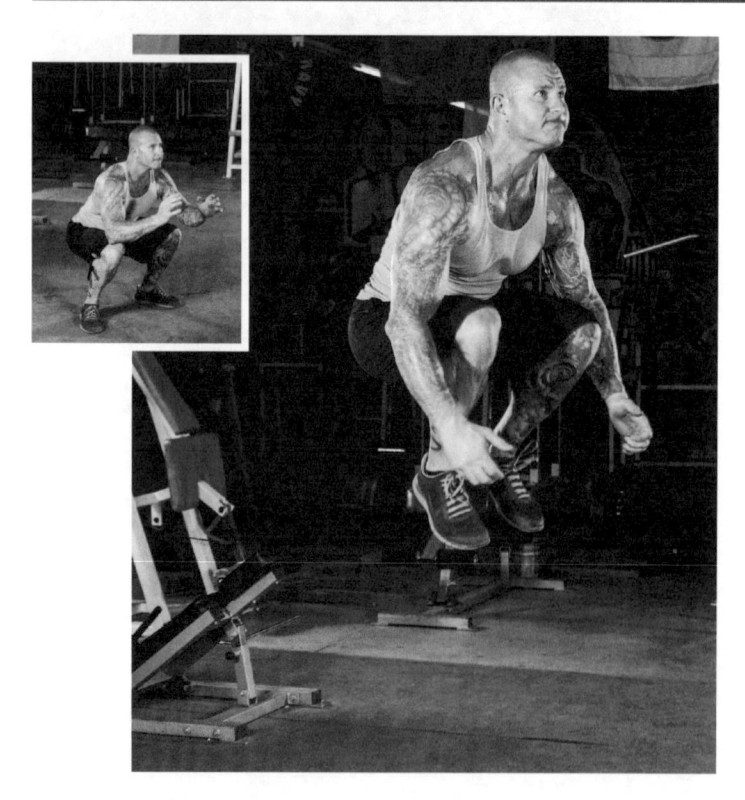

INÍCIO

Fique em pé, mantendo os pés afastados na mesma largura dos ombros e os joelhos levemente flexionados.

MOVIMENTO

Rapidamente, flexione os joelhos e os quadris e mova os glúteos para trás, a fim de abaixar-se como no agachamento. Quando as coxas ficarem paralelas ao chão, inverta o movimento da forma mais veloz e explosiva possível com o auxílio dos calcanhares e da ponta dos pés, elevando o corpo do chão o mais alto que puder. Aterrise com o amortecimento proporcionado pelos joelhos e, em seguida, abaixe-se para uma nova repetição.

Lembrete: pesquisas mostram que fazer este exercício somente com o peso do corpo, sem adição de sobrecarga externa, produz uma quantidade maior de potência.

AGACHAMENTO COM BARRA POSICIONADA POSTERIORMENTE

INÍCIO

Fique em pé, com os pés afastados na largura dos ombros. Usando uma pegada na mesma largura, segure uma barra atrás das coxas. Mantenha a curvatura normal da coluna lombar e a cabeça direcionada para a frente.

MOVIMENTO

Flexione os joelhos e os quadris, movendo os glúteos para trás, a fim de abaixar-se. Quando as coxas estiverem paralelas ao chão ou quando a barra tocá-lo, inverta a direção vigorosamente, erguendo-se, com a ajuda dos calcanhares, até atingir a posição inicial.

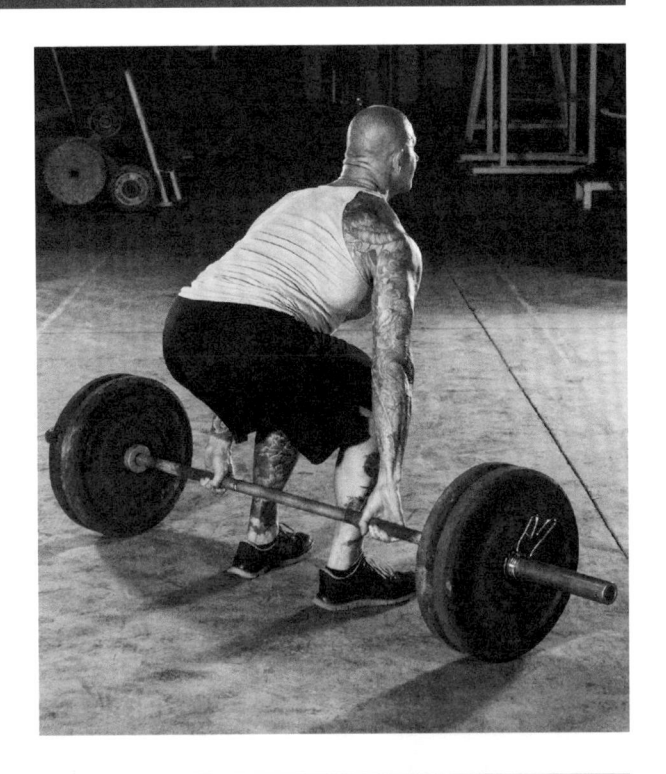

AGACHAMENTO JEFFERSON

INÍCIO

Com as pernas afastadas, passe uma barra com anilhas longitudinalmente entre elas, posicionando-a no chão. Agache-se para pegá-la, segurando-a com uma das mãos na frente do corpo e a outra atrás. Segure-a com uma pegada maior que a largura dos ombros.

MOVIMENTO

Abaixe-se e flexione os joelhos e os quadris, levando os glúteos para trás. Quando as coxas estiverem paralelas ao chão ou quando a barra tocá-lo, inverta a direção vigorosamente, erguendo-se, com a ajuda dos calcanhares, até atingir a posição em pé.

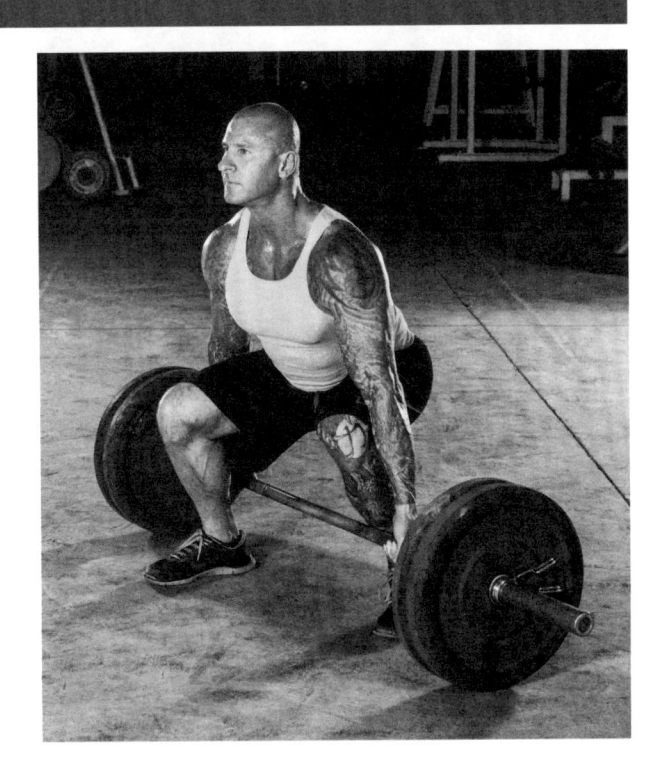

AGACHAMENTO ZERCHER

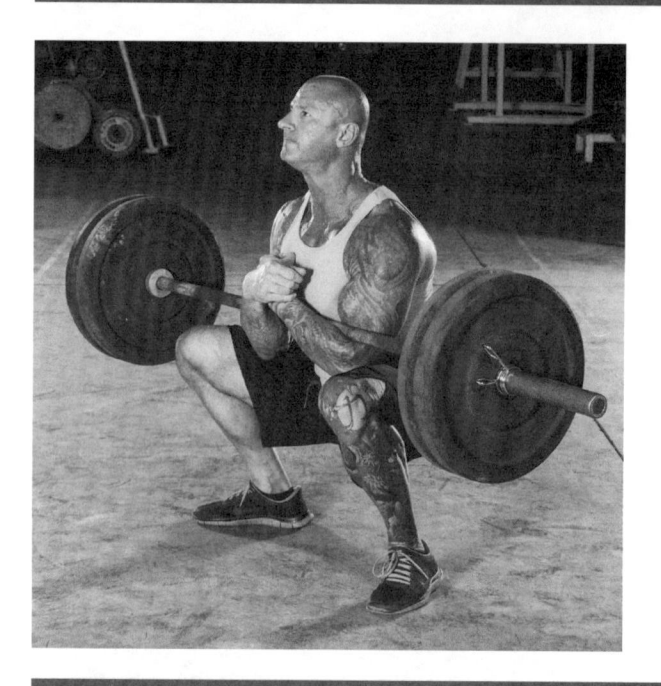

INÍCIO

Em pé, segure uma barra com uma pegada na mesma largura dos ombros. Na altura da cintura, apoie a barra na dobra dos braços cruzados (cotovelo).

MOVIMENTO

Abaixe-se e flexione os joelhos e os quadris, levando os glúteos para trás. Quando as coxas estiverem paralelas ao chão ou quando a barra tocá-lo, inverta a direção vigorosamente, erguendo-se, com a ajuda dos calcanhares, até atingir a posição em pé.

AGACHAMENTO COM BARRA E BANDA ELÁSTICA

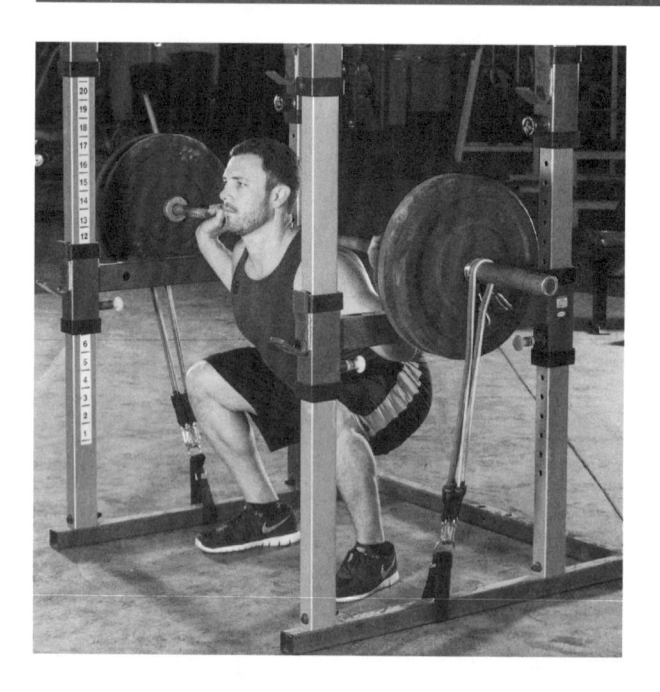

INÍCIO

Prenda uma banda elástica em cada lado da barra. A outra extremidade da banda é fixada na base do *power rack*, do suporte para agachamento ou em um haltere pesado. Fique em pé com a barra apoiada nos ombros e no trapézio. As mãos e os pés devem estar afastados na mesma largura dos ombros. Mantenha a curvatura normal da coluna lombar e a cabeça direcionada para a frente.

MOVIMENTO

Abaixe-se e flexione os joelhos e os quadris, levando os glúteos para trás. Quando as coxas estiverem paralelas ao chão, inverta a direção vigorosamente, erguendo-se, com a ajuda dos calcanhares, até atingir a posição em pé.

AGACHAMENTO COM BANDA ELÁSTICA

INÍCIO

Fique em pé sobre uma banda elástica, com os pés afastados na mesma largura dos ombros. Certifique-se de mantê-los firmemente apoiados e "chapados" no chão durante todo o exercício, a fim de evitar que a banda se mova e se desprenda. Para uma resistência baixa, posicione os braços ao lado do corpo. Para a resistência máxima, eleve os braços de forma a deixar as pegadas da banda próximas aos ombros. Então, passe a banda por trás deles, como se estivesse fazendo um meio desenvolvimento com banda elástica.

MOVIMENTO

Agache-se sente-se para trás, flexionando os joelhos e os quadris, até as coxas ficarem paralelas ao chão. Retorne o movimento com o auxílio dos calcanhares, até atingir a posição em pé. Faça isso até completar todas as repetições.

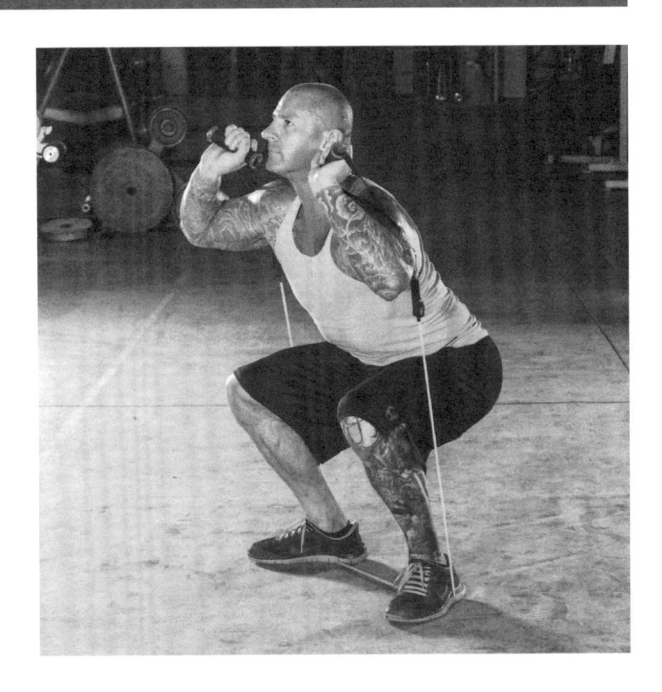

LEG PRESS*

INÍCIO

Sente-se em um *leg press* inclinado e coloque os pés no meio da plataforma da máquina, mantendo-os afastados na mesma largura dos ombros. Desengate as travas de segurança e sustente o peso com os pés.

MOVIMENTO

Lentamente, abaixe o peso, movendo os joelhos em direção ao peito, e pare quando eles estiverem em um ângulo de 90°. Mantenha-se assim por um instante, antes de empurrar a plataforma com os calcanhares para retornar o peso à posição inicial, atingindo a extensão completa dos joelhos, sem travá-los.

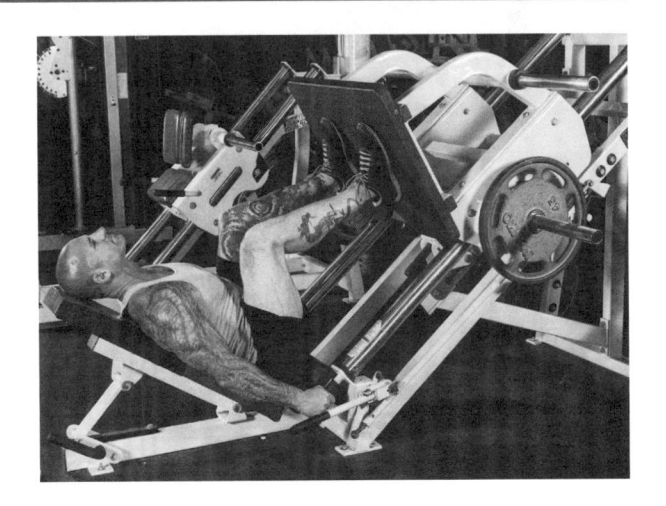

---

* N. de R. T.: Também denominado "pressão de pernas 45°".

LEG PRESS UNILATERAL

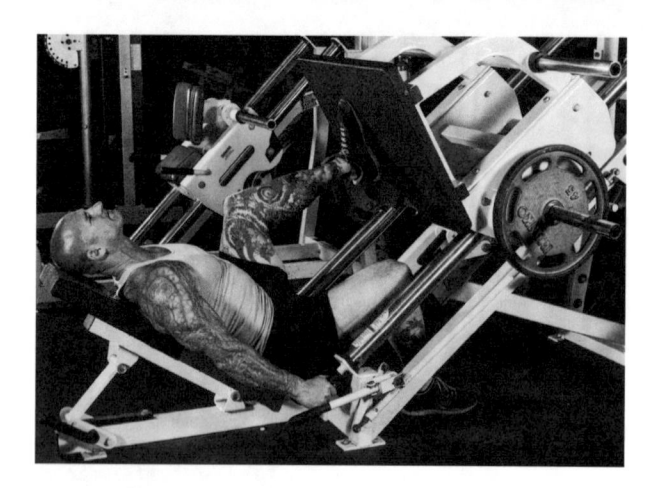

INÍCIO

Sente-se em um *leg press* inclinado e coloque o pé esquerdo no meio da plataforma, mantendo o pé direito no chão a fim de estabilizar-se. Desengate as travas de segurança e sustente o peso com a perna esquerda.

MOVIMENTO

Lentamente, abaixe o peso, movendo o joelho esquerdo em direção ao peito até formar um ângulo de 90°. Pare por um momento, antes de empurrar a plataforma com o calcanhar para retornar o peso à posição inicial, atingindo a extensão completa do joelho, sem travá-lo. Faça o número de repetições desejado e, então, realize o exercício com a perna direita.

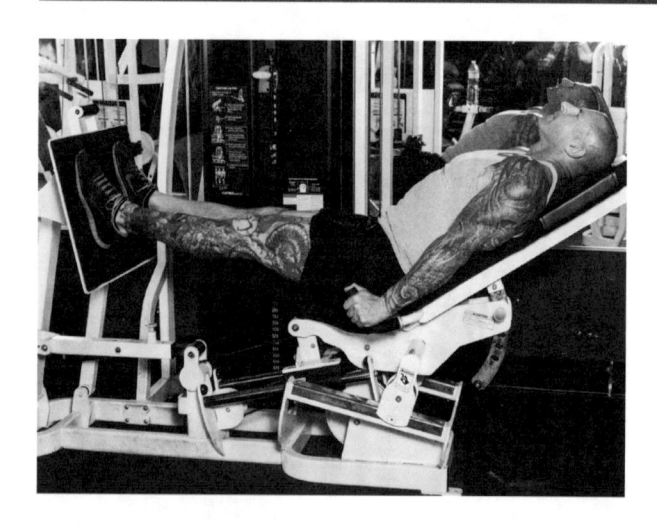

LEG PRESS HORIZONTAL

INÍCIO

Deite em um *leg press* horizontal com as costas retas e apoiadas no encosto acolchoado. Afaste os pés na mesma largura dos ombros, posicionando-os no centro da plataforma. Desengate as travas de segurança e sustente o peso com as pernas.

MOVIMENTO

Lentamente, abaixe o corpo em direção à plataforma, movendo os joelhos em direção ao peito. Pare quando eles estiverem em um ângulo de 90°. Mantenha a posição por um instante, antes de empurrar a plataforma com os calcanhares para retornar o peso à posição inicial, estendendo completamente os joelhos, sem travá-los.

AGACHAMENTO NO HACK

INÍCIO

Fique em pé em um *hack* para agachamento. Coloque os pés no meio da plataforma, posicionando-os com o mesmo afastamento da largura dos ombros. Desengate as travas de segurança e sustente o peso com as pernas.

MOVIMENTO

Agache-se devagar até os quadris e os joelhos ficarem posicionados em 90° ou ligeiramente menor. A partir daí, fique de novo em pé, empurrando a plataforma com os calcanhares, a fim de levantar o peso. Faça uma extensão completa dos joelhos, sem travá-los no fim do movimento.

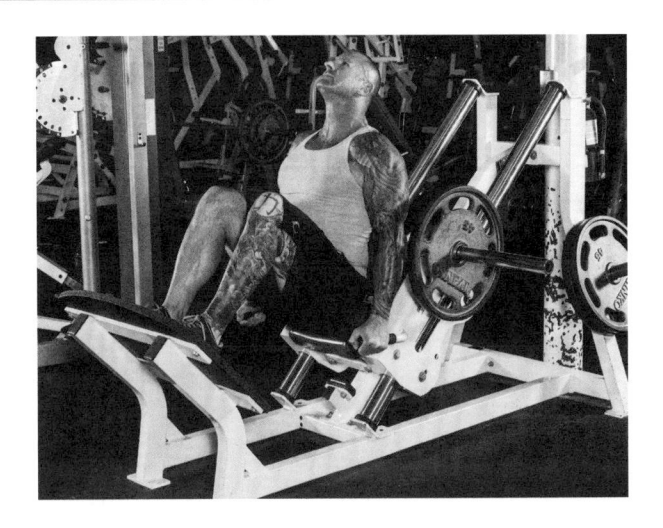

PASSADA À FRENTE

INÍCIO

Segure uma barra apoiada nos ombros e no trapézio utilizando uma pegada afastada na mesma largura dos ombros, então, posicione-se com os pés unidos. Mantenha a curvatura da coluna lombar e a cabeça voltada para a frente.

MOVIMENTO

Dê uma passada à frente com o pé direito e agache-se – mantendo o controle da velocidade da descida – até que o joelho esquerdo quase toque o chão. Empurrando o chão com o pé direito, volte à posição inicial. Realize o exercício com a perna esquerda e alterne as repetições.

Lembrete: este exercício pode ser realizado com halteres.

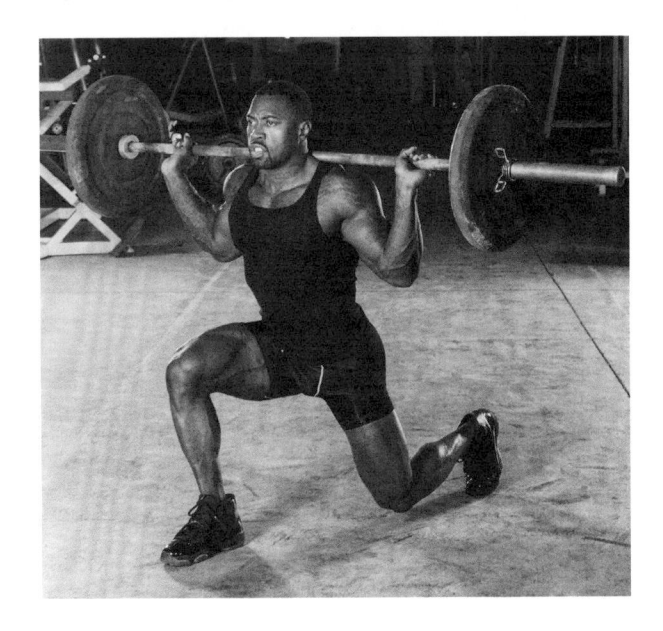

PASSADA, CAMINHANDO

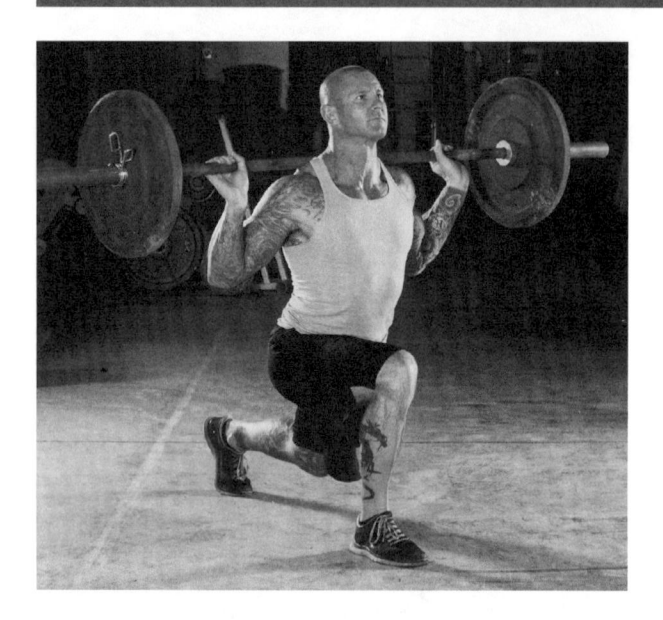

INÍCIO

Segure uma barra, apoiando-a nos ombros e no trapézio com uma pegada afastada na mesma largura dos ombros, e posicione-se com os pés unidos. Mantenha a curvatura da coluna lombar e a cabeça voltada para a frente.

MOVIMENTO

Dê uma passada à frente com o pé direito e agache-se – mantendo o controle da velocidade da descida – até o joelho esquerdo quase tocar o chão. Levante-se em direção ao pé direito, empurrando o chão com a perna direita até ficar em pé, com os pés unidos. Então, faça o movimento com a perna esquerda. Alterne as pernas a cada repetição.

Lembrete: este exercício pode ser realizado com halteres.

PASSADA A FUNDO

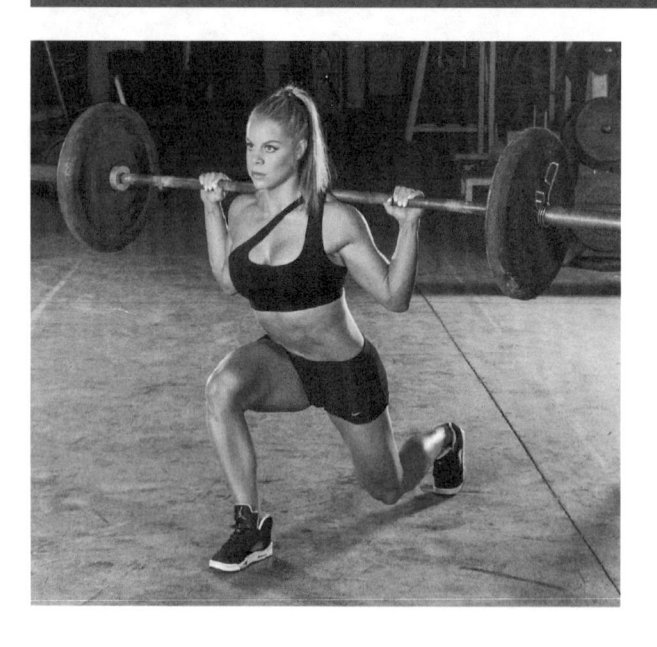

INÍCIO

Em pé, com os pés na largura dos quadris, segure uma barra nos ombros ou os halteres nas mãos, ou, ainda, use somente o peso corporal.

MOVIMENTO

Dê uma passada para trás com a perna esquerda e abaixe o corpo até que a perna da frente fique flexionada com o joelho a aproximadamente 90°. Empurre com a perna de trás para iniciar o exercício e continue levantando o corpo com a perna da frente até que a de trás fique novamente próxima à da frente. Repita o movimento para trás com a perna direita e continue alternando os lados até completar todas as repetições.

PASSADA LATERAL

INÍCIO

Este exercício pode ser feito segurando uma barra ou halteres, ou, ainda, usando somente o peso corporal. Em qualquer situação, fique em pé com os pés afastados em uma largura próxima à dos ombros.

MOVIMENTO

Dê uma passada para o lado com a perna direita, mantendo a maior amplitude que conseguir. O antepé deverá apontar ligeiramente para fora quando o pé direito for colocado no solo. Agache, mudando a distribuição do peso para a perna direita, até que ela fique paralela ao chão. Estenda-a, erguendo o corpo, e reassuma a posição com os pés afastados na mesma largura dos ombros. Faça da mesma forma com a perna esquerda e continue alternando as pernas até que todas as repetições sejam finalizadas.

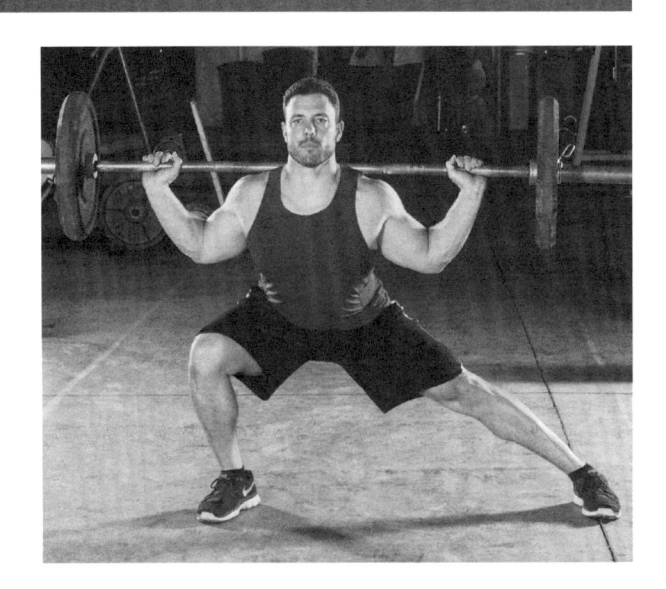

AGACHAMENTO DIVIDIDO

INÍCIO

Segure uma barra apoiada nos ombros e no trapézio utilizando uma pegada afastada na mesma largura dos ombros, e, então, posicione-se com os pés unidos. Mantenha a curvatura da coluna lombar e a cabeça voltada para a frente e dê um amplo passo para a frente com a perna direita. O calcanhar esquerdo irá levantar do chão.

MOVIMENTO

Abaixe o corpo, flexionando o joelho direito e abaixando o joelho esquerdo em direção ao chão. Inverta o movimento, voltando à posição inicial. Complete todas as repetições do lado direito e mude para o lado esquerdo.

Lembrete: este exercício pode ser realizado com halteres.

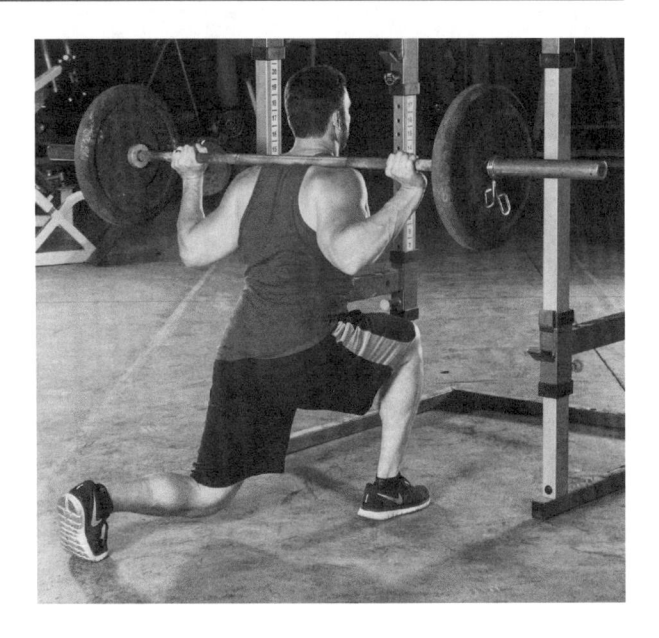

STEP-UP

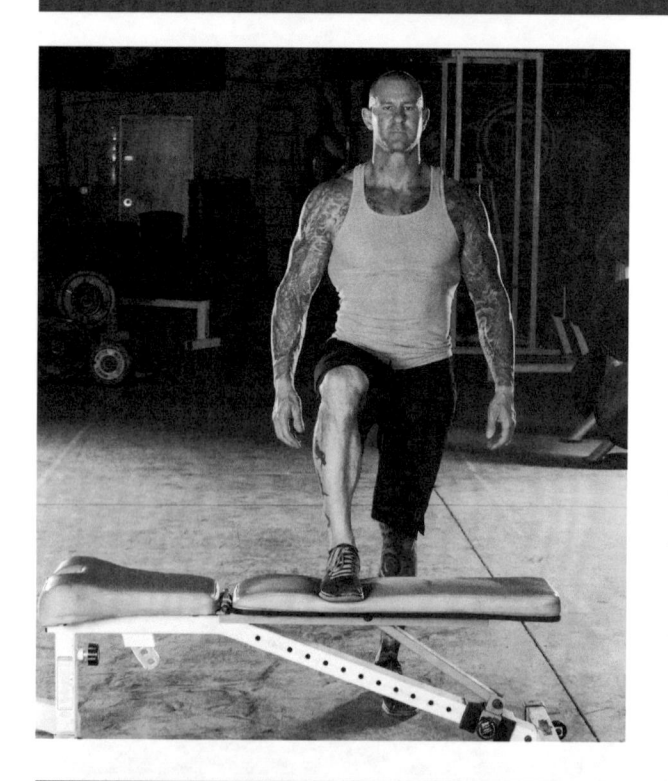

INÍCIO

Coloque um *step* alto ou um banco à sua frente e segure um haltere em cada mão. Pode-se, ainda, usar somente o peso corporal. Fique em pé, com os pés afastados na mesma largura dos quadris.

MOVIMENTO

Com uma das pernas sobre o *step*, dê um passo para a frente e desloque o peso do corpo de forma que ele vá para cima. Leve a perna de trás para cima do *step* e fique em pé sobre ele. Então, dê um passo para trás com a perna oposta, em direção ao chão, levando o corpo para baixo. Certifique-se de manter a curvatura normal da coluna lombar e o tronco elevado durante todo o movimento. Alterne as pernas a cada repetição.

STEP-UP EM DIAGONAL

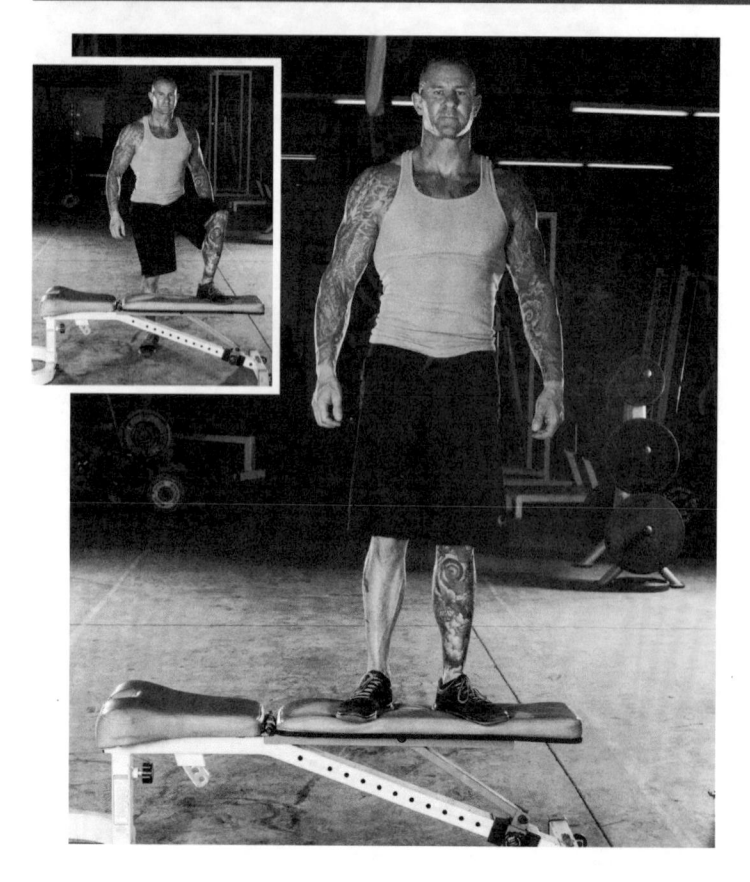

INÍCIO

Coloque um *step* alto ou um banco à sua frente, aproximadamente na altura dos joelhos.

MOVIMENTO

Suba no *step* ou no banco com a perna a ser exercitada em um ângulo de cerca de 45° em relação à perna de trás. Estenda o joelho, o quadril e o tornozelo para erguer o corpo, de forma que os dois pés fiquem sobre o *step*. Abaixe o corpo em direção ao chão usando a mesma perna que serviu como apoio inicial. Troque de perna assim que completar a descida. Para adicionar resistência, segure halteres ou use um colete com pesos. Pesquisas mostram que o *step* em diagonal trabalha melhor o quadríceps do que o *step* tradicional, que prioriza os glúteos e os isquiotibiais.

EXTENSÃO DE JOELHOS

INÍCIO

Ajuste o encosto do banco e o suporte para pés da máquina de extensão de joelhos, de modo que, ao sentar, os joelhos fiquem na extremidade do banco e os tornozelos logo abaixo do suporte para pés ou cilindros. Sente-se para trás, com as costas firmemente apoiadas no encosto acolchoado.

MOVIMENTO

Segure os suportes de apoio ou as extremidades do banco atrás dos quadris e mantenha o tronco estável conforme estende os joelhos em um movimento suave até a sua extensão completa. Contraia o quadríceps no fim do movimento e, lentamente, abaixe o peso de volta à posição inicial.

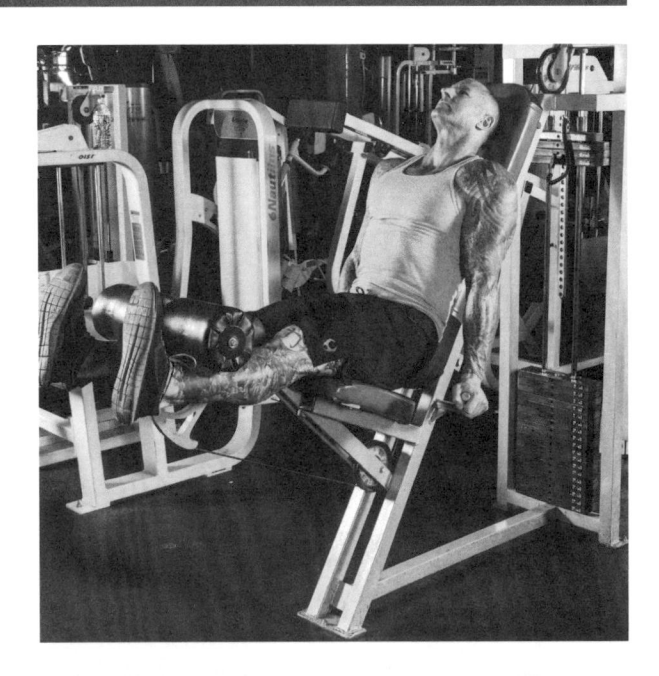

EXTENSÃO DE JOELHOS COM CABO

INÍCIO

Coloque uma presilha para tornozelo – conectada à polia baixa – no tornozelo direito. A perna dever formar um ângulo de 90° com o joelho.

MOVIMENTO

Estenda completamente o joelho para a frente e para cima. Contraia o quadríceps por um segundo e, então, retorne o pé para a posição inicial. Complete o número desejado de repetições e, em seguida, realize o exercício com a perna esquerda.

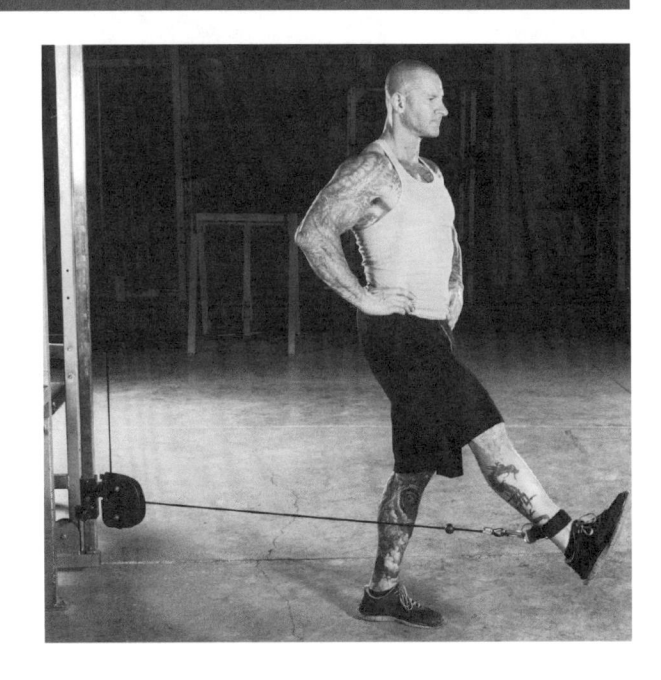

CAPÍTULO 22

Isquiotibiais e glúteos

Este capítulo descreve detalhadamente os principais exercícios que enfatizam os músculos isquiotibiais e glúteos – bíceps femoral, semitendíneo, semimembranáceo, glúteo máximo e glúteo médio. Observe, na figura a seguir, a localização de cada um desses músculos. Esses exercícios são divididos em extensões de quadril e em flexões de joelhos. Independentemente do exercício utilizado na sessão de treino, ele pode ser substituído por outro do mesmo tipo.

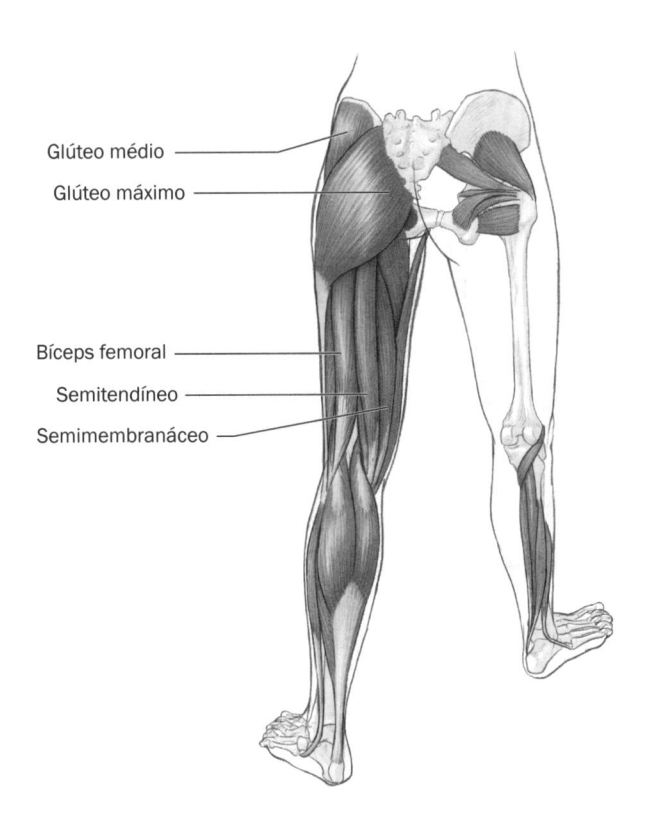

Extensões de quadril

Levantamento-terra romeno	462
Levantamento-terra romeno com halteres	463
Extensão de quadril – glúteos e isquiotibiais	463
Extensão de quadril invertida	464
Elevação de quadril no banco	464
Extensão de quadril na polia baixa	465

Flexões de joelhos

Flexão de joelhos, deitado	465
Flexão de joelhos com haltere, deitado	466
Flexão de joelhos, sentado	466
Flexão de joelhos na polia baixa	467

LEVANTAMENTO-TERRA ROMENO

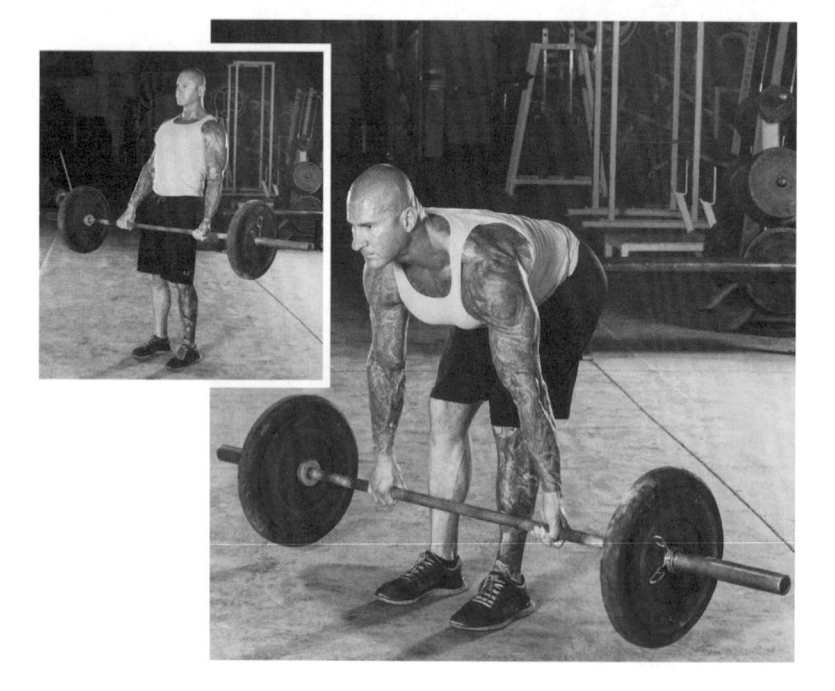

INÍCIO

Fique em pé, mantendo os pés afastados na mesma largura dos ombros e os joelhos levemente flexionados. Com uma pegada pronada na mesma largura dos ombros, segure a barra em frente às coxas.

MOVIMENTO

Flexione o tronco, posicionando o quadril para trás conforme abaixa a barra, até deixá-la na altura da metade da canela. Lentamente, estenda os quadris para levar a barra de volta à posição inicial.

LEVANTAMENTO-TERRA ROMENO COM HALTERES

INÍCIO

Fique em pé, mantendo os pés afastados na mesma largura dos ombros e os joelhos levemente flexionados. Com uma pegada pronada, segure um par de halteres com as mãos em frente às coxas.

MOVIMENTO

Flexione o tronco, posicionando o quadril para trás conforme abaixa os halteres, até deixá-los na altura da metade da canela. Lentamente, estenda os quadris para retornar os pesos à posição inicial.

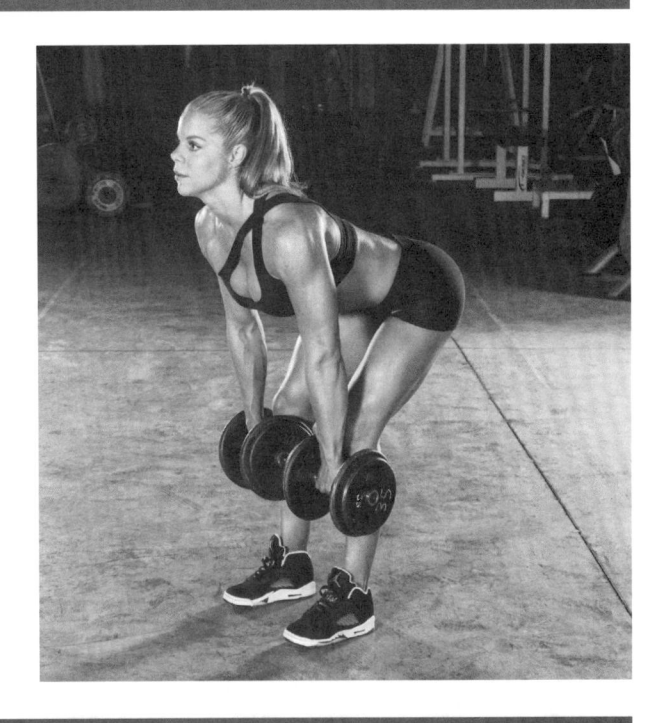

EXTENSÃO DE QUADRIL – GLÚTEOS E ISQUIOTIBIAIS

INÍCIO

Posicione-se no banco de extensão para glúteos e isquiotibiais de forma que as coxas e os tornozelos fiquem apoiados e ancorados nos respectivos suportes acolchoados. Deixe os pés firmes no suporte para pés. Flexione o tronco, de modo a deixá-lo pendendo para baixo, em direção ao chão.

MOVIMENTO

Comece o movimento estendendo os quadris. Quando o tronco ficar alinhado com as coxas, contraia imediatamente os isquiotibiais, levando o corpo acima da linha dos joelhos, até as coxas e o tronco ficarem na posição vertical.

Lembrete: existe um equipamento conhecido como banco de extensão para glúteos e isquiotibiais, específico para este exercício, conforme mostrado nas imagens. No entanto, poucas academias o têm.

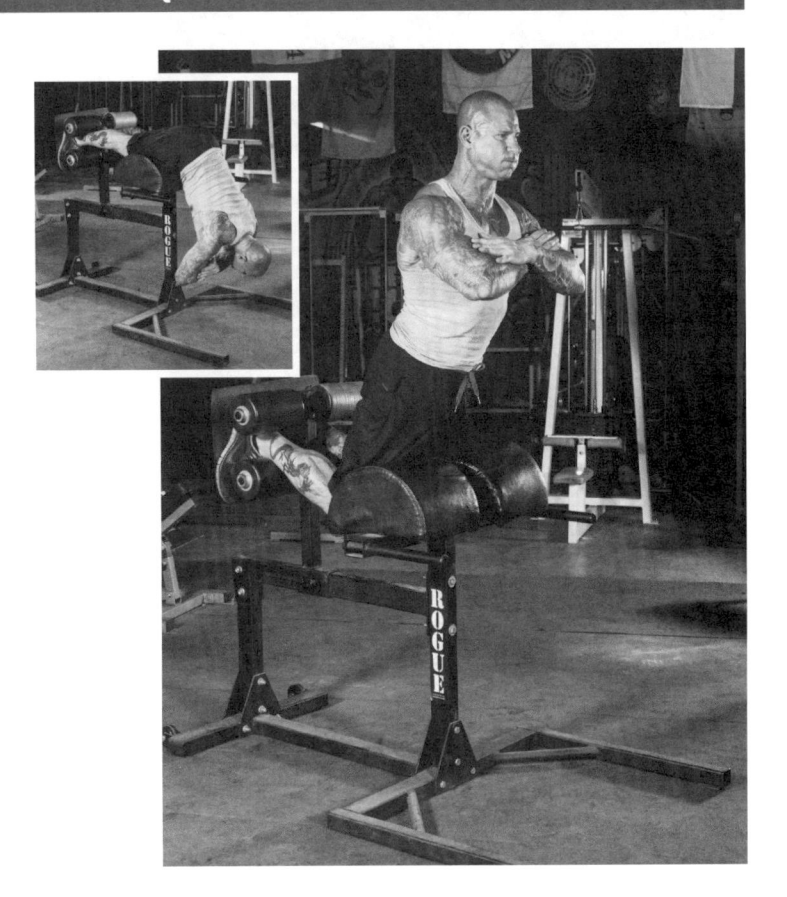

EXTENSÃO DE QUADRIL INVERTIDA

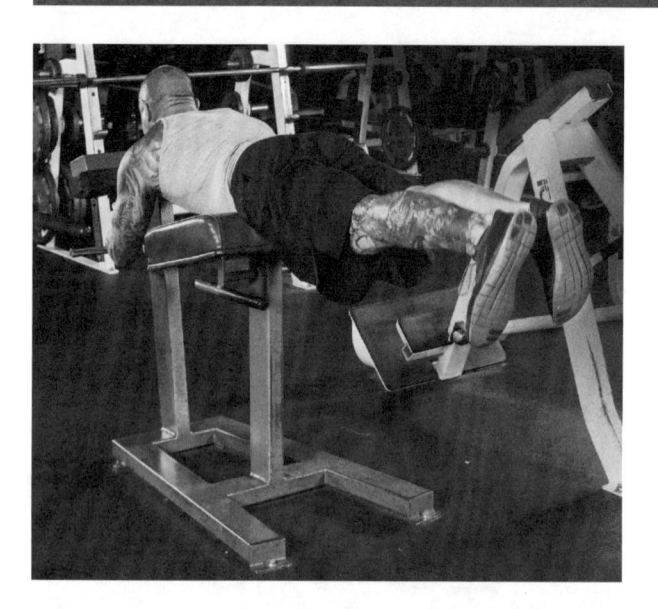

INÍCIO

Deite-se em um banco de extensão lombar com o rosto voltado para baixo e segure-se nos suportes acolchoados para os pés, a fim de manter o tronco no suporte. Os quadris e as pernas devem estar suspensos, formando um ângulo de 90°.

MOVIMENTO

Estenda os quadris até as pernas ficarem paralelas ao chão. Mantenha-se assim por um segundo e, então, inverta o movimento até a posição inicial.

ELEVAÇÃO DE QUADRIL NO BANCO

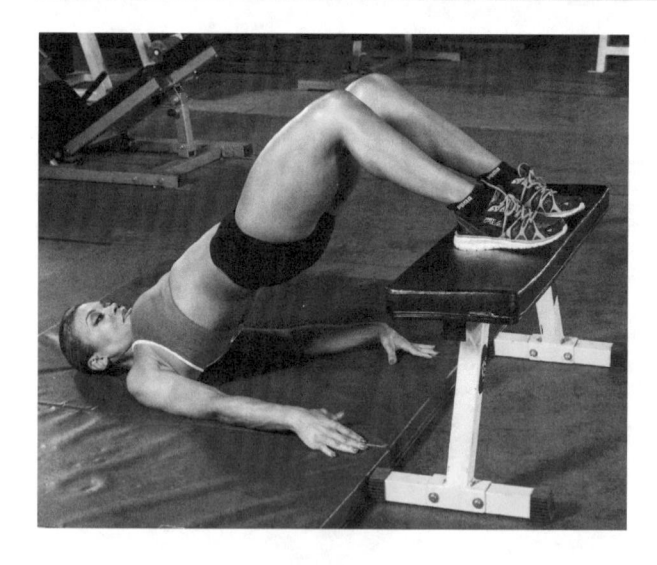

INÍCIO

Deite-se no chão, próximo a um banco horizontal, com as costas totalmente apoiadas no solo e os calcanhares sobre o banco. Você pode manter os braços ao lado do corpo ou cruzados sobre o peito.

MOVIMENTO

Faça força, pressionando os calcanhares sobre o banco para estender os quadris e elevar os glúteos, de modo que o tronco e as coxas fiquem alinhados, deixando apenas a parte superior das costas tocando o chão. Por um instante, contraia os isquiotibiais e os glúteos o máximo que puder antes de retornar à posição inicial e executar o restante das repetições. A resistência pode ser aumentada segurando-se uma anilha sobre a região abdominal. Para diminuir a resistência, faça o exercício com os pés apoiados no chão, em vez de sobre o banco.

EXTENSÃO DE QUADRIL NA POLIA BAIXA

INÍCIO

Fique em pé, de frente para uma polia baixa, com uma tornozeleira conectada à polia e fixada no tornozelo esquerdo. Segure-se no suporte do equipamento para se equilibrar.

MOVIMENTO

Mantendo as costas eretas, leve a perna esquerda para trás do corpo o máximo que puder. Sustente-se assim por um segundo antes de abaixar a perna de volta à posição inicial. Complete o número de repetições desejado e, então, realize o exercício com a perna direita.

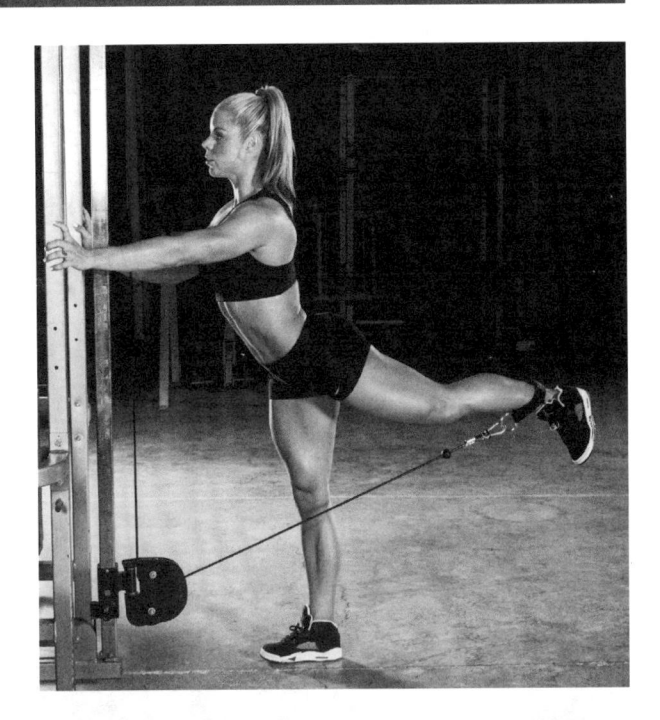

FLEXÃO DE JOELHOS, DEITADO

INÍCIO

Deite-se na máquina de flexão de joelhos com o rosto voltado para baixo. Posicione os tendões de Aquiles abaixo do apoio acolchoado e coloque os joelhos logo abaixo da extremidade do banco. Segure o banco ou as pegadas para estabilizar-se e certifique-se de que os joelhos estejam levemente flexionados, a fim de protegê-los de uma hiperextensão.

MOVIMENTO

Mantendo os quadris pressionados sobre o banco, use os isquiotibiais para flexionar os joelhos e eleve os pés em direção aos glúteos. Contraia os isquiotibiais no fim do movimento e, então, retorne à posição inicial.

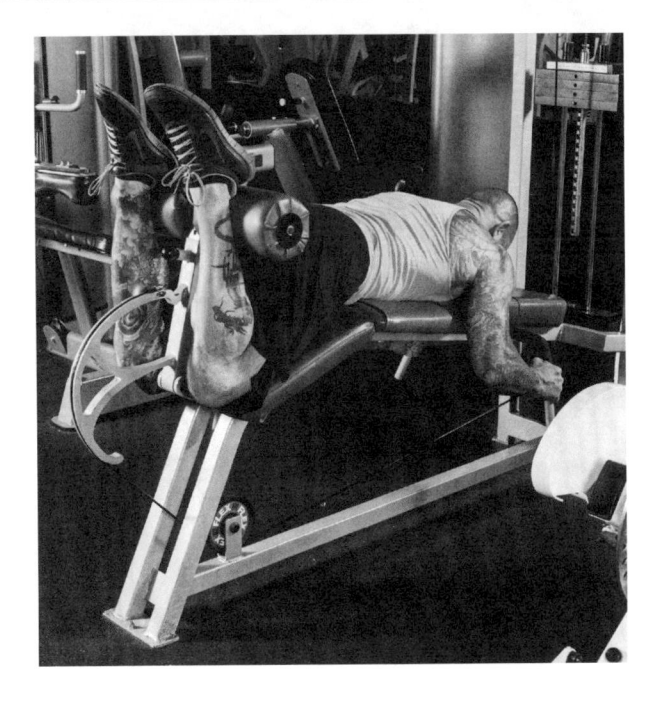

FLEXÃO DE JOELHOS COM HALTERE, DEITADO

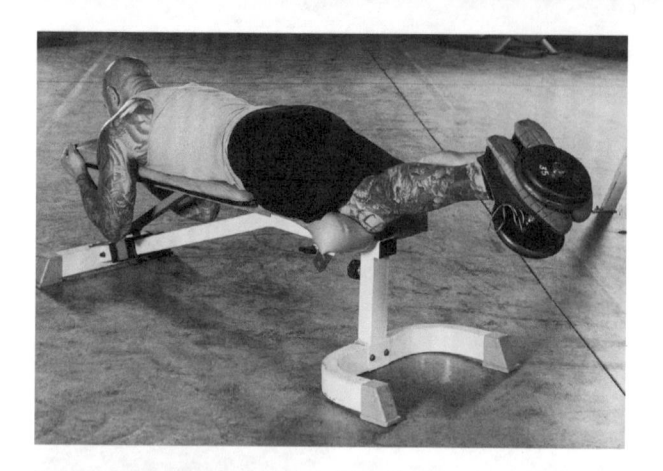

INÍCIO

Coloque um haltere entre os pés e deite em um banco horizontal com os joelhos estendidos. Segure-se na extremidade ou na base do banco a fim de se equilibrar.

MOVIMENTO

Lentamente, leve o peso para cima, flexionando os joelhos até as pernas ficarem na vertical. Abaixe o haltere lentamente de volta à posição inicial.

FLEXÃO DE JOELHOS, SENTADO

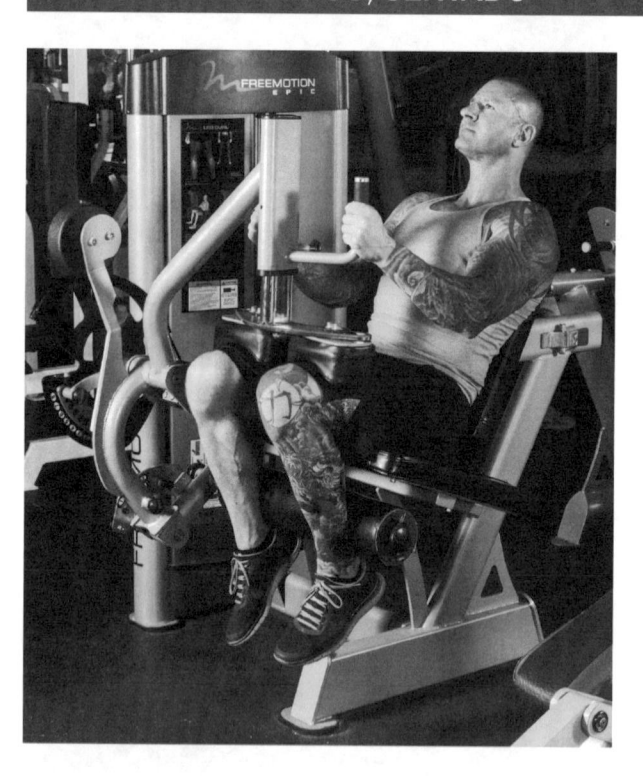

INÍCIO

Sente em uma máquina de flexão de joelhos com estes passando a extremidade do banco e com os tornozelos apoiados no suporte para tornozelos. Segure-se nas pegadas para estabilizar o corpo.

MOVIMENTO

Flexione os joelhos, levando os pés para baixo do banco o máximo que puder. Mantenha essa posição por um segundo e contraia os isquiotibiais com força. Retorne os pés para a posição inicial.

FLEXÃO DE JOELHOS NA POLIA BAIXA

INÍCIO

Fique em frente a uma polia baixa com uma tornozeleira conectada à polia e fixada no tornozelo esquerdo. Dê um passo de 50 cm a 1 m para longe da polia e flexione o quadril esquerdo em 45°.

MOVIMENTO

Devagar, flexione o joelho, levando a perna para baixo, de modo a formar um ângulo de 90°. Mantenha-se assim por um segundo e, então, retorne a perna à posição inicial. Complete o número de repetições desejado e, depois, realize o exercício com a perna direita.

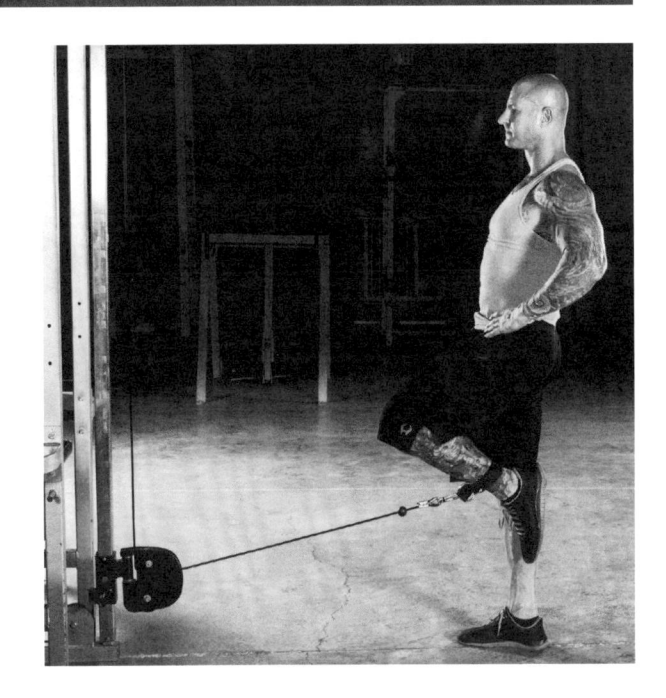

CAPÍTULO 23

Panturrilhas

Este capítulo contém descrições detalhadas dos principais exercícios que enfatizam os músculos das panturrilhas – os gastrocnêmios e o sóleo. Também inclui exercícios para o principal músculo da parte da frente da perna, o tibial anterior. Mantê-lo fortalecido e em equilíbrio com o gastrocnêmio e o sóleo pode ajudar a prevenir lesões na perna, como a periostite. O gastrocnêmio tem uma cabeça medial e outra lateral. O sóleo fica sob o gastrocnêmio. Observe, na figura a seguir, a localização desses músculos. Os movimentos para panturrilha são divididos em exercícios que enfatizam o gastrocnêmio, o sóleo e o tibial anterior. Independentemente do exercício realizado na sessão de treino, ele poderá ser substituído por outro do mesmo tipo.

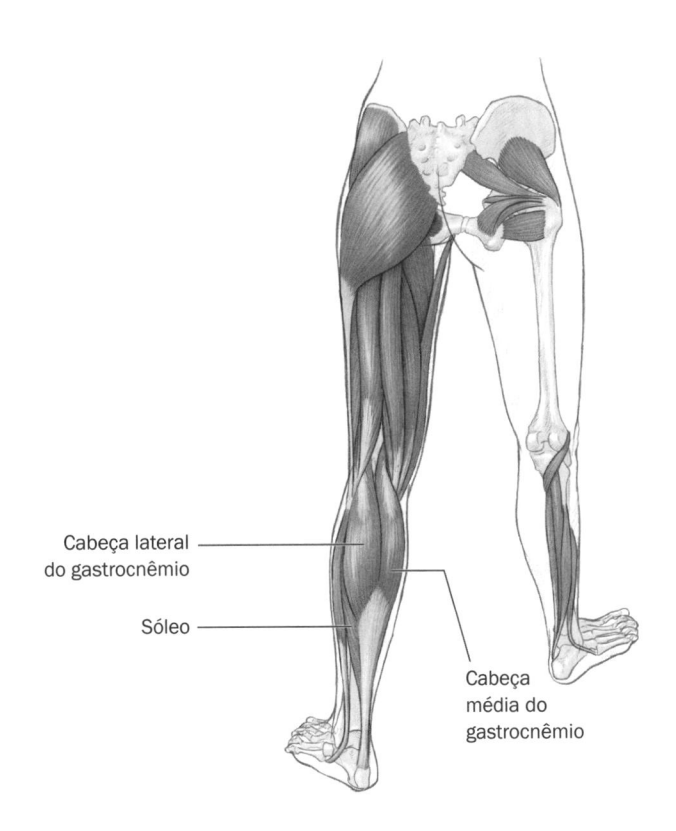

Cabeça lateral do gastrocnêmio

Sóleo

Cabeça média do gastrocnêmio

Exercícios para o gastrocnêmio

Flexão plantar, em pé	470
Flexão plantar no *power rack*, em pé	471
Flexão plantar no multiforça, em pé	471
Flexão plantar no *leg press*	472
Flexão plantar no *leg press*, unilateral	472
Flexão plantar no *hack* para agachamento	473
Flexão plantar *donkey*	473
Flexão plantar com salto	474

Exercícios para o sóleo

Flexão plantar, sentado	474
Flexão plantar unilateral, sentado	475
Flexão plantar com halteres, sentado	475
Flexão plantar no *power rack*, sentado	476
Flexão plantar no multiforça, sentado	476

Exercícios para o tibial anterior

Dorsiflexão com halteres, sentado	477
Dorsiflexão na polia baixa	477
Dorsiflexão com *kettlebell*, em pé	478

FLEXÃO PLANTAR, EM PÉ

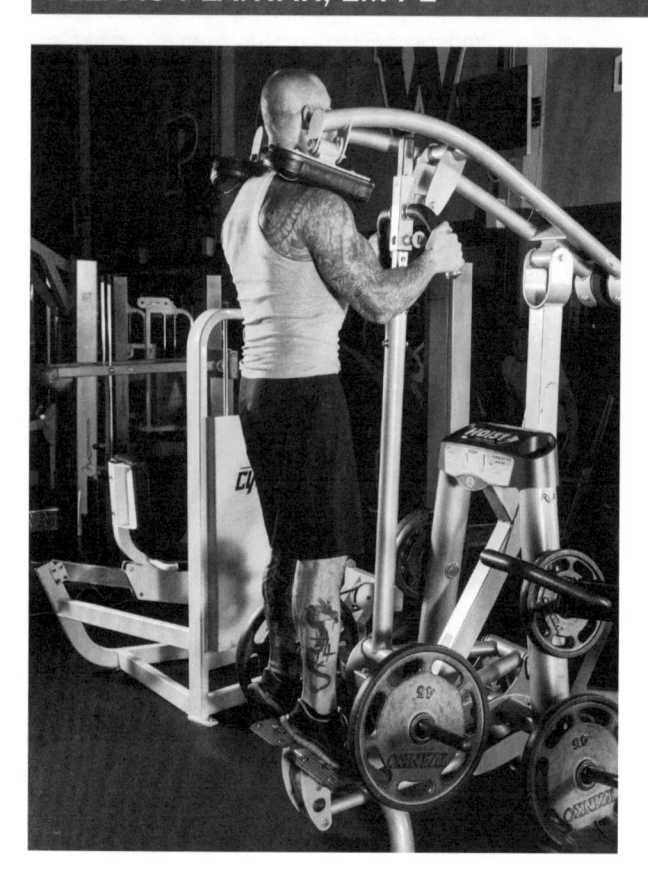

INÍCIO

Posicione-se sob os apoios acolchoados para ombros de um equipamento para flexão plantar em pé, com a ponta dos pés na extremidade do descanso correspondente. Mantenha as pernas retas e os calcanhares para baixo, a fim de alongar os músculos das panturrilhas.

MOVIMENTO

Erga os calcanhares,* contraindo os músculos das panturrilhas, de modo a elevar a ponta dos pés o máximo que puder. Mantenha-se assim por um segundo, contraindo os músculos das panturrilhas, e abaixe os calcanhares para retornar à posição inicial.

---

* N de R. T.: O autor refere-se à realização da flexão plantar.

FLEXÃO PLANTAR NO *POWER RACK*, EM PÉ

INÍCIO

Posicione-se em pé sob uma barra no *power rack*. Você pode ficar sobre um bloco, sobre uma anilha, ou, simplesmente, sobre o chão (como mostrado na imagem). A barra deve ser ajustada a uma altura inferior à dos ombros. Apoie a barra nos ombros e no trapézio e segure-a com uma pegada pronada com um afastamento igual à largura dos ombros.

MOVIMENTO

Erga os calcanhares, contraindo os músculos das panturrilhas, de forma que fiquem o mais elevado possível. Permanecendo na ponta dos pés, mova a barra para cima, ao longo das laterais do *power rack*. Mantenha-se assim por um segundo, contraindo vigorosamente os músculos das panturrilhas, e, então, abaixe os calcanhares de volta à posição inicial.

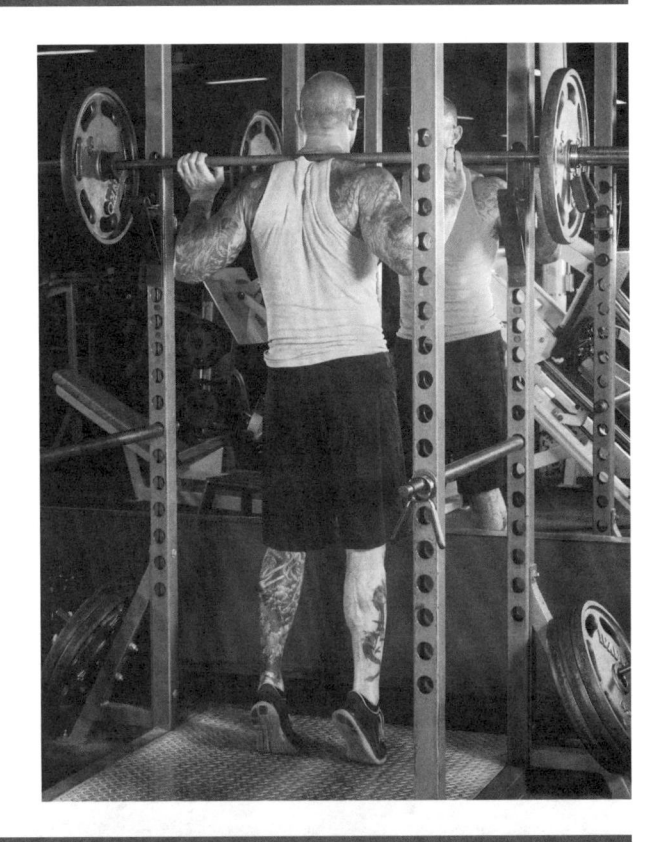

FLEXÃO PLANTAR NO MULTIFORÇA, EM PÉ

INÍCIO

Posicione-se em pé sobre um bloco, sobre uma anilha, ou, simplesmente, sobre o chão. Mantenha-se abaixo da barra do multiforça e apoie-a nos ombros e no trapézio. Segure a barra com uma pegada pronada com um afastamento igual à largura dos ombros e desengate-a das travas de segurança.

MOVIMENTO

Erga os calcanhares, contraindo os músculos das panturrilhas, de forma que fiquem o mais elevado possível. Permanecendo na ponta dos pés, mova a barra para cima, ao longo das laterais dos trilhos do multiforça. Mantenha-se assim por um segundo, contraindo esses músculos vigorosamente, e abaixe os calcanhares de volta à posição inicial.

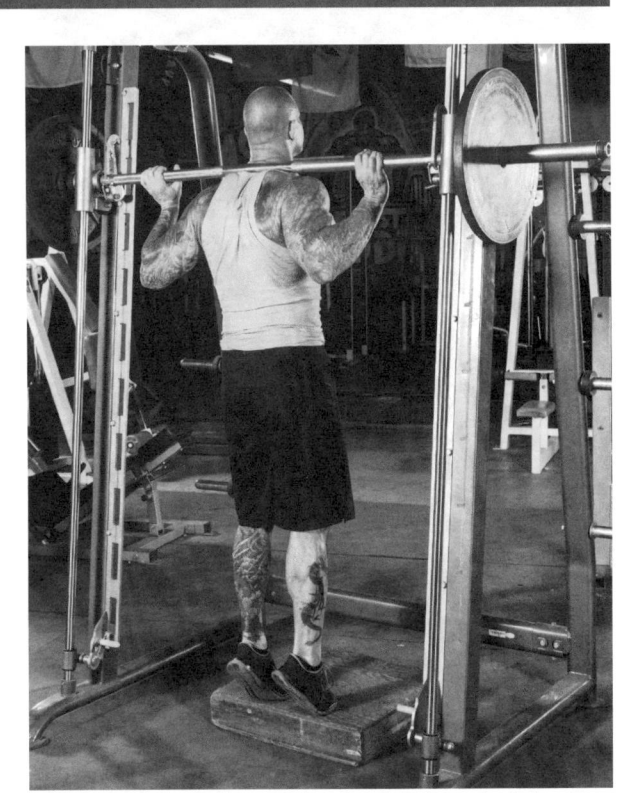

FLEXÃO PLANTAR NO *LEG PRESS*

INÍCIO

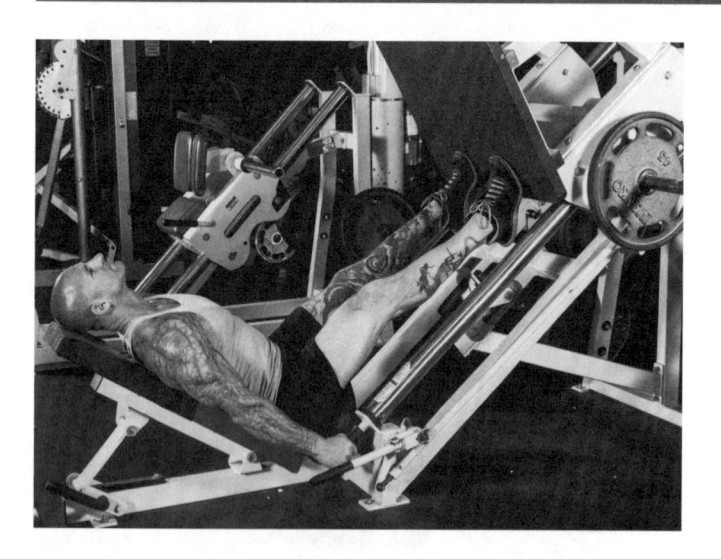

Sente em um *leg press* e coloque os pés na parte inferior da plataforma, de modo que os calcanhares fiquem fora desta. Empurre a plataforma para cima das travas de segurança (mas não as solte), deixando as pernas retas. Leve os dedos dos pés em direção à canela para alongar as panturrilhas.

MOVIMENTO

Empurre o peso para cima com os dedos dos pés, contraindo os músculos da panturrilha. Mantenha-se assim por um segundo, contraindo esses músculos vigorosamente, e, então, abaixe os calcanhares de volta à posição inicial.

FLEXÃO PLANTAR NO *LEG PRESS*, UNILATERAL

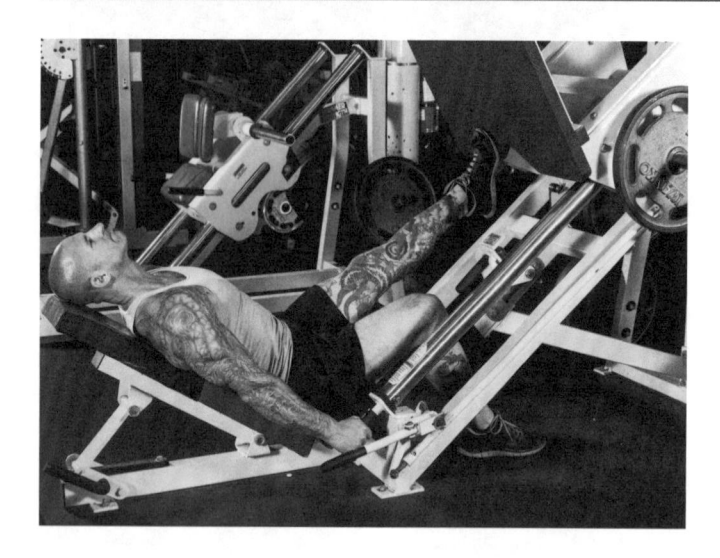

INÍCIO

Sente em um *leg press* e coloque o pé esquerdo na parte inferior da plataforma, de modo que o calcanhar fique fora desta. Empurre a plataforma para cima das travas de segurança (mas não as solte), deixando a perna reta. Leve os dedos do pé em direção à canela para alongar a panturrilha.

MOVIMENTO

Empurre o peso para cima com os dedos do pé, contraindo os músculos da panturrilha. Mantenha-se assim por um segundo, contraindo esses músculos vigorosamente, e, então, abaixe o calcanhar de volta à posição inicial. Faça todas as repetições com a perna esquerda e, em seguida, realize-as com a perna direita.

FLEXÃO PLANTAR NO *HACK* PARA AGACHAMENTO

INÍCIO

Posicione-se de pé no *hack* para agachamento com os suportes acolchoados sobre as costas. Coloque a ponta dos pés na extremidade inferior da plataforma de apoio, de forma que os calcanhares fiquem suspensos para fora dela. Solte as travas de segurança, a fim de sustentar o peso com o corpo, e abaixe os calcanhares, alongando as panturrilhas.

MOVIMENTO

Realize uma flexão plantar, elevando os calcanhares o máximo que puder. Mantenha-se assim por um segundo, contraindo a panturrilha vigorosamente. Abaixe os calcanhares de volta à posição inicial e faça o movimento até completar todas as repetições.

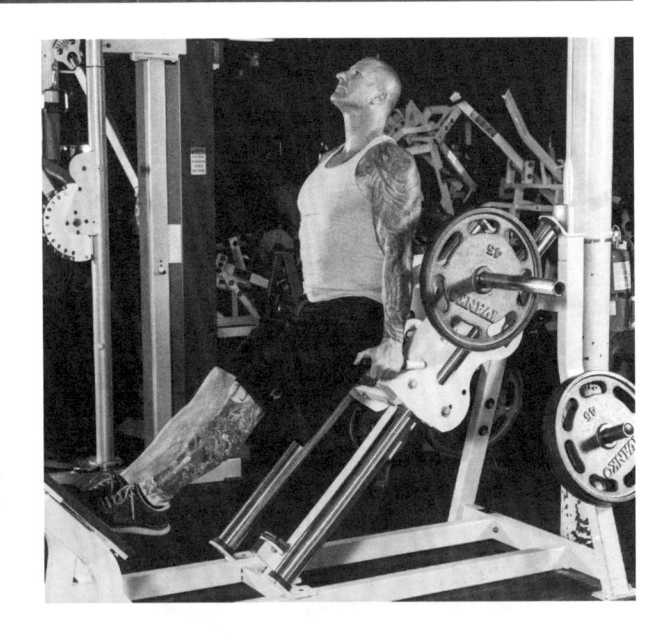

FLEXÃO PLANTAR *DONKEY*

INÍCIO

Posicione-se em uma máquina de flexão plantar *donkey* com os pés no apoio correspondente. O tronco deve ser flexionado paralelamente ao chão. Apoie os antebraços no suporte acolchoado e a coluna lombar no suporte acolchoado para costas. Deixe os calcanhares o mais baixo que puder, a fim de alongar os músculos das panturrilhas.

MOVIMENTO

Eleve os calcanhares o máximo possível, ficando na ponta dos pés e contraindo os músculos das panturrilhas, de forma que o apoio para costas seja erguido. Mantenha-se assim por um segundo, contraindo os músculos das panturrilhas vigorosamente, e, então, volte à posição inicial.

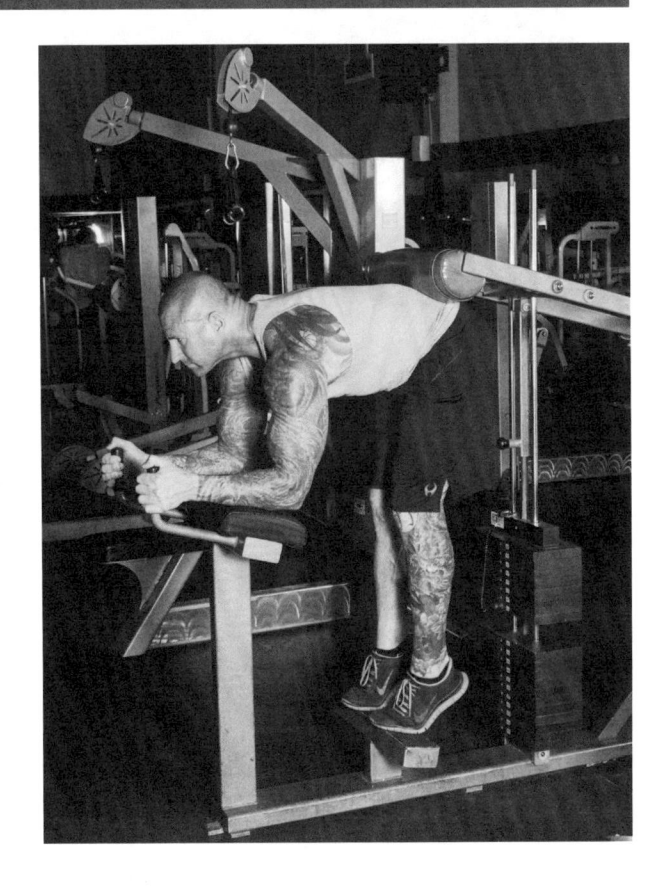

FLEXÃO PLANTAR COM SALTO

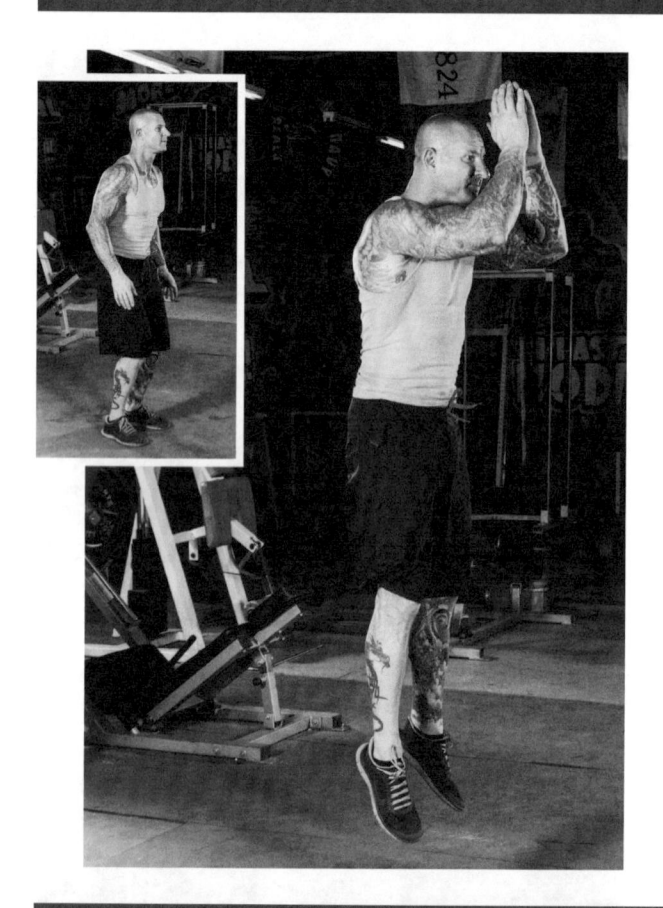

INÍCIO

Este exercício é muito parecido com o salto partindo da posição agachada (*squat jump*), mas sem a fase inicial de agachamento. Para executá-lo, fique em pé com os pés afastados em uma largura próxima à dos quadris.

MOVIMENTO

Flexione levemente os joelhos e, então, salte o mais alto que puder, realizando a flexão plantar. Certifique-se de aterrissar utilizando a ponta dos pés, tirando vantagem da força negativa que induz o dano muscular. Faça o movimento até completar todas as repetições.

FLEXÃO PLANTAR, SENTADO

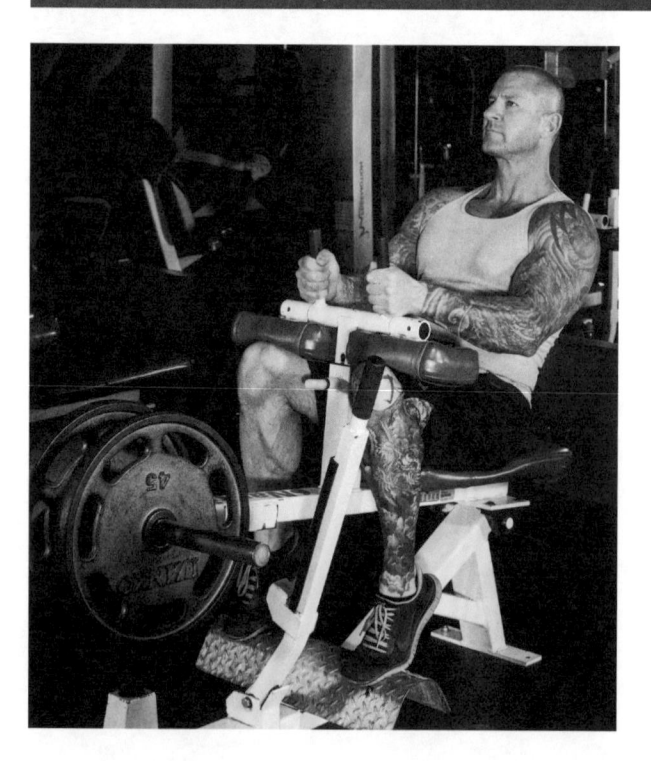

INÍCIO

Sente-se no equipamento de flexão plantar e coloque a ponta dos pés no suporte correspondente, mantendo os calcanhares para fora do suporte. Coloque o apoio acolchoado nos joelhos e desengate o peso. Deixe os calcanhares o mais baixo possível, a fim de obter um bom alongamento dos músculos das panturrilhas.

MOVIMENTO

Erga os calcanhares o máximo que puder, ficando na ponta dos pés e contraindo os músculos das panturrilhas. Mantenha-se assim por um segundo, contraindo esses músculos vigorosamente, e, então, abaixe os calcanhares de volta à posição inicial.

FLEXÃO PLANTAR UNILATERAL, SENTADO

INÍCIO

Sente-se no equipamento de flexão plantar e posicione a ponta do pé direito no apoio correspondente. Coloque o suporte acolchoado sobre o joelho direito. Mantenha a perna esquerda no chão. Desengate o peso, sustentando-o somente com a perna direita.

MOVIMENTO

Abaixe o calcanhar o mais baixo que puder, fim de obter um bom alongamento. Então, com a ponta do pé, empurre o peso para cima, elevando o calcanhar o máximo possível. Mantenha-se assim por um instante, contraindo vigorosamente os músculos das panturrilhas. Então, abaixe o calcanhar. Faça o movimento até completar todas as repetições. Quando finalizá-las com a perna direita, faça o mesmo com a perna esquerda.

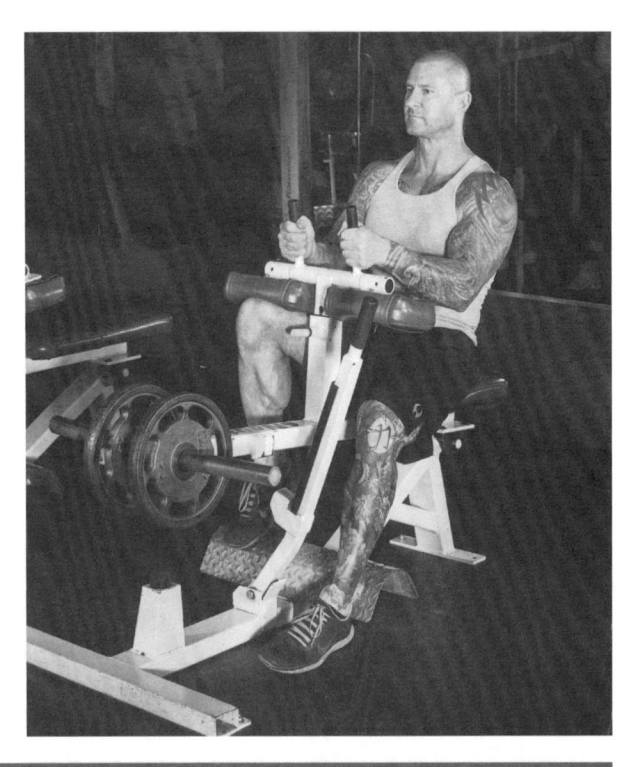

FLEXÃO PLANTAR COM HALTERES, SENTADO

INÍCIO

Sente-se na extremidade de um banco horizontal, com as pernas em um afastamento igual à largura do quadril e os pés apoiados em um bloco ou plataforma colocados no chão. Posicione um haltere na parte de cima de cada joelho e segure-os com as mãos. Deixe os calcanhares o mais baixo possível, a fim de obter um bom alongamento das panturrilhas.

MOVIMENTO

Erga os calcanhares o máximo que puder, ficando na ponta dos pés e contraindo os músculos das panturrilhas. Mantenha-se assim por um segundo, contraindo esses músculos vigorosamente, e, então, abaixe os calcanhares de volta à posição inicial.

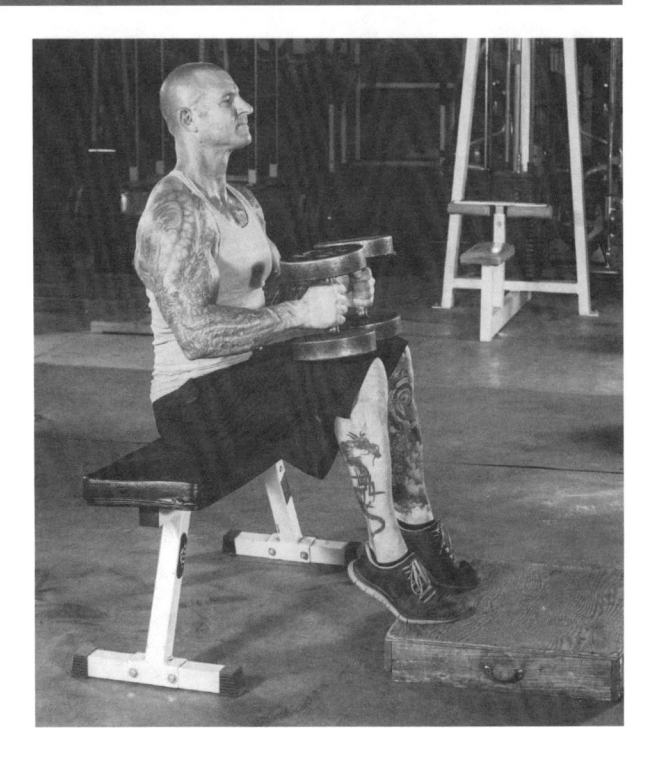

FLEXÃO PLANTAR NO *POWER RACK*, SENTADO

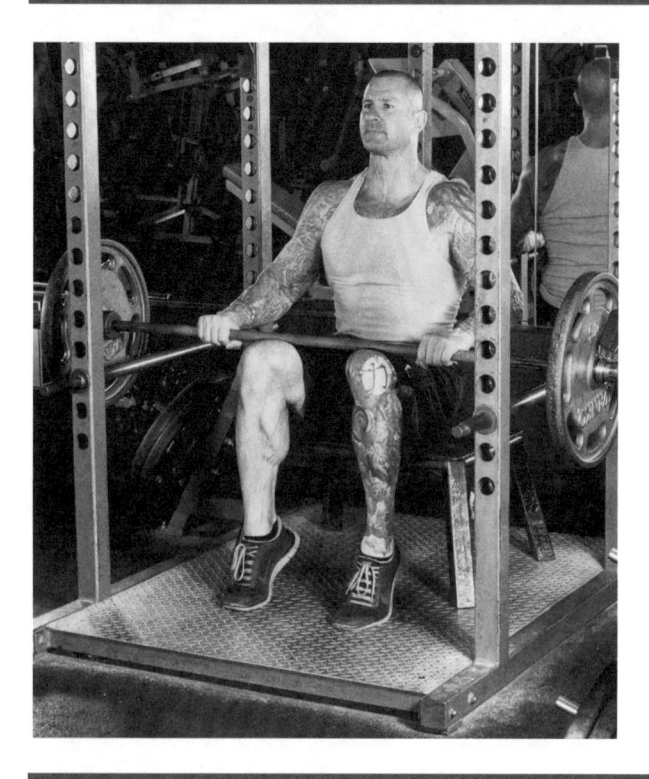

INÍCIO

Coloque um banco horizontal em um *power rack* e um bloco ou plataforma para os pés (caso não os tenha, tente usar anilhas de 45 libras) a cerca de 30 cm à frente do banco. Você também pode usar apenas o chão, conforme mostrado na imagem. Ajuste os pinos de segurança, para apoiar a barra na mesma altura dos joelhos ou ligeiramente abaixo deles quando sentar-se no banco. Sente com a barra apoiada nas coxas cerca de 4 polegadas acima da extremidade superior dos joelhos. Deixe as pontas dos pés sobre as anilhas, e os calcanhares no chão.

MOVIMENTO

Eleve os calcanhares, contraindo os músculos das panturrilhas a fim de erguer o peso o máximo que puder, até ficar na ponta dos pés. Mantenha-se assim por um segundo, contraindo esses músculos vigorosamente, e, então, abaixe os calcanhares de volta à posição inicial.

FLEXÃO PLANTAR NO MULTIFORÇA, SENTADO

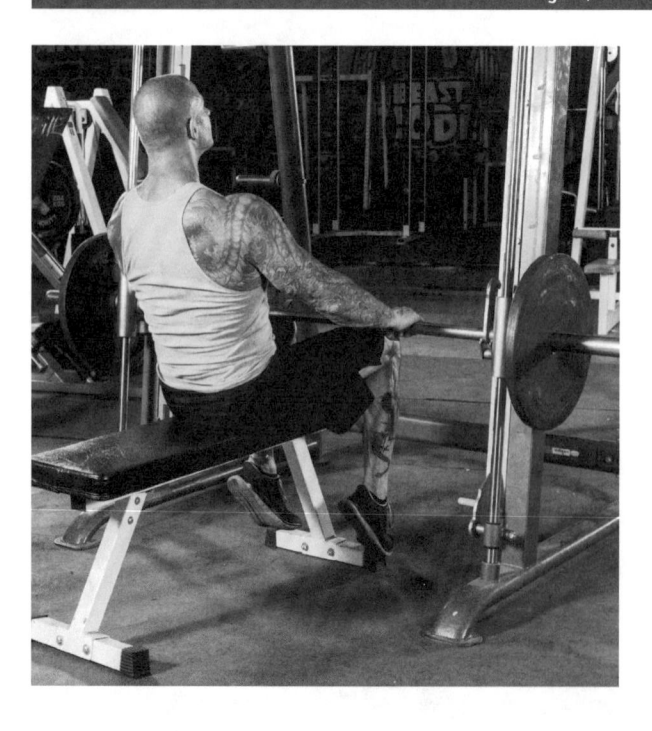

INÍCIO

Coloque um banco horizontal em um multiforça e um bloco ou plataforma para os pés (caso não os tenha, tente usar anilhas de 45 libras) a cerca de 30 cm à frente do banco. Você também pode usar o chão ou a base do banco, conforme mostrado na imagem. Sente-se no banco com a barra desengatada e apoiada nas coxas cerca de 4 polegadas acima da extremidade superior dos joelhos. Deixe as pontas dos pés sobre as anilhas e os calcanhares no chão.

MOVIMENTO

Eleve os calcanhares, contraindo os músculos das panturrilhas a fim de erguer o peso o máximo que puder, até ficar na ponta dos pés. Mantenha-se assim por um segundo, contraindo vigorosamente esses músculos, e, então, abaixe os calcanhares de volta à posição inicial.

DORSIFLEXÃO COM HALTERES, SENTADO

INÍCIO

Sente na extremidade de um banco, com um haltere leve colocado à sua frente, no chão. Posicione os pés sob a anilha de uma das extremidades do haltere e estenda as pernas o suficiente para deixá-lo suspenso. Se necessário, use um banco regulável, deixando-o inclinado o bastante para manter o haltere suspenso, conforme mostrado na imagem.

MOVIMENTO

Erga a ponta dos pés na direção dos joelhos o máximo que puder. Então, inverta o movimento, abaixando a ponta dos pés o máximo possível sem deixar o haltere cair. Faça o movimento até completar as repetições.

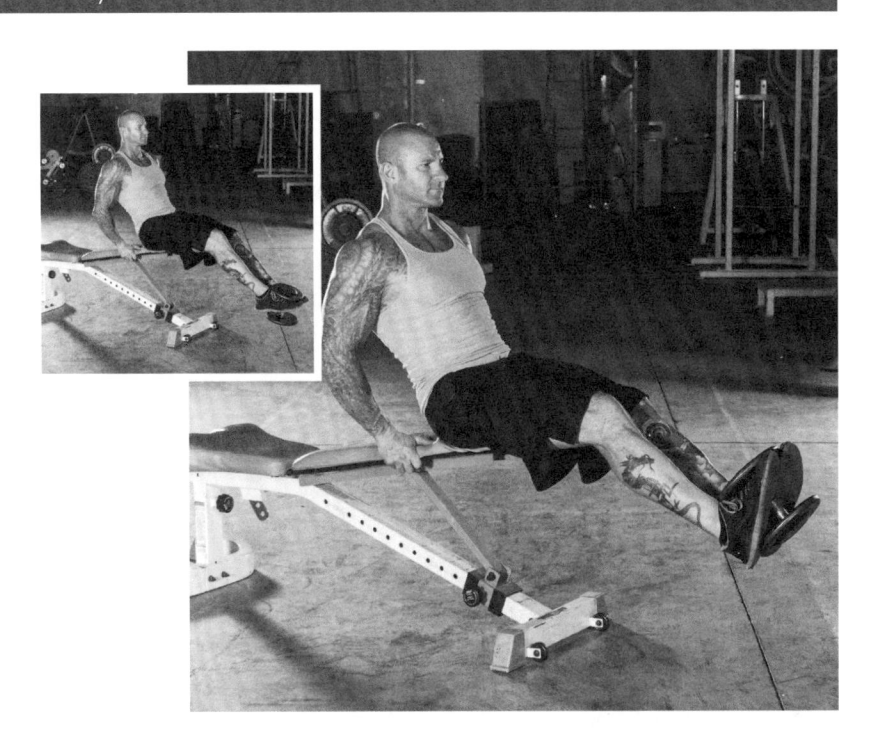

DORSIFLEXÃO NA POLIA BAIXA

INÍCIO

Coloque um banco horizontal perto de uma polia baixa e conecte um estribo a ela. Passe o pé esquerdo por dentro do estribo, de forma que este fique apoiado na parte de cima do pé. Sente-se no banco e deslize para trás, deixando a perna esquerda nele apoiada e o pé esquerdo suspenso além da sua extremidade.

MOVIMENTO

Faça uma flexão plantar, levando os dedos do pé para a frente o máximo que puder, sem que o estribo escorregue. Então, inverta o movimento, realizando uma dorsiflexão e levando o pé na direção da perna o máximo que conseguir. Execute uma flexão plantar novamente e repita até completar as repetições. Depois de finalizá-las com o pé esquerdo, faça-as com o direito.

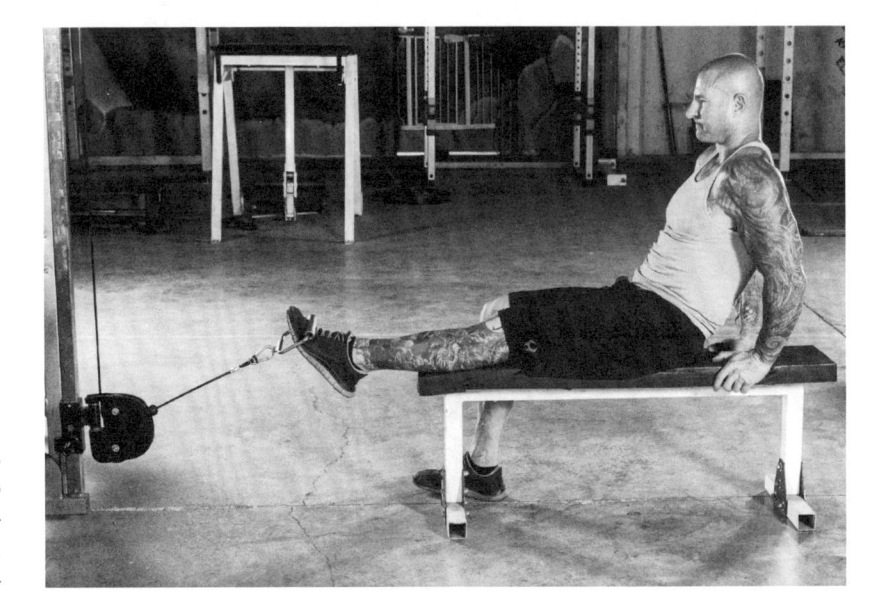

DORSIFLEXÃO COM *KETTLEBELL*, EM PÉ

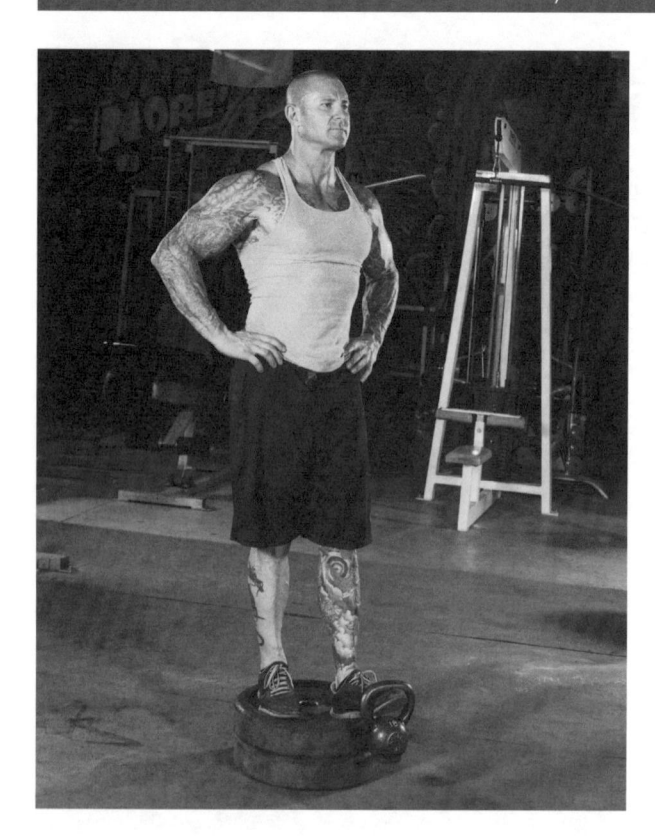

INÍCIO

Fique em pé sobre um bloco ou sobre uma pilha de anilhas de 45 libras, que equivale à mesma altura da pegada do *kettlebell* que será utilizado. Coloque um pé sob a pegada do *kettlebell*, de forma que ela fique apoiada na parte de cima do pé.

MOVIMENTO

Puxe o pé o mais alto que puder. Mantenha essa posição por um segundo e, lentamente, abaixe o *kettlebell* de volta à posição inicial. Realize todas as repetições com uma perna e, então, faça-as com a outra.

CAPÍTULO 24

Abdominais e tronco

Este capítulo contém descrições detalhadas dos principais exercícios que enfatizam os abdominais, os músculos reto do abdome, o oblíquo interno, o oblíquo externo e o transverso do abdome. Observe, na figura a seguir, a localização desses músculos. Os exercícios abdominais são divididos em supra e infra-abdominais,* abdominais oblíquos e exercícios para o tronco. Independentemente do exercício utilizado na sessão de treino, ele pode ser substituído por outro do mesmo tipo.

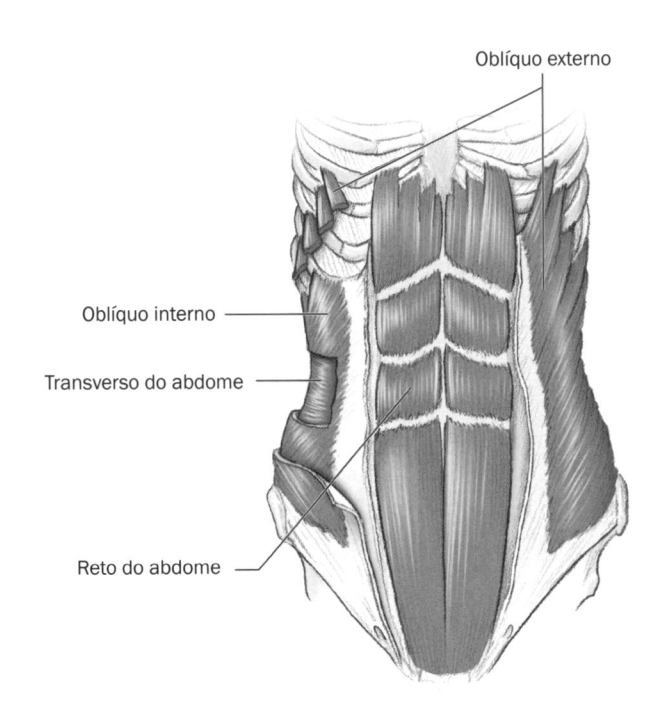

Oblíquo externo
Oblíquo interno
Transverso do abdome
Reto do abdome

---

* N. de R. T.: O autor refere-se aos exercícios de flexão da coluna (sobre os membros inferiores) como prioritários para a ativação da parte superior do reto do abdome, ocorrendo o contrário na flexão invertida da coluna (sobre os membros superiores). No entanto, esse posicionamento carece de suporte científico. Para efeitos didáticos e para a maior originalidade da obra, será mantida aqui a divisão apresentada pelo autor.

Supra-abdominais

Supra-abdominal	481
Supra-abdominal com as pernas estendidas	481
Supra-abdominal inclinado	482
Supra-abdominal na mesa romana	482
Supra-abdominal na máquina	483
Supra-abdominal na bola	483
Supra-abdomimal com arremesso de *medicine ball*	484
Supra-abdominal na bola, com arremesso de *medicine ball*	484
Supra-abdominal com pedalada	485
Supra-abdominal na polia alta	485
Supra-abdominal, em pé	486
Supra-abdominal no multiforça	486
Supra-abdominal "tocando o sino"	487
Canivete	487
Canivete com haltere	488

Infra-abdominais

Infra-abdominal	488
Infra-abdominal inclinado	489
Infra-abdominal na bola	489
Elevação de quadris	490
Elevação de quadris no multiforça	490
Elevação de pernas com joelhos fletidos	491
Elevação de pernas com joelhos estendidos	491
Rolamento	492
Rolamento no TRX	492
Elevação de joelho com banda elástica	493

Abdominais oblíquos

Abdominal oblíquo	493
Abdominal oblíquo com os cotovelos estendidos	494
Flexão lateral	494
Flexão lateral com halteres, em pé	495
Flexão lateral na polia alta, em pé	495
Flexão lateral na polia alta com cotovelo estendido, em pé	496
Abdominal oblíquo na polia alta, ajoelhado	496
Flexão lateral com elevação de perna	497
Giro russo	497
Rotação do tronco com *medicine ball*, em pé	498
Rotação do tronco com banda elástica	498

Exercícios para o tronco

Elevação de pernas, deitado	499
Tesoura	499
Passagem de bola	500
Rolamento com barra	500
Lenhador com haltere	501
Lenhador na polia alta	501
Lenhador com banda elástica	502
Prancha	502
Prancha lateral	503
Prancha lateral com elevação de braço	503

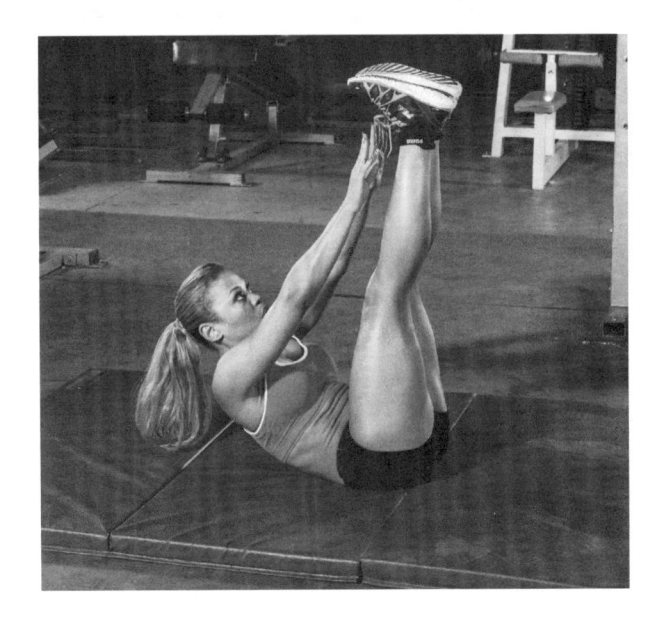

SUPRA-ABDOMINAL

INÍCIO

Deite no chão com os joelhos flexionados. Apoie os pés e a coluna lombar no chão.

MOVIMENTO

Com as mãos entrelaçadas atrás da cabeça, contraia os abdominais para elevar os ombros e a coluna torácica do chão. Mantenha essa posição por um segundo antes de voltar devagar para a posição inicial, executando a fase negativa da repetição de forma tão lenta e controlada quanto na fase positiva.

Lembrete: para dificultar este exercício, apoie uma anilha no peito.

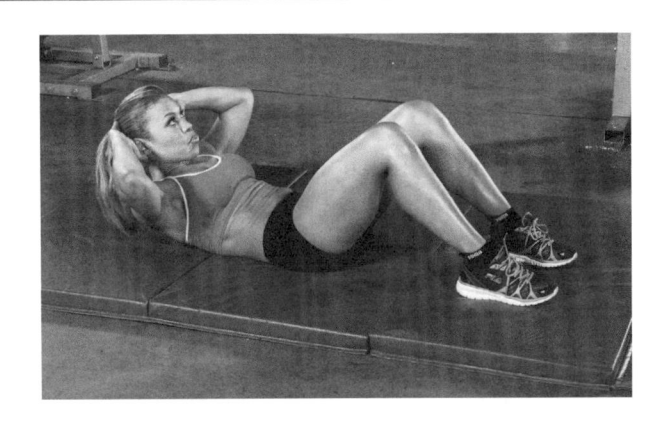

SUPRA-ABDOMINAL COM AS PERNAS ESTENDIDAS

INÍCIO

Deite-se no chão com o rosto voltado para cima e com as pernas estendidas e para cima.

MOVIMENTO

Curve-se para cima o mais alto que conseguir, retirando os ombros e a coluna torácica do chão. Mantenha essa posição por um segundo antes de, lentamente, voltar à posição inicial.

Lembrete: para dificultar este exercício, segure uma anilha no peito.

SUPRA-ABDOMINAL INCLINADO

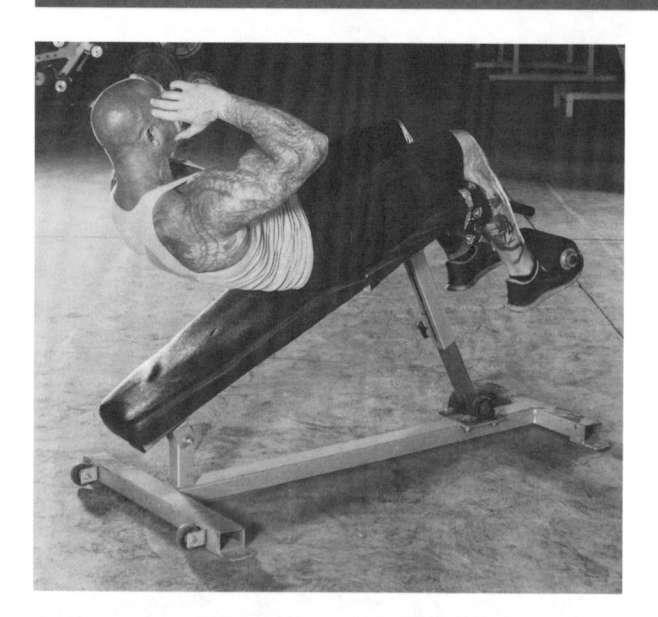

INÍCIO

Deite de costas em um banco declinado, apoiando os pés sob o suporte acolchoado. Coloque as mãos entrelaçadas atrás da cabeça ou próximas às orelhas, conforme na foto.

MOVIMENTO

Curve-se para cima o mais alto que conseguir, retirando os ombros e a coluna torácica do banco, enquanto pressiona a coluna lombar contra este. Mantenha essa posição por um segundo antes de, lentamente, voltar à posição inicial.

Lembrete: para dificultar este exercício, apoie uma anilha no peito.

SUPRA-ABDOMINAL NA MESA ROMANA

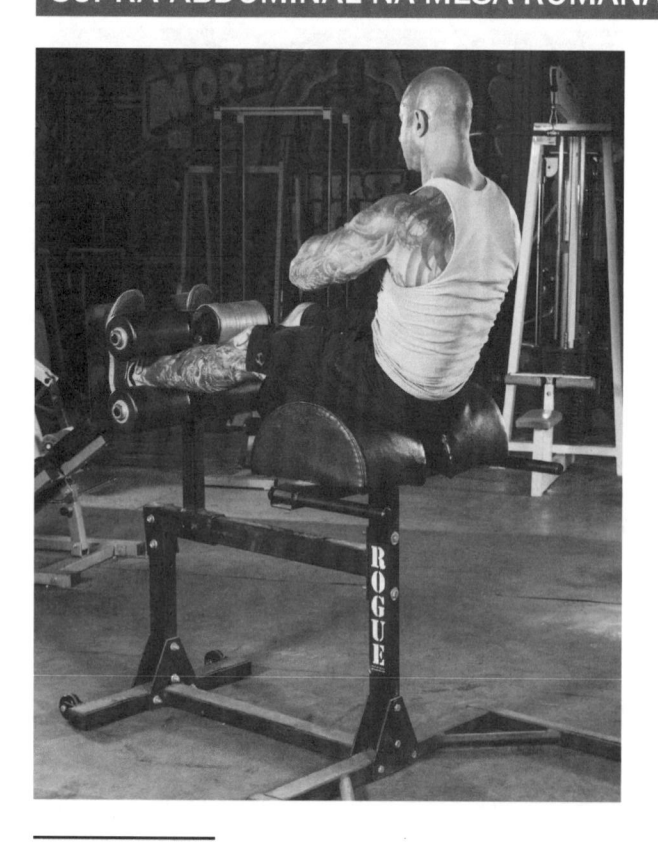

INÍCIO

Sente-se em uma cadeira para extensão de coluna com o rosto voltado para cima. Apoie as pernas nos acolchoados do suporte para tornozelo e posicione as nádegas sobre a mesa.

MOVIMENTO

Realize uma extensão total* da coluna, até o tronco ficar abaixo de uma linha paralela ao chão. Então, curve-se para cima o mais alto que conseguir.** Lentamente, volte à posição inicial e faça o movimento até completar as repetições. Na posição inicial, enfatize uma posição bem alongada para os abdominais, fazendo com que a sua contração seja mais forte. Para adicionar resistência, segure uma anilha no peito.

---

* N. de R. T.: Devido ao fato de a coluna vertebral poder realizar a flexão e a extensão da coluna em diferentes regiões (i.e., cervical, torácica e lombar), o termo "total" refere-se à realização da flexão ou extensão sem necessariamente especificar a região da coluna em que se está realizando a ação/o movimento. Entretanto, para manter a originalidade desta obra e por questões didáticas, não serão especificada(s) a(s) região(ões) da coluna vertebral em que ocorrem as ações, mas o termo "total" será empregado fazendo referência ao movimento de toda a coluna vertebral.

** N. de R. T.: O autor refere-se à realização da flexão total da coluna para chegar à posição final do movimento.

SUPRA-ABDOMINAL NA MÁQUINA

INÍCIO
Sente em uma máquina para abdominal e selecione a carga apropriada.

MOVIMENTO
Mantenha os pés imóveis e faça abdominais conforme as orientações do equipamento, enfatizando a contração da musculatura abdominal. Essa é uma forma conveniente de adicionar carga ao trabalho para os abdominais, a fim de melhor desenvolvê-los.

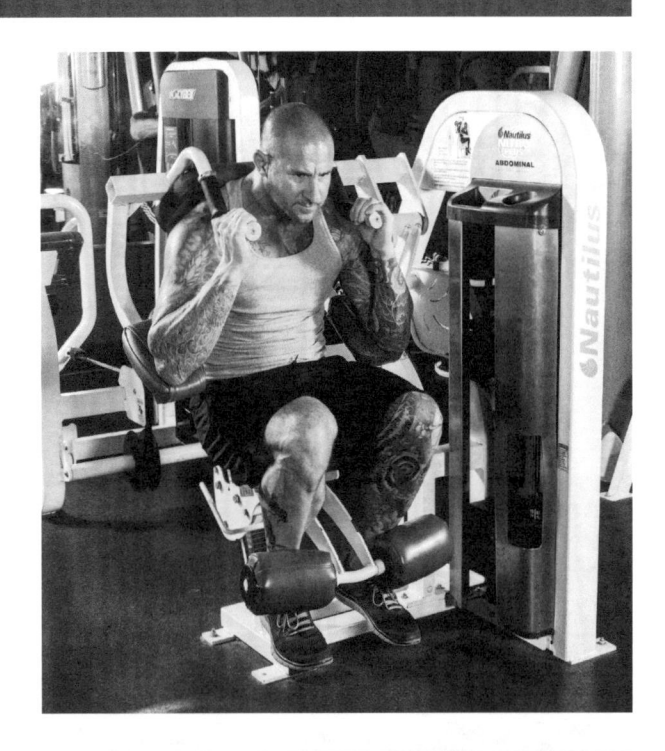

SUPRA-ABDOMINAL NA BOLA

INÍCIO
Deite apoiando as costas em uma bola suíça e mantenha os pés firmes no chão.

MOVIMENTO
Flexione a coluna o máximo que conseguir, retirando os ombros e a coluna torácica da bola. Mantenha essa posição por um segundo antes de, lentamente, voltar à posição inicial.

Lembrete: para dificultar este exercício, segure uma anilha no peito.

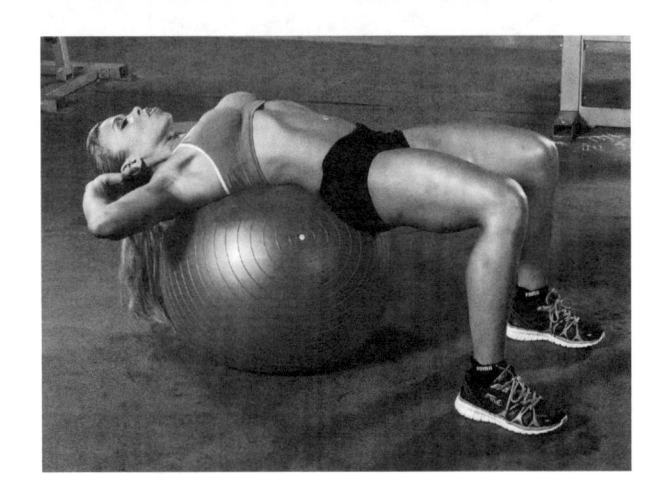

SUPRA-ABDOMINAL COM ARREMESSO DE *MEDICINE BALL*

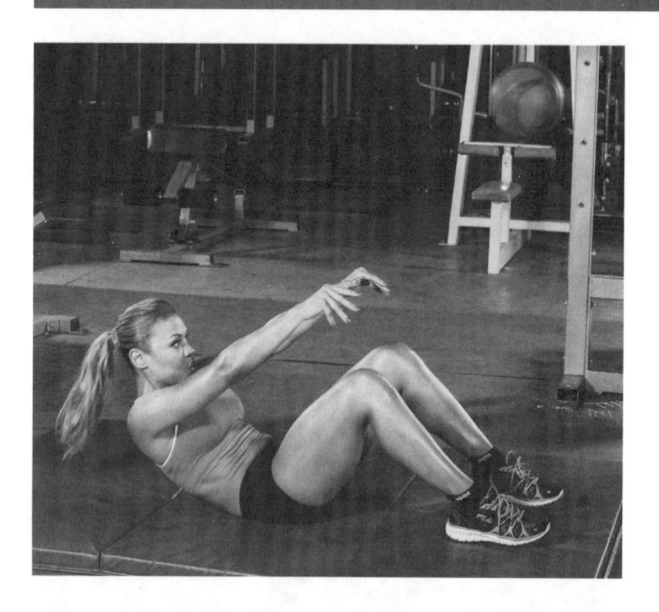

INÍCIO

No chão, assuma a posição do supra-abdominal, deixando os pés próximos a uma parede ou a uma rede para bolas suíças. Segure uma *medicine ball* acima da cabeça, com os joelhos flexionados e os pés apoiados no chão.

MOVIMENTO

De forma explosiva, flexione a coluna enquanto, simultaneamente, arremessa a bola suíça de trás da cabeça em direção à parede. Mantenha a coluna flexionada em uma posição elevada, a fim de pegar a bola quando ela retornar. Então, volte para a posição inicial, realizando a próxima repetição.

SUPRA-ABDOMINAL NA BOLA, COM ARREMESSO DE *MEDICINE BALL*

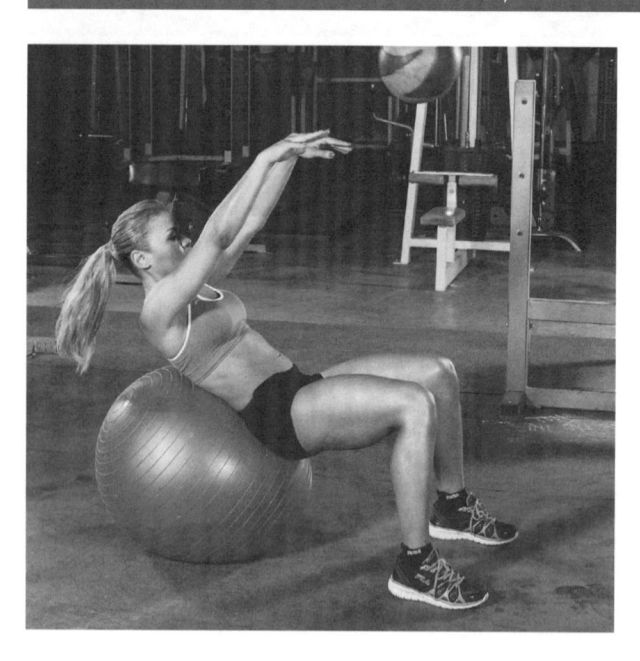

INÍCIO

Deite com as costas em uma bola suíça e mantenha os pés apoiados no chão. Segure uma *medicine ball* acima da cabeça, deixando os cotovelos estendidos para trás.

MOVIMENTO

Flexione a coluna de forma explosiva o mais alto que conseguir, retirando os ombros e a coluna torácica da bola suíça, enquanto arremessa a *medicine ball* para um companheiro de treino. Mantenha a posição final. Então, o companheiro arremessa a *medicine ball* para você. Use os abdominais para resistir à direção da bola e retorne à posição inicial.

SUPRA-ABDOMINAL COM PEDALADA

INÍCIO

Deite-se de modo a deixar a coluna lombar pressionada contra o chão. Coloque as mãos atrás da cabeça enquanto eleva os joelhos em um ângulo de, aproximadamente, 45°.

MOVIMENTO

Faça um movimento de pedalada com as pernas, encostando os cotovelos, de forma alternada, nos joelhos opostos, girando de um lado para o outro.

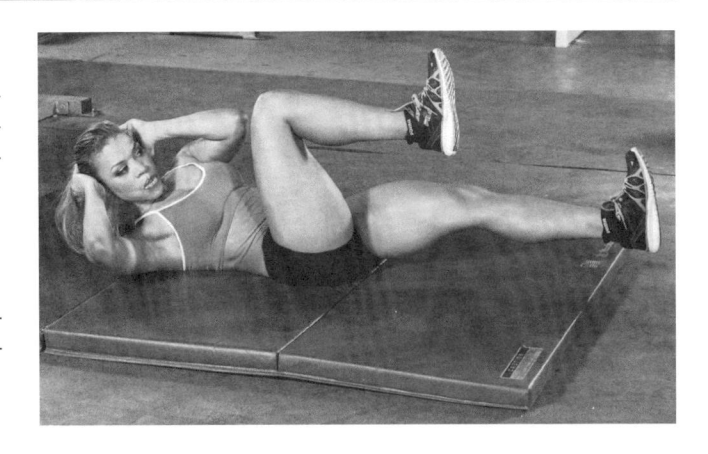

SUPRA-ABDOMINAL NA POLIA ALTA

INÍCIO

Ajoelhe-se de frente para uma polia alta, com uma corda conectada ao cabo do dispositivo. Segure as extremidades da corda e leve as mãos para baixo, até estas ficarem próximas à parte superior da cabeça, que permanecerá imóvel durante todo o movimento. Realize uma flexão total da coluna e mantenha as costas quase paralelas ao chão.

MOVIMENTO

Faça uma flexão total da coluna, movendo os cotovelos em direção aos joelhos. Mantenha essa posição e contraia os abdominais de forma vigorosa durante um segundo antes de, lentamente, retornar à posição inicial.

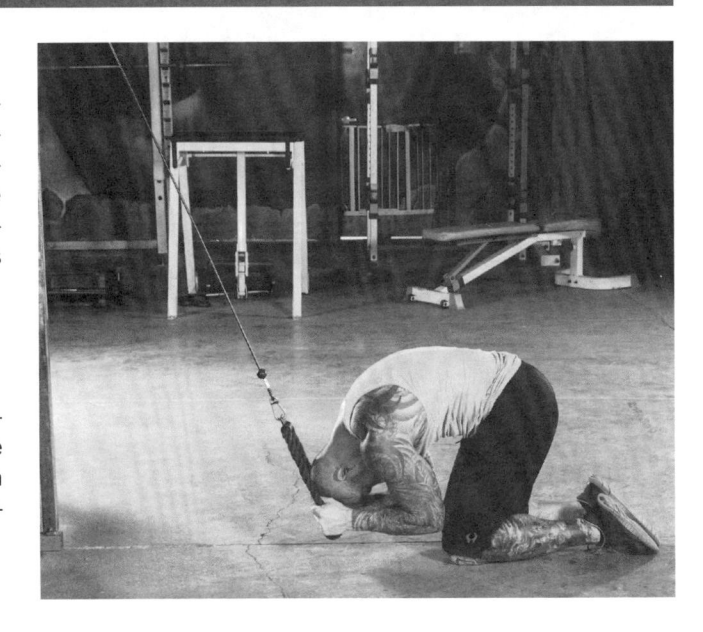

SUPRA-ABDOMINAL, EM PÉ

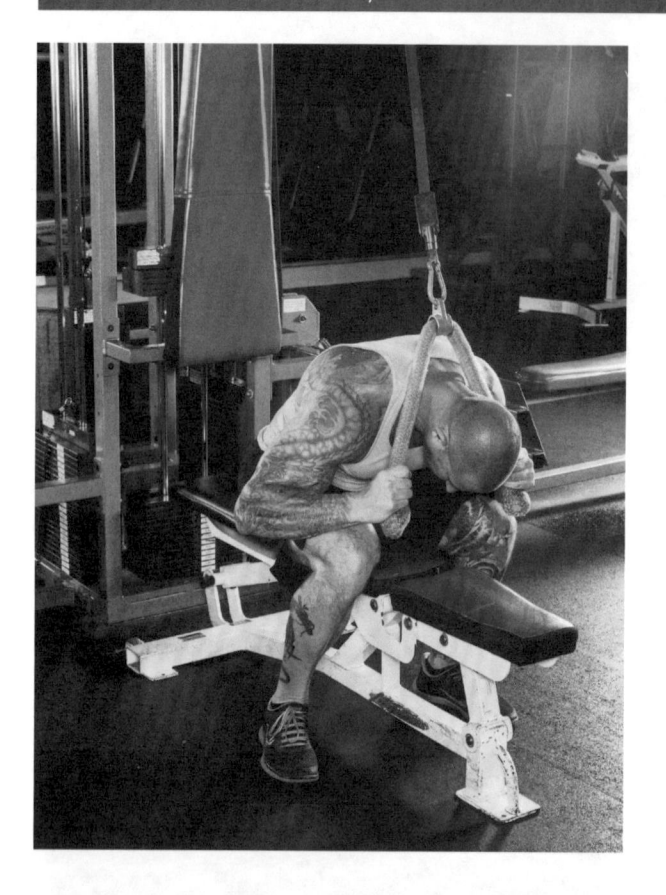

INÍCIO

Fique em pé, de costas para uma polia alta, em cujo cabo esteja conectado a uma corda. Com uma pegada neutra, segure a extremidade da corda e leve as mãos abaixo da clavícula. Os pés ficam afastados na mesma largura dos ombros, e os joelhos, levemente flexionados.

MOVIMENTO

Realize uma flexão total da coluna, movendo os cotovelos em direção aos joelhos. Mantenha essa posição e contraia os abdominais de forma vigorosa durante um segundo antes de, lentamente, retornar à posição inicial.

Lembrete: este exercício pode ser feito sentado, como mostra a foto.

SUPRA-ABDOMINAL NO MULTIFORÇA

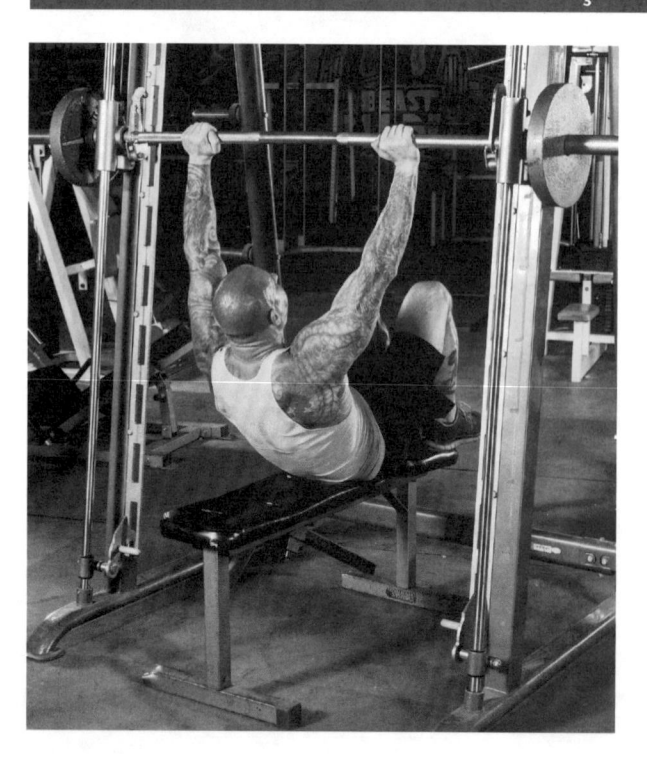

INÍCIO

Coloque um banco no meio de um multiforça. Deite-se mantendo o rosto voltado para cima, os joelhos flexionados e os pés firmes no banco. A barra deverá ficar alinhada com a parte superior dos abdominais e ser empunhada com os cotovelos estendidos acima do tronco e as costas totalmente apoiadas no banco.

MOVIMENTO

Use os abdominais para flexionar a coluna de forma explosiva o mais alto que conseguir, empurrando a barra para cima enquanto o tronco é elevado. Lentamente, abaixe o tronco de volta ao banco. Faça o movimento até completar as repetições.

SUPRA-ABDOMINAL "TOCANDO O SINO"

INÍCIO

Conecte uma corda ao cabo da polia alta ou segure a extremidade do cabo. Agarre a corda com a mão esquerda acima da direita e fique em pé com a perna direita à frente da esquerda.

MOVIMENTO

Usando os abdominais e os oblíquos, puxe a corda para baixo e para a frente, na direção do joelho direito (flexionando e rotando a coluna). Mantenha-se assim por um segundo enquanto expira e contrai os músculos do abdome o máximo que puder. Lentamente, retorne para a posição inicial. Faça o movimento até completar as repetições. Quando finalizá-las com o lado direito, troque o posicionamento dos pés e das mãos e realize o exercício da mesma forma com o lado esquerdo.

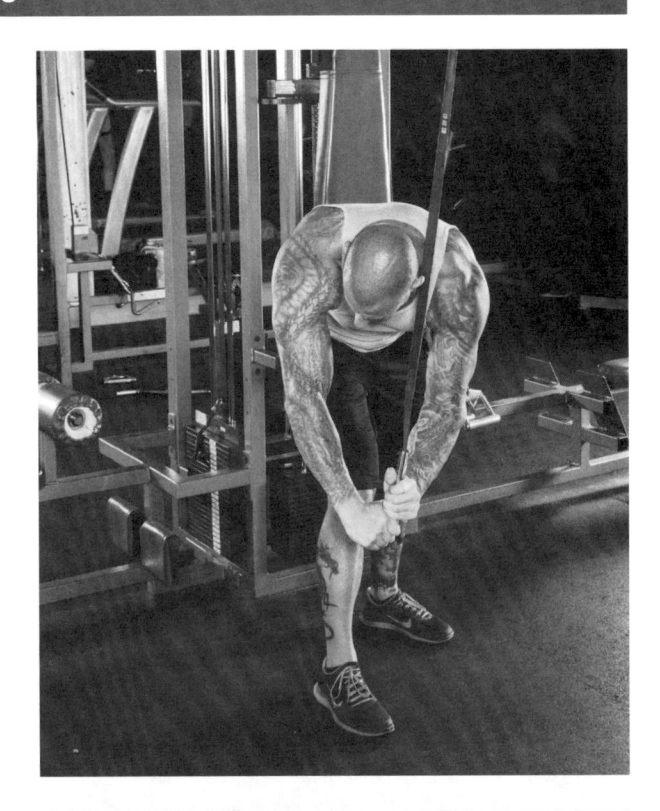

CANIVETE

INÍCIO

Sente-se na extremidade de um banco horizontal, segurando as laterais e com os pés fora do chão. Deite-se de costas, deixando o corpo quase reto e paralelo ao chão.

MOVIMENTO

Comece com as pernas estendidas e, então, leve os joelhos de encontro ao peito enquanto curva o tronco em direção aos joelhos, formando um "V" na linha da cintura. Volte com as pernas e o tronco para a posição inicial.

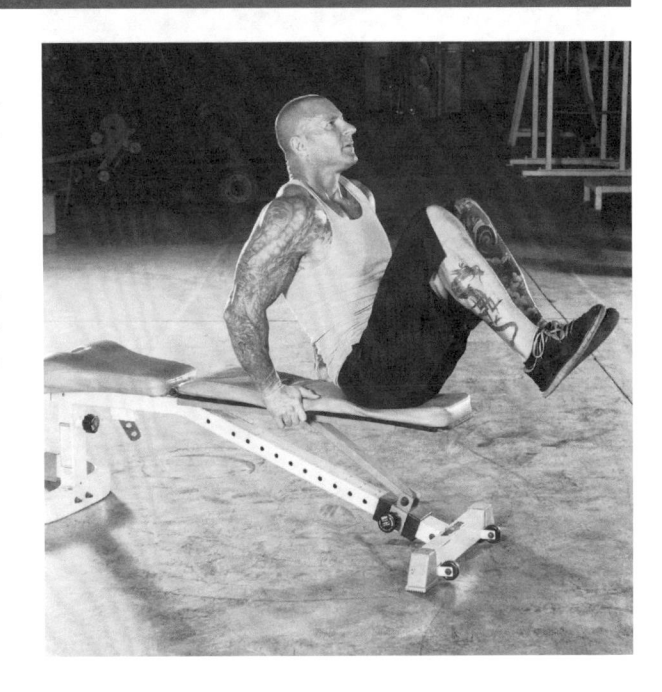

CANIVETE COM HALTERE

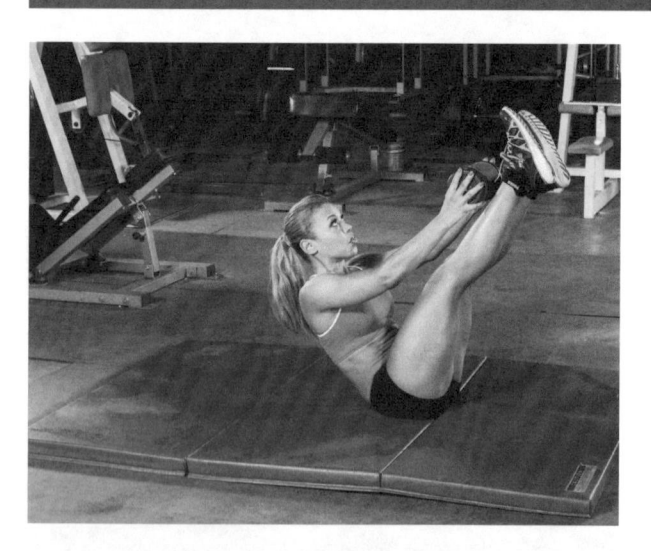

INÍCIO
Deite-se no chão com o rosto voltado para cima. Os cotovelos devem ficar totalmente estendidos acima da cabeça e apoiados no chão. Segure um haltere com ambas as mãos.

MOVIMENTO
Contraia os abdominais para flexionar a coluna, retirando devagar as pernas e os ombros do chão. Encurte de forma vigorosa os abdominais, até que os pés e as mãos apontem para o teto e o corpo molde um "V". Volte lentamente à posição inicial.

INFRA-ABDOMINAL*

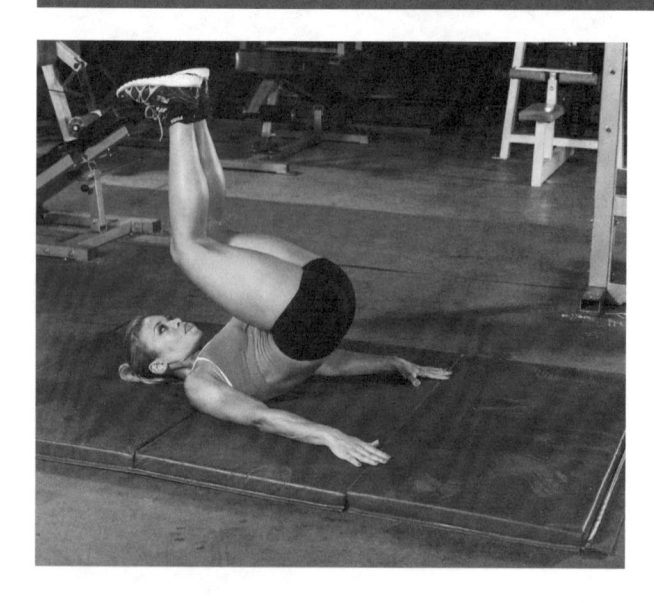

INÍCIO
Deite-se no chão, com o rosto voltado para cima e os cotovelos estendidos ao lado do corpo, e apoie firmemente as mãos no solo. Erga os pés para cima e mantenha as coxas perpendiculares ao chão, de modo que os quadris e os joelhos formem um ângulo de 90°.

MOVIMENTO
Devagar, leve os joelhos em direção ao peito, tirando os quadris e os glúteos do chão. Tente manter a flexão dos joelhos durante o movimento. De forma controlada, volte à posição inicial.

Lembrete: para dificultar este exercício, execute-o em um banco declinado, com a cabeça na extremidade superior do banco.

---

* N. de R. T.: Também é denominado abdominal invertido por ocorrer, durante o exercício, a flexão inversa da coluna vertebral.

INFRA-ABDOMINAL INCLINADO

INÍCIO

Deite-se em um plano inclinado, como o banco inclinado ou a prancha para abdominais, e posicione a cabeça onde normalmente ficariam os pés. Segure-se nos suportes para pernas a fim de manter o tronco apoiado no banco. Para assumir a posição inicial, flexione os quadris e joelhos em 90°.

MOVIMENTO

Mantenha a flexão dos joelhos e quadris e flexione a coluna para retirar os quadris do banco, levando os joelhos na direção da cabeça. Lentamente, inverta o movimento para retornar com as pernas à posição inicial.

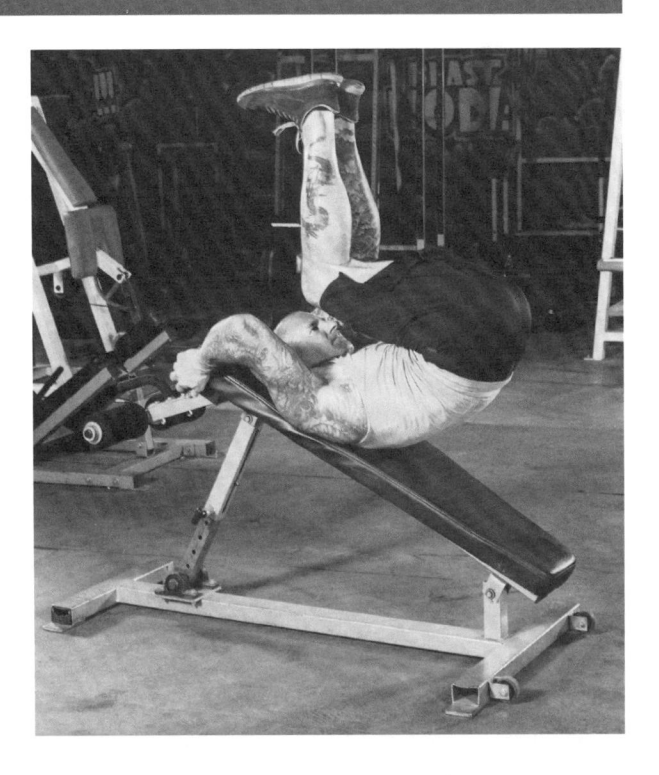

INFRA-ABDOMINAL NA BOLA

INÍCIO

Coloque uma bola suíça próxima a um equipamento ou a qualquer outro aparelho em que você possa se segurar a fim de manter o equilíbrio. Deite com as costas na bola, erga os pés para cima e deixe as coxas perpendiculares ao chão, de modo que os quadris e os joelhos formem um ângulo de 90°. Coloque os braços para trás, acima da cabeça, e segure-se no equipamento, a fim de ficar em uma posição estável.

MOVIMENTO

Devagar, leve os joelhos em direção ao peito, tirando os quadris e os glúteos da bola. Tente manter a flexão dos joelhos durante o movimento. De forma controlada, volte à posição inicial.

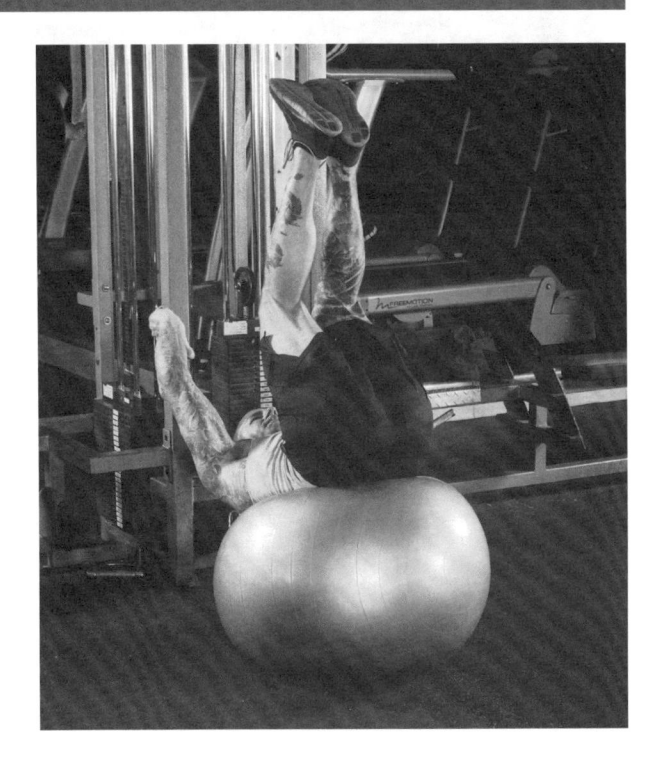

ELEVAÇÃO DE QUADRIS

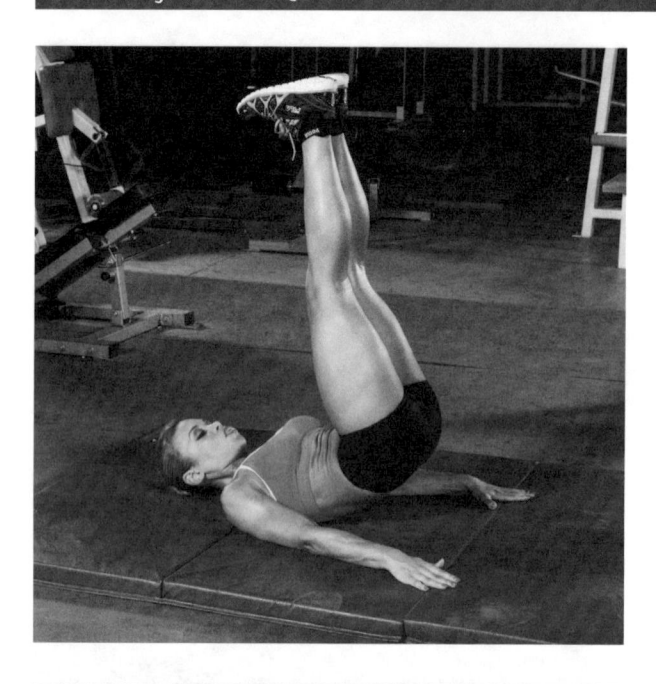

INÍCIO

Deite-se no chão, com o rosto voltado para cima e os cotovelos estendidos ao lado do corpo, e apoie firmemente as mãos no solo. As pernas devem ficar perpendiculares ao chão.

MOVIMENTO

Usando os abdominais, tire os quadris e os glúteos do solo. Mantenha-se assim por um segundo e, então, volte à posição inicial.

ELEVAÇÃO DE QUADRIS NO MULTIFORÇA

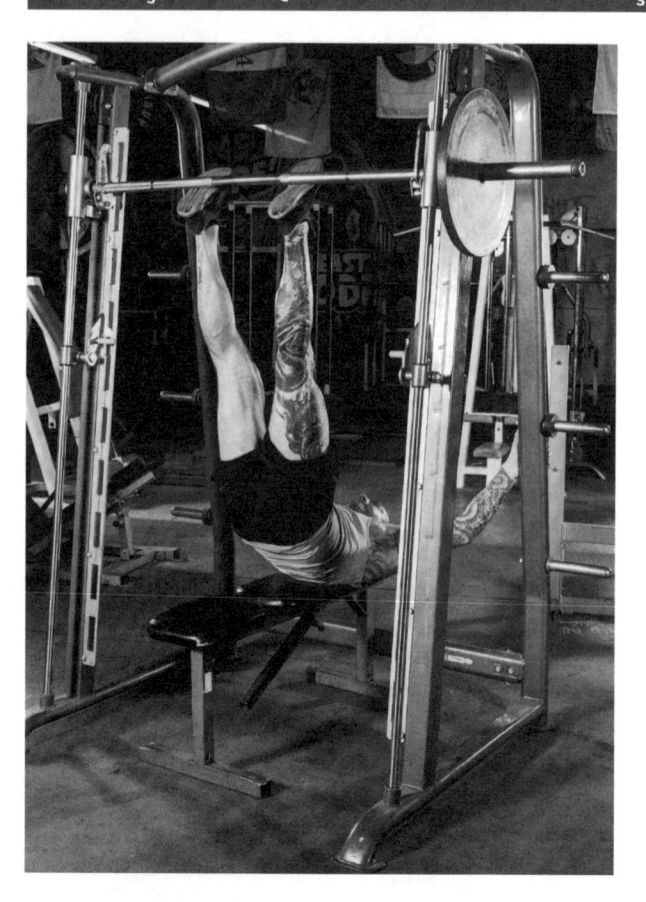

INÍCIO

Deite-se apoiando as costas em um banco, no chão, ou em um banco horizontal, e posicione-se no meio de um multiforça. Apoie os pés na parte de baixo da barra e, com eles, destrave-a dos ganchos de segurança. Com a barra apoiada na sola dos pés, estenda as pernas diretamente para cima. Com os quadris flexionados em 90° e os joelhos completamente estendidos, o corpo deverá formar um "L". Apoie-se no equipamento ou apoie as mãos firmemente no chão ou nos lados do banco.

MOVIMENTO

Use a parte inferior dos abdominais para elevar as pernas diretamente para cima o máximo que conseguir. Mantenha a posição final por um segundo e, então, abaixe as pernas devagar, até que as nádegas e a coluna lombar toquem o chão.

ELEVAÇÃO DE PERNAS COM JOELHOS FLETIDOS

INÍCIO

Posicione-se em um banco vertical e fique suspenso nele, mantendo o tronco reto e os joelhos levemente flexionados.

MOVIMENTO

Erga as pernas e flexione os joelhos em direção ao peito ao mesmo tempo em que arredonda a coluna lombar a fim de permitir que os glúteos se movam para a frente e para cima. Mantenha-se assim por um segundo e, então, abaixe as pernas de volta à posição inicial.

Lembrete: este exercício também pode ser realizado com o praticante suspenso em uma barra.

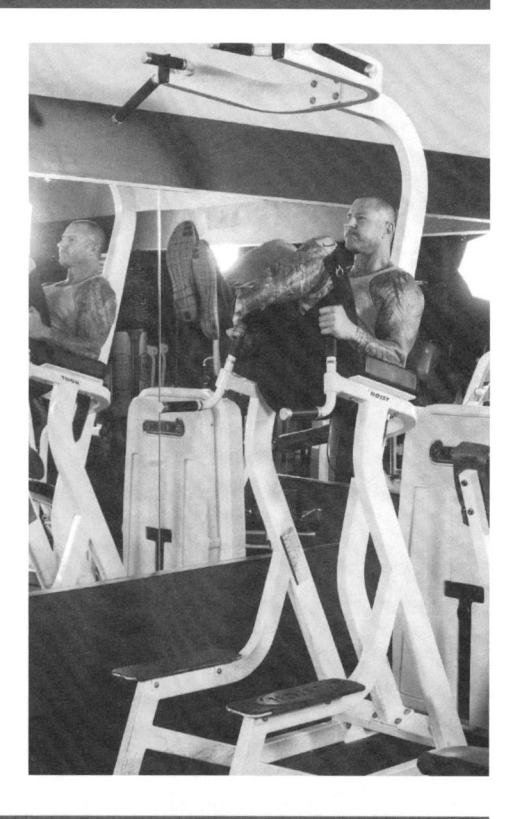

ELEVAÇÃO DE PERNAS COM JOELHOS ESTENDIDOS

INÍCIO

Posicione-se em um banco vertical com o corpo totalmente reto.

MOVIMENTO

Mantendo as pernas retas, eleve-as até passar o máximo possível de uma linha paralela ao chão. Então, flexione a coluna de forma invertida, arredondando-a e deslocando os glúteos para a frente e para cima. Mantenha-se assim por um segundo e, então, lentamente, abaixe as pernas de volta à posição inicial.

Lembrete: este exercício também pode ser realizado com o praticante suspenso em uma barra.

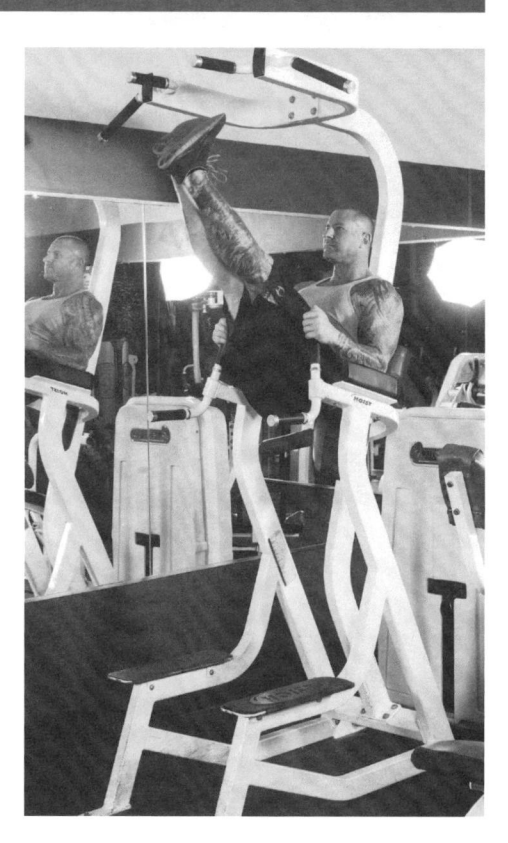

ROLAMENTO

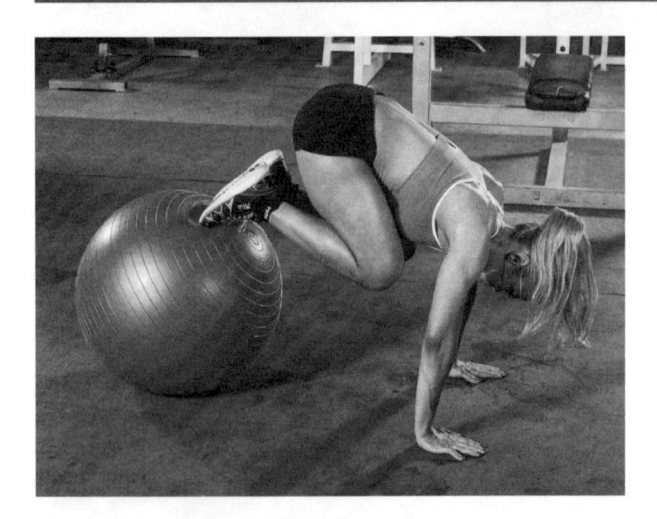

INÍCIO
Deite-se no chão na posição de apoio, com os pés firmes na parte de cima de uma bola suíça.

MOVIMENTO
Flexione os joelhos, levando-os em direção ao peito enquanto rola a bola para a frente. Mantenha-se assim por um segundo e, então, retorne à posição inicial, estendendo os joelhos.

ROLAMENTO NO TRX

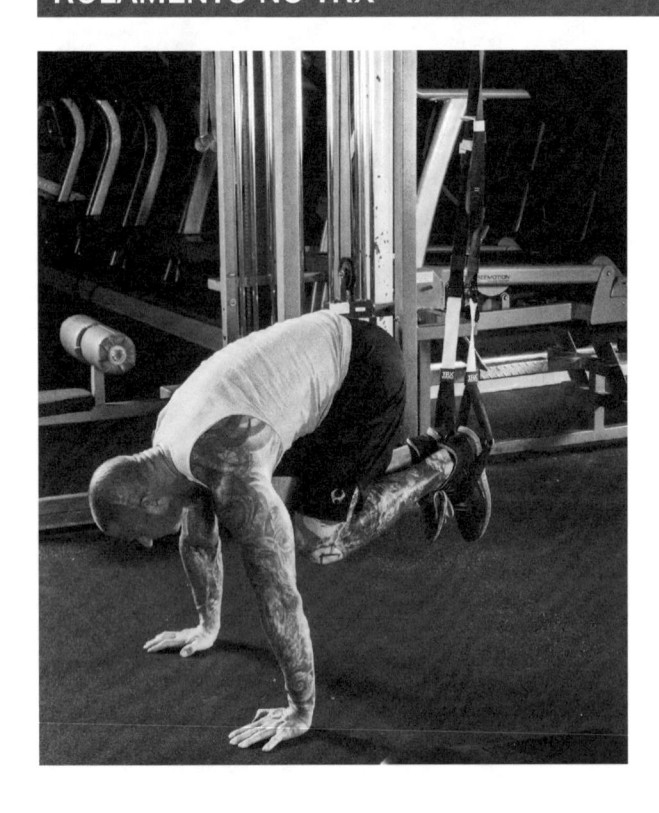

INÍCIO
No chão, assuma a posição de apoio, colocando os pés nas alças do TRX. Ajuste as pegadas do dispositivo, de forma que elas fiquem logo acima do chão.

MOVIMENTO
Flexione os joelhos, levando-os em direção ao peito. Mantenha-se assim por um segundo e, então, retorne à posição inicial, estendendo os joelhos.

ELEVAÇÃO DE JOELHO COM BANDA ELÁSTICA

INÍCIO

Fixe uma banda elástica em uma estrutura estável, o mais próximo possível do chão. Fixe a outra extremidade da banda no tornozelo esquerdo, por meio de uma tornozeleira. Fique em pé, com o pé direito à frente do esquerdo.

MOVIMENTO

Da forma mais rápida e explosiva possível, leve o joelho na direção do peito o mais alto que puder. Retorne o pé de volta à posição inicial. Complete todas as repetições com a perna esquerda e, então, faça o mesmo com a perna direita.

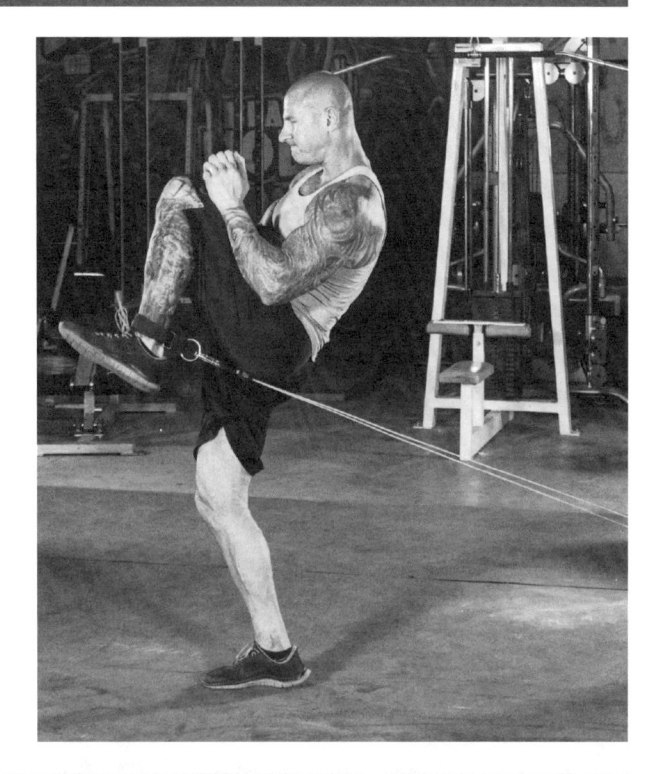

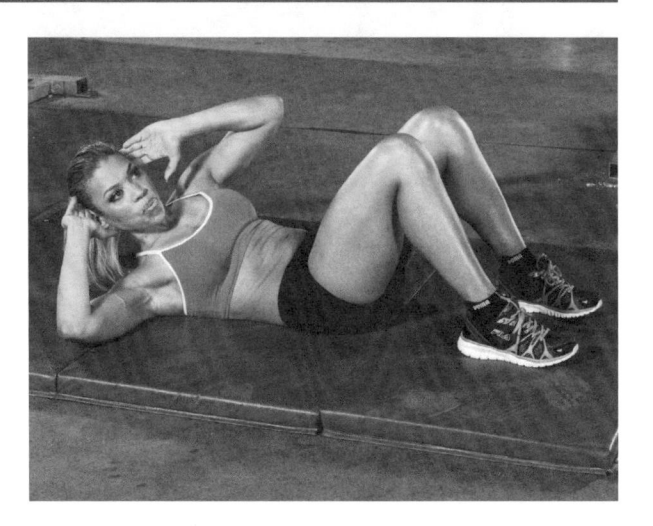

ABDOMINAL OBLÍQUO

INÍCIO

Deite-se no chão, mentendo o rosto voltado para cima, os joelhos flexionados e os pés apoiados no solo. Entrelace as mãos atrás da cabeça ou coloque-as nas laterais da cabeça.

MOVIMENTO

Eleve o tronco o mais alto que puder, retirando o ombro esquerdo e a coluna torácica do chão. Simultaneamente, leve o cotovelo esquerdo em direção ao joelho direito. Mantenha-se assim por um segundo e, então, volte devagar à posição inicial. Faça todas as repetições do lado esquerdo e, em seguida, realize o exercício com o lado direito.

ABDOMINAL OBLÍQUO COM OS COTOVELOS ESTENDIDOS

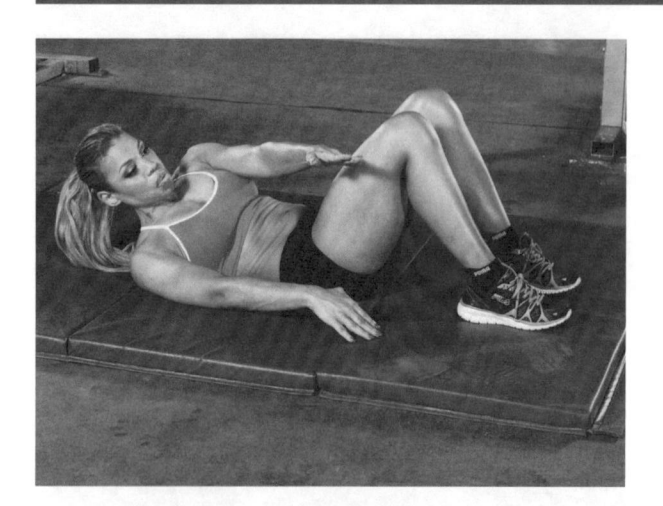

INÍCIO

Deite-se de costas, com os joelhos flexionados e os pés apoiados no chão. Mantenha os cotovelos estendidos ao lado dos quadris, a poucas polegadas do solo.

MOVIMENTO

Retire o ombro esquerdo e a coluna torácica do chão, enquanto move o braço esquerdo em direção ao joelho direito. Retorne à posição inicial e realize o exercício com o lado direito.

FLEXÃO LATERAL

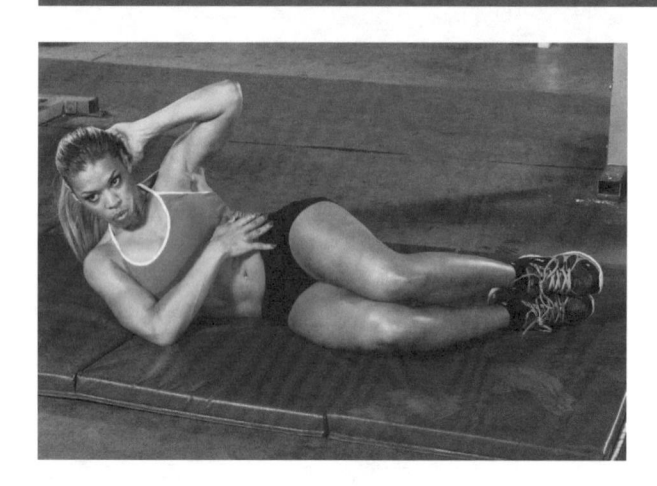

INÍCIO

Deite-se no chão sob o lado direito do corpo, mantendo os joelhos e os quadris flexionados. Coloque a mão esquerda atrás da cabeça e apoie a mão direita sobre o corpo. O apoio da mão sob os músculos oblíquos permitirá que você sinta-os contraindo e melhorará a conexão mente-músculo.

MOVIMENTO

Contraia os oblíquos para elevar o ombro do chão. Mantenha-se assim por um segundo, contraindo os oblíquos o mais forte possível, e, então, retorne à posição inicial. Complete as repetições desejadas em um lado e, depois, faça-as com o outro lado.

Lembrete: para dificultar este exercício, segure uma anilha no peito.

FLEXÃO LATERAL COM HALTERES, EM PÉ

INÍCIO

Fique em pé, com os pés afastados na mesma largura dos ombros, e segure um haltere com a mão direita, utilizando uma pegada neutra. O braço deve ficar suspenso ao lado do corpo.

MOVIMENTO

Incline-se para o lado esquerdo o máximo que puder, usando os músculos oblíquos para iniciar a flexão lateral do tronco. Mantenha-se assim por um segundo e volte à posição inicial. Complete o número de repetições desejado e, em seguida, realize o exercício com o lado direito.

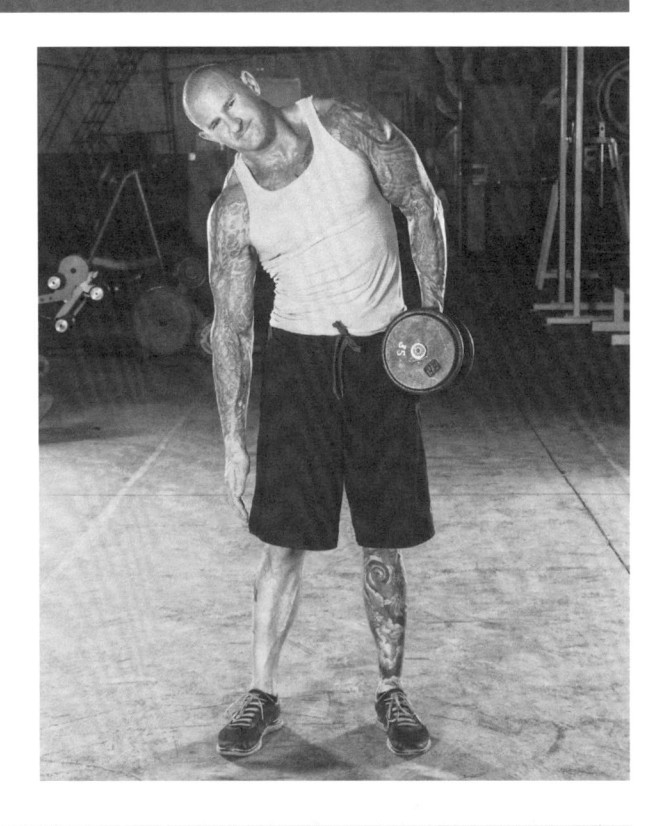

FLEXÃO LATERAL NA POLIA ALTA, EM PÉ

INÍCIO

Fique em pé, com o lado direito voltado para uma polia alta que tenha um estribo a ela conectado. Segure-o com a mão direita, e com a palma voltada para cima, deixando-as perto da têmpora e mantendo o cotovelo flexionado ao lado do corpo.

MOVIMENTO

Contraia os oblíquos, puxando o tronco para baixo e para a direita. Pare nessa posição antes de, lentamente, voltar à posição inicial. Complete o número de repetições desejado e realize o exercício com o lado esquerdo.

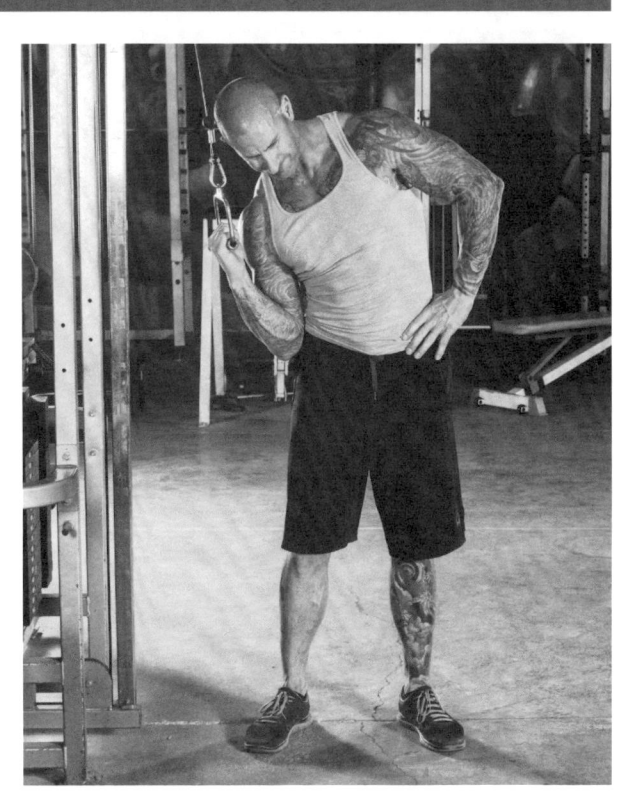

FLEXÃO LATERAL NA POLIA ALTA COM COTOVELO ESTENDIDO, EM PÉ

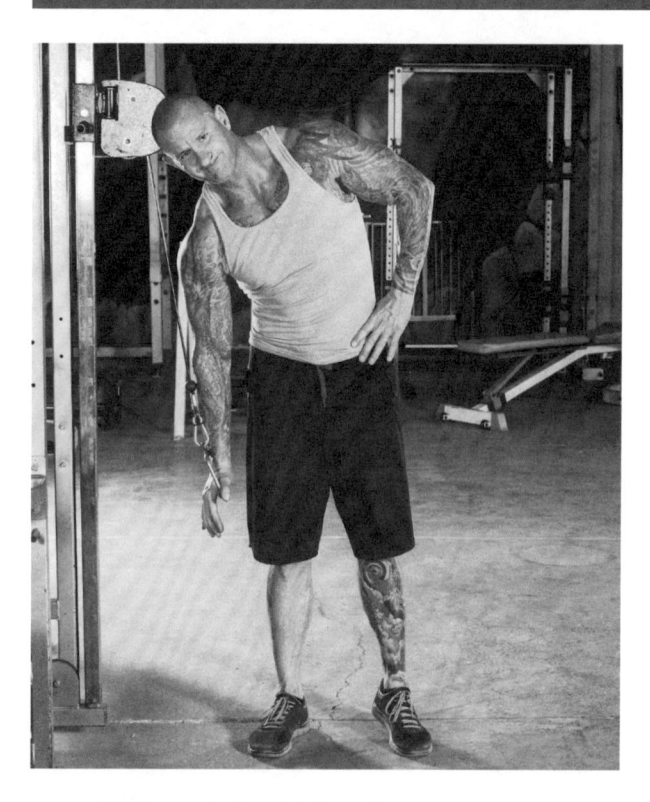

INÍCIO

Conecte um estribo a uma polia alta e, se possível, ajuste-o, de modo que fique logo acima da altura do quadril. Posicione-se em pé, de lado para a polia, mantendo o lado direito mais próximo ao dispositivo e a mão direita segurando o estribo. Estenda o cotovelo para gerar tensão no cabo.

MOVIMENTO

Flexione o tronco para o lado direito, empurrando o estribo para baixo, em direção ao chão, como se o empurrasse para o lado do pé direito. Enfatize a contração dos músculos oblíquos e, então, lentamente, retorne para cima, até atingir a posição inicial. Faça todas as repetições com o lado direito e, em seguida, com o esquerdo.

ABDOMINAL OBLÍQUO NA POLIA ALTA, AJOELHADO

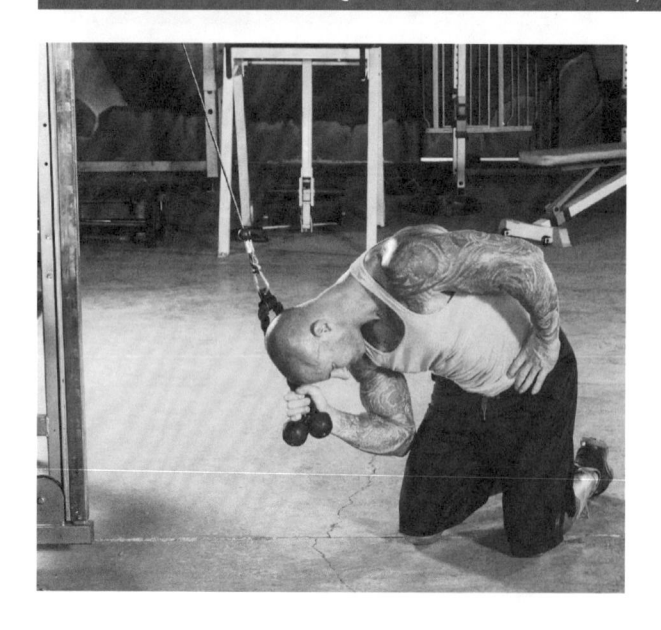

INÍCIO

Conecte uma corda a uma polia alta. Ajoelhado, fique com o corpo em diagonal com a polia, em um ângulo de 45°. Segure as extremidades da corda com a mão direita e mantenha o braço à sua frente, com o cotovelo flexionado em, aproximadamente, 90°. Mantenha a posição do braço durante todo o movimento.

MOVIMENTO

Use os abdominais e os oblíquos para realizar uma flexão total da coluna, levando o cotovelo direito para baixo, na direção do joelho direito. Contraindo os abdominais e oblíquos, mantenha a posição final por um instante e, então, lentamente, retorne até a posição inicial. Repita até finalizar as repetições. Quando todas as repetições do lado direito forem finalizadas, repita com o lado esquerdo.

FLEXÃO LATERAL COM ELEVAÇÃO DE PERNA

INÍCIO

Deite com o lado direito do corpo no chão, mantendo a perna esquerda sobre a direita. Ambas as pernas devem ficar retas. Coloque a mão direita em uma posição confortável e a esquerda atrás da cabeça.

MOVIMENTO

Conforme contrai os oblíquos, mova o tronco e a perna esquerda um ao encontro do outro. Mantenha-se assim por um breve momento e, lentamente, volte para a posição inicial. Complete o número de repetições desejado e, então, realize o exercício com o outro lado do corpo.

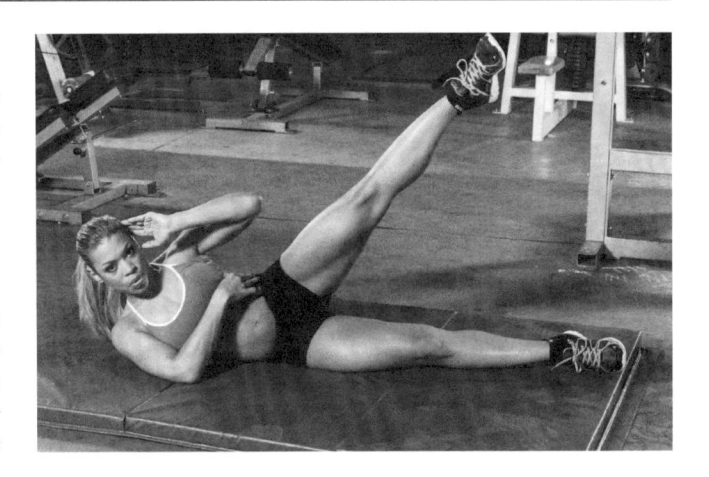

GIRO RUSSO

INÍCIO

Deite no chão com o rosto voltado para cima e a cabeça a cerca de 30 cm de um objeto estável, como um equipamento. Leve os braços para trás e segure-se no equipamento, a fim de estabilizar o tronco. Eleve as pernas diretamente para cima, de forma que fiquem perpendiculares ao chão.

MOVIMENTO

Lentamente, abaixe as pernas para o lado direito. Inverta o movimento para trazê-las de volta para cima, e, então, abaixe-as para o lado esquerdo.

Lembrete: para dificultar este exercício, adicione resistência colocando uma *medicine ball* entre os joelhos.

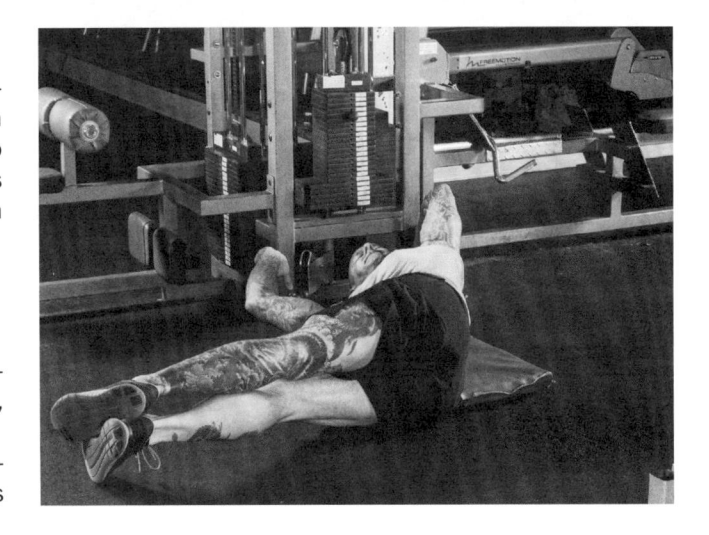

ROTAÇÃO DO TRONCO COM *MEDICINE BALL*, EM PÉ

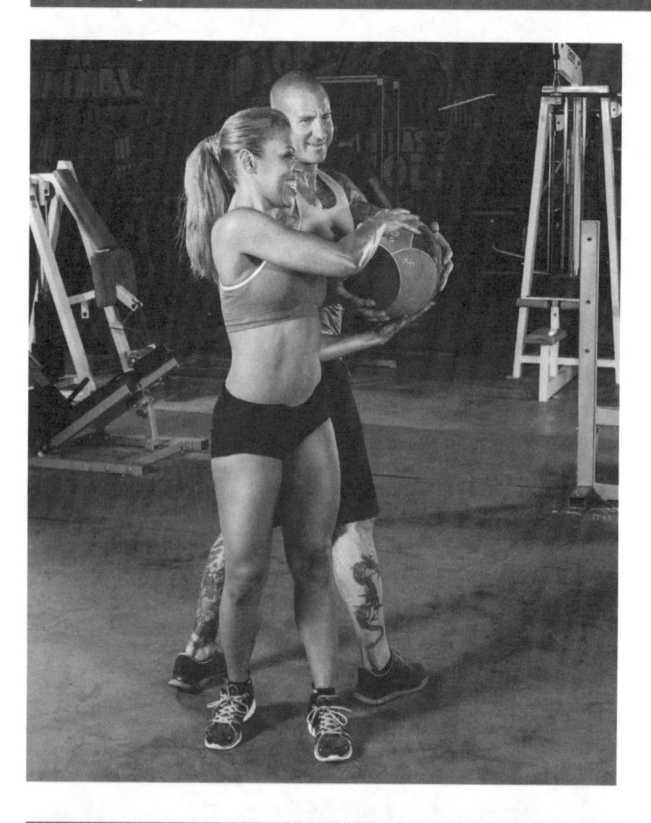

INÍCIO

Fique em pé, com os joelhos levemente flexionados, e segure uma *medicine ball*, com ambas as mãos, na altura dos ombros. Seu companheiro de treino assume a mesma posição atrás de você, porém sem uma *medicine ball*.

MOVIMENTO

Sem movimentar os membros inferiores, rote o tronco para um lado e passe a bola, por cima dos ombros, para seu companheiro, que rota simultaneamente para a mesma direção. Então, rote para a direção oposta e receba a bola de volta por baixo (com as mãos na linha da cintura em vez de na linha dos ombros). Continue passando e recebendo a bola durante o número desejado de repetições e, então, faça o mesmo para o outro lado, começando com a bola na altura dos ombros.

ROTAÇÃO DO TRONCO COM BANDA ELÁSTICA

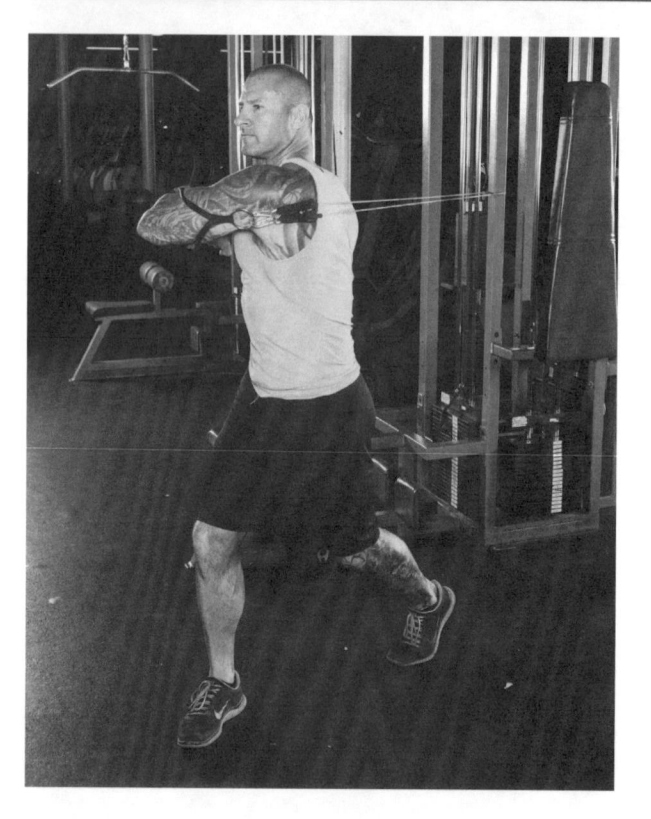

INÍCIO

Pegue uma banda elástica e passe ao redor de uma base segura, como, por exemplo, um *power rack*, uma máquina, ou outra estrutura adequada. A banda deve estar um pouco abaixo da altura do ombro. Conecte a ela uma empunhadura ou uma tornozeleira. Fique em pé, de lado para o ponto em que a banda foi fixada, com o pé esquerdo mais próximo a ele. Deslize o braço esquerdo por dentro da empunhadura, de forma que ela fique apoiada na parte interna do cotovelo. Posicione o corpo em uma distância suficiente do ponto de apoio da banda, a fim de gerar a tensão adequada. Deixe os pés na mesma distância da largura dos ombros e mantenha o braço esquerdo voltado para o lado, com o cotovelo totalmente flexionado. Segure o punho esquerdo com a mão direita.

MOVIMENTO

Depois de posicionado, rote o tronco de forma explosiva, mas controlada, contraindo os abdominais e os oblíquos e girando o pé de trás durante o movimento. Lentamente, retorne à posição inicial. Faça isso até completar as repetições. Ápós finalizá-las com o lado esquerdo, execute-as com o lado direito.

ELEVAÇÃO DE PERNAS, DEITADO

INÍCIO

Deite com o rosto voltado para cima, mantendo a parte superior do corpo reta e as mãos ao lado do corpo, a fim de estabilizar o tronco. Posicione as pernas a poucas polegadas do chão.

MOVIMENTO

Mova as pernas para cima, em direção ao teto, até que fiquem praticamente perpendiculares ao chão. Devagar, abaixe-as de volta à posição inicial.

Lembrete: para dificultar este exercício, pode-se realizá-lo em um banco declinado, posicionando a cabeça na extremidade superior do banco.

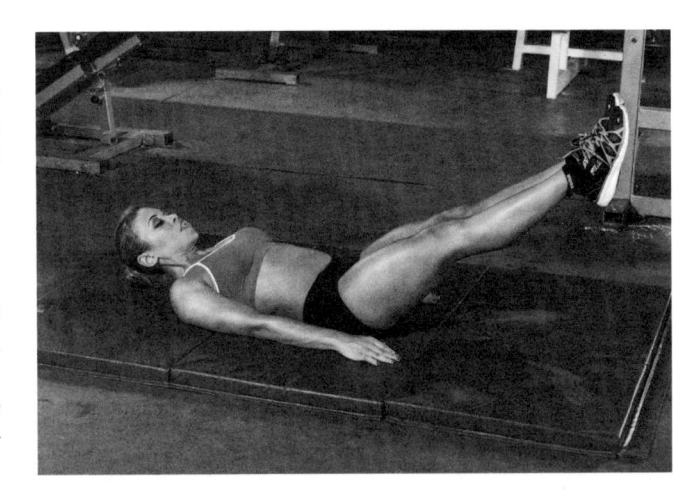

TESOURA

INÍCIO

Deite no chão mantendo o rosto voltado para cima, a parte superior do corpo reta e as mãos nas laterais da cabeça. Posicione as pernas a poucas polegadas do chão.

MOVIMENTO

Faça movimentos rápidos e curtos, para cima e para baixo, de forma alternada, semelhantes ao movimento de uma tesoura, levantando uma perna até atingir aproximadamente 45° e abaixando a outra até o calcanhar ficar a poucas polegadas do chão.

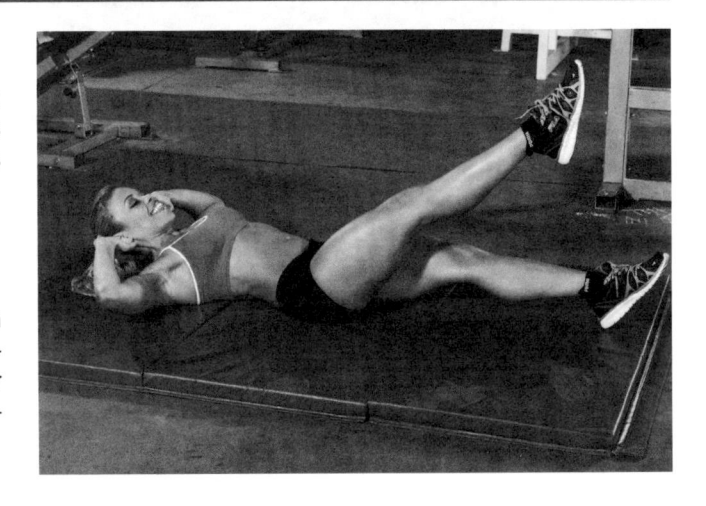

PASSAGEM DE BOLA

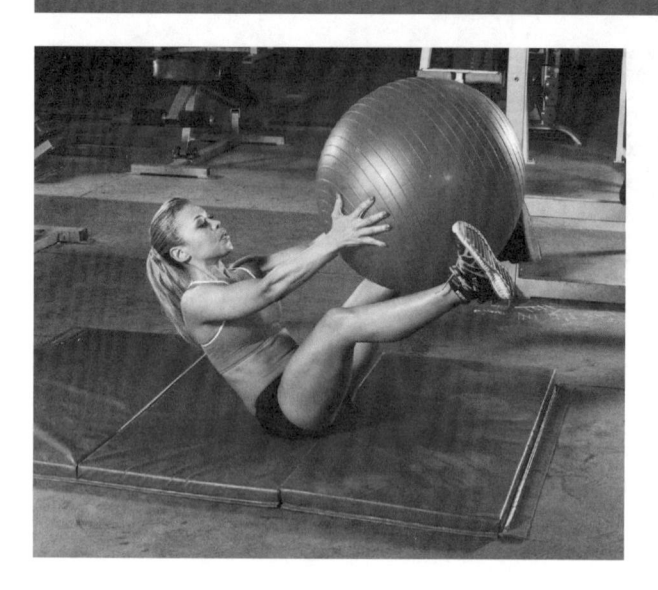

INÍCIO

Deite no chão com os cotovelos e os joelhos estendidos. Segure uma bola suíça nas mãos.

MOVIMENTO

Com os braços, erga a bola acima da cabeça e, ao mesmo tempo, leve às pernas em direção a ela. Quando os braços e as pernas ficarem próximos, passe a bola das mãos para os pés. Sem pausa, abaixe os braços e as pernas. Continue de forma alternada.

ROLAMENTO COM BARRA

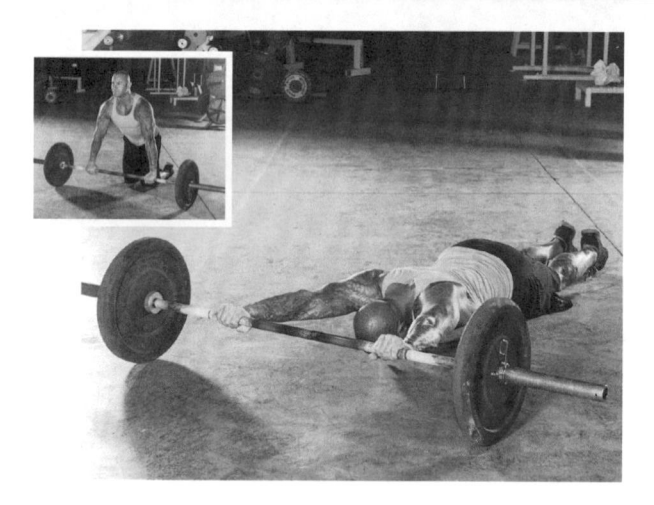

INÍCIO

Ajoelhe-se no chão de frente para uma barra com anilhas, segurando-a com uma pegada pronada na mesma largura dos ombros. Na posição inicial, os braços devem estar retos e o tronco elevado.

MOVIMENTO

Permita que a barra role para a frente o máximo que conseguir, fazendo com que apenas os joelhos e os dedos dos pés toquem o chão. Mantenha a mesma pegada na barra. O objetivo é ficar na posição mais horizontal possível no fim do movimento, mantendo o tronco e as coxas paralelos ao chão, apenas a poucas polegadas de tocá-lo. Então, inverta o movimento para puxar a barra de volta na direção dos joelhos, até que o corpo seja elevado novamente. Faça o maior número de repetições que puder.

LENHADOR COM HALTERE

INÍCIO

Fique em pé, com os pés afastados na mesma largura dos ombros e os joelhos levemente flexionados. Segure um haltere leve com ambas as mãos, mantendo-o acima e ao lado do ombro esquerdo.

MOVIMENTO

Devagar, baixe o haltere diagonalmente, cruzando o corpo, até posicioná-lo ao lado do quadril direito. Inverta o movimento, voltando à posição inicial. Complete o número de repetições desejado e, então, realize o exercício com o lado direito.

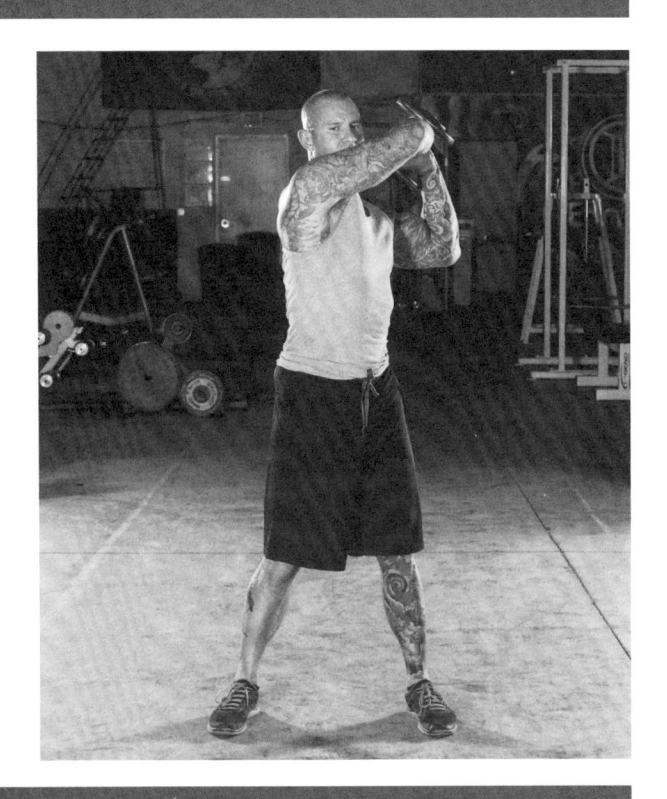

LENHADOR NA POLIA ALTA

INÍCIO

Fique em pé, com o lado direito voltado para uma polia alta que tenha uma corda a ela conectada. Segure a corda com ambas as mãos e a mantenha ao lado do ombro direito, de forma similar ao início do exercício lenhador com haltere.

MOVIMENTO

Puxe a corda, cruzando-a pela frente do corpo até o quadril esquerdo. Lentamente, leve o estribo de volta à posição inicial. Complete o número desejado de repetições e realize o exercício com o lado esquerdo.

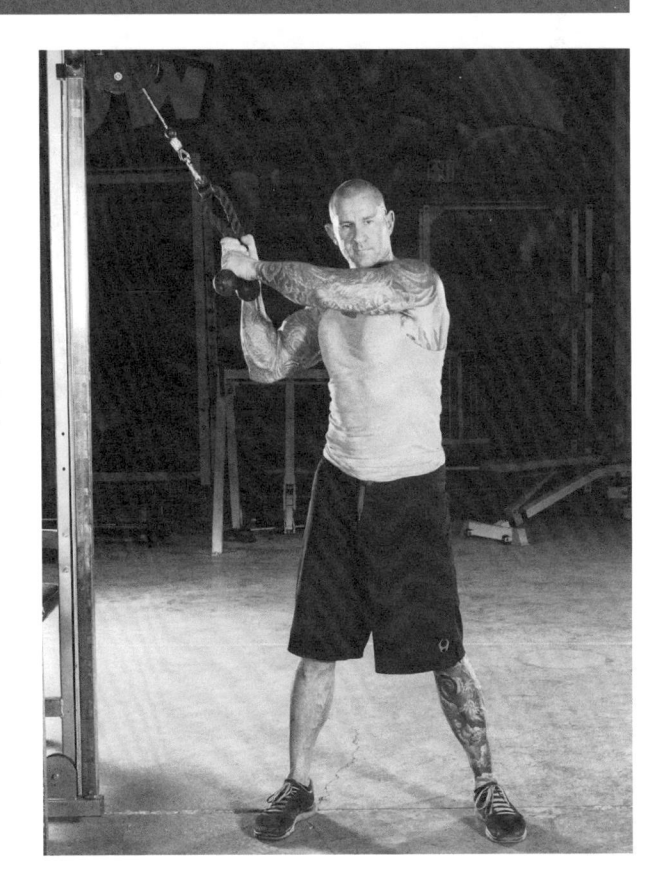

LENHADOR COM BANDA ELÁSTICA

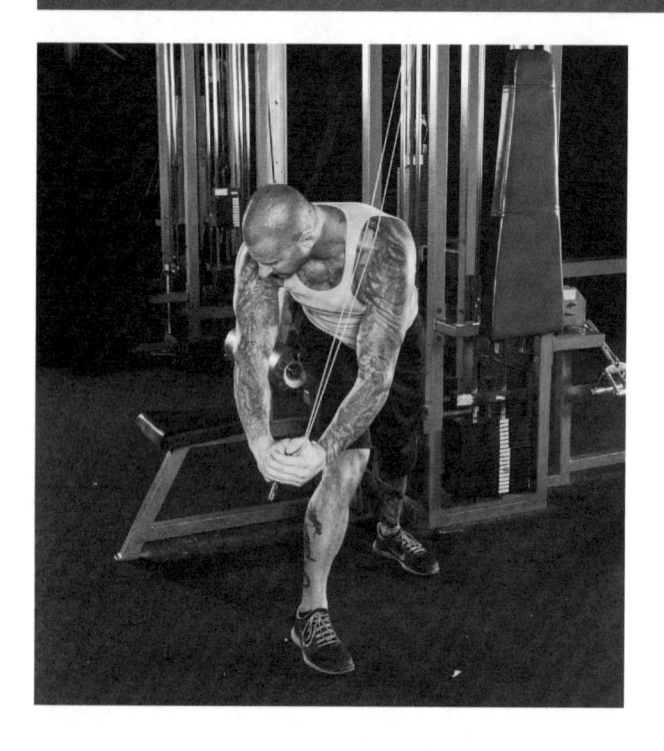

INÍCIO

Fique em pé, com o lado esquerdo do corpo de frente para o ponto em que a banda elástica está fixada. A fixação da banda deve ficar acima da altura do ombro. Segure-a com as duas mãos, como se segurasse um machado, e a mantenha ao lado do ombro esquerdo, de forma similar ao início do movimento com o machado.

MOVIMENTO

De forma explosiva, puxe a banda do lado do corpo, para o quadril direito, cruzando-a pela frente. É realmente como se estivesse fazendo o movimento com um machado. Lentamente, resista à banda elástica e retorne à posição inicial. Complete o número de repetições desejado com um lado e, então, faça-o com o outro lado.

PRANCHA

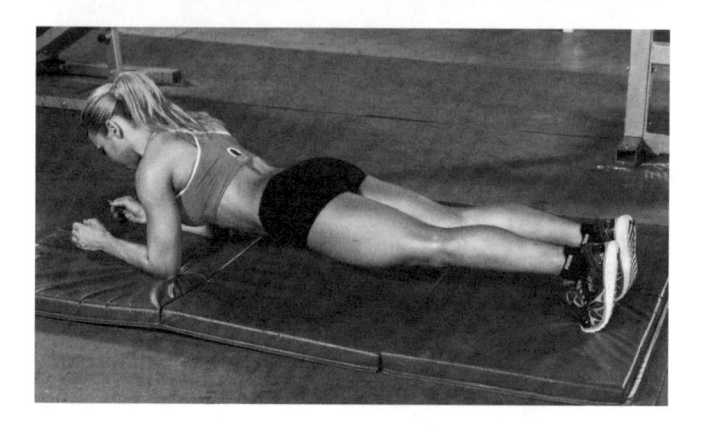

INÍCIO

Assuma uma posição de apoio modificado, sustentando o corpo nos antebraços e nos dedos dos pés, deixando-o em uma linha reta da cabeça até os pés.

MOVIMENTO

Mantenha essa posição pela quantidade de tempo prescrita, contraindo os abdominais e impedindo que os quadris abaixem na direção do chão.

PRANCHA LATERAL

INÍCIO

Fique na posição de prancha lateral, deitando-se com o lado direito do corpo no chão, mantendo o pé esquerdo apoiado na parte interna do pé direito, e o braço esquerdo na parte superior do lado esquerdo do corpo. Erga o corpo, apoiando o antebraço direito no chão, de forma que fique perpendicular ao tronco. Eleve o tronco até o braço direito ficar reto, abaixo de você. Deixe o cotovelo flexionado em 90°, e o antebraço totalmente apoiado no chão. Nessa posição, apenas o antebraço direito e a parte de fora do pé direito farão contato com o solo. Assim, o corpo formará uma linha diagonal de, aproximadamente, 20° com o chão.

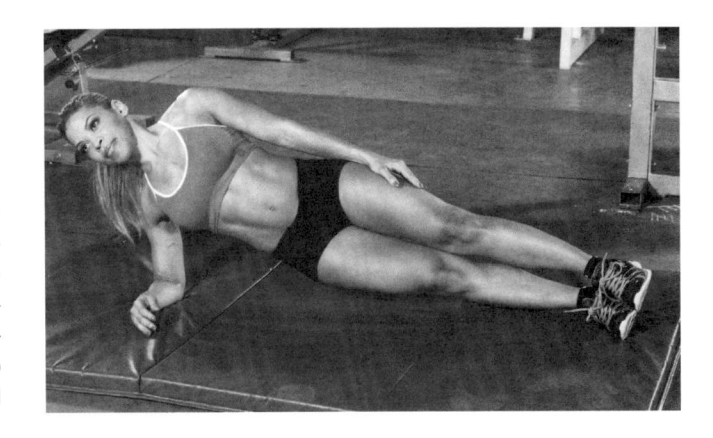

MOVIMENTO

Mantenha os abdominais contraídos e permaneça nessa posição o maior tempo que conseguir. Então, repita com o lado esquerdo.

PRANCHA LATERAL COM ELEVAÇÃO DE BRAÇO

INÍCIO

Assuma a posição de prancha lateral com o braço direito, conforme descrito no exercício anterior.

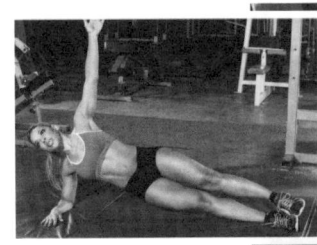

MOVIMENTO

Erga o braço esquerdo estendido para acima do corpo. Então, abaixe o braço em direção ao braço oposto, passando-o por baixo do corpo, que, de forma simultânea, é girado da posição lateral para a posição com o rosto voltado para o chão. Então, inverta o movimento, retornando o braço à posição acima do corpo. Foque em alcançar um bom alongamento dos deltoides posteriores e das fibras médias do trapézio conforme o braço chega à posição superior. Quando todas as repetições forem completadas com um lado, faça-as com o lado oposto.

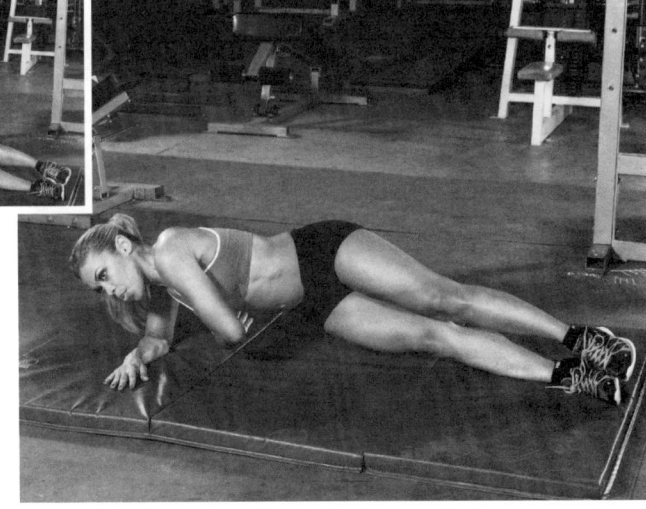

CAPÍTULO 25

Corpo inteiro

Este capítulo contém descrições detalhadas dos exercícios que envolvem múltiplas articulações e utilizam diversos grandes grupos musculares dos membros superiores e inferiores. Esses exercícios são excelentes não apenas por aprimorarem a potência e a força, mas também por serem ótimas alternativas cardiovasculares, especialmente pelo uso de técnicas como o *power* HIIT, os Tabatas e o repouso ativo, todas elas discutidas no Capítulo 12. Os movimentos para o corpo inteiro são divididos em atividades com barra, com halteres, com *kettlebell* e com *medicine balls*. Independentemente do exercício utilizado na sessão de treino, ele pode ser substituído por outro do mesmo tipo.

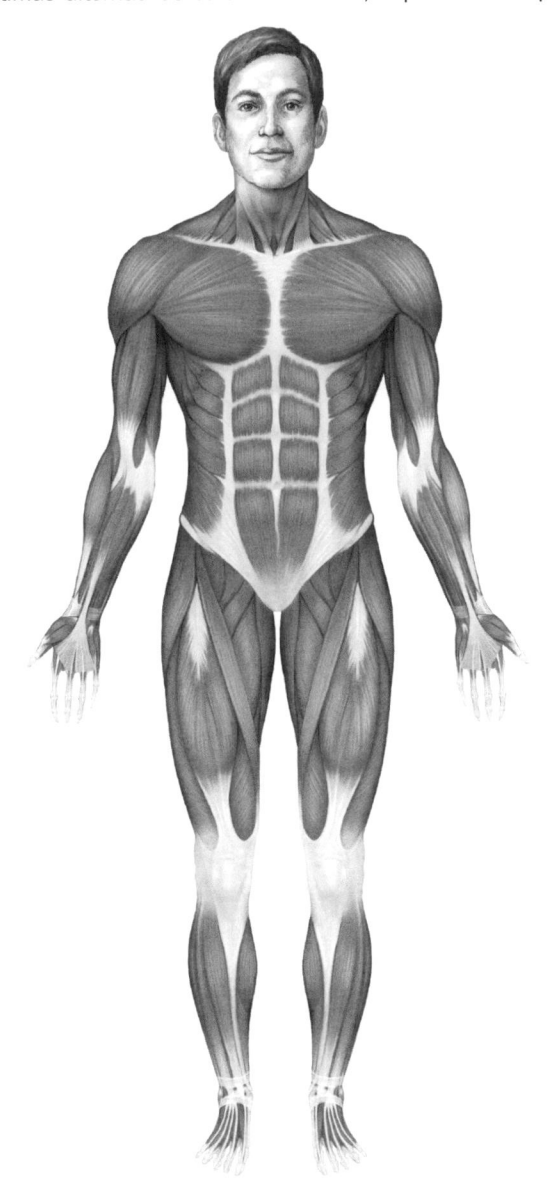

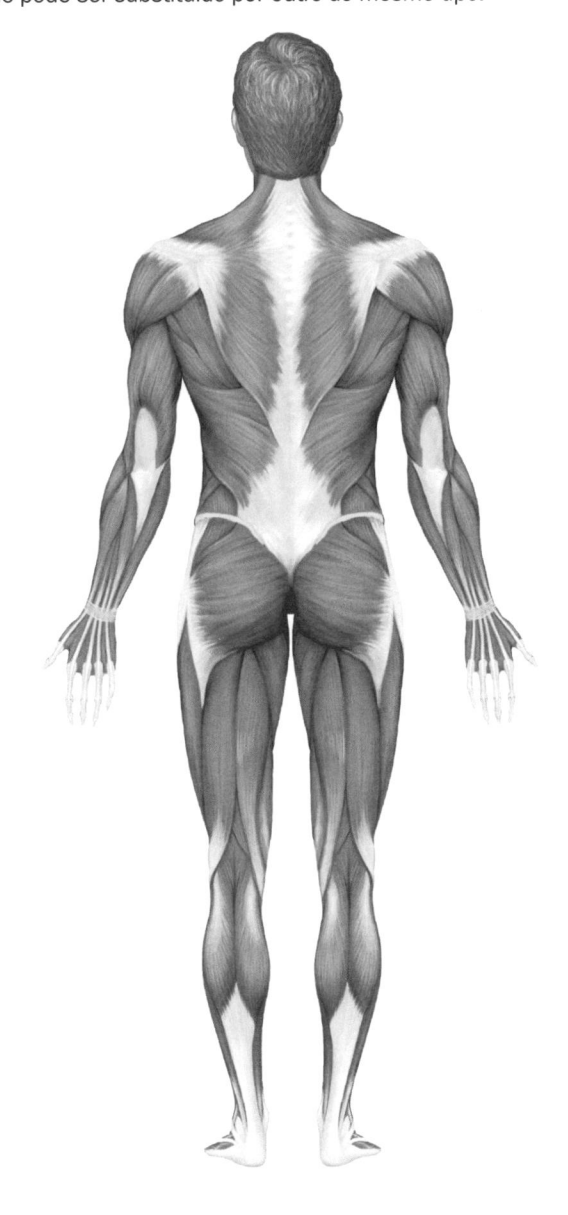

Exercícios para o corpo inteiro com barra

Levantamento-terra	507
Levantamento-terra com barra hexagonal	507
Levantamento com *landmine*	508
Levantamento-terra/rosca direta/desenvolvimento	509
Arranque	509
Arranque e arremesso	510
Power clean	511
Hang clean	512
High pull	512
Hang pull	513
Hang clean no multiforça	513
High pull com halteres	514
Push press	514
Agachamento com a barra acima da cabeça	515

Exercícios para o corpo inteiro com halteres, *kettlebell* e *medicine ball*

Levantamento-terra com halteres	515
Arranque e arremesso com halteres	516
Arranque unilateral com haltere	517
Power clean com halteres	517
Hang clean com halteres	518
Push press com halteres	518
Agachamento com halteres acima da cabeça	519
Elevação potente com halteres	519
Arranque com *kettlebell*	520
Swing com *kettlebell*	520
Arremesso de *medicine ball* para cima	521
Enterrada com *medicine ball*	521
Salto agachado	522
Agachamento e meio desenvolvimento com halteres	522
Apoio de frente e remada com halteres	523
Levantamento-terra e remada vertical com halteres	523

LEVANTAMENTO-TERRA

INÍCIO

Fique em pé, em frente a uma barra com anilhas apoiada no chão. Com os pés posicionados na largura dos quadris, deixe as pernas tocarem a barra. Agache-se e segure-a, utilizando uma pegada mista com as mãos afastadas na mesma largura que a dos ombros. O tronco deve estar inclinado 45° em relação à barra, e os braços, contraídos, puxando-a. As coxas ficam ligeiramente acima de uma linha paralela ao chão.

MOVIMENTO

Mantenha os abdominais contraídos e tencione todo o corpo. Eleve-o usando os calcanhares e estabilizando os joelhos, e mova os quadris para a frente até ficar em pé. Uma vez nessa posição, leve os ombros um pouco para trás e pare. Abaixe a barra no processo inverso (mantendo-a perto do corpo durante todo o movimento) até o chão. Toque levemente com as anilhas no solo e comece a próxima repetição.

Lembrete: para uma descrição detalhada de como usar o levantamento-terra e o levantamento-terra sumô a fim de obter a força máxima, veja o Capítulo 8.

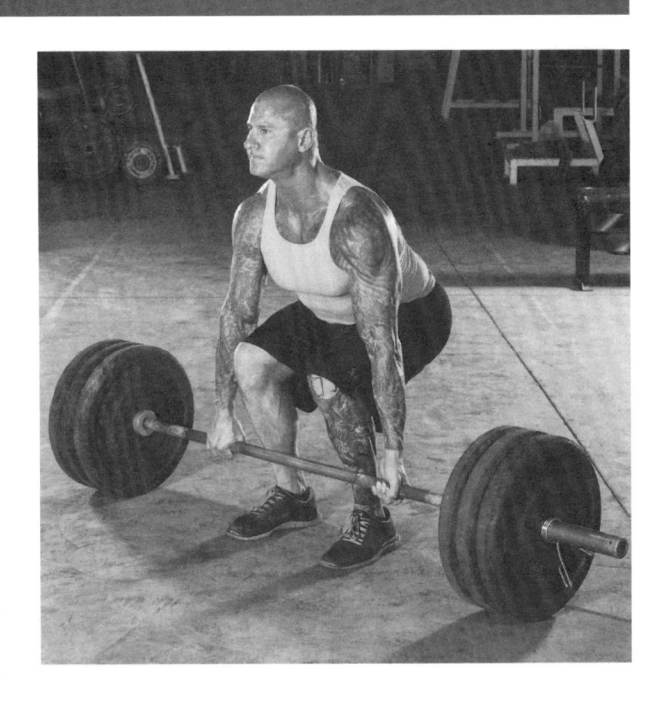

LEVANTAMENTO-TERRA COM BARRA HEXAGONAL

INÍCIO

Fique em pé, no meio de uma barra hexagonal, e abaixe-se para pegar as empunhaduras da barra. Na posição inicial, as coxas deverão estar logo acima de uma linha paralela ao chão, com o tronco inclinado para a frente, formando um ângulo de, aproximadamente, 45° com o solo.

MOVIMENTO

Pressione os calcanhares no chão enquanto estende os joelhos e os quadris, a fim de alcançar uma postura totalmente ereta. Então, devagar, abaixe a barra até o solo. Um peso significativamente maior pode ser levantado no levantamento-terra com a barra hexagonal quando comparado ao exercício tradicional. Além disso, a utilização da barra hexagonal enfatiza mais o quadríceps e aplica menor estresse na coluna lombar.

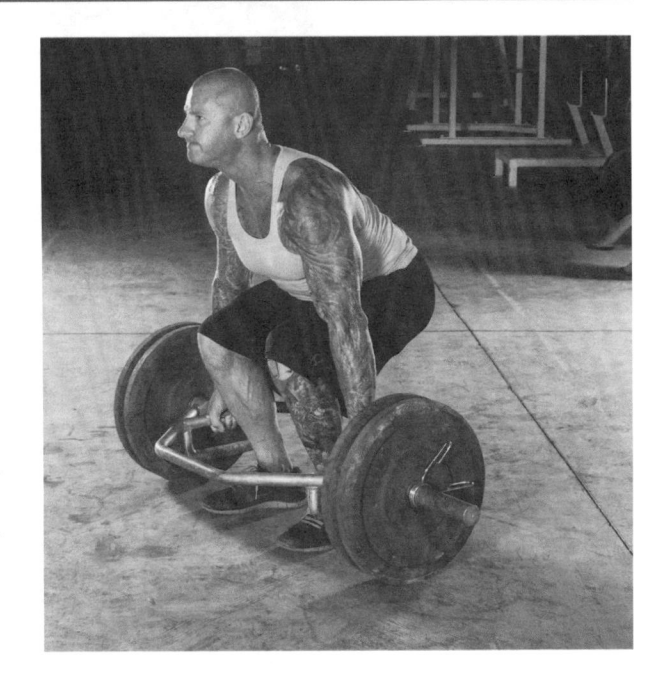

LEVANTAMENTO COM *LANDMINE*

INÍCIO

Coloque os pesos em uma das extremidades de uma barra e posicione a outra extremidade no chão ou em uma *landmine*. Fique em pé, de frente para a extremidade em que os pesos foram adicionados, deixando-os entre os pés, de forma que o pé esquerdo fique mais próximo da extremidade da barra. Agache-se e pegue a barra usando uma pegada supinada com a mão esquerda e pronada com a mão direita.

MOVIMENTO

Estenda os quadris e os joelhos para levantar a extremidade da barra que foi carregada com pesos. Assim que os pesos passarem dos quadris, use os braços para continuar elevando a barra, enquanto gira os pés para passá-la pela frente do peito, levando-a para o lado direito. Continue girando os pés enquanto abaixa a barra até o chão, no lado direito. Uma vez que ela tocar o solo, repita o movimento com o lado direito, levando a barra para o lado esquerdo. Faça de acordo com o número de repetições ou o tempo prescrito.

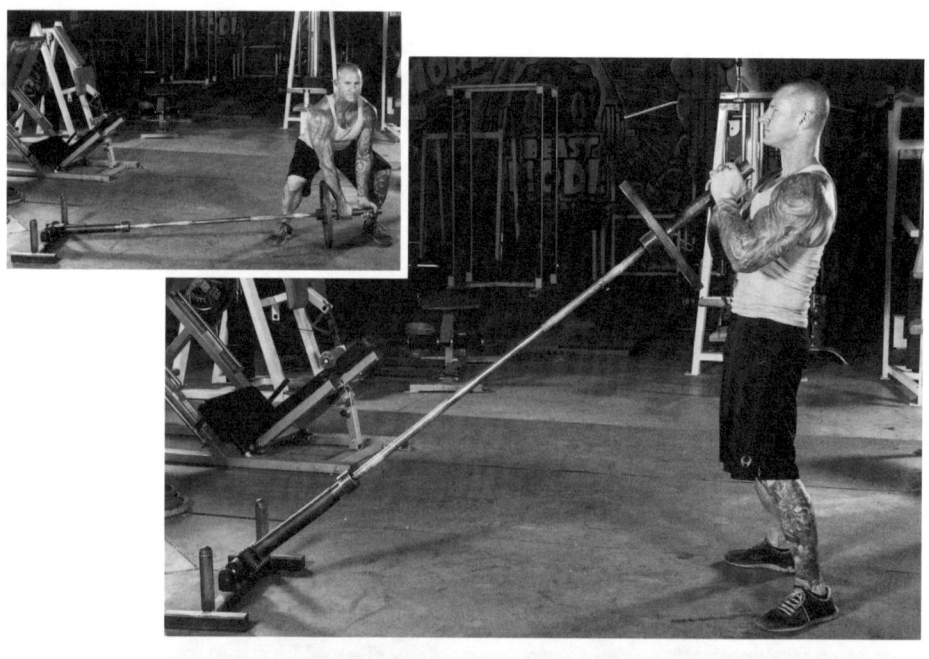

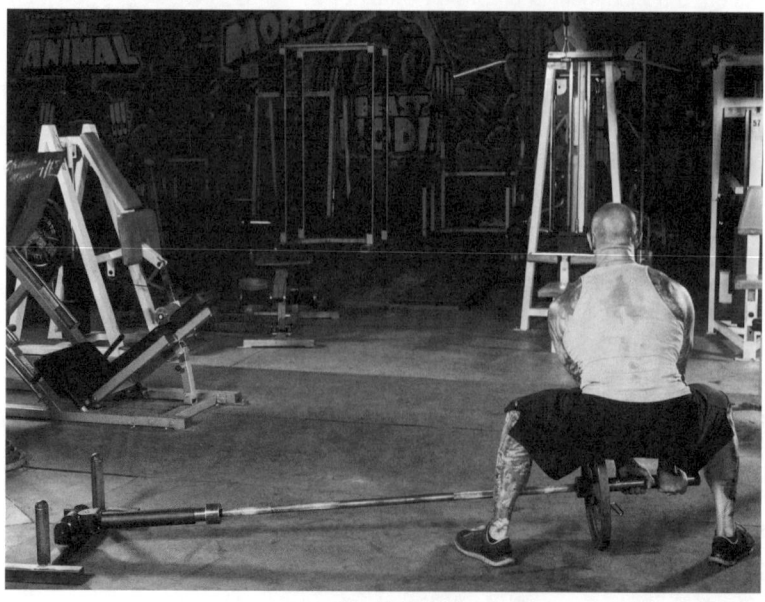

LEVANTAMENTO-TERRA/ROSCA DIRETA/DESENVOLVIMENTO

INÍCIO

Coloque uma barra no chão, a sua frente, e assuma a posição inicial do levantamento-terra. Faça uma pegada invertida, com ambas as mãos em uma posição supinada, de forma que elas fiquem voltadas para a frente.

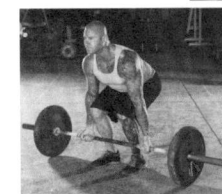

MOVIMENTO

Faça o levantamento-terra até a altura da metade da coxa e, então, imediatamente, faça uma rosca direta até a altura dos ombros. Nessa posição, complete o movimento com um meio-desenvolvimento com a pegada invertida supinada. Inverta esses movimentos para retornar com a barra à posição inicial. Execute o exercício até completar todas as repetições.

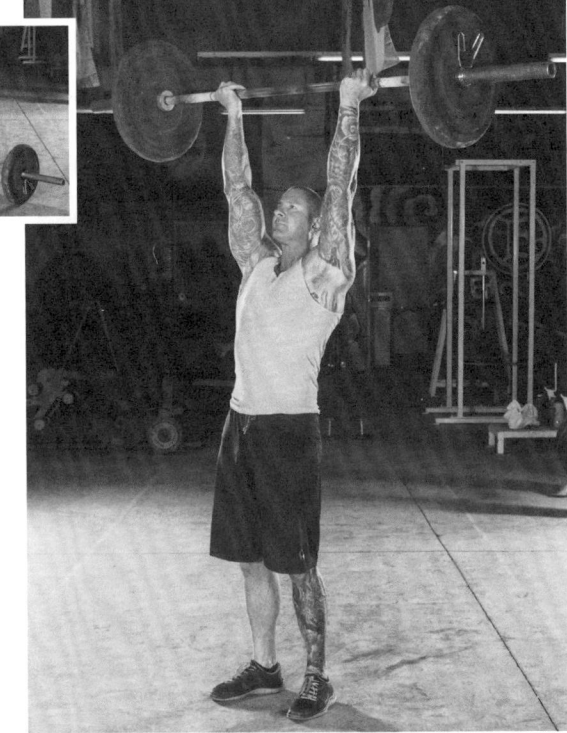

ARRANQUE*

INÍCIO

Fique em pé, em frente a uma barra apoiada no chão. Mantenha as pernas afastadas na mesma largura dos quadris e a cerca de 1 polegada (2,5 cm) da barra. Agache-se e segure a barra com uma pegada bem aberta e pronada. Os ombros devem estar acima da barra e as costas ligeiramente curvadas.

MOVIMENTO

Em um movimento estável, estenda os joelhos e os quadris de forma vigorosa conforme impulsiona a barra para a frente e para cima com os braços. Tal extensão deve ser mínima – apenas o suficiente para iniciar a retirada da barra do solo. Imediatamente, agache-se de volta, flexionando os quadris e os joelhos enquanto move a barra para cima da cabeça. Com a barra nessa posição, estenda os quadris e os joelhos vigorosamente, ficando em pé. Volte à posição inicial.

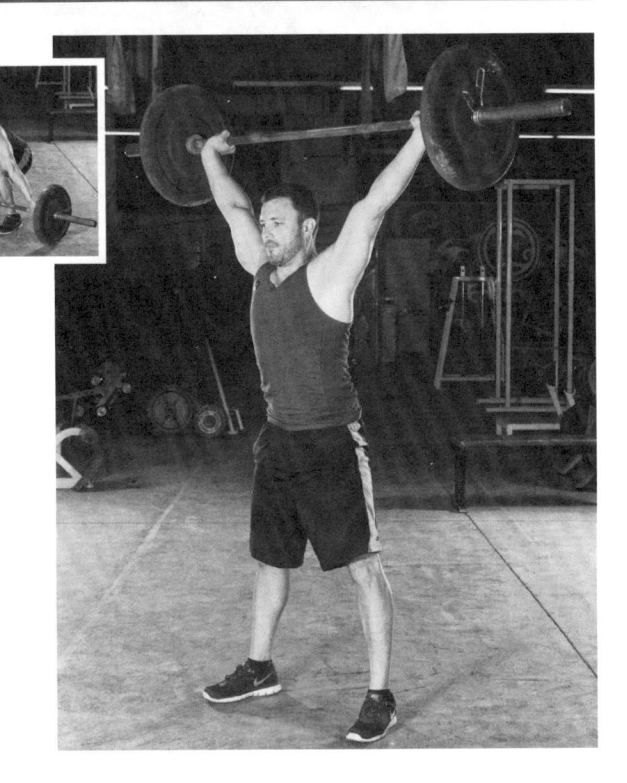

---

* N. de R. T.: Em inglês, *snatch*.

ARRANQUE E ARREMESSO*

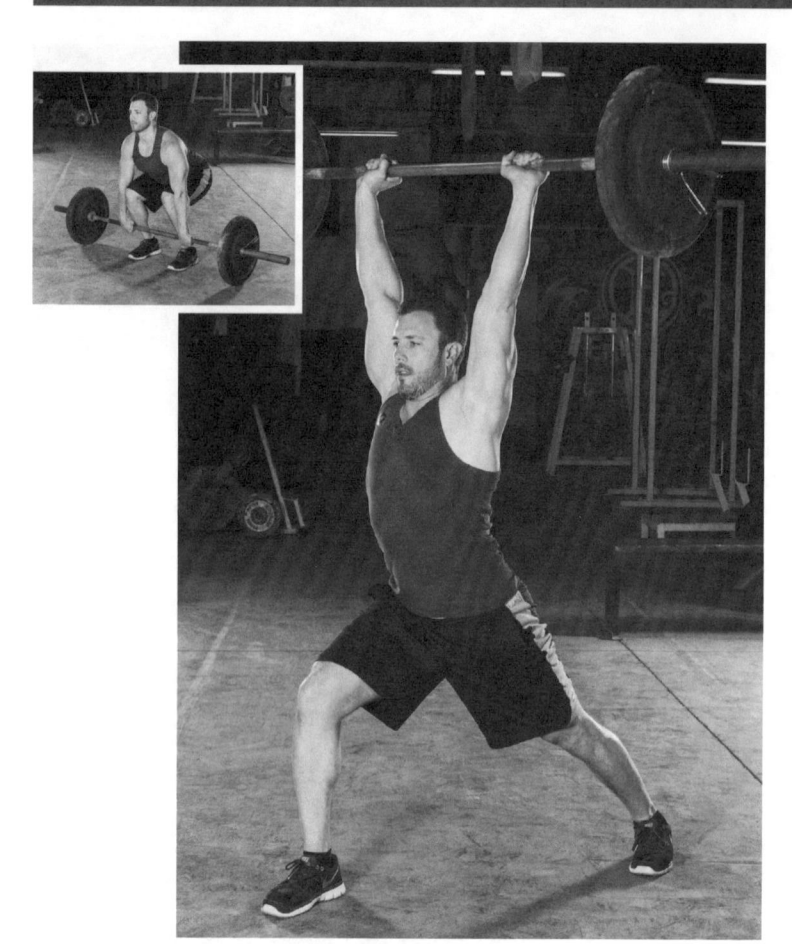

INÍCIO

Agache-se e, com uma pegada pronada, segure uma barra com anilhas apoiada no chão, mantendo os pés na largura dos quadris. As mãos devem estar afastadas na mesma largura dos ombros, e as pernas a cerca de 1 polegada (2,5 cm) da barra. O tronco fica inclinado 45° em relação à barra e os braços contraídos, a puxando. As coxas devem ficar ligeiramente acima de uma linha paralela ao chão.

MOVIMENTO

Mantenha os abdominais contraídos enquanto eleva o corpo por meio de um movimento explosivo dos calcanhares, estabilizando os joelhos e os quadris para mover a barra até a altura dos quadris. Imediatamente, empurre a barra para cima até a altura dos ombros, agachando-se, sob ela para levá-la à altura da parte superior do peito e dos ombros. Com uma pequena flexão dos joelhos, estenda os quadris e os joelhos para ficar em pé. Por fim, estenda-os de forma vigorosa, conforme empurra a barra para cima. Você pode empurrá-la com os pés parados ou separar as pernas, levando um pé para a frente e o outro para trás, e então unir as pernas, mantendo os cotovelos estendidos acima da cabeça. Retorne a barra à posição inicial.

---

* N. de R. T.: Em inglês, *clean and jerk*.

POWER CLEAN*

INÍCIO

Fique em pé, em frente a uma barra com anilhas apoiada no chão, mantendo as pernas a cerca de uma polegada (2,5 cm) da barra e os pés na mesma largura dos quadris. Agache-se para pegá-la usando uma pegada mista com as mãos afastadas na mesma largura que a dos ombros. O tronco deve estar inclinado 45° em relação à barra, e os braços contraídos, a puxando. As coxas ficam ligeiramente acima de uma linha paralela ao chão.

MOVIMENTO

Mantenha os abdominais contraídos e enrijeça todo o corpo. Eleve-o usando os calcanhares e estabilizando os joelhos, e mova os quadris para a frente até a barra ficar na altura destes. Erga-a até a altura dos ombros, agachando-se sob ela para pegá-la, girando os braços ao ponto de fazer com que os cotovelos apontem para a frente. Estenda os quadris e os joelhos de modo que você fique em pé com uma pequena flexão dos joelhos, apoiando a barra na parte superior do peito.

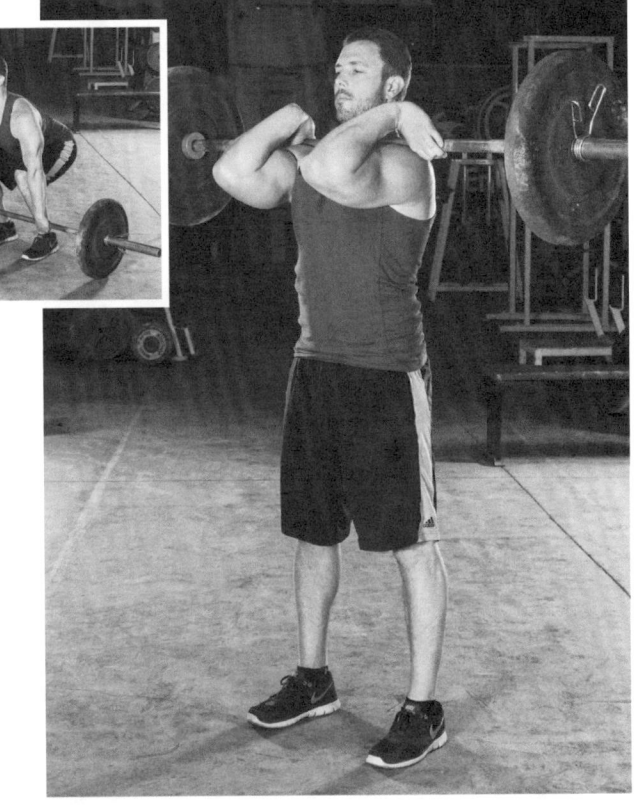

---

* N. de R. T.: Também é denominado de "metida ao peito, em pé".

HANG CLEAN

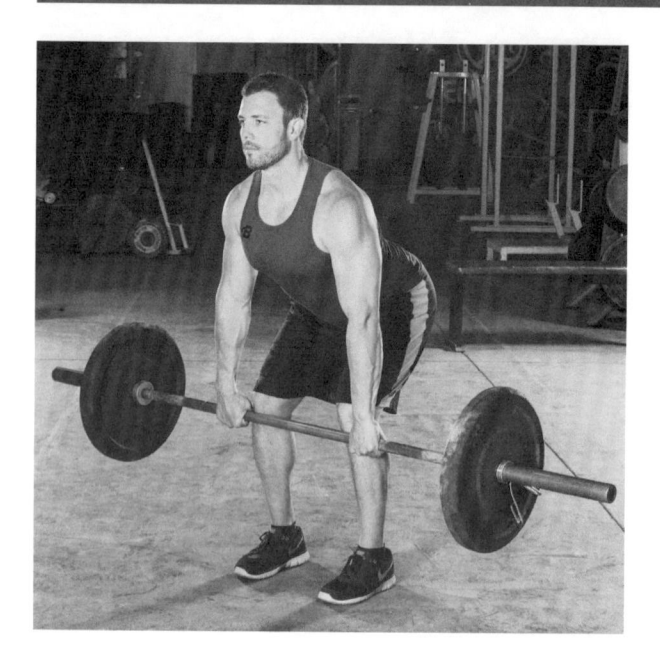

MOVIMENTO

Este exercício é executado de forma similar ao *power clean*, mas começa com a barra no meio da coxa.

HIGH PULL

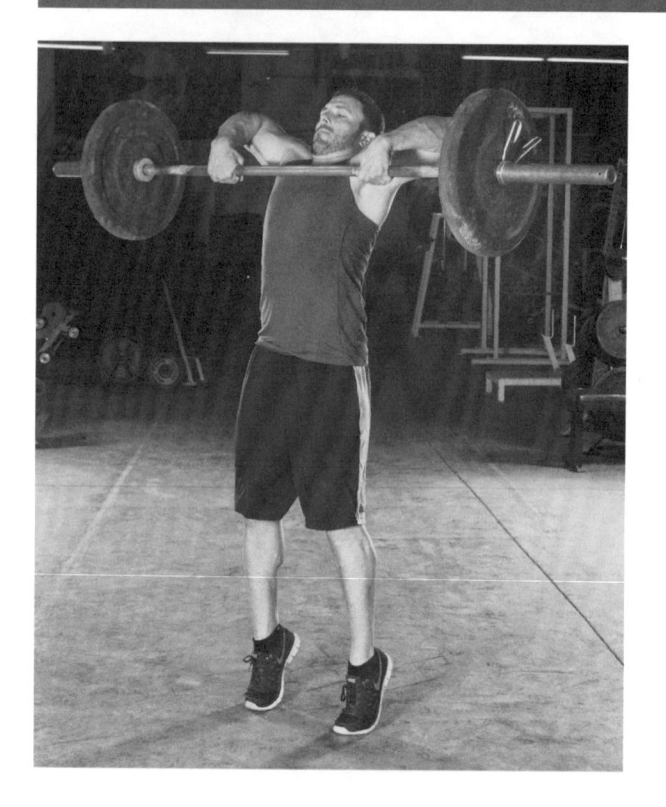

INÍCIO

A primeira parte do movimento é a mesma do arranque e arremesso.

MOVIMENTO

Quando a barra alcançar o nível da coxa, erga-a de forma explosiva, estendendo os quadris, os joelhos e os tornozelos em um salto. Quando atingir a extensão completa, encolha os ombros. Então, puxe a barra com os braços, levando-a o mais alto possível. Lentamente, abaixe a barra e reinicie.

HANG PULL

INÍCIO

Em pé, segure uma barra em frente aos joelhos, com uma pegada pronada. Tanto as mãos quanto os pés devem ficar com um afastamento igual à largura dos ombros. Os joelhos são levemente flexionados, e o tronco, um pouco inclinado para frente.

MOVIMENTO

De forma explosiva, puxe a barra para cima, estendendo os quadris, os joelhos e os tornozelos em um salto. Simultaneamente, encolha os ombros e, então, erga a barra, levando-a o mais alto possível. Abaixe-a devagar até a altura das coxas.

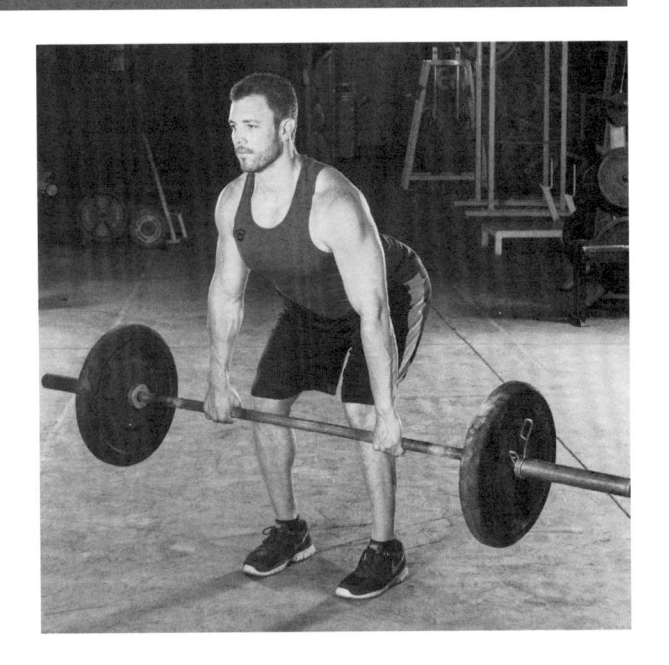

HANG CLEAN NO MULTIFORÇA

INÍCIO

Fique no meio de um multiforça e posicione a barra logo acima da altura dos joelhos. Faça uma pegada pronada (é sugerida uma pegada em "gancho", em que os dedos passem por cima do polegar) além da largura dos ombros e desencaixe a barra do equipamento. Os braços devem estar completamente estendidos, com a cabeça e o peito elevados. Os cotovelos ficam voltados para os lados, com os ombros retraídos e deprimidos. Os quadris são posicionados para trás, e os joelhos, levemente flexionados.

MOVIMENTO

Inicie o movimento estendendo os quadris, os joelhos e os tornozelos de forma vigorosa, acelerando a barra. Use o trapézio para iniciar a puxada da barra para cima e transferir o movimento para os ombros a fim de continuar a elevando. Quando a parte inferior do corpo assumir uma posição totalmente estendida, flexione os quadris e os joelhos novamente para abaixar a posição de recebimento da barra. Nesse ponto, permita que os braços flexionem, rotando os cotovelos ao redor da barra, de modo a acomodá-la nos ombros. Estenda os quadris e os joelhos para assumir a posição em pé, com a barra apoiada nos ombros, no intuito de completar o movimento. Abaixe-a de volta à posição inicial e faça o procedimento até completar as repetições.

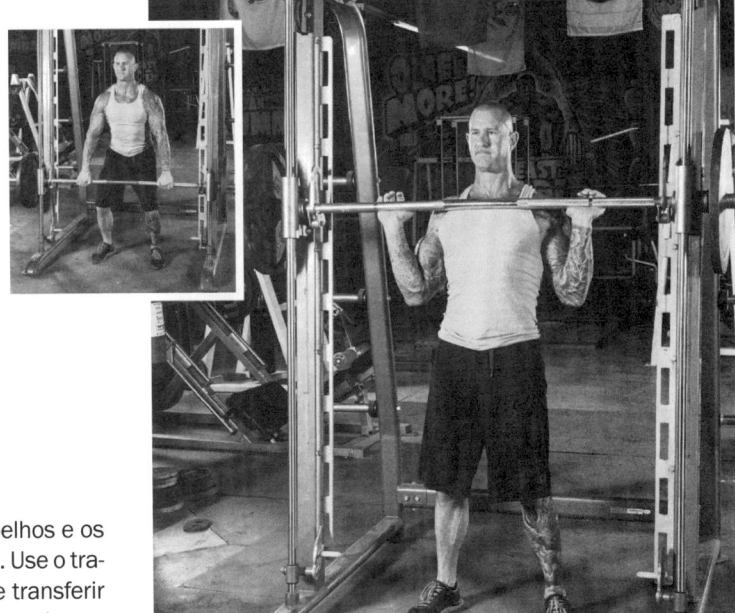

HIGH PULL COM HALTERES

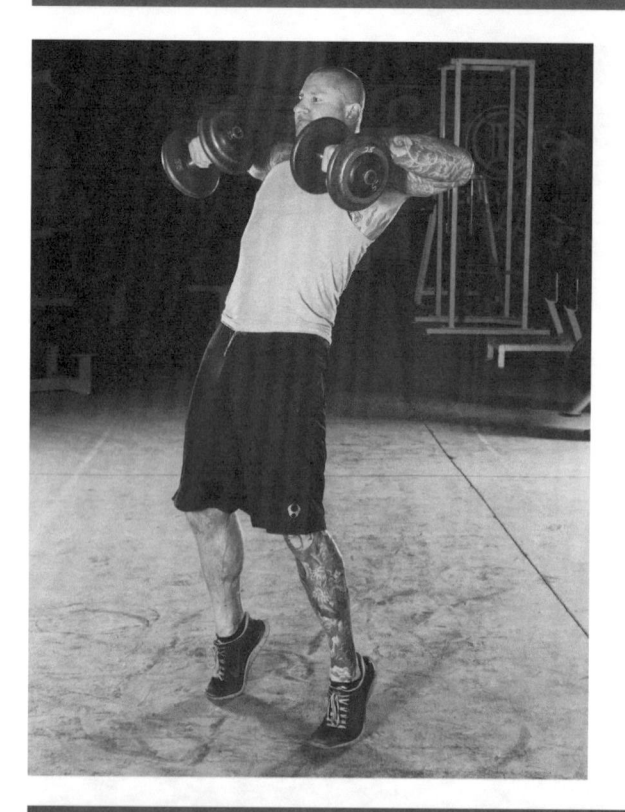

INÍCIO
Fique em pé, segurando dois halteres na frente das coxas com uma pegada pronada. Os joelhos ficam levemente flexionados e o tronco levemente inclinado para a frente.

MOVIMENTO
Puxe os halteres para cima de forma explosiva, estendendo os quadris, os joelhos e os tornozelos com um salto. Simultaneamente, encolha os ombros e, então, puxe os braços o mais alto possível. Lentamente, abaixe os halteres até a altura da coxa.

PUSH PRESS*

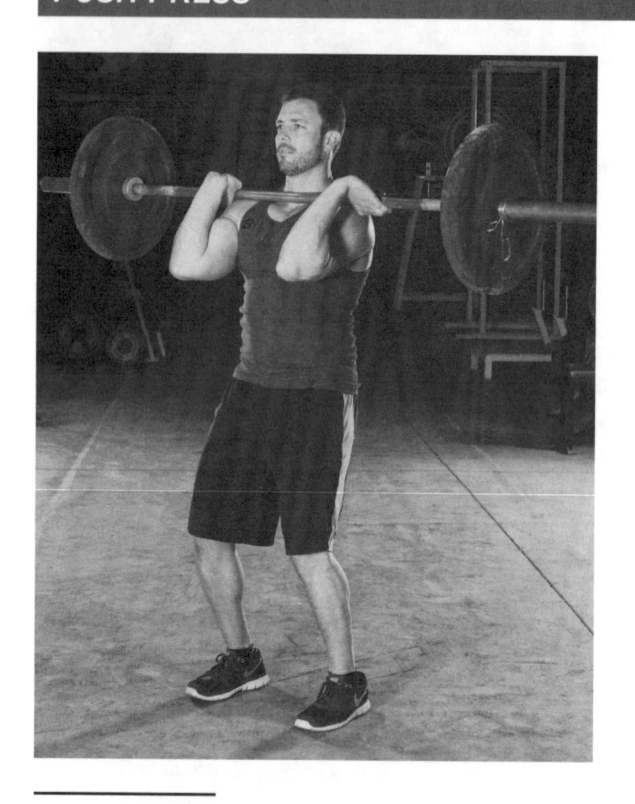

INÍCIO
Assuma a posição inicial do agachamento com a barra pela frente.

MOVIMENTO
Flexione um pouco os joelhos e, então, faça um movimento explosivo para cima na ponta dos pés enquanto empurra a barra para cima. Mantenha-se assim por meio segundo antes de retornar à posição com os joelhos flexionados.

---

* N. de R. T.: Também é denominado arremesso desenvolvido.

AGACHAMENTO COM A BARRA ACIMA DA CABEÇA

INÍCIO

Segure uma barra acima da cabeça com uma pegada mais distante que a largura dos ombros. Trave os braços e mantenha a barra acima da cabeça.

MOVIMENTO

Faça um agachamento completo, pare no fim do movimento e volte a ficar em pé, mantendo a barra acima da cabeça.

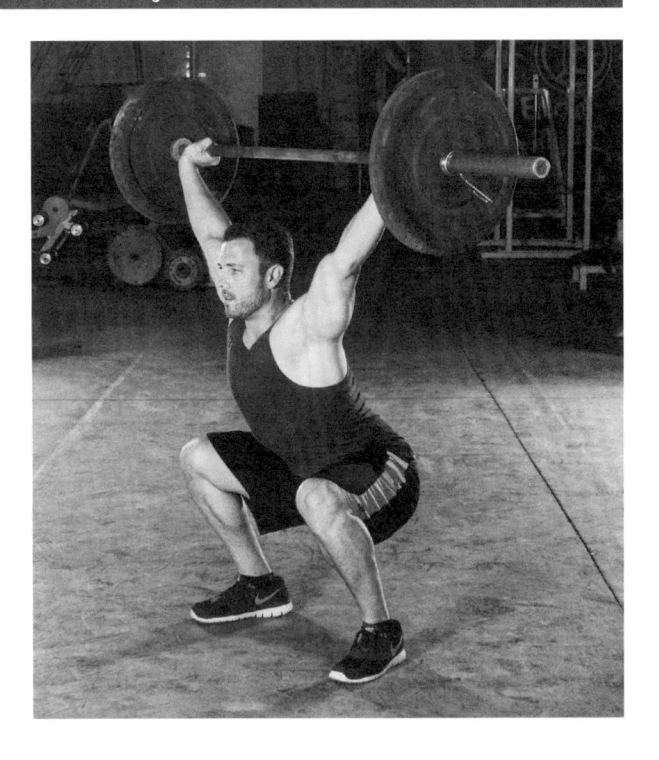

LEVANTAMENTO-TERRA COM HALTERES

INÍCIO

Fique em pé, com os pés afastados na mesma largura dos ombros e com um haltere colocado ao lado de cada um deles. Agache-se para agarrar os halteres, usando uma pegada neutra. O tronco deve ficar em um ângulo de 45° em relação ao solo e os braços contraídos, puxando os halteres. As coxas ficam ligeiramente acima de uma linha paralela ao chão.

MOVIMENTO

Mantenha os abdominais contraídos e enrijeça todo o corpo. Eleve-o usando os calcanhares e estabilizando os joelhos, e mova os quadris para a frente até ficar em pé com os halteres ao lado do corpo. Uma vez nessa posição, leve os ombros um pouco para trás e pare. Abaixe os halteres em um movimento inverso até o chão. Toque levemente com os halteres no solo e comece a próxima repetição.

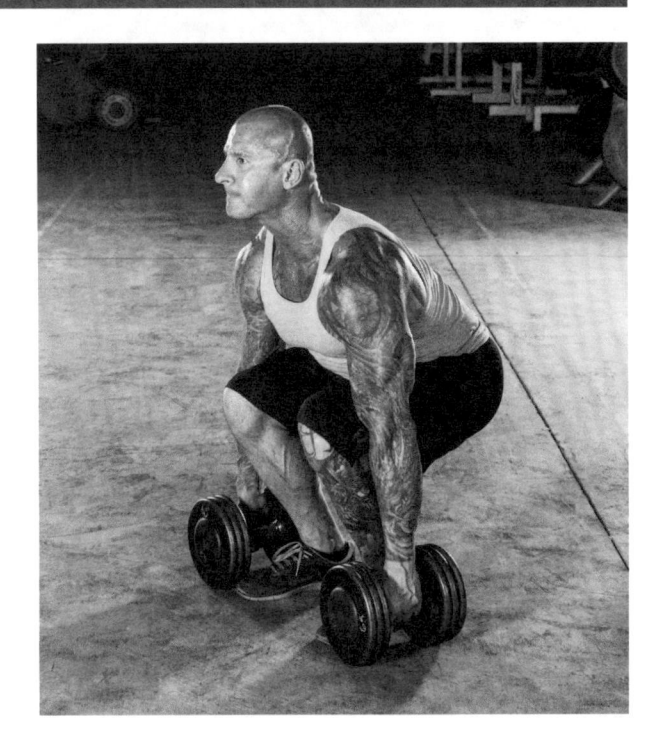

ARRANQUE E ARREMESSO COM HALTERES

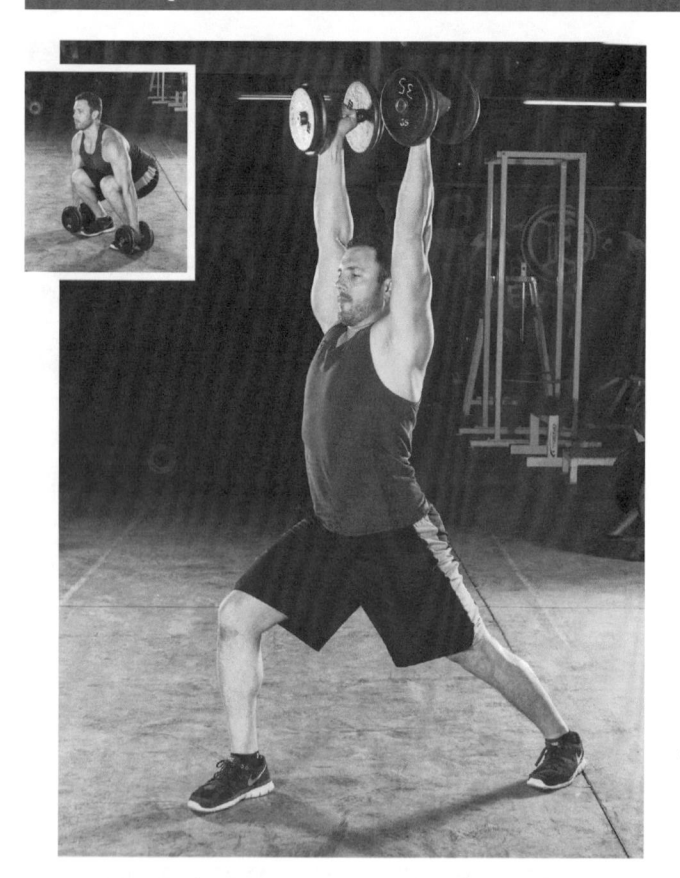

INÍCIO

Fique em pé, com os pés afastados na mesma largura dos ombros e com um haltere colocado ao lado de cada um deles. Agache para agarrar os halteres usando uma pegada neutra. Mantenha o tronco em um ângulo de 45° em relação ao solo e contraia os braços, puxando os halteres. As coxas devem ficar ligeiramente acima de uma linha paralela ao chão.

MOVIMENTO

Mantenha os abdominais contraídos e enrijeça todo o corpo. Por meio de um movimento explosivo dos calcanhares, estabilize os joelhos e leve os quadris para a frente até que os halteres fiquem na altura destes. Puxe os halteres em direção aos ombros e agache-se sob eles conforme os segura e gira os braços, de forma que os cotovelos apontem para a frente. Estenda os quadris e os joelhos e fique ereto com uma leve flexão dos joelhos, mantendo os halteres apoiados nos ombros. Estenda vigorosamente os quadris e os joelhos enquanto ergue os halteres. Volte à posição inicial. O exercício também pode ser realizado com uma perna à frente da outra, conforme mostrado na foto.

ARRANQUE UNILATERAL COM HALTERE

INÍCIO

Fique em pé, com os pés afastados na mesma largura dos quadris e com um haltere no chão, posicionado entre eles. Agache-se para agarrar o haltere usando uma pegada pronada com a mão direita. Mantenha o tronco em um ângulo de 45° em relação ao solo e contraia o braço, puxando o haltere. As coxas devem ficar ligeiramente acima de uma linha paralela ao chão.

MOVIMENTO

Em um movimento estável, estenda os joelhos e os quadris de forma vigorosa conforme impulsiona o haltere para a frente e para cima com o braço. A extensão dos joelhos e dos quadris deve ser mínima – apenas o suficiente para iniciar a retirada do haltere do solo. Logo depois, agache-se de novo, flexionando os quadris e os joelhos enquanto leva o haltere para cima da cabeça. Nessa posição, estenda os quadris e os joelhos vigorosamente, ficando em pé. Retorne com o haltere ao chão e repita com o lado esquerdo.

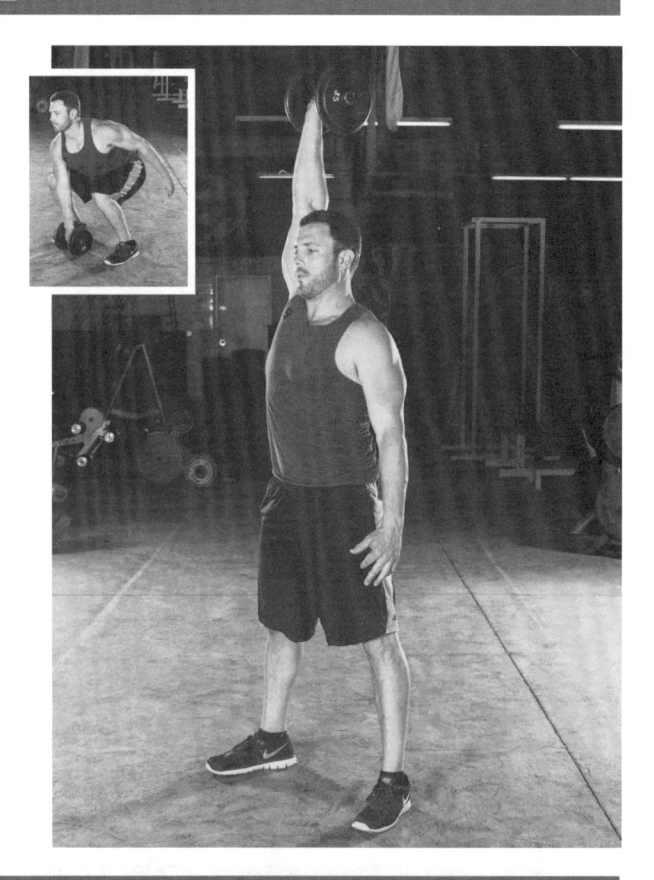

POWER CLEAN COM HALTERES

INÍCIO

Fique em pé, com os pés afastados na mesma largura dos ombros e com um haltere colocado ao lado de cada um deles. Agache-se para agarrar os halteres usando uma pegada neutra. Mantenha o tronco em um ângulo de 45° em relação ao solo e contraia os braços, puxando os halteres. As coxas devem ficar ligeiramente acima de uma linha paralela ao chão.

MOVIMENTO

Mantenha os abdominais contraídos e enrijeça todo o corpo. Movimente os calcanhares para estabilizar os joelhos e traga os quadris para a frente até que os halteres fiquem na altura dos quadris. Puxe os halteres para cima, até a altura dos ombros, e agache-se sob eles para apoiá-los nos ombros. Depois, gire os braços de forma que os cotovelos fiquem apontando para a frente. Estenda os quadris e os joelhos e assuma a posição em pé com uma pequena flexão dos joelhos, mantendo os halteres apoiados nos ombros. Cuidadosamente, retorne os halteres ao chão.

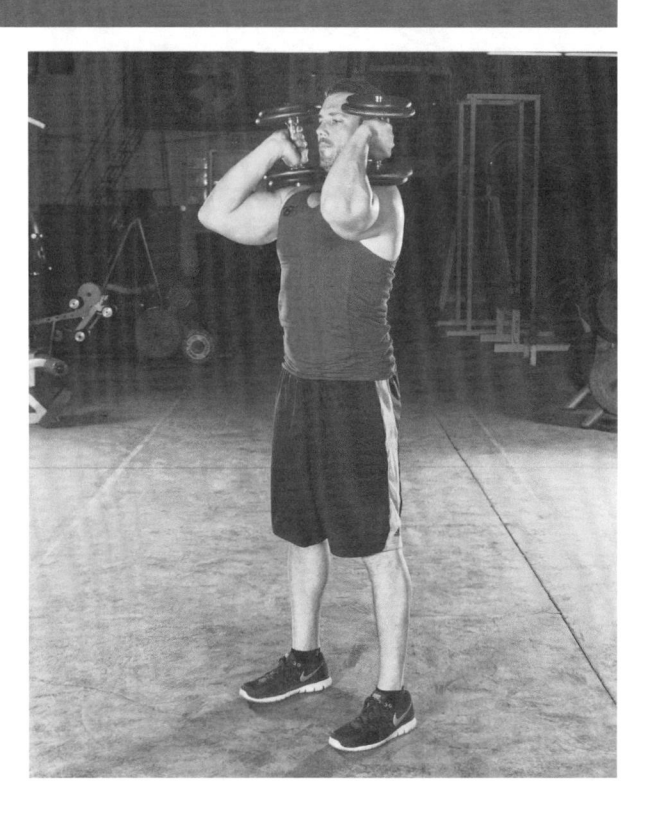

HANG CLEAN COM HALTERES

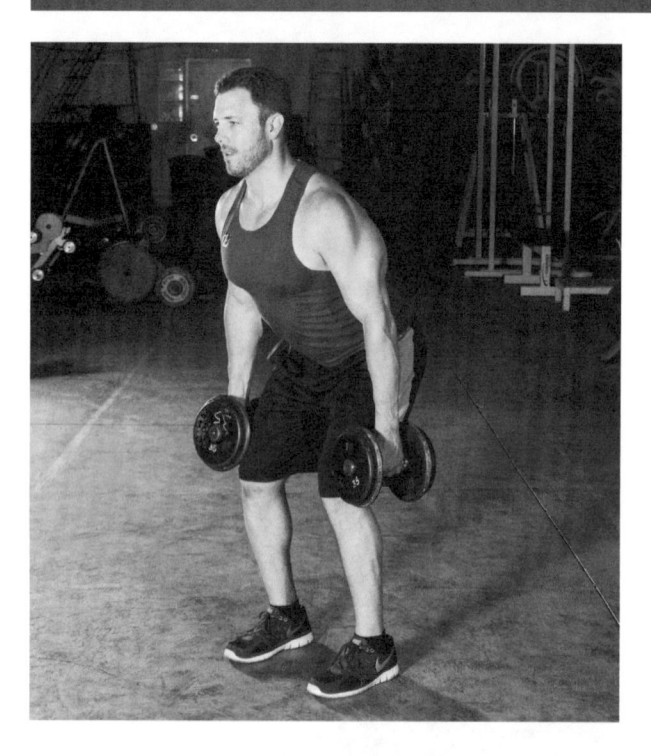

MOVIMENTO

Este exercício é similar ao *power clean* com halteres, mas você o inicia segurando os halteres ao lado das coxas.

PUSH PRESS COM HALTERES

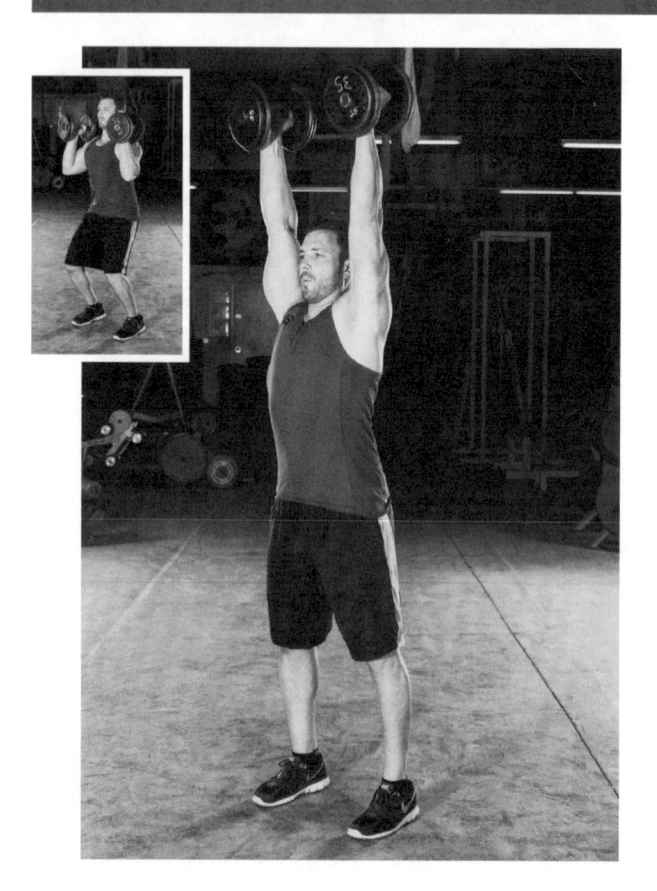

MOVIMENTO

Este exercício é similar à parte do arranque e arremesso com halteres em que estes dispositivos ficam apoiados nos ombros.

AGACHAMENTO COM HALTERES ACIMA DA CABEÇA

INÍCIO

Em pé e com os pés afastados na mesma largura dos ombros, segure um par de halteres acima da cabeça. Trave os punhos e os cotovelos.

MOVIMENTO

Com os calcanhares apoiados no chão, faça um agachamento completo, levando os halteres para trás da cabeça, a fim de fazer um contrapeso durante o movimento. Fique em pé novamente e volte à posição inicial, mantendo os abdominais contraídos e o peito elevado.

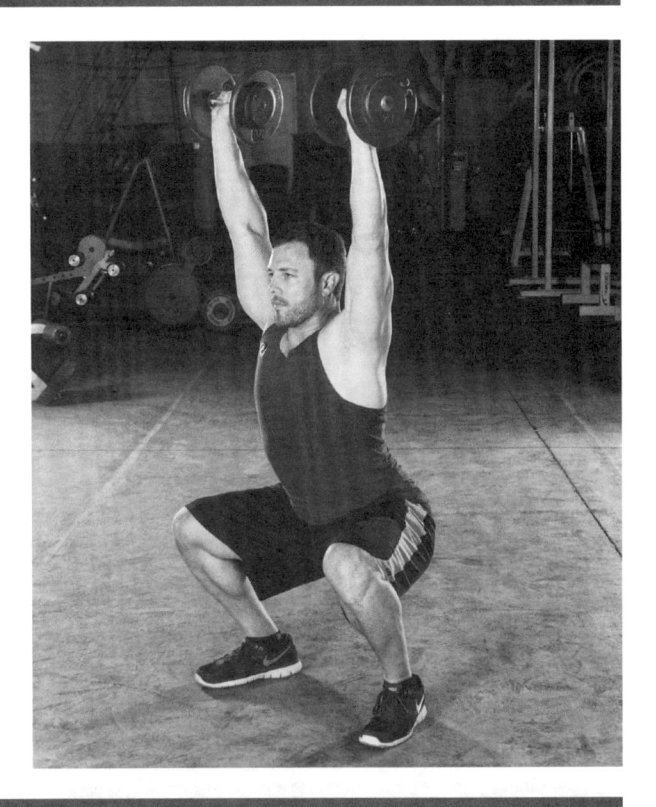

ELEVAÇÃO POTENTE COM HALTERES

INÍCIO

Em pé e ereto, segure um par de halteres ao lado do corpo. Mantenha os joelhos um pouco flexionados, os pés afastados na mesma largura dos ombros, e os dedos dos pés ligeiramente apontados para fora.

MOVIMENTO

Flexione os joelhos e, então, estenda-os enquanto ergue os halteres em direção às axilas. Conforme os halteres se aproximam dessa posição, fique na ponta dos pés.

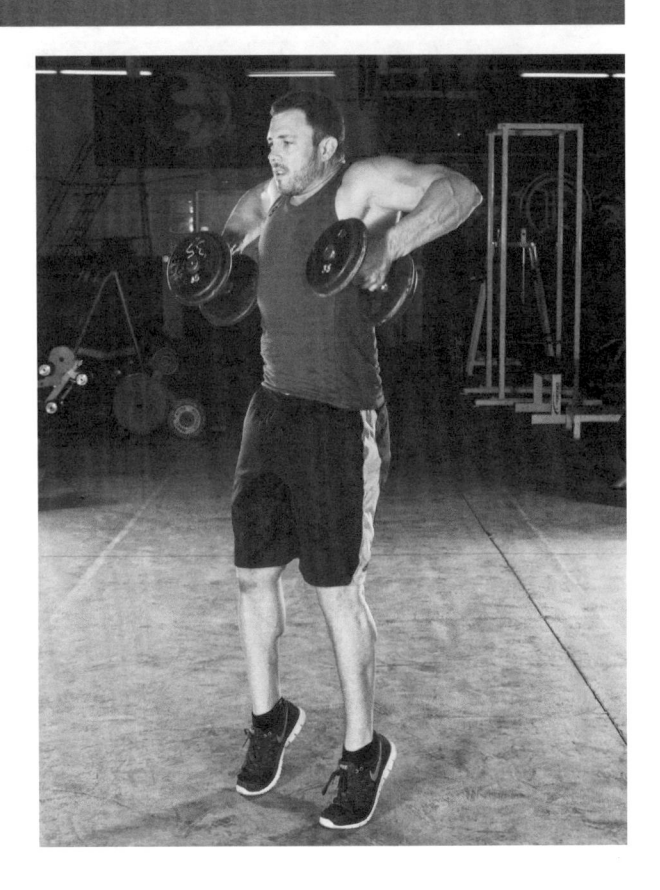

ARRANQUE COM KETTLEBELL

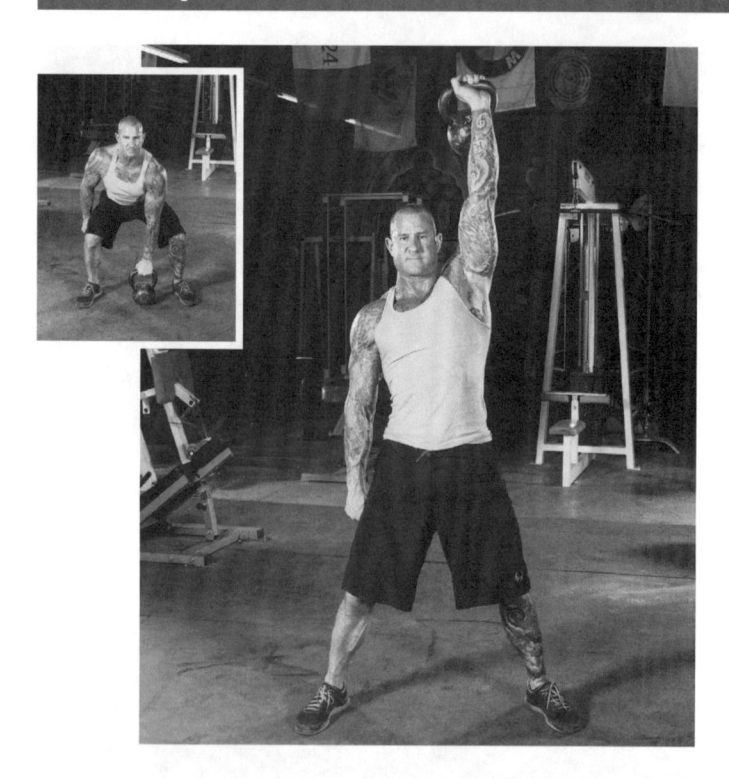

INÍCIO

Com os pés afastados na mesma largura dos ombros e com um kettebell entre os pés, agache-se para segurar o kettlebell com a mão esquerda, mantendo o tronco em um ângulo de 45° com o chão.

MOVIMENTO

Exploda para cima, estendendo os quadris, os joelhos e os tornozelos. Pressione os calcanhares no solo, enquanto move o kettlebell para cima, mantendo-o perto do corpo. Assim que ele alcançar a altura da cabeça, permita que siga a tendência do movimento, girando-o na mão e chegando à parte de cima do antebraço, com o cotovelo estendido diretamente para cima da cabeça. Inverta o movimento para abaixar o kettlebell até o chão. Então, imediatamente, faça o mesmo movimento com a mão direita. Alterne os braços cada vez que o número de repetições ou o tempo desejado forem finalizados.

SWING COM KETTLEBELL

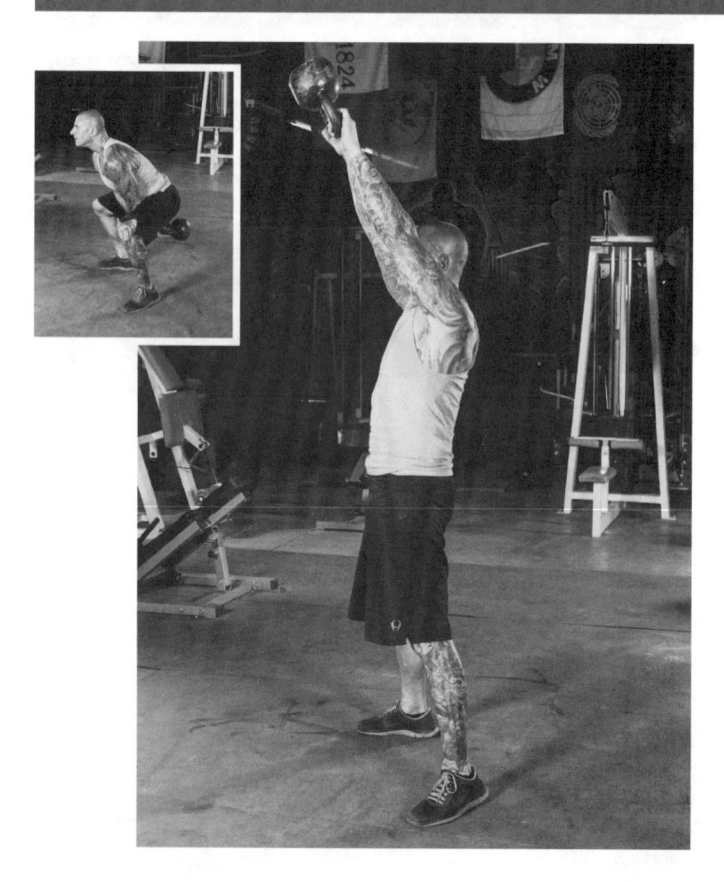

INÍCIO

Fique em pé, com os pés afastados na largura dos ombros e segurando um kettlebell na frente do corpo.

MOVIMENTO

Abaixe os quadris, levando-os para trás, como se fosse sentar em uma cadeira, permitindo que o kettlebell balance para baixo, entre as pernas. Use as pernas e os quadris para, explosivamente, estender os joelhos e os quadris, balançando o kettlebell para cima. O aspecto mais importante nesse movimento é a ação do quadril. Conforme o kettlebell é balançado para cima, os ombros e braços não auxiliam no processo. Deve-se utilizar somente os quadris.

ARREMESSO DE *MEDICINE BALL* PARA CIMA

INÍCIO

Segure uma *medicine ball* com ambas as mãos posicionando-a na frente da parte superior do peito.

MOVIMENTO

Agache e exploda para cima, lançando a bola acima da cabeça com o auxílio da extensão vigorosa dos braços. Conforme a bola deixa as mãos, os pés devem sair do solo. Aterrise com uma flexão dos joelhos, a fim de absorver a força da aterrisagem, permitindo que a bola chegue ao chão. Certifique-se de que ela não aterrissará em você. Pegue a bola novamente e repita.

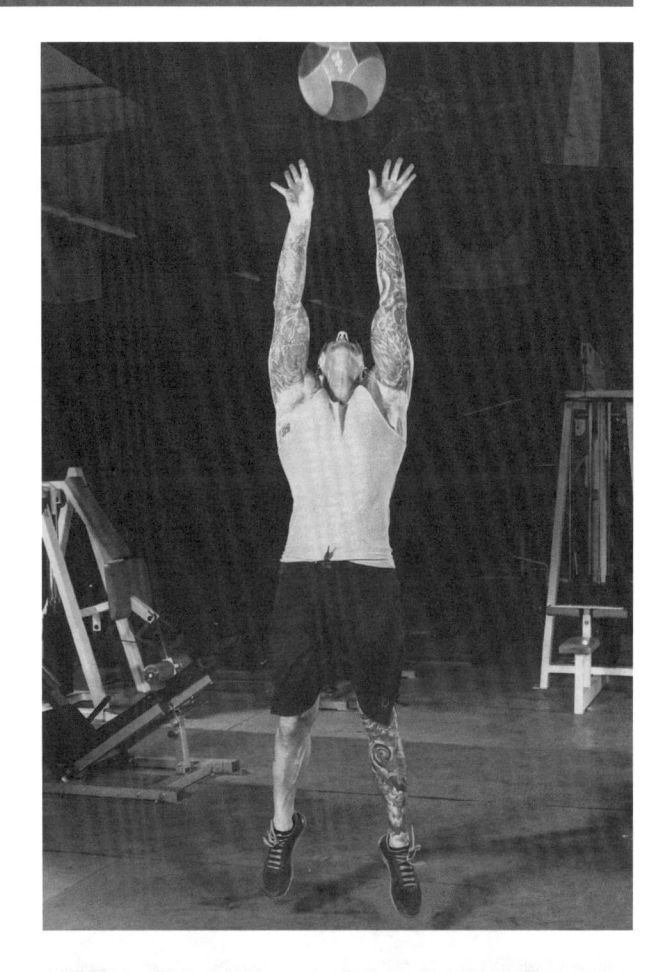

ENTERRADA COM *MEDICINE BALL*

INÍCIO

Segure uma *medicine ball* com ambas as mãos, posicionando-a na frente do peito.

MOVIMENTO

De forma explosiva, use todo o corpo para "enterrar" a *medicine ball* no chão. Se a bola quicar suficientemente alto, agarre-a e faça o movimento até completar o número de repetições ou o tempo desejados. Senão, pegue a bola mais uma vez e repita.

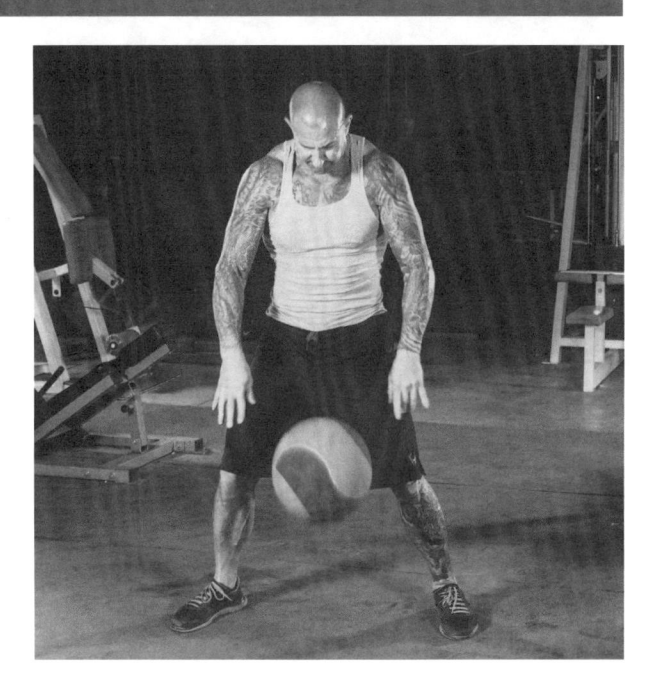

SALTO AGACHADO

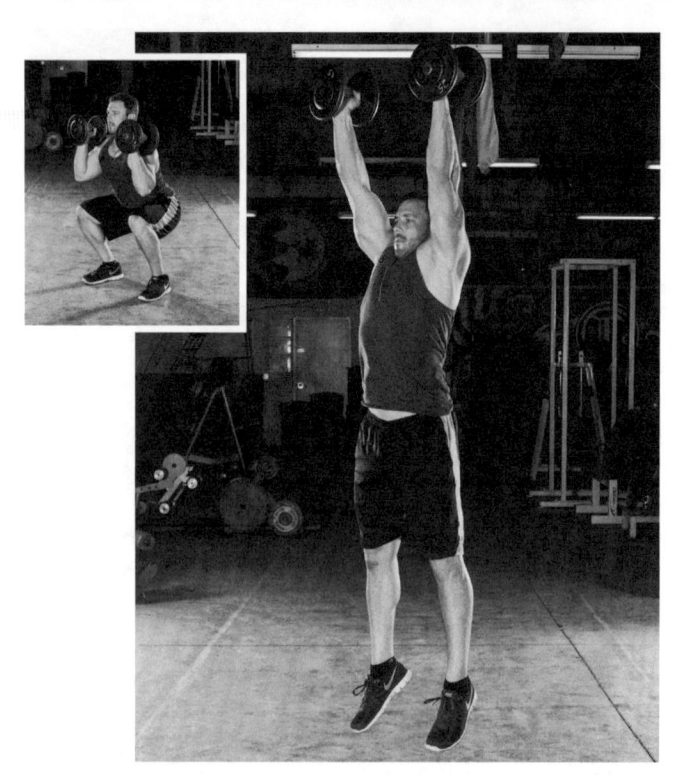

INÍCIO
Com os pés na mesma largura dos ombros, segure um par de halteres na altura dos ombros, de forma que as palmas das mãos fiquem voltadas uma para a outra (pegada neutra).

MOVIMENTO
Realize um agachamento completo e, então, exploda para cima, saltando enquanto ergue os pesos até a extensão completa, de forma que os pés deixem de tocar o chão. Quando aterrissar, abaixe os pesos até a altura dos ombros, certificando-se de flexionar os joelhos para tornar o movimento mais suave. Desça imediatamente, começando outra repetição.

AGACHAMENTO E MEIO DESENVOLVIMENTO COM HALTERES

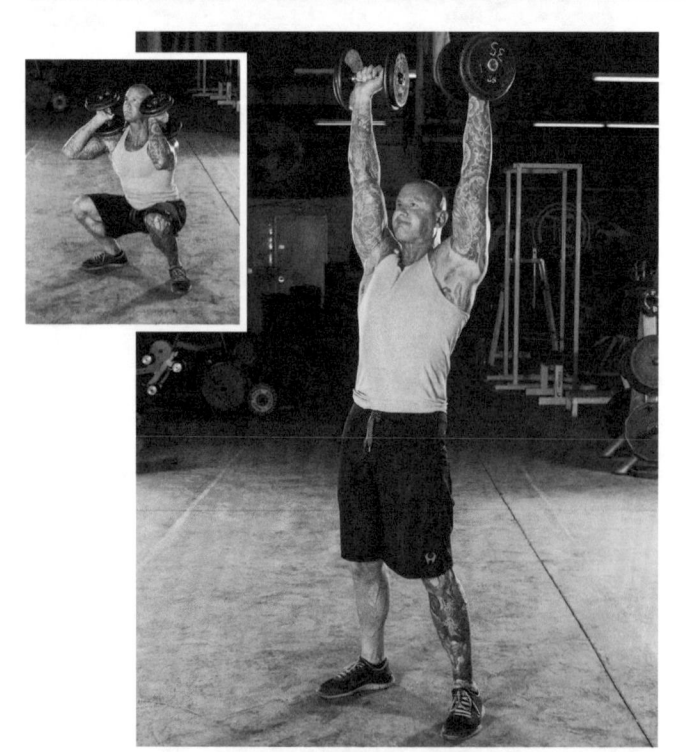

INÍCIO
Segure dois halteres na altura dos ombros, como se fosse fazer um meio desenvolvimento. Mantenha a coluna lombar curvada e os pés ligeiramente mais afastados do que a largura dos ombros, com os dedos do pé ligeiramente apontados para fora.

MOVIMENTO
Agache-se, segurando os halteres na altura dos ombros. Pare por um segundo no fim do movimento, quando as coxas ficarem paralelas ao chão, e, então, volte à posição inicial. Quando os joelhos estiverem praticamente estendidos, empurre os halteres para cima. Termine com os cotovelos totalmente estendidos para cima, sem travá-los. Abaixe os halteres devagar de volta à altura dos ombros e comece a próxima repetição.

APOIO DE FRENTE E REMADA COM HALTERES

INÍCIO

Disponha dois halteres no chão, com um afastamento semelhante à largura dos ombros. Coloque-se na posição final de um apoio e segure os dois pesos com as mãos. Mantenha os pés afastados cerca de 30 a 60 cm para auxiliar no equilíbrio.

MOVIMENTO

Empurre-se para cima, estendendo os cotovelos até deixar o corpo totalmente fora do chão. Quando os cotovelos estiverem estendidos, passe o peso do corpo para o braço direito e, então, faça uma remada com o braço esquerdo, mantendo o cotovelo o mais próximo do corpo possível. Abaixe o haltere de novo até o chão, passe o peso do corpo para o lado esquerdo e faça uma remada com o lado direito. Por fim, abaixe o haltere e o corpo até o chão, flexionando os cotovelos. Isso completa uma repetição.

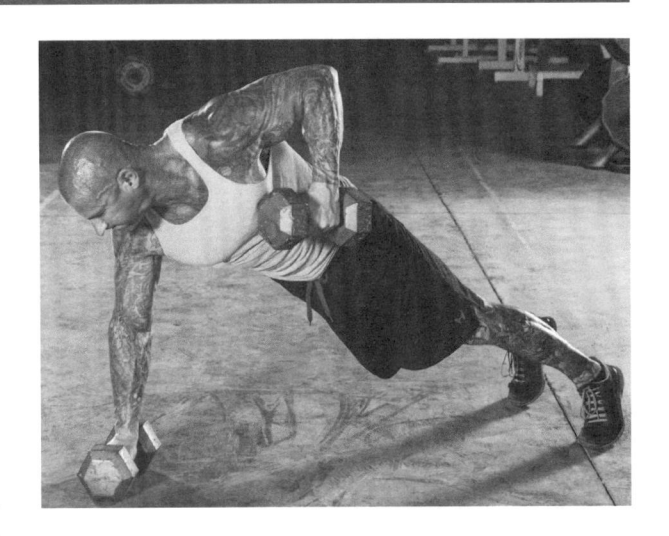

LEVANTAMENTO-TERRA E REMADA VERTICAL COM HALTERES

INÍCIO

O início é semelhante ao do levantamento-terra com halteres.

MOVIMENTO

Levante os halteres ao longo de suas pernas para se colocar em uma posição em pé. Em seguida, faça uma remada vertical com halteres, mantendo-os próximos ao corpo e puxando-os acima da altura da parte média do peito. Lentamente, inverta os movimentos para levar os pesos até o chão.

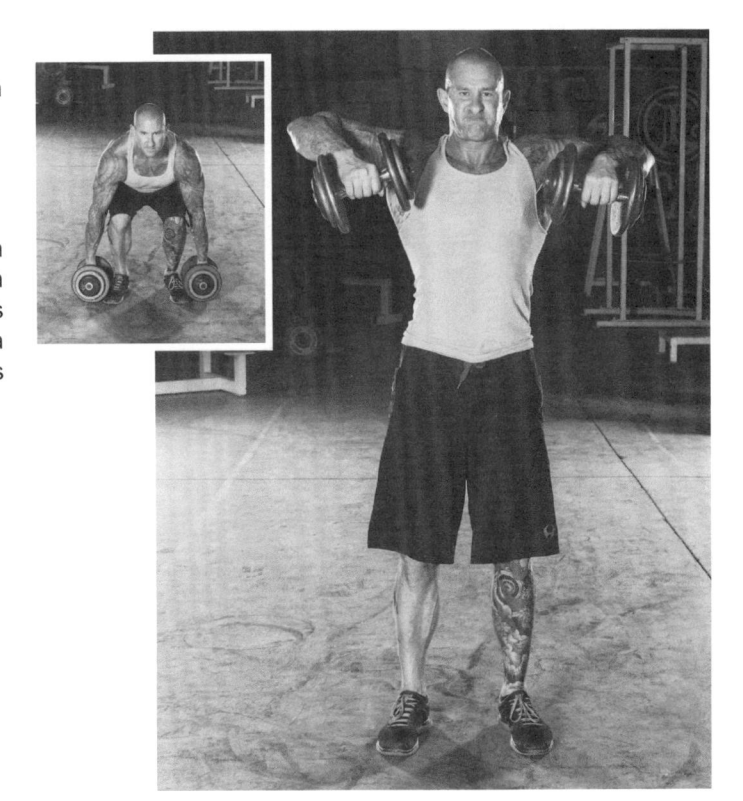

CAPÍTULO 26

Calistênicos

Este capítulo contém descrições detalhadas dos exercícios calistênicos, os quais geralmente envolvem diversos músculos. Esses exercícios são uma ótima alternativa para o treino cardiovascular, como a corrida, sobretudo quando são empregados os métodos HIIT, incluindo o HIIT tradicional, os Tabatas, o *power* HIIT e a aceleração cardiovascular, conforme mostrado no Capítulo 12.

Os movimentos não são divididos em categorias específicas como nos capítulos anteriores. Entretanto, eles estão agrupados conforme a sua similaridade. Qualquer exercício utilizado na sessão de treino pode ser substituído por outro deste capítulo.

SALTO SOBRE O BANCO

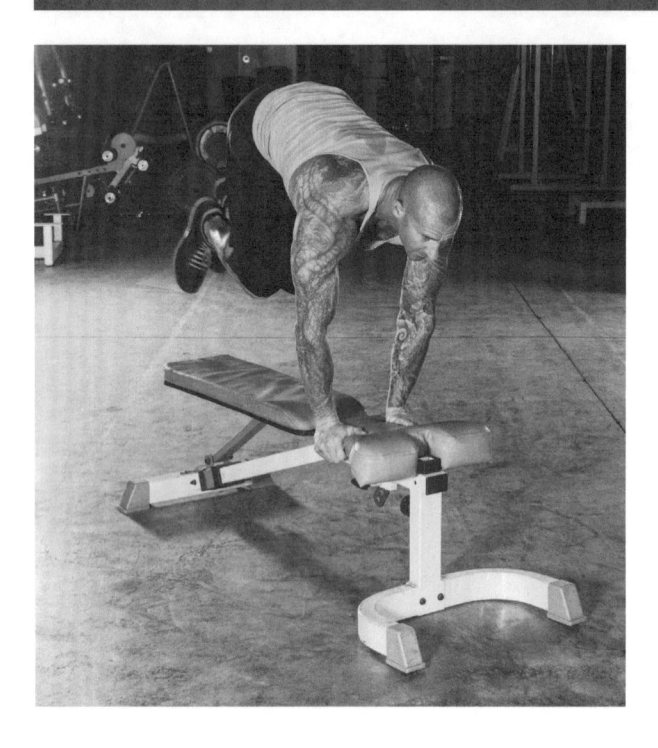

INÍCIO
Coloque as mãos sobre um banco horizontal com ambos os pés posicionados do lado esquerdo e voltados para a extremidade do banco.

MOVIMENTO
Segure o banco de forma segura com ambas as mãos e salte com as pernas por cima do banco, aterrisando do lado direito. Imediatamente, salte de volta para o lado esquerdo. Continue fazendo isso até o fim do tempo prescrito.

SALTO NO BANCO PLIOMÉTRICO

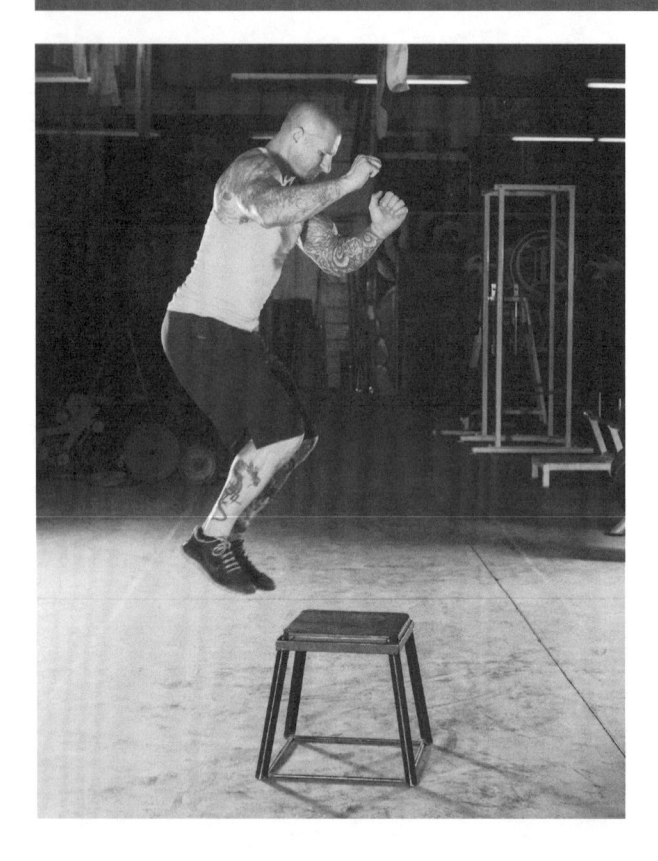

INÍCIO
Fique de frente para um banco pliométrico ou para uma plataforma posicionados a sua frente, a cerca de um pé de distância. Mantenha os braços ao lado do corpo e as pernas levemente flexionadas.

MOVIMENTO
Usando os braços para auxiliar o movimento inicial, salte para cima e para a frente, aterrisando com os dois pés sobre o banco ao mesmo tempo. Imediatamente, desça para a posição inicial e continue o movimento dessa maneira.

BURPEE

INÍCIO
Inicie em pé.

MOVIMENTO
Abaixe-se, colocando as mãos à sua frente, no chão. Chute os pés para trás, ficando em uma posição de prancha, a mesma posição do apoio. Então, flexione os cotovelos e execute um apoio completo. Salte com os pés na direção das mãos, assumindo a posição agachada. A partir daí, use as pernas para explodir em um salto para cima, o mais alto que conseguir, mantendo os cotovelos estendidos acima da cabeça. Aterrise e faça o movimento até finalizar o número de repetições ou o tempo desejado.

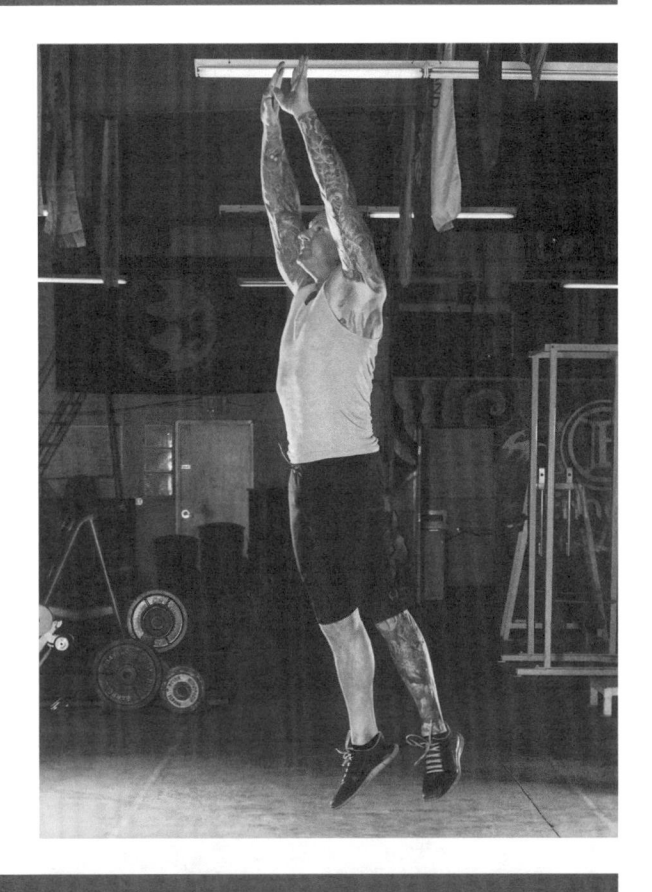

POLICHINELO

INÍCIO
Fique em pé, mantendo os braços ao lado do corpo e os pés unidos.

MOVIMENTO
Em um único movimento, salte para cima e separe as pernas enquanto eleva os braços pelo lado do corpo e acima da cabeça. A aterrisagem deve acontecer com os braços acima da cabeça e os pés mais afastados do que a largura do quadril. Sem interrupção, salte mais uma vez e, também em um único movimento, aproxime as pernas e abaixe os braços novamente para o lado do corpo. Esse ciclo completa uma repetição do polichinelo. Continue dessa maneira.

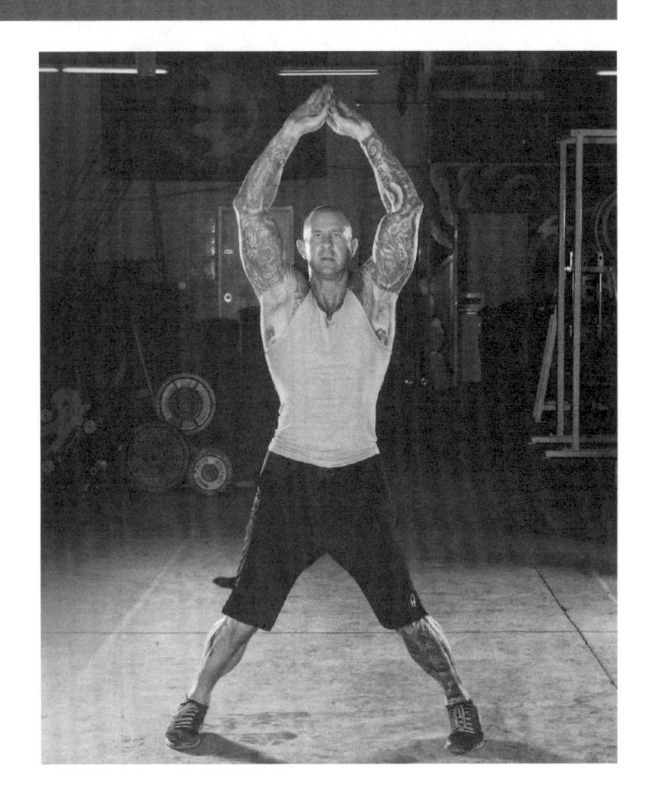

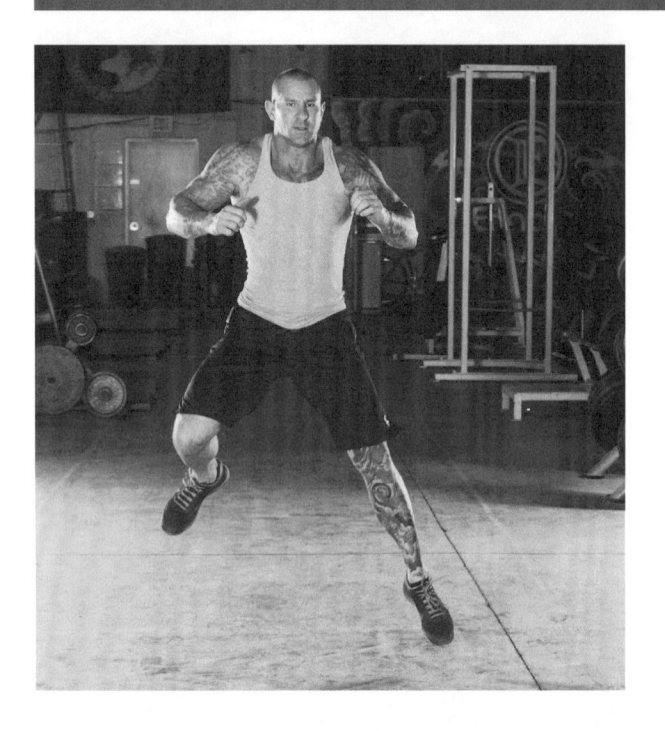

SALTO LATERAL

INÍCIO
No início, assuma a posição de meio agachamento.

MOVIMENTO
Permita que a perna esquerda faça um contramovimento para dentro conforme a distribuição do peso é passada para a perna direita. Sem interrupção, salte com a perna direita para o lado esquerdo, obtendo a maior amplitude possível. Aterrise com a perna esquerda. Após absorver a força assumindo a posição de meio agachamento, imediatamente salte com a perna esquerda para a direção oposta, retornando à posição inicial. Continue alternando dessa maneira.

SALTO LATERAL NO BANCO PLIOMÉTRICO

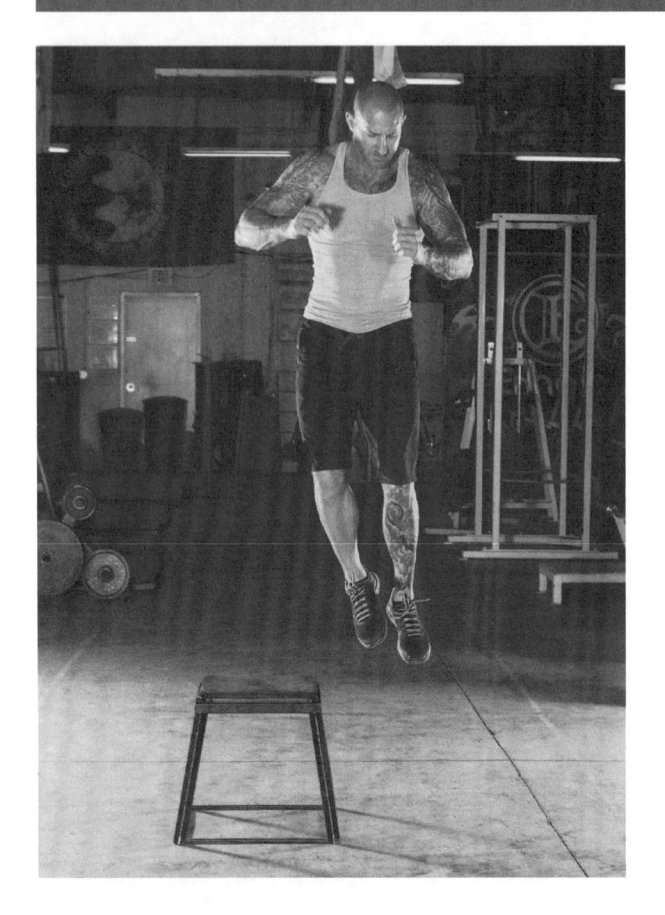

INÍCIO
No início, fique em pé à direita de um banco pliométrico posicionado em uma altura menor que a do joelho.

MOVIMENTO
Assuma a posição de meio agachamento e exploda para cima, na direção do banco, aterrisando sobre ele. Absorva o impacto agachando um pouco ao aterrisar. Imediatamente, salte para o lado esquerdo do banco, aterrisando no chão com uma leve flexão dos joelhos, a fim de absorver o impacto. Repita na outra direção e continue dessa forma pela quantidade de tempo prescrita.

ESCALADOR

INÍCIO

Fique na posição de apoio, com o peso do corpo sendo sustentado pelas mãos e pelos dedos dos pés. Flexionando um quadril e um joelho, traga uma das pernas para cima, até que o joelho fique sob o peito.

MOVIMENTO

De forma explosiva, inverta a posição das pernas. Estenda a perna flexionada até que ela fique atrás, sendo sustentada pelos dedos do pé, e traga o outro pé para cima, flexionando o quadril e o joelho, até que ele esteja sob o peito. Repita o exercício dessa forma, alternando as pernas durante a quantidade de tempo prescrita.

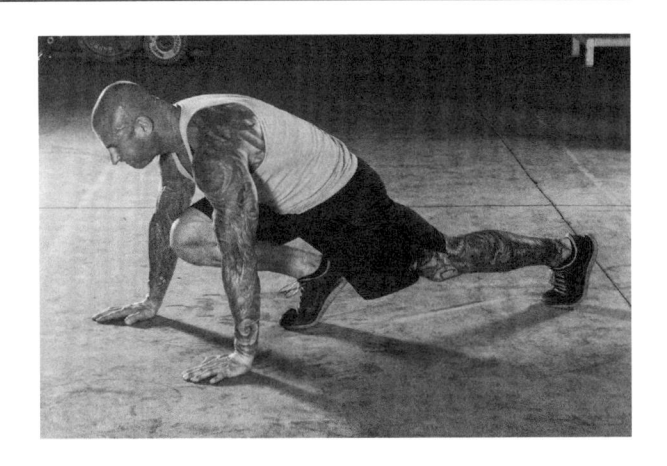

TROCA DE PERNAS NO BANCO

INÍCIO

No início, fique em pé ao lado de um banco, mantendo o pé esquerdo apoiado sobre ele.

MOVIMENTO

Salte para o outro lado do banco, aterrisando com o pé direito sobre o banco e o pé esquerdo no solo. Movimente os braços para auxiliar no movimento. Continue alternando as posições através do banco dessa mesma maneira.

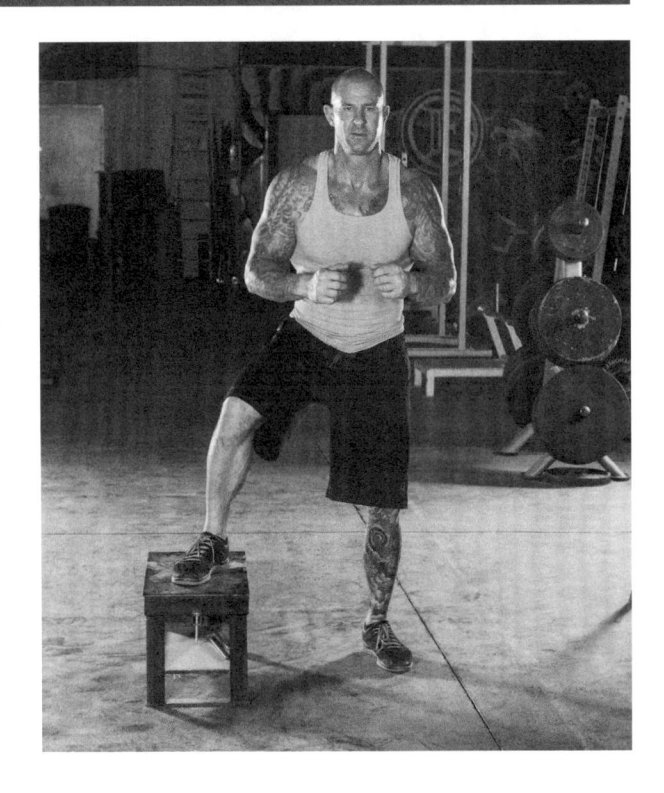

STEP COM ELEVAÇÃO DO JOELHO

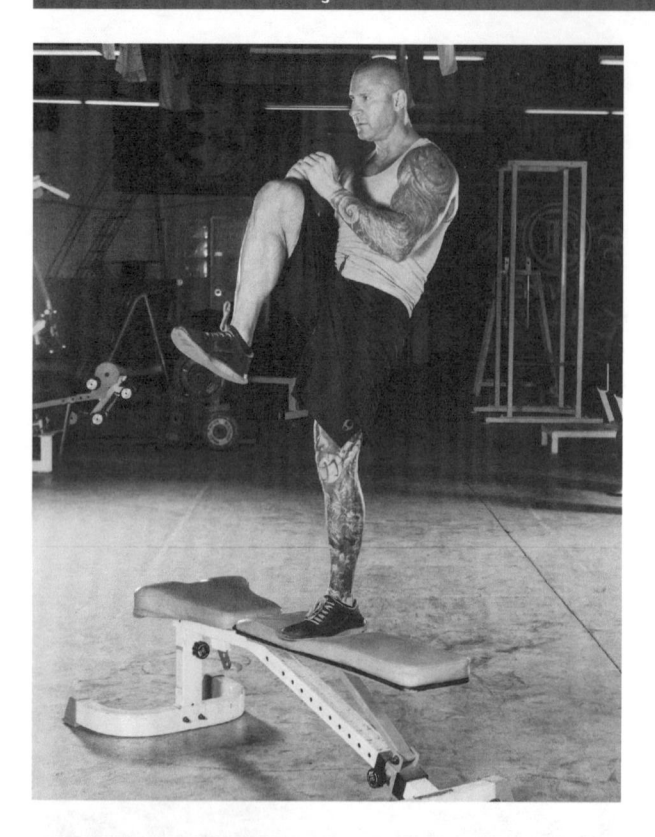

INÍCIO

Posicione-se em pé, de frente para um banco ou para uma plataforma que tenham uma altura aproximadamente entre a metade da canela e o joelho, mantendo os dois pés unidos.

MOVIMENTO

Coloque o pé direito sobre o banco e estenda o quadril e o joelho para erguer o corpo do chão. Conforme a perna esquerda passa sobre o banco, flexione o quadril e o joelho esquerdo, elevando o joelho o mais alto que conseguir. Inverta o movimento a fim de trazer a perna esquerda de volta ao solo e, então, abaixe também a perna direita até o chão. Repita com a perna esquerda e continue alternando pela quantidade de tempo desejado. Quanto mais alto o banco ou a plataforma, mais intenso será o exercício. Faça a elevação do joelho de forma explosiva, como se fosse executar um chute.

AVANÇO COM BANDA ELÁSTICA

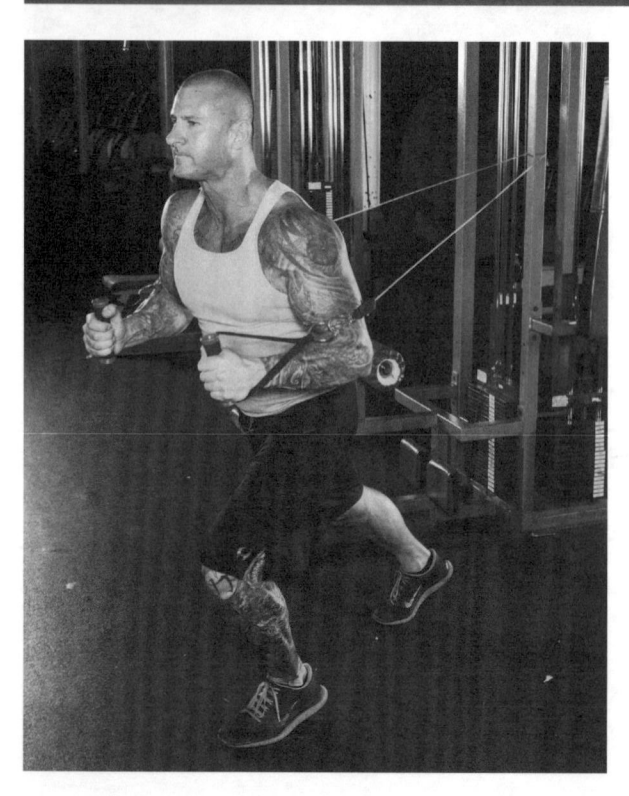

INÍCIO

Conecte duas bandas elásticas em uma estrutura estável. Segure as extremidades das bandas de forma segura na frente dos ombros.

MOVIMENTO

Avance para a frente o máximo que puder da forma mais explosiva que conseguir. Então, rapidamente, mas com cuidado, retorne à posição inicial. Repita o movimento durante 20 segundos. Esse exercício é similar a uma corrida em uma subida com inclinação progressiva: quanto mais longe da posição inicial, maior a resistência oferecida pela banda elástica.

Parte VI

NUTRIÇÃO PARA MAXIMIZAR A MASSA MUSCULAR, A FORÇA E A PERDA DE GORDURA

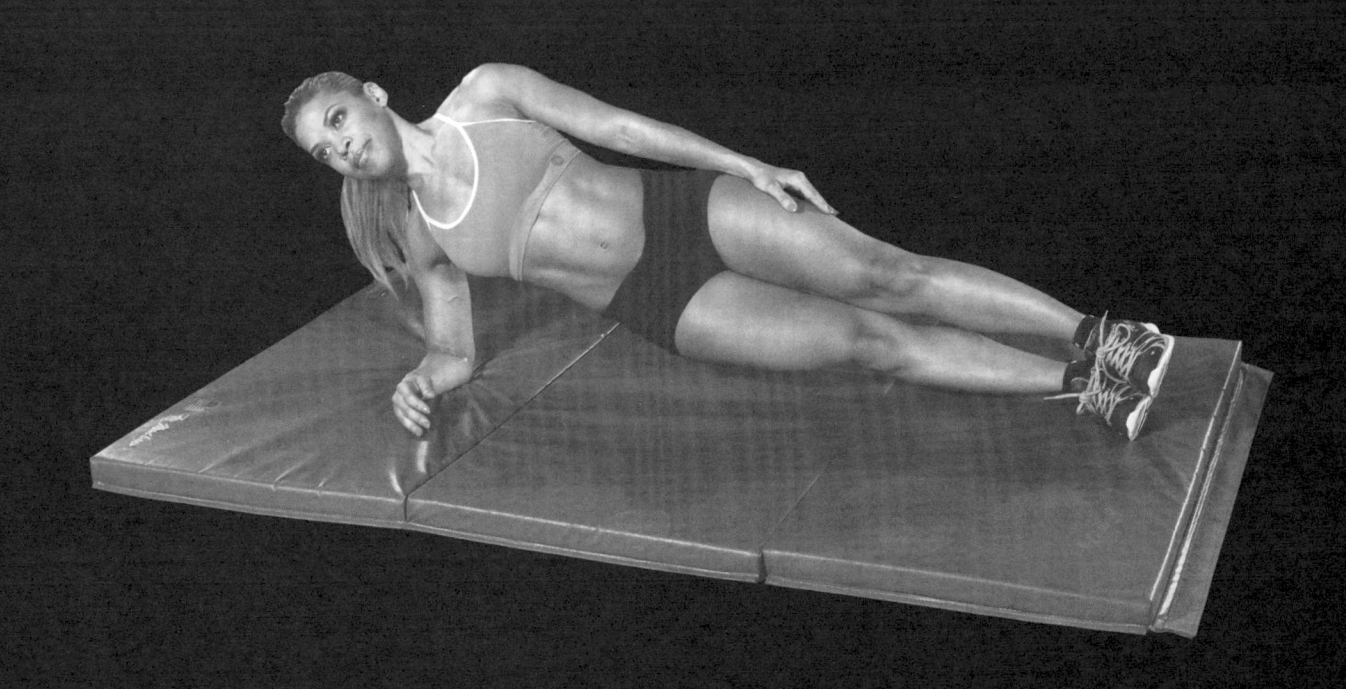

Mesmo que se esteja seguindo um programa de treino apropriado, caso a alimentação não se enquadre nos objetivos do programa, os resultados serão inferiores ao ideal. Manter uma dieta apropriada ajudará a tolerar as sessões de treino de forma a garantir mais energia e força durante a sessão. Uma dieta adequada também proverá os nutrientes certos no momento certo para a recuperação após o treino.

Não há dúvidas sobre isso: a nutrição tem uma contribuição importante nos resultados obtidos em um programa de treino, além de ser fundamental para a manutenção da saúde e do bem-estar.

A Parte VI não é uma seção abrangente sobre a nutrição para o levantamento de peso. Seria necessário um livro para abordar todo o conteúdo de nutrição voltado para essa modalidade. Esta seção incluída no intuito de fornecer algumas recomendações gerais sobre nutrição e suplementação, a fim de embasar os objetivos do treino.

O Capítulo 27 contém recomendações sobre nutrição para maximizar a massa e a força musculares. O capítulo inclui 10 objetivos da nutrição e amostras de planos de refeições baseados nos horários em que se costuma treinar ao longo do dia. Essas recomendações funcionam bem com qualquer programa de treinamento mostrado na Parte IV do livro. Este capítulo também mostra uma visão geral dos suplementos alimentares mais importantes utilizados por quem segue um programa de treinamento de força. Esses aspectos são ingredientes que melhoram o desempenho e a recuperação, além de promoverem ganhos na massa muscular, na força, na resistência e, em alguns casos, na perda de gordura.

O Capítulo 28 contém recomendações sobre nutrição para maximizar a perda de gordura. Nele, há oito etapas para se atingir essa meta.

CAPÍTULO 27

Nutrição para maximizar a massa e a força musculares

Quando falamos em maximizar a massa muscular e os ganhos de força, as regras gerais sobre nutrição são essencialmente as mesmas. Afinal, essas são metas que, em algum grau, andam lado a lado. Por isso, se a ideia é maximizar a hipertrofia e a força muscular (muitas vezes, as duas coisas ao mesmo tempo), os nutrientes necessários e o *timing* são muito semelhantes.

Conforme mencionado na introdução desta parte, não há espaço suficiente neste livro para fornecer toda a base sobre nutrição necessária. Entretanto, as orientações aqui contidas servirão para que se possa alcançar os objetivos estabelecidos.

Essas orientações são as mais efetivas, observadas durante décadas de trabalho com pessoas que maximizam o crescimento e a força muscular naturalmente. Elas estão baseadas na ciência de laboratório, mas – mais importante – estão embasadas pelas evidências do mundo real da academia e em, literalmente, milhões de pessoas que as utilizam ao longo dos anos. Pode-se dividi-las em 10 objetivos com diferentes ênfases na dieta. Após, são mostrados exemplos de planos de refeições baseadas nesses objetivos, permitindo ao leitor incorporá-los no seu dia a dia, com base no horário em que treina.

OBJETIVO 1:
ENFATIZAR A PROTEÍNA

O músculo é constituído de proteínas. Para aumentá-lo, deve-se elevar a síntese de proteínas e diminuir a quebra de proteínas musculares. Pesquisas em laboratório e em academias confirmam que a melhor forma de se fazer isso é com uma dieta que forneça um mínimo de 1 grama por libra do peso corporal (um pouco mais que 2 gramas de proteína por quilograma do peso corporal), chegando perto de 1,5 grama de proteína por libra do peso corporal (cerca de 3 gramas de proteína por quilograma do peso corporal) por dia. Isso é especialmente verdadeiro para aqueles que seguem programas de treino mais intensos.

Diversos estudos sustentam a ideia de que ingerir até 1,5 grama de proteína por libra do peso corporal é efetivo para produzir maiores ganhos de massa muscular. Pesquisadores da Victoria University (Austrália) fizeram homens treinados em força consumirem esse valor em um único dia, ou 0,75 grama de proteína por libra durante um programa de treino de 11 semanas (Cribb et al., 2007). O maior consumo de proteínas ocorreu por meio da suplementação com *whey protein*. Os homens que ingeriram mais proteínas obtiveram significativamente mais força e incremento das fibras do quadríceps do que o grupo-controle. Em um estudo conduzido por Candow e colaboradores (2006), indivíduos dos sexos masculino e feminino suplementaram com *whey protein* e com proteína de soja, a fim de aumentar a ingestão de proteínas diárias para aproximadamente 1,5 gramas por libra do peso corporal durante 6 semanas de treino. O grupo-controle consumiu cerca de 0,75 gramas de proteínas por libra do peso corporal. Os participantes que suplementaram com maior quantidade de proteína, independentemente da fonte, ganharam muito mais força e massa muscular. Em um estudo de Burke e colaboradores (2001), a ingestão de *whey protein* dos participantes foi aumentada para 1,5 grama por libra do peso corporal ao dia durante 6 semanas de treino. Eles foram comparados com um grupo-controle em que cada indivíduo consumiu 0,5 grama de proteína por libra do peso corporal. No fim das seis semanas, aqueles que ingeriram mais proteínas obtiveram maior força e massa muscular. Um estudo de Witard e colaboradores (2011) também observou que, mesmo em atletas de *endurance*, ao se dobrar a ingestão de proteínas para aproximadamente 1,5 grama por libra do peso corporal ao dia quando a intensidade do treino era incrementada, eles se recuperaram melhor e mantivem um desempenho mais favorável.

Apesar de esses estudos e muitos outros confirmarem que uma maior ingestão de proteínas produz maiores ganhos na força e na massa muscular, vários nutricionistas, médicos e cientistas ainda acreditam que a necessidade de proteínas para aqueles que treinam com pesos não é muito diferente da de indivíduos sedentários que praticam pouco ou mesmo nenhum exercício. Isso se deve ao fato de também existirem pesquisas mostrando que o aumento na ingestão de proteínas durante um programa de treinamento com pesos tem pouco impacto no crescimento muscular e nos ganhos de força.

Uma revisão (Bosse e Dixon, 2012) sobre ingestão de proteínas e treinamento de força finalmente apresentou a resposta do porquê de alguns estudos em que há maior ingestão de proteínas mostrarem maiores incrementos na força e no crescimento muscular, enquanto outros, não. Diversos estudos não apontam um benefício ao se aumentar a ingestão de proteínas pelo fato de essa ingestão não ser maior do que a administrada na dieta normal, anterior à intervenção, ou não ser suficientemente maior que a do grupo com baixa ingestão de proteínas. Entretanto, quando se observa os estudos que dobram o consumo de proteínas em relação à dieta anterior ou aumentam o consumo de proteínas, no mínimo, 50% além daquele administrado no grupo com baixa ingestão ou grupo-controle, percebe-se que o alto consumo leva a ganhos muito mais elevados em massa muscular magra e em força muscular.

O ponto de partida é: uma dieta com alta quantidade de proteínas é efetiva para se ganhar mais músculos e aumentar a força muscular. Para resultados ótimos, deve-se focar um valor entre 1 e 1,5 grama de proteína por libra do peso corporal.

OBJETIVO 2: COMER MUITA GORDURA

Muitas pessoas ainda ficam confusas quando o assunto é gordura na dieta. Existe uma tendência em acreditar que, para ficar em forma e saudável, deve-se manter baixa a quantidade de gorduras ingeridas. No entanto, isso não poderia estar mais longe da verdade. A gordura é um importante macronutriente para qualquer pessoa interessada em aumentar a força e a massa muscular, assim como em melhorar a saúde.

Uma razão que sustenta a necessidade de se consumir níveis adequados de gordura é que o corpo precisa de certos tipos de gordura como, por exemplo, o ômega-3 (presente em peixes como o salmão). Tem-se demonstrado que esse tipo de gordura exerce papel fundamental na recuperação e no crescimento muscular, bem como no controle da gordura corporal, no auxílio à saúde das articulações, na proteção de doenças do coração e na aceleração da função do cérebro, entre outros benefícios. Um estudo de Smith e colaboradores (2011) sugere que aqueles que suplementam com óleo de peixe têm maior resposta anabólica (i. e., maiores taxas de síntese de proteínas musculares) quando consomem proteínas, o que pode levar a um maior crescimento muscular em longo prazo.

Há, ainda, a gordura monoinsaturada. Ela não é essencial, mas é saudável, pois promove diversos benefícios à saúde e é rapidamente queimada como combustível em vez de ser armazenada como gordura corporal. Além disso, atletas do sexo masculino que consomem mais gordura monoinsaturada mantêm maiores níveis de testosterona (Hamalainen et al., 1983; Reed et al., 1987). Na verdade, atletas do sexo masculino que consomem mais gordura monoinsaturada e saturada mantêm os níveis de testosterona elevados. Por isso, deve-se tentar consumir alguma gordura saturada, e não evitá-la a todo custo. Boas fontes são o bife, os laticínios (com gordura ou gordura reduzida, mas não sem gordura) e os ovos. A única gordura que deve ser evitada é a *trans*. O *Malmo Diet and Cancer Study* mostrou que os indivíduos que receberam mais do que 30% de sua energia diária total por meio da gordura, sendo mais de 10% derivada de gordura saturada, não tiveram a mortalidade aumentada (Leosdottir et al., 2005).

Uma regra simples para a ingestão de gorduras é consumir em gramas o equivalente à metade do peso corporal, em libras (ou cerca do mesmo valor de todo o peso corporal em quilogramas). Assim, se a pessoa pesa 200 libras (90 kg), ela deve consumir 100 gramas de gordura por dia – 33% do tipo monoinsaturada, 33% poli-insaturada (sobretudo ômega-3), e 33% saturada, a cada dia. Deve-se também considerar a suplementação com 4 a 10 gramas de óleo de peixe por dia. Se houver interesse em um ajuste mais refinado dessas recomendações, observe a quantidade de ácido docosahexaenoico (DHA) e ácido eicosapentaenoico (EPA) presente em cada cápsula de óleo de peixe, e tente chegar próximo de 1.500 miligramas de DHA e 1.800 miligramas de EPA por dia. Assim, obtêm-se os maiores benefícios.

OBJETIVO 3: MANIPULAR OS CARBOIDRATOS

Por ser importante certificar-se da ingestão de grandes quantidades de gordura e de proteína para maximizar o crescimento muscular, a quantidade desses dois importantes macronutrientes deve permanecer quase a mesma, independentemente de onde se está na dieta ou nos objetivos. Isso significa que, para ganhar mais massa muscular ou perder mais gordura, deve-se mudar o consumo de carboidratos. O corpo pode conseguir toda a glicose (açúcar do sangue) que precisa por meio da proteína e da gordura. Logo, não há carboidratos essenciais que sejam necessários na dieta. Ao contrário da gordura essencial e das proteínas que devem ser consumidas, há aminoácidos essenciais que precisam ser ingeridos porque o corpo não consegue produzi-los.

Para maximizar o crescimento muscular e os ganhos de força enquanto se minimiza os ganhos de gordura, deve-se começar com algo entre 1,5 a 2 gramas de carboidrato por libra do peso corporal. Depois, pode-se aumentar essa quantidade quando não se está ganhando massa nem gordura corporal de forma suficientemente rápida. Do mesmo modo, pode-se reduzir essa quantidade aos poucos caso o ganho de gordura corporal seja muito alto. Somos todos diferentes, e, por isso, cada corpo responderá aos carboidratos de uma forma específica. Assim, é necessário testar a ingestão de carboidratos até encontrar a mais adequada.

OBJETIVO 4: CONTAR AS CALORIAS

O consumo de calorias é importante para aumentar a força e a massa muscular pois é necessário um balanço energético positivo (ingerir mais calorias do que se gasta) para realmente maximizar o crescimento muscular. Entretanto, se o consumo de proteínas e gorduras está adequado e o de carboidratos não, o quão se está acima ou abaixo das necessidades energéticas não é importante... até certo ponto. Como mostrado no objetivo 3, é possível ganhar músculos conforme se perde gordura. Dito isso, para maximizar a massa muscular, deve- -se ingerir mais calorias do que se gasta ao longo do dia. Por sua vez, para maximizar a perda de gordura, deve-se gastar mais calorias do que se ingere. Entretanto, é possível gastar um pouco mais de calorias enquanto se ganha músculos, pelo fato de serem ingeridas grandes quantidades de gordura e proteína – 1 grama de proteína fornece 4 calorias, assim como 1 grama de carboidratos. Sabe-se, também, que 1 grama de gordura fornece 9 calorias (de 8 a 10 calorias, dependendo do tipo de gordura). Se a ideia é elaborar uma dieta a partir de macronutrientes, garantindo 1,5 grama de proteína e 0,5 grama de gordura por libra do peso corporal, isso significará um consumo de aproximadamente 11 calorias por libra do peso corporal. Se o objetivo é ficar em cerca de 1 a 2 gramas de carboidratos por libra de peso corporal, deve ocorrer a ingestão de, pelo menos, 15 calorias por libra do peso corporal ao se visar o aumento da massa muscular. Se são necessárias 3 gramas de carboidrato por libra do peso corporal, então são necessárias cerca de 23 calorias por libra.

OBJETIVO 5: COMER FREQUENTEMENTE

Caso se estaje tentando ingerir uma grande quantidade de proteínas, gorduras, carboidratos e calorias, uma estratégia inteligente é realizar refeições frequentes ao longo do dia. Décadas de experiência mostram que fisiculturistas que seguem essa estratégia têm maior incremento muscular. Praticamente todos os fisiculturistas profissionais de alto nível fazem uma refeição a cada duas horas. Eles são homens que carregam a maior quantidade de massa muscular do mundo. No extremo oposto do espectro, crianças recém-nascidas, os menores seres humanos do mundo, comem a cada 2 ou 3 horas durante os primeiros meses de vida, período em que é absolutamente fundamental o ganho rápido de massa muscular.

Todos esses relatos são interessantes. Entretanto, pesquisas clínicas também corroboram a ideia de que refeições mais frequentes promovem o crescimento muscular. Em um estudo de Moore e colaboradores (2012), os participantes realizaram um treino para pernas e, então, comeram um total de 80 gramas de *whey protein* nas 12 horas seguintes, com três diferentes métodos: (1) oito doses de 10 gramas a cada 1,5 hora; (2) quatro doses de 20 gramas a cada 3 horas; ou (3) duas doses de 40 gramas a cada 6 horas. Os pesquisadores mostraram que o balanço proteico líquido, que é, em essência, a síntese de proteínas musculares, subtraída da quebra dessas proteínas, foi significativamente maior quando consumidas doses de 20 gramas de *whey protein* a cada 3 horas do que quando utilizadas as outras duas estratégias. Um maior balanço proteico líquido significa, sobretudo, um maior crescimento muscular.

Há dois pontos importantes nesse estudo que devem ser levados em consideração. O primeiro tem relação com a quantidade de proteínas. As doses de 10 gramas de *whey* a cada 1,5 hora não promoveram balanço proteico líquido maior que as doses de 20 gramas, a cada 3 horas. A mensagem desse achado está mais relacionada à quantidade do que à frequência. Portanto, é importante que se tenha uma dose adequada de proteínas em cada refeição, e o mínimo parece ser 20 gramas. Os pesquisadores não analisaram doses maiores sendo administradas com maior frequência, mas sugere-se utilizar de 20 a 40 gramas de proteínas em cada refeição, dependendo da sua origem.

O segundo ponto do estudo é que, para maximizar o crescimento muscular, não se aconselha fazer um intervalo entre as refeições muito superior a 3 horas. Períodos maiores que esse parecem aumentar em demasia a quebra de proteínas. Assim, qualquer aumento marcante na síntese de proteínas serviria apenas para repor aquelas já quebradas, e não para maximizar o crescimento muscular. Desse modo, as refeições devem ser espaçadas por não mais de 3 horas ao longo do dia. Além disso, cada refeição deve conter cerca de 20 a 40 gramas de proteínas.

OBJETIVO 6:
USAR PROTEÍNA EM PÓ

Usar proteína em pó pode definitivamente ajudar a atingir o consumo necessário de 1 a 1,5 grama por libra do peso corporal. Mas seu uso não é apenas conveniente, uma vez que também fornece benefícios para o crescimento muscular se feito da forma correta.

As melhores proteínas em pó devem conter alguma forma de *whey protein*, uma proteína do leite. O leite contém dois tipos primários de proteínas: *whey* e caseína. O *whey* é a parte solúvel, chegando a 20% de proteína, enquanto a caseína é a parte glomerular, responsável pelos outros 80%. Assim, o *whey* provém do leite integral da vaca e é separado da caseína no processo de confecção do queijo. Ele é literalmente drenado e segue para o processamento. Então, é submetido a diversas etapas de filtragem para remover boa parte dos carboidratos (lactose) e das gorduras, fazendo com que passe de 15% para 35% de proteína; depois para 50%; e, por fim, para 80% de proteína concentrada. Todos esses são considerados *whey protein* concentrados, sendo o de 80% é mais comumente utilizado nas proteínas em pó. O delicado processo de filtragem que produz o *whey protein* concentrado preserva as suas microfrações, que incluem a betalactoglubulina ($\approx$ 50-55%), a alfalactalbumina ($\approx$ 20-25%), o glicomacropeptídeo ($\approx$ 10-15%), a imunoglobulina ($\approx$ 10-15%), a albumina sérica ($\approx$ 5-10%), a lactoferrina ($\approx$ 1%), a lactoperoxidase (< 1%) e outras proteínas menores, como a betamicroglobulina, a lisozima, os fatores de crescimento semelhantes à insulina (IGFs) e as gamaglobulinas, que promovem os principais benefícios do *whey*, como o efeito antioxidante e a melhora da imunidade, além de promoverem o incremento da forma e do tamanho muscular.

Para purificar ainda mais o *whey protein* e criar o *whey* isolado, que contém mais de 90% de proteína, o *whey* concentrado de 80% passa por um processo adicional que com frequência envolve microfiltragem ou cromatografia de permuta iônica para remover mais carboidratos e gorduras. Dependendo do procedimento envolvido, a criação do *whey* isolado algumas vezes quebra as suas microfrações. Desse modo, pode haver um custo para a obtenção de um *whey* em pó ainda mais puro. É por essa razão que o *whey* isolado obtido por microfiltragem e ultrafiltragem – processos que preservam as microfrações – é mais procurado. Alguns *wheys* também passam pelo processo de hidrólise, que, em essência, quebra as cadeias longas do *whey* em cadeias muito menores (peptídeos), contendo apenas dois ou três aminoácidos em sequência. Os *whey protein* hidrolisados são digeridos ainda mais rápido do que os isolados. Após esse processamento, estando concentrado, isolado ou hidrolisado, ele é seco por pulverização, chegando à forma em pó, que frequentemente é instantânea, misturando-se melhor em fluidos sem se cristalizar.

O *whey* é definitivamente o rei das proteínas em pó. Isso se deve a diversos fatores. O primeiro envolve a sua riqueza em aminoácidos de cadeira ramificada (BCAAs), que são os mais importantes para o crescimento muscular, assim como a energia. Mais informações sobre os BCAAs são encontradas no objetivo 8, mais adiante neste capítulo. Nenhuma outra proteína é tão rápida quanto o *whey*. Isso significa que os aminoácidos são liberados na corrente sanguínea muito rapidamente. O *whey* libera na corrente sanguínea a maioria dos seus aminoácidos em, aproximadamente, 60 a 90 minutos (Fig. 27.1; Boirie, 1997). Isso permite a rápida entrada desses aminoácidos nos músculos, estimulando seu crescimento. Isso é importante nos momentos próximos às sessões de treino, a fim de melhorar a recuperação e auxiliar no crescimento muscular. O *whey* também fornece peptídeos especiais e microfrações que outras fontes de proteínas e aminoácidos não fornecem. Esses peptídeos e microfrações promovem diversos benefícios para a saúde, para o desempenho e para o físico. Por exemplo, alguns peptídeos relaxam os vasos sanguíneos, provocando vasodilatação. Isso não promove apenas benefícios para a saúde cardiovascular, mas também auxilia a levar os aminoácidos do *whey* para os músculos de uma forma mais eficiente. Um estudo comparando o *whey protein* com uma mistura que fornecia os mesmos aminoácidos do *whey* mostrou uma maior síntese proteica com o *whey* do que com a mistura (Kanda et al., 2013).

No entanto, tão bom quanto o *whey* é o rápido pico da síntese de proteínas musculares que, por si só, também pode proporcionar um aumento transitório da síntese de proteínas. A combinação da proteína da caseína (que tem uma digestão bastante lenta) com o *whey* prolonga o período no qual a síntese de proteínas fica aumentada, levando a ganhos de longa duração na força e no crescimento muscular, em comparação a somente o *whey* (Soop et al., 2012; Reidy et al., 2014; Reidy et al., 2013; Kerksick, 2006).

Em qualquer momento em que se use um *shake* de proteínas, deve-se considerar a sua composição com *whey* e alguma forma de caseína. A melhor aposta é a forma que forneça a caseína micelar, que é naturalmente encontrada no leite e proporciona uma digestão mais lenta. Para isso, pode-se comprar um pote de *whey protein* e outro separado de proteína de caseína, misturando-os em uma razão próxima a 1:1. Ou, ainda, pode-se utilizar o método mais comum, que é o de adquirir um pote que já combine o *whey* com a caseína (*blend*). Um método ainda mais fácil é misturar o *whey* com cerca de duas xícaras de

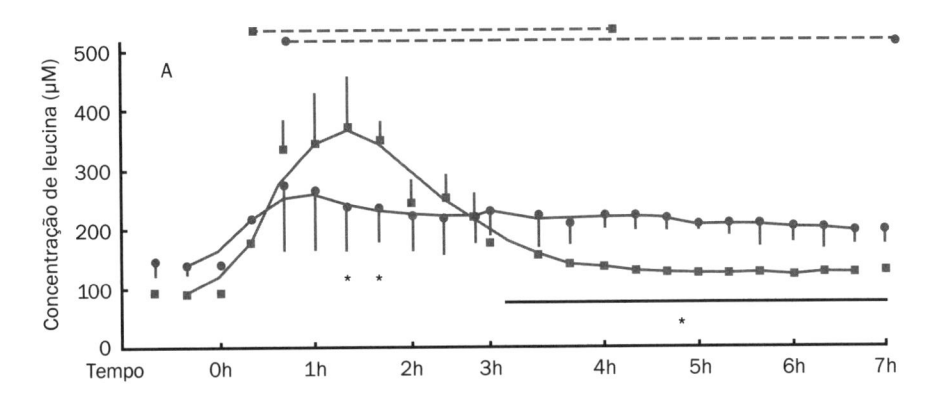

FIGURA 27.1 Concentrações plasmáticas de leucina após a ingestão de *whey* ou caseína.
Reimpressa com permissão de Y. Boirie, M. Dangin, P. Gashon, et al., 1997, "Slow and fast dietary proteins differently modulate postprandial protein accretion," Proceedings of the National Academy of Sciences of the United States of America 94(26): 14930-14935. Copyright (1997) National Academy of Sciences, U.S.A.

leite com pouca gordura. Tanto o leite como o iogurte grego são boas fontes de caseína micelar e podem fazer com que a proteína em pó fique muito mais agradável do que quando misturada com água.

Os principais momentos em que essa mistura de proteínas deve ser consumida são os 30 minutos antes do treino e os 30 minutos após o treino. A quantidade ingerida deve ficar entre 20 e 40 gramas de proteína em cada ocasião.

Outro momento crucial para se consumir essa combinação é o mais cedo possível, quando se acorda pela manhã. Devido ao jejum durante o sono, as proteínas musculares são quebradas e utilizadas como energia. Beber um *shake* com a mistura das proteínas do *whey* e da caseína reconstrói essas proteínas musculares quebradas e coloca o corpo novamente em um estado anabólico.

Também é importante consumir uma mistura em pó das proteínas do *whey* e da caseína logo antes de dormir. A caseína micelar pode levar até 7 horas para ser completamente digerida. Isso ocorre pois ela forma um coágulo quando está no estômago. Basta comparar quando se mistura o pó do *whey* com quando se mistura o pó da caseína. O primeiro deles tende a se misturar muito facilmente, enquanto o segundo forma alguns aglomerados no líquido. Isso é semelhante ao que acontece no estômago quando se consome a proteína da caseína. Embora os aglomerados da caseína possam ser ruins para o paladar, ao se tomar um *shake* com a proteína, eles fornecem benefícios quando no estômago, como a diminuição da área de contato da caseína com as enzimas digestivas disponíveis, que devem digerir os aglomerados da caseína, uma camada por vez, de modo muito semelhante ao se descascar uma cebola. Isso significa que a caseína promove um lento e contínuo fornecimento de aminoácidos para a maior parte da noite, o que pode auxiliar a prevenir a quebra das proteínas musculares durante o sono, ajudando no ganho de mais massa muscular ao longo do tempo.

OBJETIVO 7: USAR DIFERENTES TIPOS DE CARBOIDRATOS ANTES E DEPOIS DAS SESSÕES DE TREINO

Deve ser óbvio que, antes de uma sessão de treino, é preciso fornecer ao corpo muita energia para manter os músculos o mais forte possível e pelo maior tempo que se conseguir durante o treino. Consumir um *shake* de proteínas, conforme discutido anteriormente, ajudará nessas necessidades energéticas, do mesmo modo que os suplementos, que serão abordados no objetivo 8. Entretanto, uma das principais fontes de energia utilizada pelos músculos durante a sessão de treino é o glicogênio. Trata-se da forma armazenada do carboidrato. Em termos simplificados, quando se ingere carboidratos, a maioria deles é quebrado ou convertido em glicose, que é o açúcar contido no sangue. Esta pode tanto ser utilizada quase imediatamente como energia ou pode ser armazenada, sobretudo nas fibras musculares e no fígado. Ela é armazenada na forma de glicogênio – uma longa cadeia ramificada de moléculas de glicose conectadas. O glicogênio presente nas células musculares e no fígado é quebrado em glicose e utilizado como uma das principais fontes de energia durante o treino.

Dito isso, é importante garantir que, antes da sessão de treino, o corpo seja provido de uma fonte prontamente disponível de glicose que deve durar por muito tempo durante a sessão. A melhor maneira de se obter esse tipo de carboidrato é por meio daqueles com baixo índice glicêmico. Frutas funcionam bem porque, além de terem essa característica, elas, em sua maioria, contêm metade de glicose e metade de frutose. *Baixo índice glicêmico* é a característica daquilo que não provoca picos nos níveis de glicose sanguínea, o que também acarretaria em picos nos níveis de insulina. Quando estes ficam muito elevados, a captação de glicose pelas células musculares fica muito acelerada, depletando os níveis de glicose no sangue e, dessa forma, colocando o praticante em um estado de hipoglicemia (baixo açúcar no sangue), que resulta em letargia, fadiga, lentidão e fraqueza. Assim, quando uma fruta é consumida antes da sessão de treino, a quantidade de glicose nela contida dará ao corpo uma pequena fonte de energia rápida para ser utilizada. A frutose, por outro lado, é de baixo índice glicêmico, apesar de ser um açúcar. Isso porque o corpo não consegue utilizá-la de forma imediata. Ela precisa ir para o fígado, onde é convertida em glicogênio. Então, o fígado controla quando o glicogênio é liberado na corrente sanguínea como glicose. Isso permite que a frutose forneça energia por um maior período de tempo. Logo, com uma fruta consegue-se uma pequena dose de energia rápida, mas também energia de maior duração que previne a "quebra" durante o treino. Dentro de 30 minutos antes das sessões, deve-se consumir de 20 a 40 gramas de carboidratos derivados de frutas ou de outra fonte de carboidratos com baixo índice glicêmico junto com um *shake* de proteínas.

Depois do treino, a melhor escolha é fazer o oposto do período que o antecede, consumindo um carboidrato com alto índice glicêmico. No fim do treino, os níveis de glicogênio muscular estão depletados. Se esses níveis não forem reestabelecidos, o desempenho na próxima sessão pode ser prejudicado e, com isso, o crescimento muscular é comprometido.

Uma possibilidade de isso acontecer tem a ver com o fato de os níveis de glicogênio muscular servirem como um barômetro da quantidade de energia que o corpo armazena. Se os níveis de energia estiverem baixos, o que parece ocorrer quando os níveis de glicogênio também estão, então os músculos podem não gastá-la para o ganho de massa muscular. Formar músculos requer energia, e músculos maiores requerem mais energia para serem mantidos. Se o corpo não tem certeza de que ela existe na quantia adequada para manter outros processos mais importantes, bem como a massa muscular, então ele pode escolher não criar mais músculos.

Outra possibilidade que pode comprometer o crescimento muscular é o não consumo da quantidade adequada de carboidratos. Isso porque o glicogênio traz água para dentro das fibras musculares – quanto mais glicogênio, mais água dentro das fibras. Uma maior quantidade de água faz com que os músculos fiquem mais "cheios", deixando-os com uma aparência significativamente maior. Se os níveis de glicogênio muscular estiverem baixos, então a quantidade de água também será menor, o que resultará em um músculo com um aspecto mais "vazio" e menor do que deveria. Deixá-lo mais "cheio", devido aos altos níveis de glicogênio e água, pode estimular o crescimento muscular. Existem evidências mostrando que um músculo nessa condição promove um estiramento das membranas musculares, e esse estiramento estimula rotas bioquímicas que aumentam a síntese de proteínas musculares e podem levar a um maior crescimento muscular.

A melhor forma de restaurar completamente o glicogênio muscular depois das sessões de treino é consumindo carboidratos com alto índice glicêmico (de rápida absorção). Esses tipos de carboidratos vão para a corrente sanguínea e para as fibras musculares de forma quase imediata após a ingestão. Quanto antes o carboidrato é fornecido para os músculos após a sessão, mais rápido e melhor o glicogênio muscular é reestabelecido. Uma das fontes de glicogênio de rápida absorção mais adequada é a dextrose, uma glicose que não precisa ser digerida e é absorvida imediatamente pela corrente sanguínea. A dextrose pode ser consumida de forma "direta", como glicose em pó; por meio de Pixy Stix (100% dextrose); ou como balas de gelatina, que tendem a ser feitas de dextrose e xarope de milho. O xarope de milho é constituído, em essência, de moléculas ramificadas de glicose, que são logo quebradas e absorvidas, e é completamente diferente do xarope de milho com alto índice de frutose. Pão branco e batatas brancas também são boas fontes porque contêm muito amido, que é composto por moléculas ramificadas de glicose que se quebram rapidamente após a ingestão.

Esses carboidratos de rápida absorção também provocam picos nos níveis de insulina. O momento após uma sessão de treino é uma das raras ocasiões do dia em que se deseja que o hormônio anabólico insulina atinja seus níveis de pico. A insulina é fundamental para levar a creatina para dentro das fibras musculares. Sem um pico elevado desse hormônio, a captação da creatina não é otimizada. Ela também ajuda os aminoácidos (outros elementos fundamentais, obtidos no *shake* de proteínas), como, por exemplo, a beta-alanina e os BCAAs, a chegarem às fibras musculares. Não se pode esquecer a glicose contida nos carboidratos de rápida absorção, que também tem na insulina o auxílio para a sua entrada nas fibras musculares (para mais informações sobre esses suplementos, ver o objetivo 8).

O consumo de carboidratos de rápida absorção após as sessões de treino é um "doce prazer" que não prejudica a dieta. Independentemente de quando se tenta maximizar os ganhos de massa muscular ou perder gordura, deve-se seguir uma dieta amplamente "limpa". Ou seja, rosquinhas, batatas fritas e sorvetes não devem estar afixados no plano de nutrição. Consumir uma dose de doces na forma de dextrose, balas de gelatina, Pixy Stix ou pão branco com geleia é uma ótima forma de ajustar a quantia diária de "doce" e, também, de melhorar o desempenho. Por que, então, essa parte deveria ser deixada de lado?

Algumas pesquisas mostram que o consumo de um *shake* de proteínas com ou sem carboidratos, após as sessões de treino, aumenta a síntese de proteínas musculares no mesmo nível. Em outras palavras, adicionar um carboidrato a um *shake* de proteínas após a sessão de treino não aumenta mais a síntese de proteínas musculares do que quando se utiliza o *shake* sozinho. Isso faz com que alguns especialistas afirmem que os carboidratos não são necessários após o treino, o que é um pouco de exagero. É verdade que se consegue adquirir músculos seguindo essa estratégia. Entretanto, ela não é recomendada, a não ser que se esteja em uma dieta com baixíssima quantidade de carboidratos e eles tenham sido retirados de todas as refeições do dia. Na verdade, não faz sentido ingerir carboidratos em outras refeições e evitá-los apenas no pós-treino. Se o carboidrato está presente nas outras refeições, a ocasião em que é mais importante ingeri-lo é na refeição que sucede o treino, auxiliando na recuperação.

Algumas pessoas ficam preocupadas com o fato de o consumo de carboidratos após o treino poder atenuar os níveis do hormônio do crescimento e da testosterona. Esse é o ponto que elas não entendem: os níveis desses dois hormônios aumentam durante a sessão e atingem o seu pico no fim dela, dependendo do tipo de treino realizado. Em seguida, os níveis desses hormônios começam a diminuir marcadamente, de forma que retornam aos níveis de repouso depois de 60 a 90 minutos do fim da sessão. A liberação desses hormônios já chegou ao pico antes de se consumir o carboidrato. Depois da sessão é muito tarde para que o carboidrato exerça um efeito negativo nos níveis hormonais.

Algumas pessoas também ficam preocupadas com o fato de que o consumo de carboidratos de rápida absorção após o treino possa levar ao diabetes. Isso se deve à demonização do açúcar, proporcionada pela mídia. Sim, se o açúcar for consumido e a pessoa ficar parada o dia inteiro, aumentará o risco de desenvolvimento do diabetes do tipo 2. Entretanto, aqueles que treinam regularmente já estão prevenindo o dano metabólico que leva à doença. Ainda, é logo após a sessão que o carboidrato vai direto para os músculos e reestabelece o glicogênio muscular, além de reestabelecer o glicogênio hepático. Assim, não há risco no consumo de carboidratos após o treino. Isso é o que o corpo precisa.

Embora a quantidade de carboidratos de rápida absorção ingerida dependa do peso corporal, da intensidade e da duração da sessão de treino, como recomendação geral, indica-se que se atinja cerca de 20 a 40 gramas desses carboidratos (como, por exemplo, a dextrose), dentro de 30 minutos após o término da sessão. Essa quantidade deve ser limitada em aproximadamente 60 gramas por duas razões: primeiro, para a absorção ótima pelos intestinos – 60 a 70 gramas de um tipo de carboidrato é o máximo antes que a absorção torne-se limitada. Se uma maior quantidade for consumida, deve ser adicionada a frutose fornecida por uma fruta na refeição pós-treino, além da dextrose ou da glicose. Segundo, porque o consumo de uma grande quantidade de carboidratos de rápida absorção pode fazer com que o praticante sinta-se muito mal depois que o fígado e os músculos a captarem e os níveis de açúcar da corrente sanguínea diminuírem. Isso é conhecido como hipoglicemia, e pode fazer com que ocorra uma sensação péssima de tontura e letargia. Se houver a percepção de que isso ocorre mesmo com quantidades menores de carboidratos de rápida absorção, então estes devem ser misturados com os de absorção lenta, como aqueles fornecidos por frutas, aveias, pães integrais e batatas-doces.

OBJETIVO 8: SUPLEMENTAR ANTES E DEPOIS DAS SESSÕES DE TREINO

As duas janelas mais importantes para fornecer ao corpo os nutrientes que o deixam maior e mais forte são as do pré-treino e pós-treino. Consumir os nutrientes certos antes do treino pode ter um impacto significativo na força muscular, nos níveis de energia, na resistência muscular e na intensidade do treino como um todo. Além disso, privilegia o crescimento muscular quando a sessão de treino terminar.

A ingestão dos nutrientes apropriados imediatamente após a sessão ajudará no melhor reabastecimento dos nutrientes consumidos durante o exercício, auxiliará na recuperação, e permitirá o melhor crescimento muscular quando o treino for encerrado.

Além da proteína em pó misturada e dos carboidratos antes e após as sessões de treino, os três principais suplementos que devem ser considerados são os BCAAs, a creatina e a beta-alanina. Juntamente com a proteína e o carboidrato, eles têm um impacto dramático no crescimento muscular e nos ganhos de força. Uma pesquisa da Victoria University (Austrália) observou que os participantes que consumiram *whey protein*, creatina e glicose imediatamente antes e após as sessões de treino durante 10 semanas tiveram 80% a mais de incremento da massa muscular e cerca de 30% a mais de ganhos na força muscular em comparação com aqueles que utilizaram os mesmos suplementos pela manhã e à noite (Cribb e Hayes, 2006). Eles também perderam gordura corporal com a suplementação pré e pós-treino, ao contrário de quem suplementou pela manhã e à noite. Por fim, esse modelo de suplementação pré e pós-treino também promoveu um incremento significativamente maior dos níveis de glicogênio muscular, que são fundamentais para o desempenho e para o crescimento muscular.

Aminoácidos de cadeia ramificada (BCAAs) – Os BCAAs são três aminoácidos: leucina, isoleucina e valina. É fundamental que eles sejam consumidos antes e após as sessões de treino, devido à sua habilidade de aumentar a energia, reduzir a fadiga e estimular o crescimento muscular.

Suplementar com BCAAs antes da sessão promove maior resistência muscular e atenua a fadiga. Isso porque os BCAAs, ao contrário da maioria dos outros aminoácidos, são utilizados diretamente pelas fibras musculares como fonte de energia, fato especialmente verdadeiro durante os exercícios intensos, como o treinamento de força.

Outra forma de os BCAAs manterem a energia durante as sessões de treino é por meio da valina. Durante o exercício, o triptofano é consumido pelo cérebro em grandes quantidades e, lá, é convertido para 5-hidroxitriptamina (5-HT), ou, como é mais bem conhecido, serotonina. Altos níveis de serotonina durante o exercício sinalizam ao cérebro que o corpo está cansado. Isso leva a uma redução da força e da resistência muscular. A valina compete com o triptofano para entrar no cérebro e, normalmente, vence essa disputa. Isso significa que uma menor quantidade de triptofano entra e é convertida em serotonina, permitindo que os músculos contraiam-se com mais força e durante mais tempo antes de chegarem à fadiga. Isso também pode ajudar o praticante a permanecer mais alerta e a manter o cérebro mais "afiado" durante o dia, quando não se está fazendo exercício.

Após o treino, é necessária mais uma dose de BCAAs, pois eles são os aminoácidos mais significativos para o crescimento muscular. A leucina é a atuante mais importante, pois tem uma das principais funções no crescimento muscular. Ela age como uma chave que dá a ignição de um carro. Nesse caso, o carro é uma célula ou fibra muscular. A ignição inicia o processo da síntese de proteínas musculares, levando ao crescimento muscular. Em termos mais científicos, a leucina ativa um complexo chamado mTOR, que aumenta a síntese de proteínas musculares e, consequentemente, o crescimento muscular. Aqueles que acrescentam leucina às proteínas e aos carboidratos ingeridos no pós-treino têm aumento significativamente maior da síntese de proteínas em comparação àqueles que utilizam apenas proteínas e carboidratos.

Outra forma de a leucina atuar como um potente agente anabólico é por meio dos picos dos níveis de insulina. De forma muito semelhante a quando se ingere carboidratos com alto índice glicêmico, a leucina aumenta a liberação de insulina pelo pâncreas, o que auxilia no seu transporte para dentro das células musculares, onde pode trabalhar para estimular o crescimento. A insulina também estimula o crescimento por promover uma maior síntese de proteínas e a diminuição da quebra das proteínas musculares.

Deve-se consumir uma dose de 5 a 10 gramas de BCAAs dentro de 30 minutos antes das sessões de treino, e mais 5 a 10 gramas dentro dos 30 minutos após as sessões. Mesmo que o *whey protein* – que deve ser consumido nesses mesmos intervalos – seja rico em BCAAs, o consumo de BCAAs extras na sua forma livre pode disponibilizá-los para os músculos de forma mais rápida, garantindo uma grande quantidade de BCAAs no período em que eles são mais importantes.

Creatina – Tanto evidências de dados clínicos como relatos sugerem que a creatina proporciona os melhores resultados quando administrada antes e depois das sessões de treino. A principal razão para se ingerir uma dose de creatina antes das sessões é que ela abastece as fibras musculares com uma poderosa fonte de energia. Uma vez dentro da fibra muscular, ela "ganha" um fosfato de alta energia, formando a creatina fosfato (CP), que é simplesmente uma molécula de creatina com um grupo fosfato ligada a ela. Durante exercícios de altíssima intensidade, como o levantamento de peso, a creatina doa esse grupo fosfato para o músculo, formando a adenosina trifosfato (ATP). Essa rápida ressíntese da ATP abastece as contrações musculares durante uma série. Quanto mais creatina fosfato armazenada nas fibras, mais repetições são realizadas em uma série. Essa é a principal forma pela qual a suplementação de creatina leva a maiores ganhos na força e na hipertrofia muscular ao longo do tempo. Ela permite que se completem mais repetições com um determinado peso, o que eventualmente possibilita que se levante uma carga cada vez mais elevada. Essa maior sobrecarga aplicada ao músculo, combinada com o maior trabalho realizado, pode resultar em um maior crescimento muscular. Consumir uma dose de creatina antes das sessões de treino garante a maximização dos níveis de creatina fosfato das fibras musculares.

Suplementar com creatina leva a ganhos significativos na força, na potência e no crescimento muscular. Diversos estudos têm mostrado aumentos significativos na uma repetição máxima (1RM) de indivíduos que usam creatina. Por exemplo, Vandenberghe e colaboradores (1997) mostraram que indivíduos destreinados que utilizaram creatina durante um programa de treinamento de 10 semanas aumentaram sua 1RM no agachamento 25% a mais do que aqueles que suplementaram com placebo, seguindo o mesmo programa. Em outro estudo, Noonan e colaboradores (1998) observaram que jogadores de futebol americano de nível universitário que utilizaram creatina durante um programa de 8 semanas de treino de força tiveram um incremento de 6% na 1RM do supino, enquanto aqueles que suplementaram com placebo não obtiveram qualquer incremento na força muscular. Uma revisão sobre creatina feita por Rawson e Volek (2003) mostrou que, nos 16 estudos que investigaram os efeitos da creatina na 1RM, o incremento médio da força foi cerca de 10% superior naqueles que utilizaram creatina do que naqueles que utilizaram placebo.

Estudos também mostram que a creatina permite que os praticantes completem mais repetições com um determinado peso. *Powerlifters* profissionais, que utilizam o suplemento na sua preparação para as competições, aumentaram o número de repetições que conseguiam executar com 85% de 1RM em 40%, enquanto aqueles que utilizaram o placebo não obtiveram qualquer mudança nesse parâmetro (Kelly e Jenkins, 1998). Rawson e Volek (2003) mostraram que, nos 16 estudos revisados, o aumento médio do número de repetições realizadas com a utilização de creatina foi aproximadamente 15% superior em relação àqueles que tomaram placebo. A Figura 27.2 mostra o aumento médio percentual na força muscular e no número de repetições completadas quando os participantes que suplementaram com creatina foram comparados com o placebo.

A maioria dos estudos sobre creatina indica que a sua suplementação aumenta significativamente a habilidade esportiva devido a maior produção de força e potência muscular em sessões curtas de exercício. Os participantes desses estudos têm habilidades esportivas distintas, além de diferentes níveis de treinamento, variando de novatos destreinados a atletas competitivos de nível universitário. As modalidades que têm o seu desempenho incrementado incluem vários tipos de sessões curtas ou máximas de ciclismo, futebol, caiaque, remo e, é claro, levantamento de peso, já abordado em momento anterior. Os melhores incrementos no desempenho esportivo parecem ocorrer em sessões com séries de exercícios que requerem alta produção de potência, repetidamente. Por exemplo, depois de um curto período de descanso (de 20 a 60 segundos), realizado após um *sprint* curto, a velocidade pode ser aumentada no segundo *sprint*. Em comparação ao grupo placebo, o desempenho esportivo nas séries finais do exercício pode ser melhorado de 5 a 20% com o uso de creatina. Isso significa que os atletas de esportes como futebol americano e futebol, em que uma jogada costuma durar apenas alguns segundos, podem esperar um aumento significativo no desempenho com a utilização da creatina.

Diversos estudos mostram que o suplemento aumenta significativamente a massa muscular. Kelly e Jenkins (1998) observaram que os *powerlifters* que utilizaram creatina ganharam, em média, mais de 6 libras de massa magra. Alguns participantes chegaram a ganhar até 11 libras de massa magra em menos de 4 semanas, enquanto aqueles que utilizaram placebo não obtiveram mudança no peso corporal. Becque e colaboradores (2000) mostraram que levantadores de peso treinados, ao utilizarem creatina, ganharam quase 5 libras de massa magra em 6 semanas; já aqueles que utilizaram placebo não obtiveram mudança no peso corporal. Uma vez que a suplementação com creatina provavelmente não eleva a massa óssea ou a massa dos órgãos, é possível que o aumento do peso corporal seja resultado do ganho de massa muscular. Nesses curtos períodos, é bem provável que os ganhos de massa muscular se devam ao acúmulo de água, pois as fibras musculares ganham um maior volume de fluidos quando têm maior quantidade de creatina armazenada. Entretanto, isso pode levar ao crescimento muscular ao longo do tempo por meio da síntese de proteínas. A Figura 27.3 demonstra, em libras, o incremento médio de massa magra (massa muscular) que os participantes ganharam utilizando creatina e seguindo um programa de treinamento com pesos. Ambos os estudos não

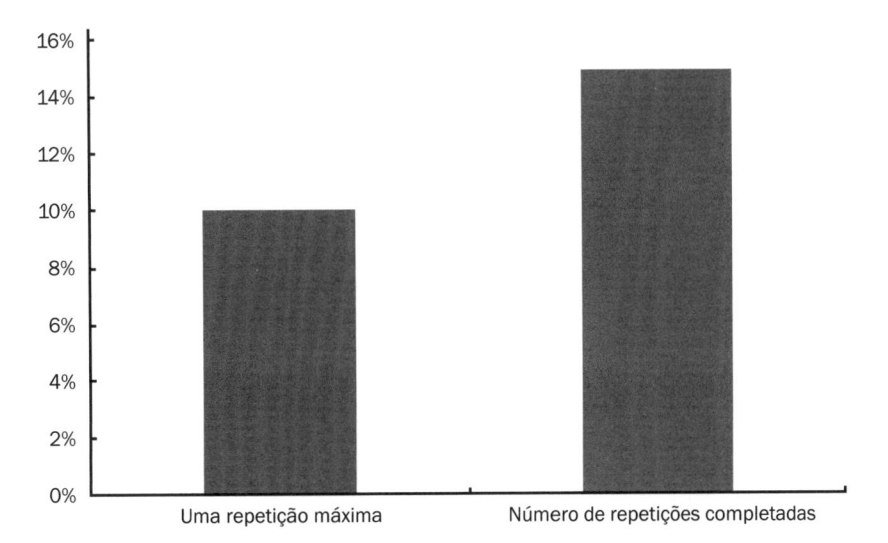

FIGURA 27.2 Porcentagem de aumento na força e nas repetições completadas quando utilizada a suplementação com creatina em comparação com o uso de placebo.
Fonte: E.S. Rawson and J.S. Volek, 2003, "Effects of creatine supplementation and resistance training on muscle strength and weightlifting performance," Journal of Strength & Conditioning Research 17(4): 822-831.

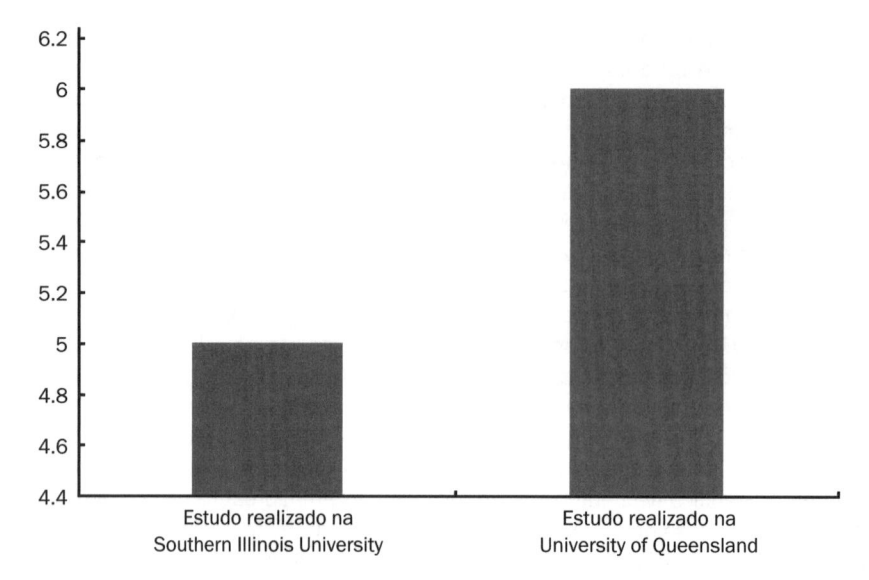

FIGURA 27.3 Aumento da massa magra (em libras) devido ao consumo de creatina e à participação em um programa de treinamento de força.
Fontes: V.G. Kelly and D.G. Jenkins, 1998, "Effect of oral creatine supplementation on near-maximal strength and repeated sets of high-intensity bench press exercise," Journal of Strength & Conditioning Research 12(2): 109-115, and M.D. Becque, J.D. Lochmann, and D.R. Melrose, 2000, "Effects of oral creatine supplementation on muscular strength and body composition," Medicine & Science in Sports & Exercise 32(3): 654-658.

observaram mudanças na quantidade de massa magra naqueles indivíduos que utilizaram o placebo.

A maioria dos benefícios da creatina envolve a habilidade de fornecer rápida energia durante as sessões de treino. Isso permite que a recuperação entre as séries de exercícios ocorra de forma mais acelerada, como, por exemplo, na corrida em alta velocidade ou no levantamento de peso. Porém, hoje sabe-se que a creatina funciona por meio de diversos mecanismos, entre eles, o aumento da "volumização" da célula muscular. Esse é um termo extravagante para designar o processo em que as células musculares ficam cheias de água. Uma vez que a creatina é, essencialmente, uma proteína, ela leva a água do sangue e do espaço exterior às células musculares – conhecida como fluido intersticial – para dentro do músculo por meio do processo de osmose. Essa é a principal razão para o rápido ganho de peso associado aos primeiros estágios de suplementação com creatina. Entretanto, tal incremento no volume celular provoca um estiramento das membranas celulares, e sugere-se que esse efeito inicia o aumento do crescimento e da força muscular de longa duração, pela maior síntese de proteínas.

A creatina também parece exercer influência no aumento do número de células-satélite das fibras musculares. Essas células são, basicamente, as células-tronco do músculo, e uma das formas de deixá-lo crescer maior e mais forte é por meio da elevação do número de células-satélite nas fibras musculares existentes. Um estudo de Olsen e colaboradores (2006) observou que, depois de 8 semanas realizando suplementação de creatina e seguindo um programa de treinamento com pesos, os participantes tiveram quase 100% mais células-satélite do que aqueles que utilizaram o placebo. Conforme esperado, o maior número de células-satélite foi associado ao maior tamanho muscular. Isso também pode levar a uma maior força e potência muscular.

Ainda, a creatina parece influenciar no aumento do fator de crescimento semelhante à insulina I (IGF-I), fundamental para o início dos processos na célula muscular que levam ao crescimento muscular e ao incremento da força. Burke (2008) mostrou que indivíduos treinados que utilizaram creatina durante um programa de treinamento de força de 8 semanas tiveram uma maior quantidade de IGF-I nas suas fibras musculares do que aqueles que utilizaram o placebo.

Outra forma de a cretina atuar é por meio da inibição da miostatina. Os participantes que utilizaram creatina durante um treinamento com pesos de 8 semanas apresentaram níveis de miostatina significativamente menores do que aqueles que utilizaram o placebo (Saremi et al., 2010). A miostatina é uma proteína que limita o crescimento muscular. Os pesquisadores iranianos concluíram que, uma vez que os níveis de miostatina foram menores naqueles que utilizaram creatina, uma forma desta influenciar no tamanho e na força muscular é reduzindo os níveis de miostatina e, como consequência, diminuindo a limitação que essa proteína provoca no crescimento muscular.

Embora existam diversas pesquisas mostrando que a creatina é segura para quase qualquer pessoa, ainda existem alguns mitos a respeito de sua segurança e efeitos colaterais. Um dos mitos mais antigos é o de que a creatina pode causar cãibras musculares. Diversos estudos contradizem essa afirmação. Greenwood e colaboradores (2003b) concluíram que os jogadores de futebol americano da NCAA que utilizaram a creatina durante 3 anos não tiveram aumento da incidência de cãibras ou lesões musculares. Outro estudo de 2003 observou que os jogadores de futebol americano da NCAA que utilizaram a creatina durante uma temporada completa tiveram uma redução significativa de cãibras e lesões musculares (Greenwood et al., 2003a).

Mais um equívoco sobre a creatina é a crença de que ela pode prejudicar as funções hepática e renal. Estudos realizados nos anos 1990 foram alguns dos primeiros a mostrar que a suplementação com creatina de curta duração não prejudica a função renal em adultos saudáveis (Poortmans et al., 1997; Poortmans e Francaux, 1999). Outro estudo (Cancela et al., 2008) também mostrou que 8 semanas de suplementação com creatina em atletas de futebol não tiveram efeito nos marcadores de saúde, que incluíram as funções hepática e renal. Estudos de longa duração também foram realizados para confirmar a segurança da creatina. Mayhew e colaboradores (2002) concluíram que os jogadores de futebol americano da NCAA que utilizaram creatina por aproximadamente 6 anos não tiveram efeitos deletérios de longa duração na saúde ou nas funções renal e hepática. Em outro estudo (Kreider et al., 2003) os jogadores de futebol americano da NCAA que utilizaram creatina por aproximadamente 2 anos não exibiram efeitos negativos na saúde ou nas funções renal e hepática. O estudo mais recente (Lugaresi et al., 2013) envolveu participantes bem treinados que seguiram uma dieta rica em proteínas (de 0,6 a 1,5 grama de proteína por libra do peso corporal) e consumiram 5 gramas de creatina durante 1 ano. Os seus resultados não constataram comprometimento da função renal.

Em vez de ser prejudicial à saúde, a creatina, na verdade, proporciona diversos benefícios. Pelo fato de a creatina fosfato ser importante para a produção da energia utilizada na função das células nervosas, a creatina tem apresentado muitas vantagens para o cérebro e para o resto do sistema nervoso. Por exemplo, pesquisas têm mostrado que a suplementação com creatina melhora a função cognitiva e a memória, além de auxiliar no tratamento da doença de Parkinson, da doença de Huntington e até da depressão. A proteína também pode proteger o cérebro contra lesões.

O suplemento também pode auxiliar na saúde cardiovascular, melhorando, por exemplo, os sintomas daqueles com insuficiência cardíaca congestiva e diminuindo os níveis de colesterol. Um estudo (Earnest et al., 1996) descobriu que participantes homens e mulheres que utilizaram a creatina durante 8 semanas tiveram redução de mais de 5% no colesterol total e diminuição de mais de 20% no colesterol LDL (o colesterol ruim). De forma similar, pesquisadores mostraram que 28 dias de suplementação com creatina diminuiu o colesterol de homens jovens e saudáveis em 50% (Arciero et al., 2001).

Ainda, homens jovens e saudáveis que utilizaram creatina junto com um suplemento multivitamínico tiveram uma redução significativa nos níveis de homocisteína (um aminoácido associado com doenças cardíacas) quando comparados com aqueles que tomaram apenas o suplemento multivitamínico (Korzun, 2004).

Portanto, é importante consumir uma dose de creatina antes do treino, a fim de garantir que os níveis intramusculares estejam maximizados. Outra dose deve ser ingerida após a sessão de treino, quando a sua absorção ocorrerá preferencialmente pelas células musculares, reestabelecendo a quantidade que foi perdida durante a sessão. A quantidade administrada antes e após o treino depende do tipo de creatina utilizada. Se for a creatina mono-hidratada, deve-se consumir de 3 a 5 gramas antes e após as sessões. Embora a creatina mono-hidratada seja o tipo mais estudado, a creatina hidroclorizada é a forma de maior uso. Ela tende a ser mais bem absorvida do que a creatina mono-hidratada e causa menos desconforto estomacal. Se esse for o tipo de creatina utilizado, deve-se consumir de 1,5 a 2 gramas antes e após as sessões de treino.

Beta-alanina – É um aminoácido não essencial produzido naturalmente no fígado. Ele pode ser consumido através das carnes, como a bovina e a de aves domésticas. No corpo, a beta-alanina, independentemente de vir do fígado, da dieta ou de suplementos, é absorvida pelas fibras musculares e combina-se com o aminoácido histidina, formando o dipeptídeo (dois aminoácidos) carnosina, a qual fornece todos os benefícios associados com a beta-alanina, como maior força e potência, melhor resistência (*endurance*), maior perda de gordura e maior crescimento muscular.

A carnosina atua elevando a capacidade de tamponamento muscular de íons hidrogênio (H+), que são produzidos quando os níveis de ácido lático aumentam durante o exercício, como, por exemplo, no treino de força. Isso amplia a habilidade muscular de manter contrações fortes por períodos mais prolongados ao longo do exercício. Em outras palavras, pode-se levantar mais peso e completar mais repetições nos estágios finais das sessões de treino. Essa habilidade resulta em maiores ganhos na força e na potência muscular, assim como na massa muscular, enquanto promove maior perde de gordura.

Os participantes que consumiram mais de 4 gramas de beta-alanina por dia durante 30 dias aumentaram em quase 25% o número de repetições que conseguiam executar em uma sessão de treino de agachamento, em comparação com aqueles que utilizaram placebo (Hoffman et al., 2008). Outro estudo observou que 4 semanas de suplementação com beta-alanina, realizada por boxeadores amadores, aumentou a potência dos socos em mais de 2.000% nos últimos 10 segundos de uma simulação de *round* de 3 minutos, quando comparados com aqueles que utilizaram o placebo (Donovan et al., 2012). A habilidade de manter a potência dos socos no fim do *round* é similar à habilidade de manter a força e a potência no fim das sessões de treino. Isso significa que se torna possível levantar mais peso e realizar mais repetições. Um estudo recente observou que soldados que consumiram beta-alanina durante 4 semanas aumentaram a potência no salto e até a pontaria, o que sugere não apenas o benefício da melhora no desempenho muscular, mas também um provável aprimoramento do desempenho psicomotor (Hoffman et al., 2014).

Pesquisas também mostram uma grande sinergia da beta-alanina com a creatina. Um estudo mostrou que atletas treinados em força, ao consumirem 3,2 gramas de beta-alanina com 10 gramas de creatina por dia durante 12 semanas, ganharam significativamente mais massa muscular e perderam gordura corporal em comparação àqueles que consumiram apenas 10 gramas de creatina e àqueles que consumiram o placebo (Hoffman et al., 2006). Tanto o grupo que consumiu apenas a creatina como o que consumiu o placebo não obtiveram perdas de gordura corporal.

A menor quantidade absoluta de beta-alanina consumida, capaz de promover os benefícios anteriormente citados, é de 1,6 gramas por dia. Entretanto, pesquisas com diversas quantidades de suplementação mostram que cerca de 2 a 4 gramas por dia podem proporcionar benefícios ainda maiores. Uma vez que a assimilação de nutrientes como a beta-alanina é maior nos períodos próximos às sessões de treino, o seu consumo recomendado é de uma dose antes e após o treino. O pico dos níveis sanguíneos ocorre dentro de 30 minutos após o consumo, e a saída completa da circulação se dá dentro de 3 horas após o consumo. Assim, faz sentido consumir uma dose de 2 gramas antes e logo após as sessões de treino.

OBJETIVO 9: GARANTIR AS NECESSIDADES DE VITAMINAS E MINERAIS COM UM SUPLEMENTO

Atletas e indivíduos que treinam de forma intensa perdem muitas vitaminas e minerais fundamentais, como, por exemplo, a vitamina B, a vitamina C, o cromo, o selênio, o zinco, o magnésio e o cobre. Isso se deve a vários fatores, entre eles, a perda de minerais por meio do suor e da urina, bem como o aumento da produção de energia no treino e na recuperação e a síntese de proteínas após o treino.

Mesmo que se tenha o cuidado de consumir uma dieta bem equilibrada, pode-se não estar ingerindo uma quantidade adequada de micronutrientes importantes, pois a alimentação atual tem baixa quantidade de algumas dessas vitaminas e minerais, situação influenciada pelas práticas agrícolas convencionais, como o uso excessivo do solo, que reduz a densidade de nutrientes da área cultivada. Além disso, os grãos destinados ao gado e à avicultura também diminuem a quantidade dos nutrientes do leite, da carne bovina, dos ovos e da carne de frango. Ainda, certos alimentos inibem a absorção de alguns micronutrientes. O açúcar refinado, assim como os produtos feitos com farinha branca (como o pão branco), podem diminuir os níveis sanguíneos de minerais, como o zinco e o magnésio. Alimentos ricos em cálcio (p. ex., derivados do leite) inibem a absorção de zinco e magnésio pelo intestino delgado. Alimentos abundantes em fitatos (compostos do fósforo encontrados no pão integral, em cereais e em legumes) também impedem a absorção do zinco pelo intestino delgado.

Ainda, diversos estudos mostram que os suplementos de vitaminas e minerais reduzem o risco de certas doenças e morte. O mais recente deles foi o de Li e colaboradores (2012). Os pesquisadores mostraram que, em cerca de 24.000 pessoas, aquelas que utilizavam suplementos de vitaminas e minerais no início do estudo tiveram uma redução de 42% no risco de mortalidade por qualquer causa durante os 11 anos do estudo, e uma redução de 48% no risco de morte relacionada ao câncer. Um estudo realizado por Arul e colaboradores (2012), sugere que a suplementação com um multivitamínico pode reduzir o risco de câncer de colo. Outro estudo mostrou que a suplementação, com multivitamínicos, especialmente aqueles que contêm as vitaminas A, C e E, também reduzem o risco de câncer de colo (Park et al., 2010). Outro estudo mostrou que mulheres que utilizavam multivitamínicos apresentaram uma redução de 30% de infarto (Rautiainen et al., 2010). Picobelli e colaboradores (2009), sugeriram que o uso de multivitamínicos durante 10 anos reduz o risco de morte decorrente de doença cardíaca em 16%, enquanto a suplementação específica de vitamina E pode reduzir esse risco em quase 30%. Xu e colaboradores (2009) relataram que as mulheres que suplementavam com multivitamínicos tiveram uma idade biológica menor, baseado no comprimento dos telômeros, quando comparadas com aquelas que não suplementavam. Ainda, um estudo mostrou que utilizar selênio junto com um multivitamínico reduz em 40% o risco de câncer de próstata (Peters et al., 2007). Outro estudo mostrou que, em um grupo de 130 adultos, aqueles que suplementaram com multivitamínicos e minerais durante 1 ano tiveram significativamente menos infecções, como as respiratórias, as gastrointestinais e as do trato urinário, além de menos gripe e menor taxa de absenteísmo relacionada à doença do que aqueles que receberam placebo (Barringer et al., 2003).

A partir disso, entende-se que se deve, definitivamente, usar um multivitamínico e um suplemento de minerais para incrementar a saúde geral, a função cerebral, o desempenho físico e a perda de gordura, bem como auxiliar na recuperação e no crescimento muscular. A melhor opção é ingerir o multivitamínico na primeira refeição do dia, a fim de melhorar a absorção da maioria dos nutrientes, estocando-os para o restante do dia.

Procure um multivitamínico que forneça o mais próximo possível de 100% do valor diário (VD) dos seguintes itens:

- Vitamina A (somente se for composto principalmente por betacaroteno; caso contrário, manter abaixo de 4000 UI);
- Vitaminas B1 (tiamina), B2 (riboflavina), B3 (niacina), B6, B12, e ácido fólico (B9);
- Vitamina C;
- Crômio;
- Cobre;
- Iodo (especialmente quando se segue uma dieta com baixos níveis de sódio);
- Ferro;
- Manganês;
- Selênio.

Não é preciso se preocupar com a quantidade de cálcio presente no multivitamínico. Na verdade, pelo fato de o cálcio interferir na absorção de outros minerais como o zinco e o magnésio, quanto menos, melhor. Por isso, deve-se ingerir o suplemento de cálcio em um momento diferente do da ingestão do multivitamínico. Também não é preciso se preocupar com a quantidade de zinco e magnésio, desde que eles também sejam ingeridos separadamente.

Deve-se considerar ingerir mais do que o VD (ou conforme descrito no multivitamínico) as seguintes vitaminas e minerais:

- Vitaminas B: solúveis em água, costumam ser baixas em quem treina e são frequentemente perdidas no suor. Deve-se utilizar um Complexo B 100, que fornece 100 miligramas de B1, B2, B3, ácido pantotênico (B5) e B6, e, pelo menos, 100 microgramas de B12, 400 microgramas de ácido fólico e 300 microgramas de biotina uma ou duas vezes por dia.
- Vitamina C: também solúvel em água, pode ser perdida no suor. Deve-se utilizar de 250 a 500 miligramas de vitamina C uma vez por dia.
- Vitamina D: fundamental para a saúde, para o físico e para o desempenho, auxilia na perda de gordura, nos níveis de testosterona, na saúde óssea e no humor. Deve-se utilizar de 2.000 a 6.000 UI de vitamina D3 por dia.
- Vitamina E: novas pesquisas mostram que ela é fundamental para a recuperação muscular. A não ser que o multivitamínico utilizado tenha, pelo menos, 400 UI de vitamina E, deve-se utilizar um suplemento da vitamina que forneça de 400 a 800 UI por dia. É importante adquiri-lo na sua forma natural, chamada d-alfatocoferol, que é melhor absorvida e utilizada do que as formas sintéticas, chamadas dl-alfatocoferol.
- Cálcio: importante para a saúde óssea, para a perda de gordura e até para os níveis de testosterona, a quantidade de cálcio diária necessária deve ficar entre 1.000 e 2.000 miligramas. Deve-se utilizar de 500 a 600 miligramas de cálcio (qualquer quantidade maior pode não ser absorvida adequadamente) uma ou duas vezes por dia (dependendo da quantidade adquirida na dieta), separadamente de outros minerais e vitaminas.
- Zinco e magnésio: deve-se utilizar 30 miligramas de zinco e 450 miligramas de magnésio entre 30 e 60 minutos antes de dormir. Isso ajudará a melhorar a qualidade do sono, além de manter os níveis de testosterona e de força muscular elevados. Uma maneira fácil de fazer isso é utilizando o suplemento ZMA.
- Para qualquer vitamina ou mineral que não tenha 100% do VD contemplado no multivitamínico, pode-se considerar o consumo de um suplemento adicional, a fim de manter as quantidades adequadas desses nutrientes (a não ser que se tenha certeza que a dieta diárias as garanta).

OBJETIVO 10: ENCONTRE O QUE FUNCIONA PARA VOCÊ

As primeiras nove regras funcionam muito bem para a maioria das pessoas. Entretanto, talvez alguém não responda tão bem a alguns desses objetivos. Talvez a agenda não permita a realização de refeições frequentes. Talvez a pessoa seja vegana, e as proteínas em pó não estejam na sua dieta. Independentemente disso, use esses objetivos como uma orientação, e concentre-se apenas naqueles que funcionam para você. Adapte esses objetivos à sua agenda e ao seu corpo, ou, ainda, crie os seus próprios objetivos. Você tem uma bioquímica específica, e nem todos reagem da mesma forma à comida e ao treino. Seja a sua própria cobaia. Se algo funciona para você, não importa se funciona ou não para outra pessoa.

EXEMPLOS DE PLANOS DE REFEIÇÕES

Os exemplos do plano de refeição a seguir são baseados nas recomendações discutidas anteriormente. Foi disponibilizado um exemplo de um dia para aqueles que treinam em qualquer um dos quatro horários do dia:

1. Primeiro horário da manhã (ver Tab. 27.1);
2. No horário do almoço (ver Tab. 27.2);
3. Antes do jantar (ver Tab. 27.3);
4. Após o jantar, tarde da noite (ver Tab. 27.4).

Essas são as quatro janelas do dia em que mais se costuma treinar. As refeições mostradas a seguir são exemplos que devem ser seguidos nos dias de treino e que fornecem algo em torno de 3.300 calorias, 290 gramas de proteínas, 330 gramas de carboidratos e 90 gramas de gorduras. Para um indivíduo que pesa 180 libras, isso equivale a, aproximadamente, 18 calorias, um pouco mais que 1,5 grama de proteínas, quase 2 gramas de carboidratos, e 0,5 grama de gordura por libra do peso corporal. Nos dias de descanso, a refeição e os suplementos pós-treino podem ser deixados de lado, enquanto a refeição pré-treino pode servir como um lanche. No dia de descanso, os suplementos indicados para o pré-treino devem ser ingeridos no café da manhã. Isso significa uma redução para, aproximadamente, 3.000 calorias, 260 gramas de proteínas, 290 gramas de carboidratos e 85 gramas de gorduras. Para um indivíduo que pesa 180 libras, isso equivale a cerca de 17 calorias, um pouco menos que 1,5 grama de proteínas, um pouco acima de 1,6 grama de carboidratos e um pouco menos que 0,5 grama de gorduras por libra do peso corporal. Esses exemplos de dieta funcionarão muito bem como um ponto de partida para aqueles que pesam entre 160 e 200 libras. Para os que pesam significativamente menos ou mais do que esses valores, as calorias e macronutrientes devem ser ajustados de acordo com o peso corporal.

TABELA 27.1 Exemplo de plano de refeição para quando se treina na primeira hora da manhã

Pré-treino 1 (logo após acordar/30-45 minutos antes de treinar)
- 5-10 gramas de BCAAs
- 2-5 gramas de creatina (dependendo da forma)
- 2-3 gramas de beta-alanina
- 20-30 gramas de proteína em pó (*whey/caseína*)
- 1 maçã grande

Pós-treino (dentro de 30 minutos após o término)
- 20-40 gramas de proteína em pó (*whey/caseína*)
- 30-40 gramas de carboidratos de rápida absorção (dextrose, Pixy Stix, bala de gelatina, pão branco)
- 5-10 gramas de BCAAs
- 2-5 gramas de creatina (dependendo da forma)
- 2-3 gramas de beta-alanina

Café da manhã (30-60 minutos após a refeição pós-treino)
- 20-30 gramas de proteína em pó (*whey/caseína*)
- 3 ovos inteiros, 3 claras de ovo e 1 colher de sopa de óleo de oliva (ovos mexidos cozidos em óleo de oliva)
- 2 xícaras de farinha de aveia cozida (1 xícara de aveia seca, antes de cozinhar) e 1 colher de sopa de mel (misturar com a farinha de aveia)

Lanche do fim da manhã
- 1 xícara de queijo *cottage* de baixa gordura e 1 xícara de abacaxi fatiado (misturar com o queijo)

Almoço
- 6 onças* de albacora
- 2 fatias de pão integral (ou Ezekiel)
- 1 colher de sopa de maionese *light*
- 1 pedaço grande de fruta (p. ex., maçã, laranja, banana)

Lanche da tarde
- 20-30 gramas de proteína em pó (*whey/caseína*)
- 1 colher de sopa de pasta de amendoim, 1 colher de sopa de geleia, 2 fatias de pão integral (ou Ezekiel); fazer um sanduíche de pasta de amendoim para comer com o *shake*

Jantar
- 8 onças de bife (ou salmão; ou outro peixe; ou frango; ou outra ave; ou porco)
- 1 batata-doce média (ou 1 xícara de arroz marrom; ou 1 xícara de feijão)
- 2 xícaras de salada verde mista
- 2 colheres de sopa de molho para salada (óleo de oliva ou vinagre)

Lanche antes de dormir
- 20-30 gramas de proteína em pó (*whey/caseína*), ou 1 xícara de queijo *cottage*, ou 1 pote de iogurte grego (com 1 colher de sopa de mel)
- 1 colher de sopa de pasta de amendoim (pode ser adicionada ao *shake* ou ao iogurte grego, ou, ainda, ser ingerida separadamente)

TABELA 27.2 Exemplo de plano de refeição para quando se treina no horário do almoço

Café da manhã
- 20-30 gramas de proteína em pó (*whey/caseína*)
- 3 ovos inteiros, 3 claras de ovo e 1 colher de sopa de óleo de oliva (ovos mexidos cozidos em óleo de oliva)
- 2 xícaras de farinha de aveia cozida (1 xícara de aveia seca, antes de cozinhar) e 1 colher de sopa de mel (misturar com a farinha de aveia)

Lanche do fim da manhã
- 1 xícara de queijo *cottage* de baixa gordura e 1 xícara de abacaxi fatiado (misturar com o queijo)

Pré-treino 1 (30-45 minutos antes de treinar)
- 5-10 gramas de BCAAs
- 2-5 gramas de creatina (dependendo da forma)
- 2-3 gramas de beta-alanina
- 20-30 gramas de proteína em pó (*whey/caseína*)
- 1 maçã grande

Pós-treino (até 30 minutos após o término)
- 20-40 gramas de proteína em pó (*whey/caseína*)
- 30-40 gramas de carboidratos de rápida absorção (dextrose, Pixy Stix, bala de gelatina, pão branco)
- 5-10 gramas de BCAAs
- 2-5 gramas de creatina (dependendo da forma)
- 2-3 gramas de beta-alanina

Almoço (30-60 minutos após a refeição pós-treino)
- 6 onças de albacora
- 2 fatias de pão integral (ou Ezekiel)
- 1 colher de sopa de maionese *light*
- 1 pedaço grande de fruta (p. ex., maçã, laranja, banana)

Lanche da tarde
- 20-30 gramas de proteína em pó (*whey/caseína*)
- 1 colher de sopa de pasta de amendoim, 1 colher de sopa de geleia, 2 fatias de pão integral (ou Ezekiel); fazer um sanduíche de pasta de amendoim para comer com o *shake*

Jantar
- 8 onças de bife (ou salmão; ou outro peixe; ou frango; ou outra ave; ou porco)
- 1 batata-doce média (ou 1 xícara de arroz marrom; ou 1 xícara de feijão)
- 2 xícaras de salada verde mista
- 2 colheres de sopa de molho para salada (óleo de oliva ou vinagre)

Lanche antes de dormir
- 20-30 gramas de proteína em pó (*whey/caseína*), ou 1 xícara de queijo *cottage*, ou 1 pote de iogurte grego (com 1 colher de sopa de mel)
- 1 colher de sopa de pasta de amendoim (pode ser adicionada ao *shake* ou ao iogurte grego, ou, ainda, ser ingerida separadamente)

---

*N. de R. T.: Uma onça equivale a aproximadamente 28 gramas.

TABELA 27.3 Exemplo de plano de refeição para quando se treina antes do jantar

Café da manhã
- 20-30 gramas de proteína em pó (*whey*/caseína)
- 3 ovos inteiros, 3 claras de ovo e 1 colher de sopa de óleo de oliva (ovos mexidos cozidos em óleo de oliva)
- 2 xícaras de farinha de aveia cozida (1 xícara de aveia seca, antes de cozinhar) e 1 colher de sopa de mel (misturar com a farinha de aveia)

Lanche do fim da manhã
- 1 xícara de queijo *cottage* de baixa gordura e 1 xícara de abacaxi fatiado (misturar com o queijo)

Almoço
- 6 onças de albacora
- 2 fatias de pão integral (ou Ezekiel)
- 1 colher de sopa de maionese *light*
- 1 pedaço grande de fruta (p. ex., maçã, laranja, banana)

Lanche da tarde
- 20-30 gramas de proteína em pó (*whey*/caseína)
- 1 colher de sopa de pasta de amendoim, 1 colher de sopa de geleia, 2 fatias de pão integral (ou Ezekiel); fazer um sanduíche de pasta de amendoim para comer com o *shake*

Pré-treino 1 (30-45 minutos antes de treinar)
- 5-10 gramas de BCAAs
- 2-5 gramas de creatina (dependendo da forma)
- 2-3 gramas de beta-alanina
- 20-30 gramas de proteína em pó (*whey*/caseína)
- 1 maçã grande

Pós-treino (até 30 minutos após o término)
- 20-40 gramas de proteína em pó (*whey*/caseína)
- 30-40 gramas de carboidratos de rápida absorção (dextrose, Pixy Stix, bala de gelatina, pão branco)
- 5-10 gramas de BCAAs
- 2-5 gramas de creatina (dependendo da forma)
- 2-3 gramas de beta-alanina

Jantar (30-60 minutos após a refeição pós-treino)
- 8 onças de bife (ou salmão; ou outro peixe; ou frango; ou outra ave; ou porco)
- 1 batata-doce média (ou 1 xícara de arroz marrom; ou 1 xícara de feijão)
- 2 xícaras de salada verde mista
- 2 colheres de sopa de molho para salada (óleo de oliva ou vinagre)

Lanche antes de dormir
- 20-30 gramas de proteína em pó (*whey*/caseína), ou 1 xícara de queijo *cottage*, ou 1 pote de iogurte grego (com 1 colher de sopa de mel)
- 1 colher de sopa de pasta de amendoim (pode ser adicionada ao *shake* ou ao iogurte grego, ou, ainda, ser ingerida separadamente)

TABELA 27.4 Exemplo de plano de refeição para quando se treina após o jantar

Café da manhã
- 20-30 gramas de proteína em pó (*whey*/caseína)
- 3 ovos inteiros, 3 claras de ovo e 1 colher de sopa de óleo de oliva (ovos mexidos cozidos em óleo de oliva)
- 2 xícaras de farinha de aveia cozida (1 xícara de aveia seca, antes de cozinhar) e 1 colher de sopa de mel (misturar com a farinha de aveia)

Lanche do fim da manhã
- 1 xícara de queijo *cottage* de baixa gordura e 1 xícara de abacaxi fatiado (misturar com o queijo)

Almoço
- 6 onças de albacora
- 2 fatias de pão integral (ou Ezekiel)
- 1 colher de sopa de maionese *light*
- 1 pedaço grande de fruta (p. ex., maçã, laranja, banana)

Lanche da tarde
- 20-30 gramas de proteína em pó (*whey*/caseína)
- 1 colher de sopa de pasta de amendoim, 1 colher de sopa de geleia, 2 fatias de pão integral (ou Ezekiel); fazer um sanduíche de pasta de amendoim para comer com o *shake*

Jantar
- 8 onças de bife (ou salmão; ou outro peixe; ou frango; ou outra ave; ou porco)
- 1 batata-doce média (ou 1 xícara de arroz marrom; ou 1 xícara de feijão)
- 2 xícaras de salada verde mista
- 2 colheres de sopa de molho para salada (óleo de oliva ou vinagre)

Pré-treino 1 (30-45 minutos antes de treinar)
- 5-10 gramas de BCAAs
- 2-5 gramas de creatina (dependendo da forma)
- 2-3 gramas de beta-alanina
- 20-30 gramas de proteína em pó (*whey*/caseína)
- 1 maçã grande

Pós-treino (até 30 minutos após o término)
- 20-40 gramas de proteína em pó (*whey*/caseína)
- 30-40 gramas de carboidratos de rápida absorção (dextrose, Pixy Stix, bala de gelatina, pão branco)
- 5-10 gramas de BCAAs
- 2-5 gramas de creatina (dependendo da forma)
- 2-3 gramas de beta-alanina

Lanche antes de dormir
- 20-30 gramas de proteína em pó (*whey*/caseína), ou 1 xícara de queijo *cottage*, ou 1 pote de iogurte grego (com 1 colher de sopa de mel)
- 1 colher de sopa de pasta de amendoim (pode ser adicionada ao *shake* ou ao iogurte grego, ou, ainda, ser ingerida separadamente)

CAPÍTULO 28

Nutrição para maximizar a perda de gordura

Antes de ler este capítulo, o Capítulo 27 deve ser lido. As orientações nele discutidas são as mesmas que devem ser seguidas para maximizar a perda de gordura corporal. Afinal de contas, quando se fala sobre isso, deseja-se ao menos manter, ou até aumentar, a massa e a força muscular, o que se torna possível por meio dos programas descritos no Capítulo 13, acompanhados das informações contidas nos Capítulos 27 e 28.

Enquanto no Capítulo 27 as orientações nutricionais são divididas em objetivos, o Capítulo 28 o faz por meio de etapas que visam maximizar a perda de gordura. Isso se deve ao fato de a perda de gordura ser um processo contínuo, devendo a dieta mudar de forma gradual ao longo do tempo. A pior coisa que pode ser feita é pular imediatamente para uma dieta com uma quantidade muito baixa de calorias e carboidratos. Por exemplo, muitas pessoas perguntam se partir para uma dieta cetogênica, em que quase todos os carboidratos são retirados do cardápio, é uma alternativa inteligente. A resposta é não. Sim, pode ocorrer uma queda muito rápida da gordura no início da dieta. Mas depois de dois meses ou menos, quando a perda de gordura chega a um platô, existe pouca margem para reduzir o número de calorias e continuar perdendo gordura.

Quando se faz uma restrição alimentar, o corpo responde passando para um estado de fome. Basicamente, isso significa que o corpo diminui a taxa metabólica, o que representa o número de calorias gastas durante o repouso. Isso ocorre porque o corpo precisa preservar as reservas de gordura corporal – energia estocada que pode ser aproveitada em períodos em que há escassez de comida. Em países desenvolvidos, essa obviamente não é uma ameaça real para a maioria das pessoas. Mas, caso o corpo desenvolva esse processo, haverá um momento em que o alimento será escasso. Logo, uma vez que se diminui a ingestão de calorias, o corpo reage reduzindo a taxa metabólica. Quanto menor a ingestão, mais rápida e maior será a redução da taxa metabólica.

Para prevenir uma diminuição excessiva da taxa metabólica, deve-se reduzir a ingestão de calorias pouco a pouco. Evidentemente, o exercício ajudará a manter a taxa elevada. Entretanto, ele não evitará a sua redução, conforme o número de calorias ingeridas diminui. Portanto, a ideia é iniciar uma dieta que vise a perda de gordura, com uma ingestão máxima de calorias que vá ao encontro desse objetivo. Dessa maneira, tem-se uma ampla margem para continuar diminuindo as calorias quando a taxa metabólica for reduzida e a perda de gordura chegar a um platô, mantendo-se, assim, a continuidade da perda de gordura. Observe quantas calorias devem ser consideradas no início da dieta lendo a etapa 1: analise a dieta.

AUMENTANDO A PERDA DE GORDURA

A seguir são apresentadas oito etapas que devem ser seguidas para maximizar a perda de gordura enquanto se aumenta a massa e a força muscular ou, no mínimo, opta-se por mantê-las preservadas.

Etapa 1: analise a dieta

Para conseguir a melhor estimativa de quantas calorias devem ser ingeridas inicialmente, é preciso uma análise honesta da dieta que está sendo seguida. Normalmente, recomenda-se registrar tudo o que se come durante uma semana inteira. Entretanto, se isso parecer desencorajador, o registro deve ser feito ao menos durante dois dias da semana e um dia do fim de semana. Se uma balança estiver disponível, pese comidas como frango, bife e peixe. Para líquidos e grãos, como arroz e cereais, use xícaras e medidores. Ou, ainda, se houver uma boa noção do quanto representa a medida de uma xícara ou de 8 onças de frango, uma estimativa pode ser feita. Para comidas embaladas, as informações nutricionais contidas nos rótulos podem ser úteis. Para os outros alimentos, use uma fonte confiável, como, por exemplo, o site da USDA*. O link direto para o banco de dados de alimentos é o seguinte: http://ndb.nal.usda.gov/ndb/search/list.

É importante que a dieta típica não seja alterada quando o registro dos alimentos consumidos for realizado. Um truque utilizado para manter as pessoas na dieta de costume é registrar tudo o que se come. Quando vier o desejo por rosquinhas, o fato de saber que isso deverá ser registrado no relatório alimentar ajuda a evitar a recaída. Entretanto, durante a semana de análise, não se deve evitar qualquer tipo de alimento que normalmente é consumido na dieta. O ponto é saber a real dieta atualmente administrada, de forma que se saiba por onde começar a nova. Se isso não for feito, pode-se estar indo contra todo o esforço para a perda de gordura.

É necessário calcular a quantidade das calorias e das gramas de proteínas, carboidratos e gorduras de cada alimento consumido. Esse procedimento é feito com todos os alimentos consumidos ao longo do dia. Uma vez que se tenha a quantidade total de calorias e gramas de proteínas, carboidratos e gorduras de cada dia, deve-se fazer uma média de todos os dias. Portanto, se forem registrados 7 dias de consumo, então as calorias desses 7 dias devem ser somadas e divididas por 7, a fim de se chegar à média calórica desses 7 dias. Se forem registrados apenas 3 dias, então, obviamente, as calorias desses 3 dias serão somadas e divididas por 3. Isso também deve ser feito com as gramas de proteínas, carboidratos e gorduras. Entretanto, o fator fundamental é a média de calorias ingeridas. Essa média deve ser dividida pelo peso corporal, em libras, para calcular a média de calorias relativa ao peso corporal. Por exemplo, se o praticante pesa 200 libras e consome cerca de 4.000 calorias por dia, ele, atualmente, consome uma média de 20 calorias por libra do peso corporal.

Etapa 2: aprimore a dieta inicial

Considerando as orientações do Capítulo 27, os objetivos mais importantes para aprimorar a dieta inicial são os de número 1 (priorizar as proteínas) e 2 (ampla quantidade de gordura). A dieta deve ser iniciada com a garantia de que se consome 1,5 grama de proteínas por libra do peso corporal e 0,5 grama de gordura por libra. Já que cada grama de proteína fornece 4 calorias, tem-se a ingestão de 6 calorias provenientes de proteínas por libra do peso corporal. Cada grama de gordura fornece 9 calorias. Logo, são ingeridas 4,5 calorias provenientes de gorduras por libra do peso corporal. Somando as calorias provenientes das proteínas e das gorduras, tem-se 10,5 calorias por libra do peso corporal. Subtraindo 10,5 de 20 (o número de calorias por libra do peso corporal que atualmente se está ingerindo), tem-se 9,5 calorias. Esse é o número de calorias por libra do peso corporal proveniente dos carboidratos que pode ser consumido. Já que cada grama de carboidrato fornece 4 calorias, tem-se 2,5 gramas de carboidratos. Esse valor deve ser diminuído para 2 gramas por libra do peso corporal. Assim, a nova dieta consistirá de 1,5 grama de proteínas, 2 gramas de carboidratos, 0,5 grama de gordura e 18,5 calorias por libra do peso corporal. Para uma pessoa que pesa 200 libras, isso equivale a 3.700 calorias, 300 gramas de proteína, 400 gramas de carboidrato e 100 gramas de gordura por dia. Observe, nas Tabelas 28.1, 28.2, 28.3 e 28.4, um exemplo de dieta baseada no horário em que se treina para um indivíduo com 200 libras que segue essas orientações. Perceba que os exemplos dos planos de refeição deste capítulo são muito similares, a fim de ilustrar como mudar a dieta conforme se avança nas etapas. Isso não significa que se deva comer os mesmos alimentos todos os dias ou que esses alimentos devem ser mantidos em todas as etapas da dieta. Muito pelo contrário. Deve-se variar a dieta o máximo possível. Para alimentos alternativos que substituam os apresentados nesses exemplos, observe a lista de alimentos alternativos contida no Apêndice B.

A dieta deve ser seguida pelo tempo em que se permanece perdendo gordura. Durante esse período, será percebido um incremento de massa muscular. Portanto, a balança não deve ser utilizada como o principal indicador de perda de gordura. Pode-se utilizar um espelho e o tamanho da cintura, ou, também, ver como as calças estão em relação à cintura. Uma opção ainda melhor é avaliar a gordura corporal por meio da medição de sete dobras cutâneas, realizada com um plicômetro, peso hidrostático, ou DEXA. A bioimpedância, que calcula a porcentagem de gordura corporal de acordo com o quão rápido uma corrente elétrica é conduzida pelo corpo, não deve ser utilizada, por se tratar de um método não preciso.

Os exemplos de refeição são para os dias de treino. Nos dias de descanso, a refeição pós-treino deve ser deixada de lado, enquanto a refeição pré-treino deve ser feita como um lanche.

Etapa 3: ajuste a dieta reduzindo os carboidratos em 0,25 gramas por libra do peso corporal

Como mencionado anteriorente, conforme se diminui o número de calorias ingeridas, o corpo ajusta-se reduzindo a taxa metabólica, queimando menos calorias ao longo do dia. A única forma de combater isso e continuar perdendo gordura é diminuindo o número de calorias ingeridas. Como se deseja manter a ingestão de proteínas e calorias no mesmo nível a fim de maximizar o crescimento e a força

---

* N. de T.: Refere-se ao *site* do United States Department of Agriculture.

TABELA 28.1 Exemplo de plano de refeição para quando se treina na primeira hora da manhã

Pré-treino 1 (logo após acordar/30-45 minutos antes de treinar)
- 5-10 gramas de BCAAs
- 2-5 gramas de creatina (dependendo da forma)
- 2-3 gramas de beta-alanina
- 20-30 gramas de proteína em pó (*whey*/caseína)
- 1 maçã grande

Pós-treino (até 30 minutos após o término)
- 20-40 gramas de proteína em pó (*whey*/caseína)
- 30-40 gramas de carboidratos de rápida absorção (dextrose, Pixy Stix, bala de gelatina, pão branco)
- 5-10 gramas de BCAAs
- 2-5 gramas de creatina (dependendo da forma)
- 2-3 gramas de beta-alanina

Café da manhã (30-60 minutos após a refeição pós-treino)
- 20-30 gramas de proteína em pó (*whey*/caseína)
- 3 ovos inteiros, 3 claras de ovo e 1 colher de sopa de óleo de oliva (ovos mexidos cozidos em óleo de oliva)
- 2 xícaras de farinha de aveia cozida (1 xícara de aveia seca, antes de cozinhar) e 1 colher de sopa de mel (misturar com a farinha de aveia)

Lanche do fim da manhã
- 1 xícara de queijo *cottage* de baixa gordura, 1 xícara de abacaxi fatiado e 5 biscoitos de trigo integral (misturar o abacaxi com o queijo; comer a mistura com os biscoitos de trigo integral)

Almoço
- 6 onças de albacora
- 2 fatias de pão integral (ou Ezekiel)
- 1 colher de sopa de maionese *light*
- 1 pedaço grande de fruta (p. ex., maçã, laranja, banana)

Lanche da tarde
- 20-30 gramas de proteína em pó (*whey*/caseína)
- 1 colher de sopa de pasta de amendoim, 1 colher de sopa de geleia, 2 fatias de pão integral (ou Ezekiel); fazer um sanduíche de pasta de amendoim para comer com o *shake*

Jantar
- 8 onças de bife (ou salmão; ou outro peixe; ou frango; ou outra ave; ou porco)
- 1 xícara de arroz integral cozido
- 1 xícara de feijão preto cozido (ou feijão carioca)
- 2 xícaras de salada verde mista
- 2 colheres de sopa de molho para salada (óleo de oliva ou vinagre)

Lanche antes de dormir
- 20-30 gramas de proteína em pó (*whey*/caseína), ou 1 xícara de queijo *cottage*, ou 1 pote de iogurte grego (com 1 colher de sopa de mel)
- 1 colher de sopa de pasta de amendoim (pode ser adicionada ao *shake* ou ao iogurte grego, ou, ainda, ser ingerida separadamente)

TABELA 28.2 Exemplo de plano de refeição para quando se treina no horário do almoço

Café da manhã
- 20-30 gramas de proteína em pó (*whey*/caseína)
- 3 ovos inteiros, 3 claras de ovo e 1 colher de sopa de óleo de oliva (ovos mexidos cozidos em óleo de oliva)
- 2 xícaras de farinha de aveia cozida (1 xícara de aveia seca, antes de cozinhar) e 1 colher de sopa de mel (misturar com a farinha de aveia)

Lanche do fim da manhã
- 1 xícara de queijo *cottage* de baixa gordura, 1 xícara de abacaxi fatiado e 5 biscoitos de trigo integral (misturar o abacaxi com o queijo; comer a mistura com os biscoitos de trigo integral)

Pré-treino 1 (30-45 minutos antes de treinar)
- 5-10 gramas de BCAAs
- 2-5 gramas de creatina (dependendo da forma)
- 2-3 gramas de beta-alanina
- 20-30 gramas de proteína em pó (*whey*/caseína)
- 1 maçã grande

Pós-treino (até 30 minutos após o término)
- 20-40 gramas de proteína em pó (*whey*/caseína)
- 30-40 gramas de carboidratos de rápida absorção (dextrose, Pixy Stix, bala de gelatina, pão branco)
- 5-10 gramas de BCAAs
- 2-5 gramas de creatina (dependendo da forma)
- 2-3 gramas de beta-alanina

Almoço (30-60 minutos após a refeição pós-treino)
- 6 onças de albacora
- 2 fatias de pão integral (ou Ezekiel)
- 1 colher de sopa de maionese *light*
- 1 pedaço grande de fruta (p. ex., maçã, laranja, banana)

Lanche da tarde
- 20-30 gramas de proteína em pó (*whey*/caseína)
- 1 colher de sopa de pasta de amendoim, 1 colher de sopa de geleia, 2 fatias de pão integral (ou Ezekiel); fazer um sanduíche de pasta de amendoim para comer com o *shake*

Jantar
- 8 onças de bife (ou salmão; ou outro peixe; ou frango; ou outra ave; ou porco)
- 1 xícara de arroz integral cozido
- 1 xícara de feijão preto cozido (ou feijão carioca)
- 2 xícaras de salada verde mista
- 2 colheres de sopa de molho para salada (óleo de oliva ou vinagre)

Lanche antes de dormir
- 20-30 gramas de proteína em pó (*whey*/caseína), ou 1 xícara de queijo *cottage*, ou 1 pote de iogurte grego (com 1 colher de sopa de mel)
- 1 colher de sopa de pasta de amendoim (pode ser adicionada ao *shake* ou ao iogurte grego, ou, ainda, ser ingerida separadamente)

TABELA 28.3 Exemplo de plano de refeição para quando se treina antes do jantar

Café da manhã
- 20-30 gramas de proteína em pó (whey/caseína)
- 3 ovos inteiros, 3 claras de ovo e 1 colher de sopa de óleo de oliva (ovos mexidos cozidos em óleo de oliva)
- 2 xícaras de farinha de aveia cozida (1 xícara de aveia seca, antes de cozinhar) e 1 colher de sopa de mel (misturar com a farinha de aveia)

Lanche do fim da manhã
- 1 xícara de queijo cottage de baixa gordura, 1 xícara de abacaxi fatiado e 5 biscoitos de trigo integral (misturar o abacaxi com o queijo; comer a mistura com os biscoitos de trigo integral)

Almoço
- 6 onças de albacora
- 2 fatias de pão integral (ou Ezekiel)
- 1 colher de sopa de maionese light
- 1 pedaço grande de fruta (p. ex., maçã, laranja, banana)

Lanche da tarde
- 20-30 gramas de proteína em pó (whey/caseína)
- 1 colher de sopa de pasta de amendoim, 1 colher de sopa de geleia, 2 fatias de pão integral (ou Ezekiel); fazer um sanduíche de pasta de amendoim para comer com o shake

Pré-treino 1 (30-45 minutos antes de treinar)
- 5-10 gramas de BCAAs
- 2-5 gramas de creatina (dependendo da forma)
- 2-3 gramas de beta-alanina
- 20-30 gramas de proteína em pó (whey/caseína)
- 1 maçã grande

Pós-treino (até 30 minutos após o término)
- 20-40 gramas de proteína em pó (whey/caseína)
- 30-40 gramas de carboidratos de rápida absorção (dextrose, Pixy Stix, bala de gelatina, pão branco)
- 5-10 gramas de BCAAs
- 2-5 gramas de creatina (dependendo da forma)
- 2-3 gramas de beta-alanina

Jantar (30-60 minutos após a refeição pós-treino)
- 8 onças de bife (ou salmão; ou outro peixe; ou frango; ou outra ave; ou porco)
- 1 xícara de arroz integral cozido
- 1 xícara de feijão preto cozido (ou feijão carioca)
- 2 xícaras de salada verde mista
- 2 colheres de sopa de molho para salada (óleo de oliva ou vinagre)

Lanche antes de dormir
- 20-30 gramas de proteína em pó (whey/caseína), ou 1 xícara de queijo cottage, ou 1 pote de iogurte grego (com 1 colher de sopa de mel)
- 1 colher de sopa de pasta de amendoim (pode ser adicionada ao shake ou ao iogurte grego, ou, ainda, ser ingerida separadamente)

TABELA 28.4 Exemplo de plano de refeição para quando se treina após o jantar

Café da manhã
- 20-30 gramas de proteína em pó (whey/caseína)
- 3 ovos inteiros, 3 claras de ovo e 1 colher de sopa de óleo de oliva (ovos mexidos cozidos em óleo de oliva)
- 2 xícaras de farinha de aveia cozida (1 xícara de aveia seca, antes de cozinhar) e 1 colher de sopa de mel (misturar com a farinha de aveia)

Lanche do fim da manhã
- 1 xícara de queijo cottage de baixa gordura, 1 xícara de abacaxi fatiado e 5 biscoitos de trigo integral (misturar o abacaxi com o queijo; comer a mistura com os biscoitos de trigo integral)

Almoço
- 6 onças de albacora
- 2 fatias de pão integral (ou Ezekiel)
- 1 colher de sopa de maionese light
- 1 pedaço grande de fruta (p. ex., maçã, laranja, banana)

Lanche da tarde
- 20-30 gramas de proteína em pó (whey/caseína)
- 1 colher de sopa de pasta de amendoim, 1 colher de sopa de geleia, 2 fatias de pão integral (ou Ezekiel); fazer um sanduíche de pasta de amendoim para comer com o shake

Jantar
- 8 onças de bife (ou salmão; ou outro peixe; ou frango; ou outra ave; ou porco)
- 1 xícara de arroz integral cozido
- 1 xícara de feijão preto cozido (ou feijão carioca)
- 2 xícaras de salada verde mista
- 2 colheres de sopa de molho para salada (óleo de oliva ou vinagre)

Pré-treino 1 (30-45 minutos antes de treinar)
- 5-10 gramas de BCAAs
- 2-5 gramas de creatina (dependendo da forma)
- 2-3 gramas de beta-alanina
- 20-30 gramas de proteína em pó (whey/caseína)
- 1 maçã grande

Pós-treino (até 30 minutos após o término)
- 20-40 gramas de proteína em pó (whey/caseína)
- 30-40 gramas de carboidratos de rápida absorção (dextrose, Pixy Stix, bala de gelatina, pão branco)
- 5-10 gramas de BCAAs
- 2-5 gramas de creatina (dependendo da forma)
- 2-3 gramas de beta-alanina

Lanche antes de dormir
- 20-30 gramas de proteína em pó (whey/caseína), ou 1 xícara de queijo cottage, ou 1 pote de iogurte grego (com 1 colher de sopa de mel)
- 1 colher de sopa de pasta de amendoim (pode ser adicionada ao shake ou ao iogurte grego, ou, ainda, ser ingerida separadamente)

muscular, a melhor aposta é reduzir a quantidade de carboidratos ingeridos. Cada vez que o platô de uma dieta é atingido e parece não ocorrer mais nenhum progresso na perda de gordura por, pelo menos, uma semana, deve-se diminuir a quantidade de carboidratos. Eles podem ser reduzidos em 0,25 grama por libra do peso corporal, cada vez que esse número precisar ser diminuído. Isso reduzirá a ingestão total de calorias em cerca de 1 caloria por libra do peso corporal. Assim, um indivíduo de 200 libras estará diminuindo a ingestão de 200 calorias.

Como o indivíduo do exemplo está consumindo 2 gramas de carboidrato por libra do peso corporal, o seu primeiro "corte" será reduzir esse consumo para 1,75 grama por libra do peso corporal. O momento em que essa redução ocorre depende do horário em que se treina. Entretanto, independentemente do horário, a última coisa a se fazer é cortar os carboidratos da refeição pós-treino. Para aqueles que se exercitam na primeira hora da manhã, o início do corte de carboidratos deve ocorrer no fim do dia, aumentando a redução de forma progressiva ao longo do tempo. Para aqueles que se exercitam à noite, o início do corte deve ocorrer no começo do dia, aumentando a redução ao longo do tempo. Para aqueles que treinam no horário do almoço ou antes do jantar, o processo é um pouco mais complicado. Para auxiliar, são mostrados exemplos de orientações para a dieta com redução da quantidade de carboidratos de 0,25 gramas por libra do peso corporal.

A quantidade de carboidratos é reduzida progressivamente cada vez que a perda de gordura chega a um platô, até que o consumo alcance apenas 0,25 grama por libra do peso corporal – isso se a quantidade precisar chegar a um valor tão baixo. Muitas pessoas não precisam chegar a esse valor tão baixo. Entretanto, isso depende de quando os "cortes" são iniciados, de quão ativo é o treino e de como o corpo responde ao treino e à dieta.

O exemplo do plano de refeições apresentado nas Tabelas 28.5 a 28.8 é para aqueles que estão fazendo o primeiro corte de carboidratos, passando de 2 para 1,75 grama por libra do peso corporal (ou um total de 350 gramas de carboidrato para um indivíduo de 200 libras). Isso diminui o número de calorias para 17 por libra do peso corporal, ou cerca de 3.400 calorias para um indivíduo com 200 libras. É importante lembrar que esse plano é baseado nos dias em que se treina. Nos dias de descanso, a refeição pós-treino deve ser deixada de lado, enquanto a refeição pré-treino deve ser feita como um lanche.

Outros planos de refeição com redução da quantidade de carboidratos podem ser encontrados (em inglês) no site www.humankinetics.com/products/all-products/Jim-Stoppanis-Encyclopedia-of-Muscle–Strength-2nd-edition:

- 1,75 para 1,5 grama por libra do peso corporal;
- 1,5 para 1,25 grama por libra do peso corporal;
- 1,25 para 1 grama por libra do peso corporal;
- 1 para 0,75 grama por libra do peso corporal;
- 0,75 para 0,5 grama por libra do peso corporal.

TABELA 28.5 Exemplo de plano de refeição para quando se treina na primeira hora da manhã

Pré-treino 1 (logo após acordar/30-45 minutos antes de treinar)
5-10 gramas de BCAAs
2-5 gramas de creatina (dependendo da forma)
2-3 gramas de beta-alanina
20-30 gramas de proteína em pó (*whey*/caseína)
1 maçã grande
Pós-treino (até 30 minutos após o término)
20-40 gramas de proteína em pó (*whey*/caseína)
30-40 gramas de carboidratos de rápida absorção (dextrose, Pixy Stix, bala de gelatina, pão branco)
5-10 gramas de BCAAs
2-5 gramas de creatina (dependendo da forma)
2-3 gramas de beta-alanina
Café da manhã (30-60 minutos após a refeição pós-treino)
20-30 gramas de proteína em pó (*whey*/caseína)
3 ovos inteiros, 3 claras de ovo e 1 colher de sopa de óleo de oliva (ovos mexidos cozidos em óleo de oliva)
2 xícaras de farinha de aveia cozida (1 xícara de aveia seca, antes de cozinhar) e 1 colher de sopa de mel (misturar com a farinha de aveia)
Lanche do fim da manhã
1 xícara de queijo *cottage* de baixa gordura, 1 xícara de abacaxi fatiado e 5 biscoitos de trigo integral (misturar o abacaxi com o queijo; comer a mistura com os biscoitos de trigo integral)
Almoço
6 onças de albacora
2 fatias de pão integral (ou Ezekiel)
1 colher de sopa de maionese *light*
1 pedaço grande de fruta (p. ex., maçã, laranja, banana)
Lanche da tarde
20-30 gramas de proteína em pó (*whey*/caseína)
1 colher de sopa de pasta de amendoim, 1 colher de sopa de geleia, 2 fatias de pão integral (ou Ezekiel); fazer um sanduíche de pasta de amendoim para comer com o *shake*
Jantar
8 onças de bife (ou salmão; ou outro peixe; ou frango; ou outra ave; ou porco)
1 xícara de feijão preto cozido (ou feijão carioca)
2 xícaras de salada verde mista
2 colheres de sopa de molho para salada (óleo de oliva ou vinagre)
Lanche antes de dormir
20-30 gramas de proteína em pó (*whey*/caseína), ou 1 xícara de queijo *cottage*, ou 1 pote de iogurte grego (com 1 colher de sopa de mel)
1 colher de sopa de pasta de amendoim (pode ser adicionada ao *shake* ou ao iogurte grego, ou, ainda, ser ingerida separadamente)

TABELA 28.6 Exemplo de plano de refeição para quando se treina no horário do almoço

Café da manhã
- 20-30 gramas de proteína em pó (*whey*/caseína)
- 3 ovos inteiros, 3 claras de ovo e 1 colher de sopa de óleo de oliva (ovos mexidos cozidos em óleo de oliva)
- 1 xícara de farinha de aveia cozida (1/2 xícara de aveia seca, antes de cozinhar)

Lanche do fim da manhã
- 1 xícara de queijo *cottage* de baixa gordura, 1 xícara de abacaxi fatiado e 5 biscoitos de trigo integral (misturar o abacaxi com o queijo; comer a mistura com os biscoitos de trigo integral)

Pré-treino 1 (30-45 minutos antes de treinar)
- 5-10 gramas de BCAAs
- 2-5 gramas de creatina (dependendo da forma)
- 2-3 gramas de beta-alanina
- 20-30 gramas de proteína em pó (*whey*/caseína)
- 1 maçã grande

Pós-treino (até 30 minutos após o término)
- 20-40 gramas de proteína em pó (*whey*/caseína)
- 30-40 gramas de carboidratos de rápida absorção (dextrose, Pixy Stix, bala de gelatina, pão branco)
- 5-10 gramas de BCAAs
- 2-5 gramas de creatina (dependendo da forma)
- 2-3 gramas de beta-alanina

Almoço (30-60 minutos após a refeição pós-treino)
- 6 onças de albacora
- 2 fatias de pão integral (ou Ezekiel)
- 1 colher de sopa de maionese *light*
- 1 pedaço grande de fruta (p. ex., maçã, laranja, banana)

Lanche da tarde
- 20-30 gramas de proteína em pó (*whey*/caseína)
- 1 colher de sopa de pasta de amendoim, 1 colher de sopa de geleia, 2 fatias de pão integral (ou Ezekiel); fazer um sanduíche de pasta de amendoim para comer com o *shake*

Jantar
- 8 onças de bife (ou salmão; ou outro peixe; ou frango; ou outra ave; ou porco)
- 1 xícara de arroz integral cozido
- 1 xícara de feijão preto cozido (ou feijão carioca)
- 2 xícaras de salada verde mista
- 2 colheres de sopa de molho para salada (óleo de oliva ou vinagre)

Lanche antes de dormir
- 20-30 gramas de proteína em pó (*whey*/caseína), ou 1 xícara de queijo *cottage*, ou 1 pote de iogurte grego (com 1 colher de sopa de mel)
- 1 colher de sopa de pasta de amendoim (pode ser adicionada ao *shake* ou ao iogurte grego, ou, ainda, ser ingerida separadamente

TABELA 28.7 Exemplo de plano de refeição para quando se treina antes do jantar

Café da manhã
- 20-30 gramas de proteína em pó (*whey*/caseína)
- 3 ovos inteiros, 3 claras de ovo e 1 colher de sopa de óleo de oliva (ovos mexidos cozidos em óleo de oliva)
- 1 xícara de farinha de aveia cozida (1/2 xícara de aveia seca, antes de cozinhar)

Lanche do fim da manhã
- 1 xícara de queijo *cottage* de baixa gordura, 1 xícara de abacaxi fatiado e 5 biscoitos de trigo integral (misturar o abacaxi com o queijo; comer a mistura com os biscoitos de trigo integral)

Almoço
- 6 onças de albacora
- 2 fatias de pão integral (ou Ezekiel)
- 1 colher de sopa de maionese *light*
- 1 pedaço grande de fruta (p. ex., maçã, laranja, banana)

Lanche da tarde
- 20-30 gramas de proteína em pó (*whey*/caseína)
- 1 colher de sopa de pasta de amendoim, 1 colher de sopa de geleia, 2 fatias de pão integral (ou Ezekiel); fazer um sanduíche de pasta de amendoim para comer com o *shake*

Pré-treino 1 (30-45 minutos antes de treinar)
- 5-10 gramas de BCAAs
- 2-5 gramas de creatina (dependendo da forma)
- 2-3 gramas de beta-alanina
- 20-30 gramas de proteína em pó (*whey*/caseína)
- 1 maçã grande

Pós-treino (até 30 minutos após o término)
- 20-40 gramas de proteína em pó (*whey*/caseína)
- 30-40 gramas de carboidratos de rápida absorção (dextrose, Pixy Stix, bala de gelatina, pão branco)
- 5-10 gramas de BCAAs
- 2-5 gramas de creatina (dependendo da forma)
- 2-3 gramas de beta-alanina

Jantar (30-60 minutos após a refeição pós-treino)
- 8 onças de bife (ou salmão; ou outro peixe; ou frango; ou outra ave; ou porco)
- 1 xícara de arroz integral cozido
- 1 xícara de feijão preto cozido (ou feijão carioca)
- 2 xícaras de salada verde mista
- 2 colheres de sopa de molho para salada (óleo de oliva ou vinagre)

Lanche antes de dormir
- 20-30 gramas de proteína em pó (*whey*/caseína), ou 1 xícara de queijo *cottage*, ou 1 pote de iogurte grego (com 1 colher de sopa de mel)
- 1 colher de sopa de pasta de amendoim (pode ser adicionada ao *shake* ou ao iogurte grego, ou, ainda, ser ingerida separadamente

TABELA 28.8 Exemplo de plano de refeição para quando se treina após o jantar

Café da manhã
20-30 gramas de proteína em pó (whey/caseína)
3 ovos inteiros, 3 claras de ovo e 1 colher de sopa de óleo de oliva (ovos mexidos cozidos em óleo de oliva)
1 xícara de farinha de aveia cozida (1/2 xícara de aveia seca, antes de cozinhar)
Lanche do fim da manhã
1 xícara de queijo *cottage* de baixa gordura, 1 xícara de abacaxi fatiado e 5 biscoitos de trigo integral (misturar o abacaxi com o queijo; comer a mistura com os biscoitos de trigo integral)
Almoço
6 onças de albacora
2 fatias de pão integral (ou Ezekiel)
1 colher de sopa de maionese *light*
1 pedaço grande de fruta (p. ex., maçã, laranja, banana)
Lanche da tarde
20-30 gramas de proteína em pó (whey/caseína)
1 colher de sopa de pasta de amendoim, 1 colher de sopa de geleia, 2 fatias de pão integral (ou Ezekiel); fazer um sanduíche de pasta de amendoim para comer com o *shake*
Jantar
8 onças de bife (ou salmão; ou outro peixe; ou frango; ou outra ave; ou porco)
1 xícara de arroz integral cozido
1 xícara de feijão preto cozido (ou feijão carioca)
2 xícaras de salada verde mista
2 colheres de sopa de molho para salada (óleo de oliva ou vinagre)
Pré-treino 1 (30-45 minutos antes de treinar)
5-10 gramas de BCAAs
2-5 gramas de creatina (dependendo da forma)
2-3 gramas de beta-alanina
20-30 gramas de proteína em pó (whey/caseína)
1 maçã grande
Pós-treino (até 30 minutos após o término)
20-40 gramas de proteína em pó (whey/caseína)
30-40 gramas de carboidratos de rápida absorção (dextrose, Pixy Stix, bala de gelatina, pão branco)
5-10 gramas de BCAAs
2-5 gramas de creatina (dependendo da forma)
2-3 gramas de beta-alanina
Lanche antes de dormir
20-30 gramas de proteína em pó (whey/caseína), ou 1 xícara de queijo *cottage*, ou 1 pote de iogurte grego (com 1 colher de sopa de mel)
1 colher de sopa de pasta de amendoim (pode ser adicionada ao *shake* ou ao iogurte grego, ou, ainda, ser ingerida separadamente)

Etapa 4: adicione um dia com grande quantidade de carboidratos

Esta etapa pode ser uma das favoritas, pois dá a oportunidade de comer alguns alimentos muito desejados em uma dieta com poucos carboidratos. Quando a quantidade dos carboidratos cai para 0,5 gramas por libra do peso corporal, é recomendável incluir um "dia do carboidrato" pelo menos uma vez por semana, o que pode ajudar a manter a taxa metabólica elevada, independentemente do fato de as calorias e a ingestão de carboidratos estarem extremamente baixos. Além disso, o dia funciona muito bem como um incentivo para aguentar o resto da semana. Saber que se tem adiante um "dia do carboidrato" ajuda a tolerar o período com poucos carboidratos. A maioria das pessoas acha que consegue se policiar melhor nos dias de baixo consumo de carboidratos por sentir-se recompensada no dia em que se pode consumir uma grande quantidade deles. Quando se usufrui desse dia e o desejo por esses alimentos (p. ex., pão e massa) é saciado, fica mais fácil voltar para a dieta com poucos carboidratos.

Não importa qual dia da semana é o "dia do carboidrato", a sua frequência não deve ser superior a 7 dias. Um dia no fim de semana funciona bem para a maioria das pessoas. Entretanto, qualquer dia serve. A quantidade de proteínas e gorduras deve permanecer a mesma. Porém, essa quantidade pode ser um pouco reduzida no "dia do carboidrato", desde que não seja inferior a 1 grama e 0,25 grama por libra do peso corporal, respectivamente. Nesse dia, a quantidade de carboidratos indicada é de aproximadamente 2 gramas por libra do peso corporal, o que significa algo em torno de 400 gramas para um indivíduo com 200 libras.

As melhores opções para o "dia do carboidrato" são os carboidratos com baixos níveis glicêmicos ou os de digestão lenta, como, por exemplo, a aveia, o pão integral, a massa e a batata doce. Entretanto, se um treino é realizado nesse dia, então carboidratos com alto nível glicêmico devem ser consumidos imediatamente após o treino. Enquanto a maioria dos carboidratos consumidos deve ter baixo nível glicêmico, alguns com alto nível devem ser administrados ao longo do dia. Isso porque o aumento dos níveis de insulina ajudará a manter o metabolismo elevado. Assim, o praticante poderá apreciar algumas guloseimas que tanto se deseja.

Quando se trata de frutas, estas devem ser consumidas na primeira metade do dia.

Os alimentos do "dia do carboidrato" não devem conter altos níveis de gordura (p. ex., rosquinhas, sorvetes ou *pizzas*). Entretanto, se houver um desejo enorme por esses alimentos, sinta-se à vontade para consumir uma porção razoável deles, mantendo o desejo sob controle e, assim, permanecendo na dieta.

Os exemplos de plano de refeições contidos nas Tabelas 28.9 a 28.12 são indicados para os dias em que se treina. Nos dias de descanso, a refeição pós-treino deve ser deixada de lado, enquanto e refeição pré-treino deve ser feita como um lanche.

TABELA 28.9 Exemplo de plano de refeição para quando se treina na primeira hora da manhã

Pré-treino 1 (logo após acordar/30-45 minutos antes de treinar)
5-10 gramas de BCAAs
2-5 gramas de creatina (dependendo da forma)
2-3 gramas de beta-alanina
20-30 gramas de proteína em pó (whey/caseína)
1 maçã grande
Pós-treino (até 30 minutos após o término)
20-40 gramas de proteína em pó (whey/caseína)
30-40 gramas de carboidratos de rápida absorção (dextrose, Pixy Stix, bala de gelatina, pão branco)
5-10 gramas de BCAAs
2-5 gramas de creatina (dependendo da forma)
2-3 gramas de beta-alanina
Café da manhã (30-60 minutos após a refeição pós-treino)
3 ovos inteiros, 3 claras de ovo e 1 colher de sopa de óleo de oliva (ovos mexidos cozidos em óleo de oliva)
3 panquecas de 10 centímetros e 2 colheres de sopa de xarope de ácer
½ cantalupo
Lanche do fim da manhã
20-30 gramas de proteína em pó (whey/caseína)
¼ de massa de pizza crocante integral Boboli, ¼ de xícara de queijo mussarela light, e ¼ de xícara de molho marinara (adicione o molho à crosta e coloque o queijo por cima; cozinhe em 200°C durante 10 a 15 minutos ou até que o queijo esteja dourado)
Almoço
Sanduíche Subway de 15 cm feito com pão branco de 9 grãos, peru e presunto (carne dupla)
1 pacote de batatas cozidas Lays
1 refrigerante diet
Lanche da tarde
3 palitos de string cheese light
6 xícaras de pipoca air-popped (ou um saco de pipoca com pouca gordura, para micro-ondas)
Jantar
6 onças de peito de frango (ou peixe; ou carne magra; ou outra ave; ou porco)
1 xícara de arroz integral cozido
1 xícara de feijão preto cozido (ou feijão carioca)
1 xícara de brócolis picado
Lanche antes de dormir
1 pote de iogurte grego com gordura reduzida, 1 colher de sopa de mel e 7 metades de nozes (esmagadas); adicione o mel e as nozes ao iogurte e coma

TABELA 28.10 Exemplo de plano de refeição para quando se treina no horário do almoço

Café da manhã
20-30 gramas de proteína em pó (whey/caseína)
3 ovos inteiros, 3 claras de ovo e 1 colher de sopa de óleo de oliva (ovos mexidos cozidos em óleo de oliva)
3 panquecas de 10 centímetros e 2 colheres de sopa de xarope de ácer
½ cantalupo
Lanche do fim da manhã
20-30 gramas de proteína em pó (whey/caseína)
¼ de massa de pizza crocante integral Boboli, ¼ de xícara de queijo mussarela light, e ¼ de xícara de molho marinara (adicione o molho à crosta e coloque o queijo por cima; cozinhe em 200°C durante 10 a 15 minutos ou até que o queijo esteja dourado)
Pré-treino 1 (30-45 minutos antes de treinar)
5-10 gramas de BCAAs
2-5 gramas de creatina (dependendo da forma)
2-3 gramas de beta-alanina
20-30 gramas de proteína em pó (whey/caseína)
1 maçã grande
Pós-treino (até 30 minutos após o término)
20-40 gramas de proteína em pó (whey/caseína)
30-40 gramas de carboidratos de rápida absorção (dextrose, Pixy Stix, bala de gelatina, pão branco)
5-10 gramas de BCAAs
2-5 gramas de creatina (dependendo da forma)
2-3 gramas de beta-alanina
Almoço (30-60 minutos após a refeição pós-treino)
Sanduíche Subway de 15 cm feito com pão branco de 9 grãos, peru e presunto (carne dupla)
1 pacote de batatas cozidas Lays
1 refrigerante diet
Lanche da tarde
3 palitos de string cheese light
6 xícaras de pipoca air-popped (ou um saco de pipoca com pouca gordura, para microondas)
Jantar
6 onças de peito de frango (ou peixe; ou carne magra; ou outra ave; ou porco)
1 xícara de arroz integral cozido
1 xícara de feijão preto cozido (ou feijão carioca)
1 xícara de brócolis picado
Lanche antes de dormir
1 pote de iogurte grego com gordura reduzida, 1 colher de sopa de mel e 7 metades de nozes (esmagadas); adicione o mel e as nozes ao iogurte e coma

TABELA 28.11 Exemplo de plano de refeição para quando se treina antes do jantar

Café da manhã
- 20-30 gramas de proteína em pó (whey/caseína)
- 3 ovos inteiros, 3 claras de ovo e 1 colher de sopa de óleo de oliva (ovos mexidos cozidos em óleo de oliva)
- 3 panquecas de 10 centímetros e 2 colheres de sopa de xarope de ácer
- ½ cantalupo

Lanche do fim da manhã
- 20-30 gramas de proteína em pó (whey/caseína)
- ¼ de massa de *pizza* crocante integral Boboli, ¼ de xícara de queijo mussarela *light*, e ¼ de xícara de molho marinara (adicione o molho à crosta e coloque o queijo por cima; cozinhe em 200°C durante 10 a 15 minutos ou até que o queijo esteja dourado)

Almoço
- Sanduíche Subway de 15 cm feito com pão branco de 9 grãos, peru e presunto (carne dupla)
- 1 pacote de batatas cozidas Lays
- 1 refrigerante *diet*

Lanche da tarde
- 3 palitos de *string cheese light*
- 6 xícaras de pipoca *air-popped* (ou um saco de pipoca com pouca gordura, para micro-ondas)

Pré-treino 1 (30-45 minutos antes de treinar)
- 5-10 gramas de BCAAs
- 2-5 gramas de creatina (dependendo da forma)
- 2-3 gramas de beta-alanina
- 20-30 gramas de proteína em pó (whey/caseína)
- 1 maçã grande

Pós-treino (até 30 minutos após o término)
- 20-40 gramas de proteína em pó (whey/caseína)
- 30-40 gramas de carboidratos de rápida absorção (dextrose, Pixy Stix, bala de gelatina, pão branco)
- 5-10 gramas de BCAAs
- 2-5 gramas de creatina (dependendo da forma)
- 2-3 gramas de beta-alanina

Jantar (30-60 minutos após a refeição pós-treino)
- 6 onças de peito de frango (ou peixe; ou carne magra; ou outra ave; ou porco)
- 1 xícara de arroz integral cozido
- 1 xícara de feijão preto cozido (ou feijão carioca)
- 1 xícara de brócolis picado

Lanche antes de dormir
- 1 pote de iogurte grego com gordura reduzida, 1 colher de sopa de mel e 7 metades de nozes (esmagadas); adicione o mel e as nozes ao iogurte e coma

TABELA 28.12 Exemplo de plano de refeição para quando se treina após o jantar

Café da manhã
- 20-30 gramas de proteína em pó (whey/caseína)
- 3 ovos inteiros, 3 claras de ovo e 1 colher de sopa de óleo de oliva (ovos mexidos cozidos em óleo de oliva)
- 3 panquecas de 10 centímetros e 2 colheres de sopa de xarope de ácer
- ½ cantalupo

Lanche do fim da manhã
- 20-30 gramas de proteína em pó (whey/caseína)
- ¼ de massa de *pizza* crocante integral Boboli, ¼ de xícara de queijo mussarela *light*, e ¼ de xícara de molho marinara (adicione o molho à crosta e coloque o queijo por cima; cozinhe em 200°C durante 10 a 15 minutos ou até que o queijo esteja dourado)

Almoço
- Sanduíche Subway de 15 cm feito com pão branco de 9 grãos, peru e presunto (carne dupla)
- 1 pacote de batatas cozidas Lays
- 1 refrigerante *diet*

Lanche da tarde
- 3 palitos de *string cheese light*
- 6 xícaras de pipoca *air-popped* (ou um saco de pipoca com pouca gordura, para micro-ondas)

Jantar
- 6 onças de peito de frango (ou peixe; ou carne magra; ou outra ave; ou porco)
- 1 xícara de arroz integral cozido
- 1 xícara de feijão preto cozido (ou feijão carioca)
- 1 xícara de brócolis picado

Pré-treino 1 (30-45 minutos antes de treinar)
- 5-10 gramas de BCAAs
- 2-5 gramas de creatina (dependendo da forma)
- 2-3 gramas de beta-alanina
- 20-30 gramas de proteína em pó (whey/caseína)
- 1 maçã grande

Pós-treino (até 30 minutos após o término)
- 20-40 gramas de proteína em pó (whey/caseína)
- 30-40 gramas de carboidratos de rápida absorção (dextrose, Pixy Stix, bala de gelatina, pão branco)
- 5-10 gramas de BCAAs
- 2-5 gramas de creatina (dependendo da forma)
- 2-3 gramas de beta-alanina

Lanche antes de dormir
- 1 pote de iogurte grego com gordura reduzida, 1 colher de sopa de mel e 7 metades de nozes (esmagadas); adicione o mel e as nozes ao iogurte e coma

Etapa 5: corte o carboidrato em 0,25 grama uma última vez

O carboidrato pode ser cortado mais uma vez antes de chegar ao seu menor nível. Afinal de contas, os vegetais ainda são necessários e, embora forneçam uma boa quantidade de fibras, também são uma boa fonte de carboidratos. Alguns especialistas recomendam não considerar esses carboidratos dos vegetais como parte do valor total consumido diariamente, pois a maioria dos vegetais contém uma grande quantidade de fibras. Ainda, a quantidade de carboidratos da maioria dos vegetais é composta por menos que 50% de fibras. Sendo assim, se o consumo de vegetais é alto, isso pode aumentar. Em vez disso, é preferível contar as fibras como parte do consumo diário de carboidratos, tendo em mente que, nos menores níveis, esse consumo ficará em boas 30 a 60 gramas (aproximadamente 0,25 grama por libra do peso corporal), dependendo da dieta. Baixas quantidades de carboidratos também estão presentes na maioria dos *shakes* de proteína. Como essas proteínas são importantes para maximizar os resultados na academia, uma margem para tais *shakes* deve estar prevista na dieta. O fato é que o menor nível de consumo de carboidratos nunca deverá chegar à zero.

É importante lembrar que, durante essa fase da dieta, deve-se incluir um "dia do carboidrato" em cada semana, conforme discutido na etapa 4. Ter esse dia pela frente fará a diferença na habilidade de tolerar os extremos da dieta.

Exemplos de refeições em que se realiza esse último corte nos carboidratos – de 0,5 a 0,25 grama por libra do peso corporal (ou 50 gramas de carboidratos para um indivíduo com 200 libras) – podem ser encontrados no *site* www.humankinetics.com/products/all-products/Jim-Stoppanis-Encyclopedia-of-Muscle--Strength-2nd-edition. Esses planos diminuem o consumo de calorias para cerca de 10 por libra do peso corporal (ou cerca de 2.000 para um indivíduo com 200 libras). A quantidade de proteínas e gorduras permanece inalterada. É importante lembrar que esse plano de refeições é baseado nos dias em que se treina. Nos dias de descanso, a refeição pós-treino deve ser deixada de lado, enquanto e refeição pré-treino deve ser feita como um lanche.

Etapa 6: troque para o jejum intermitente (JI)

Uma vez que se chega a 0,25 grama de carboidrato por libra do peso corporal, é quase impossível para qualquer pessoa atingir um nível ainda menor. Essa baixa quantidade de carboidratos vem das fontes de proteína e dos vegetais. Se, mesmo com essa restrição, o platô foi atingido, então há uma boa chance de que isso tenha acontecido devido aos níveis extremamente baixos de gordura corporal, mesmo que se deseje perder ainda mais gordura. Para os homens, esses níveis ficam em torno de 5%, e, para as mulheres, em aproximadamente 12%. Para se prosseguir perdendo gordura, deve-se continuar diminuindo a quantidade de proteínas e gorduras consumidas. Entretanto, isso pode comprometer a massa muscular. Assim, uma alternativa é tentar o jejum intermitente (JI).

O JI trata-se de uma técnica em que o praticante fica sem comer durante boa parte do dia, seguido por uma janela de tempo em que se come. O tipo de jejum intermitente que funciona melhor para a perda de gordura corporal com manutenção da massa muscular é o 16/8, em que o jejum é mantido durante 16 horas, tendo uma janela de 8 horas com refeições. Para um indivíduo comum, o horário em que se faz o jejum e o horário em que se come não faz diferença. Entretanto, aqueles que treinam devem manipular esses períodos com base no horário em que o treino é realizado.

Se o praticante treina pela manhã, sugere-se que a janela com refeições inicie na refeição pós-treino. Isso significa que o treino é feito em jejum completo, sendo a primeira refeição um *shake* no pós-treino. Entretanto, como a refeição pré-treino foi deixada de lado, a refeição pós-treino deve incluir os *shakes* e suplementos contidos nas refeições pré e pós-treino. Por exemplo, ao se exercitar entre as 7h e as 8h:30min da manhã, a janela com refeições começará às 8h:30min da manhã com o *shake* do pós-treino e terminará às 4h:30min da tarde com o lanche de antes de dormir, que deverá conter proteínas de absorção lenta. Quando se treina pela manhã, a janela com refeições termina no fim da tarde. Caso isso ainda seja muito cedo, então a refeição pós-treino pode ser adiada em 2 a 3 horas. Não é o ideal para a manutenção da massa muscular, mas certamente não dificultará a perda de gordura. O exemplo de plano de refeição apresentado a seguir (Tabs. 28.13 a 28.16) mostra como aplicar o jejum intermitente nos quatro principais horários de treino do dia. Embora se sugira que os períodos de jejum e de refeições sejam ajustados de acordo com o horário do treino, o oposto também é válido: pode-se trocar o horário do treino de acordo com o horário em que se deseja fazer o jejum e comer. Se o treino costuma ser realizado pela manhã, mas se percebe que é quase impossível ficar em jejum à noite pois o desejo por comida é mais forte nesse momento, então treinar mais tarde pode ser uma melhor opção. Assim, o jejum ocorre pela manhã e as refeições à noite.

O JI tem se tornado cada vez mais popular nos últimos anos. Entretanto, o interesse em seu papel na perda de gordura pode ser percebido nas últimas duas décadas. O laboratório da Yale University School of Medicine, onde o autor realizou o seu pós-doutorado, elaborou alguns trabalhos sobre jejum e perda de gordura antes dos anos 2000. O seu grupo publicou diversos ar-

TABELA 28.13 Exemplo de plano de refeição JI para quando se treina na primeira hora da manhã

Durante a sessão de treino (beba ao longo da sessão)
5-10 gramas de BCAAs
2-5 gramas de creatina (dependendo da forma)
2-3 gramas de beta-alanina
Pós-treino (até 30 minutos após o término; início da janela de 8 horas com refeições)
40-60 gramas de proteína em pó (*whey*/caseína)
5-10 gramas de BCAAs
2-5 gramas de creatina (dependendo da forma)
2-3 gramas de beta-alanina
Café da manhã (30 minutos após a refeição pós-treino)
20-30 gramas de proteína em pó (*whey*/caseína)
3 ovos inteiros, 3 claras de ovo e 1 colher de sopa de óleo de oliva (ovos mexidos cozidos em óleo de oliva)
Lanche do fim da manhã
1 xícara de queijo *cottage* de baixa gordura
Almoço
6 onças de albacora (adicione à salada)
2 xícaras de salada verde mista
1 colher de sopa de molho para salada (óleo de oliva ou vinagre)
Lanche
20-30 gramas de proteína em pó (*whey*/caseína)
1 colher de sopa de pasta de amendoim
Jantar
8 onças de bife (ou salmão; ou peixe; ou carne magra; ou frango; ou outra ave; ou porco)
2 xícaras de salada verde mista
2 colheres de sopa de molho para salada (óleo de oliva ou vinagre)
Lanche (em até 8 horas após a refeição pós-treino)
20-30 gramas de proteína em pó (*whey*/caseína) ou 1 xícara de queijo *cottage*

TABELA 28.14 Exemplo de plano de refeição JI para quando se treina no horário do almoço

Pré-treino 1 (30 minutos antes da sessão de treino; início da janela de 8 horas com refeições)
5-10 gramas de BCAAs
2-5 gramas de creatina (dependendo da forma)
2-3 gramas de beta-alanina
20-30 gramas de proteína em pó (*whey*/caseína)
Pós-treino (até 30 minutos após o término)
20-40 gramas de proteína em pó (*whey*/caseína)
5-10 gramas de BCAAs
2-5 gramas de creatina (dependendo da forma)
2-3 gramas de beta-alanina
Café da manhã (30-60 minutos após a refeição pós-treino)
20-30 gramas de proteína em pó (*whey*/caseína)
3 ovos inteiros, 3 claras de ovo e 1 colher de sopa de óleo de oliva (ovos mexidos cozidos em óleo de oliva)
Lanche do fim da manhã
1 xícara de queijo *cottage* de baixa gordura
Almoço
6 onças de albacora (adicione à salada)
2 xícaras de salada verde mista
1 colher de sopa de molho para salada (óleo de oliva ou vinagre)
Lanche da tarde
20-30 gramas de proteína em pó (*whey*/caseína)
1 colher de sopa de pasta de amendoim
Jantar
8 onças de bife (ou salmão; ou peixe; ou carne magra; ou frango; ou outra ave; ou porco)
2 xícaras de salada verde mista
2 colheres de sopa de molho para salada (óleo de oliva ou vinagre)
Lanche (em até 8 horas após a refeição pós-treino)
20-30 gramas de proteína em pó (*whey*/caseína) ou 1 xícara de queijo *cottage*

tigos mostrando que um dos mecanismos-chave para a perda de gordura induzida pelo jejum tem relação com o aumento na atividade dos genes que elevam o número de calorias que o corpo queima (Pilegaard et al., 2003; Hildebrandt et al., 2000). Mais especificamente, quando se está em jejum, se verifica que alguns genes codificam algumas proteínas desacopladoras. Em termos mais simples: essas proteínas desacopladoras criam buracos nas

TABELA 28.15 Exemplo de plano de refeição JI para quando se treina antes do jantar

Café da manhã (início da janela de 8 horas com refeições; tenha essas 8 horas disponíveis antes de planejar ter a última refeição)
- 20-30 gramas de proteína em pó (whey/caseína)
- 3 ovos inteiros, 3 claras de ovo e 1 colher de sopa de óleo de oliva (ovos mexidos cozidos em óleo de oliva)

Lanche do fim da manhã
- 1 xícara de queijo cottage de baixa gordura

Almoço
- 6 onças de albacora (adicione à salada)
- 2 xícaras de salada verde mista
- 2 colheres de sopa de molho para salada (óleo de oliva ou vinagre)

Lanche da tarde
- 20-30 gramas de proteína em pó (whey/caseína)
- 1 colher de sopa de pasta de amendoim

Pré-treino 1 (30-45 minutos antes da sessão de treino)
- 5-10 gramas de BCAAs
- 2-5 gramas de creatina (dependendo da forma)
- 2-3 gramas de beta-alanina
- 20-30 gramas de proteína em pó (whey/caseína)

Pós-treino (até 30 minutos após o término)
- 20-40 gramas de proteína em pó (whey/caseína)
- 5-10 gramas de BCAAs
- 2-5 gramas de creatina (dependendo da forma)
- 2-3 gramas de beta-alanina

Jantar (30-60 minutos após a refeição pós-treino)
- 8 onças de bife (ou salmão; ou peixe; ou carne magra; ou frango; ou outra ave; ou porco)
- 2 xícaras de salada verde mista
- 2 colheres de sopa de molho para salada (óleo de oliva ou vinagre)

Lanche (em até 8 horas após a refeição pós-treino)
- 20-30 gramas de proteína em pó (whey/caseína) ou 1 xícara de queijo cottage

TABELA 28.16 Exemplo de plano de refeição JI para quando se treina após o jantar

Café da manhã (início da janela de 8 horas com refeições; tenha essas 8 horas disponíveis antes de planejar ter a última refeição)
- 20-30 gramas de proteína em pó (whey/caseína)
- 3 ovos inteiros, 3 claras de ovo e 1 colher de sopa de óleo de oliva (ovos mexidos cozidos em óleo de oliva)

Lanche do fim da manhã
- 1 xícara de queijo cottage de baixa gordura

Almoço
- 6 onças de albacora (adicione à salada)
- 2 xícaras de salada verde mista
- 2 colheres de sopa de molho para salada (óleo de oliva ou vinagre)

Lanche
- 20-30 gramas de proteína em pó (whey/caseína)
- 1 colher de sopa de pasta de amendoim

Jantar
- 8 onças de bife (ou salmão; ou peixe; ou carne magra; ou frango; ou outra ave; ou porco)
- 2 xícaras de salada verde mista
- 2 colheres de sopa de molho para salada (óleo de oliva ou vinagre)

Pré-treino 1 (30-45 minutos antes da sessão de treino)
- 5-10 gramas de BCAAs
- 2-5 gramas de creatina (dependendo da forma)
- 2-3 gramas de beta-alanina
- 20-30 gramas de proteína em pó (whey/caseína)

Pós-treino (até 30 minutos após o término)
- 20-40 gramas de proteína em pó (whey/caseína)
- 5-10 gramas de BCAAs
- 2-5 gramas de creatina (dependendo da forma)
- 2-3 gramas de beta-alanina

Lanche antes de dormir (em até 8 horas após o café da manhã)
- 20-30 gramas de proteína em pó (whey/caseína) ou 1 xícara de queijo cottage

mitocôndrias intracelulares. A mitocôndria é o lugar em que a maioria da nossa energia é produzida, sobretudo no repouso. A criação de buracos na mitocôndria faz com que ela produza menos energia e necessite queimar um número muito maior de calorias para produzir a mesma quantidade de energia em forma de ATP.

O jejum também funciona por meio de diversos mecanismos que levam ao aumento da queima de calorias e de gorduras, acentuando a perda de gordura. Ainda, pesquisas sugerem que o jejum promove diversos benefícios para a saúde, como, por exemplo, a diminuição nos níveis de colesterol e triglicerídeos (Mattson e Wan, 2005).

Alguns entusiastas propõem que o JI é bom para o crescimento muscular. Entretanto, esse é um aspecto questionável. Não há pesquisas que indiquem que o JI é melhor para o crescimento muscular quando comparado a uma dieta tradicional. Na verdade, o empirismo e os dados de diversos anos sugerem que o JI pode limitar esse crescimento, se comparado com as regras apresentadas no Capítulo 27 sobre a alimentação para maximizar o crescimento muscular.

Não há dúvidas sobre o fato de o JI funciona para a perda de gordura. Entretanto, essa não é uma dieta que precisa ser utilizada em um momento inicial. Pelo contrário, ela é recomendada somente quando se atinge o platô e não se consegue mais diminuir a quantidade de carboidratos ingeridos. Uma vez que se quer manter a quantidade de proteínas e gorduras no maior nível possível, o JI permite que se avance mais um passo, antes que se diminua a quantidade desses dois macronutrientes fundamentais, diminuindo o número de calorias e continuando a perder gordura corporal.

O exemplo de plano de refeição apresentado a seguir (Tabs. 28.13 a 28.16) mostra como aplicar o JI de acordo com o horário em que se treina. O número de calorias e de gramas de proteínas, carboidratos e gorduras ainda será igual ao da fase anterior da dieta. Também se deve realizar o mesmo número de refeições. Como serão feitas várias refeições durante 8 horas, elas devem ocorrer com uma frequência maior do que antes, com um intervalo entre uma e duas horas e, em alguns casos, de somente 30 minutos. Se por acaso houver a sensação de que não é possível consumir tantas refeições, elas podem ser combinadas. Por exemplo, o lanche antes do jantar é um *shake* de proteínas e uma pasta de amendoim. O *shake* pode ser incluído no jantar e a pasta de amendoim incluída como sobremesa.

Mesmo que se deva fazer o máximo para consumir a mesma quantidade de alimentos da fase anterior da dieta, não será o fim do mundo caso isso não seja possível. Esse é um dos benefícios extras do JI. Normalmente, não se consegue tanta comida em uma janela de 8 horas, o que diminui o número de calorias e, consequentemente, auxilia na perda de gordura. Ainda, essa é a razão pela qual o JI deve ser incluído em um estágio final da dieta. Ao introduzi-lo no início, é provável que não se consiga consumir alimentos suficientes durante a janela com refeições, fazendo com que seja difícil diminuir a quantidade de calorias ingeridas nos estágios posteriores, quando a perda de gordura atingir o platô.

Embora as refeições do exemplo ainda sejam divididas em "café da manhã", "almoço" e "jantar", elas não precisam ser, necessariamente, consumidas no horário de costume. Na amostra em que se treina pela manhã, caso o treino seja finalizado às 8h e a refeição pós-treino consumida nesse horário, a janela com refeições terminará às 4h da tarde. Isso significa que o "almoço" ocorrerá antes do meio-dia e o "jantar" será provavelmente antes das 3h da tarde.

É importante, ainda, incluir um "dia do carboidrato" por semana, mesmo no JI. Isso pode ser feito tanto em um dia com JI, dentro da janela de 8 horas com refeições, quanto em qualquer horário do dia, de acordo com o que funcionará melhor. Algumas pessoas preferem deixar de lado o JI no "dia do carboidrato". Isso as auxilia a manter o foco na dieta durante o resto da semana. Caso funcione, essa opção pode ser utilizada.

Etapa 7: diminua a gordura e a proteína

O JI com baixa quantidade de carboidratos deve fazer com que a gordura corporal seja baixa como nunca. Entretanto, cada corpo reage de forma diferente. Portanto, se o platô de perda de gordura for atingido nessa situação, será necessário um novo ajuste na dieta. Conforme mencionado, quando se reduz a quantidade de carboidratos para 0,25 grama por libra do peso corporal, é praticamente impossível diminuí-la mais sem que se retire da dieta os vegetais e os *shakes* com proteínas. E isso é algo que não se deve fazer. A única coisa que ainda se pode fazer é diminuir a quantidade dos outros macronutrientes – gorduras e proteínas. Isso diminuirá novamente a quantidade de calorias ingeridas e permitirá a maior queima de gordura corporal.

Assim, deve-se evitar alguns *shakes* de proteínas – como o do café da manhã – e alguma gordura por meio do corte da pasta de amendoim e da redução da quantidade de molho nas saladas. Isso diminuirá a quantidade de proteínas ingeridas para aproximadamente 1,25 grama por libra do peso corporal e de gordura para cerca de 0,25 grama por libra do peso corporal. Nesse ponto, o número de calorias será de apenas 9 por libra do peso corporal, ou um total de 1.800 calorias para um indivíduo de 200 libras.

Evidentemente, o JI também continuará sendo empregado para auxiliar na perda de gordura porque há a redução de calorias devido ao menor consumo de proteínas e gorduras. É importante garantir um "dia do carboidrato", mantendo esse consumo dentro da janela de 8 horas com refeições do JI. Observe os exemplos nas Tabelas 28.17, 28.18, 28.19 e 28.20.

TABELA 28.17 Exemplo de plano de refeição JI para quando se treina na primeira hora da manhã

Durante a sessão de treino (beba ao longo da sessão)

5-10 gramas de BCAAs

2-5 gramas de creatina (dependendo da forma)

2-3 gramas de beta-alanina

Pós-treino (até 30 minutos após o término; início da janela de 8 horas com refeições)

40-60 gramas de proteína em pó (whey/caseína)

5-10 gramas de BCAAs

2-5 gramas de creatina (dependendo da forma)

2-3 gramas de beta-alanina

Café da manhã (30 minutos após a refeição pós-treino)

3 ovos inteiros, 3 claras de ovo e 1 colher de sopa de óleo de oliva (ovos mexidos cozidos em óleo de oliva)

Lanche do fim da manhã

1 xícara de queijo cottage de baixa gordura

Almoço

6 onças de albacora (adicione à salada)

2 xícaras de salada verde mista

1 colher de sopa de molho para salada (óleo de oliva ou vinagre)

Lanche

20-30 gramas de proteína em pó (whey/caseína)

Jantar

8 onças de bife (ou salmão; ou peixe; ou carne magra; ou frango; ou outra ave; ou porco)

2 xícaras de salada verde mista

1 colher de sopa de molho para salada (óleo de oliva ou vinagre)

Lanche (em até 8 horas após a refeição pós-treino)

20-30 gramas de proteína em pó (whey/caseína) ou 1 xícara de queijo cottage

TABELA 28.18 Exemplo de plano de refeição JI para quando se treina no horário do almoço

Pré-treino 1 (30 minutos antes da sessão de treino; início da janela de 8 horas com refeições)

5-10 gramas de BCAAs

2-5 gramas de creatina (dependendo da forma)

2-3 gramas de beta-alanina

20-30 gramas de proteína em pó (whey/caseína)

Pós-treino (até 30 minutos após o término)

20-40 gramas de proteína em pó (whey/caseína)

5-10 gramas de BCAAs

2-5 gramas de creatina (dependendo da forma)

2-3 gramas de beta-alanina

Café da manhã (30-60 minutos após a refeição pós-treino)

3 ovos inteiros, 3 claras de ovo e 1 colher de sopa de óleo de oliva (ovos mexidos cozidos em óleo de oliva)

Lanche do fim da manhã

1 xícara de queijo cottage de baixa gordura

Almoço

6 onças de albacora (adicione à salada)

2 xícaras de salada verde mista

1 colher de sopa de molho para salada (óleo de oliva ou vinagre)

Lanche da tarde

20-30 gramas de proteína em pó (whey/caseína)

Jantar

8 onças de bife (ou salmão; ou peixe; ou carne magra; ou frango; ou outra ave; ou porco)

2 xícaras de salada verde mista

1 colher de sopa de molho para salada (óleo de oliva ou vinagre)

Lanche (em até 8 horas após a refeição pós-treino)

20-30 gramas de proteína em pó (whey/caseína) ou 1 xícara de queijo cottage

TABELA 28.19 Exemplo de plano de refeição JI para quando se treina antes do jantar

Café da manhã (início da janela de 8 horas com refeições; tenha essas 8 horas disponíveis antes de planejar a última refeição)

3 ovos inteiros, 3 claras de ovo e 1 colher de sopa de óleo de oliva (ovos mexidos cozidos em óleo de oliva)

Lanche do fim da manhã

1 xícara de queijo *cottage* de baixa gordura

Almoço

6 onças de albacora (adicione à salada)

2 xícaras de salada verde mista

2 colheres de sopa de molho para salada (óleo de oliva ou vinagre)

Lanche da tarde

20-30 gramas de proteína em pó (*whey*/caseína)

Pré-treino 1 (30-45 minutos antes da sessão de treino)

5-10 gramas de BCAAs

2-5 gramas de creatina (dependendo da forma)

2-3 gramas de beta-alanina

20-30 gramas de proteína em pó (*whey*/caseína)

Pós-treino (até 30 minutos após o término)

20-40 gramas de proteína em pó (*whey*/caseína)

5-10 gramas de BCAAs

2-5 gramas de creatina (dependendo da forma)

2-3 gramas de beta-alanina

Jantar (30-60 minutos após a refeição pós-treino)

8 onças de bife (ou salmão; ou peixe; ou carne magra; ou frango; ou outra ave; ou porco)

2 xícaras de salada verde mista

1 colher de sopa de molho para salada (óleo de oliva ou vinagre)

Lanche (em até 8 horas após o café da manhã)

20-30 gramas de proteína em pó (*whey*/caseína) ou 1 xícara de queijo *cottage*

TABELA 28.20 Exemplo de plano de refeição JI para quando se treina após o jantar

Café da manhã (início da janela de 8 horas com refeições; tenha essas 8 horas disponíveis antes de planejar a última refeição)

3 ovos inteiros, 3 claras de ovo e 1 colher de sopa de óleo de oliva (ovos mexidos cozidos em óleo de oliva)

Lanche do fim da manhã

1 xícara de queijo *cottage* de baixa gordura

Almoço

6 onças de albacora (adicione à salada)

2 xícaras de salada verde mista

2 colheres de sopa de molho para salada (óleo de oliva ou vinagre)

Lanche

20-30 gramas de proteína em pó (*whey*/caseína)

Jantar

8 onças de bife (ou salmão; ou peixe; ou carne magra; ou frango; ou outra ave; ou porco)

2 xícaras de salada verde mista

1 colher de sopa de molho para salada (óleo de oliva ou vinagre)

Pré-treino 1 (30-45 minutos antes da sessão de treino)

5-10 gramas de BCAAs

2-5 gramas de creatina (dependendo da forma)

2-3 gramas de beta-alanina

20-30 gramas de proteína em pó (*whey*/caseína)

Pós-treino (até 30 minutos após o término)

20-40 gramas de proteína em pó (*whey*/caseína)

5-10 gramas de BCAAs

2-5 gramas de creatina (dependendo da forma)

2-3 gramas de beta-alanina

Lanche antes de dormir (em até 8 horas após o café da manhã)

20-30 gramas de proteína em pó (*whey*/caseína) ou 1 xícara de queijo *cottage*

Etapa 8: se necessário, diminua a gordura e a proteína novamente

A etapa 7 deve ser a última que qualquer praticante deve cogitar para alcançar um objetivo, mesmo que este seja conseguir níveis de gordura corporal absurdamente baixos, como ocorre para competições de *fitness* e de fisiculturismo, ou, ainda, para uma sessão de fotos. Entretanto, como dito anteriormente, todo corpo é diferente, e sempre existe uma pessoa fora do padrão, que não responde da forma que se espera. Assim, se a perda de gordura chegou a um platô e tem-se o desejo de perder ainda mais gordura, pode-se simplesmente continuar fazendo algumas pequenas reduções na quantidade de calorias, diminuindo ainda mais as porções de gordura e proteína ingeridas. O óleo de oliva pode ser eliminado e substituído por *sprays* para cozinhar não calóricos, e sugere-se utilizar apenas vinagre para temperar a salada. A proteína pode ser reduzida para cerca de ¼ da quantidade normal. Essas pequenas mudanças permitirão que o número de calorias ingeridas continue caindo, assim como a gordura corporal.

MANTENDO A NOVA MASSA MAGRA

Uma pergunta comum daqueles que seguem dietas para obter um baixo nível de gordura corporal é como manter-se magro sem ganhar gordura corporal enquanto se tenta ganhar mais músculos, algo possível de se conseguir caso a dieta seja detalhada e seguida de forma minuciosa. Simplesmente não se pode voltar a comer como se comia antes de levar a sério uma dieta para a perda de gordura. Se isso ocorrer, haverá um rápido ganho de gordura, pois o metabolismo estará um pouco mais lento. Portanto, como a redução do consumo de carboidratos e calorias foi um processo lento e progressivo, o retorno para dietas com maiores quantidades de carboidratos e calorias deve ocorrer da mesma maneira. Dito isso, o que deve ser feito é inverter as etapas que o trouxeram até aqui.

A estratégia para ganhar músculos sem ganhar gordura é lentamente passar para a etapa anterior à atual. Assim, se a etapa final foi a 7, então deve-se passar para a etapa 6. O tempo que se permanece em cada uma delas dependerá de como o corpo irá reagir. É recomendado permanecer em uma etapa não menos do que duas semanas antes de passar para a próxima. O corpo precisa de tempo para se adaptar ao maior consumo de carboidratos e calorias. Ele responderá aumentando a taxa metabólica, permitindo esse maior consumo sem ganhos de gordura corporal ou, pelo menos, com ganhos pequenos. Ao se ingerir mais carboidratos e calorias, é provável que não seja possível manter a mesma quantidade de gordura corporal obtida nas etapas finais da dieta. Entretanto, se esse aumento no consumo for realizado de forma suficientemente lenta, a quantidade de gordura adicional será mínima.

Se for percebido um ganho de gordura assim que se mudar de etapa, então a dieta pode ser ciclada. Por exemplo, se atualmente é consumida uma quantidade de 0,5 grama de carboidratos por libra do peso corporal, mas, ao passar para 0,75 grama, ocorre um ganho considerável de gordura, então deve-se permanecer com 0,5 grama por dois dias, voltar para 0,75 grama por um dia, passar para 0,5 grama por mais dois dias e, finalmente, voltar para 0,75 grama. Eventualmente, essa alternância entre 0,5 e 0,75 grama de carboidrato pode ser feita a cada dia. Após isso, pode-se consumir 0,75 grama em todos os dias.

O interessante de manter o físico magro por meio de um aumento lento do consumo de carboidratos e calorias é que se pode incluir um dia da "trapaça" por semana. Assim, em vez de um "dia do carboidrato magro" por semana, em que a gordura é relativamente baixa e o foco está em carboidratos com baixos níveis de gordura (como arroz, aveia e pipoca), pode-se incluir alguns alimentos "gordos", como, por exemplo, sorvetes, rosquinhas e *pizzas*.

APÊNDICE A

Equivalentes métricos para halteres e anilhas

A seguir, são apresentadas tabelas de conversão para os incrementos de halteres e anilhas. Para os pesos que não estão listados aqui, é possível calcular as conversões utilizando este equivalente: 1 quilograma = 2,2 libras.

TABELA A.1 Incrementos em libras, convertidos para quilogramas

HALTERES

Libras	Quilogramas
5	2,3
10	4,5
15	6,8
20	9
25	11,4
30	13,6
35	15,9
40	18,2
45	20,5
50	22,7

ANILHAS

Libras	Quilogramas
2,5	1,1
5	2,3
10	4,5
25	11,4
35	15,9
45	20,5

TABELA A.2 Incrementos em quilogramas, convertidos para libras

HALTERES

Quilogramas	Libras
2,5	5,5
5	11
7,5	16,5
10	22
12,5	27,5
15	33
17,5	38,5
20	44
22,5	49,5
25	55
30	66

ANILHAS

Quilogramas	Libras
1,25	2,75
2,5	5,5
5	11
10	22
15	33
20	44
25	55

APÊNDICE B

Lista de alimentos alternativos

Nos capítulos sobre nutrição da *Enciclopédia de musculação e força de Jim Stoppani*, percebe-se que as amostras de planos de refeições não oferecem muita variedade. Isso não significa que se deve comer exatamente aqueles alimentos e somente eles. Quando falamos de nutrição, variedade é sempre o melhor. No entanto, muitas pessoas têm a ideia de que comer um tipo diferente de carne no jantar ou um tipo diferente de fruta estraga a sua dieta. Na verdade, grande parte dos alimentos pode ser substituída por outros similares ou, ainda, por alimentos diferentes, afetando pouco ou nada o número total de calorias e os macronutrientes.

A chave para utilizar essas dietas-modelo, mas substituindo os alimentos por diferentes alternativas, é escolher alimentos que são de um tipo e tamanho semelhante. Por exemplo, se não há a disponibilidade de 8 onças (~220 gramas) de alcatra, pode-se substituí-la por 8 onças (~ 220 gramas) de frango (ou outra ave), peixe ou carne de porco magra. Se uma maçã média tiver de ser substituída, isso pode ser feito com um pêssego médio, uma laranja ou uma pera. Um copo de brócolis picado pode ser substituído por um copo de feijões verdes, abobrinhas picadas ou aspargos picados.

Observe a seguinte lista de alimentos alternativos, a fim de evitar que a dieta se torne entediante e com uma diversidade de nutrientes deficiente.

SUBSTITUTOS DAS CARNES

A seguinte lista de carnes pode ser usada em qualquer refeição da dieta. Qualquer carne também pode ser substituída por, aproximadamente, duas porções dos substitutos do leite, listados adiante, ou, ainda, por dois *scoops** de proteína em pó:

Peito de frango
Sobrecoxa de frango
Coxa de frango
Peito de peru
Carne moída bovina magra
Alcatra
Maminha
Fraldinha
Coxa de peru
Carne moída de peru magra
Veado
Avestruz
Cordeiro
Bode
Salmão
Sardinha
Arenque
Truta
Tilápia
Bacalhau
Halibute
Linguado
Truta do Ártico
Lombinho de porco
Carne de Búfalo
Camarão
Siri
Vieira (mar ou água doce)
Marisco
Mexilhão
Ostra
Lagosta
Lula
Polvo
Peito de peru magro
Peito de frango magro
Presunto magro
Carne assada

SUBSTITUTOS DO LEITE

A menos que você seja alérgico à proteína do leite ou intolerante à lactose, esses elementos devem ser consumidos diariamente em várias refeições, a fim de maximizar o crescimento muscular. A ingesta diária fornece uma boa mistura de *whey protein* e caseína, que têm se mostrado importante para o crescimento muscular. Cada copo (8 onças) de leite fornece 12 a 15 gramas de carboidratos e 8 gramas de proteínas. Portanto, fique atento à ingestão de carboidratos se estiver consumindo pouca quantidade deles.

Iogurte grego
Queijo cottage
Queijo de corda de baixa gordura
3 pedaços ou onças de queijo magro (como, o americano, o cheddar, o suíço ou o grego)
1 *scoop* de proteína em pó
4-6 onças (~ 110-170 gramas) de qualquer tipo de carne listada anteriormente.
2 onças (~ 50 gramas) de carne seca

---

* N. de T.: Refere-se aos dosadores/medidores com capacidade usual de 30 gramas.

SUBSTITUTOS DO OVO

A não ser que você seja alérgico, é altamente recomendável que os ovos não sejam substituídos devido aos benefícios promovidos para o crescimento muscular e o aumento da força. Entretanto, é compreensível que algumas pessoas não gostem de ovos, sejam alérgicas, ou fiquem enjoadas ao comê-los. Logo, sinta-se à vontade para substituí-los por alguns dos alimentos a seguir:

1-2 *scoops* de proteína do ovo
1-2 *scoops* de proteína misturada ao leite (*whey*/caseína)
1 porção de algum dos substitutos do leite
6 onças (~ 170 gramas) de qualquer uma das carnes listadas anteriormente

SUBSTITUTOS DOS VEGETAIS

Esses vegetais podem substituir qualquer vegetal da sua dieta.

Salada verde mista	Abobrinha
Aspargo	Beringela
Feijões verdes	Repolho chinês
Brócolis	Cogumelos
Couve-flor	Espinafre
Cebola	Pepino
Pimentões	Quiabo
Couve de Bruxelas	1 copo de legumes salteados

SUBSTITUTOS DAS FRUTAS

Substitua frutas por qualquer uma das listadas a seguir:

Maçã	1 copo de framboesas
Laranja	1 copo de amoras
Toranja*	1 copo de cerejas
Pêssego	1 copo de uvas
Nectarina	1 copo com abacaxi fatiado
Banana	1 copo com melancia fatiada
Pêra	Kiwi
Pêra asiática	½ de um cantalupo pequeno**
1 copo de morangos	½ de um melão pequeno
1 copo de mirtilos	

SUBSTITUTOS DE CEREAIS

A aveia fornece uma grande quantidade de carboidratos para o café da manhã, podendo ser substituída por qualquer um dos itens a seguir:

Cereal integral
Granola
Waffle integral
Panquecas integrais ou de trigo sarraceno
Qualquer um dos pães listados a seguir

SUBSTITUTOS DOS PÃES

Qualquer pão desta lista pode ser utilizado como substituto de outro.

Pão integral	*Muffin* inglês integral
Pão Ezekiel	Pão sírio integral
Pão de centeio	*Bagel* integral
Pão tipo Sourdough	*Tortilla* integral

SUBSTITUTOS DOS GRÃOS

Embora os pães e cereais sejam grãos, eles foram separados de acordo com a forma que são consumidos. Os cereais são normalmente consumidos no café da manhã ou em um lanche. Os pães em geral são consumidos no almoço (sanduíches) ou em lanches. Os grãos são normalmente ingeridos no jantar, mas também podem ser consumidos em qualquer horário do dia.

Arroz integral
Massa integral (com uma pequena quantidade de molho à marinara)
1 copo de quinoa
Qualquer um dos feijões listados adiante
Batata doce média

SUBSTITUTOS DO FEIJÃO

Qualquer tipo de feijão desta lista pode ser utilizado como substituto de outro, assim como substituto de todos os grãos.

Feijão preto	Feijão-de-Lima
Feijão carioca	Feijão cozido
Feijão comum	Lentilha
Feijão branco	Grão-de-bico

---

* N. de T.: É a fruta resultante do cruzamento do pomelo com a laranja.
** N. de T.: É uma variedade de melão, arredondado e enrugado.

Glossário

Qualquer modalidade tem termos comuns que os usuários entendem e utilizam, os quais incluem tanto a nomenclatura formal como as gírias elaboradas pela comunidade. Para melhor entender a linguagem usada nos capítulos deste livro e na própria academia, considere os termos a seguir. Este glossário é bastante conciso, e inclui apenas definições que não são encontradas em outra parte deste livro ou que precisam de uma explicação mais clara.

Abdução – movimento para longe do corpo, como aquele que ocorre quando se ergue o braço para o lado.

Abdominais de tanquinho – gíria usada para descrever abdominais riscados (definidos).

Adenosina trifosfato (ATP) – "moeda" molecular que fornece energia para as células em todos os processos da síntese de proteínas à contração muscular.

Adução – movimento em direção ao corpo, como aquele que ocorre quando o braço está elevado lateralmente e é abaixado para o lado do corpo.

Alongamento balístico – tipo de alongamento que engloba ações musculares dinâmicas em que os músculos são alongados subitamente em um movimento forte. Por exemplo, um alongamento balístico para os isquiotibiais envolve tocar a ponta dos dedos dos pés repetidas vezes de forma sucessiva.

Alongamento estático – alongamento de baixa intensidade e longa duração que mantém o músculo de interesse no maior comprimento possível durante 20 a 30 segundos.

Alongamento passivo – esse tipo de alongamento requer um companheiro que auxilie na movimentação das articulações em suas amplitudes de movimento. Dessa forma, consegue-se um movimento mais amplo do que aquele obtido quando se alonga sozinho.

Amplitude de movimento (ADM) – amplitude na qual a articulação pode ser movimentada. Normalmente envolve a flexão e a extensão. Os exercícios também têm uma amplitude de movimento específica, que vai do movimento inicial ao final.

Anterior – termo anatômico referente à parte da frente do corpo.

Aquecimento – antes de qualquer sessão de treino, é importante preparar o corpo com um exercício de baixa intensidade, a fim de aumentar a frequência cardíaca, de forma que o consumo de oxigênio e o fluxo de sangue do tecido muscular também aumentem. Assim, eleva-se a temperatura corporal, o que aumenta a mobilidade das articulações e a capacidade de contração das fibras musculares. Bons exercícios de aquecimento incluem caminhar em uma esteira, pedalar em uma bicicleta estacionária, e realizar exercícios calistênicos leves e levantamentos com cargas leves de forma suave e ritmada.

Ataduras de punho – faixas de material elástico firmemente enroladas ao redor dos punhos a fim de estabilizá-los durante um levantamento pesado ou quando são feitos exercícios que aplicam uma grande quantidade de estresse sobre eles.

ATP – ver *adenosina trifosfato*.

Atrofia – o desgaste de qualquer parte, órgão, tecido ou célula. Por exemplo, a atrofia das fibras musculares causada pela inatividade.

Atrofia muscular – ver *atrofia*.

Auxiliar – companheiro de treino ou pessoa que auxilia o praticante durante o exercício. O objetivo do auxiliar é estar próximo caso o praticante não consiga completar uma repetição. Dessa forma, poderá ajudá-lo a completar a repetição, permitindo-lhe passar da falha muscular e evitar alguma lesão em exercícios perigosos, como o supino.

Cardio – ver *exercício aeróbico*.

Cerrilhado – área cerrilhada ou áspera da pegada da barra ou do haltere que diminui o risco de a mão escorregar.

Cinto – ver *cinturão*.

Cinturão – cinto largo, normalmente feito de couro ou *nylon*, usado de forma bem apertada ao redor da cintura para ajudar a estabilizar a coluna lombar e a aumentar a pressão abdominal. Supõe-se que o cinturão ajude a prevenir lesões na coluna lombar e a aumentar a força. Atualmente, o seu uso é recomendado apenas durante treinos com exercícios em que pesos próximos ao máximo estejam sendo utilizados.

Companheiro de treino – pessoa com a qual se treina na maioria dos dias.

Corte – tipo de dieta que visa a perda de toda a gordura corporal visível a fim de definir os músculos.

Creatina-fosfato (CP) – componente rico em energia que exerce uma função fundamental no fornecimento de energia para a ação muscular, mantendo a concentração de ATP.

Crescer – ganho de tamanho corporal e de massa, preferencialmente tecido muscular.

Cross-training – participação em dois ou mais esportes ou atividades que possam melhorar o desempenho e auxiliar o atleta a alcançar maiores níveis de condicionamento. Exemplos disso são o treinamento de força e o futebol americano.

Decúbito dorsal – deitado horizontalmente com as costas para baixo.

Decúbito ventral – deitado horizontalmente com o abdome para baixo.

Definição – visibilidade do formato e dos detalhes de cada músculo, geralmente em pessoas com baixa gordura corporal.

DMT – ver *dor muscular tardia*.

Dor muscular tardia (DMT) – dor muscular desenvolvida de 1 a 2 dias após uma sessão de exercício intenso.

Dorsiflexão – movimento do pé em direção à perna.

EPOC – ver *excesso de consumo de oxigênio após o exercício*.

Estriações – ranhuras ou faixas bem definidas na superfície de um músculo. São causadas pela disposição molecular das fibras musculares visíveis na pele de fisiculturistas riscados.

Excesso de consumo de oxigênio após o exercício (EPOC) – consumo de oxigênio elevado – acima dos níveis de repouso – após o término do exercício.

Exercício aeróbio – exercício prolongado (normalmente executado por, no mínimo, 20 minutos contínuos) e de intensidade moderada, que utiliza oxigênio no mesmo nível ou abaixo da capacidade que o sistema cardiorrespiratório tem de fornecer aos músculos ativos. Atividades aeróbias típicas são a caminhada, o *jogging*, a corrida, o ciclismo, a subida de escadas, o exercício em equipamentos elípticos, o remo, a natação, a dança e as aulas de dança aeróbica.

Exercício anaeróbio – exercício com mais intensidade do que o trabalho aeróbio. Ele usa o oxigênio mais rápido do que o corpo pode fornecer aos músculos ativos, utilizando reservas de ATP musculares, fosfocreatina e glicogênio para suprir as necessidades energéticas. São exemplos de atividades anaeróbias típicas o levantamento de peso e a corrida de velocidade.

Exercício auxiliar – trata-se de um exercício monoarticular, como a rosca direta, a rosca testa e a elevação lateral, os quais envolvem apenas um grupo muscular.

Exercício de isolamento – o mesmo que exercício auxiliar, envolve apenas um grupo muscular e o movimento da articulação que esse músculo cruza. Esse tipo de exercício, às vezes, é chamado de exercício monoarticular. São exemplos o crucifixo com halteres, a elevação lateral e a extensão de joelhos.

Exercício complexo – exercício que envolve mais de um grupo muscular em sua execução, ou seja, o movimento ocorre em mais de uma articulação. Por essa razão, os exercícios complexos, em geral, são chamados de exercícios multiarticulares. Eles são a melhor escolha para o desenvolvimento da força. São exemplos o agachamento, o supino e a remada com barra.

Exercício monoarticular – ver *exercício auxiliar*.

Exercício multiarticular – ver *exercício complexo*.

Exercício principal – exercício mais voltado para os objetivos do praticante. Deve envolver os grupos musculares cuja força o indivíduo está mais interessado em aumentar.

Extensão – ato de estender uma articulação. Por exemplo, durante o tríceps na polia alta, o cotovelo estende. Seu oposto é a flexão.

Faixas de punho – faixas de tecido (normalmente lona, *nylon* ou couro) com cerca de 2 polegadas (5 cm) de largura e 12 polegadas (30,5 cm) de comprimento e com uma extremidade em gancho. As faixas são enroladas ao redor do punho e da barra ou empunhadura que o praticante está segurando, com a finalidade de aumentar a força da pegada.

Falha – ver *falha muscular*.

Falha muscular – ponto (durante o exercício) em que os músculos ficam completamente fatigados, sem conseguir completar mais uma repetição da forma correta.

Fase negativa da repetição – termo usado para descrever a fase excêntrica da contração muscular. Enfatizando-se a fase excêntrica (ou negativa) da repetição, induz-se maior dano muscular do que o causado durante a fase concêntrica. Um exemplo dessa fase é quando se abaixa o peso em direção ao peito no supino.

Fase positiva da repetição – parte concêntrica da repetição. Exemplos da fase positiva incluem empurrar a barra para longe do peito durante o supino e subir o peso durante a rosca direta com barra.

Fibras musculares de contração lenta – tipo de fibra muscular que tem alta capacidade aeróbia e baixa capacidade de produzir contrações rápidas e fortes.

Fibras musculares de contração rápida – fibras que se contraem rápida e poderosamente, mas que não têm muita resistência à fadiga. Elas são mais bem desenvolvidas por meio de programas de treinamento de força que utilizam pesos elevados e poucas repetições ou pesos leves e poucas repetições de forma rápida e explosiva.

Fisiculturismo – tipo de treinamento de força realizado junto com um acompanhamento nutricional, visando alterar o formato da musculatura corporal. O fisiculturismo é um esporte de competição com categorias profissionais e amadoras para homens e mulheres.

Flexão – ato de dobrar uma articulação. Por exemplo, durante o exercício de rosca direta, o cotovelo flexiona. Seu oposto é a extensão.

Flexão plantar – ação de movimentar a parte superior do pé para longe da perna (p. ex., quando os dedos dos pés vão para baixo na elevação de calcanhares).

Flexibilidade – mobilidade das articulações, das fibras musculares e dos tecidos conjuntivos. Tal maleabilidade permite uma maior amplitude de movimento das articulações. A flexibilidade é um importante componente da aptidão física, sendo mais bem desenvolvida pelo alongamento sistemático.

GH – ver *hormônio do crescimento*.

Glicogênio – forma como o carboidrato é armazenado no corpo, predominantemente nos músculos e no fígado.

Hipertrofia – termo científico para designar o aumento do tamanho muscular.

Hipertrofia muscular – ver *hipertrofia*.

Hormônio do crescimento (GH) – hormônio anabólico que estimula o metabolismo das gorduras e promove o crescimento muscular e a hipertrofia.

Inchaço – termo comumente utilizado por fisiculturistas para se referir ao inchaço dos músculos durante a sessão de treino. Tal inchaço ocorre porque, quando se contraem repetidamente, os músculos produzem metabólitos que lhes trazem água. O maior volume de água aumenta o tamanho das células musculares, o que pode provocar um aumento temporário do tamanho muscular (de 1 a 2 polegadas). O inchaço normalmente dura até os metabólitos serem retirados do músculo.

Inserção – ponto de ligação do músculo, mais distante do centro ou da linha média do corpo.

Intervalo de repouso – pausa breve, que dura entre 30 segundos e 2 minutos e, em alguns casos, até mais. Ocorre entre as séries para permitir a recuperação parcial do corpo antes de se iniciar a próxima série.

Joelheira – atadura de tecido elástico que é enrolada bem apertada ao redor do joelho a fim de estabilizar a articulação durante agachamentos e outros exercícios pesados para perna.

Levantamento de peso olímpico – tipo de levantamento de peso disputado nos Jogos Olímpicos a cada quatro anos, assim como nas competições nacionais e internacionais anuais. O levantamento olímpico envolve duas modalidades: arranque; e arranque e arremesso.

Luvas – ver *luvas de musculação*.

Luvas de musculação – luvas feitas de couro ou de materiais sintéticos. Com frequência, são usadas durante o levantamento de pesos para auxiliar na pegada e prevenir o desenvolvimento de calos na palma das mãos.

Macrociclo – fase da periodização que costuma durar de seis meses a um ano, mas que pode chegar a quatro anos, como no caso de atletas olímpicos.

Magnésio – também conhecido como magnésio carbonado, é frequentemente usado por *powerlifters* e levantadores de peso olímpicos para manter as mãos secas e possibilitar uma pegada segura dos pesos.

Massa – termo usado para se referir ao tamanho muscular, como massa muscular.

Massa corporal magra – massa corporal total menos a gordura corporal; inclui músculos, ossos, órgãos e água.

Mesociclo – fase da periodização que normalmente dura de diversas semanas até meses.

Microciclo – fase da periodização que dura uma semana.

Músculo agonista – músculo responsável por produzir um movimento específico durante uma ação muscular concêntrica. Por exemplo, durante o exercício de rosca direta, o bíceps braquial é um músculo agonista.

Músculo antagonista – músculo responsável por se opor ativamente à ação muscular concêntrica do músculo agonista. Embora isso pareça prejudicial, a força contrária é necessária para a estabilização da articulação durante o movimento. Por exemplo, durante a rosca direta, o tríceps braquial é o músculo antagonista.

Músculos do tronco – músculos superficiais e profundos da região abdominal e da coluna lombar que estabilizam a coluna e ajudam a prevenir lesões lombares e a aumentar a força geral.

Músculos estabilizadores – músculos que auxiliam no desempenho de um exercício, estabilizando a articulação ou o membro que está sendo movimentado; no entanto, não aumentam a força aplicada para movimentar o peso.

Nádegas – gíria para os glúteos.

Origem – ponto de ligação do músculo, mais próximo do centro ou da linha média do corpo.

Overreaching – termo científico usado para descrever um treinamento que força o corpo além dos seus limites de recuperação e adaptação. Normalmente envolve um treinamento com muito volume, muita intensidade, frequência semanal exagerada ou todos esses elementos. O *overreaching* é o estágio que ocorre logo antes de o atleta tornar-se *sobretreinado*. Se o atleta para o *overreaching* a tempo, ele poderá evitar os efeitos deletérios do *overtraining* e proporcionar rápidos ganhos em força e massa muscular.

Overtraining * – quando um atleta permanece em *overreaching* por muito tempo, ele chega ao *overtraining*. Exceder a capacidade de recuperação do corpo cronicamente por meio do *overreaching* provoca a cessação dos progressos e pode acarretar alguma perda dos ganhos obtidos na força e na massa muscular. Além de prejudicar o desempenho, o *overtraining* pode aumentar o risco de lesão ou doença. Seus primeiros sinais decorrentes do uso de pesos muito elevados incluem um aumento da frequência cardíaca de repouso, dificuldade para dormir, aumento da sudorese e alterações emocionais. Seus primeiros sinais decorrentes de um volume ou de uma frequência semanal muito elevados incluem a diminuição da frequência cardíaca de repouso, problemas digestivos, fadiga e diminuição da pressão arterial.

Pegada falsa – tipo de pegada na qual o polegar, em vez de envolver a barra como na pegada normal, permanece ao lado da palma.

Pegada mista – pegada em que as mãos esquerda e direita têm estilos opostos de empunhadura. Uma fica supinada e a outra pronada. É comumente usada no *levantamento-terra*, pois a empunhadura alternada permite uma pegada mais forte.

Pegada pronada – tipo de pegada em que se segura a barra com as palmas das mãos voltadas para baixo, posicionando as articulações dos dedos na parte de cima da barra. Por exemplo, a rosca invertida com barra ou o encolhimento de ombros apresentam esse tipo de pegada.

Pegada supinada – oposto da pegada pronada. O praticante deve segurar a barra ou o haltere com as mãos sob a barra.

Periodização – manipulação sistemática das variáveis agudas de treinamento durante um período que pode variar de dias a anos.

Pico – auge do preparo físico alcançado por um atleta.

Ponto de maior resistência – ponto do exercício em que o músculo tem menor possibilidade de produzir força.

Porcentagem de gordura corporal – quantidade de gordura do corpo, geralmente expressa em porcentagem.

Powerlifting – tipo de competição de levantamento de pesos com três exercícios: agachamento, supino e levantamento-

---

* N. de R. T.: Também denominado "sobretreinamento".

terra. O *powerlifting* é disputado tanto nacional quanto internacionalmente em diversas categorias de idade e peso, tanto entre homens quanto entre mulheres.

Praticante – pessoa que treina força regularmente.

Praticante avançado – pessoa que treina de forma regular e sistemática por, pelo menos, um ano.

Praticante iniciante – pessoa com menos de seis meses de experiência com treinamento de força.

Praticante intermediário – pessoa com experiência de treino entre 6 e 12 meses.

Pré-exaustão – uso de exercícios monoarticulares antes de exercícios multiarticulares, na tentativa de exaurir um grupo muscular específico, de forma que ele fique fraco no exercício multiarticular.

Pronação – rotação do punho para dentro.

Queima – gíria para a sensação intensa de dor em um músculo que está sendo fatigado em séries com alto número de repetições.

Relatório de treino – relatório que o praticante mantém para registrar as sessões de treino. As informações registradas normalmente incluem os exercícios utilizados, o peso empregado, o número de séries executadas, a quantidade de intervalo escolhida entre as séries, o modo como o praticante se sentiu durante ou após os exercícios, e os alimentos ingeridos antes e depois da sessão de treino. Essas informações auxiliam o praticante a verificar seu progresso e a permanecer motivado a alcançar objetivos.

Repetição – refere-se a uma única execução de um exercício. Por exemplo, quando se faz uma rosca direta com barra com toda a amplitude de movimento uma única vez, do início ao fim, completa-se uma repetição do movimento.

Resistência – quantidade de peso utilizado em um exercício. Às vezes, é referida como *intensidade*.

Riscado – termo que se refere a um corpo com músculos claramente visíveis e com muito pouca gordura.

Rotina – um programa de treino individual.

Rotina dividida – programa de treino no qual o corpo é dividido em segmentos e treinado mais do que três vezes por semana, como a maior parte dos iniciantes faz. A rotina dividida mais básica é realizada quatro vezes por semana. A mais popular envolve a divisão do corpo em três partes que são trabalhadas em três dias consecutivos, seguidos de um dia de descanso e da repetição da rotina no dia cinco. Essa rotina é chamada de "três treinando e um descansando".

Roubada – condição em que a técnica correta de execução do exercício é ignorada, a fim de se conseguir algumas repetições a mais no fim da série. A roubada geralmente não é recomendada porque pode levar à lesão. No entanto, às vezes, é capaz de ajudar o praticante a forçar os músculos após a falha. Um exemplo de roubada pode ser o balanço do tronco para ajudar a completar uma rosca direta em pé.

Série – grupo de repetições consecutivas que são executadas sem intervalo.

Série principal – série executada após o término das séries de aquecimento.

Sessão de treino – uma única sessão de treino.

Sinergista – músculo que auxilia no desempenho de um exercício, adicionando força para a execução do movimento. Por exemplo, o tríceps braquial é um sinergista do peitoral durante o supino.

Supinação – rotação do punho para fora.

Taxa metabólica basal (TMB) – taxa referente ao gasto de calorias do corpo quando se está acordado, porém em repouso (normalmente medida em calorias por dia).

Taxa metabólica de repouso (TMR) – taxa metabólica medida na condição de repouso. Esse é o menor número de calorias que uma pessoa precisará gastar durante um dia para manter o peso corporal.

Tecido adiposo – local onde a gordura é armazenada no corpo.

Técnica – refere-se à execução biomecanicamente correta do exercício, na qual todos os movimentos são executados, de modo que apenas os músculos necessários são utilizados. Além disso, os movimentos são realizados de forma segura, a fim de evitar o risco de lesão.

Tendão – faixa de denso tecido fibroso branco que conecta um músculo a um osso. O movimento do osso é produzido pela transmissão da força do músculo ao osso por meio do tendão.

Testosterona – é o principal hormônio esteroide androgênico e anabólico produzido de forma natural. No homem, esse hormônio é gerado principalmente pelos testículos. Ele também é gerado em menor quantidade pelas glândulas adrenais tanto em homens quanto em mulheres. A testosterona é responsável pela manutenção da massa muscular e da força, assim como pelo desenvolvimento das características sexuais secundárias, como a voz grave, os pêlos no rosto e no corpo e a calvície em homens.

TMB – ver *taxa metabólica basal*.

TMR – ver *taxa metabólica de repouso*.

Treino de volume – utilização de um número muito elevado de séries para cada parte do corpo.

Tris – uma gíria referente ao músculo tríceps.

Vascularização – visibilidade das veias sob a pele.

Velocidade da repetição – quantidade de tempo necessária para completar uma repetição.

Volta à calma – exercício de baixa intensidade executado no fim de uma sessão de treino de alta intensidade. O objetivo da volta à calma é permitir que os sistemas do corpo (cardiovascular, respiratório, metabólico, etc.) utilizados durante o treino retornem aos níveis de repouso.

Referências

Ahtiainen, J.P., et al. 2003. Acute hormonal and neuromuscular responses and recovery to forced vs. maximum repetitions multiple resistance exercises. *International Journal of Sports Medicine* 24:410-418.

Altena, T.S., et al. 2003. Effects of continuous and intermittent exercise on postprandial lipemia. *Medicine & Science in Sports and Exercise* (5cSuppl).

Almuzaini, K.S., et al. 1998. Effects of split exercise sessions on excess postexercise oxygen consumption and resting metabolic rate. *Canadian Journal of Applied Physiology* 23(5):433-43.

Arciero, P.J., et al. 2001. Comparison of creatine ingestion and resistance training on energy expenditure and limb blood flow. *Metabolism*. 50(12):1429-1434.

Arul, A. B., et al. 2012. Multivitamin and mineral supplementation in 1,2-dimethylhydrazine induced experimental colon carcinogenesis and evaluation of free radical status, antioxidant potential, and incidence of ACF. *Canadian Journal of Physiology and Pharmacology* 90(1):45-54.

Babraj, J.A., et al. 2009. Extremely short duration high intensity interval training substantially improves insulin action in young healthy males. *BMC Endocrine Disorders* 28;9:3.

Baker, D. and Newton, R.U. 2005. Acute effect on power output of alternating an agonist and antagonist muscle exercise during complex training. *Journal of Strength and Conditioning Research* 19(1):202-205.

Barringer, T. A., et al. 2003. Effect of a multivitamin and mineral supplement on infection and quality of life: a randomized, double-blind, placebo-controlled trial. *Annals of Internal Medicine* 138(5):365-371.

Becque, M.D., et al. 2000. Effects of oral creatine supplementation on muscular strength and body composition. *Medicine & Science in Sports and Exercise* 32(3):654-658.

Blahnik, J. 2011. *Full-body flexibility*. 2nd ed. Champaign, IL: Human Kinetics.

Borg, G.A.V. 1982. Psychophysical bases of perceived exertion. *Medicine and Science in Sports and Exercise* 14:377-381.

Boirie, Y., et al. 1997. Slow and fast dietary proteins differently modulate postprandial protein accretion. *Proceedings of the National Academy of Sciences of the United States of America* 94(26):14930-14935.

Bosco, C., et al. 2000. Hormonal responses to whole-body vibration in men. *European Journal of Applied Physiology* 81:449-454.

Borshein, E. and Bahr, H. 2003. Effect of exercise intensity, duration and mode on postexercise oxygen consumption. *Sports Medicine* 33(14):1037-1060.

Bosse, J. D. and B.M. Dixon. 2012. Dietary protein to maximize resistance training: a review and examination of protein spread and change theories. *Journal of the International Society of Sports Nutrition* 9(1):42.

Boutcher, S.H., et al. 2007. The effect of high intensity intermittent exercise training on autonomic response of premenopausal women. *Medicine & Science in Sports & Exercise* 39(5 suppl):S165.

Breil, F. A., et al. 2010. Block training periodization in alpine skiing: effects of 11-day HIT on $\dot{V}O_2$max and performance. *European Journal of Applied Physiology* 109(6):1077-1086.

Burd, N.A., et al. 2010. Low-load high volume resistance exercise stimulates muscle protein synthesis more than high-load low volume resistance exercise in young men. *PLOS ONE* 5(8):e12033.

Burd, N.A., et al. 2011. Enhanced amino acid sensitivity of myofibrillar protein synthesis persists for up to 24 h after resistance exercise in young men. *Journal of Nutrition* 1;141(4):568-73.

Burke, D. G, et al. 2001. The effect of whey protein supplementation with and without creatine monohydrate combined with resistance training on lean tissue mass and muscle strength. *International Journal of Sport Nutrition and Exercise Metabolism* 11(3):349-364.

Burke, D. G. 2008. Effect of creatine supplementation and resistance-exercise training on muscle insulin-like growth factor in young adults. *International Journal of Sport Nutrition and Exercise Metabolism*. 18(4):389-98.

Cancela, P., et al. 2008. Creatine supplementation does not affect clinical health markers in football players. *British Journal of Sports Medicine* 42(9):731-5.

Candow, D. G., et al. 2006. Effect of whey and soy protein supplementation combined with resistance training in young adults. *International Journal of Sport Nutrition and Exercise Metabolism* 16(3):233-244.

Cribb, P. J., et al. 2007. Effects of whey isolate, creatine, and resistance training on muscle hypertrophy. *Medicine & Science in Sports & Exercise* 39(2):298-307.

Cribb, P. J. and Hayes, A. 2006. Effects of supplement timing and resistance exercise on skeletal muscle hypertrophy. *Medicine & Science in Sports & Exercise* 38(11):1918-25.

Daly, W., et al. 2005. Relationship between stress hormones and testosterone with prolonged endurance exercise. *European Journal of Applied Physiology* 93(4):375-80.

Davis, W.J., et al. 2008. Elimination of delayed-onset muscle soreness by pre-resistance cardioacceleration before each set. *Journal of Strength and Conditioning Research* 22(1):212-25.

Deighton, K., et al. 2012. Appetite, energy intake and resting metabolic responses to 60 min treadmill running performed in a fasted versus a postprandial state. *Appetite* 58(3):946-54.

DeLorme, T.L. 1945. Restoration of muscle power by heavy resistance exercises. *Journal of Bone and Joint Surgery American Volume* 27:645-667.

DeLorme, T.L., and A.L. Watkins. 1948. Techniques of progressive resistance exercise. *Archives of Physical Medicine* 29:263-273.

Donovan, T., et al. 2012. β-alanine improves punch force and frequency in amateur boxers during a simulated contest. *International Journal of Sport Nutrition and Exercise Metabolism* 22(5):331-7.

Drinkwater, E.J., et al. 2004. Repetition failure is a key determinant of strength development in resistance training. *Medicine and Science in Sports and Exercise* 36(5):S53.

Drinkwater, E.J., et al. 2005. Training leading to repetition failure enhances bench press strength gains in elite junior athletes. *Journal of Strength and Conditioning Research* 19(2):382-388.

Earnest, C., et al. 1996. High-performance capillary electrophoresis-pure creatine monohydrate reduces blood lipids in men and women. *Clinical Science* 91(1):113-118.

Ebben, W. P., et al. 2011. Antagonist knockout training increases force and the rate of force development. Annual Meeting of the National Strength & Conditioning Association.

Falvo, M.J., et al. 2005. Effect of loading and rest internal manipulation on mean oxygen consumption during the bench press exercise. *Journal of Strength and Conditioning Research* 19(4):e12.

Farthing, J.P., and P.D. Chilibeck. 2003. The effects of eccentric and concentric training at different velocities on muscle hypertrophy. *European Journal of Physiology* 89(6):578-586.

Fincher, G.E. 2004. The effect of high intensity resistance training on body composition among collegiate football players. *Journal of Strength and Conditioning Research* 18(4):e354.

Fish, D.E., et al. 2003. Optimal resistance training: Comparison of DeLorme with Oxford techniques. *American Journal of Physical Medicine and Rehabilitation* 82:903-909.

Fleck, S.J., and W.J. Kraemer. 2004. *Designing resistance training programs*. 3rd ed. Champaign, IL: Human Kinetics.

Fleck, S.J., and R.C. Schutt. 1985. Types of strength training. *Clinical Sports Medicine* 4:159-168.

Friedmann, B., et al. 2004. Muscular adaptations to computer-guided strength training with eccentric overload. *Acta Physiologica Scandinavica* 182(1):77-88.

Gonzalez, J.T., et al. 2013. Breakfast and exercise contingently affect postprandial metabolism and energy balance in physically active males. *British Journal of Nutrition* 23:1-12.

Gorostiaga, E.M., et al. 1991. Uniqueness of interval and continuous training at the same maintained exercise intensity. *European Journal of Applied Physiology* 63(2):101-107.

Goto, K., et al. 2004. Muscular adaptations to combinations of high- and low-intensity resistance exercises. *Journal of Strength and Conditioning Research* 18(4):730-737.

Goto. K., et al. Inserted rest enhances fat metabolism during and after prolonged exercise. Annual Meeting of the American College of Sports Medicine, 2007.

Greenwood, M., et al. 2003a. Cramping and injury incidence in collegiate football players are reduced by creatine supplementation. *Journal of Athletic Training* 38(3):216-219.

Greenwood, M., et al. 2003b. Creatine supplementation during college football training does not increase the incidence of cramping or injury. *Molecular & Cellular Biochemistry* 244(1-2):83-8.

Hamalainen EK, et al. 1983. Decrease of serum total and free testosterone during a low-fat high-fibre diet. *Journal of Steroid Biochemistry* 18(3):369-70.

Hansen, K., et al. 2005. The effects of exercise on the storage and oxidation of dietary fat. *Sports Medicine* 35:363-373.

Hatle, H., et al. 2014. Effect of 24 sessions of high-intensity aerobic interval training carried out at either high or moderate frequency, a randomized trial. *PLoS ONE* 9(2):e88375.

Hernandez, J.P., et al. 2003. Bilateral index expressions and iEMG activity in older versus young adults. Journals of Gerontology Series A: Biological Sciences and Medical Sciences 58:536-541.

Hildebrandt, A.L., and P.D. Neufer. 2000. Exercise attenuates the fasting-induce transcriptional activation of metabolic genes in skeletal muscle. *American Journal of Physiology—Endocrinology and Metabolism* 278(6):E1078-E1086.

Hoffman, J. R., et al. 2014. β-alanine supplementation improves tactical performance but not cognitive function in combat soldiers. *Journal of the International Society of Sports Nutrition* 10;11(1):15.

Hoffman J. R., et al. 2008. Short-duration beta-alanine supplementation increases training volume and reduces subjective feelings of fatigue in college football players. *Nutrition Research* 28(1):31-5.

Hoffman J. R., et al. 2006. Effect of creatine and beta-alanine supplementation on performance and endocrine responses in strength/power athletes. *International Journal of Sport Nutrition and Exercise Metabolism* 16(4):430-46.

Hoshino, D., et al. 2013. High-intensity interval training increases intrinsic rates of mitochondrial fatty acid oxidation in rat red and white skeletal muscle. *Applied Physiology, Nutrition, and Metabolism* 38(3):326-33.

Issurin, V.B., and G. Tenenbaum. 1999. Acute and residual effects of vibratory stimulation on explosive strength in elite and amateur athletes. *Journal of Sports Science* 17(3):177-182.

Izquierdo, M., et al. 2004. Maximal strength and power, muscle mass, endurance and serum hormones in weightlifters and road cyclists. *Journal of Sports Science* 22(5):465-78.

Kaminsky, L.A., et al. 1990. Effect of split exercise sessions on excess post-exercise oxygen consumption. *British Journal of Sports Medicine* 24(2):95-8.

Kanda, A., et al. 2013. Post-exercise whey protein hydrolysate supplementation induces a greater increase in muscle protein synthesis than its constituent amino acid content. *British Journal of Nutrition* 110(6):981-7.

Kelleher, A., et al. 2010. The metabolic costs of reciprocal supersets vs. traditional resistance exercise in young recreationally active adults. *Journal of Strength and Conditioning Research* 24(4):1043-1051.

Kelly, V. G., and D. G. Jenkins. 1998. Effect of oral creatine supplementation on near-maximal strength and repeated sets of high-intensity bench press exercise. *Journal of Strength & Conditioning Research* 12(2):109-115.

Kerksick, CM, et al. 2006. The effect of protein and amino acid supplementation in performance and training adaptations during ten weeks of resistance training. *Journal of Strength and Conditioning Research* 20(3):643–653.

King, J.W. 2001. *A comparison of the effects of interval training vs. continuous training on weight loss and body composition in obese pre-menopausal women* (thesis). East Tennessee State University.

Knuttgen, H.G., and W.J. Kraemer. 1987. Terminology and measurement in exercise performance. *Journal of Applied Sport Science Research* 1:1010.

Kraemer, W.J. 2003. Strength training basics: Designing workouts to meet patients' goals. *Physician and Sportsmedicine* 31(8).

Kraemer, W.J., et al. 2006.The effects of amino acid supplementation on hormonal responses to resistance training overreaching. *Metabolism* 55(3):282-291.

Kraemer, W.J., et al. 2003. Physiological changes with periodized resistance training in women tennis players. *Medicine and Science in Sports Exercise* 35(1):157-68.

Kraemer, W.J., et al. 2002. American College of Sports Medicine position stand: Progression models in resistance training for healthy adults. *Medicine and Science in Sports and Exercise* 34(2):364-380.

Kraemer, W.J., et al. 2000. Influence of resistance training volume and periodization on physiological and performance adaptations in collegiate women tennis players. *American Journal of Sports Medicine* 28(5):626-633.

Kraemer, W.J., et al. 1996. Strength and power training: Physiological mechanisms of adaptation. In *Exercise and Sport Sciences Reviews*, ed. J.O. Holoszy, 363-398. Baltimore: Williams & Wilkins.

Kreider, R. B., et al. 2003. Long-term creatine supplementation does not significantly affect clinical markers of health in athletes. *Molecular and Cellular Biochemistry* 244(1-2):95-104.

Leosdottir, M., et al. 2005. Dietary fat intake and early mortality patterns - data from The Malmo Diet and Cancer Study. *Journal of Internal Medicine* 258(2):153-65.

Li, K., et al. 2012. Vitamin/mineral supplementation and cancer, cardiovascular, and all-cause mortality in a German prospective cohort (EPIC-Heidelberg). *European Journal of Nutrition* 51(4):407-13.

Lugaresi, R., et al. 2013. Does long-term creatine supplementation impair kidney function in resistance-trained individuals consuming a high-protein diet? *Journal of the International Society of Sports Nutrition* 10(1):26.

Macpherson, R.E.K., et al. 2011. Run sprint interval training improves aerobic performance but not maximal cardiac output. *Medicine and Science in Sports and Exercise* 43(1):115-122.

Marx, J.O., et al. 2001. Low-volume circuit versus high-volume periodized resistance training in women. *Medicine and Science in Sports Exercise* 33(4):635-643.

Mattson, M. P. and Wan, R. 2005. Beneficial effects of intermittent fasting and caloric restriction on the cardiovascular and cerebrovascular systems. *Journal of Nutritional Biochemistry* 16(3):129-37.

Mayhew, D. L., et al. 2002. Effects of long-term creatine supplementation on liver and kidney functions in American college football players. *International Journal of Sport Nutrition and Exercise Metabolism.* 12(4):453-60.

Mazzetti, S., et al. 2007. Effect of explosive versus slow contractions and exercise intensity on energy expenditure. *Medicine & Science in Sports & Exercise* 39(8):1291-1301.

Meuret, J.R., et al. 2007. A comparison of the effects of continuous aerobic, intermittent aerobic, and resistance exercise on resting metabolic rate at 12 and 21 hours post-exercise. *Medicine & Science in Sports & Exercise* 39(5 suppl):S247.

Mirela, V., et al. 2009. Continuous versus intermittent aerobic exercise intermittent in the treatment of obesity. 6th European Sports Medicine Congress.

Mitchell, C.J., et al. 2012. Resistance exercise load does not determine training-mediated hypertrophic gains in young men. *Journal of Applied Physiology* 113(1):71-7.

Moore, D. R., et al. 2012. Daytime pattern of post-exercise protein intake affects whole-body protein turnover in resistance-trained males. *Nutrition & Metabolism (Lond)* 9(1):91.

Noonan, D., et al. 1998. Effects of varying dosages of oral creatine relative to fat free body mass on strength and body composition. *Journal of Strength & Conditioning Research* 12(2):104-108.

Nosaka, K. and Newton, M. Repeated eccentric exercise bouts do not exacerbate muscle damage and repair. *Journal of Strength & Conditioning Research* 16(1):117–122, 2002.

Olsen, S., et al. 2006. Creatine supplementation augments the increase in satellite cell and myonuclei number in human skeletal muscle induced by strength training. *Journal of Physiology.* 573(Pt 2):525-34.

O'Shea, P. 1966. Effects of selected weight training programs on the development of strength and muscle hypertrophy. *Research Quarterly* 37:95-102.

Paoli, A., et al. 2009. The effect of stance width on the electromyographical acitivity of eight superficial thigh muscles during back squat with different bar loads. biomechanical comparison of back and front squats in healthy trained individuals. *Journal of Strength & Conditioning Research* 23(1):246-250.

Park, Y. et al. 2010. Intakes of vitamins A, C, and E and use of multiple vitamin supplements and risk of colon cancer: a pooled analysis of prospective cohort studies. *Cancer Causes Control* 21(11):1745-57.

Paton, C.D., et al. 2009. Effects of low- vs. high-cadence interval training on cycling performance. *Journal of Strength and Conditioning Research* 23(6):1758–1763.

Pearson, D., A. Faigenbaum, M. Conley, and W.J. Kraemer. 2000. The National Strength and Conditioning Association's basic guidelines for the resistance training of athletes. *Strength and Conditioning Journal* 22(4):14-27.

Peters, U., et al. 2007. Serum selenium and risk of prostate cancer-anested case-control study. *The American Journal of Clinical Nutrition* 85(1):209-217.

Pilegaard, H., et al. 2003. Effect of short-term fasting and refeeding on transcriptional regulation of metabolic genes in human skeletal muscle. *Diabetes* 52:657-662.

Pocobelli, G., et al. 2009. Use of supplements of multivitamins, vitamin C, and vitamin E in relation to mortality. *American Journal of Epidemiology* 170(4):472-83.

Poortmans, J. R., and M. Francaux. 1999. Long-term oral creatine supplementation does not impair renal function in healthy athletes. *Medicine and Science in Sports and Exercise* 31:1108-1110.

Poortmans, J. R., et al. 1997. Effect of short-term creatine supplementation on renal responses in men. *European Journal of Applied Physiology* 76:566-567.

Pullinen, T., et al. 2002. Hormonal responses to a resistance exercise performed under the influence of delayed-onset muscle soreness. *Journal of Strength & Conditioning Research* 16(3):383–389.

Racil, G., et al. 2013. Effects of high vs. moderate exercise intensity during interval training on lipids and adiponectin levels in obese young females. *European Journal of Applied Physiology* 113(10):2531-40. doi: 10.1007/s00421-013-2689-5. Epub 2013 Jul 4.

Ratamess, N.A., et al. 2003. The effects of amino acid supplementation on muscular performance during resistance training overreaching. *Journal of Strength and Conditioning Research* 17(2):250-258.

Ratamess, N.A., et al. 2007. The effect of rest interval length on metabolic responses to the bench press exercise. *European Journal of Applied Physiology* 100(1):1-17.

Rautiainen, S., et al. 2010. Multivitamin use and the risk of myocardial infarction: a population-based cohort of Swedish women. *American Journal of Clinical Nutrition* 92(5):1251-6.

Rawson, E. S. and Volek, J. S. 2003. Effects of creatine supplementation and resistance training on muscle strength and weightlifting performance. *Journal of Strength & Conditioning Research* 17(4):822-31.

Reed M.J., et al. 1987. Dietary lipids: an additional regulator of plasma levels of sex hormone binding globulin. *Journal of Clinical Endocrinology & Metabolism* 64(5):1083-85.

Reidy, P.T. et al. 2014. Soy-dairy protein blend and whey protein ingestion after resistance exercise increases amino acid transport and transporter expression in human skeletal muscle. *Journal of Applied Physiology* 116(11):1353-64.

Reidy, P. T., et al. 2013. Protein blend ingestion following resistance exercise promotes human muscle protein synthesis. *Journal of Nutrition* 143(4):410-416.

Rhea, M.R., and B.L. Alderman. 2004. A meta-analysis of periodized versus nonperiodized strength and power training programs. *Research Quarterly for Exercise and Sport* 75(4):413-422.

Rhea, M.R., et al. 2002. A comparison of linear and daily undulating periodized programs with equated volume and intensity for strength. *Journal of Strength and Conditioning Research* 16(2):250-255.

Rhea, M.R., et al. 2003. A comparison of linear and daily undulating periodized programs with equated volume and intensity for local muscular endurance. *Journal of Strength and Conditioning Research* 17(1):82-87.

Robbins, D. W., et al. 2010. The effect of an upper-body agonist-antagonist resistance training protocol on volume load and efficiency. *Journal of Strength and Conditioning Research* 24(10):2632-40.

Robertson, R.J. 2004. *Perceived exertion for practitioners.* Champaign, IL: Human Kinetics.

Robertson, R.J., et al. 2003. Concurrent validation of the OMNI perceived exertion scale for resistance exercise. *Medicine and Science in Sports and Exercise* 35(2):333-341.

Saremi, A., et al. 2010. Effects of oral creatine and resistance training on serum myostatin and GASP-1. *Molecular and Cellular Endocrinology* 317(1-2):25-30.

Sartor, F., et al. 2010. High-intensity exercise and carbohydrate-reduced energy-restricted diet in obese individuals. *European Journal of Applied Physiology* 110(5):893-903.

Scalzo, R.L. et al. 2014. Greater muscle protein synthesis and mitochondrial biogenesis in males compared with females during sprint interval training. *FASEB Journal.* 28(6):2705-2714.

Selye, H.A. 1936. Syndrome produced by diverse nocuous agents. *Nature* 138:32.

Sijie, T., et al. 2012. High intensity interval exercise training in overweight young women. *Journal of Sports Medicine and Physical Fitness* 52(3):255-62.

Smith, G.I., et al. 2011. Omega-3 polyunsaturated fatty acids augment the muscle protein anabolic response to hyperinsulinaemia-hyperaminoacidaemia in healthy young and middle-aged men and women. *Clinical Science* 121(6):267-278.

Smith, A.E., et al. 2009. Effects of β-alanine supplementation and high-intensity interval training on endurance performance and body composition in men: A double-blind trial. *Journal of the International Society of Sports Nutrition* 6:5.

Soop, M., et al. 2012. Coingestion of whey protein and casein in a mixed meal: demonstration of a more sustained anabolic effect of casein. *American Journal of Physiology—Endocrinology and Metabolism* 303(1):E152-62.

Souza-Junior, T.P., et al. 2011. Strength and hypertrophy responses to constant and decreasing rest intervals in trained men using creatine supplementation. *Journal of the International Society of Sports Nutrition 8:17.*

Springer, B.L., and P.M. Clarkson. 2003. Two cases of exertional rhabdomyolysis precipitated by personal trainers. *Medicine and Science in Sports and Exercise* 35(9):1499-1502.

Stone, W.J., and S.P. Coulter. 1994. Strength/endurance effects from three resistance training protocols with women. *Journal of Strength and Conditioning Research* 8:134-139.

Stone, M.H., et al. 1996. Training to muscle failure: Is it necessary? *Strength and Conditioning Journal* 10(1):44-48.

Tabata, I. et al. 1996. Effects of moderate-intensity endurance and high-intensity intermittent training on anaerobic capacity and $\dot{V}O_2$max. *Medicine and Science in Sports and Exercise* 28(10):1327-30.

Tabata, I., et al. 1997. Metabolic profile of high intensity intermittent exercises. *Medicine and Science in Sports and Exercise*. 29(3):390-5.

Talanian, J.L. et al. 2010. Exercise training increases sarcolemmal and mitochondrial fatty acid transport proteins in human skeletal muscle. *American Journal of Physiology— Endocrinology and Metabolism* 299(2):E180-8.

Talanian, J.L. et al. 2007. Two weeks of high-intensity aerobic interval training increases the capacity for fat oxidation during exercise in women. *Journal of Applied Physiology* 102(4):1439-1447.

Tanisho, K., and K. Hirakawa. 2009. Training effects of endurance capacity in maximal intermittent exercise: Comparison between continuous and interval training. *Journal of Strength and Conditioning Research* 23(8):2405-2410.

Taylor, K., et al. Warm-up affects diurnal variation in power output. *International Journal of Sports Medicine* 32(3):185-189, 2011.

Tjonna, A.E., et al. 2007. Superior cardiovascular effect of interval training versus moderate exercise in patients with metabolic syndrome. *Medicine & Science in Sports & Exercise* 39(5 suppl):S112.

Tower, D.E., et al. 2005. National Strength and Conditioning Associations Annual Meeting, Las Vegas.

Trapp, E.G. 2008. The effects of high-intensity intermittent exercise training on fat loss and fasting insulin levels of young women. *International Journal of Obesity* 32(4):684-91.

Trapp, E. G. and Boutcher, S. 2007. Metabolic response of trained and untrained women during high-intensity intermittent cycle exercise. *American Journal of Physiology—Regulatory, Integrative, and Comparative Physiology* 293(6):R2370-5.

Tremblay, A., et al. 1994. Impact of exercise intensity on body fatness and skeletal muscle metabolism. *Metabolism*. 43(7):814-8.

Treuth, M.S. et al. 1996. Effects of exercise intensity on 24-h energy expenditure and substrate oxidation. *Medicine & Science in Sports & Exercise* 28(9):1138-1143.

Vandenberghe, K., et al. 1997. Long-term creatine intake is beneficial to muscle performance during resistance training. *Journal of Applied Physiology*. 83:2055-2063.

Weiss, L.W., et al. 1999. Differential functional adaptations to short-term low-, moderate- and high-repetition weight training. *Journal of Strength and Conditioning Research* 13:236-241.

Willis, F.B., et al. 2009. Frequency of exercise for body fat loss: A controlled, cohort study. *Journal of Strength and Conditioning Research* 23(8):2377-2380.

Willoughby, D.S. 1993. The effect of meso-cycle-length weight training programs involving periodization and partially equated volumes on upper and lower body strength. *Journal of Strength and Conditioning Research* 7:2-8.

Witard, O. C., et al. 2011. Effect of increased dietary protein on tolerance to intensified training. *Medicine & Science in Sports & Exercise* 43(4):598-607.

Yarrow, J. F., et al., "Neuroendocrine responses to an acute bout of eccentric-enhanced resistance exercise," *Medicine & Science in Sports & Exercise*, 39(6):941-47, 2007.

Ziemann, E. et al. 2011. Aerobic and anaerobic changes with high-intensity interval training in active college-aged men. *Journal of Strength and Conditioning Research* 25(4):1104-12.

Índice

Lembrete: Os "*f*" e "*t*" em itálico que acompanham os números referem-se a figuras e tabelas, respectivamente.

A

Ação muscular
    Estudos 5-6
    Tipos de 5-6, 5*f*
Ação muscular concêntrica
    Descrição de 5*f*
    Fase positiva da repetição 5
    Importância de 5, 6
    Versus ações musculares excêntricas e isométricas 6
Ação muscular excêntrica
    Descrição de 5*f*
    Fase negativa da repetição 5
    Importância de 5-6
    Versus ações musculares concêntricas e isométricas 6
Ação muscular isométrica
    Descrição de 5*f*
    Importância de 5-6
    Versus ações musculares concêntricas e excêntricas 6
Ação muscular voluntária máxima 6
Acessórios para exercícios com o peso corporal 32*f*
Ácido docosahexaenoico 534
Ácido eicosapentaenoico 534
Adaptações específicas para as demandas impostas (SAID) 6
Alimentos alternativos 566-567
Aminoácidos de cadeia ramificada 536, 539-540
Anilhas 27, 565*t*
Anilhas com bordas revestidas 27
Anilhas olímpicas 27
Anilhas simples 27
Arm blaster 28, 28*f*
ATP 540

B

Banco com encosto curto 29
Banco de supino declinado 29
Banco de supino inclinado 28
Banco horizontal 29
Banco para extensão lombar 32
Banco para meio desenvolvimento 29
Banco para supino 28
Banco Scott 29
Banco vertical 32
Bancos para pesos 28-29
Bancos simples 29
Banda elástica para o corpo inteiro 300-301*t*
Barbell Blasting 115*t*
Barra curta 34*f*
Barra de segurança para agachamento 26*f*
Barra longa 34, 34*f*
Barra olímpica 25*f*, 26
Barra para flexões 32
Barra para tríceps 34
Barra simples 26
Barra T 34*f*
Barra V 34
Barra W 26, 26*f*
Barra W curta 34, 34*f*
Barras fixas 26*f*
Barras "gordas" 26
Barras para mergulho 32
Barras Trap 26, 26*f*
Barras 25*f*, 26
Barril de cerveja 31
Beta-alanina 543-541
Bodyblade 39, 39*f*
Bola suíça 29-30*f*
BOSU 30*f*
Breakdown 100, 100*t*
Bull worker 36, 37*f*

C

Cálcio 544-545
Calistênicos
    Avanço com banda elástica 530
    Burpee 527
    Escalador 529
    Polichinelo 527
    Salto lateral 528
    Salto lateral no banco pliométrico 528
    Salto no banco pliométrico 526
    Salto sobre o banco 526
    Step com elevação do joelho 530
    Troca de pernas no banco 529
Calorias 535
Canecas de sopa 31
Carboidrato 534-535, 537-539, 557-558
Carboidrato com alto índice glicêmico 538
Carboidratos com baixo índice glicêmico 538, 553, 555
Carga, programas que manipulam
    Breakdown 100*t*
    Método leve e pesado 96*t*
    Método Oxford 99*t*-100*t*
    Método pirâmide *rack* 97-98*t*
    Método triangular 97*t*
    Pirâmide invertida 98*t*
    Treino *drop-set* 101*t*
Carnosina 543
Caseína 536-537
Células satélites 542
Ciclo avançado de seis fases 235-236, 236*t*-243*t*
Ciclo *booster* do supino 243-244*t*
Ciclo com mais de 85% 233-234, 234*t*-237*t*
Ciclo da contagem regressiva 230*t*
Ciclo de pequenos passos 230*t*
Ciclo do levantamento-terra progressivo 246*t*, 247*t*
Ciclo 9 para 5 233, 233*t*
Ciclos avançados do treinamento de força. *Ver* ciclos do treinamento de força
Ciclos de exercícios específicos. *Ver também* ciclos do treinamento de força
Ciclo *booster* do supino 243-244*t*
Ciclo do agachamento progressivo 244-245*t*

Ciclo do levantamento-terra progressivo 246t-247t
Ciclos de treinamento de força intermediários. *Ver* ciclos do treinamento de força
Ciclos de treino
    Ciclando 19-20
    Ciclo de força 22-23t
    Ciclo linear 22-23t
    Ciclo ondulado 22-23t
    Periodização 17
    Periodização clássica 17-18f, 19-20t
    Periodização linear invertida 19-20, 19-20f
    Periodização ondulada 19-20t, 21
    Síndrome da adaptação geral (SAG) 17
    Tipos de 22-23t
Ciclos de treino para força máxima
    Ciclos avançados do treinamento de força 231-243, 232t-243t
    Ciclos de exercícios específicos 243-244, 244t-247t
    Ciclos intermediários do treinamento de força 229, 230t-231t
    Força equilibrada 226
    Programa para iniciantes 227-229, 228t-229t
    Teste de 1RM 225-226t, 227
Ciclos de treino para massa muscular
    Ênfase muscular 158, 160-170
    Programas para aumento da massa 131-137
    Progressão dos objetivos 137-159
Ciclos do treinamento de força
    Adaptações do sistema nervoso 227
    Avançado 232t-233t, 235-236
    Ciclo 9 para 5 231, 231t
    Ciclo avançado de seis fases 235-236, 236t-243t
    Ciclo com mais de 85% 231-232, 232t-235t
    Ciclo da contagem regressiva 230t
    Ciclo de pequenos passos 230t
    Ciclos de exercícios específicos 243, 244t-247t
    Descrição de 231
    Iniciante 227-228t, 229t
    Intermediário 229, 230t-231t
    Método de treino da porcentagem 229
    Programa de treinamento intermediário de mais de um ano 231t
    Repetições 227, 228t-229t
    Teste de 1RM 229
Cinta para a cabeça 27, 27f
Cinto de pesos 27
Colar 27

Colete com pesos 27-28
Consumo excessivo de oxigênio pós-exercício (EPOC) 256
Contração muscular 6
Corda 35f
Correntes 31
Creatina 540, 541f, 542f
Curva ascendente 35, 36f
Curva ascendente e descendente 35, 36f
Curva descendente 35, 36f

D

16 semanas de retirada 194, 195t-197t
Dieta
    Alta quantidade de carboidratos 553, 556, 556t-557t, 558-561
    Perda de gordura 549-550, 551t-552t
Dieta com alta quantidade de carboidratos 553, 555-556, 556t-557t, 558-561
Dinamômetro isocinético 37-38
Disco instável 30f
Dois treinos por dia 51t
Dor muscular tardia (DMT) 205

E

Efeito escada 44
Ênfase muscular
    Programa "deltoides volumosos" 169, 170t
    Programa "mais largo é melhor" 164, 168-169t
    Programa "panturrilhas de vaqueiro" 162, 162t
    Programa "peitorais desenvolvidos" 158, 160t, 160-161
    Programa "pernas grossas" 161t, 161-162
    "Seis semanas para braços enormes" 162-163, 164t, 168t
Enrolador para punho 28, 28f
Equipamentos baseados em polias assimétricas (CAM)
    Descrição de 35-36
    Marcas conhecidas 35
    Tipos de 35, 36f
Equipamentos com pesos. *Ver* equipamentos de pesos livres
Equipamentos com resistência pneumática 38-39, 38f
Equipamentos de pesos livres
    Equipamentos com cabos e polias 33f-35f
    Equipamentos lineares guiados 32-33, 33f
Equipamentos de vibração 38f

Equipamentos do treinamento de força
    Bodyblade 39f
    Categorias de 25
    Contrações musculares isotônicas e isométricas 25
    Equipamentos articulados 36-37f
    Equipamentos baseados empolias assimétricas (CAM) 35, 36f
    Equipamentos de pesos livres 32-33f, 34-35f
    Equipamentos de vibração 38f
    Equipamentos eletrônicos e computadorizados 38
    Equipamentos hidráulicos 39
    Equipamentos não tradicionais e máquinas novas 38-39
    Equipamentos pneumáticos 38f
    Máquinas de velocidade 37-38
    Pesos livres 25f-30f
    Resistência por deformação 36-37, 37f, 37t
    Resistência simples 25-35
    Resistência variável 35-37
Equipamentos lineares guiados
    Hack para agachamento 33
    Leg press 45° 33
    Multiforça 32-33f
Equipamentos para treinar força. *Ver* equipamentos do treinamento de força
Equivalentes métricos 565t
Escala de percepção de esforço 13, 259-260t
Estribo 34f
Exercício aeróbio
    Em jejum 258-259
    Exercício contínuo 255-259
    Maximização da perda de gordura por meio de 255-269
    Tempo de 258-259
Exercícios. *Ver também* exercícios de treino
    Equipamento 10-11
    Escolha dos exercícios 9-11
    Exercícios auxiliares 9, 10-11t
    Exercícios multiarticulares e de isolamento 10-11t
    Exercícios principais 9, 10-11t,
    Ordem dos exercícios 10-11
    Tamanho muscular e exercícios multiarticulares 10-11
    Treinamento de força e exercícios principais 10-11
    Treino do tronco 10-11
Exercícios de treino
    Abdominais e tronco 479-503
    Antebraços 437-443
    Bíceps 417-436
    Calistênicos 525-524
    Corpo inteiro 505-523

Costas 361-384
Isquiotibiais e glúteos 461-467
Ombros 331-359
Panturrilhas 469-478
Peito 305-329
Quadríceps 445-459
Trapézio 385-397
Tríceps 399-415
Exercícios monoarticulares 10-11
Exercícios para abdominais
   Abdominal oblíquo 493
   Abdominal oblíquo com os braços estendidos 494
   Abdominal oblíquo na polia alta, ajoelhado 496
   Canivete 487
   Canivete com haltere 488
   Descrição 479
   Elevação de joelho com banda elástica 493
   Elevação de pernas com joelhos estendidos 491
   Elevação de pernas com joelhos flexionados 491
   Elevação de pernas, deitado 499
   Elevação de quadris 490
   Elevação de quadris no multiforça 490
   Flexão lateral 494
   Flexão lateral com elevação de perna 497
   Flexão lateral com halteres, em pé 495
   Flexão lateral na polia alta com cotovelo estendido, em pé 496
   Flexão lateral na polia alta, em pé 495
   Giro russo 497
   Infra-abdominal 488
   Infra-abdominal inclinado 489
   Infra-abdominal na bola 489
   Lenhador com banda elástica 502
   Lenhador com haltere 501
   Lenhador na polia alta 501
   Passagem de bola 500
   Prancha 502
   Prancha lateral 503
   Prancha lateral com elevação do braço 503
   Rolamento 492
   Rolamento com barra 500
   Rolamento no TRX 492
   Rotação de tronco com banda elástica 498
   Rotação do tronco com *medicine ball*, em pé 498
   Supra-abdominal 481
   Supra-abdominal com arremesso de *medicine ball* 484
   Supra-abdominal com as pernas estendidas 481
   Supra-abdominal com pedalada 485
   Supra-abdominal, em pé 486
   Supra-abdominal, inclinado 482
   Supra-abdominal na bola 483
   Supra-abdominal na bola, com arremesso de *medicine ball* 484
   Supra-abdominal na máquina 483
   Supra-abdominal na mesa romana 482
   Supra-abdominal na polia alta 485
   Supra-abdominal no multiforça 486
   Supra-abdominal "tocando o sino" 487
   Tesoura 499
   Tipos de 480
Exercícios para antebraços
   Caminhada de agricultor 443
   Descrição de 437
   Enrolador para punhos 441
   Handgripper 36, 37f, 443
   Preensão com anilhas 442
   Rosca punho com barra 438
   Rosca punho com haltere 439
   Rosca punho invertida com barra 440
   Rosca punho invertida com haltere 440
   Rosca punho invertida, em pé 441
   Rosca punho por trás das costas, em pé 439
   Suspensão do gorila 442
   Tipos de 438
Exercícios para bíceps
   Descrição de 417
   Rosca alternada com halteres 420
   Rosca alternada com halteres, inclinada 424
   Rosca alternada com halteres, sentado 423
   Rosca concentrada com cabo, deitado 428
   Rosca concentrada com cabo, em pé 429
   Rosca concentrada com cabo, unilateral 428
   Rosca concentrada com haltere 432
   Rosca cruzada com cabo, unilateral 426
   Rosca direta com banda elástica 422
   Rosca direta com barra 419
   Rosca direta com barra, sentado 425
   Rosca direta com cabo, deitado 426
   Rosca direta com cabo, em pé 425
   Rosca direta com cabo, inclinada 427
   Rosca direta com halteres 420
   Rosca direta com halteres, inclinada 423
   Rosca direta com halteres, sentado 422
   Rosca direta na polia alta 430
   Rosca direta na polia alta, unilateral 427
   Rosca direta no multiforça 421
   Rosca direta no multiforça, com arremesso 421
   Rosca direta no TRX 433
   Rosca direta por trás das costas, na polia baixa 429
   Rosca direta sustentada 432
   Rosca invertida com barra 435
   Rosca invertida na polia baixa 436
   Rosca neutra alternada, com halteres 434
   Rosca neutra com corda, na polia baixa 435
   Rosca neutra com halteres 433
   Rosca neutra com halteres, sentado 434
   Rosca Scott com barra, em pé 431
   Rosca Scott com barra, sentado 430
   Rosca Scott com haltere, unilateral 431
   Tipos de 418
Exercícios para costas
   "Bom-dia" com barra 383
   Descrição de 361
   Extensão de ombro com haltere 382
   Extensão de ombro unilateral, na polia alta 381
   Extensão de ombros na polia alta, deitado 379
   Extensão de ombros, com banda elástica 379
   Extensão de ombros, na polia alta 381
   Extensão lombar 383
   Extensão lombar *superman* 384
   Extensão lombar, deitado 384
   Flexão na barra, com a pegada aberta 374
   Flexão na barra, com a pegada fechada 374
   Levantamento-terra 382
   Pullover com os braços retos 380
   Pullover com os braços retos, no banco declinado 380
   Puxada com a pegada supinada 375
   Puxada com banda elástica 378
   Puxada pela frente 375
   Puxada pela frente, em pé 377
   Puxada por trás 376
   Puxada unilateral 376
   Remada com barra T 367
   Remada com barra T, apoiada 368
   Remada com cabo unilateral, no banco inclinado 372
   Remada com cabo unilateral, sentado 371
   Remada com cabo, sentado 370
   Remada com halteres 368

Remada com halteres, inclinada 369
Remada com halteres, unilateral 369
Remada curvada com banda elástica 373
Remada curvada com barra 363
Remada curvada com barra e banda elástica 365
Remada curvada com barra, apoiada 364
Remada curvada com barra, com a pegada supinada 363
Remada curvada com barra, do chão 364
Remada curvada com cabo, unilateral 371
Remada curvada no multiforça 365
Remada curvada no multiforça, unilateral 366
Remada inclinada com cabo, na polia alta 372
Remada invertida, no multiforça 377
Remada invertida, no TRX 378
Remada na máquina 373
Remada potente com halteres 370
Remada potente no multiforça, unilateral 366
Tipos de 362
Exercícios para isquiotibiais e glúteos
Descrição de 461
Elevação de quadril no banco 464
Elevação para glúteos e isquiotibiais 463
Extensão de quadril invertida 464
Extensão de quadril na polia baixa 461
Flexão de joelhos com halteres, deitado 466
Flexão de joelhos na polia baixa 467
Flexão de joelhos, deitado 461
Flexão de joelhos, sentado 466
Levantamento-terra romeno 462
Levantamento-terra romeno com halteres 463
Tipos de 462
Exercícios para o corpo inteiro
Agachamento com a barra acima da cabeça 515
Agachamento com halteres acima da cabeça 519
Agachamento e meio desenvolvimento com salto 522
Apoio de frente e remada com halteres 523
Arranque 509
Arranque com *kettlebell* 520
Arranque e arremesso 510
Arranque e arremesso com halteres 516
Arranque unilateral, com haltere 517
Arremesso de *medicine ball* para cima 521
Descrição de 505
Elevação potente com halteres 519
Enterrada com *medicine ball* 521
Hang clean 512
Hang clean com halteres 518
Hang clean no multiforça 513
Hang pull 513
High pull com halteres 514
Levantamento com *landmine* 508
Levantamento-terra 507
Levantamento-terra com halteres 515
Levantamento-terra e remada vertical com halteres 523
Levantamento-terra/rosca direta/ desenvolvimento 509
Power clean 511
Power clean com halteres 517
Push press 514
Push press com halteres 518
Salto agachado 522
Swing com *kettlebell* 520
Tipos de 506
Exercícios para ombros
Apoio "estaca" 339
Apoio "estaca", no TRX 340
Arnold *press* 337
Crucifixo invertido 351
Crucifixo invertido com banda elástica 355
Crucifixo invertido com banda elástica, inclinado 354
Crucifixo invertido com banda, unilateral 355
Crucifixo invertido no banco inclinado 352
Crucifixo invertido no *crossover*, deitado 353
Crucifixo invertido no *crossover*, em pé 353
Crucifixo invertido unilateral 352
Crucifixo invertido unilateral, em decúbito lateral 354
Descrição de 331
Elevação frontal com anilha 345
Elevação frontal com banda elástica 347
Elevação frontal com barra 343
Elevação frontal com halteres 344
Elevação frontal inclinada 347
Elevação frontal inclinada, sentado 346
Elevação frontal na polia baixa 345
Elevação frontal unilateral com halteres 344
Elevação frontal unilateral na polia baixa 346
Elevação lateral com banda elástica 351
Elevação lateral com halteres 348
Elevação lateral com halteres, sentado 349
Elevação lateral com halteres, unilateral 348
Elevação lateral com rotação interna 359
Elevação lateral na máquina 350
Elevação lateral na polia baixa, unilateral 349
Elevação lateral no multiforça 350
Meio desenvolvimento com a barra por trás da cabeça, sentado 334
Meio desenvolvimento com banda elástica 339
Meio desenvolvimento com banda elástica, sentado 333
Meio desenvolvimento com barra, em pé 334
Meio desenvolvimento com barra, sentado 333
Meio desenvolvimento com halteres e pegada neutra, sentado 337
Meio desenvolvimento com halteres, em pé 338
Meio desenvolvimento com halteres, sentado 336
Meio desenvolvimento na máquina, sentado 338
Meio desenvolvimento no multiforça, com arremesso 336
Meio desenvolvimento no multiforça pela frente da cabeça, sentado 335
Meio desenvolvimento no multiforça por trás da cabeça, sentado 335
Remada alta na polia alta 356
Remada alta no multiforça 356
Remada vertical com banda elástica 343
Remada vertical com barra 340
Remada vertical com halteres 342
Remada vertical na polia baixa 342
Remada vertical no multiforça 342
Remada vertical unilateral, no multiforça 342
Rotação externa com haltere 357
Rotação externa no *crossover* 357
Rotação interna com haltere 359
Rotação interna no *crossover* 359
Tipos de 332
Exercícios para panturrilha
Descrição de 469
Dorsiflexão com halteres, sentado 477
Dorsiflexão com *kettlebell*, em pé 478

Dorsiflexão na polia baixa 477
Flexão plantar com halteres, sentado 475
Flexão plantar com salto 474
Flexão plantar *donkey* 473
Flexão plantar no *hack* para agachamento 473
Flexão plantar no *leg press* 472
Flexão plantar no *leg press*, unilateral 472
Flexão plantar no multiforça, em pé 471
Flexão plantar no multiforça, sentado 476
Flexão plantar no *power rack*, em pé 471
Flexão plantar no *power rack*, sentado 476
Flexão plantar unilateral, sentado 475
Flexão plantar, em pé 470
Flexão plantar, sentado 474
Tipos de 470
Exercícios para peito
Apoio 325
Apoio declinado 326
Apoio inclinado 326
Apoio na bola 327
Apoio no multiforça 328
Apoio no TRX 328
Apoio potente 327
Crossover 323
Crossover inclinado, na polia baixa 323
Crucifixo com halteres 320
Crucifixo com halteres, na bola 321
Crucifixo declinado com halteres 321
Crucifixo inclinado com halteres 320
Crucifixo na máquina 324
Crucifixo no *crossover* 322
Crucifixo no TRX 325
Crucifixo unilateral com halteres, inclinado 322
Crucifixo unilateral em pé, com banda elástica 324
Descrição de 305
Mergulho 329
Pullover com halteres 329
Supino 309
Supino no banco no *crossover* 321
Supino com barra e banda elástica 308
Supino com halteres 313
Supino com halteres, com pegada invertida 316
Supino com halteres, com pegada neutra 316
Supino com halteres, na bola 315
Supino com pegada invertida 309
Supino declinado 308
Supino declinado com halteres 314
Supino declinado no multiforça 311
Supino em pé, com banda elástica 321
Supino inclinado 309
Supino inclinado com halteres 314
Supino inclinado no multiforça 310
Supino inclinado no *crossover* (polia baixa) 318
Supino na máquina 317
Supino no chão 309
Supino no *crossover* 318
Supino no multiforça 310
Supino no multiforça, com arremesso 312
Supino no multiforça, com pegada invertida 313
Supino unilateral com halteres 315
Supino unilateral negativo, no multiforça 312
Supino unilateral, no *crossover* 317
Tipos de 306
Exercícios para quadríceps
Agachamento com a barra pela frente 447
Agachamento com banda elástica 453
Agachamento com barra 446
Agachamento com barra e banda elástica 452
Agachamento com barra no suporte para agachamento 451
Agachamento com halteres 449
Agachamento com salto 450
Agachamento dividido 457
Agachamento Jefferson 451
Agachamento no *hack* 455
Agachamento no multiforça 448
Agachamento *sissy* 448
Agachamento unilateral 450
Agachamento Zercher 452
Descrição de 445
Extensão de joelho com cabo 459
Extensão de joelhos 459
Leg press 453
Leg press horizontal 454
Leg press unilateral 454
Passada à frente 455
Passada a fundo 456
Passada lateral 457
Passada, caminhando 456
Step 458
Step em diagonal 458
Tipos de 446
Exercícios para trapézio
Descrição de 385
Elevação em "Y" 396
Elevação em "Y" com banda elástica 397
Elevação em "Y" com cabo, unilateral 396
Encolhimento de ombros com a barra por trás das costas 387
Encolhimento de ombros com banda elástica 394
Encolhimento de ombros com barra 386
Encolhimento de ombros com barra e banda elástica 387
Encolhimento de ombros com cabo 392
Encolhimento de ombros com halteres 390
Encolhimento de ombros com halteres no banco inclinado 391
Encolhimento de ombros com halteres, sentado 390
Encolhimento de ombros com halteres, unilateral 391
Encolhimento de ombros no multiforça 388
Encolhimento de ombros no multiforça com a barra por trás das costas 388
Encolhimento de ombros potente com barra 389
Encolhimento de ombros unilateral com cabo 392
Encolhimento de ombros unilateral com cabo, no banco inclinado 393
Encolhimento de ombros unilateral no multiforça 389
Mergulho com os cotovelos estendidos 394
Mergulho com os cotovelos estendidos, na polia alta 395
Mergulho com os cotovelos estendidos, no multiforça 395
Tipos de 386
Exercícios para tríceps
Apoio de frente com a pegada fechada 403
Apoio de frente com a pegada fechada, no multiforça 404
"Coice" com banda elástica 408
"Coice" com haltere 407
"Coice" na polia baixa 408
Descrição de 399
Mergulho 402
Mergulho na máquina 403
Rosca testa 409
Rosca testa com halteres 410
Rosca testa declinada 409
Rosca testa na polia baixa 411
Rosca testa unilateral 410
Supino com a pegada fechada 400

Supino com a pegada invertida 401
Supino com halteres e pegada fechada 401
Tipos de 400
Tríceps com banda elástica 407
Tríceps francês com banda elástica 415
Tríceps francês com barra 412
Tríceps francês com haltere 412
Tríceps francês inclinado 413
Tríceps francês na polia alta 414
Tríceps francês na polia baixa 414
Tríceps francês no TRX 415
Tríceps francês unilateral com haltere 413
Tríceps na máquina 411
Tríceps na polia alta 404
Tríceps na polia alta, com a pegada supinada 405
Tríceps na polia alta, passando pela frente do corpo 406
Tríceps na polia alta, unilateral 405
Tríceps na polia alta, unilateral, com a pegada supinada 406
Tríceps no banco 402

F

Faixas de suspensão 32, 32f
Fase negativa da repetição. *Ver* ação muscular excêntrica
Fase positiva da repetição. *Ver* ação muscular concêntrica
Fator de crescimento semelhante à insulina I 542
Força
    Definições de 4-5
    Força absoluta, máxima e relativa 4
    Força potente, de arrancada e de aceleração 4
    Força resistente 4
Força absoluta 4
Força de aceleração 4
Força de arrancada 4
Força explosiva 4
Força máxima 4
Força relativa 4
Força resistente 4
Frequência das refeições 535-536
Frequência de treino. *Ver* frequência dos programas de treino

G

Galões 31
Glicogênio 537
Glicose 537-538
Gordura 534, 560-564
Gordura monoinsaturada 534
Gordura trans 534

H

Halteres 27, 565t
Handgripper 36, 37f, 443
Hatfield, Fred 100
Hipertrofia muscular (crescimento muscular) 42
Hipoglicemia 539
Hoffman, Bob 197
Hormônio do crescimento 539

I

Implementos do homem mais forte 30-31
Insulina 538, 540
Intensidade 12, 252-253
Intervalos Tabata 259-260, 262-263

J

Jejum intermitente 557-561, 559-560t, 561, 562-563t
Joner, Arthur 80

K

Kettlebells 27
Kraemer, William J. 9

L

Landmine 28
Leucina 540

M

Magnésio 544-545
Magro e grande 137, 138t-139t, 140
Mais forte com o programa da polegada 198-201t
Máquinas com cabos e polias
    Acessórios para cabos 34f-35f
    Descrição de 34, 34f
Massa magra, manutenção 563-564
Massa muscular, aumento da
    Aumentando a massa muscular 43
    Creatina para 541-542
    Nutrição para 533-546, 547t-548t
    Programa básico de treinamento, desenvolvendo um 43
    Rotinas semanais (rotinas divididas) 43-51
    Treinamento por grupos musculares 52-75
    Treino intervalado de alta intensidade 358-258
Massa muscular, programas para
    Carga, manipulação da 96-101
    Frequência de treino, manipulação da 128-129
    Intervalos de descanso, manipulação dos 102-105
    Repetições, manipulação das 82-95
    Seleção dos exercícios, manipulação da 106-127
    Séries, manipulação das 77-81
    Tipos de treino, nível de dificuldade dos 77
Medicine balls 27f
Mentzer, Mike 80, 197
Mesociclos
    Descrição de 18f
    Fase de força 18
    Fase de hipertrofia 18
    Fase de pico 19-20
    Fase de potência 18
    Fase de preparação geral 18
    Fase de repouso ativo (fase de transição) 19-20
    Fase de transição 19-20
Método 5% 209, 209t
Método 5-3-2 197, 197t-198t
Método 50-50 86, 86t
Método da diminuição das séries 189, 189t
Método de treino EFA 218-219t
Método do limite da força muscular 206t
Método do mesmo peso de treino 208t
Método do *overreaching* 220t-221t
Método do treino em onda 209t
Método dos três passos 215, 216t
Método Nubret *pro-set* 81, 81t
Método Oxford 99, 99t-100t.
    Ver também programa "grande e forte"
Método de pausa-descanso 211t
Método pesado e leve 96, 96t
Método pirâmide *rack* 97, 98t
Método triangular 97, 97t
Microcarga 230
Microciclos 17-18f, 20-21t
Miostatina 542-543
Mosquetão 34, 34f

N

Nubret, Serge 81
Nutrição
    Para massa e força muscular 533-546, 547t-548t
    Para perda de gordura 549-564

O

Objetos do dia a dia 31
Objetos instáveis 29-30f
Overreaching 163
Oxigênio
    Excesso de consumo pós-exercício 256
    Rotinas divididas por segmentos corporais e 52

P

Pedra de Atlas 30
Perda de gordura, maximização da

Descrição de 250
HIIT de 100 285-287, 288t-298t
Mantendo a massa magra depois de 563-564
Nutrição para 549-564
Planos de refeição para 551t-557t
Programa "atalho para rasgar" 273-274, 274t-278t
Programa "super-rasgado em 8 semanas" 278-279, 279t-286t
Programa Tabata com pesos 298-299t
Programas de treino para 271-304
Sentindo a queima 272, 272t
Treino aeróbio para 255-269
Treino com banda elástica 300-301, 300-301t
Treino de força 251-253
Treino intervalado de alta intensidade para 255-258, 259, 260t-262t, 264t-268t
Periodização
   Combinação dos tipos de periodização 21-22t, 23
   Descrição de 17
   Periodização clássica 17-20, 18f, 19-20t
   Periodização linear invertida 19-20f
   Periodização ondulada 19-20t, 21
   Síndrome da adaptação geral (SAG) 17
Periodização clássica. *Ver também* periodização
   Considerações sobre 19-20
   Descrição de 17
   Fase de força 18
   Fase de hipertrofia 18
   Fase de pico 19-20
   Fase de potência 18
   Fase de preparação geral 18
   Fase de repouso ativo 19-20
   Fase de transição 19-20
   Periodização clássica de força e potência, 18f
   Macrociclo 17
   Mesociclos e microciclos 17-18, 18f
   Modelo clássico de periodização de força e potência 19-20f
Periodização linear invertida
   Fase de força 19-20
   Fase de hipertrofia 19-20f
   Fase de potência 19-20
   Objetivo da 19-20
   Otimizando a força resistente 19-20f
Periodização ondulada
   Benefícios da 20-21
   Descrição de 19-20

Estudos 20-21
   Sessões de treino 19-20t, 21
Períodos de descanso, programas que manipulam o
   Intervalo regressivo 102t
   Para perda de gordura 252
   Power circuit training 104-105t
   Programa "super-rasgado em 8 semanas" 279
   Sistema de descanso-pausa alternado 103, 103t-104t
   Treino de qualidade 104t
Peso corporal como resistência 31f-32f
Peso corporal do companheiro 31, 31f
Pesos livres
   Acessórios para pesos livres 29f-30f
   Anilhas 27
   Barras 25f-26f
   Descrição de 25
   Halteres 27
   Objetos comuns 30-31
   Peso corporal 31f-32f
   Pesos livres especiais 27f-28f
Pirâmide crescente de DeLorme 210t. *Ver também* programa "grande e forte"
Pirâmide invertida 98t
Planos de refeição
   Para força e massa muscular 545-546, 547t-548t, 551t-552t
   Para perda de gordura 551t-557t
Pneus de trator 31
Potência 4
Power circuit training 104-105t
Power HIIT 263-264, 265t-268t
Power rack 29f
Prancha de equilíbrio 30, 30f
Princípio da especificidade 6. *Ver também* treinamento de força
Princípio da individualidade 6-7. *Ver também* treinamento de força
Princípio da manutenção 6-7. *Ver também* treinamento de força
Princípio da reversibilidade 6-7. *Ver também* treinamento de força
Princípio da sobrecarga progressiva 6-7
Princípio da variabilidade 6-7. *Ver também* treinamento de força
Programa "atalho para o tamanho" 144, 145t-151t
Programa "atalho para rasgar" 273-274, 274t-278t

Programa "atalho para rasgar em 8 semanas" 278-279, 279t-286t
Programa "força mais alta" 196-197t
Programa de descanso-pausa alternado 103, 103t-104t
Programa de força *up-and-down* 222t, 223-224t
Programa de treinamento intermediário de mais de um ano 231t
Programa de treino com banda elástica 123t-126t
Programa de treino com halteres 216, 217t
Programa do micromúsculo (atalho para o tamanho) 144, 145t-151t
Programa *finish pump* 84t
Programa geral de treino de força para iniciantes. *Ver* ciclos de treinamento de força
Programa grande e forte 140, 141t-143t, 144
Programa Tabata com pesos 298-299t
Programas com períodos de descanso
   Entre as séries 14-15
   Método de pausa-descanso 211, 11t
   Para máxima força ou potência muscular e hipertrofia muscular 14
   Resistência muscular e sem intervalos entre as séries 14-15
   Treino de densidade 213t
   Treino de uma repetição para uma série 212t
Programas de treinamento de força
   Carga, manipulação da 205-210
   Classificação, áreas críticas de 185
   Frequência do treinamento 220-224
   Intervalo de repouso, manipulação do 211-213
   Maximizando a força 185
   Mudando as polegadas ao longo do supino 201
   Repetições, manipulação das 190-205
   Seleção dos exercícios 213-219
   Séries, manipulação das 186-189
Programas para o aumento da massa muscular
   Ciclo básico, elaboração 131
   Ciclos frequentes 131
   Programa avançado (mais de um ano) 136t-137t
   Programa intermediário (de seis meses a um ano) 134t-135t, 136

Programa para iniciantes (primeiros seis meses) 131, 132t-133t, 134
Programas que manipulam a frequência semanal
　Dois treinos por dia 129, 129t-130t
　Método do *overreaching* 220, 220t, 221t
　Para perda de gordura 253
　Programa de força *up-and-down* 222t, 223-224t
　Treino consecutivo 128, 128t
Progressão dos objetivos
　"Grande e forte" 140, 141t-143t, 144
　"Magro e grande" 137, 138t-139t, 140
　Programa "atalho para o tamanho" 144, 145t-151t
　"Superinchaço" 158t-159t
　Treino *superman* 151-153, 153t-157t
Próprio peso corporal 31, 31f
Proteína 533-534, 536-537, 560-564
Proteína em pó misturada (Blend) 536-537
Proteína em pó misturada 536-537

Q

Quatro minutos para o músculo 94-95t
Quinn, Mike 100

R

Rabdomiólise 205
Rack para agachamento 29f
Repetição máxima (RM) 6
Repetições forçadas 90f
Repetições negativas 91
Repetições, programas que manipulam as
　Método 50 86t
　Programa *finish pump* 84t
　"Quatro minutos para o músculo" 94-95t
　Repetições forçadas 90f
　Repetições negativas 91
　Sistema de quatro repetições 89t
　Treino 5-20 82t-83t
　Treino com repetições lentas 91
　Treino com séries variando a velocidade 92-93t
　Treino de *hundreds* 84-85t
　21 repetições 87-88t
Repouso ativo 268-269t
Resistência. *Ver também* equipamentos do treinamento de força
　Adaptações musculares 14
　Bandas elásticas 37, 37f, 37t
　Continuum de repetições máximas 13-14f

Descrição de 12
Escala de esforço percebido de OMNI 13, 14f
Intensidade 12
Molas 36-37f
Para perda de gordura 251-252
Por deformação 36-37, 37f
Porcentagens de RM 13
Resistência simples 25-35
Resistência variável 35-37
Teste de 1RM 12-13
Treinamento 3-4t
Rotina dividida em cinco treinos 50t
Rotina dividida em dois treinos 46t
Rotina dividida em quatro treinos 48t-49t, 51t
Rotina dividida em três dias 47, 47t
Rotinas divididas. *Ver também* rotinas divididas para aumento da massa muscular
　Dois treinos por dia 51, 51t
　Rotina dividida em cinco treinos 50t
　Rotina dividida em dois treinos 46t
　Rotina dividida em quatro treinos 48t-49t
　Rotina dividida em três treinos 47t
　Rotinas divididas 43
　Treino dividido em membros superiores e inferiores 45t
　Treino único 43-44, 44t-45t
Rotinas divididas para o aumento da força muscular
　Mudando a organização da rotina de treino 177-178
　Rotina de *powerlifting* dividida em exercícios para membros superiores e inferiores 174-175t, 176
　Rotina dividida em agachamento, supino e levantamento-terra 176-177t
　Rotina dividida em empurrar e puxar 174-175t
　Rotina dividida em esforço máximo e esforço dinâmico 175176t, 177t
　Treino único 173-174, 175t
Rotinas divididas para o aumento da massa muscular
　Dois treinos por dia 51t
　Rotina dividida em cinco treinos 50t
　Rotina dividida em dois treinos 46t
　Rotina dividida em quatro treinos 48t-49t
　Rotina dividida em três treinos 47t
　Rotinas divididas 43
　Treinamento único avançado 44-45t
　Treinamento único para iniciantes 44t
　Treino dividido em membros superiores e inferiores 45t

Treino único 43-44, 44t-45t
Rotinas divididas por grupos musculares
　Abdominais 74f, 75t
　Antebraço 66f, 67t
　Bíceps 63, 64f, 65t
　Capilares 52
　Costas 58f, 59t
　Escolha e ordem dos exercícios 52-53
　Ganhos de força 53
　Intervalo de descanso 52
　Isquiotibiais e glúteo máximo 70, 71f, 71t, 72-73t
　Massa muscular, maximização da 52
　Ombro (músculos do deltoide) 56f, 57t
　Oxigênio 52
　Panturrilha 72-73f, 73t
　Peito (peitoral maior) 54f, 55t
　Quadríceps 67, 68f, 69t-70t
　Rotina dividida, mudança na 53
　Testosterona 52
　Trapézio 60, 60f
　Tríceps 61f, 62t-63t

S

Sacos de areia 28
Sandow, Eugen 2
Schwarzenegger, Arnold 53
Seleção dos exercícios para ganhos de força
　Método de treino EFA 218-219t
　Método dos três passos 215-216t
　Programa de treino com halteres 216, 217t
　Treino agonista/antagonista 217, 218t
　Treino unilateral 213-214t
Seleção dos exercícios, programas baseados em
　Para perda de gordura 251
　Treino com banda elástica 123t-126t
　Treino com barra 115t
　Treino com pequena variação angular 110-111, 111t-114t
　Treino com séries estendidas 107, 108t-110t
　Treino de pré-exaustão 106t
　Treino de puxar e empurrar com exercícios angulares 120, 121t-123t
　Treino pareado 118t-119t
　Treino somente com máquinas 127t
　Treino unilateral 116-117t
Sensibilidade à insulina 258
Sentindo a queima 272t
Série gigante 80, 80t

Séries
    Intensidade 12
    Programas que manipulam as 78-81
    Série única e séries múltiplas 12
    Sessões de treino, elaboração 10-12
Sessão de treino abdominal baseada em rotina dividida 74-75, 74f, 75f
Sessão de treino com polichinelos 264t
Sessão de treino para antebraço baseada em rotina dividida 66f-67t
Sessão de treino para isquiotibiais e glúteos baseada em rotina dividida 70, 71f, 71t, 72-73t
Sessão de treino para ombros (músculos do deltoide) baseada em rotina dividida 56, 56f, 57f
Sessão de treino para trapézio baseado em rotina dividida 60, 60f
Sessão de treino para tríceps baseada em rotina dividida 61-62, 61f, 62t-63t
Sessão de treino pulando corda 263-264t
Síndrome da adaptação geral (SAG) 17
Sistema de quatro repetições 89t
Sistema 6 por 6 por 6 192, 192t
Substitutos das carnes 566
Substitutos das frutas 567
Substitutos de grãos 567
Substitutos do feijão 567
Substitutos do leite 566
Substitutos do ovo 567
Substitutos do pão 567
Substitutos dos cereais 567
Substitutos dos vegetais 567
Superinchaço 158t-159t
Supino declinado ajustável 29
Supino *hammer strength* 36f
Supino inclinado ajustável 29
Suplementos
    Antes e depois das sessões de treino 539-541
    Mineral 541-545
    Vitamina 541-545
Suplementos de minerais 541-545
Suplementos de vitaminas 541-545
Suporte para pesos 29, 29f
Supra-abdominal com arremesso de *medicine ball* 484
Supra-abdominal na máquina 483
Supra-abdominal na mesa romana 482

T

Taxa da mola 36
Tempo sob tensão (TST) 187-188t
Testando a força de 1RM
    Estimativa de 1RM 227
    Força equilibrada 226

Força relativa 225, 226t
Fórmula de Nebraska (Fórmula de Epley) 227
Maxing out 225
Medir a força, razões para 225-226
Testando um exercício 226-227
Tornabane, Dean 98
Tornozeleira 35, 35f
Treinamento aeróbio contínuo x HIIT 255-259
Treinamento com pesos 3, 4t
Treinamento de força
    Descrição de 3
    Dicas para o supino 179-180
    Entendendo os princípios do 2
    História do 2
    Métodos de treino, categorias dos 2, 4t
    Nervos motores 172
    Perda de gordura por meio do 251-253
    Princípio da especificidade 6
    Princípio da individualidade 6-7
    Princípio da manutenção 6-7
    Princípio da reversibilidade 6-7
    Principio da sobrecarga progressiva 6-7
    Princípio da variabilidade 6-7
    Princípios do 6-6-7
    Princípios dos programas de força 177-184
    Regras gerais do 177-179
    Rotinas divididas 173-178
    Terminologia 3
    Treinamento resistido 3, 4t
    Treino abdominal e de coluna lombar 183-184, 184t
    Treino com pesos 3, 4t
    Treino do agachamento 179-180, 181f, 181t, 182,
    Treino do levantamento-terra 182-183f, 183t, 184-
    Treino do supino 178-180, 179t-180f
    Versus treino para massa muscular 172
Treinamento de força balístico 202, 203t-204t
Treinamento de força com repetições negativas 204-205t
Treinamento de força isométrico
    Posições que devem ser mantidas na contração isométrica 199-200
    Relatos sobre 197
    Sessão de treino estático *King* 198t, 199-201t
    Utilização do 197-198
Treinamento único 43, 44t-45t, 173-174t
Treino aeróbio em jejum 258-259

Treino agonista/antagonista 128, 128t
Treino até a falha. *Ver* treino até a falha muscular
Treino até a falha muscular
    Pesquisas 186
    Treino até a falha muscular 186-187t
    Última série até a falha 186
Treino 5-10-20 82, 82t-83t
Treino 5 por 10 193, 194t
Treino com duas sessões por dia 129t-130t
Treino com pequena variação angular 110-111, 111t-114t
Treino com repetições lentas 91
Treino com séries compostas 79t
Treino com séries estendidas 107, 108t-110t
Treino com séries variando a velocidade 92-93t
Treino com trisséries 79, 79t
Treino de alta intensidade (HIT) 80, 80t-81t
Treino de bíceps baseado em rotina dividida 63, 64f, 65t
Treino de costas baseado em rotina dividida 58, 58f, 59t
Treino de força agonista/antagonista 49, 217, 218t
Treino de *hundreds* 84-85t
Treino de panturrilha baseado em rotina dividida 72-73f, 73t
Treino de peito baseado em rotina dividida 54f, 55t
Treino de pré-exaustão 106t
Treino de puxar e empurrar com exercícios angulares 120, 121t-123t
Treino de quadríceps baseado em rotina dividida 67-69, 68f, 69t-70t
Treino de qualidade 100, 104t
Treino de superséries
    Para bíceps e tríceps 77-78t
    Para perda de gordura 253
    Pares de exercícios das superséries 77-78t
    Pesquisas 77-78
    Treino *superman* 151-153, 153t-158t
Treino dividido em membros superiores e inferiores 45t
Treino *drop-set* 101, 101t
Treino e densidade 212, 213t
Treino em pêndulo 21-22t
Treino intervalado de alta intensidade (HIIT)
    A ciência por trás 256-258
    Benefícios para a massa muscular 358
    Definição de 256

Efeitos da sensibilidade à insulina 258
Efeitos no metabolismo de repouso 358
Equívocos a respeito 255
Estudos sobre 256-258
Formas de 258-260t, 261-262t, 264t-269t
Frequência de 258
HIIT de 285-287, 287-288t, 289-298t
Intervalos Tabata 259-260, 262-263, 298-299, 299t
Padrão 259-260
Para perda de gordura 255-268, 259-260t, 261-262t, 264t-268t
Potência 263-264, 265t-268t
Programa HIIT, do iniciante ao avançado 259-260, 261t-262t
Repouso ativo 268-269t
Tempo de 258-259
Treino aeróbio em jejum 258-259
Versus treinamento aeróbio contínuo 258-259
Treino intervalado de alta intensidade para iniciantes 259-260, 261t-262t

Treino intervalado. *Ver* treino intervalado de alta intensidade (HIIT)
Treino pareado 118t-119t
Treino somente com máquinas 127t
Treino *superman* 151-153t, 154-158t
Treino unilateral 116-117t, 213-214t
Triângulo 34f
Triptofano 540
Troncos 31
TRX
  Apoio 328
  Apoio "estaca" 340
  Crucifixo 325
  Descrição de 32
  Remada invertida 378
  Rolamento 492
  Rosca direta 433
  Sessão de treino com repouso ativo 269t
  Tríceps francês no TRX 415

U
Uma repetição máxima (1RM) 4

V
Valina 540
Variáveis agudas do programa. *Ver* variáveis do treino

Variáveis do treinamento
  Detalhes da elaboração de um programa de treino 9-11t
  Exercícios, escolha dos 9t-10-11t
  Exercícios, ordem dos 10-11
  Frequência de treino 14-15
  Período de descanso entre as séries 14-15
  Recuperação muscular 14-15
  Resistência/carga 12-14f
  Rotinas divididas 14-15
  Séries, número de 10-12
  Velocidade de movimento 14-15
Variáveis do treino. *Ver* variáveis do treinamento
21 87, 88t
Vitamina C 544-545
Vitamina D 544-545
Vitamina E 544-545
Vitaminas B 544-545

W
Whey 536-537

X
Xarope de milho 538

Z
Zinco 544-545